整形外科手术精要 I

面部美容外科手术精要

Operative Techniques in

Facial Aesthetic Surgery

总 主 编 （美）凯文 · C. 钟（Kevin C.Chung）

分册主编 （美）查尔斯 · H. 索恩（Charles H. Thorne）

（美）萨米 · 辛诺（Sammy Sinno）

顾　　问 王 炜 李青峰 蒋海越

总 主 译 龙 笑 陶 凯 章一新

分册主译 白继平 周军臣 赵文斌 潘礼刚 谭永嘉

副 主 译 孙志成 李继森 彭 腾 马文海 管绍飞

王琪海 郑 馨 田忠建 蒋 娜

北方联合出版传媒（集团）股份有限公司

辽宁科学技术出版社

This is a translation of Operative Techniques in Facial Aesthetic Surgery
Author: Kevin C Chung, Charles H. Thome, Sammy Sinno
ISBN: 9781496349231
Published by arrangement with Wolters Kluwer Health Inc., USA

图书在版编目（CIP）数据

面部美容外科手术精要 /（美）查尔斯·H. 索恩（Charles H. Thorne），（美）萨米·辛诺（Sammy Sinno）主编；白继平等主译. —沈阳：辽宁科学技术出版社，2024.8
（整形外科手术精要；Ⅰ）
ISBN 978-7-5591-3522-3

Ⅰ. ①面… Ⅱ. ①查… ②萨… ③白… Ⅲ. ①面—整形外科手术 Ⅳ. ①R622

中国国家版本馆CIP数据核字（2024）第070563号

出版发行：辽宁科学技术出版社
（地址：沈阳市和平区十一纬路25号 邮编：110003）
印 刷 者：辽宁新华印务有限公司
经 销 者：各地新华书店
幅面尺寸：210mm × 285mm
印 张：30
插 页：4
字 数：600 千字
出版时间：2024 年 8 月第 1 版
印刷时间：2024 年 8 月第 1 次印刷
策划编辑：陈 刚
责任编辑：凌 敏 于 倩
封面设计：袁 舒
版式设计：袁 舒
责任校对：黄跃成

书 号：ISBN 978-7-5591-3522-3
定 价：328.00 元

联系电话：024-23284356
邮购热线：024-23284356
E-mail：lingmin19@163.com
http://www.lnkj.com.cn

本书献给我的女儿，Wells Thone，她是美丽、匀称的典范。

—CHT

本书献给我伟大的妻子，Rosa，没有你的支持就不会有本书的出版，我爱你。献给我的孩子，Genoa和Giovanni，你们是那么优秀，让我拥有完美的人生。献给我的父母，你们用毕生的爱给予我支持，是我最好的榜样。献给我所有的卓越的整形外科导师们，是你们激励了我，包括亲爱的Charlie Thorne教授，他也参与了本书的编写，让我感到无比兴奋。

—SS

献给Chin-Yin和William。

—KCC

参编者名单

Jamil Ahmad, MD
Director of Research and Education
The Plastic Surgery Clinic
Mississauga, Ontario, Canada
Assistant Professor
Department of Surgery
University of Toronto
Toronto, Ontario, Canada

Mithat Akan, MD
Professor
Department of Plastic Surgery
Istanbul Medipol University
Istanbul, Turkey

Amir Allak, MD, MBA
Facial Plastic/Reconstructive Surgery Fellow
Division of Facial Plastic Surgery
Department of Otolaryngology—Head and Neck Surgery
University of California, Davis
Sacramento, California

Stephen B. Baker, MD, DDS
Professor and Program Director
Director, Center for Facial Restoration
Department of Plastic Surgery
MedStar Georgetown University Hospital
Washington, District of Columbia
Medical Director, Craniofacial Program
Inova Children's Hospital
Falls Church, Virginia

Lawrence S. Bass, MD, FACS
Clinical Assistant Professor of Plastic Surgery
Zucker School of Medicine at Hofstra Northwell
New York, New York

Daniel A. Belkin, MD
Clinical Assistant Professor
Ronald O. Perelman Department of Dermatology
NYU Langone Medical Center
Associate
Laser & Skin Surgery Center of New York
New York, New York

Francisco G. Bravo, MD, PhD
Clinica Gomez Bravo
Madrid, Spain

Barış Çakir, MD
Plastic Reconstructive and Aesthetic Surgery Specialist
Visiting Staff of American Hospital (Sisli/İstanbul)
Istanbul, Turkey

Ashley A. Campbell, MD
Assistant Professor of Ophthalmology
Wilmer Eye Institute
Johns Hopkins University School of Medicine
Baltimore, Maryland

Nuri A. Celik, MD
Private Practice
Istanbul, Turkey

Jong-Woo Choi, MD, PhD, MMM
Professor
Department of Plastic Surgery
Asian Medical Center
Seoul, South Korea

Jeffrey R. Claiborne, MD
Private Practice Plastic Surgeon
Sieveking and Claiborne Plastic Surgery
Nashville, Tennessee

C. Spencer Cochran, MD
Dallas Rhinoplasty Center
Assistant Professor
Department of Plastic Surgery
Clinical Assistant Professor
Department of Otolaryngology
UT Southwestern Medical Center
Dallas, Texas

Mark B. Constantian, MD, FACS
Traveling Professor, American Society for Aesthetic Plastic Surgery
Clinical Adjunct Professor of Surgery (Plastic Surgery)
University of Wisconsin
Madison, Wisconsin
Visiting Professor
Department of Plastic Surgery
University of Virginia
Charlottesville, Virginia

Sebastian Cotofana, MD, PhD
Associate Professor
Albany Medical College
Albany, New York

Clayton Crantford, MD
Private Practice
Charleston, South Carolina

Eric J. Culbertson, MD
Body and Breast Cosmetic Surgeon
The Jacobs Center for Cosmetic Surgery
Healdsburg, California

Daniel A. Cuzzone, MD
Craniofacial Fellow
Children's Healthcare of Atlanta
Atlanta, Georgia

Rollin K. Daniel, MD
Clinical Professor
Department of Plastic Surgery
Irvine Medical Center
University of California
Orange, California
Private Practice
Newport Beach, California

Erez Dayan, MD
Plastic & Reconstructive Surgery
Massachusetts General Hospital/ Harvard Medical School
Boston, Massachusetts

Gehaan D'Souza, MD
Editor-in-Chief
CEO Iconic Plastic Surgery
Carlsbad, California

Nguyen Phan Tu Dung, MD, PhD
Chief of Rhinoplasty and Maxillofacial Department
Director of Vietnam JW Anesthetic Hospital
Ho Chi Minh City, Vietnam

Dino Elyassnia, MD, FACS
Marten Clinic of Plastic Surgery
San Francisco, California

Julius W. Few, MD
Director, The Few Institute for Aesthetic Plastic Surgery
Clinical Professor, Division of Plastic Surgery
University of Chicago Pritzker School of Medicine
Health Science Clinician
Feinberg School of Medicine
Northwestern University
Chicago, Illinois

Roy G. Geronemus, MD
Director, Laser & Skin Surgery Center of New York
Clinical Professor of Dermatology
New York University Medical Center
Attending Surgeon
Department of Plastic Surgery
New York Eye and Ear Infirmary
Mt Sinai School of Medicine
New York, New York

Ashkan Ghavami, MD
Assistant Clinical Professor
David Geffen School of Medicine
UCLA
Los Angeles, California
Private Practice
Beverly Hills, California

Jacob Nathaniel Grow, MD
Integrated Plastic Surgery Resident
University of Kansas Medical Center
Kansas City, Missouri

Bahman Guyuron, MD, FACS
Editor-In-Chief, Aesthetic Plastic Surgery Journal
Emeritus Professor, Department of Plastic Surgery
Case Western Reserve University School of Medicine
Cleveland, Ohio

David A. Hidalgo, MD
Clinical Professor of Surgery
Weill-Cornell Medical College
New York-Presbyterian Hospital
New York, New York

Clyde H. Ishii, MD
Immediate Past President
American Society for Aesthetic Plastic Surgery
Assistant Clinical Professor of Surgery
John Burns School of Medicine
University of Hawaii
Chief of Plastic Surgery
Shriners Hospital
Honolulu, Hawaii

Elizabeth B. Jelks, MD
Adjunct Staff
Department of Plastic Surgery
Lenox Hill Hospital
New York, New York

Glenn W. Jelks, MD, FACS
Associate Professor
Hansjorg Wyss
Department of Plastic Surgery
Associate Professor
Department of Ophthalmology
New York University School of Medicine
New York, New York

Woo Shik Jeong, MD
Clinical Assistant Professor
Department of Plastic Surgery
Asan Medical Center
University of Ulsan College of Medicine
Seoul, South Korea

Yumiko Kadota, BSc, MBBS
Surgical Assistant
Private Practice
Chatswood, New South Wales, Australia

George N. Kamel, MD
Division of Plastic Surgery
Department of Surgery
Montefiore Medical Center
Albert Einstein College of Medicine
Bronx, New York

Jeffrey M. Kenkel, MD, FACS
Professor and Chairman
Betty and Warren Woodward Chair in Plastic and Reconstructive Surgery
Director, Clinical Center for Cosmetic Laser Treatment
Department of Plastic Surgery
Dallas, Texas

Aaron M. Kosins, MD
Clinical Assistant Professor
Department of Plastic Surgery
University of California, Irvine Medical Center
Orange, California
Private Practice
Newport Beach, California

T. Jonathan Kurkjian, MD
Clinical Assistant Professor
Department of Plastic Surgery
University of Texas Southwestern Medical Center
Dallas, Texas

Nicholas Lahar, MD
Sherman Oaks, California

Val Lambros, MD
Clinical Professor of Plastic Surgery
University of California, Irvine
Irvine, California

Johnson C. Lee, MD
Private Practice
Beverly Hills, California

Michael R. Lee, MD, FACS
Assistant Professor
Department of Plastic Surgery
University of Texas Southwestern
Dallas, Texas

Benjamin T. Lemelman, MD
Section of Plastic Surgery
Department of Surgery
University of Chicago Medical Center
Chicago, Illinois

Steven M. Levine, MD
Aesthetic and Reconstructive Plastic Surgeon
Private Practice
New York, New York

Richard D. Lisman, MD, FACS
Professor
Department of Ophthalmology
New York University School of Medicine
Director of Ophthalmic Plastic Surgery—Hans Wyss
Department of Plastic Surgery
NYU Medical Center
Manhattan Eye and Ear Hospital
New York, New York

Christopher C. Lo, MD
Fellow
Division of Orbital and Ophthalmic Plastic Surgery
Stein and Doheny Eye Institutes
University of California, Los Angeles
Los Angeles, California

Z. Paul Lorenc, MD, FACS
Lorenc Aesthetic Plastic Surgery Center
Department of Plastic Surgery
Lenox Hill Hospital
New York, New York

Timothy Marten, MD, FACS
Marten Clinic of Plastic Surgery
San Francisco, California

Alan Matarasso, MD, FACS
Clinical Professor of Surgery
Hofstra University/Northwell School of Medicine
President-Elect
American Society of Plastic Surgeons, Executive Committee & Board of Directors
Past President, The Rhinoplasty Society & Chair Board of Trustees, & 2016-2017 Traveling Professor
Past President, New York Regional Society of Plastic Surgeons & Chair Board of Trustees
New York, New York

Thomas A. Mustoe, MD
Stuteville Professor of Plastic Surgery
Chief of Plastic Surgery
Division of Plastic Surgery
Feinberg School of Medicine
Northwestern University
Chicago, Illinois

Foad Nahai, MD, FACS
The Maurice J. Jurkiewicz Chair in Plastic Surgery and Professor of Surgery
Department of Surgery
Emory University
Atlanta, Georgia

Warwick J. S. Nettle, MBBS, FRACS
Private Practice
Sydney, Australia

Mustafa Özgön, MD
Staff Anaesthesiologist
Amerikan Hospital
Istanbul, Turkey

Peter Palhazi, MD
Clinical Anatomist at the Department of Anatomy, Histology and Embryology
Semmelweis University
Budapest, Hungary
Plastic Surgery Resident at the Department of Plastic and Reconstructive Surgery
University of Pecs
Pecs, Hungary

Ximena A. Pinell-White, MD
Division of Plastic Surgery
Emory University
Atlanta, Georgia

Navid Pourtaheri, MD, PhD
Chief Resident
Department of Plastic Surgery
School of Medicine
Case Western Reserve University
Cleveland, Ohio

Allen Putterman, MD
Professor of Ophthalmology
Co-director of Oculofacial Plastic Surgery
College of Medicine
Chicago, Illinois

Rod J. Rohrich, MD
Clinical Professor and Founding Chair
Department of Plastic Surgery
Distinguished Teaching Professor
UT Southwestern Medical Center
Founding Partner
Dallas Plastic Surgery Institute
Dallas, Texas

Jason Roostaeian, MD
Assistant Clinical Professor
Division of Plastic Surgery
David Geffen School of Medicine at UCLA
Los Angeles, California

Saoussen Salhi, MD, CM, FRCSC
Attending Pediatric Plastic, Reconstructive and Craniofacial Surgeon
Nicklaus Children's Hospital
Miami, Florida

Jillian Schreiber, MD
Plastic Surgery Resident
Division of Plastic and Reconstructive Surgery
Montefiore Medical Center
New York, New York

David A. Sieber, MD
Private Practice
Sieber Plastic Surgery
San Francisco, California

Sammy Sinno, MD
Private Practice
Chicago, Illinois

Ji H. Son, MD, MS
Resident Physician
Department of Plastic and Reconstructive Surgery
Case Western School of Medicine
Cleveland, Ohio

Jeffrey T. Steitz, MD
Division of Facial Plastic and Reconstructive Surgery
Department of Otolaryngology—Head & Neck Surgery
University of Illinois at Chicago
Chicago, Illinois

James M. Stuzin, MD
Division of Plastic Surgery
Leonard M. Miller School of Medicine
University of Miami
Miami, Florida
Department of Plastic Surgery
Cleveland Clinic Florida
Weston, Florida

Man-Koon Suh, MD
Director
JW Plastic Surgery Center
Seoul, Korea

Christopher C. Surek, DO
Plastic Surgeon
Private Practice
Overland Park, Kansas
Clinical Assistant Professor of Plastic Surgery
Department of Plastic Surgery
University of Kansas Health System
Assistant Professor of Anatomy
Department of Anatomy
Kansas City University of Medicine and Biosciences
Kansas City, Missouri

Jonathan Sykes, MD
Professor Emeritus
UC Davis Medical Center
Granite Bay, California

Geo N. Tabbal, MD
Assistant Professor
Department of Plastic Surgery
UT Southwestern Medical Center
Dallas, Texas

Nicolas Tabbal, MD
Clinical Associate Professor
Plastic Surgery
New York University
New York, New York

Shruti C. Tannan, MD
Plastic Surgeon
Tannan Plastic Surgery
Raleigh, North Carolina

Ali Teoman Tellioğlu, MD
Dışkapı Yıldırım Beyazıt Eğitim ve Araştırma Hastanesi
İrfan Baştuğ Cad
Dışkapı/Ankara
Turkey

Oren M. Tepper, MD
Director of Craniofacial Surgery
Director of Aesthetic Surgery
Co-Director 3D Printing & Innovation Laboratory
Assistant Professor of Surgery
Montefiore Medical Center
Albert Einstein College of Medicine
Bronx, New York

Dean M. Toriumi, MD
Professor
Division of Facial Plastic and Reconstructive Surgery
Department of Otolaryngology—Head & Neck Surgery
University of Illinois at Chicago
Chicago, Illinois

Ali Totonchi, MD
Associate Professor, Case Western Reserve University
Associate Director of the Plastic Surgery Residency Program
MetroHealth Medical Center
Cleveland, Ohio

Jacob G. Unger, MD
Assistant Clinical Professor of Plastic Surgery
Vanderbilt University
Private Practice
Maxwell Aesthetics Suite
Nashville, Tennessee

Robin Unger, MD
Assistant Professor
Department of Dermatology
Mount Sinai Hospital
New York, New York

Walter Unger, MD
Clinical Professor
Department of Dermatology
Mt. Sinai Hospital
New York, New York

Dev Vibhakar, DO
Fellow, Adult Reconstructive & Aesthetic Craniomaxillofacial Surgery
Division of Plastic & Reconstructive Surgery
Massachusetts General Hospital
Boston, Massachusetts

S. Anthony Wolfe, MD, FACS, FAAP
Chief of Plastic Surgery
Nicklaus Children's Hospital
Miami, Florida

Michael J. Yaremchuk, MD
Clinical Professor of Surgery
Director–Residency Training Program
Harvard Medical School
Chief of Craniofacial Surgery
Massachusetts General Hospital
Boston, Massachusetts

Barry M. Zide, MD, DMD
Professor of Plastic Surgery
Hansjorg Wyss Department of Plastic Surgery
NYU Langone Health
New York, New York

James E. Zins, MD, FACS
Chair, Department of Plastic Surgery
Head, Section of Cosmetic Surgery
Professor of Surgery
Cleveland Clinic Lerner College of Medicine at Case Western Reserve
Cleveland Clinic
Cleveland, Ohio

总主译名单

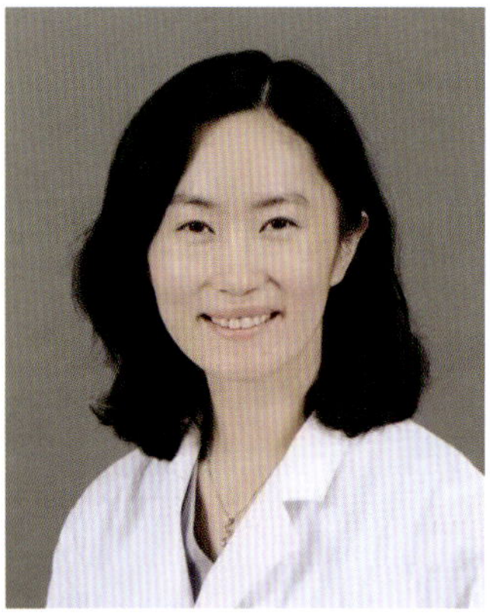

龙笑

毕业于北京协和医科大学。北京协和医院整形美容外科主任，博士生导师。中华医学会整形外科学分会第十届委员会常务委员，北京医学会整形外科学分会候任主任委员，中国医师协会美容与整形医师分会委员。发表中英文学术论文数十篇，专利1项。已完成国家自然科学基金项目、中国医学科学院基金项目4项。国际、国内学术会议发言数十次。

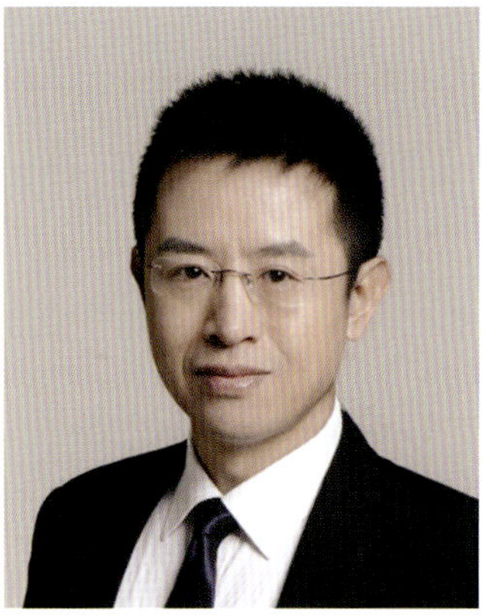

陶凯

中国医科大学附属第四医院烧伤整形科主任，博士生导师。曾任北部战区总医院烧伤整形科主任。现任中国康复医学会修复重建外科专业委员会副主任委员，中华医学会显微外科学分会委员，中国医师协会显微外科医师分会委员，《中国美容整形外科杂志》常务副主编，*Stem Cells International*国际编委，《中华显微外科杂志》编委。曾任中国医师协会美容与整形医师分会常务委员，中华医学会整形外科学分会委员，全军整形外科专业委员会副主任委员，辽宁省医学美学与美容学分会主任委员，沈阳市医疗美容专业质量控制中心主任。主持国家自然科学基金等基金项目8项，先后在国内外期刊发表论文100余篇，其中SCI收录文章30余篇，主编、参编专著30余部。

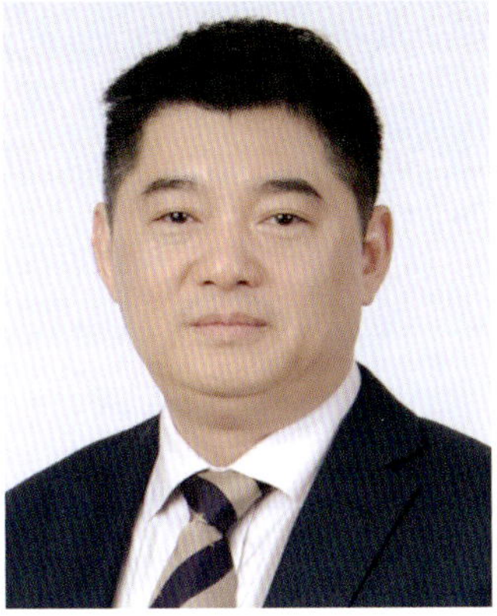

章一新

教授，主任医师，博士生导师。上海交通大学医学院附属第九人民医院整复外科行政副主任、重建显微外科专科中心主任、瘢痕综合治疗专科主任。上海市领军人才，上海市优秀技术带头人。长期致力于组织修复与显微重建临床与科研领域，在该领域处于国内外领先地位。2018年获美国重建显微修复外科学会Godina Award（每年全球评选一名，是显微重建外科界的诺贝尔奖，中国大陆第一次获得）。近5年主持了国家和地方科技发展基金等项目10余项，在国内外学术期刊上发表论文200余篇，以第一作者/通讯作者发表SCI论文100余篇，申请专利20余项，主编、主译专著7部，参编专著5部。担任含PRS在内的4份SCI杂志编委，《中华显微外科杂志》副总编。曾获中国康复医学会科学技术奖一等奖、上海医学科技奖一等奖、中国整形美容协会“复星”科学技术奖创新奖、中国医师协会优秀医师奖等多项学术奖项。现担任亚太瘢痕医学协会主席、亚太重建显微外科协会副主席、美国重建显微外科协会委员、中国整形美容协会瘢痕医学分会会长、中国康复医学会修复重建外科专业委员会候任主任委员、中华医学会显微外科学分会常务委员、上海市医学会显微外科学会候任主任委员等学术职务。

分册主译名单

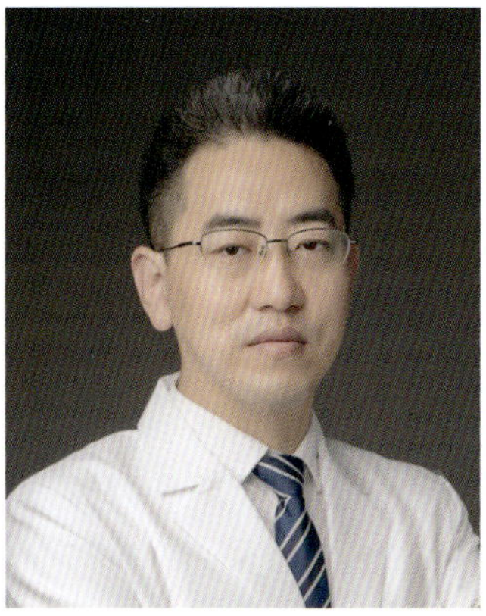

白继平

整形外科副主任医师，医疗美容主诊医师。从事整形美容20余年，擅长面部抗衰年轻化及除皱术、眼部鼻部胸部整形项目及修复、各种先天性和后天性损伤畸形的修复等整形外科特色手术，通过专业的手术设计方案，打造个性化的独特之美。曾在北京整形外科医院和上海交通大学医学院附属第九人民医院深造，并在部队三甲医院任职多年，多次赴韩国、日本参加整形峰会。任世界内镜医师协会中国整形外科联盟委员会面部年轻化专业委员会副主任委员，中国整形美容协会精准眼鼻整形分会常务委员，中西医结合分会－中国整形美容协会眼、鼻、乳房及私密分会常务委员等。《脐带血干细胞》副主编，《立体复位面部除皱术》副主译，《鼻整形手术图谱》副主译，《眼整形美容手术图谱》译者。

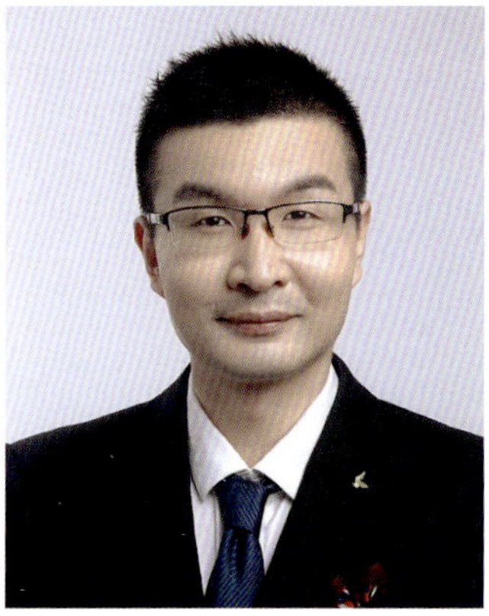

周军臣

东方医美（北京）国际医疗技术研究院创始人，北京卓艺医疗美容机构院长。从业20余年，发表数篇医学期刊学术论文。独创的妃洛蒙面部抗衰理念及“面部七步玲珑美学体系”广受业界好评。擅长面部原貌抗衰年轻，有着丰富的临床经验。

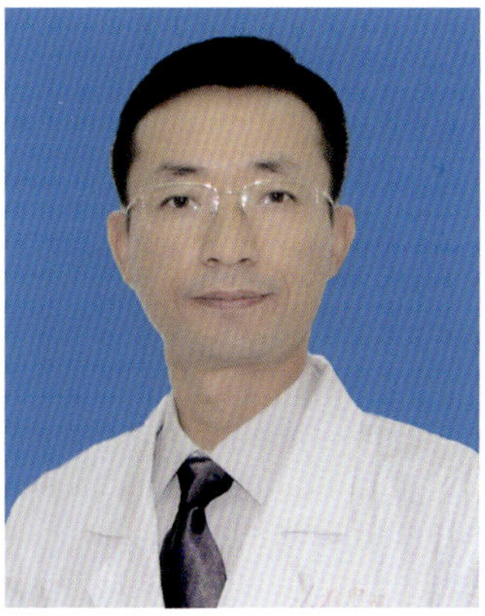

赵文斌

云南中医药大学第一附属医院（云南省中医医院）原整形美容科主任，现皮肤外科副主任。教授，硕士生导师，整形外科主任医师。从事整形美容外科和皮肤外科临床、教学及科研工作30余年。担任国家自然科学基金项目函评专家，云南省整形美容协会副会长兼皮肤美容分会副会长，云南省中西医结合学会皮肤美容分会副主委，中国整形美容协会瘢痕医学分会委员及医学美学设计分会理事。擅长体表肿瘤（病理性瘢痕、色素痣、血管瘤、神经纤维瘤、基底细胞癌、鳞状细胞癌、黑色素瘤）等手术治疗、美容整形手术、注射美容及激光美容。研究方向是中药防治病理性瘢痕的分子机制。主持国家自然科学基金项目2项及其他课题多项，核心期刊发表论文30余篇，出版专著5部。

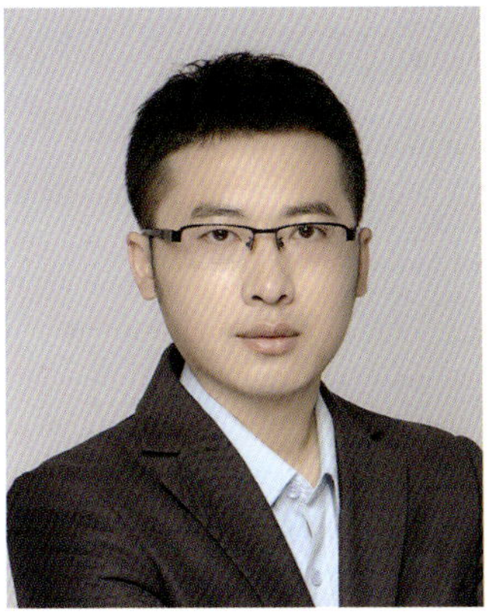

潘礼刚

贵州医科大学第三附属医院整形外科负责人，整形外科主诊医师，医学硕士。发表数篇中文核心论文及SCI论文，获得国家发明专利1项、实用新型专利1项。曾在北京八大处整形外科医院进修学习，多次赴日韩访问学习交流。现为中国整形美容协会会员。从事外科与整形外科工作13年。擅长各种传统与新型材料针剂注射、毛发移植、眼部综合整形、鼻部综合整形、面部除皱、胸部综合整形、脂肪抽吸及移植、腹壁综合整形、体表肿物切除与修复、烧伤整形、各种难治性创面与瘢痕的综合治疗。推出“眶周一体化”综合整形治疗理念，灵活运用毛发移植、针剂、脂肪、假体等多种方案相结合，根据术者情况，实现眶周个体化整形美容。

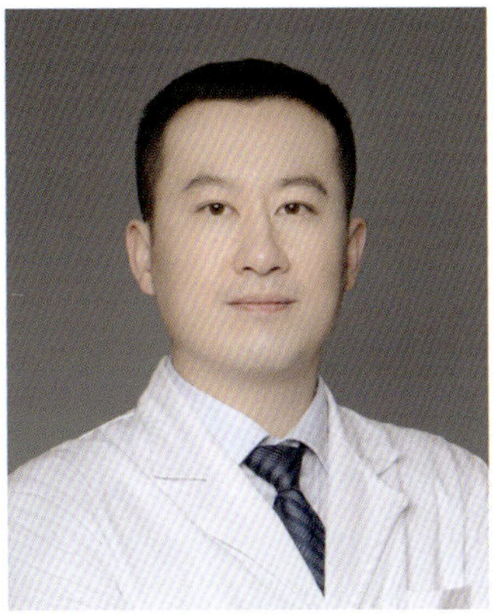

谭永嘉

医学硕士，天山学社核心专家。擅长微创面部年轻化手术、微创化乳房缩小及提升术。率先将快速康复外科ERAS理念引入医美外科领域，在此基础上创新性提出“微创提升拉皮化、拉皮手术微创化”理念，独创乳房吸脂联合双环切口乳房缩小提升新技术。中华医学会整形外科学分会面部年轻化专业学术工作组委员，中华医学会整形外科学分会脂肪移植学组委员，中国研究型医院学会美容医学专业委员会青年委员，中国中西医结合学会医学美容专业委员会委员，中国医药教育协会整形美容外科专业委员会委员，鲁脂道医生集团脂肪专委会委员。原陆军军医大学外科教研室教员，原陆军军医大学第一附属医院、全军微创外科中心临床技能及专项虚拟内镜培训带教教员。

副主译名单

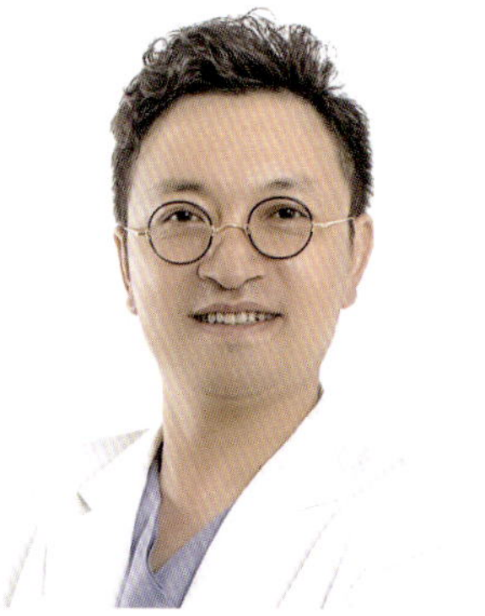

孙志成

琅梵医疗美容集团创始人，从事美容外科30年。2015年联合多位整形美容科博士创建以医美博士团队为主体的医疗美容集团。整形美容外科博士，主任医师，硕士生导师，先后毕业于第四军医大学和第三军医大学。中国医师协会美容与整形医师分会常务委员。《中国美容整形外科杂志》常务编委，发表专业论著30余篇，发明专利10余项，部队科技进步二等奖1项。精通微整形、眼整形、鼻整形、脂肪外科和胸部整形等美容外科手术，对面部年轻化治疗提出了“童颜胶原美学实证系统”的抗衰理念。

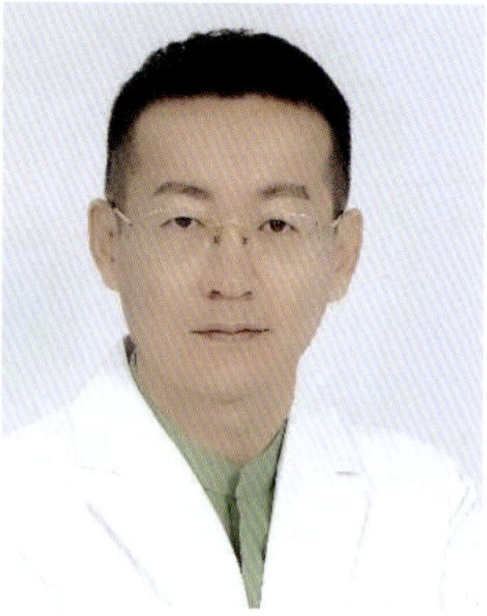

李继森

沈阳创美荟医疗美容医院技术院长，原某公立医院副主任医师。毕业于大连医科大学医学美容专业。中国整形美容协会鼻整形美容分会委员，中国非公立医疗机构协会乳房分会委员，中国整形美容协会会员，中华医学会整形外科学分会会员，韩国整形美容医师协会会员，韩国整形外科医师协会会员，中韩面部整形合作中心副主任。擅长眼周整形、综合鼻整形、除皱、隆胸、巨乳缩小、乳房下垂矫正、吸脂、脂肪填充、腹壁整形、私密整形、整形美容手术失败病例修复等。

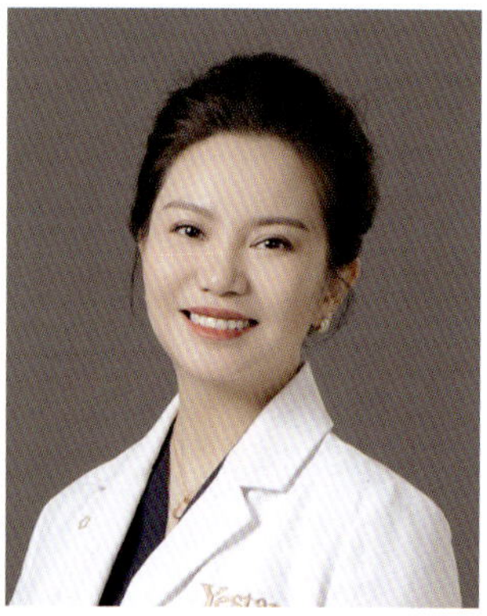

彭腾

黑龙江艺星美容整形医院微整科主任。2023伊妍仕百分医生大赛北京赛区冠军，2023乔雅登菁英医生大赛黑龙江省冠军，中国整形美容协会注射与微整形艺术专委会委员，中国整形美容协会医美与艺术分会线雕专委会委员，中国整形美容协会精准面部年轻化专委会委员，美国艾尔建、伊妍仕、弗缦菁英讲者。多次参与国际交流学习，在国内核心期刊发表相关学术论文4篇，参与编译《注射填充科学与艺术》《安全有效的注射填充实用指南》《线性提升原理与实操》。

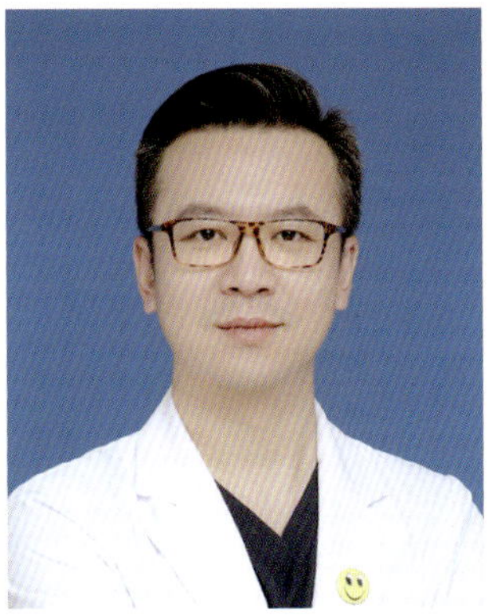

马文海

主治医师，美容主诊医师，毕业于吉林大学，获双学士学位，长春芳澜国际整形医院技术院长。曾在中国人民解放军第二二〇医院任职。擅长眼整形、鼻整形、除皱手术、吸脂塑形、脂肪移植、脂肪加减法、钻石精雕、面部抗衰微整形注射、线雕、私密整形等。鲁脂道医生集团脂肪专业委员会第一届核心专家，吉林省性学学会性医学专业委员会常务理事。

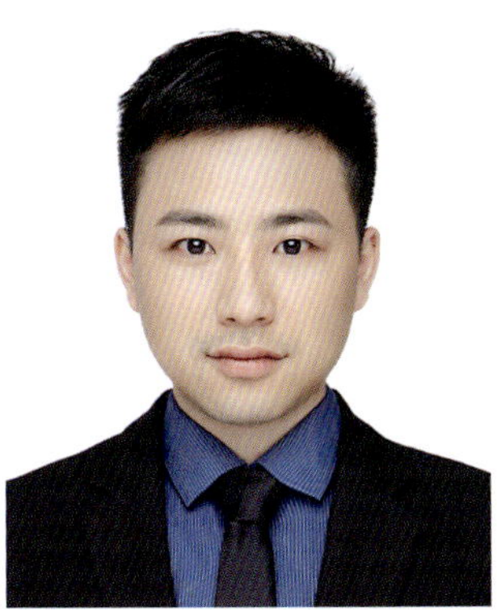

管绍飞

整形外科主治医师，美容主诊医师。鲁脂道医生集团核心医生、副秘书长，中国整形美容协会脂肪医学分会委员，中华医学会整形外科学分会脂肪移植学组委员及躯体整形专委会委员，中国整形美容协会精准与数字医学分会鼻整形专业委员会委员。钻研脂肪美学与技术多年，已获10项国家实用新型发明专利，器械套装已量产三套：面部脂肪移植套装、脂肪体雕套装、松解器套装。擅于将人体解剖学、艺术美学、光影美学、亚洲主流审美运用于脂肪塑美手术中。

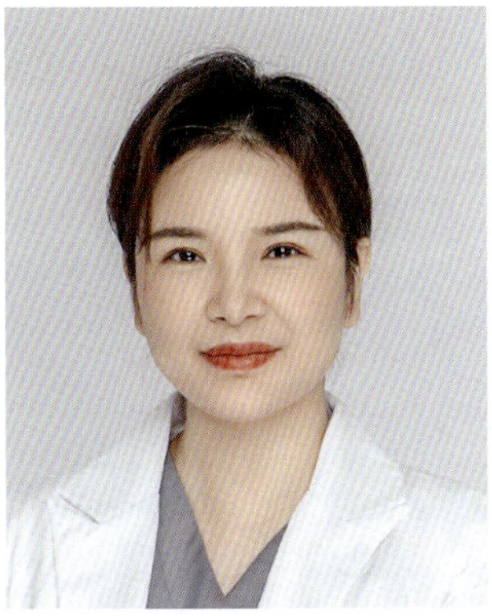

王琪海

广西医科大学医学硕士，整形外科主治医师。曾就职于广西医科大学第二附属医院整形外科。中国医师协会美容与整形医师分会委员，中国整形美容协会会员、脂肪医学分会委员，中华医学会整形外科学分会脂肪移植学组委员，广西整形美容行业协会外科学分会委员。在2019年国内首次提出手臂整体化吸脂“吊带套餐”概念，吸脂针口保护“无痕吸脂”理念。临床擅长身体各部位精细化吸脂、体形雕塑、脂肪移植丰胸、脂肪移植丰臀、腹壁整形以及微整形注射治疗等。

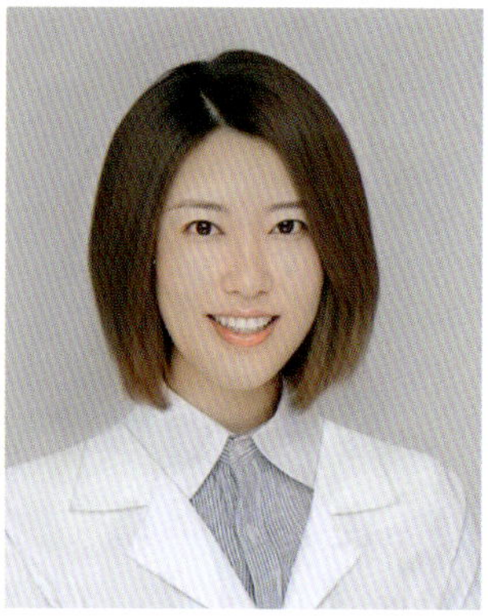

郑馨

副主任医师，毕业于大连医科大学，从事整形外科临床工作10余年。中国解剖学会生物组织保存与利用分会委员。擅长面部综合整形与年轻化、脂肪抽吸与填充改善体形与面部轮廓、注射微整形及线雕、断肢（指）再植、各种皮瓣移植术、瘢痕及体表肿瘤的切除与修复等。

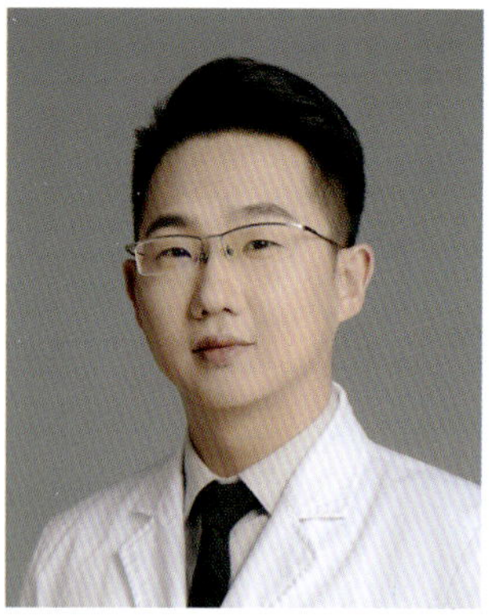

田忠建

成都八大处整形医疗美容医院主治医师，毕业于天津医科大学，工作至今10余年，先前就职于中国人民解放军第四六四医院、天津美莱医学美容医院。现任中国整形美容协会会员，中华医学会整形外科学分会会员。获得6项国家专利。对医疗美容有着独到见解，提倡“少即是多”的变美理念，坚持塑造整体的协调感才是塑美的关键，时刻践行“有时去治愈，常常去帮助，总是去安慰”。

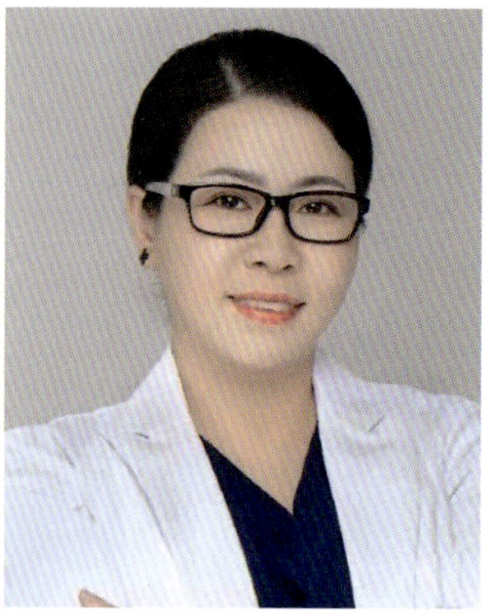

蒋娜

整形外科主任医师，北京美丽荟医疗美容诊所创始人、院长。原海军总医院激光美容中心注射科主任。现任中国整形美容协会抗衰老分会委员，中国整形美容协会微创与皮肤整形美容分会委员等。主持国家级、省部级课题2项，发表论文10余篇，参编著作5部。从事整形美容临床工作20余年，专注于注射、激光和微创手术联合治疗的临床工作与研究。

译者名单

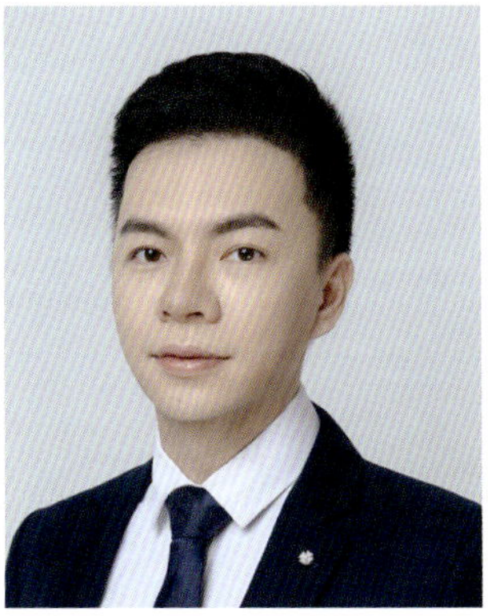

徐志山

整形外科专业博士。曾就职于北部战区总医院整形美容外科。现就职于上海玫瑰医疗美容医院，主要从事微整形注射美容工作。现任国际医疗美容整形协会中国区瘢痕医学分会委员，中国整形美容协会损伤救治康复分会第二届理事。在国内外期刊发表文章10余篇，获国家实用专利2项。擅长面部三维设计年轻化综合管理、注射美容、线性提升、脂肪填充手术等。

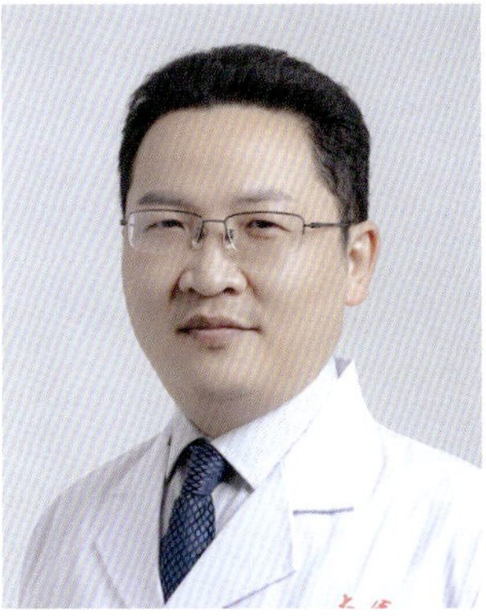

孙宇航

副主任医师，硕士生导师。河北省医学会医学美学与美容学分会委员。《中国美容整形外科杂志》编委。曾于第四军医大学附属西京医院、上海交通大学医学院附属第九人民医院、以色列理工大学Rambam医院进修。擅长各种先天和后天畸形的整复、颜面器官再造、全面部综合整形、脂肪移植和吸脂手术等。

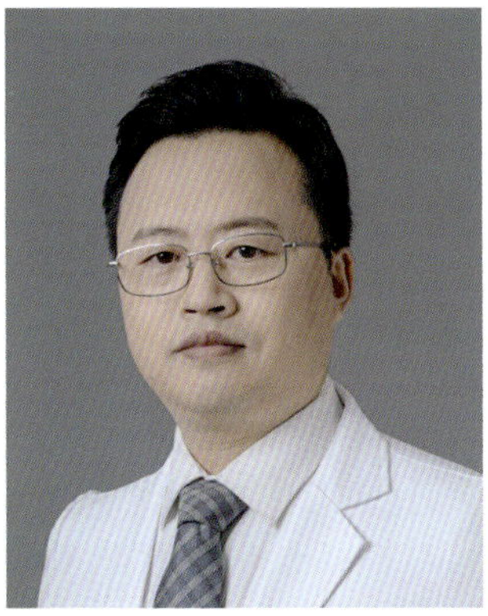

张红芳

整形外科博士，副主任医师，张红芳医疗美容诊所创始人，师从四川大学华西医院整形外科岑瑛教授。从事医美整形工作20年，对面部五官精雕及脂肪移植有独到的见解，独创NSE（自然、立体、精致）设计理念，使术后面部更接近自然，呈现高贵、大气、温婉的塑美效果。

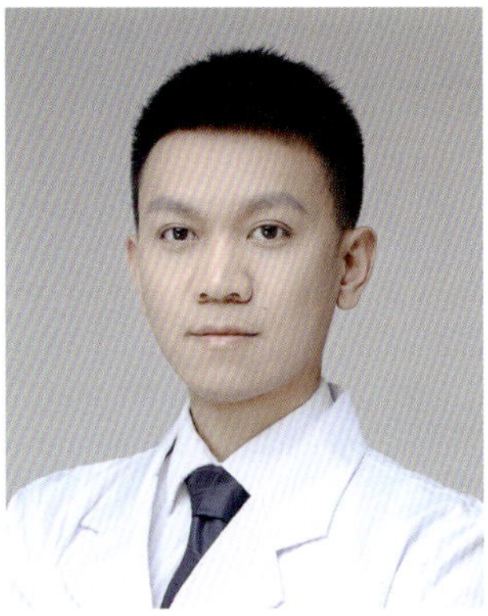

王志强

温州爱尚玉熙医疗美容门诊院长。中国医师协会美容与整形医师分会会员，中国整形美容协会会员。曾赴韩进修深造，将专业知识及现代审美结合，根据求美者个体情况及需求个性化设计手术项目。专注于眼整形、鼻整形、面部年轻化综合治疗及各种修复手术。

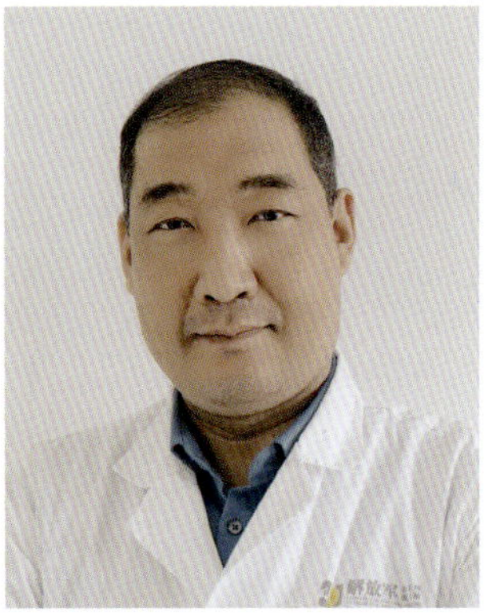

金增强

解放军总医院第五医学中心放射损伤救治科副主任医师，口腔医学博士，从事口腔颌面外科工作20余年。擅长颅颌面肿瘤、外伤、骨骼及软组织发育畸形的治疗，并擅长颌面部的整形美容手术。现任创面防治与损伤组织修复委员会穿支皮瓣学组委员，精准医学与肿瘤康复专业委员会委员。

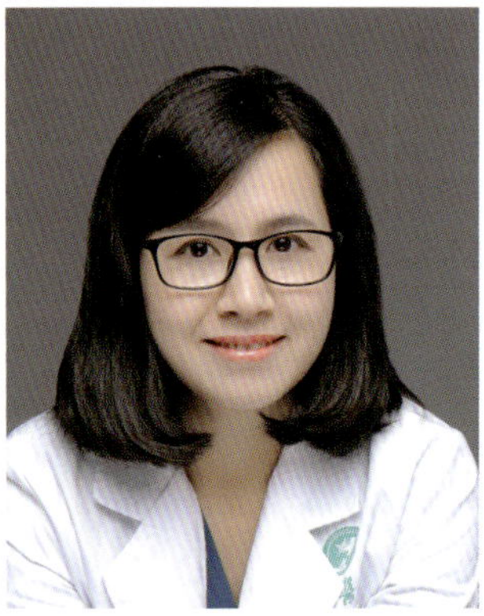

戴海英

医学博士，副主任医师。现就职于海军军医大学第一附属医院整形外科，兼任上海市医学会医学美学与美容分会委员。曾获院“个人三等功”等荣誉，先后在国内外期刊发表论文40余篇，负责多项国家自然科学基金课题及省部级基金课题，参编专著8部。

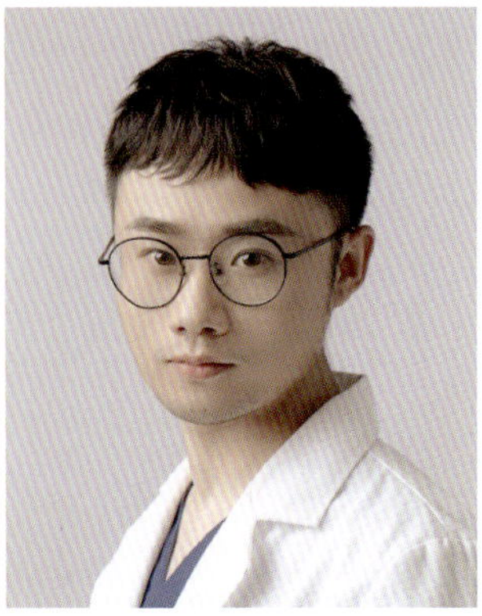

段义越

毕业于华中科技大学同济医学院，江苏省美容外科主诊医师。中国整形美容协会会员，WEDA中国整形外科联盟委员会鼻整形分会委员。从事医学相关专业10余年。擅长仿生理重睑成形术、解剖学再造鼻综合、注射微整形（透明质酸、肉毒毒素、胶原蛋白）、抗衰、面部年轻化等。

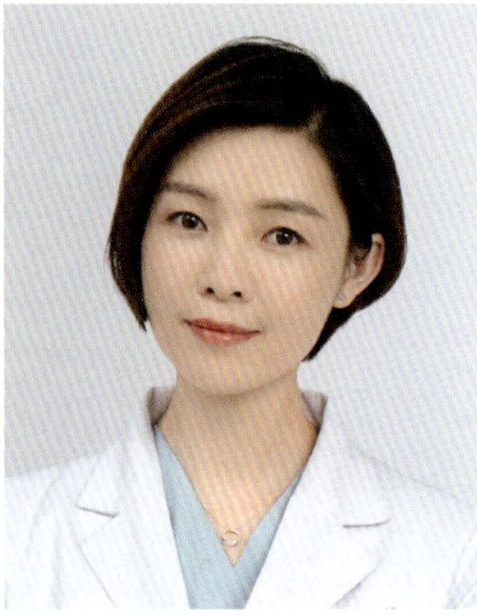

陈明仙

整形外科主治医师。中国整形美容协会脂肪医学分会委员，中华医学会整形外科学分会脂肪移植学组委员，鲁脂道医生集团脂肪整形专业委员。现就职于云南吴氏嘉美医疗美容医院美容外科，脂肪移植和鼻整形科主任。擅长脂肪精雕、脂肪移植填充、鼻整形、眼部年轻化等。

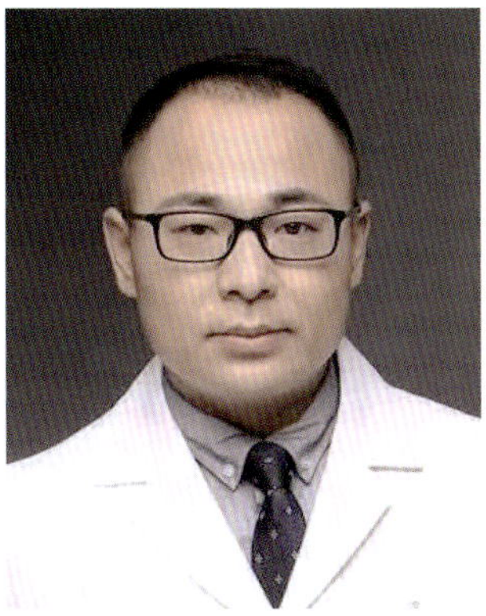

刘攀

整形外科主治医师。中国整形美容协会脂肪医学分会委员，中华医学会整形外科学分会脂肪移植学组委员，美国整形外科医师协会国际委员。擅长形体雕塑、脂肪移植。

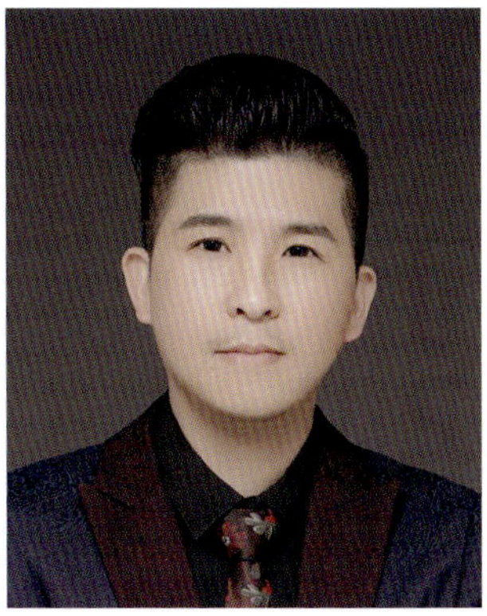

郭华新

整形外科主治医师，东莞星华医疗美容医院院长，星戈医疗美容医院院长。施行整形美容手术成功案例50 000+，发表国内外核心期刊论文10余篇，多次赴韩国整形机构交流学习，掌握多种国际先进整形技术。擅长面部年轻化、脂肪艺术体雕、六感少女丰胸、男性乳腺缩小术、眼部修复、鼻部修复等。

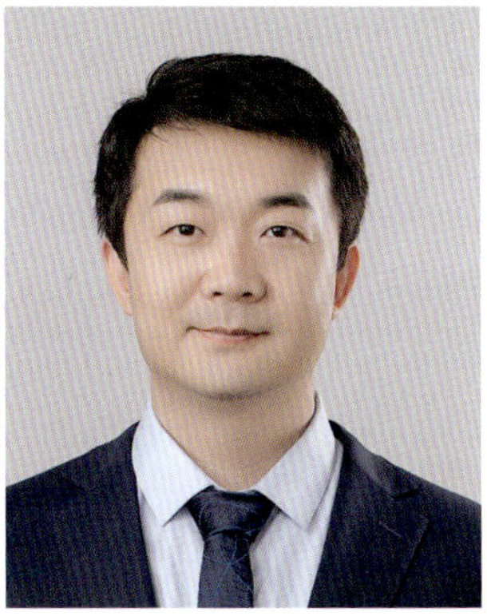

杨瑞国

从事医学美容整形20余年，多次在国内外整形美容外科学术大会上作专题演讲及手术演示，主攻疑难鼻整形修复、仿生鼻、内镜六感假体隆乳、精细个性化自体脂肪移植注射。现任中华医学会整形外科学分会脂肪移植学组委员，中国整形美容协会中西医结合分会委员。

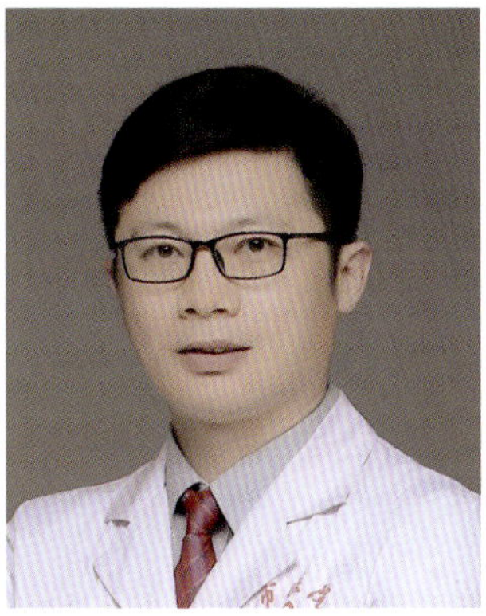

郭永鹏

整形外科主治医师，桦甸市人民医院医疗美容外科主任，连续多年获得市政府颁发的年度优秀医生及最美医师嘉奖。从事相关专业10余年，擅长利用自体脂肪和医用材料的面部年轻化整体治疗、吸脂手术、重睑、眼袋、各种修复手术、面部提升手术、鼻整形等。

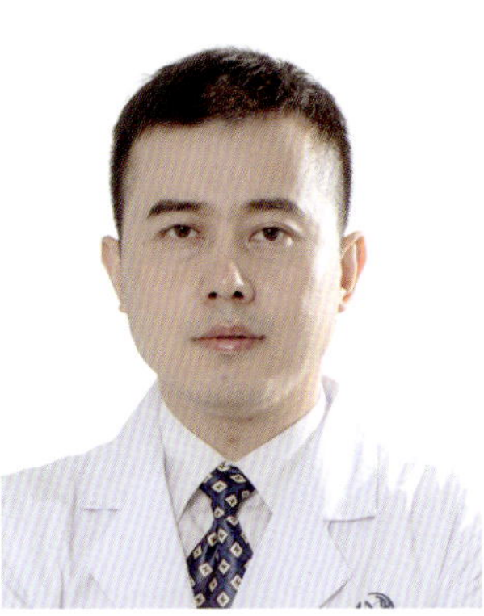

李云飞

太原丽都医疗美容医院无创中心院长，副主任医师。太原市医学美容协会副会长，中国整形美容协会脂肪医学分会会员，中国整形美容协会微创与皮肤整形美容分会会员。从事医美整形10多年，发表学术论文2篇，擅长体形精雕、脂肪移植、除皱年轻化、注射抗衰等。

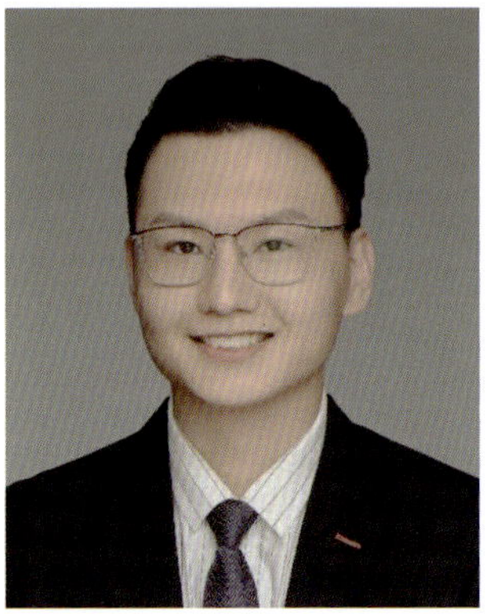

王乾坤

毕业于南方医科大学，任中国整形美容协会青年理事。擅长面部年轻化、微整形注射，其中以眼鼻整形为专长。在从医生涯中积累了丰富的临床经验，对困难眼鼻修复有独到见解。从医以来一直秉持“厚德精医，止于至善”的信念对待每一个求美者，力求尽善尽美。

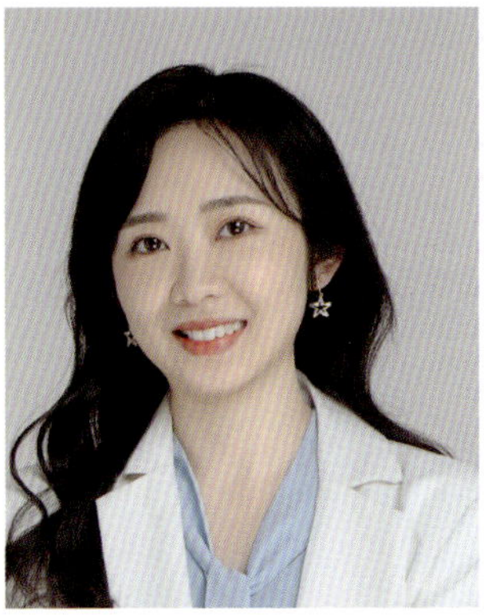

付思祺

中南大学湘雅二医院皮肤科及医学美容中心副主任医师，硕士生导师。中国医学科学院北京协和医学院整形外科博士，哈佛大学医学院访问学者，皮肤美容及美容外科主诊医师。擅长皮肤外科、病理性瘢痕治疗、脱发疾病综合治疗、面部年轻化注射治疗、皮肤美容外科等。

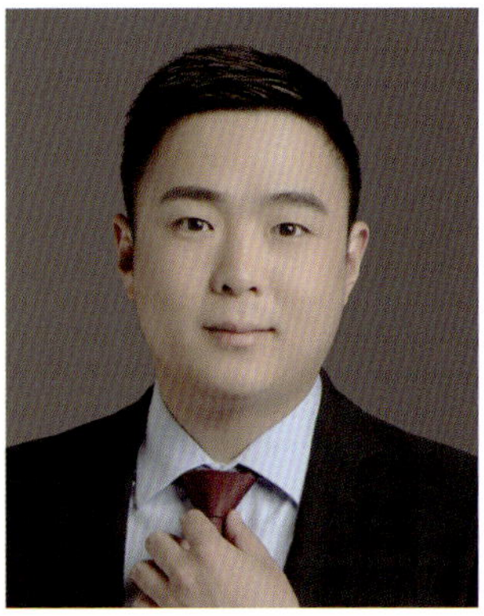

王宏宇

联勤保障部队第九八三医院烧伤整形科主任。中华医学会烧伤外科学分会学组委员，中华医学会整形外科学分会学组委员，《中国美容整形外科杂志》《中国美容医学》《医疗卫生装备》等杂志审稿专家。主持参与国家及军队科研项目5项，享受军队优秀科技人才津贴。

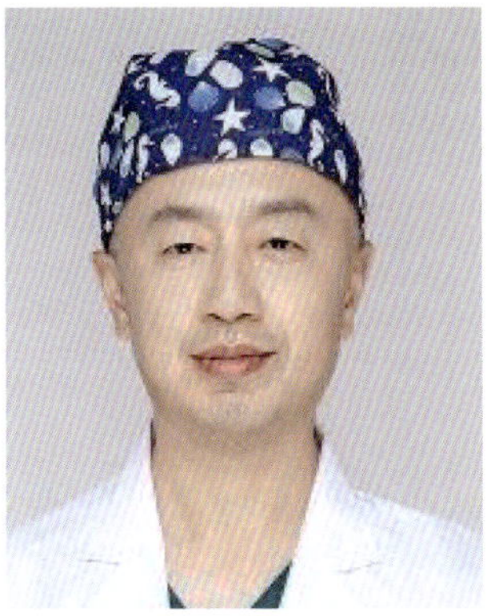

沙忠山

唐山煤医尚美整形美容医院院长。中国医师协会美容与整形医师分会委员，中国整形美容协会会员，美容整形技术与艺术专业委员会鼻部美学与美容技术学组秘书兼委员。毕业于哈尔滨医科大学，主任医师，美容外科主诊医师。自1999年从医至今，对美容外科颇有研究，在手术操作方面十分注重审美与技术的结合。在手术中精益求精，追求极致，擅长眼鼻整形、自体脂肪、美体塑形等技术。

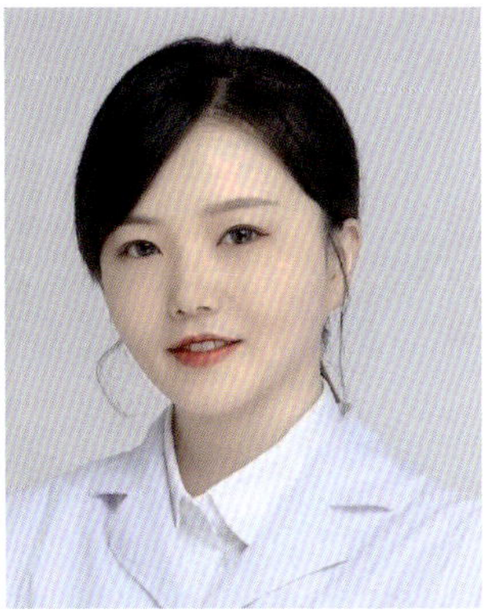

杨晓双

广州颜所医疗美容整形外科主治医师，美容外科主诊医师，医学硕士。从事整形外科临床与科研工作7年。曾就职于遵义医科大学附属医院烧伤整形外科，参与国家自然科学基金面上项目，并于国内外专业期刊发表文章数篇。擅长面部轮廓整形、形体雕塑、眼部整形及非手术综合抗衰等。

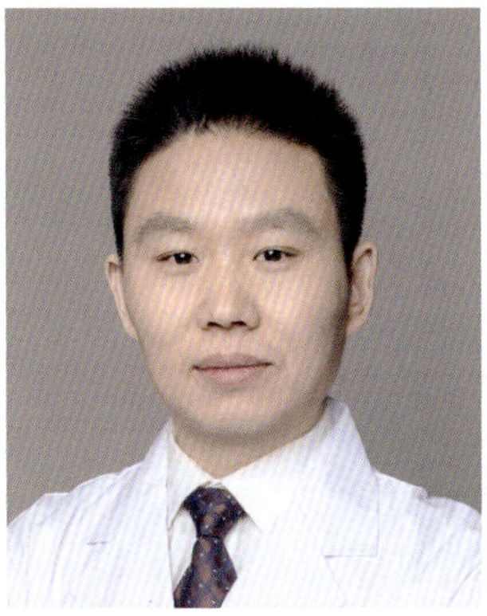

魏广运

河南广运整形医院创始人，院长。从事医学相关行业20余年，先后在日本、韩国、美国进修。擅长面部抗衰提升、高难度鼻部修复、乳房整形、腹壁整形、瘢痕整形等手术。拥有8项鼻部整形及面部提升国家专利技术。现任欧美同学会医师协会委员，中国研究型医院学会委员。在高难度鼻修复、面部年轻化技术方面积累了丰富的临床经验，并有独特的见解。

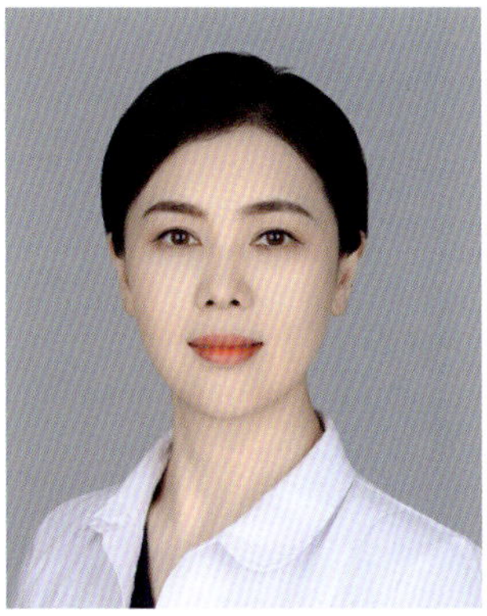

王亮

烧伤整形科副主任护师。从事烧伤整形护理工作20余年，在烧伤、整形、显微外科和美容外科护理方面积累了丰富的临床经验。担任中国整形美容协会护理分会理事。发表论文5篇，参编专著5部。

前言

阐释面部特点和改变面部结构是科学，更是艺术。本分册内容关注整形美容外科领域，以图示和精讲的方式汇总了数十名专家在该领域的经验和体会。在Thorne教授和Sinno教授的总体安排下，这本教科书式的著作按照统一的模板进行了编辑，使读者们能够更为高效地了解与手术相关的精华内容。衷心感谢本书所有作者将其长期临床经验所得与读者们分享。写作之初，图书编写委员会就对每位作者提出要求：针对每一种手术，不必介绍过多不同的手术方法，只需要精讲经过作者本人实践证明非常成功的手术技术。各位作者以类似于临床查房时的简明扼要的风格总结了临床精要，读者们从字里行间中能够感受到他们的激情。

我很享受编辑每一章节的过程，并相信这本书必将成为有关面部美容的最好的著作之一。衷心希望这本书能够成为每位医生诊治患者过程中的良师益友。

Kevin C. Chung, MD, MS
Chief of Hand Surgery, Michigan Medicine
Director, University of Michigan Comprehensive Hand Center
Charles B. G. de Nancrede Professor of Surgery
Professor of Plastic Surgery and Orthopaedic Surgery
Assistant Dean for Faculty Affairs
Associate Director of Global REACH
University of Michigan Medical School
Ann Arbor, Michigan

推荐序1

祝贺和感谢陶凯等教授主译的*Operative Techniques in Plastic Surgery*（《整形外科手术精要系列丛书》）中文版出版。该系列丛书由Kevin C. Chung博士担任总主编，他是外科、矫形外科、手外科、整形外科医师。这样一位知识渊博的临床医师主编的《整形外科手术精要系列丛书》一定会受到中国读者的欢迎，于是我两年前就请陶教授主导其翻译工作。

该系列丛书由密歇根大学Kevin C. Chung教授担任总主编，全世界500余名整形外科专家参与编写，内容涉及面部美容外科、颅面外科、头颈部重建外科、胸部及躯干重建和身体塑形、手部及腕部外科、下肢重建外科、小儿整复外科学等7个方面。各位专家根据各自的临床实际经验，系统介绍了手术相关的基础知识、操作步骤、要点与难点、术后注意事项等内容，写作提纲挈领、简明扼要、图文并茂。该系列丛书还邀请不同专家就某一个重点技术分别进行各自临床经验的介绍和分享，临床实用性和指导性很强。

该系列丛书由龙笑教授、陶凯教授、章一新教授三位中国中年整形外科专家担任总主译，并邀请全国整形外科领域多位专家参与翻译和审校工作。

整形外科可“救死扶伤，使伤者不残，残者不废，给人美丽、英俊、年轻、愉悦和智慧”。该系列丛书的中文版和我们主编的《整形外科学》（上、下卷，1999）、《整形美容外科学全书》（23卷，2012—2015）、《中国整形外科学》（4卷，2019）以及徐靖宏和我主译的《整形美容外科手术失误及处理》、吴溯帆和我主译的《整形外科学——实践指南》（待出版），共同构成了约4000万字的整形外科学系列丛书，相信这必将造福于广大求医者。

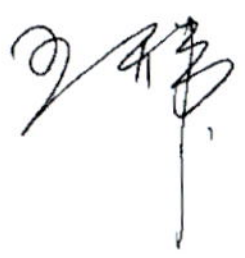

中国修复重建外科学会创始人
上海交通大学医学院附属第九人民医院
整复外科终身教授

2024年1月12日　上海

推荐序2

近年来，随着国际医学界交流的不断深入，国外的整形外科著作逐渐成为国内整形外科领域的热门参考书，为国内整形外科医生提供了宝贵的参考和学习资源。这些著作不仅推动了整形外科医生们的知识更新与学习，也指导了临床实践，推动了科研和创新。

*Operative Techniques in Plastic Surgery*系列丛书由密歇根大学Kevin C. Chung教授担任总主编，全世界500余名整形外科专家参与编写，内容涉及面部美容外科、颅面外科、头颈部重建外科、胸部及躯干重建和身体塑形、手部及腕部外科、下肢重建外科、小儿整复外科学等7个方面，可谓集时代之大成作品。祝贺这套丛书的中文版即将出版发行。

这套丛书的特点是每位作者结合自身的临床经验，围绕手术内容进行讲解，提纲挈领，简明扼要，配有大量示意图和真实病例图片，并且对每个手术的要点和难点进行总结分析，具有较强的实用性。医学的强实践性决定了其治疗水平很大程度上依赖外科医生的手术操作。相信书中所介绍的手术技能、操作方法和实践技巧，必将对国内整形外科医生的临床工作起到很好的指导和借鉴作用。愿医者得此书，绘医道长卷。

本系列丛书由龙笑教授、陶凯教授和章一新教授担任总主译，国内整形外科领域的多位专家和学者参与翻译工作。三位教授以独特的视角，选择和翻译了这本实用之巨作。感谢本书的主译和译者团队为将国外整形外科当代手术方法和理念传至国内所做出的贡献。同时也应该看到，本书汇集了来自全球各地的信息，书中所介绍的一些手术方法存在着人种和地域的差异，需要国内广大整形外科同道在阅读和学习过程中辩证地分析和运用。

“他山之石，可以攻玉。”衷心希望这套丛书能够成为国内整形外科工作者的良师益友。

欣以为序。

上海交通大学医学院附属第九人民医院
整复外科主任

推荐序3

整形外科近年来发展迅速，新技术、新方法、新材料层出不穷，对于临床技术的要求也在不断提升，临床工作者迫切需要高水平、原创、实用、结合自身经验、临床指导意义强的整形外科专业教材和医学参考书。祝贺*Operative Techniques in Plastic Surgery*中文版的出版。

该系列丛书由密歇根大学Kevin C. Chung教授担任总主编，全世界500余名整形外科专家参与编写。各位专家系统地介绍了各项整形手术的临床相关内容，包括相关解剖、病史与查体、操作方法、要点与难点、术后注意事项、并发症等，内容涉及面部美容外科、颅面外科、头颈部重建外科、胸部及躯干重建和身体塑形、手部及腕部外科、下肢重建外科、小儿整复外科学等7个方面。各章节均为作者们临床实际经验的总结，分条目论述，简洁实用，配以大量操作和案例图片，有很强的临床指导性。

该系列丛书由龙笑教授、陶凯教授、章一新教授担任总主译，这三位教授是中国中年整形外科专家的代表，并且还有全国整形外科领域的多位专家参与翻译和审校工作。相信本系列丛书的出版，必将为推动我国整形外科工作，提高国内整形外科水平做出贡献，并最终造福于广大求医者。

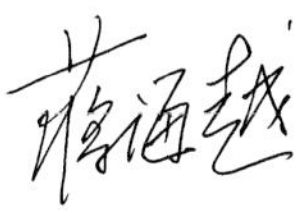

中国医学科学院整形外科医院院长

目录

第8部分　上睑成形术

第9部分　下睑整形术

第10部分　面颈部上提术（面颈部提升术、面颈部除皱术）

第11部分　鼻整形

视频目录

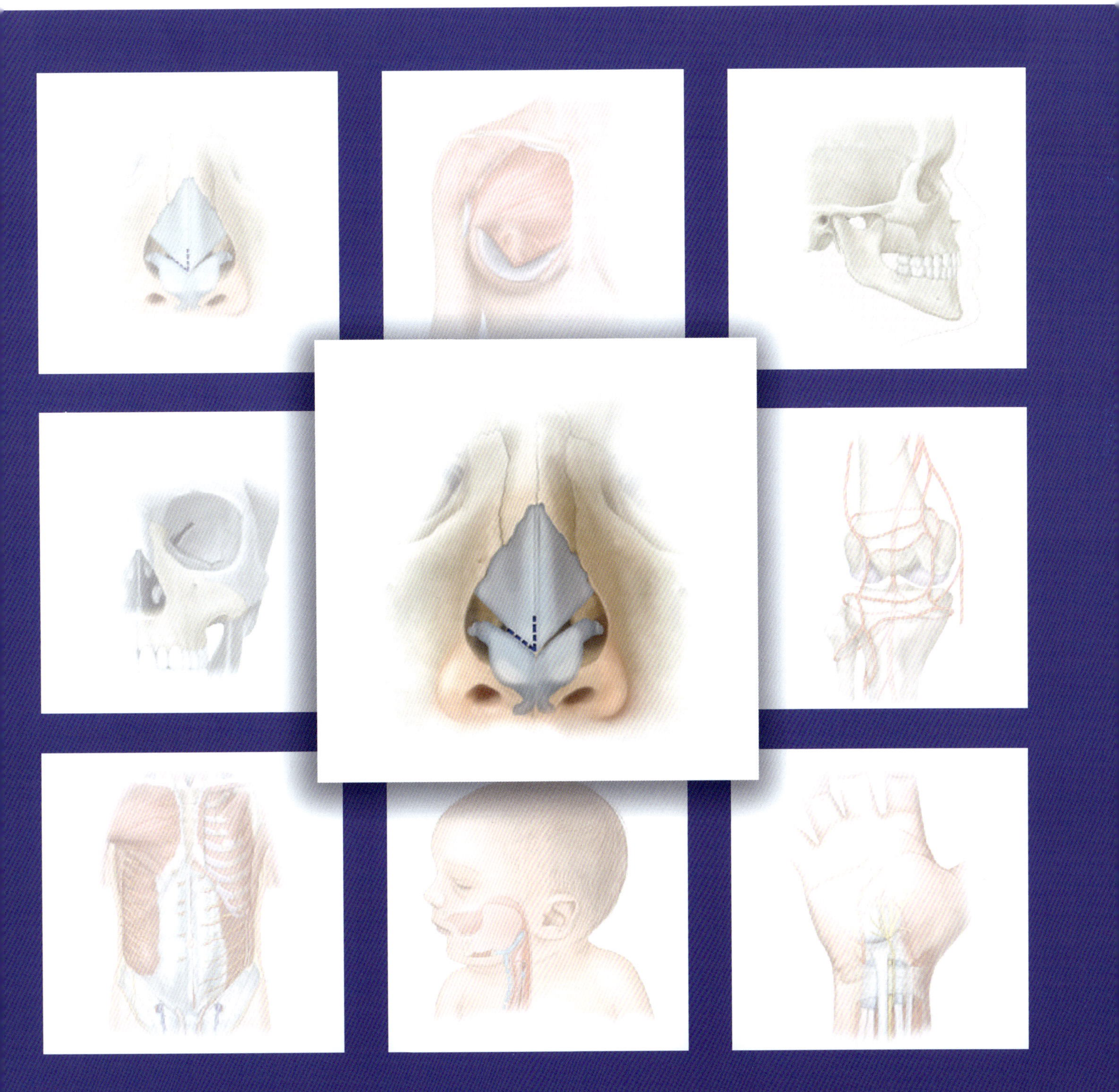

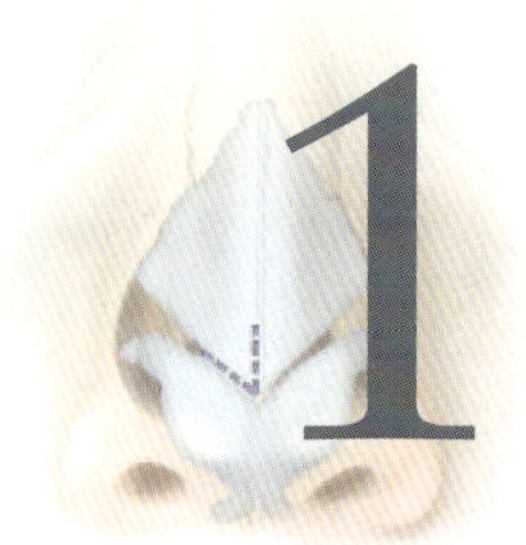

第1部分 肉毒毒素面部注射技术

眉间区肉毒毒素注射
Injection of Botulinum Toxin to the Glabellar Region

Jonathan Sykes, Peter Palhazi, and Amir Allak

概述

- 眶周区肌肉功能亢进可导致疲惫和衰老的形态以及皱纹增多。
- 眉间肌肉过度运动可导致发怒样外观，眼睑外侧肌肉过度运动可导致睑裂缩小。
- 眉毛的位置和方向取决于提眉肌肉与降眉肌肉的相对力量和收缩程度。
- 眉毛上提主要由对称分布的额肌完成，眉毛下降主要由位于中间的降眉间肌、两侧的皱眉肌以及眼轮匝肌共同完成。
- 肉毒毒素治疗可以减轻眶周肌肉的收缩，从而改善睑裂大小，改善眉毛位置，并减少眶周皱纹。

相关解剖

- 皱眉肌（CS）是成对的斜向肌肉，位于额肌和眉毛的下内侧深部。
- 皱眉肌起源于眶上缘骨膜，向外上方走行，止于额肌筋膜和上方皮肤（**图1–1**）。
- 由内下方起点至外上方止点，皱眉肌走行逐渐变表浅。
- 眶上神经血管束和滑车上神经血管束穿过皱眉肌，这些神经血管束主要来源于三叉神经感觉支（V1）。然后，神经穿过眶上缘2~3cm处的额肌，在皮下层进入前额和头皮（**图1–2**）。
- 皱眉肌内侧由面神经颧支支配，外侧由面神经颞支支配。
- 肌肉收缩可导致眉间纹区域的纵向皱纹，形成发怒样外观，也会导致眉头向内下方下降。
- 降眉间肌是位于鼻根中部的扁平锥形肌肉，有助于维持鼻上部轮廓。
- 降眉间肌起源于鼻骨和上外侧软骨的骨膜和软骨膜以及鼻部浅表肌肉筋膜系统（SMAS）的筋膜（**图1–2**）。
- 降眉间肌穿过鼻根上方中央区域的皮肤，相互交叉止于额肌纤维（**图1–2**）。
- 降眉间肌由面神经颧支支配。
- 中线部位肌肉的收缩可引起眉间区域水平方向的皱纹、鼻背横向皱纹和内侧眉毛的下降。

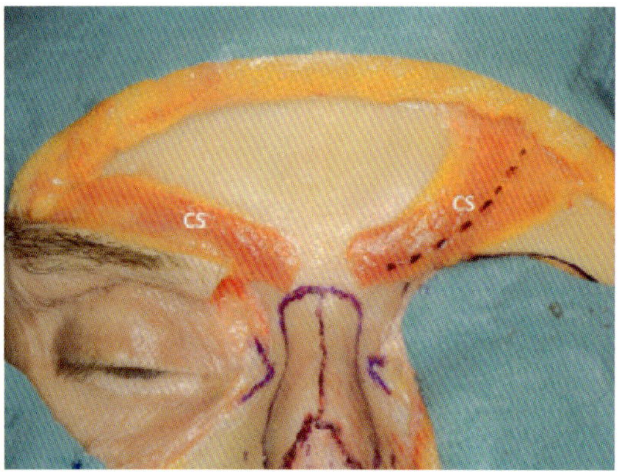

图1–1 尸体解剖，皱眉肌与鼻根、前额的关系。CS：皱眉肌

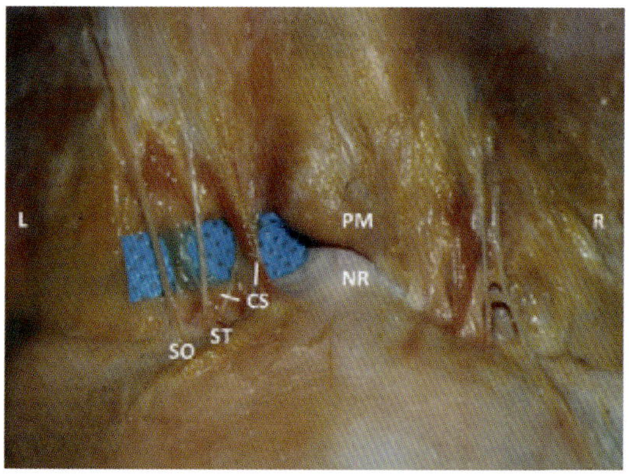

图1–2 尸体解剖，自头部向下掀起冠状前额瓣。L：左侧；R：右侧；SO：眶上神经血管束；ST：滑车上神经血管束；NR：鼻根（显示面部中线）；PM：降眉间肌

病史与查体

- 在眼眶周围注射肉毒毒素之前，评估眉毛和眼睑边缘的位置非常重要。
- 眉毛的位置与提眉肌肉（额肌）和降眉肌肉（内侧的皱眉肌和降眉间肌、外侧的眼轮匝肌）的相对收缩力量有关。
- 在降眉肌肉发达的患者中，眉毛位置下降；肉毒毒素注射可以使眉毛抬高，改善眼眶周围外观。
- 在眼眶周围注射肉毒毒素之前，需要评估上睑缘相对于眼球的位置。上睑下垂的程度与上睑覆盖眼球的量有关。
- 大多数成人上睑上缘与下缘的距离为11mm，上睑通常覆盖虹膜上缘1mm。如果上睑位置低于此水平，则视为上睑下垂。
- 治疗前需注意是否存在上睑下垂。眼眶周围肉毒毒素注射会影响眉毛的位置，对于眼睑下垂的患者进行额肌注射，可能会导致视野减少。
- 在肉毒毒素注射之前，应注意眉毛和上睑位置的任何不对称情况，并做好记录。治疗前，需要与患者就此进行充分讨论。
- 皱眉肌的过度收缩可形成发怒样皱眉外观。肌肉收缩会降低眉头的位置，并形成与肌肉长轴垂直的皱纹。
- 随着皱眉肌的收缩，眉头会向内侧和下方移动。这一点对于那些为了美容的需要而刮除了内侧眉毛的患者很重要。因为注射肉毒毒素后会引起眉头抬高，并向外侧移位。
- 降眉间肌的过度收缩会使内侧眉毛向下移位，并在鼻根部形成水平的皱纹。
- 注射肉毒毒素可以抬高内侧眉毛，减轻鼻根部水平皱纹。

治疗过程

术前设计

- 患者应接受神经肌肉疾病筛查，包括肌萎缩侧索硬化症、重症肌无力和类重症肌无力综合征，这些疾病是使用肉毒毒素的禁忌证。
- 尽管没有研究显示肉毒毒素注射对胎儿具有致畸作用或对母乳喂养的婴儿有不良影响，但是慎重起见，仍然不建议对孕妇或哺乳期女性进行肉毒毒素注射治疗。
- 患者应避免使用氨基糖苷类抗生素，因为这些药物会影响肉毒毒素的药代动力学，并可能增强其作用。

体位

- 对患者的全面部分析应在端坐位进行。根据外科医生的习惯选择治疗体位，端坐位、半卧位或仰卧位均可。

入路

- 通过经皮注射均匀地注射产品。

操作步骤

眉间区肉毒毒素注射

- 涂抹含有利多卡因的局部麻醉乳膏，作用保持15～20min，也可延长局部麻醉时间，以达到更好的麻醉效果。
- 肉毒毒素注射液使用无菌注射用生理盐水配置，浓度为2.5～4U/0.1mL。将其吸入1mL注射器中，应用短30G螺旋锁定针头进行注射。
- 为了避免肉毒毒素扩散至眼外肌或上眼睑上提肌肉（上睑提肌和Müller肌），针头通常应远离眼球方向。
- 应使用30G至32G针头进行眉间区肌肉注射。
- 20～25U的肉毒毒素（或等效物）通常可以有效治疗包括皱眉肌和降眉间肌在内的眉间肌肉。注射点通常呈V形分布，顶端位于鼻根。
- 在内侧皱眉肌注射时，位置应较深，应位于骨膜表面。在肌肉尾部注射时，位置应较浅，应靠近皮肤层，注射针与皮肤呈相切的方向进针。
- 在降眉间肌注射肉毒毒素时，应在鼻根中线上方的中等深度进行，针头垂直于鼻根处的皮肤。

要点与难点

避免眼睑和眉毛发生失神经支配和下垂	■ 为了避免肉毒毒素扩散到上睑提肌引起上睑下垂，注射时应向上倾斜。 ■ 如果在皱眉肌部位上方注射过多，内侧下方额肌会受到影响，导致内侧眉毛下垂。
剂量	■ 通常用于治疗眉间肌的肉毒毒素（或等效物）总剂量为20～25U。 ■ 对于男性患者，可能需要更大剂量才能达到最佳的效果。

术后注意事项

- 治疗前应准备冰袋，并在注射后立即使用。
- 有些患者在治疗后可能会出现局部淤青，这在服用抗凝药物的患者中较为常见，通常会在几天内逐渐消退。
- 注射后24h内避免局部按摩。尽管一些注射治疗者建议在注射后24h内按摩注射治疗的面部肌肉，但是没有证据证明这样做会提高注射效果。

治疗效果

- 通常在注射1周内起效。
- 神经再支配通常在治疗12～20周后逐渐发生，时间长短存在个体差异。维持效果，需要再次注射。
- 肉毒毒素注射到眉间肌肉组织后，可减轻或缓解眉间皱纹，并提高内侧眉毛，整体效果表现为减轻皱眉或发怒样外观。
- 注射肉毒毒素后的满意度通常较高。治疗过程较为简单、快速，不需要或仅需很少的休息时间。
- 如果注射后所有肌肉组织都没有失神经的表现，则需要增加注射剂量，可以在后续随访时通过增大剂量来达到治疗效果。

并发症

- 如果肉毒毒素扩散至具有提上睑功能的肌肉，会引起上睑提肌/Müller肌复合体收缩力减弱，导致上睑下垂。之后，眼睑的位置完全由眼轮匝肌这一眼睑闭合性肌肉所控制。
- 如果发生了上睑下垂，需要采取措施上提下垂的上睑。这些治疗的目的是加强上睑提肌的力量或稍减弱眼睑闭合性肌肉的力量。这两种治疗方法均会改变上提上睑的肌肉与闭合上睑的肌肉之间的平衡，从而抬高上睑。
- 对于肉毒毒素注射性上睑下垂患者的初步治疗是滴入局部交感神经滴眼液（如安普乐定）。这种滴眼液可刺激交感神经系统，增强Müller肌收缩，使上睑抬高1～3mm。根据需要每6～8h使用一次，可以减轻上睑下垂。
- 另一种治疗肉毒毒素注射性上睑下垂的方法是向眼轮匝肌前纤维中注射少量的肉毒毒素。通过降低眼轮匝肌这一眼睑闭合性肌肉的张力和收缩力，间接性抬高上睑，达到治疗上睑下垂的目的。

致谢

感谢Sebastian Cotofana博士为本章的编写所做出的贡献。

参考文献

[1] Monheit G. Neurotoxins: current concepts in cosmetic use on the face and neck—upper face (glabella, forehead, and crow's feet). *Plast Reconstr Surg*. 2015;136(5 Suppl):72S-75S.
[2] Prager W, Bee EK, Havermann I, Zschocke I. Onset, longevity, and patient satisfaction with incobotulinumtoxinA for the treatment of glabellar frown lines: a single-arm, prospective clinical study. *Clin Interv Aging*. 2013;8:449-456.
[3] Jia Z, Lu H, Yang X, et al. Adverse events of botulinum toxin type A in facial rejuvenation: a systematic review and meta-analysis. *Aesthetic Plast Surg*. 2016;40(5):769-777.

2

额部肉毒毒素注射

Injection of Botulinum Toxin to the Forehead

David A. Sieber and Jeffrey M. Kenkel

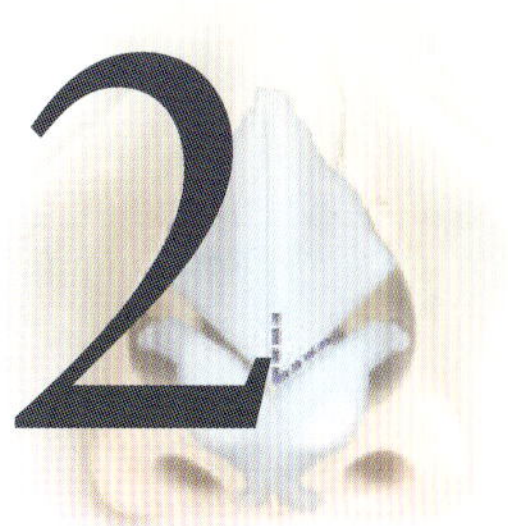

概述

- 静态皱纹：休息时皮肤上出现的皱纹。
- 动态皱纹：肌肉被激活或运动时皮肤上出现的皱纹。

相关解剖

- 额肌为宽的扇形肌肉，起自冠状缝下方的帽状腱膜，肌纤维与皱眉肌、降眉间肌、降眉肌和眼轮匝肌相交织（**图2–1**）。

病史与查体

- 患者希望改善额部出现的静态和/或动态的皱纹。
- 请患者通过抬起眉毛收缩额肌，之后评估：
  - 肌肉的长度和宽度。
  - 肌肉的力量（肌肉较强时皱纹较粗，肌肉较弱时皱纹较细）。
  - 肌肉在中线部位是否有交叉。
  - 颞部融合线之外的肌肉活动情况。
- 注意所有浅表血管的分布情况，避免注射过程中损伤这些血管，导致治疗后瘀血。
- 注意眉毛的位置和额肌肌力的强弱。在额肌肌力减弱后，可能会使原来较低的眉毛变得更低，或者原来通过肌肉代偿作用所保持的眉毛位置变低。

治疗过程

- 应用各种类型的A型肉毒毒素（onabotulinumtoxin A、abobotulinumtoxin A和incobotulinumtoxin A）均可以通过非手术的方法治疗额部皱纹。

体位

- 请患者采取舒适的端坐位。

入路

- 额部注射时医生可位于患者侧面或头侧。
- 作者通常站在患者的一侧进行额部注射。
- 当仅从患者的一侧进行注射时，需要注意对侧治疗时也要以患者正面部的评估和设计结果作为指导。

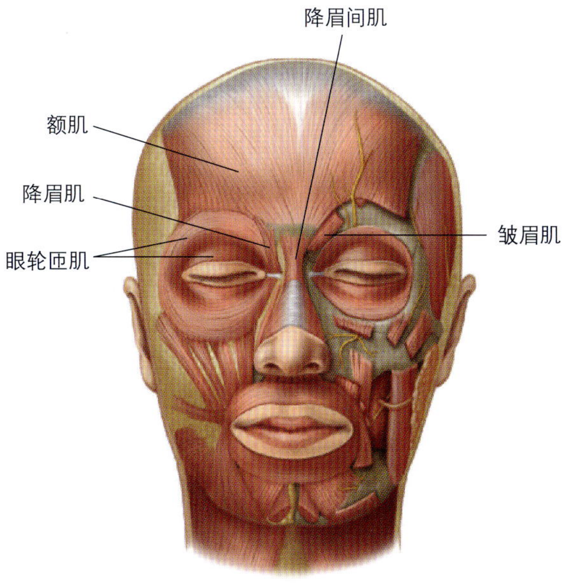

图2–1 图示额肌外形，可见额肌纤维与皱眉肌、降眉间肌、降眉肌和眼轮匝肌相交织

操作步骤

■ 额部肉毒毒素注射

- 根据药品使用建议或医生的习惯配制肉毒毒素注射液。
- 使用酒精消毒皮肤，治疗前冰敷可以减轻注射时的疼痛感。
- 请患者做上抬眉毛的动作，充分显示肌肉分布（见上文）。
- 从内侧开始注射，注射点均匀分布于额部。注射层次位于真皮层，注射后在皮肤表面形成小皮丘。根据需要，可以在适当的位置补充注射。
- 在眉毛周围注射时应特别小心，需要防止药物扩散到上睑提肌，导致患者出现暂时性上睑下垂。
- 为防止出现上述情况，需要确保注射点位于眶缘上方2cm以上的位置。

要点与难点	
注射位置	■ 为了避免出现上睑下垂，注射点不能位于最低的动态皱纹之下或者距离眶缘小于2cm处。
注射技术	■ 具体注射的位置和剂量需要根据治疗前的评估结果来确定，通常在颞侧和中线部位也需要进行注射（超出了经典的额肌注射范围）。
患者选择	■ 对于严重眉毛下垂和上睑下垂者不宜进行额肌肉毒毒素注射，以避免加重眉毛下垂和上睑下垂。

术后注意事项

- 治疗后赠送患者冰袋回家冰敷，以减少肿胀或淤青。

治疗效果

- 注射治疗后可以呈现出良好的效果，同时保持眉毛自然的位置和形态（**图2-2**）。

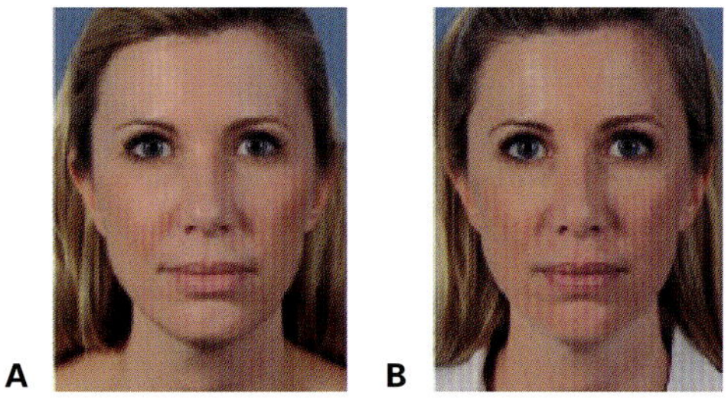

图2-2 A、B. 一位44岁女性注射A型肉毒毒素前后的照片。总注射剂量为38U，注射部位包括额部、眉间和鱼尾纹处。眉部位置和形态正常，睑裂略增大

并发症

- 应告知患者治疗后可能出现的异常表现，包括出血、淤青、眉毛下移、上睑下垂、面部不对称等。

参考文献

[1] Choi YJ, Won SY, Lee JG, et al. Characterizing the lateral border of the frontalis for safe and effective injection of botulinum toxin. *Aesthet Surg J*. 2016;36:344-348.

[2] Lorenc ZP, Smith S, Nestor M, et al. Understanding the functional anatomy of the frontalis and glabellar complex for optimal aesthetic botulinum toxin type A therapy. *Aesthetic Plast Surg*. 2013;37:975-983.

3

肉毒毒素注射治疗鱼尾纹

Injection of Botulinum Toxin to Soften Crow's Feet

Sammy Sinno

概述

- 外眼角纹又称鱼尾纹，是指一条或者多条从外眼角向外延伸的皱纹（图3-1）。

相关解剖

- 眼轮匝肌是形成鱼尾纹的主要原因。经常做眯眼或笑的动作，眼轮匝肌收缩频繁，加上随年龄增长皮肤组织变薄等原因共同导致了鱼尾纹的产生。

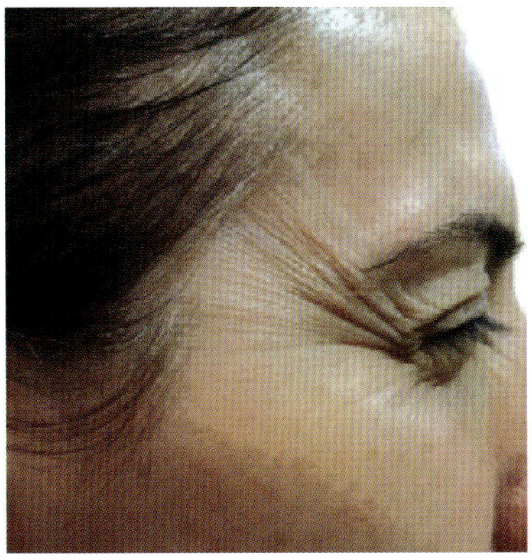

图3-1 外眼角纹，也称为鱼尾纹

病史与查体

- 年轻者可能在做表情时出现鱼尾纹，而从40～50岁开始在静止状态下也可能出现鱼尾纹。

影像学检查

- 治疗前无须进行影像学检查。

治疗过程

术前设计

- 请患者做眯眼或笑的动作，可以看到从外眦向外呈放射状延伸的鱼尾纹。

体位

- 请患者采取端坐位。

操作步骤

- 皮肤表面外涂表面麻醉药膏，作用30～45min，应用冰袋进行局部降温也可以减轻局部的疼痛感。
- 每侧注射12U肉毒毒素，具体包括：
  - 外眦水平线外1cm处注射4U。
  - 该点上方注射4U。
  - 该点下方注射4U（图3-2）。
- 在下方注射时要小心，避免注射到颧大肌，以免造成奇怪的笑容。

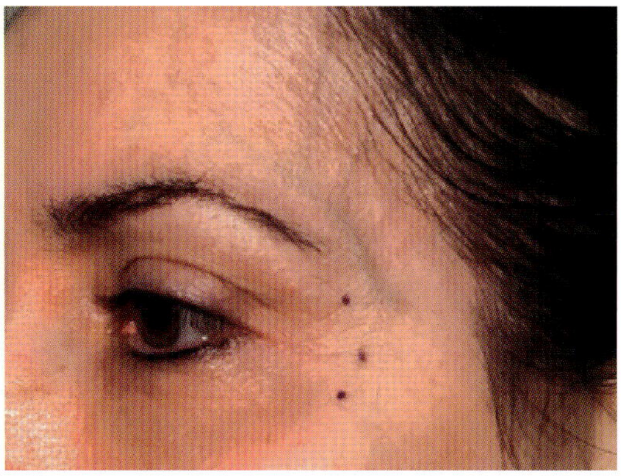

图3-2 鱼尾纹处眼轮匝肌注射点

要点与难点

麻醉	■ 保证足够长的表面麻醉时间，以使局部麻醉起效。
注射技术	■ 在外眦外1cm处注射。 ■ 每侧注射12U。 ■ 避免注射到颧大肌。
治疗后	■ 治疗后1～2天内避免剧烈运动。 ■ 治疗后3天内不能戴眼镜。 ■ 治疗后避免侧卧1～2天。

术后注意事项

- 注射后冰敷，减少肿胀和淤青。
- 建议患者平卧位睡眠1～2天，避免戴眼镜3天，以免造成注射药物移位，影响效果。
- 治疗后1～2天内避免剧烈运动。

治疗效果

- 可通过对比观察术前与术后照片确定治疗效果。

并发症

- 如果注射到颧大肌，可能导致奇怪的笑容。
- 肉毒毒素移位可能造成眉下垂。

4

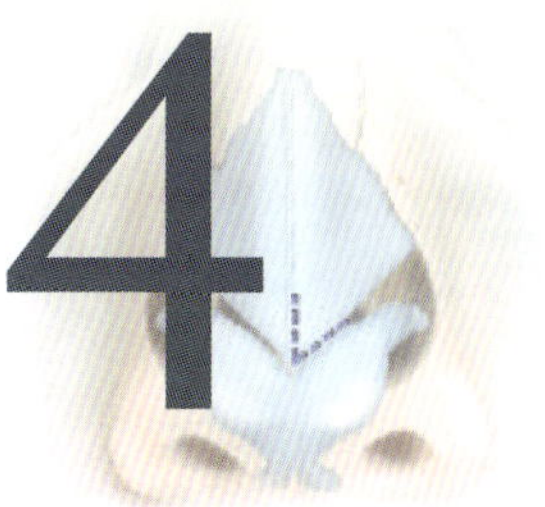

肉毒毒素注射治疗露龈笑

Injection of Botulinum Toxin for Treatment of the Gummy Smile

David A. Sieber and Jeffrey M. Kenkel

概述

- 露龈笑是指由于提上唇鼻翼肌过度收缩，导致上唇过度抬高，牙龈外露过多。

相关解剖

- 提上唇鼻翼肌起于上颌骨内侧壁，然后分成两个头，分别止于鼻翼和眼轮匝肌内侧（**图4-1**）。

病史与查体

- 患者希望解决的问题是“在微笑时牙齿或牙龈露出得过多”，或者“上唇太短”。

治疗过程

- 应用各种类型的A型肉毒毒素（onabotulinumtoxin A、abobotulinumtoxin A和incobotulinumtoxin A）均可以通过非手术的方法治疗露龈笑。一般每侧基础注射剂量为2～4U，可根据严重程度和既往注射史调整注射剂量。

体位

- 请患者采取舒适的端坐位。

入路

- 作者通常站在患者的一侧进行注射。
- 仅从患者一侧注射时，必须确保左、右注射的解剖位置一致。

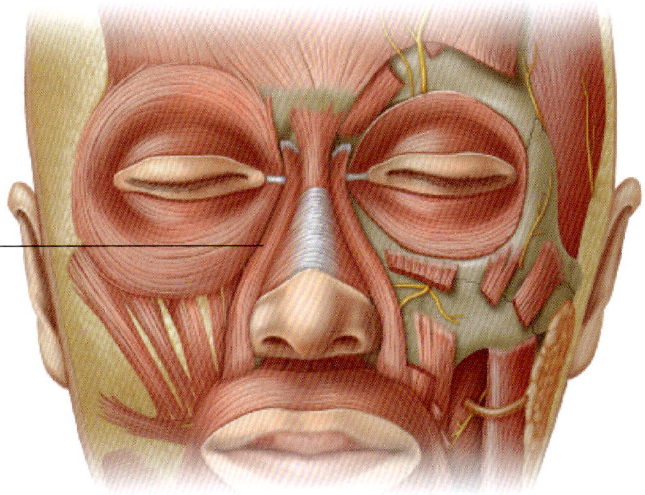

图4-1 图示提上唇鼻翼肌走行的方向和长度

操作步骤

肉毒毒素注射治疗露龈笑

- 根据药品使用建议或医生的习惯配制肉毒毒素注射液。
- 使用酒精消毒皮肤，治疗前冰敷可以减轻注射时的疼痛感。
- 注射点位于鼻翼外上方1cm处，注射深度为梨状孔骨膜上平面（**图4-2**）。

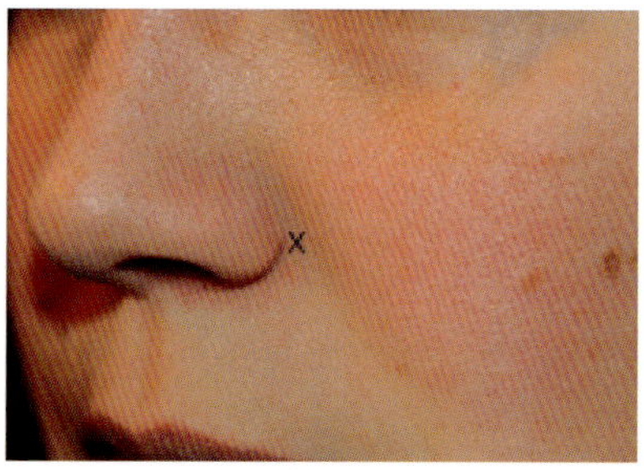

图4-2 注射点位于鼻翼外上方1cm处

要点与难点

剂量确定	■ 最好从低剂量开始注射，请患者多次复诊确定疗效。如果剂量过度，可能导致微笑时唇中央部位过度下垂。
注射反应	■ 使用很小的剂量就可能由于药物扩散到口轮匝肌引起肌无力，所以起始注射剂量为每侧2～4U。

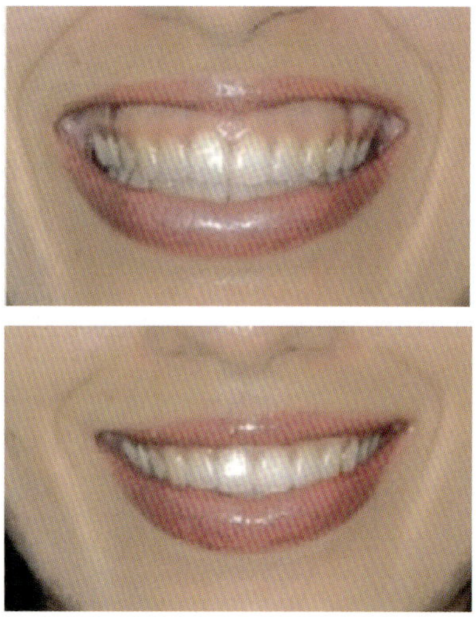
A
B

图4-3 露龈笑患者肉毒毒素治疗前（**A**）和治疗后（**B**）外观

术后注意事项

- 治疗后赠送患者冰袋回家冰敷，以减轻肿胀或淤青。

治疗效果

- 肉毒毒素注射治疗后，在口唇做微笑运动时牙龈露出减少，外观明显改善（**图4-3**）。

并发症

- 应告知患者治疗后可能出现的异常表现，包括出血、淤青、上唇下垂、面部不对称、口轮匝肌无力等。

参考文献

[1] Mazzuco R, Hexsel D. Gummy smile and botulinum toxin: a new approach based on the gingival exposure area. *J Am Acad Dermatol*. 2010;63:1042-1051.

肉毒毒素注射治疗口周皱纹

Injection of Botulinum Toxin for Treatment of Perioral Rhytids

Z. Paul Lorenc and Johnson C. Lee

5

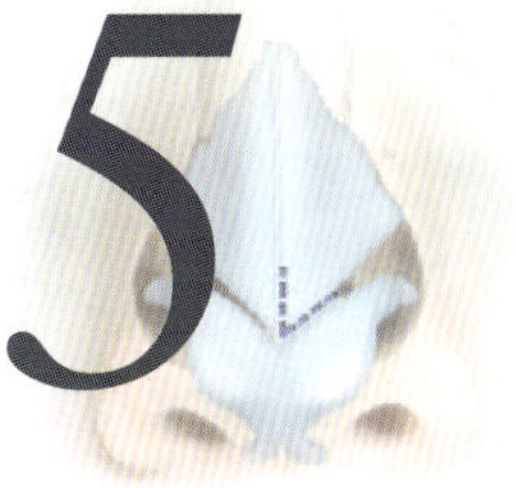

概述

- 口轮匝肌（OO）在口周形成放射状的口周纹，降口角肌（DAO）具有向下牵拉口角的作用。
- 小剂量A型肉毒毒素直接注射到口轮匝肌可以预防口周细纹。
- 肉毒毒素注射到降口角肌可以改善木偶纹，提高口角的位置。

相关解剖

- 口轮匝肌起于上颌骨和下颌骨，肌纤维呈环状插入上唇和下唇，并形成蜗轴结构。
- 口轮匝肌由面神经颊支和下颌缘支支配。
- 此环形肌肉收缩使口唇闭合，可以形成有效的封闭性结构来对抗口内压力。
- 降口角肌是颏部最浅的肌肉，起自下颌骨下缘，在口角处插入口角蜗轴结构。
- 降口角肌由面神经下颌缘支支配。在颈阔肌的共同作用下，降口角肌收缩可以下拉口角，使木偶纹加重（**图5-1**）。

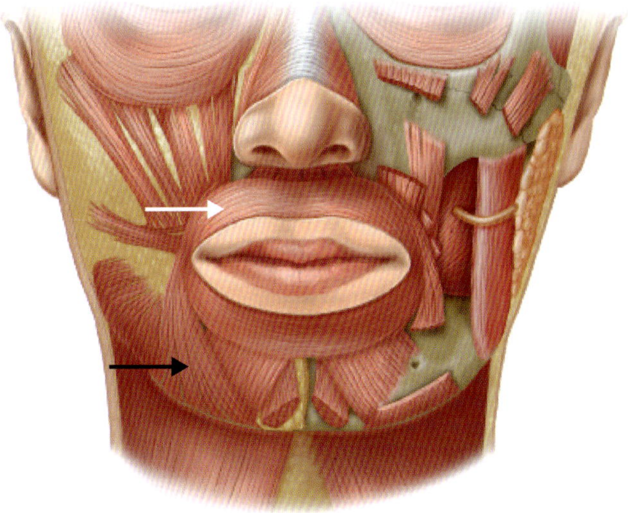

图5-1　口轮匝肌（白色箭头）在口周形成一个环状结构，肌肉收缩后可以形成有效的封闭性结构来对抗口内压力，同时在口周形成纵向皱纹。降口角肌（黑色箭头）插入口角，收缩时可以下拉口角，使木偶纹加重

- 木偶纹起自口角，延伸至颏部，形成原因包括组织松垂、增龄性容量丧失和降口角肌收缩等。

发病机制

- 老化、骨吸收和环境因素等可导致口周皮肤萎缩，继而在口轮匝肌收缩时口周形成纵向皱纹。

病史与查体

- 患者希望改善“口周静态或动态皱纹”“明显的木偶纹”或“生气样外观”。

操作步骤

- 使用酒精消毒口周和颏部皮肤。

口周纵向皱纹的治疗

- 请患者噘起或嘟起嘴唇。
- 注射点位于每条纵向皱纹与唇红缘的交点处，注射层次位于皮下层（**图5-2**）。
- 每个部位注射0.5～1U肉毒毒素。上唇每侧最多注射2U，下唇每侧最多注射2U，总剂量为6U（100U/4mL生理盐水）。
- 对于皮肤萎缩严重者，联合应用A型肉毒毒素和透明质酸注射可以达到最佳的效果。
  - 从1mL透明质酸注射器中抽出0.2mL透明质酸，然后抽出含5U A型肉毒毒素的生理盐水溶液（100U/4mL生理盐水，抽出0.2mL），将两种注射材料混合至另外的注射器中。
  - 使用25mm的27G钝针在唇红缘处注射这种A肉毒毒素/透明质酸混合物。
- 对于较深的静态皱纹，需要进行透明质酸注射，如瑞蓝、Belotero或乔雅登等。沿着与每条皱纹垂直或平行的方向注射，可以直接增加局部体积。

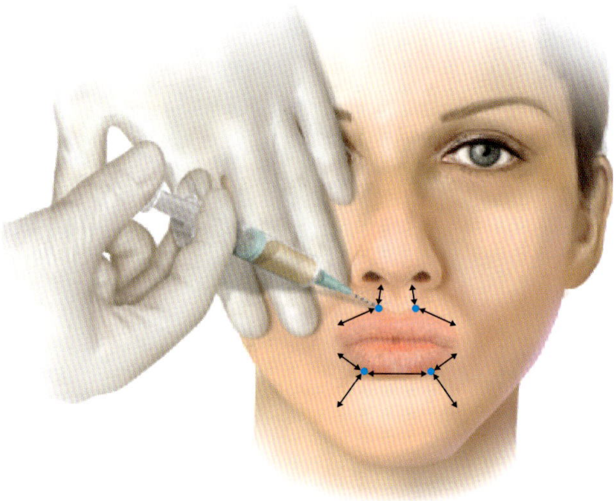

图5-2 请患者做噘嘴动作，在唇红缘将肉毒毒素注射到皮下层（点状标记）。对于较为严重的皱纹，可以联合应用肉毒毒素和透明质酸注射。透明质酸注射可以沿着与每条皱纹垂直或平行的方向（箭头标记）进行

木偶纹的治疗

- 请患者做生气后下拉口角的动作。
- 在患者处于端坐位时标记注射点。
  - 注射点位于口角与下颌缘连线的中点。
  - 降口角肌呈锥体样，并沿垂直方向走行，在中间部位肌肉组织体积较小，注射后会有更明显的效果，作用持续时间也更长。
  - 注射点位于木偶纹外侧。
- 在每个降口角肌注射点注入2.5U肉毒毒素，可以提升口角，并减轻木偶纹的阴影（**图5-3**）。
- 对于严重的木偶纹需要进行透明质酸（如瑞蓝Lyft、乔雅登Ultra Plus或乔雅登VOLUMA）填充，也可以进行羟基磷灰石钙材料（如Radiesse）填充。

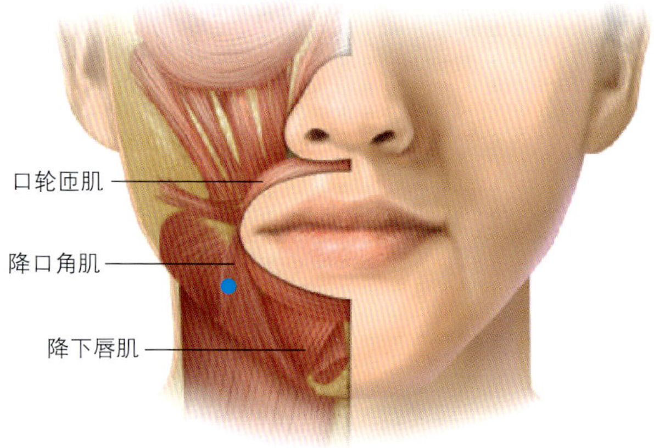

图5-3 在口角与下颌缘连线中点处注射2.5U肉毒毒素，此处降口角肌最薄，效果较明显，持续时间也较长。注射应在木偶纹外侧进行，以避免影响降下唇肌的力量

要点与难点

使用器械	■ 25mm 27G钝针或32G 1/2英寸（in，1in=2.54cm）锐针
不同肉毒毒素的使用量	■ 保妥适和Xeomin：上唇4～5U，下唇2U。 ■ Dysport：上唇10～20U，下唇10U。
注射技术	■ 注射口轮匝肌时应靠近中线/人中处，以防在外侧注射后影响口唇的正常功能。 ■ 上唇和下唇注射肉毒毒素的最大剂量均为4U，以尽量减少对口唇功能的影响。 ■ 注射到降口角肌最薄的区域，可以以最低的剂量达到最好的效果。 ■ 注射点必须位于木偶纹外侧，以避免注射到降下唇肌。 ■ 对于严重的木偶纹需要联合透明质酸（如瑞蓝Lyft、乔雅登Ultra Plus或乔雅登VOLUMA）填充，也可以进行羟基磷灰石钙材料（如Radiesse）填充。

术后注意事项

- 注射后立即对治疗部位冰敷15min。
- 治疗当日避免按压、出汗和饮酒，以减轻肿胀。

治疗效果

- 患者应该每3～4个月进行一次补充注射（**图5-4**）。
- 为了避免影响口唇功能，在注射时采用的是较为保守的剂量，因此口周注射后可能需要在较短的时间内进行补充注射。

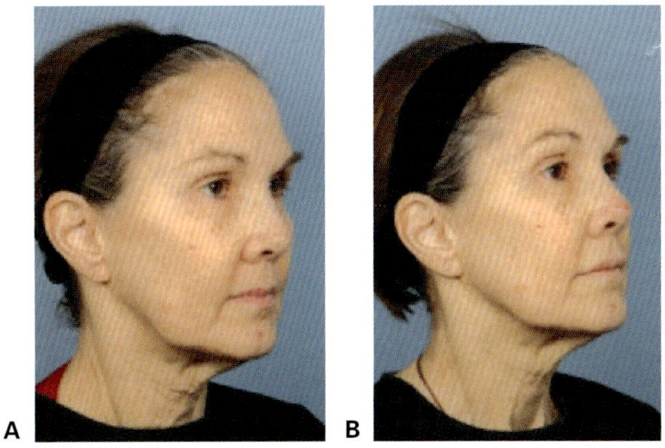

图5-4 口周注射患者术前（**A**）和术后（**B**）照片

并发症

- 注射后可能出现轻微的出血、不适或淤青。
- 如果口轮匝肌注射剂量过大（8U或更大），有可能导致持续数周的口唇功能异常。
- 在木偶纹内侧不正确的注射会导致降下唇肌力量减弱或麻痹，出现微笑不对称。

降口角肌肉毒毒素注射

Injection of Botulinum Toxin to the Depressor Anguli Oris

Amir Allak, Sebastian Cotofana, and Jonathan Sykes

概述

- 降口角肌（DAO）功能亢进可形成愤怒样面容，面部衰老明显，并出现木偶纹。
- 口角的位置和方向主要受降口角肌肌力和收缩的影响，也受到降下唇肌（DLI）与提口角肌群（提口角肌、提上唇肌）相互作用的轻微影响。
- 注射肉毒毒素可以减弱降口角肌功能亢进所引起的过度收缩，进而上提口角，达到面部年轻化的目的。

相关解剖

- 降口角肌左右成对存在，起于下颌骨外斜线、下颌骨体前部下缘以及正中联合，止于下唇外侧和口角蜗轴区（**图6-1**）。
- 降口角肌受面神经下颌缘支支配，收缩时牵拉口角向下外侧运动。
- 降口角肌大体形态为三角形，三角形底位于下方肌肉起点处，顶位于上方口角蜗轴区附近。
- 降口角肌向下与颈阔肌相延续，共同构成面部浅表肌肉腱膜系统（SMAS）的一部分。
- 降下唇肌位于降口角肌内侧，左右成对存在，起于下颌骨正中联合的下缘，大部分止于下唇（**图6-1**）。该肌肉的作用是降低同侧下唇。
- 在降口角肌与降下唇肌同时分布的区域，降下唇肌位于降口角肌深面（**图6-1**）。
- 面动脉经过下颌骨切迹表面向面部内上方向走行，并在口角蜗轴区下方发出下唇动脉。下唇动脉作为面动脉的一个分支，走行于降口角肌深面（**图6-2**）。

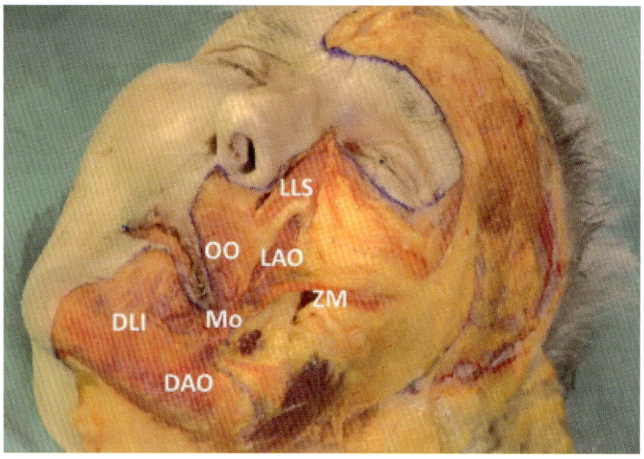

图6-1 尸体解剖观察口角周围肌肉分布情况。Mo：蜗轴区。DLI：降下唇肌。DAO：降口角肌。OO：口轮匝肌。LAO：提口角肌。ZM：颧大肌。LLS：提上唇肌

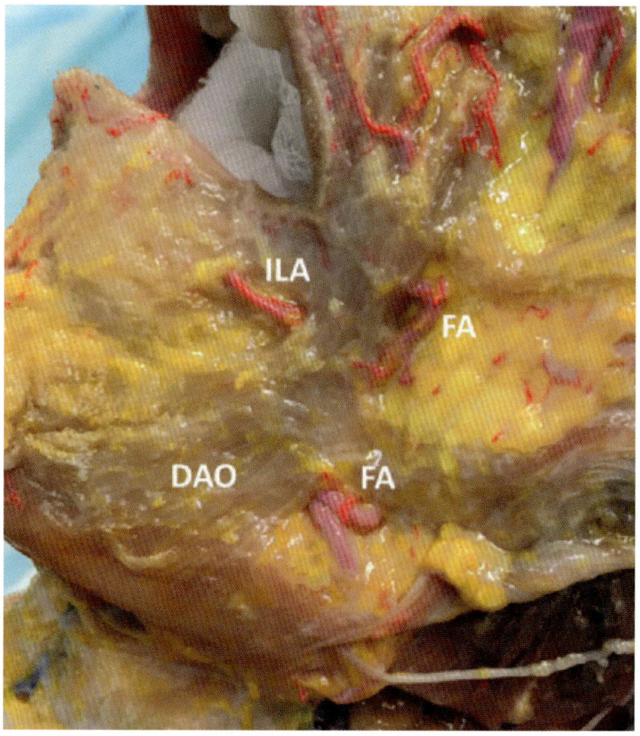

图6-2 尸体解剖显示面部血管与降口角肌的关系。FA：面动脉。DAO：降口角肌。ILA：下唇动脉

病史与查体

- 降口角肌过度收缩会牵拉口角向下，引起唇部出现衰老的外观。同时出现由口角向外下方走行的较深的皱纹（与肌纤维方向平行），称为“木偶纹”。
- 常伴有口角下方软组织凹陷，其形成原因包括肌肉收缩、颊脂垫位置下移等。

影像学检查

- 治疗前无须进行影像学检查。

治疗过程

术前设计

- 患者应接受神经肌肉疾病筛查，包括肌萎缩侧索硬化症、重症肌无力和类重症肌无力综合征，这些疾病是使用肉毒毒素的禁忌证。
- 尽管没有研究显示肉毒毒素注射对胎儿具有致畸作用或对母乳喂养的婴儿有不良影响，但是慎重起见，仍然不建议对孕妇或哺乳期妇女进行肉毒毒素注射治疗。
- 患者应避免使用氨基糖苷类抗生素，因为这些药物会影响肉毒毒素的药代动力学，并可能增强其作用。

体位

- 对患者的全面部分析应在端坐位进行。根据外科医生的习惯选择治疗体位，端坐位、半卧位或仰卧位均可。

入路

- 通过经皮注射均匀地注射产品。

操作步骤

降口角肌肉毒毒素注射

- 涂抹含有利多卡因的局部麻醉乳膏，作用保持15～20min，也可延长局部麻醉时间，以达到更好的麻醉效果。
- 肉毒毒素注射液使用无菌注射用生理盐水配置，浓度为2.5～4U/0.1mL。将其吸入1mL注射器中，应用短30G螺旋锁定针头进行注射。
- 请患者做向下牵拉口角的表情，以确定降口角肌最大收缩时的状态以及沿木偶纹的分布情况。
- 在下颌骨下缘，下颌骨体后方与下颌骨角的相交处可触及下颌切迹。
  - 在此处有面动脉和面静脉走行，由颈部深面走行到面部，为面部软组织进行动脉供血和静脉回流。
  - 注意避免在此处注射。
- 降口角肌呈三角形，可选择2～3个肉毒毒素注射位点。使用3个注射位点时，2个注射位点位于下方，1个注射位点位于上方。每侧总剂量为3～6U。
- 注射位点应位于口角稍后方，以避免影响降下唇肌的功能；同时应位于下颌切迹稍前方，以避免伤及面部血管。
- 注射层次不能过深，以防影响位于降口角肌深面的降下唇肌，并防止损伤下唇动脉。

要点与难点	
注射位置	■ 注射位点应位于下颌切迹前方，以避免伤及面部血管。同时应位于口角稍后方，以避免影响降下唇肌功能，引起不对称笑容。 ■ 注射层次不能过深，因为降口角肌深层有降下唇肌和下唇动脉。
注射剂量	■ 每侧3～6U，分为2～3个注射位点，注射位点呈直线形（2点）或三角形（3点）。

术后注意事项

- 治疗前应准备冰袋，并在注射后立即冰敷。
- 有些患者在治疗后可能会出现局部淤青，这在服用抗凝药物的患者中较为常见，通常会在几天内逐渐消退。

治疗效果

- 通常在注射1周内起效。
- 降口角肌收缩力减弱后，口角下垂程度减轻，木偶纹得到改善。
- 效果持续时间存在个体差异性，一般可持续12～20周。如需保持效果，可在此期间进行补充注射。

并发症

- 如果将肉毒毒素错误地注射至降下唇肌，或者药物过度扩散至该肌肉，可导致同侧肌肉麻痹，不能降下唇，表现为微笑时口唇不对称。随药物代谢后症状逐渐消失。
- 尽管血管内注射极其罕见，但是一旦发生，会造成全身性肉毒毒素中毒症状（如全身无力、视觉障碍、语言障碍等）。

致谢

感谢Peter Palhazi博士为本章的编写所做出的贡献。

参考文献

[1] Wu DC, Fabi SG, Goldman MP. Neurotoxins: current concepts in cosmetic use on the face and neck—lower face. *Plast Reconstr Surg*. 2015;136:76S-79S.
[2] Choi YJ, Kim JS, Gil YC, et al. Anatomical considerations regarding the location and boundary of the depressor anguli oris muscle with reference to botulinum toxin injection. *Plast Reconstr Surg*. 2014;134(5):917-921.
[3] Goldman A, Wollina U. Elevation of the corner of the mouth using botulinum toxin type A. *J Cutan Aesthet Surg*. 2010;3(3):145-150.

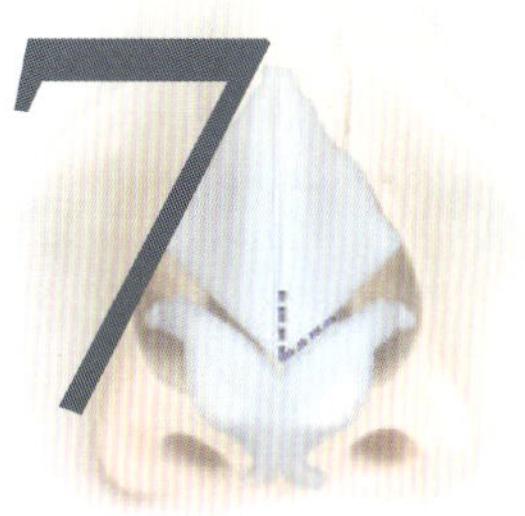

肉毒毒素注射治疗颈部条索

Injection of Botulinum Toxin to Platysma Bands

Z. Paul Lorenc and Johnson C. Lee

概述

- 由于年龄的增长和颈部的经常运动，颈阔肌条索会逐渐变得明显。
- 直接将肉毒毒素注射到颈阔肌条索可以放松肌肉，祛除纵向的条索，并使下颌缘变得清晰。
- 可以常规将颈阔肌的治疗与降口角肌（DAO）的治疗相结合，从而充分减轻面颈部肌肉向下方牵拉的力量。

相关解剖

- 颈阔肌起自胸大肌和三角肌的上部筋膜。肌纤维向斜上方走行，止于口周肌肉、颊部和颏部的真皮层以及DAO起点下颌正中联合的后方（**图7–1**）。
- 颈阔肌受面神经颈支支配，上部分纤维受面神经下颌缘支支配。
- 颈阔肌运动导致向下牵拉口角和下颌部，同时收紧颈前皮肤，下颌缘变钝。

发病机制

- 颏下和颈部肌肉纤维的收缩产生垂直的颈阔肌条索和水平的颈纹。
- 皮肤过多或松弛会加重颈阔肌条索的外观，在静止状态时也较为明显。
- 随着年龄的增长，颏下脂肪的减少导致颈阔肌条索更加明显。

病史与查体

- 患者在说话或做面部表情活动时会在颈部出现条索，而且随着年龄的增长，条索变得越来越明显。
- 对于皮肤松弛严重的患者有可能治疗效果不佳。

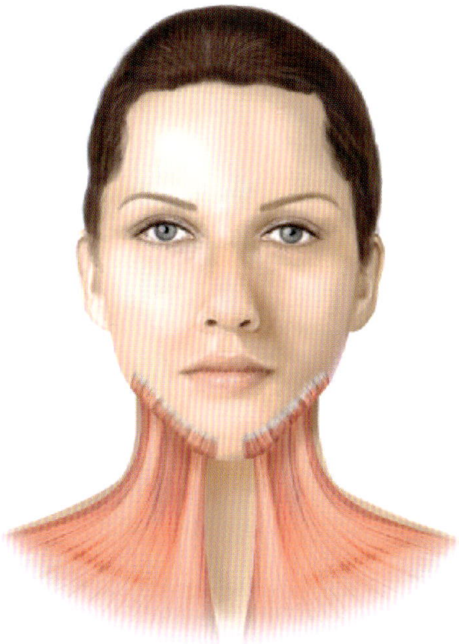

图7–1 颈阔肌起自胸大肌和三角肌，止于下颌骨前缘和下面部皮肤。肌肉收缩形成纵向的条索样结构

操作步骤

准备

- 药物选择：
  - 保妥适（Ona-A型肉毒毒素，onabotulinum toxin type A）。
  - 希尔敏（Inco-A型肉毒毒素，incobotulinum toxin type A）。
  - 丽舒妥（Abo-A型肉毒毒素，abobotulinum toxin type A）。
- 建议配制方法：
  - Ona-A型肉毒毒素：100U/2.5mL生理盐水。
  - Inco-A型肉毒毒素：100U/2.5mL生理盐水。
  - Abo-A型肉毒毒素：300U/1.5mL生理盐水。
- 使用酒精消毒颈部皮肤。
- 请患者采取舒适的端坐位。

操作步骤

- 请患者做收紧颈部皮肤的动作，并通过主动向下外侧牵拉口角和下唇使颈阔肌收缩。
- 使用标记笔在前部和外侧颈阔肌条索处做点状标记，标志点间距为1cm。
  - 如果临床需要，可在下颌缘及降口角肌（DAO）处标记注射点。
- 在注射过程中，用拇指和食指捏住条索进行注射（**图7-2**）。
- 使用1.0mL螺旋锁定注射器（Luer-Lok tip syringe）、32G针头进行注射，注射时将肉毒毒素直接注入纵向的条索中。
- 总剂量：
  - Ona-A型肉毒毒素：25～50U。
  - Inco-A型肉毒毒素：25～50U。
  - Abo-A型肉毒毒素：100～150U。
- 可沿着下颌缘、后部颈阔肌条索和降口角肌注射点进行额外注射，以改善下颌轮廓。

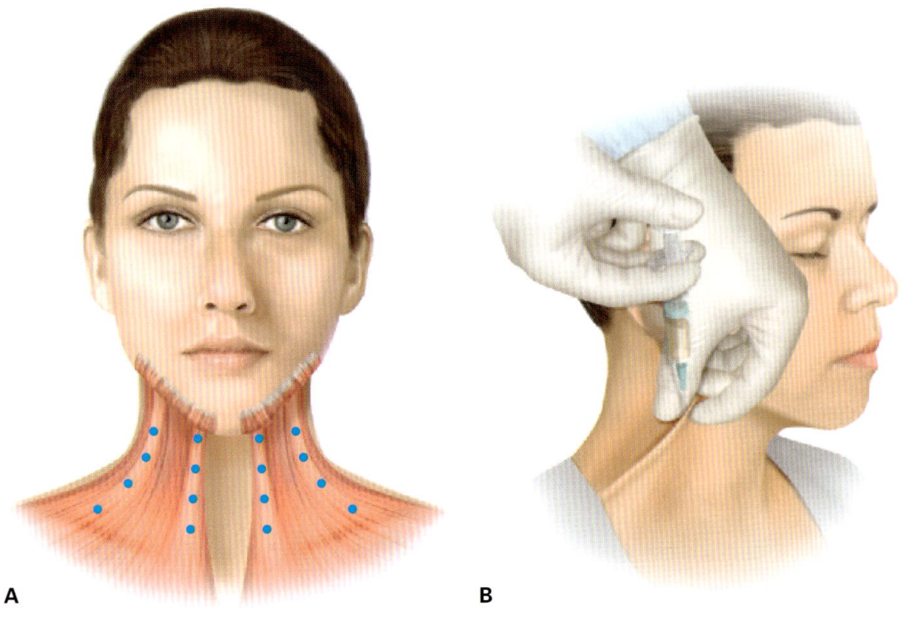

图7-2 图示颈部条索注射点标记方法（**A**）和注射方法（**B**）。注射时用拇指和食指捏住条索，在真皮层深面以大约1cm的间隔均匀注射肉毒毒素

要点与难点

注射器械	■ 使用32G针头、1.0mL 螺旋锁定注射器。
注射技术	■ 注射时要牵拉颈部条索，使之远离深层肌肉。 ■ 将肉毒毒素注射至真皮层深面，以避免损伤深层结构或舌下神经。

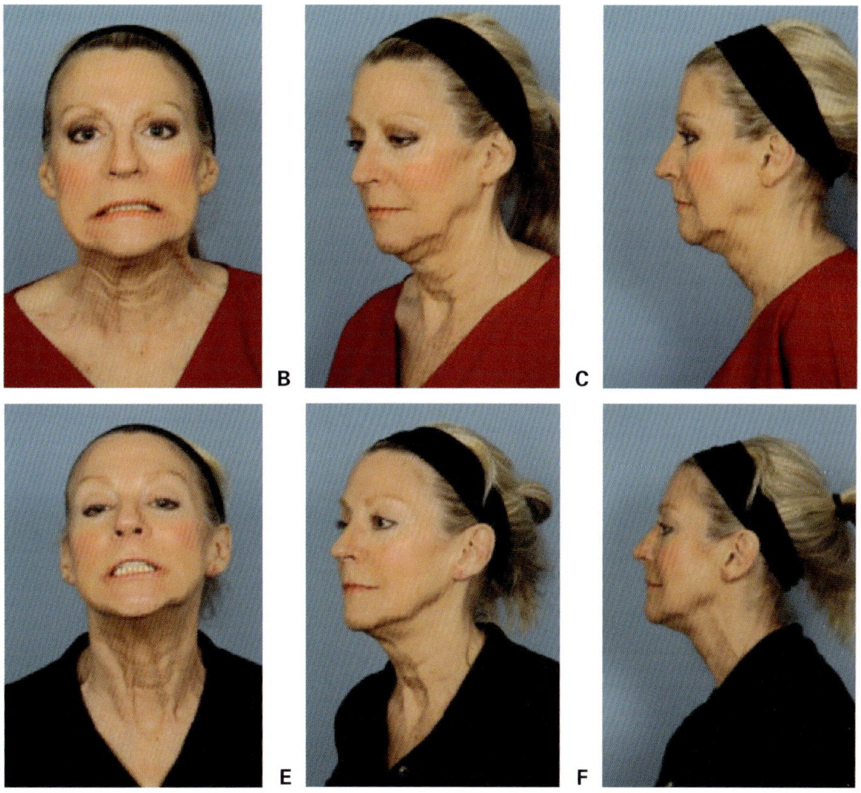

A B C D E F

图7-3　一名62岁女性，颈阔肌条索治疗前（A～C）和治疗后60天（D～F）的正位（颈阔肌收缩）、3/4侧位和侧位照片。注射总剂量为80U，注射药物为Inco-A型肉毒毒素（100U/2.5mL生理盐水）。注射的肌肉包括颈阔肌内侧、颈阔肌外侧、颈阔肌下颌缘处和降口角肌

术后注意事项

- 注射后即刻进行治疗区域冰敷治疗。
- 术后第1天内避免按压、出汗、饮酒，以减少注射后不良反应的发生。

治疗效果（图7-3）

- 治疗后3～5天内颈阔肌条索可能不会完全消退。
- 患者可在注射后1周复诊，必要时进行补充注射。
- 患者应每3～4个月接受一次注射治疗。
- 对于颈部水平皱纹，可以使用低交联度透明质酸进行填充治疗。

并发症

- 注射后可出现轻微出血、不适或淤青。
- 不慎将肉毒毒素注射至带状肌群、颈部深层肌肉或舌下神经，可引起构音障碍、吞咽困难、发音困难或呼吸困难。

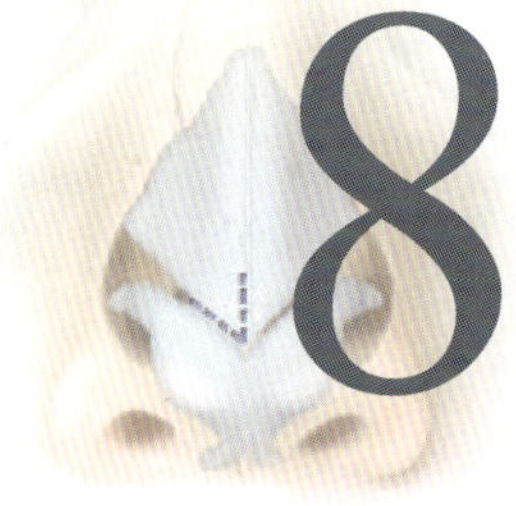

第2部分　面部填充物注射技术

眉间、额部和眉部填充物注射技术

Injection of Fillers in the Glabella, Forehead, and Brow

David A. Sieber and Jeffrey M. Kenkel

概述

- 透明质酸是一种在人体组织中存在的糖胺聚糖聚合物，可以被透明质酸酶所酶解。
- 丁达尔现象：指皮肤浅层注射填充物后，在光照反射下呈现浅蓝色。

相关解剖

- 滑车上动脉位于面部中线外侧约2cm处，走行于皱眉肌和额肌/眼轮匝肌之间，在眶上缘上方1.5～2.5cm处穿过额肌/眼轮匝肌进入皮下层（**图8-1**）。
- 眶上动脉位于面部中线外侧约3cm处，在眶上缘上方2～4cm处穿过额肌进入皮下层。
- 眶上神经起于面部中线外侧2.1～3.5cm处，分为浅支和深支。深支位于皱眉肌和额肌深面，在骨膜与帽状腱膜之间向上外侧走行至颞部融合线。

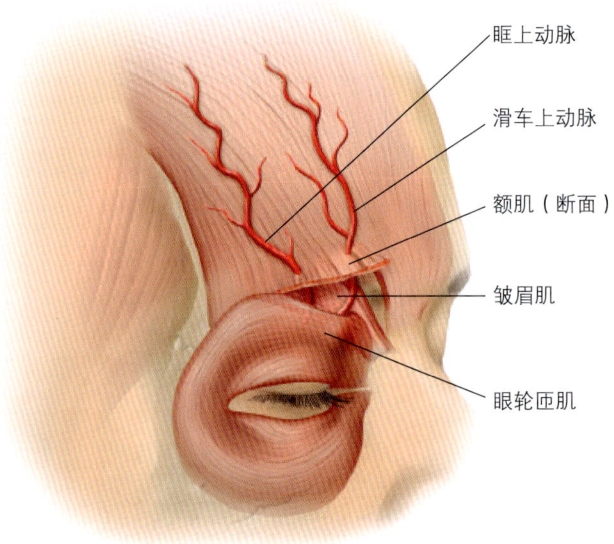

图8-1　滑车上动脉和眶上动脉的走行。血管在额部向上方走行时，位置逐渐变浅

病史与查体

- 患者在接受肉毒毒素注射治疗后，在眉间和前额部位仍然有明显的静态皱纹。
- 另有一些患者眉下区凹陷，眼周有苍老、憔悴的表现。

治疗过程

- 作者建议使用透明质酸填充物进行注射填充。这种填充物可以自然降解，并且必要时可以通过透明质酸酶进行快速酶解。

体位

- 请患者采取舒适的端坐位。

入路

- 眉间、额部和眉部注射时可以从患者的左侧或右侧进行注射。
- 作者通常站在患者的一侧进行注射。

操作步骤

- 对于大多数透明质酸产品，作者使用螺旋锁定注射器（Luer-Lok tip syringe），并在填充物中加入含肾上腺素的0.5%利多卡因0.2mL，以收缩局部血管，减少术后淤血的发生。
- 在进行浅表或真皮注射时，作者采用Fagien博士提出的稀释方案，即透明质酸填充物与1%利多卡因按1∶1的比例混合。
- 操作时可以使用30G锐针、27G锐针、25G钝针或27G钝针。作者习惯使用钝针沿眶缘进行眉下区注射，使用30G锐针进行额部浅表皱纹的注射。
- 在注射操作前用4%葡萄糖酸氯己定消毒液进行注射区皮肤清毒。

眉间区和额部填充物注射

- 将30G锐针沿着与皱纹平行的方向插入皱纹区，插入深度位于真皮内平面。
- 以连续退针注射的方式将填充物注射于皱纹区。
- 适度矫正过度，之后进行按摩，使注射区平整。
- 必要时可以进行皱纹区周围交叉注射，目的是彻底纠正局部凹陷，特别适用于治疗眉间较深的纵向皱纹。
- 注意保持注射层次位于表浅的真皮层内，以防止损伤滑车上血管或眶上血管。

眉部填充物注射

- 用锐针在眉部外侧眉尾处刺破皮肤，制备进针口。
- 钝针由进针口进入，在骨膜表面向内侧走行，直至需要矫正的区域，常位于眉下缘下方。
- 边退针边缓慢注射，沿眶上缘的下方进行注射。
- 为达到最佳的效果，需要进行多通道注射。
- 必要时可在内侧增加进针口，以便在眶缘内侧进行充分的注射。
- 注射完成后，沿眶缘进行适度按摩，使注射区平整、自然。

要点与难点

注射技术	■ 滑车上动脉和眶上动脉位于眶上缘上方2cm处的皮下层内，操作时注意不要损伤或误入血管。 ■ 进行眉间和额部注射时，应将填充物注射于表浅的真皮层内，以避免损伤滑车上动脉和眶上动脉。 ■ 沿眶上缘注射填充物可以使眉下垂患者的眉部抬高。 ■ 沿眶上缘注射填充物可以纠正上眼眶凹陷和“A”形上睑不良外观。

术后注意事项

- 治疗后赠送冰袋，患者回家冰敷，以减轻肿胀或淤青。
- 患者在注射后数小时内应保持头部抬高，4h内不能运动。

治疗效果

- 通过透明质酸注射可以纠正眉部凹陷（**图8-2**）和额部浅皱纹（**图8-3**），治疗后效果良好。

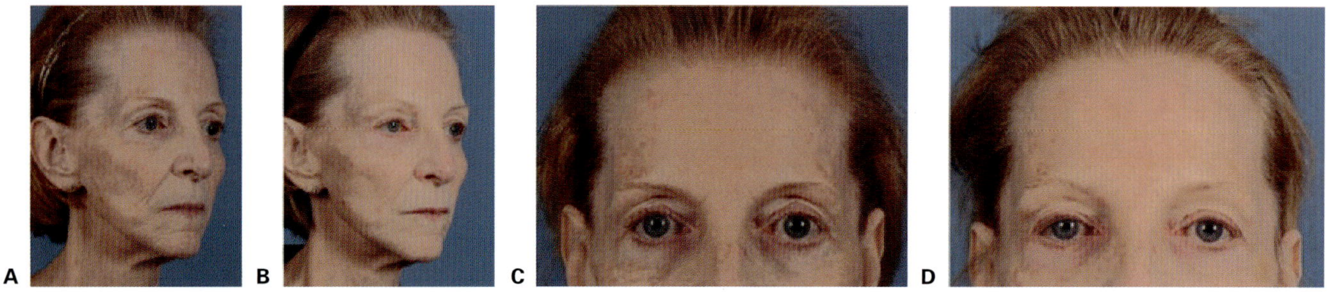

图8-2 一位66岁女性透明质酸注射治疗前（A、C）和治疗后（B、D）外观。每侧颞区和眉外侧注射0.5mL瑞蓝Lyft，唇/口周注射总剂量为1mL的瑞蓝Silk，每侧眉下区注射0.4mL瑞蓝Lyft。注射后眉/眶周外观明显年轻（D）

并发症

- 应告知患者治疗后可能出现的异常表现，包括出血、淤青、面部不对称等，透明质酸一旦注射入血管，可能导致面部组织坏死和/或失明。

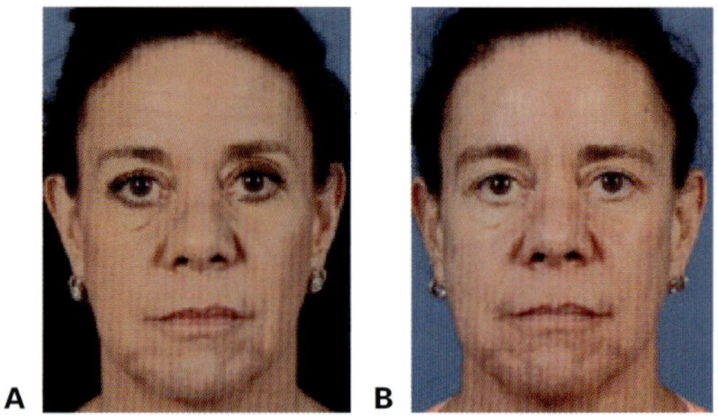

图8-3 一位50岁女性透明质酸注射治疗前（A）和治疗后（B）外观。额部静态纹和口周纹处注射瑞蓝Silk，总剂量为2mL

参考文献

[1] Kleintjes WG. Forehead anatomy: arterial variations and venous link of the midline forehead flap. *J Plast Reconstr Aesthet Surg*. 2007;60:593-606.

[2] Erdogmus S, Govsa F. Anatomy of the supraorbital region and the evaluation of it for the reconstruction of facial defects. *J Craniofac Surg*. 2007;18:104-112.

[3] Christensen KN, Lachman N, Pawlina W, Baum CL. Cutaneous depth of the supraorbital nerve: a cadaveric anatomic study with clinical applications to dermatology. *Dermatol Surg*. 2014;40:1342-1348.

[4] Knize DM. A study of the supraorbital nerve. *Plast Reconstr Surg*. 1995;96:564-569.

[5] Fagien S. Variable reconstitution of injectable hyaluronic acid with local anesthetic for expanded applications in facial aesthetic enhancement. *Dermatol Surg*. 2010;36:815-821.

上眼眶周填充物注射

Filler Injection Into the Upper Periorbital Area

Val Lambros

概述

- 上眼眶周区域在纵向上是指眶上缘以下的上睑部位，其很大一部分是眉毛所处的部位，在横向上是指从太阳穴内侧到眼眶最内侧的部位。
- 一些患者的上眼眶周区域组织凹陷明显，需要进行填充以改善外观。

相关解剖

- 眉毛的相关解剖要点包括血管和美学特征。
- 眶上动脉和滑车上动脉经由骨组织发出，向上方走行至额肌水平。
- 在大多数年轻人中，眶上缘处的皮肤紧致，皮下脂肪丰满。因此通常表现为有饱满的眶上缘和上睑。这些年轻者的上睑从内侧到外侧的宽度看起来往往比年老者要长，其一部分原因是外眦韧带较长，另一部分原因是看上去高度与宽度比值不同，年轻者比值相对较小。

病史与查体

- 在面部组织变薄的患者中，上眼眶周凹陷变瘪较为常见。脂肪组织减少，导致上睑看上去垂直向距离增大。睑裂变小，上睑高度与宽度比值变大，睑裂看上去变圆。这种典型的外观在老年人中较为常见，因此也称为“养老院流行上睑”（**图9–1**）。
- 年老者的上睑外观往往有更大的展示和化妆的空间。有些人特别喜欢这种形象。在曾行大量脂肪去除手术的年轻者的上睑，脂肪的减少会加速眼睑的老化。

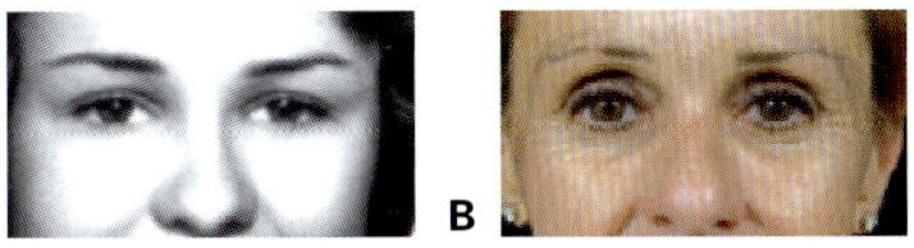

A　B

图9–1　年轻者（**A**）和年老者（**B**）的上眼眶周表现

- 本章介绍的填充技术的理论基础是，上睑和眶上缘周围饱满的外观较凹陷外观更显年轻，更受欢迎。

治疗过程

术前设计

- 从上述介绍可以区别出适于上眼眶周部位填充的患者，但是实际上其中有些患者适合注射填充，有些则不适合。
- 虽然大多数患者能够理解皱纹填充后的效果，但是面部许多部位填充后效果并不是非常明显，例如颞部、眉部、前部下颌缘等处。只有少数情况下，填充物注射填充后外观上会发生显著的变化。
- 由于面部整形后发生的改变需要通过视觉进行确认，因此有必要在注射填充之前采用较为简便的方法使患者了解注射后的效果，以便于其同意接受这一操作。对此，有人采用术前计算机模拟成像分析，而作者常采用局部注射少量局部麻醉药的方法来模拟填充后的效果。

体位

- 请患者采取舒适的端坐位。

入路

- 作者在注射填充物之前用含肾上腺素的局部麻醉剂进行局部浸润麻醉，主要作用是无痛填充和收缩血管。注射填充时较为罕见但是后果严重的并发症是填充物误入血管。从理论上来看，局部注射收缩血管的药物有可能降低这一并发症的发病率。注射局部麻醉剂，还可以提前向患者展示填充物注射后的效果。

操作步骤

上眼眶周填充物注射

- 以作者的经验，患者都喜欢在注射前了解治疗后的效果。这样做可以让患者更为配合，就像在买衣服之前可以试穿衣服一样。
- 请患者在局部麻醉后看一下局部的效果，之后立即进行填充物注射。
  - 如果患者不喜欢局部的效果，可以选择取消填充操作，这样就避免了不必要的花费和治疗后不满意的结果。
  - 这样做会增加5min的时间，但是很有意义。患者们均喜欢这个预览效果的过程，并且同意继续进行填充。
- 注射局部麻醉剂的难度比最后注射填充物还要大。如果缺乏注射经验，就很难将一滴滴液体均匀地分散于组织中。通过不断的临床实践，需要医生能够将局部麻醉剂以均匀的线状分布于组织中。
  - 麻醉剂注射后进行局部按摩，请患者看一下注射后的效果。此时局部麻醉后部位处于麻木和血管收缩的状态。
  - 由于治疗前已经计划好填充的剂量和位置，并且在治疗时可以通过触摸了解局部的平整程度，因此注射局部麻醉剂后并不会增加注射的难度。
- 注射时使用钝针或锐针。
  - 作者常用30G 1/2英寸锐针。
  - 局部麻醉药有助于填充物的均匀分布。
  - 通常剂量为每侧0.5mL。
- 填充物注射由外侧眉尾处开始，横向进行。注射层次位于眼轮匝肌深层，而不是位于皮下或是紧贴骨组织。注射层次不能过深有两点原因：
  - 在一些患者中，眼球紧贴骨组织，注射过深有可能损伤眼球组织。
  - 眶上动脉、滑车上动脉以及其他额部动脉均由骨组织或其附近发出，注射过深有可能损伤血管结构（**图9–2**）。
- 注射以扇形方式进行，首先注射针斜向内上方走行，之后在其下方由同一进针点再注射2次。
  - 通常需要5个进针点，从每个进针点注射针走行3次，注射针共走行15次。
  - 每侧总剂量为0.5mL，每次注射针走行注射量约为0.03mL。

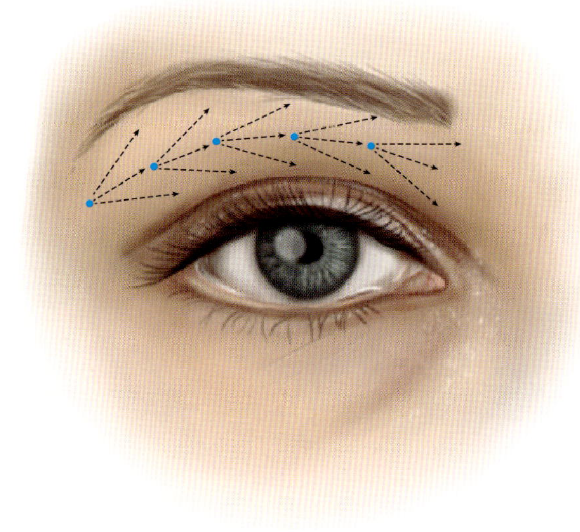

图9–2 上眼眶周区注射方法

要点与难点

患者选择	■ 影响医生和患者满意度的首要也是最重要的因素是患者的选择。 ■ 目前在面部美容领域，填充治疗已经成为时尚。由于理论或是习惯性的原因，许多人认为“面部丰满就是美”，而忽视了面部的个性化特点。在年龄增长之后，虽然一些人面部组织发生了萎缩，但是也有许多人并不明显。对面部的过度填充以及对眼周的填充过浅，均会形成怪异的面容，而且会持续很长时间。 ■ 当对眼周这样对于面部整体外观影响较大的部位进行填充时，最需要做到的是治疗效果令人满意以及并发症可以有效治疗。
填充物选择	■ 作者仅采用透明质酸进行眼周注射。目前瑞蓝和乔雅登均具有良好的特性，适用于眼周注射填充。 ■ 在效果持续时间方面，眼周与颞部、鼻尖等部位一样持续时间较长，而唇部、鼻唇沟等部位相对较短。作者一般告知患者效果可持续2年左右，实际上可以见到效果持续3~4年的情况。而且，在出现局部不平或是其他并发症时，可以使用透明质酸酶使填充物酶解去除，在这一点上其明显优于钙类填充物或是聚乳酸类填充物。

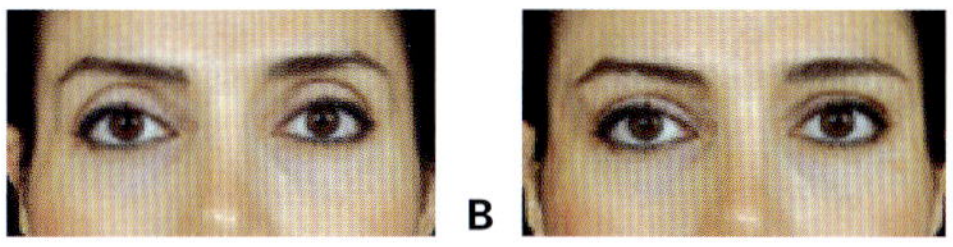

图9-3 注射治疗前（A）和治疗后（B）的外观变化

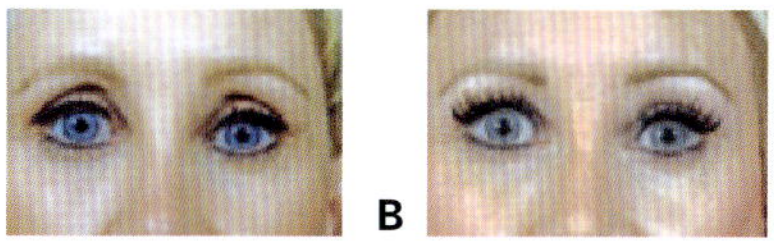

图9-5 注射治疗前（A）和治疗后（B）的外观变化

术后注意事项

- 治疗后特殊注意事项较少，通常进行冰敷即可。使用锐针后淤青的发生率较高，这是最为常见的现象。使用钝针后淤青较少，但是可操作性和精确性较差。

治疗效果

- **图9-3～图9-6**展示4位患者治疗前后的外观变化。

并发症

- 上眼眶周填充物注射的常见并发症与面部其他部位相似。对于少见的局部不平整可以进行补充注射，或是使用小剂量透明质酸酶进行局部酶解。
- 填充物注射入动脉极为罕见，但后果非常严重。致病机制可能是由于填充物进入血管引起远端血流栓塞，也可能是由于注射点近端血流栓塞。
- 血流栓塞后轻者表现为皮肤发暗，重者表现为皮肤全层坏死，甚至发生失明。预防措施包括使用钝针注射，应用血管收缩剂，低压注射，多点、多方向注射等。
- 虽然使用钝针也可能误入血管，但是总体而言，使用钝针误入血管的发生率明显低于使用锐针。虽然一般推荐在注射前回抽注射器，但是这种方法并不可靠。因为注射针的针头管径过于细小，而且透明质酸填充物过于黏稠，所以通常情况下回抽无效。目前关于“严重并发症”发病率的唯一一篇文献报道中指出，该发病率接近1/100万。但是作者估计实际发生率有可能超过这一比例。

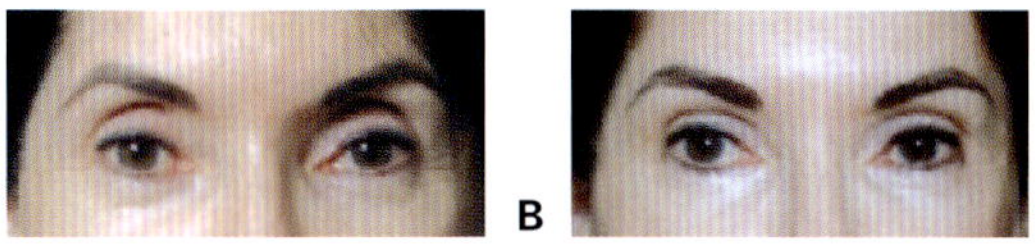

图9-4 注射治疗前（A）和治疗后（B）的外观变化

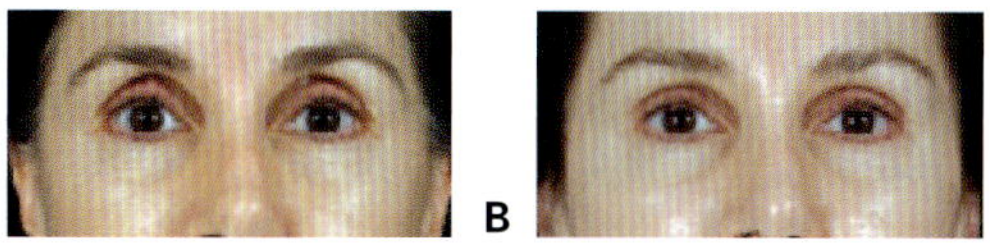

图9-6 注射治疗前（A）和治疗后（B）的外观变化

参考文献

[1] Ozturk CN, Li Y, Tung R, et al. Complications following injection of soft-tissue fillers. *Aesthet Surg J*. 2013;33(6):862-877.

10

泪沟和睑颊沟填充物注射

Tear Trough and the Lid-Cheek Junction

Z. Paul Lorenc and Johnson C. Lee

概述

- 泪沟和睑颊沟是自然存在的解剖结构。但是随着年龄的增长，由于皮肤和眶周结构的变化而逐渐加重，使泪沟和睑颊沟变得越来越明显。
- 适当的填充物注射可以恢复组织原有的体积，从而使眶周恢复年轻的状态。

相关解剖

- 泪沟也称为鼻颊沟，表现为连续的凹陷区，起于眼眶内侧弓状缘下方4～6mm处，从内眦向外下方延伸，直至过瞳孔中心的垂线水平。
- 睑颊沟是从过瞳孔中心的垂线水平起于泪沟，向外上延伸，位于眶下缘下方，并与眶下缘平行。
- 在皮下组织平面，泪沟和睑颊沟处可见眼轮匝肌睑部与眶部移行处不连续。睑颊沟处在深层肌肉下平面，有眶颧韧带走行（**图10–1、图10–2**）。

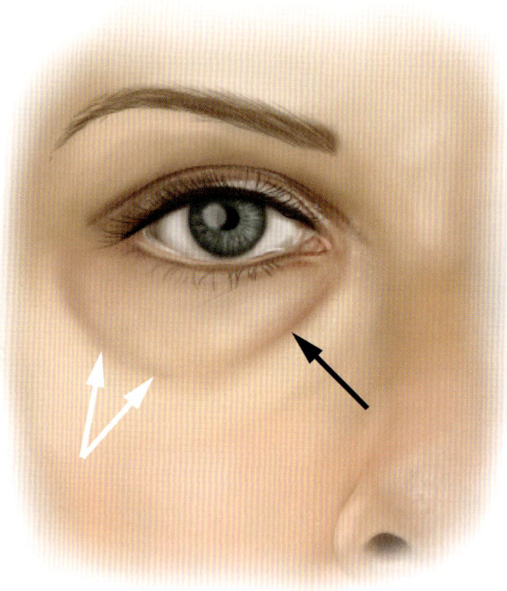

图10–1 泪沟是连续的凹陷区，从内眦向外下方延伸，直至过瞳孔中心的垂线水平（黑色箭头）。睑颊沟向外上方走行（白色箭头）

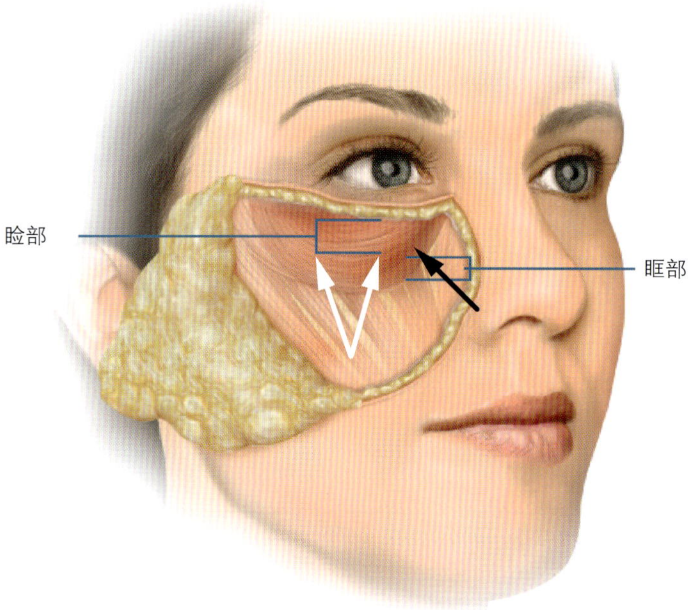

图10–2 颧脂肪垫掀起后可见其深层结构。泪沟（黑色箭头）对应于眼轮匝肌睑部与眶部的移行处，并向外上方走行形成睑颊沟（白色箭头）

发病机制

- 泪沟和睑颊沟属于正常的解剖结构，在许多年轻人中也较为常见。
- 随着年龄的增长，皮肤和脂肪组织萎缩，眶周结构发生变化，眶脂肪疝出，增大了眶周阴影区。
- 面部色素沉着、皮肤质地改变和阴影区的变化，均会使泪沟和睑颊沟看上去更为明显。

病史与查体

- 患者希望改变眼睑下方“疲惫”或“衰老”的外观，而且这种外观在休息、补水或局部治疗后不能得到改善。
- 查体可见从内眦向外下方走行的明显的沟状结构，走行方向与眶缘平行。
- 在向上看或增加眼球压力时，眶脂肪疝出增加，泪沟和睑颊沟更加明显（**图10–3**）。

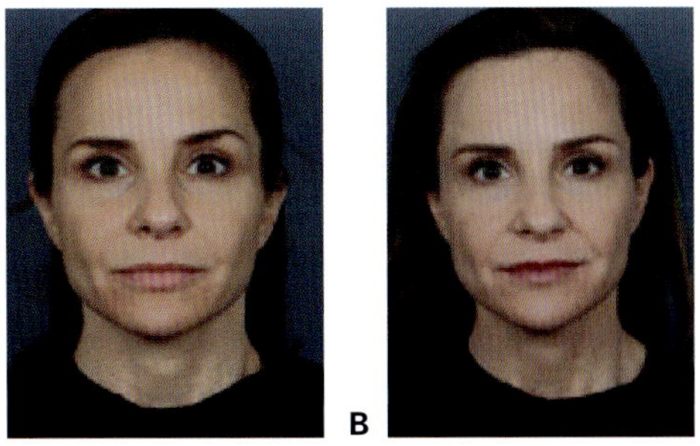

图10–3 泪沟和睑颊沟注射前（**A**）和注射后（**B**）外观

操作步骤

术前准备

- 用酒精棉球对治疗部位进行消毒。
- 请患者采取端坐位，使眼轮匝肌处于完全放松的状态，标记拟注射填充物的泪沟和睑颊沟区。在过瞳孔中心的垂线上、距眶下缘下方0.5cm处标记进针点。
- 注射区局部外涂表面麻醉剂（含20%苯佐卡因、6%利多卡因、4%丁卡因），作用保持30 ~ 45min。
- 进针点处用含1：100 000肾上腺素的1%利多卡因0.1mL进行局部麻醉。
- 用25G 5/8英寸注射针在进针标记点处刺破皮肤，形成钝针进针点。

泪沟填充（图10–4）

- 将瑞蓝L（Galderma Laboratories，L.P.）和2%利多卡因以1：1比例进行混合。注射前混合均匀。
- 由进针点向内上方向插入27G 25mm钝针，之后由内向外退针注射，注射层次位于骨膜上层。
- 用另一只手的手指触摸眶缘的位置。
- 注意保持注射点位于眶缘下方、肌肉深面、骨膜表面，水平向高度位于眼轮匝肌睑部和眶部水平。
- 每次退针注射一小滴填充物（0.01 ~ 0.05mL）。
- 平均总剂量为0.6mL。
- 注射完成后轻柔地按摩，使局部平整。

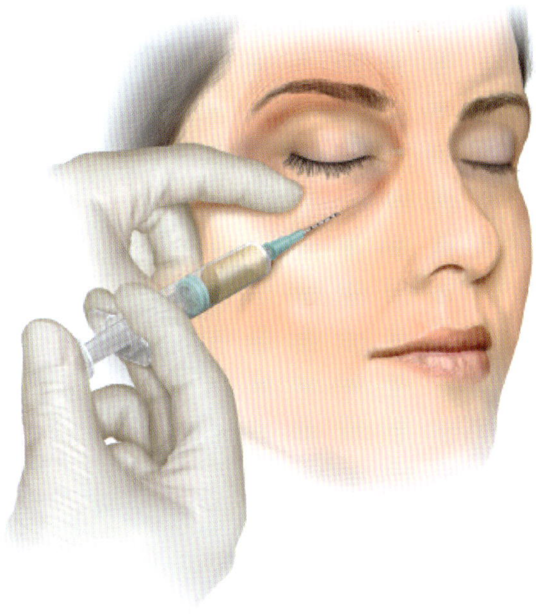

图10–4 泪沟填充注射方法。用一只手的手指触摸眶缘，另一只手持钝针进入，进针位置位于泪沟外，也就是眼轮匝肌睑部和眶部之间的位置，注射深度位于骨膜表面。以退针注射的方式由内向外注射填充物

睑颊沟填充（图10–5）

- 由进针点向外上方向插入27G 25mm钝针，在骨膜上平面向外眦方向走行。
- 按照与泪沟注射填充相同的方式，用27G 25mm钝针行退针注射，不同之处在于由外向内注射，注射层次同样位于骨膜表面。
- 平均总剂量为0.4mL。
- 注射完成后轻柔地按摩，使局部平整。

操作步骤

其他种类的填充物

- Belotero Balance（Merz，Inc.Frankfurt，Germany）：是一种短效透明质酸填充物，效果持续6个月或更长时间，可以进行皮内或皮下注射。
- 乔雅登Ultra XC（Allergan，Inc. Santa Barbara，Calif.）：是一种亲水性透明质酸填充物，需要按常规方法进行注射填充。
- 瑞蓝Refyne（Galderma Laboratories，L.P.）：是一种多用途透明质酸填充物，近期在美国获得批准使用，与其他填充物一样，建议进行骨膜上填充。

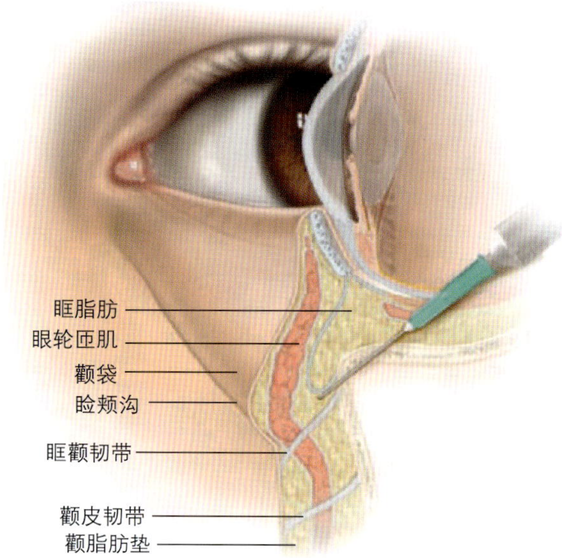

图10-5 睑颊沟填充注射方法。注射基本方法与泪沟注射填充相同。注射层次位于骨膜表面、眼轮匝肌深面、眶颧韧带水平，进针点位于过瞳孔中心的垂线上，以由外向内退针注射的方式进行

要点与难点

注射器械	■ 也可以使用30G 13mm锐针进行进针点处皮肤穿刺。多次皮肤穿刺会增加术后淤青的风险。穿刺时注射针与皮肤表面成90° 角，穿刺深度达骨膜表面。
填充物选择	■ 具有较强增容效果的亲水性填充物需要注射至较深的层次，以减少并发症的发生。 ■ 具有高弹性模量（G′）和较强增容效果的填充物更适于注射至睑颊沟处。
注射技术	■ 在注射过程中始终注意眶缘的位置。 ■ 注射剂量要相对保守，避免过量注射。 ■ 始终保持缓慢注射。

术后注意事项

- 治疗后当天不能应用化妆品或其他眼部护理用品。
- 治疗后即刻对治疗区进行冰敷，24h内保持头高位，以减轻治疗后肿胀。
- 对于局部隆起或不规则的部位可以用手指轻轻按压，将局部抚平。治疗后不建议进行过度按摩。

治疗效果

- 治疗后24～48h可能会出现水肿、淤青、注射部位触痛，这些症状会持续7～10天。
- 一般在6～12个月后需要进行再次注射，具体时间长短与填充物种类、眶周肉毒毒素注射情况等有关。
- **图10-3**显示患者注射前后的外观。

并发症

- 局部结节或不平整较为少见，大多是由于注射技术不佳和/或注射量过多引起的。
- 如果透明质酸填充物注射过浅或未进行稀释，有可能出现丁达尔现象，表现为注射区局部皮肤呈浅蓝色。
- 将填充物注射至眶缘上或眶隔后，均会导致肿胀期延长或外观异常。
- 如果出现注射过量、填充物位置不佳或注射后外观异常，均可以使用透明质酸酶进行透明质酸酶解。透明质酸酶的用量是每0.1mL透明质酸应用10U透明质酸酶。最好在肿胀消退之后再进行效果评估。

参考文献

[1] Flowers RS. Tear trough implants for correction of tear trough deformity. *Clin Plast Surg*. 1993;20:403-415.
[2] Haddock NT, Saadeh PB, Boutros S, Thorne CH. The tear trough and lid/cheek junction: anatomy and implications for surgical correction. *Plast Reconstr Surg*. 2009;123(4):1332-1340.

11

颧部填充物注射

Injection of Fillers in the Malar Region

Benjamin T. Lemelman and Julius W. Few

概述

- 颧部注射治疗可以代替手术治疗，达到年轻化的目的。
- 最常用的填充物是透明质酸，具有多种优良的特性，并已经获得FDA批准使用。
  - 透明质酸填充可以解决由于年龄增长而导致的容量丧失问题。
  - 可以增加组织的锁水能力。
- 作者最常使用的透明质酸填充物是经FDA认证的乔雅登Voluma XC（Allergan，Inc.，Irvine，CA）和瑞蓝Lyft（Galderma Laboratories，Fort Worth，TX）。
- 透明质酸的流变学特性决定了其填充和上提中面部组织的效果。
  - 衡量透明质酸特性的一个重要指标是弹性模量（G′），其决定了材料的软硬度和弹性。高弹性模量透明质酸硬度大，密度高。
  - 瑞蓝Lyft的弹性模量大于乔雅登Voluma XC。
  - 虽然瑞蓝Lyft和乔雅登Voluma XC在弹性模量上有差别，但是都属于高弹性模量材料，在中面部年轻化的治疗中均效果良好。
  - 除弹性模量外，在生产过程中透明质酸颗粒的交联度对于材料的特性也有较大的影响。

相关解剖

- 中面部包括从睑颊沟至鼻唇沟之间的区域。
- 中面部需要注射填充的部位包含3个区域（**图11–1A**）：
  - 颧骨体及颧弓区。
  - 颧骨前内侧区。
  - 颧骨下区。
- 在解剖学上中面部可以分为V1～V4这4个区域（**图11–1B**）：
  - V1：颧弓区。
  - V2：颧骨体区。
  - V3：颧骨前内侧区。
  - V4：颧骨下区。
- 在V3区注射时，需要掌握眶下神经和神经血管束的位置。作者主张应用钝针进行注射治疗，以减少误入血管的风险。钝针不局限用于骨膜上注射，其适

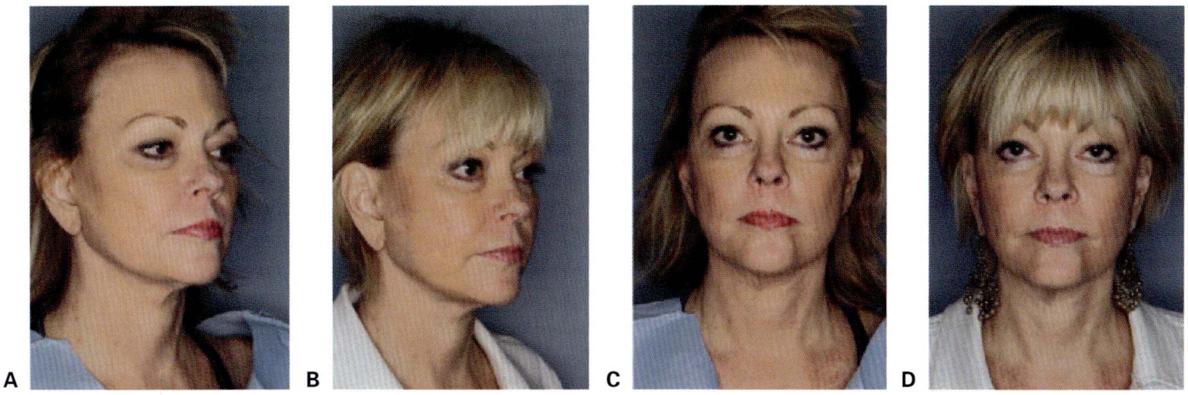

图11–1 一位65岁女性，5年前曾行面部上提术治疗。应用3mL透明质酸填充物进行了中面部3个区域的注射治疗。图中显示注射治疗前（**A**、**C**）和治疗后12个月（**B**、**D**）的外观

用于各个层次的注射。

发病机制

- 中面部老化由多种因素所造成，其中容量丧失和组织下垂影响较大。
- 骨组织改变、软组织体积减小和皮肤变薄均可导致中面部老化。

病史与查体

- 操作前需要详细地询问病史和认真地查体。
- 患者最常见的需求是希望变得更年轻、更有吸收力，也因此更为自信。
- 需要询问过敏史、吸烟史、自身免疫性疾病史、凝血功能障碍史和中药等药物使用情况。
- 询问面部手术史和填充物注射史，了解填充物的名称和注射剂量等信息。
- 请患者处于端坐位时进行查体，以充分考虑重力作用的影响。
- 检查面部对称性、中面部软组织紧致度、面部功能情况、面部感觉敏感度，观察面部皱纹、病变或体表肿物情况。
- 签署规范的“知情同意书”，向患者告知相关的效果、风险和治疗选择。

照相

- 留取照片资料对于医生和患者确定治疗的有效性非常重要。
- 有许多计算机程序和图像分析软件可以利用3D成像原理，在术前进行注射后效果的模拟。
- 中面部注射患者的治疗前后照片必须规范、一致。

非手术填充物的选择

- 透明质酸注射是中面部年轻化的理想选择。本节将详细介绍其应用细节。
- 羟基磷灰石钙填充物也可以有效改善中面部老化外观，但是这一用途属于超范围应用，尚未获得美国FDA的批准。而且这种材料注射后为不可逆性，不能自然分解。

手术治疗方法的选择

- 对于老化的中面部进行自体脂肪移植是一种可供选择的手术治疗方法。
- 脂肪移植的缺点是需要进行手术操作，并且可能造成供区损伤。
- 其他针对中面部老化的手术方法包括经结膜面部上提术、标准面部上提术等。

操作步骤

- 签署“知情同意书”后，请患者采取端坐位，标记中面部各区域，突出有问题的区域（**图11-2A**）。
- 由于Voluma XC或瑞蓝Lyft本身含有麻药，因此应用这两种填充物注射时无须进行麻醉。
- 在注射前也可以局部应用利多卡因或其他表麻药膏。
- 用碘伏或氯己定（洗必泰）消毒注射区域。
- 用25G锐针在皮肤上制备进针口（25G锐针进针口适用于27G钝针）。
- 重点关注中面部3个区域：颧骨体及颧弓区、颧骨前内侧区和颧骨下区（**图11-2B**）。
- 注射层次位于皮下层。
- 也可以进行骨膜上平面注射。注射时使用27G或30G锐针，填充物采用乔雅登Voluma XC（27G锐针）或瑞蓝Lyft（30G锐针）。
- 使用钝针注射时，以退针注射的方式进行。使用锐针注射时，以分滴注射的方式进行，每滴0.2～0.3mL，注射层次为骨膜上层。
- 还可以采用扇形注射或交叉注射的形式进行填充操作。
- 在颧骨前内侧区域注射时要避免损伤神经血管束。
- 可以采用交叉注射，并酌情结合扇形注射。
- 对注射部位进行轻柔的按摩有助于获得理想的外观。
- 每项治疗后应该尽可能达到患者希望的效果。
- 全部注射治疗结束后，请患者采取端坐位，重新观察面部外观，确定是否需要进行补充治疗。
- 在通常情况下，对于初次填充的患者，每侧约需注射Voluma XC 2.5mL。
- 注射治疗1个月后，患者可能每侧需要接受1mL的补充注射，以达到最佳的效果。
- 对于有口腔单纯疱疹病毒感染史的患者，需要服用抗病毒药物，服用时间为术前2天至术后5天。

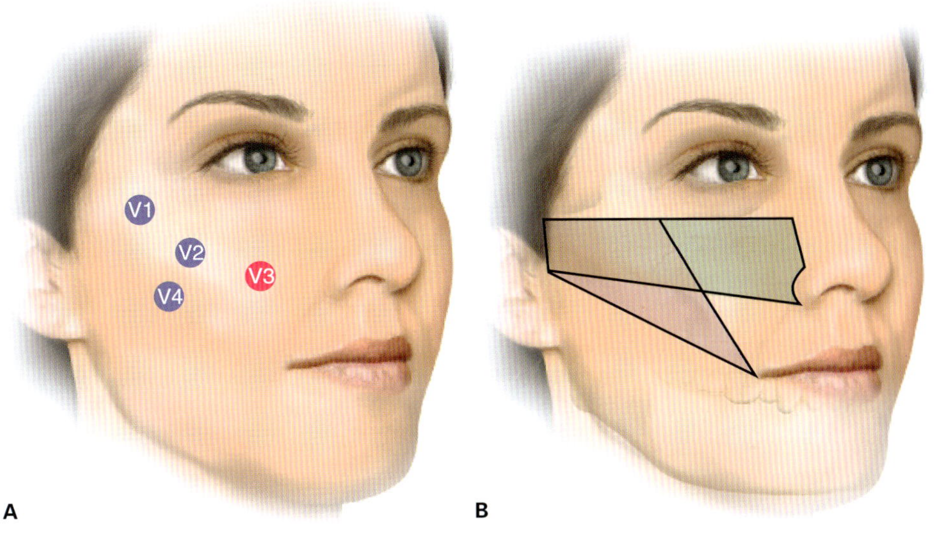

图11-2 A. 中面部解剖分区。B. 中面部注射分区

要点与难点

注射技术	■ 作者习惯应用钝针注射，以避免发生误入血管的情况。 ■ 对注射部位进行轻柔的按摩有助于获得理想的外观。 ■ 采用微滴分层注射有助于获得更为理想的外观。
并发症	■ 必须常规准备透明质酸酶。

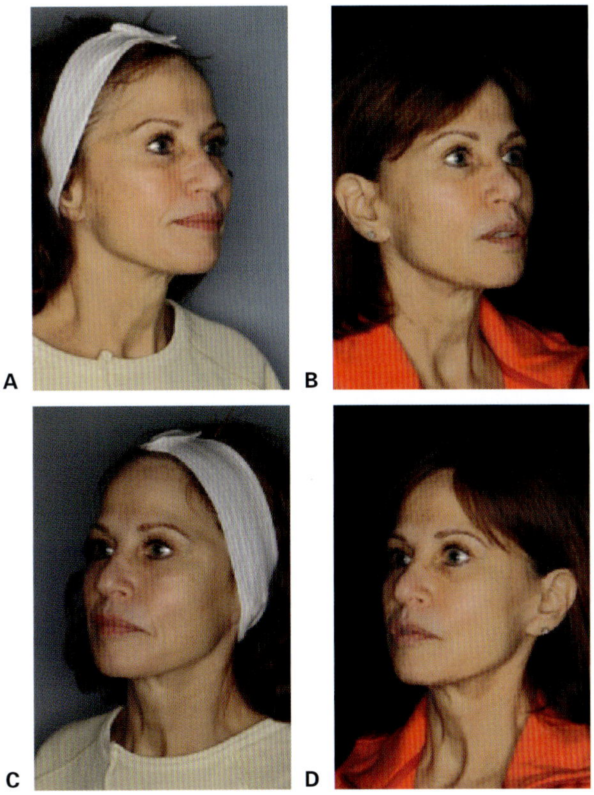

图11-3 一位63岁女性，中面部3个区域接受了3针透明质酸填充注射。A、C. 填充前外观。B、D. 填充后外观

术后注意事项

- 治疗后对各种活动无严格的限制。
- 治疗后应用冰袋有助于减轻疼痛和肿胀。
- 对于有淤青史的患者可以准备山金车药膏（Arnica Montana），这是一种自然抗炎药物。也可以进行非剥脱性点阵激光治疗。

治疗效果

- 有研究显示，治疗效果最多可持续2年时间。
- 多数患者初次填充1个月后要进行补充注射，注射剂量为每侧1mL。
- **图11-1**和**图11-3**显示治疗后的效果。

并发症

- “知情同意书”中须将所有可能出现的并发症写明，并在注射治疗前与患者进行充分沟通。
- 最常见的并发症包括触痛、肿胀、发硬、肿块、隆起等。这些症状一般2周后自行消退。
- 其他并发症包括淤青、疼痛、发红、移位、发痒等。这些症状一般也会在2周后消退。

- 最严重的并发症是透明质酸误注入血管，可能导致组织坏死。
- 在所有可注射透明质酸的机构中都必须常规准备透明质酸酶。
- 必须制定透明质酸误注入血管的标准化抢救预案。
- 临床上有发生特发性透明质酸结节的报道，一般采用局部注射透明质酸酶和全身应用抗炎药物治疗有效。

参考文献

[1] Few J, Cox SE, Paradkar-Mitragotri D, Murphy DK. A multicenter, single-blind randomized, controlled study of a volumizing hyaluronic acid filler for midface volume deficit: patient-reported outcomes at 2 years. *Aesthet Surg J*. 2015;35(5):589-599.

[2] Jones D, Murphy DK. Volumizing hyaluronic acid filler for midface volume deficit: 2-year results from a pivotal single-blind randomized controlled study. *Dermatol Surg*. 2013;39(11):1602-1612.

[3] Weiss RA, Moradi A, Bank D, et al. Effectiveness and safety of large gel particle hyaluronic acid with lidocaine for correction of midface volume deficit or contour deficiency. *Dermatol Surg*. 2016;42(6):699-709.

[4] Cotofana S, Schenck TL, Trevidic P, et al. Midface: clinical anatomy and regional approaches with injectable fillers. *Plast Reconstr Surg*. 2015;136(5 suppl):219S-234S.

12

鼻唇沟透明质酸填充物注射

Nasolabial Fold With Hyaluronic Acid Filler Injection

Christopher C. Surek and Jacob Nathaniel Grow

概述

鼻唇沟加深是老化面容最常见的征象。鼻唇沟阴影加深是年龄增长后骨和软组织改变的结果，可以通过手术或非手术方法加以改善。本章介绍应用填充物注射治疗鼻唇沟的相关知识。

相关解剖

- 鼻唇沟是一个由肌肉和纤维组织构成的分界样结构，支撑着上方的颧颊部软组织。
- 面动脉走行虽然变异较大，但是均与鼻唇沟关系密切（**图12–1**、**图12–2**）。
  - 在通常情况下，面动脉起于鼻唇沟内下方1.7mm处，在鼻唇沟内侧向上方走行。在鼻唇沟中上1/3交界处穿过鼻唇沟，此处位于鼻唇沟深面约5mm处。最终到达鼻翼外侧约3.2cm处。
  - 在面动脉经过鼻唇沟处时，被提上唇肌、提上唇鼻翼肌、颧小肌等肌纤维所包绕。同时发出分支，营养插入鼻唇沟的肌肉纤维。
- 深部梨状间隙呈凹面形，与梨状孔相邻。一旦骨性梨状孔周围出现凹陷，鼻翼外侧支撑作用会相应减弱，梨状孔阴影加重。通过增加深部梨状间隙的体积，可以恢复梨状区的支撑性，改善局部外观（**图12–3**）。

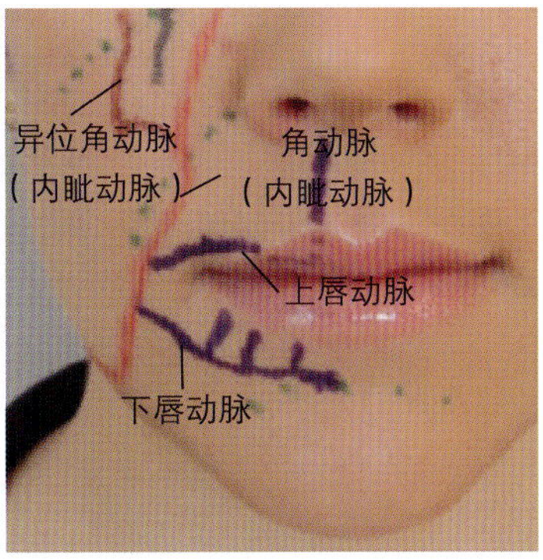

图12–1 面动脉走行及其与鼻唇沟的关系

自然伴随状况

- 在老化面容中，上颌骨前部和梨状孔周围骨组织退缩常与面中部软组织萎缩和松弛下垂同时存在，使鼻唇沟进一步加深。

病史与查体

- 通常查体可见面中部软组织下垂，鼻基底外侧梨状孔周围阴影明显，鼻唇沟加深，可能伴有其他口周老化的表现。

照相

- 建议常规进行二维或三维照相，以辅助注射填充设计，并用于评估治疗后效果。

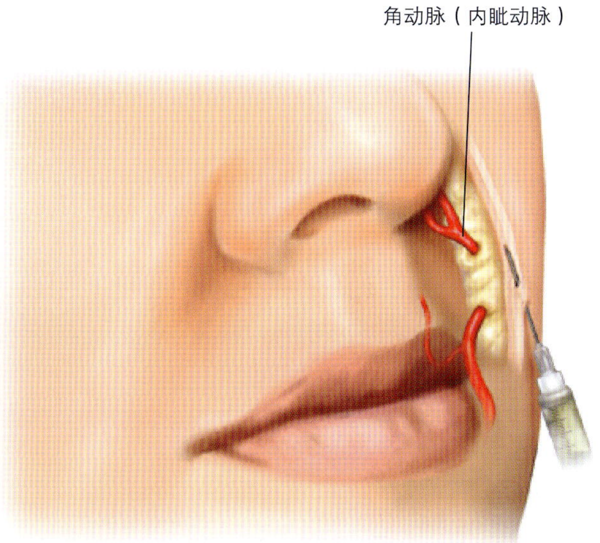

图12–2 角动脉（内眦动脉）的走行深度及其与鼻唇沟填充时注射针头深度的关系

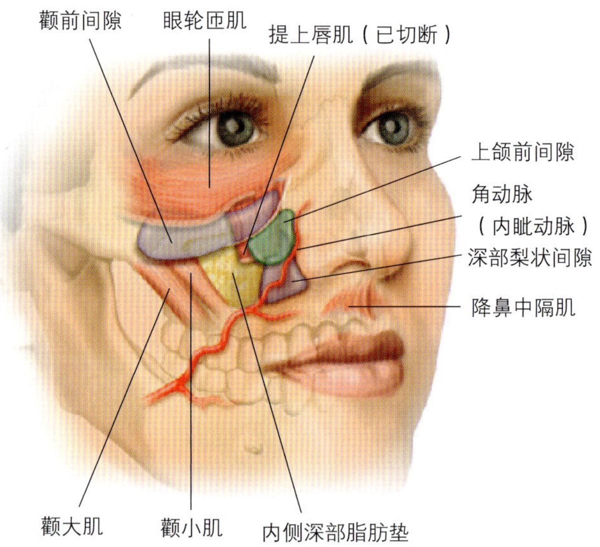

图12-3 深部梨状间隙及其毗邻的结构

治疗过程

非手术方法纠正鼻唇沟加深的基本原理是增容效应，可以使用多种填充剂或自体脂肪组织移植来实现。最常应用的方法是用钝针或锐针注射填充透明质酸。

术前设计

- 术前常规照相。
- 详细询问病史和查体，特别了解并记录用药史和目前使用的药物。
- 治疗前对注射填充适应证、可能的风险和术后效果进行充分沟通，并签署“知情同意书”。特别需要向患者说明血管内注射的风险、表现和治疗措施。
- 用酒精棉球或棉签消毒治疗区。
- 鼻唇沟区外用表面麻醉剂，作用保持15～20min。
- 无须常规进行眶下神经阻滞麻醉，但是在一些特殊情况下可以选择性应用。

体位

- 在进行注射标记时，请患者采取90° 端坐位。
- 在进行注射操作时，可以请患者采用倾斜45° 坐位，并调整高度便于注射。

入路

- 在应用锐针注射时，在鼻唇沟上选择多个注射点进行注射。在通常情况下，在鼻唇沟上选取3个注射点完成线性注射。每个注射点之间的距离由注射针长度所决定。如果采用垂直交叉注射的方法，需要额外增加注射点。
- 在应用钝针注射时，需要在皮肤上制备1～2个进针口。多个进针口之间的距离由钝针的长度所决定（**图12-4**）。

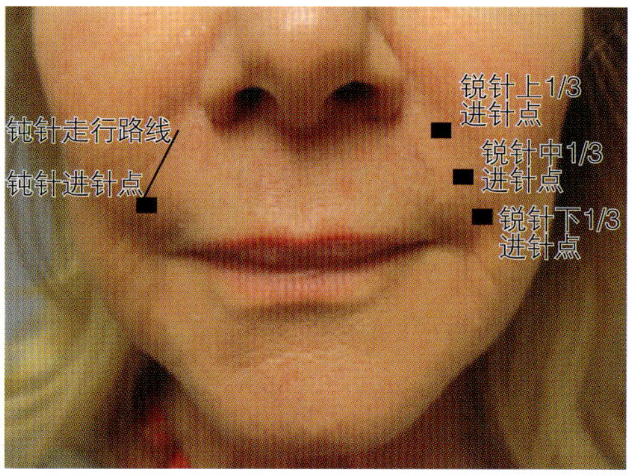

图12-4 鼻唇沟注射填充时锐针和钝针的注射点设计

操作步骤

锐针注射法

- 确定锐针注射的上1/3、中1/3和下1/3进针点。
- 锐针穿刺入皮肤后，挑起针尖，可以见到皮肤发白（**图12-5A**）。如果见到皮肤发灰，说明深度过浅，在这个层次注射后很容易出现丁达尔现象。
- 使用针头进行轻柔的软组织分离，之后注射针斜面向下，退针注射（**图12-5B**）。
- 在真皮网状层或皮下浅层进行连续线性注射，由头侧向尾侧进行注射（**图12-5C**）。
- 在线性注射后，在鼻唇沟两侧进行垂直交叉注射，抚平外观上不平整的地方，也是由头侧向尾侧进行注射（**图12-5D**）。
- 为了保证在正确的深度进行垂直交叉注射，可以用非注射手的手指展平颊部组织，目的是拉紧鼻唇沟，便于注射填充。

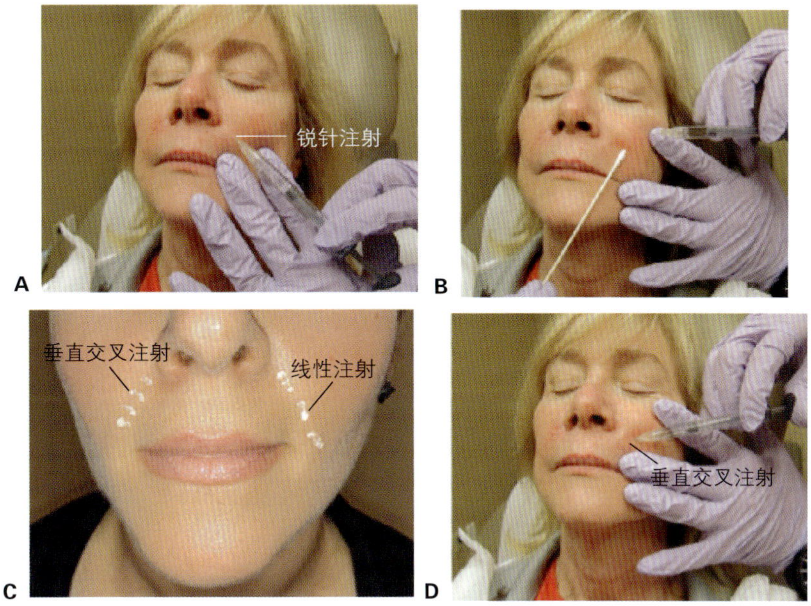

图12-5 **A.** 锐针注射填充鼻唇沟。注意在用注射针分离时，表面皮肤发白。如果出现发灰，则提示进针过浅。**B.** 助手可以随时用棉签擦去针眼处血迹。**C.** 图示锐针注射填充鼻唇沟时的理想注射位置和方法。**D.** 图示垂直交叉注射的方法

钝针注射法

- 钝针注射法也是较为常用的一种方法，可以在鼻唇沟区皮下浅层进行线性注射。
- 用锐针制备进针口，插入钝针，并在拟填充部位的真皮网状层深层走行。
- 退针注射，直至达到理想的效果。

梨状区注射法

- 梨状区骨和软组织萎缩常导致鼻唇沟上部尖端处阴影加深。在深部梨状间隙骨表面填充，可以重建这一部位的支撑结构，减轻软组织阴影。
- 为了达到梨状区增容的效果，也可以在梨状区阴影处真皮内进行注射。作者建议采用真皮内注射或骨表面注射的方法，因为内眦动脉走行在真皮与表浅肌肉腱膜系统（SMAS）深层之间（**图12-6**）。

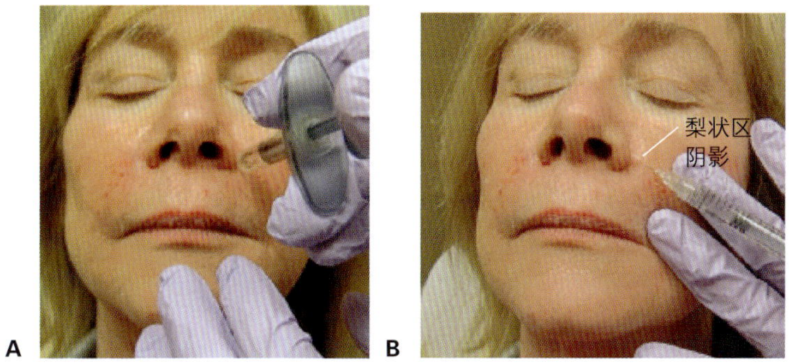

图12-6 **A.** 在深部梨状间隙注射填充，重建局部支撑结构。**B.** 在梨状区阴影处进行浅层注射，以减轻软组织阴影

操作步骤

鼻唇沟埋线法

- 可以采用多种埋线法纠正鼻唇沟过深的外观，常用的线有金属线、缝合线等（**图12-7**）。

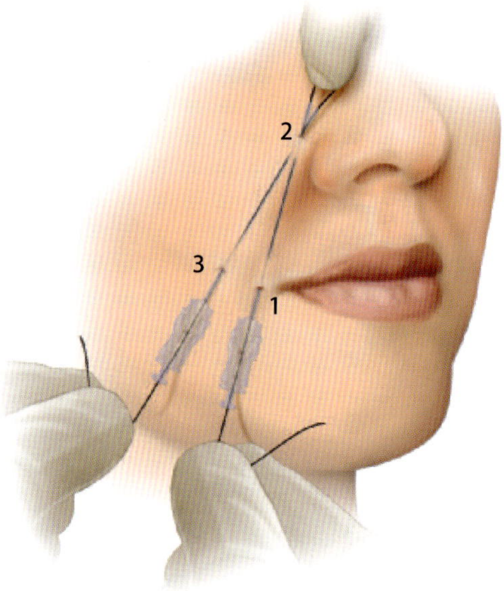

图12-7 图示鼻唇沟埋线方法

鼻唇沟处辅助治疗

- 许多医生主张在鼻唇沟区注射肉毒毒素来消除鼻唇沟。
- 在鼻唇沟区松解面部表情肌与真皮层的附着是面部除皱术的一个常规操作。

要点与难点

进针位置	■ 锐针进针深度为真皮网状层内或皮下浅层。 ■ 可以沿鼻唇沟长轴进行线性退针注射，也可以穿过鼻唇沟做短的水平垂直交叉注射。 ■ 钝针进针深度为真皮网状层下方的皮下层。
注射深度	■ 注意内眦动脉的深度，一般距离皮肤表面约5mm。 ■ 注意内眦动脉穿过鼻唇沟深面的位置，一般位于鼻唇沟中上1/3交界处，由内向外走行。 ■ 锐针刺入皮肤后，可以挑起皮肤，通过观察皮肤颜色确定进针深度。皮肤发白是正常的深度，如果发灰提示进针过浅，需要重新调整深度。 ■ 在退针注射前最好用注射针头进行轻柔的组织分离，这种操作有助于更好地注射较大颗粒的透明质酸填充物。

术后注意事项

- 注射后即刻在注射区用冰袋冰敷，并在医院观察10～15min，确保无血管损伤的表现。
- 如果同期进行口周注射，建议短期使用抗疱疹病毒药物。

治疗效果

- 治疗的主要目的是抚平鼻唇沟，改善外观，消除阴影。由于鼻唇沟是颊部和口周结构的自然分界，因此不能完全消除，否则会引起面部的不自然（**图12-8**）。

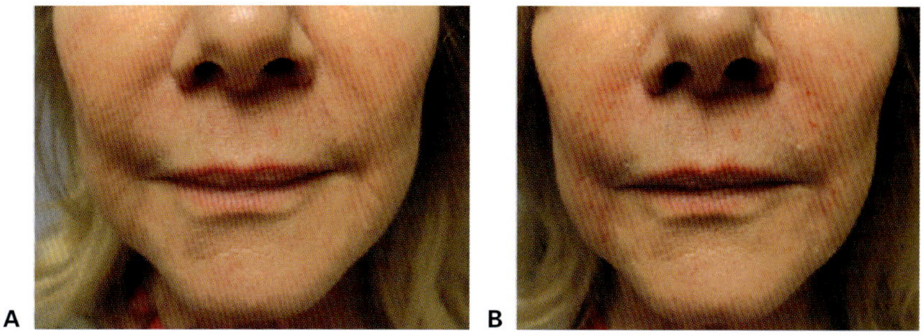

图12-8 A. 锐针注射法鼻唇沟填充患者治疗前照片。B. 治疗后照片。患者同期进行了木偶纹注射治疗

并发症

- 注射后淤青较为常见。应用山金车药膏和冰袋冰敷有助于淤青的消退。多数情况下3～5天会自行消退。
- 注射过浅，可能发生丁达尔现象，表现为局部呈浅蓝色，是透明质酸填充物在光线照射下发生反射的结果。可以通过局部轻柔的按摩促进填充物软化，也可以注射透明质酸酶酶解填充物。
- 如果注射后判断有血管并发症发生，应立即注射透明质酸酶，一般注射剂量为40～200U。具体注射剂量需要根据填充物的注射量和颗粒大小而定。应该立即注射，并且多次注射，直至皮肤血运异常表现得到改善为止。严密观察患者的全身和局部状况，直到异常表现完全消失后才能请患者离院。

参考文献

[1] Arlette JP, Trotter MJ. Anatomic location of hyaluronic acid filler material injected into nasolabial fold: a histologic study. *Dermatol Surg*. 2008;34:S56-S63.

[2] Braz A, Humphrey S, Weinkle S, et al. Lower face: clinical anatomy and regional approaches with injectable fillers. *Plast Reconstr Surg*. 2015;136:235-257.

[3] Cohen JL, Biesman BS, Dayan SH, et al. Treatment of hyaluronic acid filler–induced impending necrosis with hyaluronidase: consensus rec- ommendations. *Aesthet Surg J*. 2015;35:844-849.

[4] Costa CR, Kordestani R, Small KH, Rohrich RJ. Advances and refinement in hyaluronic acid facial fillers. *Plast Reconstr Surg*. 2016;138:233-236.

[5] Goodier M, Elm K, Wallander I, et al. A randomized comparison of the efficacy of low volume deep placement cheek injection vs. mid-to deep dermal nasolabial fold injection technique for the correction of nasolabial folds. *J Cosmet Dermatol*. 2014;13:91-98.

[6] Lee S, Sung K. Subcision using a spinal needle cannula and a thread for prominent nasolabial fold correction. *Arch Plast Surg*. 2013;40(3):256-258.

[7] Lupo MP, Smith SR, Thomas JA, et al. Effectiveness of juvéderm ultra plus dermal filler in the treatment of severe nasolabial folds. *Plast Reconstr Surg*. 2008;121:289-297.

[8] Nguyen AT, Ahmad J, Fagien S, Rohrich RJ. Cosmetic medicine: facial resurfacing and injectables. *Plast Reconstr Surg*. 2012;129: 142-153.

[9] Ozturk CN, Li Y, Tung R, et al. Complications following injection of soft-tissue fillers. *Aesthet Surg J*. 2013;33:862-877.

[10] Pinsky MA, Thomas JA, Murphy DK, Walker PS. Juvéderm injectable gel: a multicenter, double-blind, randomized study of safety and effec- tiveness. *Aesthet Surg J*. 2008;28:17-23.

[11] Prager W, Wissmueller E, Havermann E, et al. A prospective, split- face, randomized, comparative study of safety and 12-month longevity of three formulations of hyaluronic acid dermal filler for treatment of nasolabial folds. *Dermatol Surg*. 2012;38(7):1143-1150.

[12] Rzany B, DeLorenzi C. Understanding, avoiding, and managing severe filler complications. *Plast Reconstr Surg*. 2015;136:196-203.

[13] Rubin MG. Treatment of nasolabial folds with fillers. *Aesthet Surg J*. 2004;24:489-493.

[14] Scheuer JF, Sieber DA, Pezeshk RA, et al. Anatomy of the facial danger zones: maximizing safety during soft-tissue filler injections. *Plast Reconstr Surg*. 2017;139:50-58.

[15] Sun ZS, Zhu GZ, Wang HB, et al. Clinical outcomes of impending nasal skin necrosis related to nose and nasolabial fold augmentation with hyaluronic acid fillers. *Plast Reconstr Surg*. 2015;136: 434-441.

[16] Wilson AJ, Taglienti AJ, Chang CS, et al. Current applications of facial volumization with fillers. *Plast Reconstr Surg*. 2016;137: 872-889.

[17] Yang HM, Lee JG, Hu KS, et al. New anatomical insights on the course and branching patterns of the facial artery: clinical implications of injectable treatments to the nasolabial fold and nasojugal groove. Plast Reconstr Surg. 2014;133:1077-1082.

13

唇、口角、木偶纹、颏部、颞部填充物注射

Injection of Fillers to the Lips, Oral Commissures, Marionette Lines, Prejowl Area, and Temporal Region

David A. Sieber and Jeffrey M. Kenkel

概述

- 透明质酸是一种在人体组织中存在的糖胺聚糖聚合物，可以被透明质酸酶所酶解。

相关解剖

- 上唇动脉（SLA）在口角外上1～1.2cm处自面动脉分出（**图13-1A**）。
  - SLA斜向上方走行至唇红缘，在到达唇弓之前向下越过唇红缘。
  - 在上唇，SLA距皮肤表面3～8mm，在干湿黏膜交界处的口腔黏膜和口轮匝肌之间走行。
  - 与SLA相比，下唇动脉（ILA）的起始点和位置变异较多，其深度距离皮肤表面超过3mm。
- 颏孔通常位于第二前磨牙下方，有颏神经和颏动脉穿出（**图13-1B**）。
- 颞浅动脉（STA）的额支在颧弓上方2cm处的颞顶筋膜（TPF）内走行，在眉弓上方和额肌外侧缘全部走行至皮下层（**图 13-1C**）。
  - 颞中静脉位于颞浅脂肪垫内，在颧弓上方2cm处与颧弓平行走行。

病史与查体

- 有3个因素决定了唇部的吸引力和年轻化状态：
  - 白唇的形状和清晰度。
  - 唇弓的外形和突度。
  - 红唇的形状和体积。
- 年轻者常表现为唇形清晰，口唇饱满、突出。
- 年老者常白唇和唇弓分界不清，口唇变薄，口周出现皱纹。

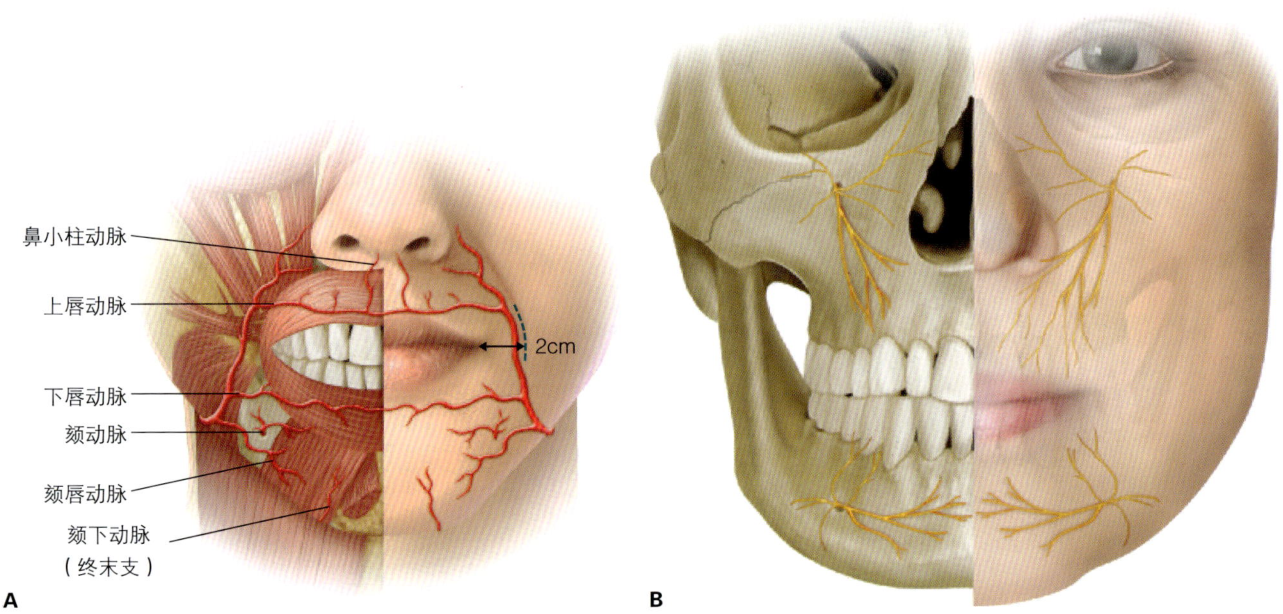

图13-1 **A.** 面动脉、上唇动脉和下唇动脉的走行及其与解剖学标志的关系。**B.** 颏孔与下颌缘的位置关系

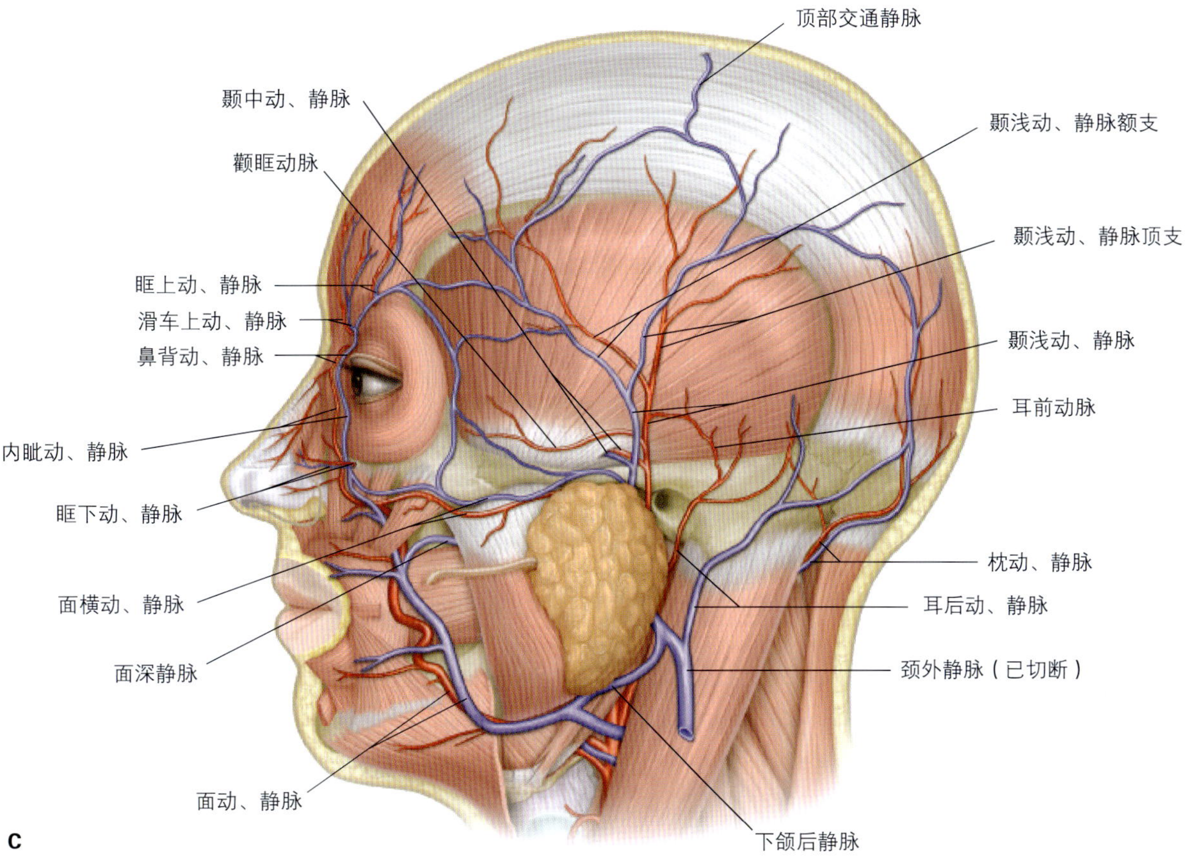

图13-1（续） C. 颞浅动脉、颞浅动脉横支和颞中静脉的位置

- 年老者还希望改变口角下垂、“悲伤”或“愤怒”样的口周外观。
- 年老者希望改变的其他异常表现包括双下颌、下颌缘周围皮肤和软组织松垂、颞部凹陷等。

非手术治疗

- 作者习惯应用透明质酸填充物进行注射填充。这种填充物可以自然降解，并且必要时可以通过透明质酸酶进行快速酶解。
- 治疗前局部应用表面麻醉药和冰敷均可以减轻注射时的疼痛感。
- 应用4%葡萄糖酸氯己定消毒治疗区皮肤。
- 可以使用30G锐针、27G锐针、25G钝针或27G钝针进行操作。
- 请患者采取舒适的端坐位。
  - 作者通常站在患者的一侧进行注射。

操作步骤

唇、口角、木偶纹填充物注射

术前准备

- 对于大多数透明质酸产品，作者使用螺旋锁定注射器（Luer-Lok tip syringe），并在填充物中加入含肾上腺素的0.5%利多卡因0.2mL，以收缩局部血管，减少术后淤血的发生。
- 作者习惯使用30G锐针进行唇部和木偶纹填充物的注射，可控制性较好。

唇部填充

- 如果需要填充白唇，通常由唇外侧边缘处开始注射。
  - 将注射针准确插入白唇下方的位置，采用顺行或逆行线性注射方法填充该区域。
  - 连续注射直至白唇的中线区，形成美观的白唇。
  - 每次注射量较少，一般不超过0.2mL。
- 之后采用线性注射技术改善唇部体积和突度。

操作步骤

- 针对唇部体积，将填充物注射于唇红缘处或其后方。
- 针对唇部突度，将填充物注射于白唇下方2mm的唇红处。
- 在唇弓中心处进行单针垂直注射，以形成更好的唇珠外形。
- 沿唇弓外侧缘进行填充物注射有助于更好地进行唇弓外侧边界的塑形。

口角填充

- 在口角下方进行三角形注射填充，以上抬口角，并填充软组织萎缩区域。
- 经常需要进行垂直交叉注射，而且在真皮深层填充效果更好。
- 针对放射状或垂直形口周纹，可以采用连续退针注射技术进行少量填充，注射层次位于真皮内平面。
- 轻柔按摩唇部和口角注射填充区，特别是口角部位患者更容易触摸到。
- 避免在口周过度按摩，否则可能导致唇部过度肿胀，并且肿胀时间延长。

木偶纹填充

- 木偶纹起于口角周围。
- 采用线性注射技术，将锐针插入真皮深层或皮下层，平行于木偶纹注射。一般在较浅的层次注射填充，直到达到理想的抚平效果。
- 根据局部凹陷程度，可酌情增加垂直交叉注射进行填充。
- 有些患者的木偶纹一直延伸至下颌缘，对此需要应用更大剂量的填充物进行填充。
- 对填充部位进行轻柔按摩，消除可触及的结节。

下颌前部填充物注射

- 对于大多数透明质酸产品，作者使用螺旋锁定注射器（Luer-Lok tip syringe），并在填充物中加入含肾上腺素的0.5%利多卡因0.2mL，以收缩局部血管，减少术后淤血的发生。
- 可以使用锐针进行多点注射填充，但是作者习惯应用钝针进行下颌前部填充物的注射。
- 治疗该区域时需要使用高弹性模量的填充物。
- 将非注射操作侧手的食指或拇指置于下颌下缘，确保填充平面不低于下颌下缘，避免下颌在垂直方向上被延长。
- 用锐针在需要矫正的下颌前部外侧制备进针口。
- 钝针由进针口进入，在皮下层沿下颌骨注射填充物。
- 在操作的整个过程中，非注射操作侧手的食指或拇指始终置于下颌下缘，确保钝针位置不能过低。
- 注射完成后，轻柔地按摩，消除可触及的结节。

颞部填充物注射

- 对于颞部填充注射，作者使用螺旋锁定注射器（Luer-Lok tip syringe），并在透明质酸填充物中加入含1∶100 000肾上腺素的0.5%利多卡因0.5mL。
- 填充物中加入肾上腺素可以收缩局部血管，减少术后淤血的发生。
- 操作时可以使用27G锐针、25G钝针或27G钝针。作者习惯使用27G锐针进行颞部填充。
- 在颞部可以进行浅层或深层注射，作者习惯进行深层注射。
- 进针点位于颞嵴上1cm、外侧1cm处。
- 注射针直达骨面，填充物注射于骨膜表面，推注填充物，直至达到理想的外观。
- 轻压发际线，有助于保持填充位置靠前，更容易看出效果。
- 注射后轻柔地按摩，使颞部平滑、匀称。

要点与难点

唇、口角、木偶纹	■ 唇部动脉走行于口腔黏膜与口轮匝肌之间，注射过程中需要牢记这一解剖学特点，将有助于减轻术后瘀斑和避免误入血管。 ■ 上唇动脉通常在上唇外侧1/3处穿过白唇，在这一部位注射时层次要浅，以防损伤这一血管。 ■ 正确注射填充后将有效改善唇部的突度、体积和分界。 ■ 口角部体积丧失非常多见，可以通过注射填充物得到有效的纠正。 ■ 治疗前必须告知患者，注射后7～10天内有可能触及填充物。
下颌前部	■ 这一部分纤维组织较多，穿过钝针时阻力较大。如果有多个进针口，治疗后需要轻柔地按摩，以达到各部位形态的均一效果。 ■ 注射中避免损伤颏神经。
颞部	■ 注意避免损伤浅表静脉，否则会导致不必要的出血和淤青。

术后注意事项

- 治疗后赠送冰袋，患者回家冰敷，以减少肿胀或淤青。
- 患者在注射后数小时内应保持头部抬高，4h内不能运动。

治疗效果

- 填充物注射后可以增加唇部体积，改善唇部外形，消除口周放射状走行的皱纹，同时补充口角容量，纠正下颌前部和颞部凹陷（**图13-2～图13-5**）。
- 唇部和口周注射填充后，也可以相对减轻鼻唇沟和木偶纹的严重程度（**图13-3**）。

并发症

- 应告知患者治疗后可能出现的异常表现，包括出血、淤青、面部不对称等，透明质酸一旦注射入血管，可能导致面部组织坏死和/或失明。

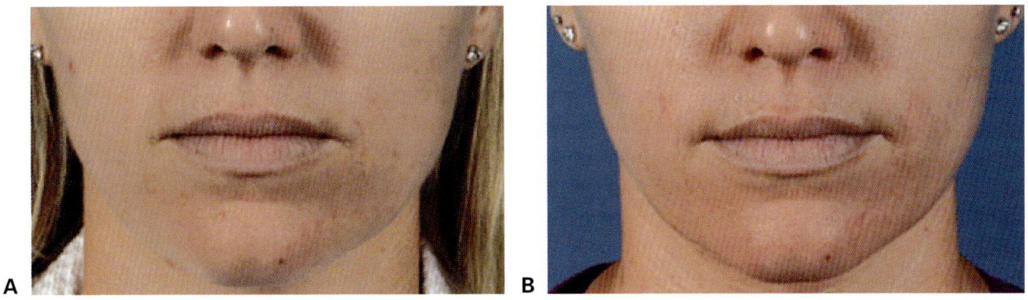

图13-2 一位34岁女性患者，注射填充治疗前（**A**）和治疗后（**B**）外观。注射部位是口周纹处，注射填充物为1mL乔雅登Ultra Plus

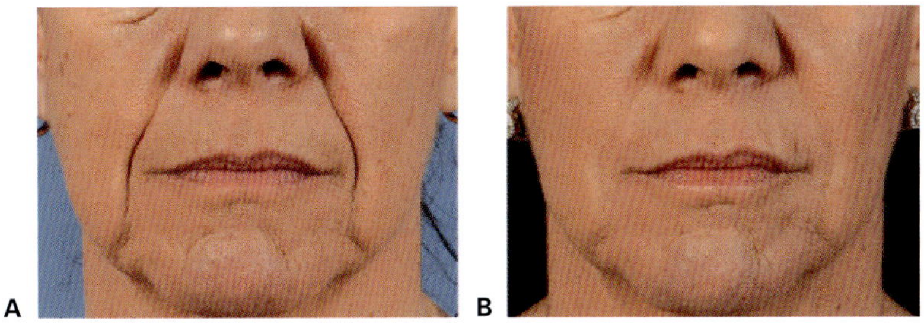

图13-3 一位50岁女性患者，注射填充治疗前（**A**）和治疗后（**B**）外观。注射部位是唇部、鼻唇沟、木偶纹，注射填充物为2mL瑞蓝Silk

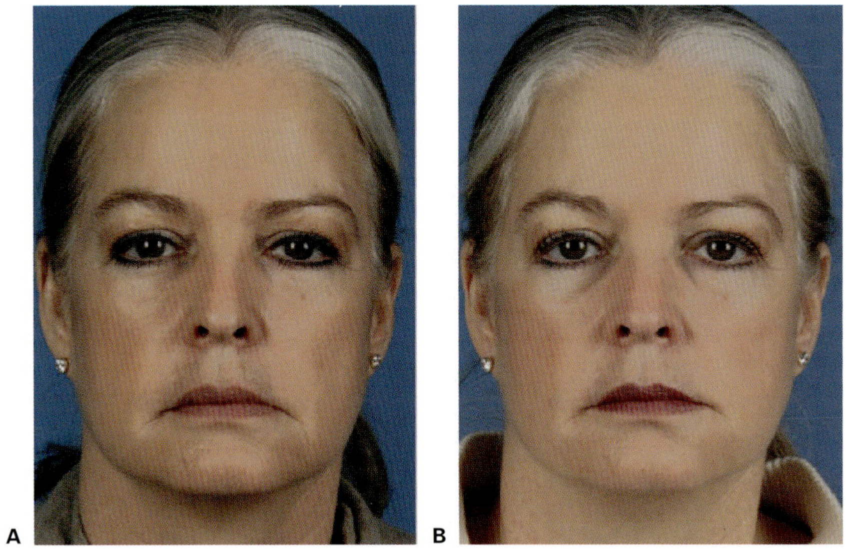

图13-4 一位62岁女性患者，注射填充治疗前（A）和治疗后（B）外观。注射部位是下颌前部，注射填充物为0.5mL瑞蓝。

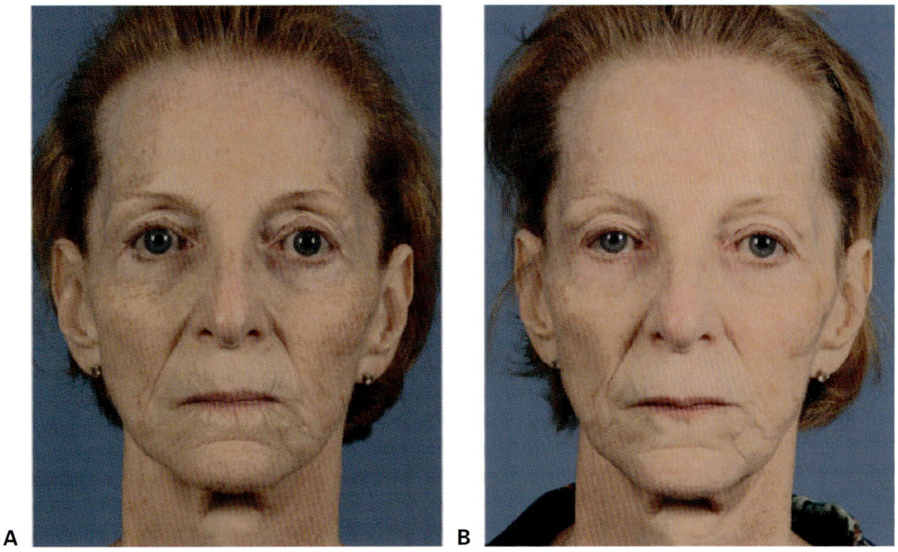

图13-5 一位66岁女性患者，注射填充治疗前（A）和治疗后（B）外观。第一个注射部位是颞部/眉外侧区，注射填充物为0.5mL瑞蓝Lyft；另一个注射部位是唇部/口周区，注射填充物为1mL瑞蓝Silk；第3个注射部位是下颌前部，注射填充物为0.4mL瑞蓝Lyft

参考文献

[1] Magden O, Edizer M, Atabey A, et al. Cadaveric study of the arterial anatomy of the upper lip. *Plast Reconstr Surg*. 2004;114:355-359.

[2] Tansatit T, Apinuntrum P, Phetudom T. A typical pattern of the labial arteries with implication for lip augmentation with injectable fillers. *Aesthetic Plast Surg*. 2014;38:1083-1089.

[3] Al-Hoqail RA, Meguid EM. Anatomic dissection of the arterial supply of the lips: an anatomical and analytical approach. *J Craniofac Surg*. 2008;19:785-794.

[4] Pinar YA, Bilge O, Govsa F. Anatomic study of the blood supply of perioral region. *Clin Anat*. 2005;18:330-339.

[5] von Arx T, Friedli M, Sendi P, et al. Location and dimensions of the mental foramen: a radiographic analysis by using cone-beam computed tomography. *J Endod*. 2013;39:1522-1528.

[6] Lee JG, Yang HM, Hu KS, et al. Frontal branch of the superficial temporal artery: anatomical study and clinical implications regarding injectable treatments. *Surg Radiol Anat*. 2015;37:61-68.

[7] Trussler AP, Stephan P, Hatef D, et al. The frontal branch of the facial nerve across the zygomatic arch: anatomical relevance of the high- SMAS technique. *Plast Reconstr Surg*. 2010;125:1221-1229.

[8] Jung W, Youn KH, Won SY, et al. Clinical implications of the middle temporal vein with regard to temporal fossa augmentation. *Dermatol Surg*. 2014;40:618-623.

[9] Surek CC, Guisantes E, Schnarr K, et al. "No-touch" technique for lip enhancement. *Plast Reconstr Surg*. 2016;138:603e-613e.

14

鼻部填充物注射

Injection of Filler to the Nose

T. Jonathan Kurkjian, Jamil Ahmad, and Rod J. Rohrich

概述

- 鼻部容量缺失分为先天性和后天性。
- 鼻部术后畸形也可能需要进行注射填充治疗。

相关解剖

- 鼻部解剖层次由深到浅依次为黏膜衬里、骨软骨支架、黏骨膜层、皮下脂肪层、皮肤层。
- 外鼻美容亚单位包括：鼻背、鼻侧壁、鼻尖、软组织三角、鼻翼和鼻小柱（**图14–1**）。
- 鼻部血运来自颈内和颈外动脉系统，前者为眼动脉，后者为面动脉。动脉呈拱形，分布于浅表肌肉腱膜系统层。皮下血管网位于真皮层深面，层次较浅。

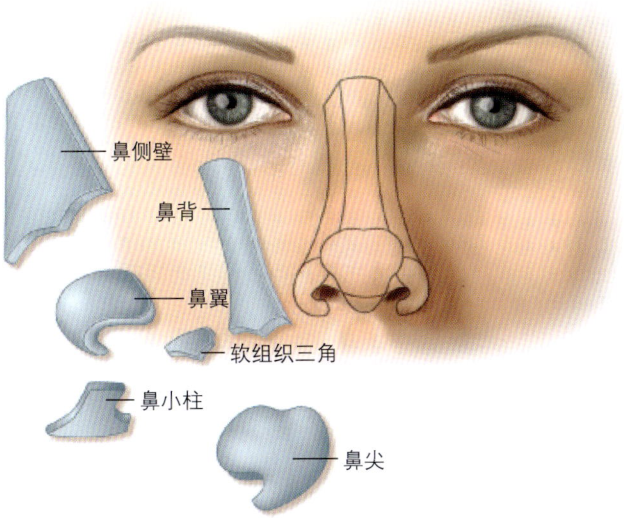

图14–1 外鼻美容亚单位包括鼻背、鼻侧壁、鼻尖、软组织三角、鼻翼和鼻小柱

病史与查体

- 治疗前必须详细地了解病史和认真地查体。
- 与患者充分沟通美容诉求对于制定合理的治疗方案至关重要。
- 查体时必须进行详细的鼻部美学分析，确定鼻部特殊的畸形表现，并且必要时需要进行内鼻检查。
- 询问并记录鼻部外伤史、手术史、软组织填充物注射史。详细检查局部手术瘢痕情况有助于掌握既往的手术情况。
- 评估鼻部皮肤厚度和瘢痕情况，便于制定更为安全的填充物注射方案。

照相

- 治疗前进行高像素数码照相，照相体位包括正位、左侧位、右侧位、左斜侧位、右斜侧位、仰视位。
- 可以应用图像分析软件在治疗前进行注射后效果的模拟。
  - 术前模拟对于有较强期望值的患者有一定的效果。
  - 虽然术前模拟可以使患者参与治疗方案的制定，但是需要充分告知，模拟的效果并不完全等同于治疗后的效果。

治疗过程

术前设计

- 明确患者的用药史，避免服用影响凝血机制的药物，以防增加术后出血。
- 准备术前照片，治疗前和治疗过程中重新进行评估。

- 一般使用透明质酸填充物，如瑞蓝（Medicis，Scottsdale，AZ）、乔雅登（Allergan，Irvine，CA）等。不建议使用颗粒状填充物，如Sculptra（Valeant，Bridgewater，NJ）、Radiesse（Merz，San Mateo，CA）等。
- 在选择透明质酸填充物的种类时，需要结合鼻部美容亚单位的特点。
  - 瑞蓝透明质酸交联度较高，亲水性低，适用于鼻背和鼻侧壁。
  - 乔雅登Ultra和乔雅登Ultra Plus注射之后在几天内均可以保持良好的可塑性，因此适用于鼻尖和鼻翼的填充。

体位

- 请患者坐在高度和宽度适宜的治疗椅上，以便在治疗过程中不必调整座位。在通常情况下，治疗时足部略抬高，椅背略向后倾斜。

入路

- 经皮入路可以更好地保证无菌，为治疗时首选。与之相对应的经黏膜入路很少使用。

操作步骤

- 对于一些患者有可能需要进行局部麻醉。局部麻醉用药使用加入肾上腺素的1%利多卡因注射液，行双侧三叉神经上颌分支阻滞麻醉。加入血管收缩剂有助于减少血管内注射的风险，但是也可能影响皮肤血管危象的识别。
- 注射前对治疗区域进行正确消毒，以避免发生治疗后感染。需要去除所有面部妆容，之后用氯己定消毒液彻底消毒。
- 每次注射前均需要进行回抽操作，以防止注射入血管，继而引起组织坏死甚至失明等并发症。
- 要注意保持小剂量、低压力的注射方式，以防止外观异常或误入血管。注射时要保证足够的深度，避免触及填充物或注射入血管。
- 注射后进行轻柔按摩有助于填充物分布均匀。
- 注射后需等待15min再确定最终的效果，在这段时间里填充物会在组织内得到充分的扩散。
- 在整个治疗过程中要始终关注皮肤的颜色和张力，以此了解皮肤血运状况。
- 控制注射的总剂量，防止压力性坏死。
- 鼻部注射时需要根据亚单位进行填充，这样才能达到理想的效果。

鼻背部注射

- 通常采用线性注射的方式进行，目的是形成笔直的鼻背部外形。沿鼻背长轴插入注射针，根据鼻背部美容线进行注射，以获取更为理想的鼻部外观。注射层次位于鼻骨骨膜和软骨膜表面，防止注射过浅，继而能够看出或是触摸到填充物（**图14-2**）。

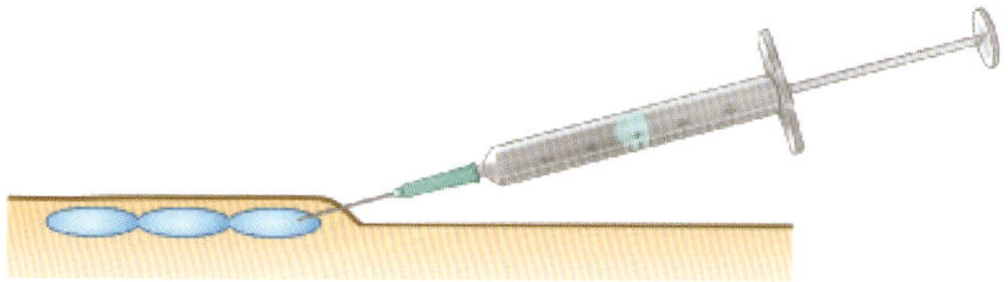

图14-2 通常采用线性注射的方式进行。注射针插入鼻背部全程，退针均匀注射

鼻侧壁注射

- 由于部位的特殊性，注射时需要特别注意避免填充物进入血管。由于鼻侧壁相对较为平坦，因此通常采用垂直交叉注射的方式进行，以达到较为均一的外观。将注射针与鼻侧壁平行注入，注射层次位于骨膜上平面（**图14-3**）。

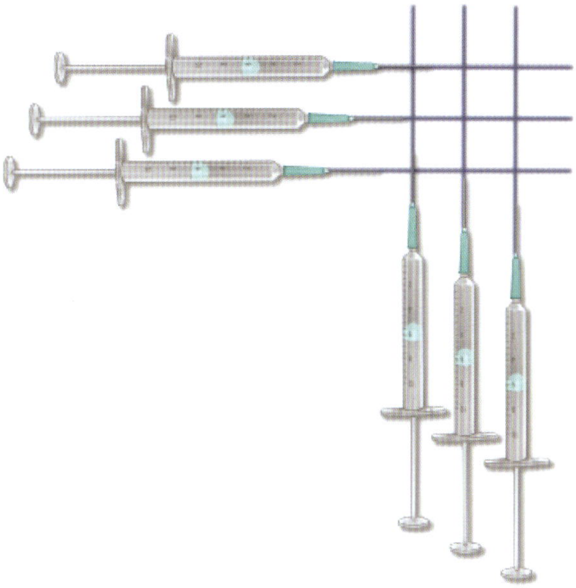

图14-3 通常采用垂直交叉注射的方式进行，呈网格式注射，以便于在平坦的鼻侧壁上获得较为平滑的外观

鼻尖/鼻翼部注射

- 通常采用填充物微滴连续注射的方式进行。注射过程中需要特别注意鼻尖部皮肤的状况。如果出现任何程度的发白，则说明压力过大影响了局部的血运（**图14-4**）。
  - 不能沿鼻翼沟填充，以免注射入侧鼻动脉。
  - 为了避免外形不佳，填充物应该在较深的层次注射，并且不能沿鼻翼缘注射。

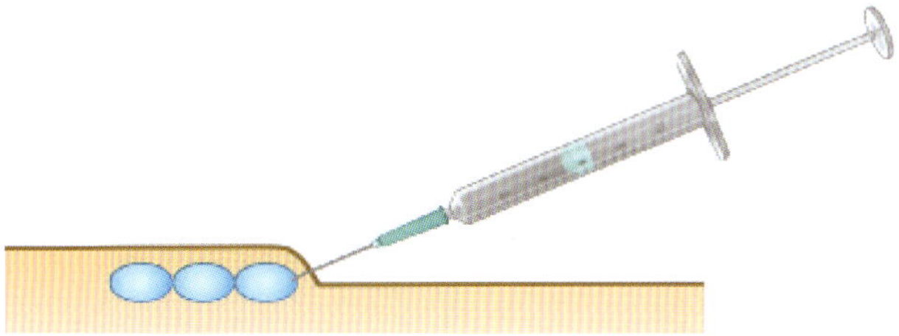

图14-4 微滴连续注射技术。锐针插入较浅的层次，每次推注一小滴，以保证最精准的注射

要点与难点	
临床评估	■ 准确的临床评估对于保证美容效果至关重要。
填充物选择	■ 透明质酸是最安全和最有效的鼻部填充材料。 ■ 瑞蓝较适用于鼻背和鼻侧壁的注射填充。 ■ 乔雅登较适用于鼻尖和鼻翼部的注射填充。
操作技术	■ 对于每一个鼻部亚单位都需要特定的注射技术，目的是更为精准地注射，并且达到可重复的填充效果。 ■ 必须在注射前回抽，以减少填充物注射入血管的风险。
组织坏死	■ 必须时刻关注皮肤是否有血运不佳的表现，其原因可能是填充物误入血管，也可能是局部压力过大。 ■ 对有既往手术史的患者进行鼻部注射的操作者需要有更为丰富的注射经验，并且需要对局部血液循环状况的改变有清晰的认识。

术后注意事项

- 治疗后2周内避免压迫注射部位，以防影响美容效果。
- 注射后24h内避免运动、饮酒、服用阿司匹林等药物，以减少局部淤青的发生风险。

治疗效果

- 填充效果与注射前的临床评估密切相关。
- 临床应用结果显示，与其他部位填充物注射后持续时间较短不同，在鼻部注射乔雅登Ultra/Ultra Plus或瑞蓝后，效果可以维持2～3年（**图14-5～图14-7**）。

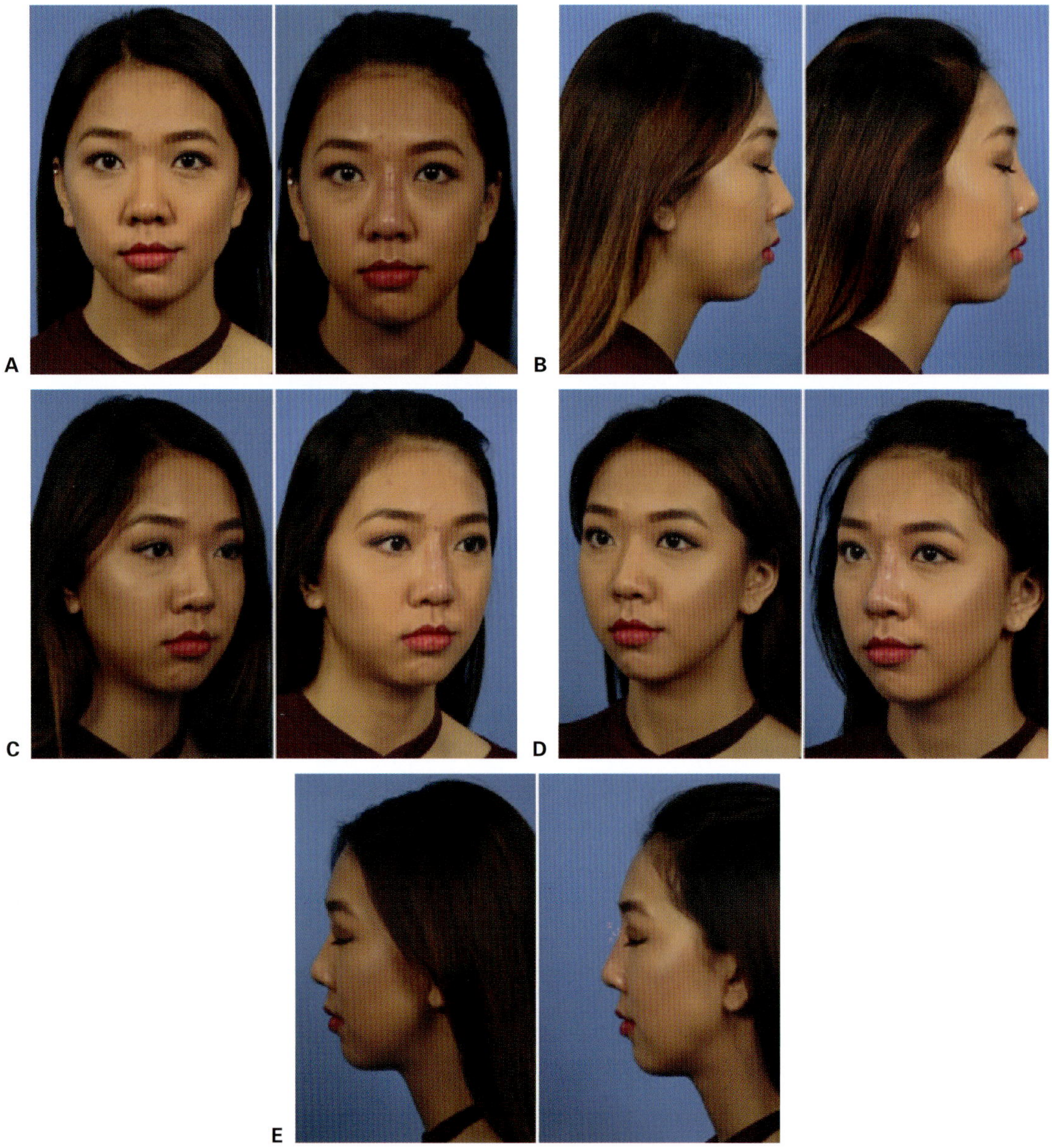

图14-5 一位19岁女性患者，鼻根低平，鼻背突度不足。鼻背部和鼻根部注射瑞蓝0.8mL，鼻尖部注射乔雅登0.1mL。**A～E.** 左侧为注射前外观，右侧为注射后外观

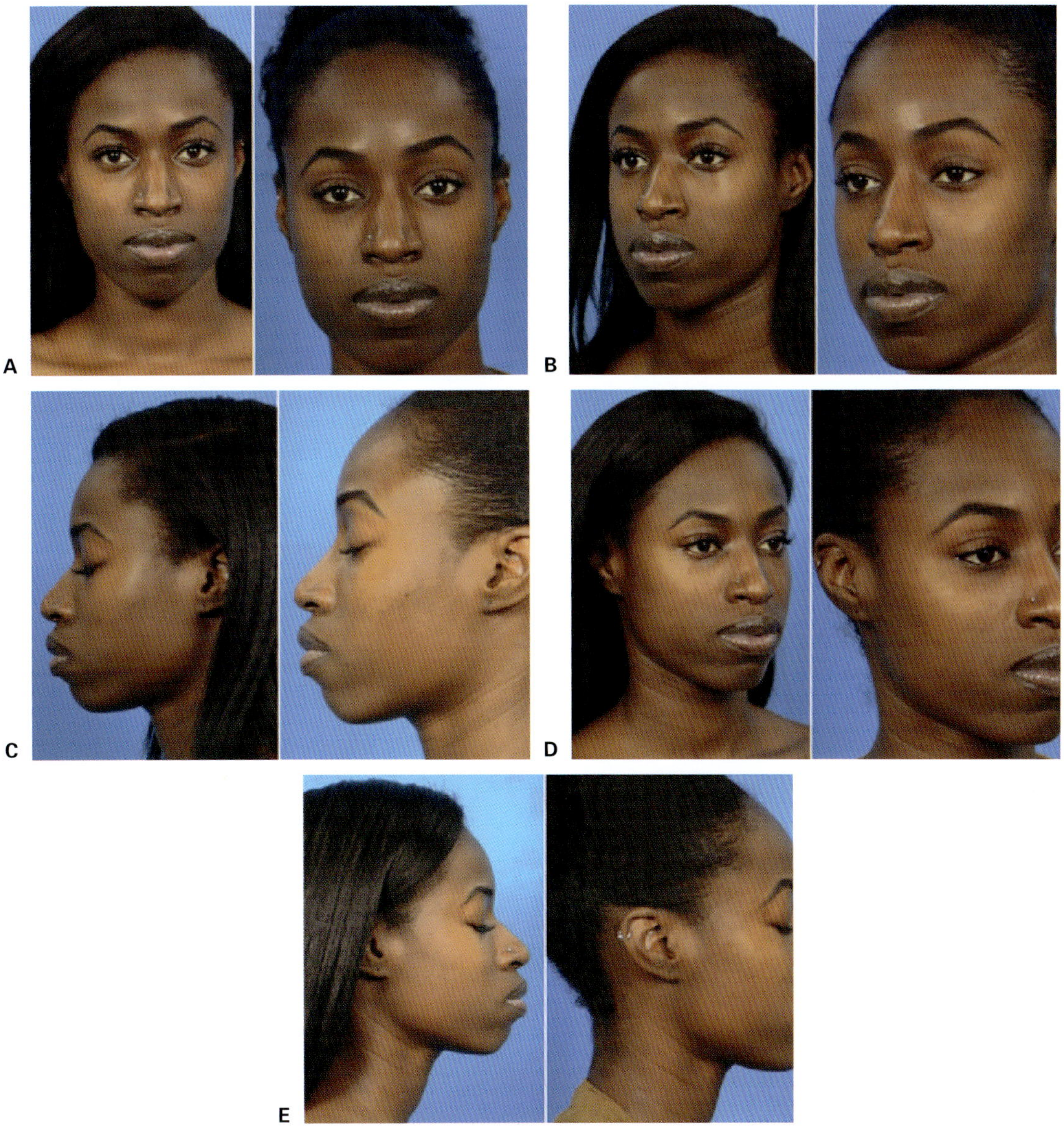

图14-6 一位26岁女性患者，鼻背部不对称伴低平。左侧鼻侧壁注射瑞蓝0.3mL，右侧鼻侧壁注射瑞蓝0.2mL，鼻根和鼻背注射瑞蓝0.5mL。
A～E. 左侧为注射前外观，右侧为注射后外观

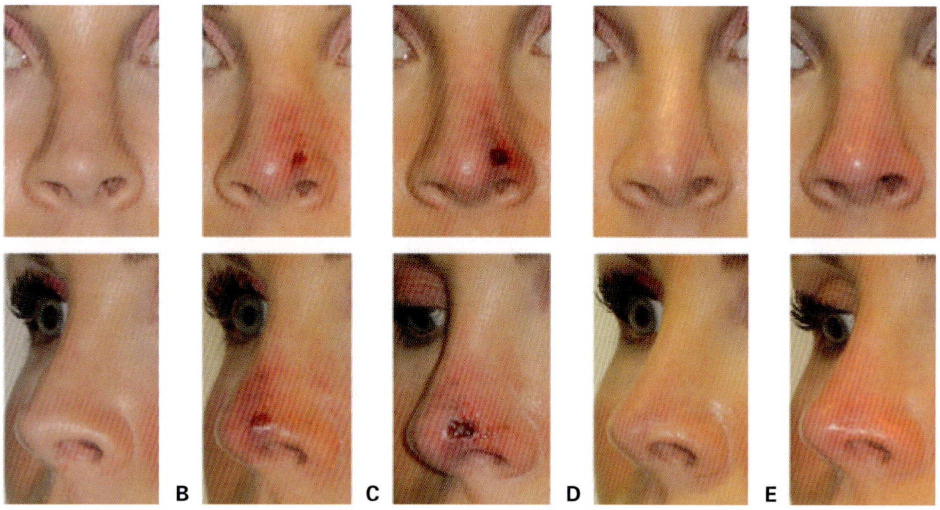

图14–7 组织坏死的治疗。一位36岁女性，曾行8次鼻部手术。注射填充前表现为鼻尖部不对称，右侧鼻尖–鼻翼联合区形态不佳，鼻尖过小。治疗方法是，右侧鼻尖–鼻翼联合区注射乔雅登0.1mL，左侧鼻尖–鼻翼联合区注射乔雅登0.2mL。**A.** 治疗前外观。**B.** 注射6天后出现组织坏死的表现。在10min内分3次注射透明质酸酶，注射总量为30U，注射液体为1.5mL 2%利多卡因，注射部位为鼻尖、鼻翼、鼻背和鼻侧壁。同时请患者每日口服81mg阿司匹林，局部外用硝酸盐软膏，辅助高压氧治疗12次。**C.** 注射8天后组织坏死量最大时的表现。**D.** 注射6个月后的表现。**E.** 再次注射填充治疗。右侧鼻尖–鼻翼联合区注射乔雅登Refine 0.1mL，左侧鼻尖–鼻翼联合区注射0.05mL，分两期注射，间隔4周。从此例可以看出，组织坏死的发生与填充物的种类和体积有关（From Kurkjian TJ, Ahmad J, Rohrich RJ. Soft–tissue fillers in rhinoplasty. Plast Reconstr Surg. 2014;133:121e–126e, with permission）

参考文献

[1] Millard DR Jr. Aesthetic reconstructive rhinoplasty. *Clin Plast Surg*. 1981;8(2):169-175.

[2] Kurkjian TJ, Ahmad J, Rohrich RJ. Soft tissue fillers in rhinoplasty. *Plast Reconstr Surg*. 2014;133(2):121e.

[3] Rohrich RJ, Ghavami A, Crosby MA. The role of hyaluronic acid fillers (Restylane) in facial cosmetic surgery: review and technical consider- ations. *Plast Reconstr Surg*. 2007;120(Suppl 6):41S-54S.

第3部分　面部脂肪移植

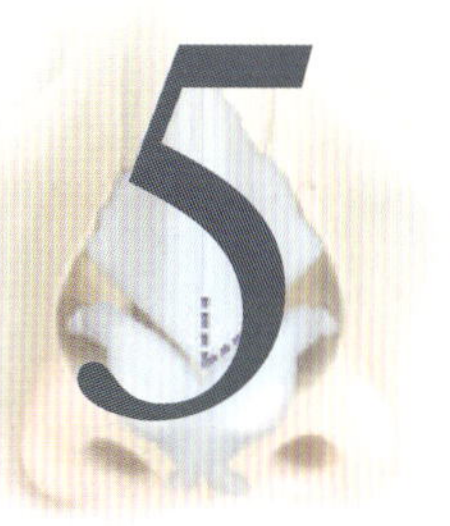

15

脂肪移植在面部上提术中的应用

Fat Grafting at the Time of Face-Lifting

Sammy Sinno and James M. Stuzin

概述

- 随着年龄的增长，面部会出现许多复杂的问题。
- 面部脂肪下移、容量减少、面部中心部位以外的脂肪组织过度增大等造成面部衰老的改变。
- 面部上提术是通过手术的方法使面部脂肪重新复位，恢复年轻时的面部轮廓。但是，仅通过面部提升手术并不能改善衰老造成的面部脂肪容量缺失的问题。
- 自体脂肪移植术已成为大多数医生进行面部年轻化的常规手术治疗。除了治疗容量缺失外，脂肪移植还能使随年龄增长出现的面部各区域之间较为明显的分界变得平滑饱满。

相关解剖

- 既往研究已经明确了面部脂肪室的解剖特点，这些部位也是脂肪移植的理想位置。
- 颧深脂肪室是近年来发现的解剖结构，它是一个深层的容量支持结构，位于表情肌深层和眶骨骨膜及前颊部浅层。深层脂肪系统为下睑和前颊部年轻化提供了容量支撑结构。
- 颧深脂肪室内侧部分位于梨状孔旁，在年轻时与前颊部在口周区融为一体。颧深脂肪室中央部分紧贴颊脂垫的颊侧延伸部分，使外颊部和前颊部平滑过渡。对于颧深脂肪室的填充，是纠正深层容量减少，恢复年轻化外观的关键。

病史与查体

- 在衰老过程中，通常会出现深层和浅层颧部脂肪室容量的减少，导致中面部美学亚单位之间出现明显的分界。下睑向颊部下移，形成眶下区“V”形畸形。
- 鼻唇沟加深，很多患者在外颊和前颊过渡区出现明显的分界。所有这些特征均为颧部深层容量丧失的表现。
- 其他可能需要进行容量增加的区域包括口周区、颞区、泪沟、下颌前沟。

影像学检查

- 除常规术前检查外，无须进行特殊的影像学检查。

治疗过程

术前设计

- 请患者准备年轻时的照片。随着年龄增长而容量持续减少的多个面部脂肪室是脂肪移植的靶向区域。
- 需要特别注意深层脂肪室容量减少的患者。
- 预先估计面部脂肪移植所需的脂肪量。
- 选择适宜的脂肪移植供区（腹部、大腿、臀部等）。
- 必须告知患者并不是所有移植的脂肪都能存活，术后6～12个月需要再次手术，以达到最佳的脂肪移植效果。

体位

- 治疗过程中患者取仰卧位。

入路

- 脂肪移植的时机可以是面部上提术之前或术后即刻。面部上提术前进行脂肪移植的优点是可以减少组织损伤和肿胀。面部上提术后进行脂肪移植的优点是在脂肪移植前可以看到手术复位后的效果，并且避免在术中组织分离时造成移植后的脂肪发生移位。

面部上提术同期行脂肪移植

脂肪获取

- 脂肪获取的关键是尽可能以轻柔的方式获取脂肪组织。
- 应用科尔曼技术进行脂肪组织制备操作。
- 常见脂肪供区包括腹部、大腿和臀部。
- 用含1：200 000肾上腺素的稀释的利多卡因进行脂肪供区浸润麻醉。
- 用11号刀片做皮肤进针口。
- 用吸脂管连接10mL注射器进行脂肪抽吸，获取脂肪组织（**图15–1**）。

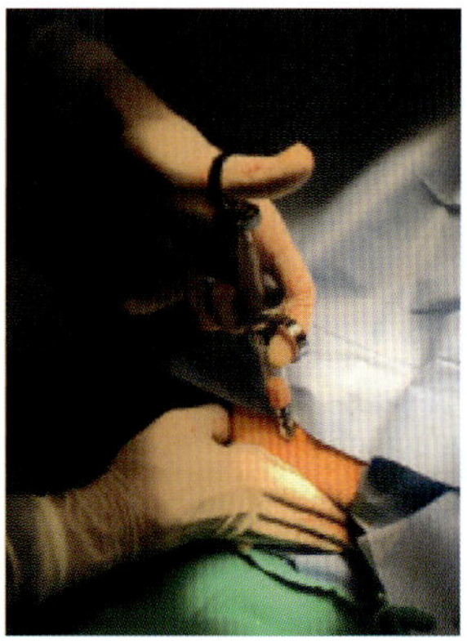

图15–1 脂肪获取方法

脂肪处理

- 用Luer Lock塞封闭注射器末端，将注射器放置于离心机中，配平，以3000r/min离心3min（**图15–2A**）。
- 离心后，用棉签去除最上面的油脂层（含破裂的脂肪细胞），拧开Luer Lock塞，去除最下面的液体层（含血液和局部麻醉液），留下脂肪组织层（**图15–2B**）。
- 将脂肪组织转移至1mL注射器中备用（**图15–2C**）。

脂肪移植

- 使用18G锐针制备进针口。
- 使用1mL注射器和27G带侧孔钝针进行脂肪移植（**图15–3**）。
- 采用低压持续推注、多个小脂肪滴、多隧道注射的方式进行脂肪移植。

不同解剖部位的注射

- 颧深脂肪室：
  - 尽管在面部上提术中可以将颧部浅层脂肪组织复位至容量减少部位，但是很难将脂肪组织重新复位到深层脂肪室中。

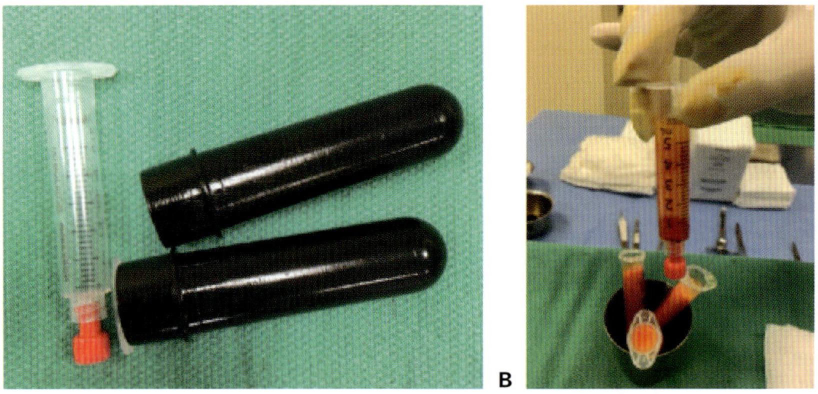

A B

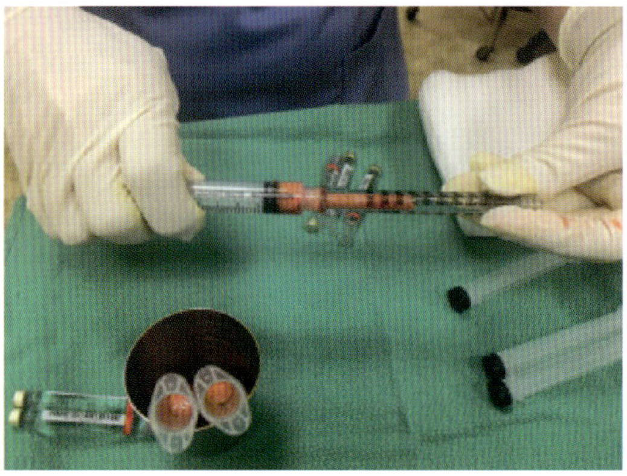

图15–2 **A.** 用Luer Lock塞封闭注射器末端，离心。**B.** 离心后破裂的脂肪细胞位于最上层，血液和局部麻醉液位于最下层，供移植用的脂肪组织位于中间层。**C.** 将脂肪组织转移至1mL注射器中

C

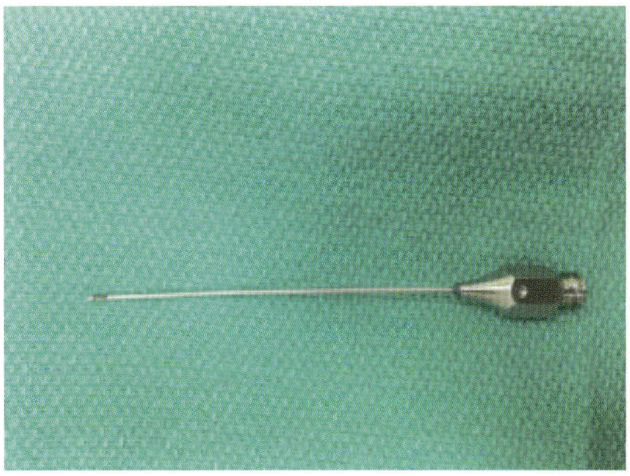

图15-3 注射时使用的带侧孔的钝针

- 基于以上原因，需要针对深层脂肪室进行额外的脂肪填充。作者通常采用鼻翼基底部入路进行脂肪填充。
- 一般根据脂肪室容量缺失的严重程度填充1～3mL脂肪组织，注射层次位于骨膜表面（**图15-4**）。

- 颧部浅层和外侧脂肪室：
  - 尽管这个部位通常通过外科手术复位来解决，但是注射移植1～3mL的脂肪组织可以更好地增加颧部的突度。
- 鼻唇沟：
  - 根据鼻唇沟的深度，在鼻唇沟处皮下层和骨膜上层注射移植1～2mL脂肪组织。
  - 注意避免注射至角动脉（内眦动脉）。
- 颞部：
  - 颞部会随衰老出现明显的凹陷。
  - 此处需要较大量的脂肪移植，通常需要3～5mL，也可能超过5mL，注射层次位于骨膜上层。
- 泪沟和睑颊交界区：
  - 在解剖学上泪沟是有较大难度的注射区域。
  - 在这个部位进行注射的美学目标是恢复面部各亚单位之间平滑的过渡，消除因衰老造成的明显分界。
  - 将脂肪组织直接注射至泪沟处，体积一般不超过0.5mL，注意避免造成不平整的外观。
  - 在睑颊交界区注射1mL脂肪组织，实现自然的过渡。
- 下颌前沟：
  - 在下颌前沟骨膜上层注射1～2mL脂肪组织，以形成清晰的下颌缘（**图15-5**）。
- 唇部：
  - 唇部脂肪填充后可以获得明显的口周年轻化外观。
  - 由口角处进针注射，脂肪注射体积1～2mL。

皮肤缝合

- 注射完成后，用4–0缝线缝合所有皮肤进针口。

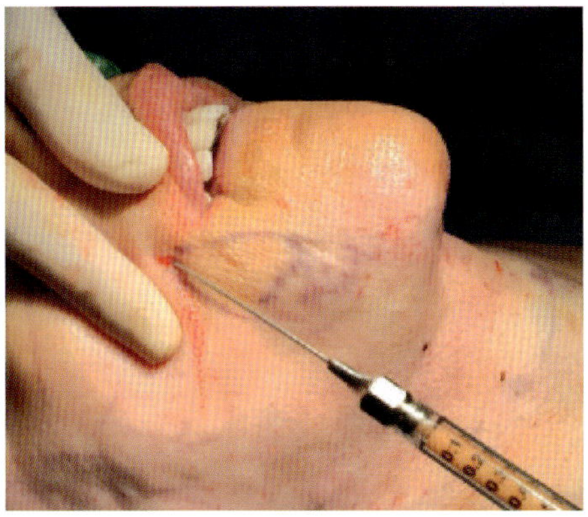

图15-4 脂肪移植至颧深脂肪室

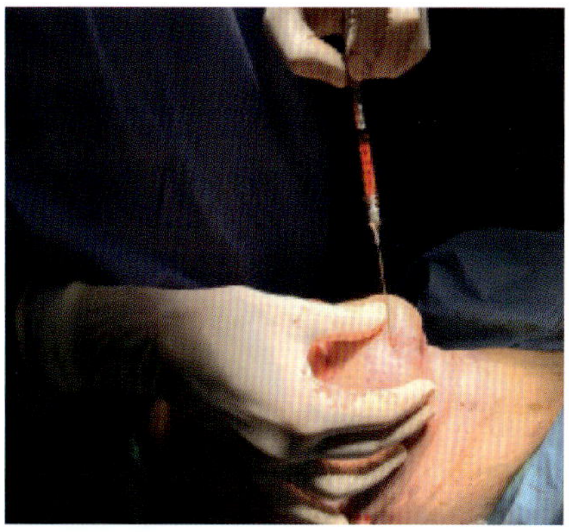

图15-5 脂肪移植至下颌前沟

要点与难点

美容评估	■ 单纯面部上提术无法解决增龄性颧深脂肪室容量减少的问题。 ■ 在面部上提术的同时进行脂肪移植主要解决两个问题：一是特殊部位的容量减少（如颧深脂肪室）；二是随年龄增长出现的相邻解剖部位之间的明显分界问题。
脂肪获取	■ 脂肪可以由腹部、大腿或臀部获取。
脂肪处理	■ 应用科尔曼技术进行脂肪组织制备操作，通过离心去除油脂、血液和局部麻醉液。
脂肪移植	■ 采用低压持续推注、多个小脂肪滴、多隧道注射的方式进行钝针操作脂肪移植。 ■ 避免注射过浅，以防止表面不平整。 ■ 泪沟注射时格外小心。 ■ 掌握注射局部血管走行规律，防止脂肪注射入血管导致严重的并发症。
再次移植	■ 一般情况下，脂肪移植1年后的存活率是50%～60%。 ■ 治疗3个月后就可以再次进行脂肪移植，但是最好在6～12个月后再进行下一次脂肪移植。

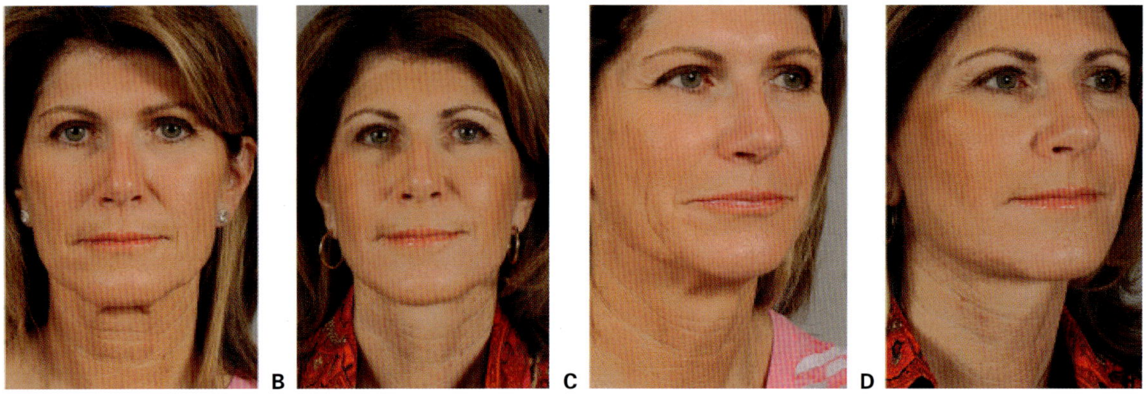

图15-6　A～D. 一位54岁女性，接受了扩大SMAS悬吊面部上提术，同时在颧深脂肪室中央区注射3mL脂肪，颧深脂肪室外侧部注射2mL脂肪。术后下睑、前颊区、侧颊区过渡自然，浅层脂肪与深层脂肪得到良好融合

术后注意事项

- 睡觉时头部抬高有助于减轻术后肿胀。
- 按照面部上提术后常规进行治疗。
- 不建议进行深部按摩，以防移植脂肪移位。

治疗效果

- 面部上提术通过组织复位，实现面部轮廓的改变和组织容积最高点的调整。脂肪移植术通过增加脂肪容量，纠正面部组织缺失。两者相结合可能达到更为理想的美容效果（**图15-6**）。
- 再次脂肪填充或填充注射可以在3～6个月后进行。
- 再次脂肪填充手术通常在镇静麻醉下进行。

并发症

- 外观异常（最为常见）。
- 脂肪坏死。
- 感染。
- 脂肪非自然生长。
- 组织坏死（少见）。
- 脂肪注射入血管。

参考文献

[1] Sinno S, Mehta K, Reavey PL, et al. Current trends in facial rejuvena- tion: an assessment of ASPS members' use of fat grafting during face lifting. *Plast Reconstr Surg*. 2015;136(1):20e-30e.

[2] Rohrich RJ, Pessa JE. The retaining system of the face: histologic evalu- ation of the septal boundaries of the subcutaneous fat compartments. *Plast Reconstr Surg*. 2008;121(5):1804-1809.

[3] Rohrich RJ, Pessa JE. The fat compartments of the face: anatomy and clinical implications for cosmetic surgery. *Plast Reconstr Surg*. 2007;119(7):2219-2227.

[4] Gierloff M, Stohring C, Buder T, et al. Aging changes of the midfacial fat compartments: a computed tomographic study. *Plast Reconstr Surg*. 2012;129(1):263-273.

[5] Coleman SR. Structural fat grafting. *Aesthetic Surg J*. 1998;18(5): 386, 388.

[6] Rohrich RJ, Arbique GM, Wong C, et al. The anatomy of suborbicu- laris fat: implications for periorbital rejuvenation. *Plast Reconstr Surg*. 2009;124(3):946-951.

第4部分　面部激光焕肤

16

面部激光焕肤技术

Techniques for Laser Resurfacing of the Face

Daniel A. Belkin and Roy G. Geronemus

概述

- 随着年龄的增长，皮肤的支撑结构胶原蛋白、弹力蛋白和透明质酸会逐渐减少，皮肤变得松弛，皮肤冗余、皱褶明显、纹理不均匀。皮肤老化受到外源性因素的影响，其中较为重要的因素包括长期日光暴露和吸烟等，这些因素均促进皱纹产生和色素沉着。
- 面部焕肤可以通过磨削手术、化学焕肤术、应用能量装置（射频和等离子体）和激光等技术来实现，激光技术是本章所要介绍的内容。激光焕肤技术可以刺激皮肤胶原蛋白的合成，改善浅表皱纹、色素沉着和皮肤的整体质量。

相关解剖

- 对于激光焕肤技术的组织学基础已经得到深入研究，并根据具体使用的激光或设备的不同而进行了分类。
- 激光可以分为剥脱性激光和非剥脱性激光，还可以分为点阵激光和连续激光。
  - 剥脱性激光通过光束周围的热损伤和热凝固使治疗区域皮肤汽化，而非剥脱性激光不产生汽化的情况，仅产生热损伤。
  - 点阵激光是在治疗区域内产生小柱状损伤，柱与柱之间留下大片未受影响的皮肤区域，而不是一次性损伤整个治疗区域（**图16–1**）。

治疗原理

- 激光焕肤通常使用近、中红外波段的波长，以水作为目标靶点。因此，损伤可以达到任何厚度的皮肤。损伤的深度和程度由激光的波长（nm）和输出功率（J/cm^2）共同决定。
- 损伤一旦产生，组织会很快通过真皮内成纤维细胞的伤口愈合反应合成新的胶原蛋白，皮肤附属物中的干细胞会重新分化形成表皮组织。

病史与查体

- 治疗前应了解患者的期望、皮肤质量（包括Fitzpatrick皮肤分型）及相关病史。
- 病史：
  - 患者应该对美容效果有着合理的期望值，其希望解决的问题应该属于治疗的适应证。患者需要充分了解激光焕肤可能发生的副作用，并且能够保证治疗后有足够的休息时间（具体休息时间依治疗项目而定，见表16–1）。
  - 应询问局部和口服药物史，并了解药物过敏史。

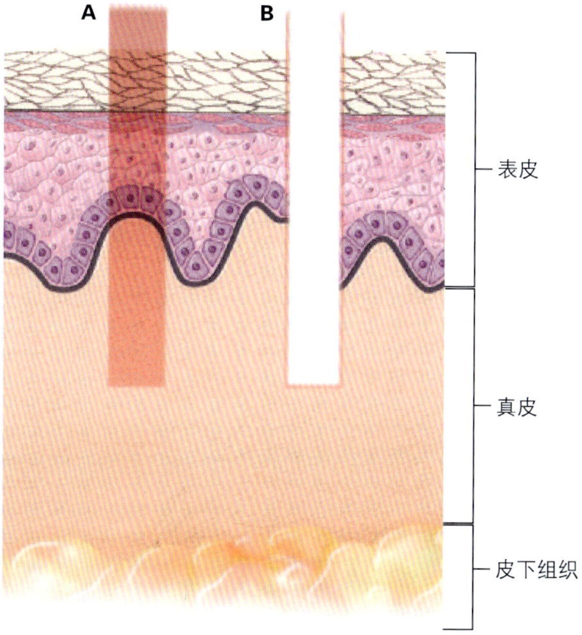

图16–1　点阵激光原理图。愈合是通过损伤柱之间组织区域内的干细胞来进行的。损伤的原理可以是热凝作用（**A**），也可以是剥脱作用（**B**）

表16-1 代表性的激光焕肤设备及其应用方案

设备名称	类别	介质	波长/nm	皮肤分型	术前准备	术前用药(全面部)	适应证	休工期	术后护理	常见并发症
Fraxel dual (Solta)	点阵激光 非剥脱性激光	铥/铒玻璃	1927/1550	Ⅰ～Ⅲ	1h，利多卡因/丙胺卡因外用	抗单纯性疱疹病毒药物、泼尼松	光损伤、细纹、毛孔粗大、皮肤淡斑、皮肤色调和纹理灰暗、痤疮瘢痕	3～7天 红斑、干燥、发红	非封闭型润肤霜，每8h一次	单纯性疱疹病毒感染、色素沉着、痤疮样皮疹
Clear and brilliant Perméa (Solta)	点阵激光 非剥脱性激光(低能量)	二极管	1927	Ⅰ～Ⅵ	1h，利多卡因/丙胺卡因外用（可选择性应用）	抗单纯性疱疹病毒药物(可选择性应用)	皮肤色调和纹理灰暗、黄褐斑、色素沉着	1～2天 红斑、干燥	无特殊要求	需要多次治疗
Fraxel repair (Solta) Halo profractional (Sciton)	点阵激光 剥脱性激光	二氧化碳 钼钇铝石榴石	10 600 2940	Ⅰ～Ⅲ、 Ⅰ～Ⅳ	1h，利多卡因/丙胺卡因外用；局部神经阻滞麻醉（颏神经、眶下神经、眶上神经）；利多卡因局部浸润麻醉	抗单纯性疱疹病毒药物、预防性抗菌药物、泼尼松	手术/外伤/痤疮瘢痕、中重度皮肤皱纹、皮肤松弛	创面持续时间 7～10天	外用促愈合软膏，每天4次，24h后开始轻柔地洗脸	色素沉着、持久性红斑、单纯性疱疹病毒感染、细菌感染、瘢痕
Burane (Alma)	连续激光 剥脱性激光	钼钇铝石榴石	2940	Ⅰ～Ⅵ	利多卡因局部浸润麻醉；神经阻滞麻醉（颏神经、眶下神经、眶上神经）	非全面部，仅目标部位	增生性瘢痕、血管纤维瘤、汗管瘤、色素痣	创面持续时间 7～14天	外用促愈合软膏，每天2次	色素脱失、过敏、色素沉着、瘢痕、感染

- 应了解单纯疱疹病毒、结缔组织疾病、局部炎症性皮肤病等可能影响愈合的皮肤病病史。
- 体格检查：
  - 对于大多数激光焕肤技术，最好的适应证是患者为Fitzpatrick Ⅰ～Ⅳ型皮肤。由于Ⅴ型和Ⅵ型皮肤有较高的色素沉着风险，因此建议患者谨慎进行治疗。
  - 需要根据患者的美学问题选择应用不同的激光焕肤技术。轻度细纹、日光损伤、颜色不均匀的色素沉着、瘢痕性色素脱失等是非侵入性非剥脱性点阵激光的适应证。中度至重度皱纹、萎缩性瘢痕是侵入性更强的剥脱性点阵激光的适应证。高出皮肤的病损，如纤维丘疹或丘疹瘢痕，需要局部使用剥脱性连续激光治疗（表16–1）。

影像学检查

- 常规激光焕肤前无须进行影像学或诊断性检查。

治疗过程

术前设计

- 一般在治疗前1周停止外用维A酸类药物，直至激光治疗后完全愈合。
- 目前，关于口服异维A酸后多长时间才能进行激光焕肤治疗尚存在争议。为了保证治疗效果，剥脱治疗前最好等待6个月时间（如果有更多研究数据，可以更改此时间）。
- 术前和术后用药取决于医生的习惯、患者的病史和使用的设备。
  - 除低能量、低密度治疗外，行全面部非剥脱性点阵激光焕肤治疗时，可以在术前和术后即刻口服类固醇皮质激素（如治疗前口服泼尼松40mg，术后连用2天）和抗病毒药物（如治疗前口服伐昔洛韦500mg，术后连用3天，每天2次）。
  - 全面部剥脱性点阵激光焕肤通常需要将使用上述类固醇皮质激素、抗病毒药物的使用时间延长至7天，并预防性使用抗生素药物7天（如术前口服双氯西林500mg，术后连用7天，每天2次）。
  - 在进行包括连续剥脱治疗在内的各种局部治疗时，在治疗前和治疗后一般无须进行特殊治疗。但是对于眼周或口周进行剥脱性点阵激光治疗时，应考虑应用以上预防措施。

体位

- 激光焕肤操作时请患者仰卧在治疗床上，并佩戴防护眼镜。
  - 在一般情况下，护目装置可以是不透明的日光镜或粘贴式的护目垫。
  - 在进行眶缘内剥脱性点阵或连续激光治疗时，应使用防护性不锈钢角膜保护罩。

入路

- 有些设备采用盖章式作用模式，有些设备采用扫描式作用模式。
  - 非剥脱性点阵激光和一些剥脱性点阵激光设备采用扫描式作用模式，类似操作者应用一个移动的手具在皮肤上作画。
    - 治疗过程中会在不同方向对组织进行多次激光照射，需要特别注意面部各亚单位所接受的总能量（kJ）。
  - 剥脱性连续激光和部分剥脱性点阵激光采用盖章式作用模式，操作者将一定大小的光斑作用于目标区域。

- 有关设备的详细内容见表16–1。

非剥脱性点阵激光焕肤

- 这些设备包括Fraxel Dual、Palomar LUX 1540、Affirm Multiplex、Clear+Brilliant、Clear+Brilliant Perméa、Palomar Emerging。
- 它们使用的近红外波长为1410～1927nm，穿透深度为100μm至1.1mm。
- 作用后形成凝固柱，并在柱与柱之间保留一些正常组织（**图16–2B**）。

操作步骤

剥脱性点阵激光焕肤

- 这些设备包括Fraxel Repair、Lumenis Active FX和Deep FX、Sciton Pro-Fractional、Sciton Core、Deka SmartXide、Alma Pixel、MiXto SX。
- 它们的中红外波长为2940nm或10 600nm，穿透深度可达1.6mm。
- 作用后形成由热凝层环绕的剥脱柱，并在柱和柱之间保留一些正常组织（**图16-2A**）。
- 在通常情况下，热凝层是可控的。一般来说，热凝效果可以起到紧致皮肤的作用，但是对于深色皮肤和增生性瘢痕可能会产生不良效果。

剥脱性连续激光焕肤

- 连续激光焕肤可以通过将点阵设备上的密度设置为100%来完成。
- 作者常使用铒钇铝石榴石（Er:YAG）激光器进行局部完全剥脱。与点阵激光相比，整个面部的完全剥脱性连续激光焕肤后，瘢痕和永久性色素脱失的风险明显增加。

要点与难点

- 与剥脱性连续激光相比，剥脱性点阵激光治疗后愈合更快，瘢痕和色素沉着的发生率更低。
- 在通常情况下，对于深色皮肤者应使用较低光斑密度进行治疗（包括剥脱性激光和非剥脱性激光）。
- 面部以外部位（包括颈部）的剥脱性激光焕肤必须谨慎进行（通常需要降低能量和密度），因为其他部位的皮脂腺较少，治疗后瘢痕形成的可能性较大。
- 非剥脱性激光焕肤后有可能出现痤疮样皮疹，可通过口服四环素类抗生素（如多西环素）和/或局部应用抗生素（如克林霉素）加以治疗。
- 术后愈合过程中大部分时间无痛。如果出现明显的疼痛，就需要及时检查治疗部位，并针对可能的疱疹病毒或细菌感染进行治疗。

术后注意事项

- 不同的治疗方法造成的损伤程度不同，对术后护理的要求不同（**图16-2**，表16-1）。
- 对于所有的治疗方式，在愈合完成之前，必须严格避免阳光照射，并防止做夸张的表情运动。

治疗效果

- 治疗效果取决于适应证、患者和设备（表16-1）。可能出现的效果包括：
- 细纹改善（**图16-3**）。
- 色素脱失改善（**图16-4**）。
- 皮肤淡斑改善（**图16-5**）。
- 改善下睑下垂（**图16-6**）。
- 改善中度至重度皱纹（**图16-7**）。
- 改善痤疮瘢痕（**图16-8**）。
- 改善术后萎缩性瘢痕（**图16-9**）。
- 眉部提升。
- 清除光化性损伤表现。

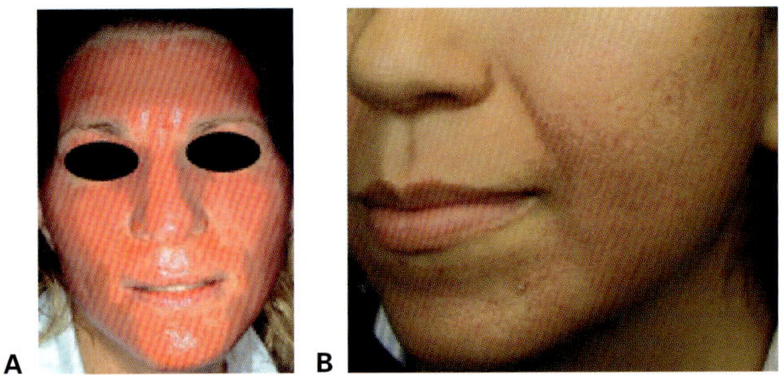

图16-2 激光治疗后1天的外观。**A.** 剥脱性点阵激光治疗。**B.** 非剥脱性点阵激光治疗

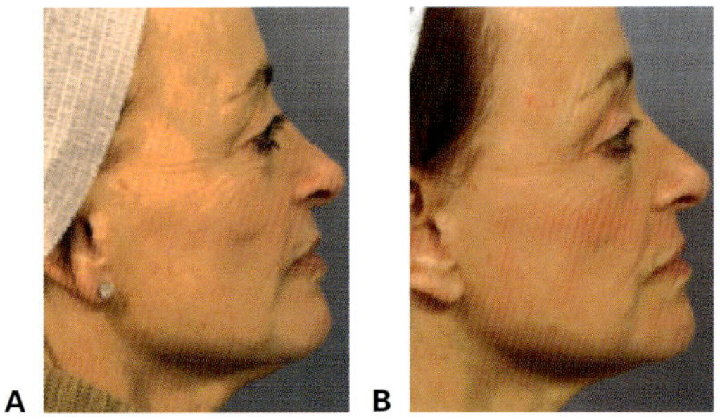

图16-3 改善皮肤质地、淡斑和细纹。应用非剥脱性点阵激光，波长1550nm，能量70mJ，密度40%。**A.** 治疗前。**B.** 治疗后

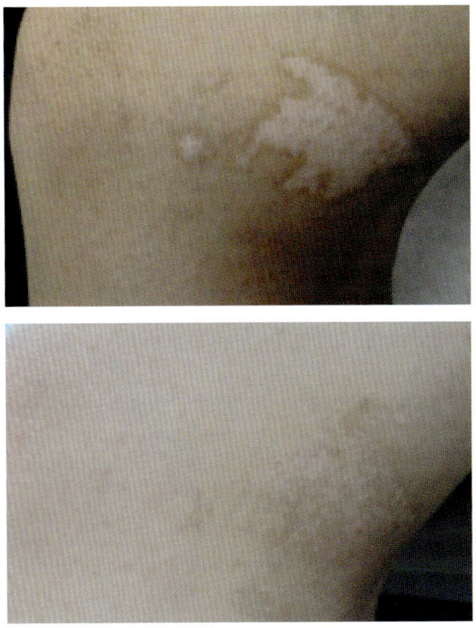

图16-4 改善色素脱失。应用非剥脱性点阵激光，波长1927nm，能量10mJ，密度65%。**A.** 治疗前。**B.** 治疗后

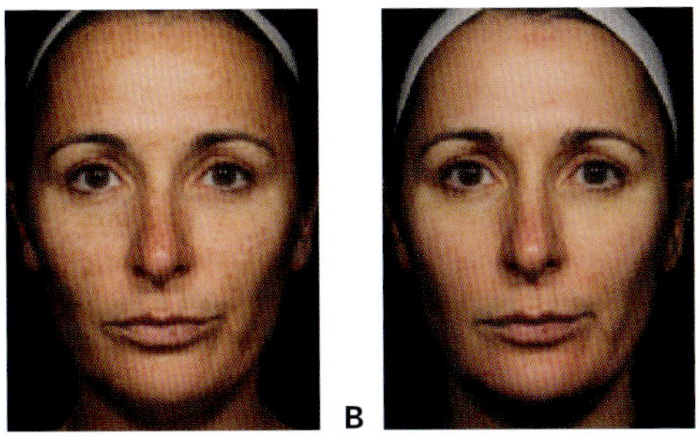

图16-5 改善面部淡斑。应用低能量、低密度非剥脱性点阵激光，波长1927nm，能量7mJ，密度10%。**A.** 治疗前。**B.** 治疗后

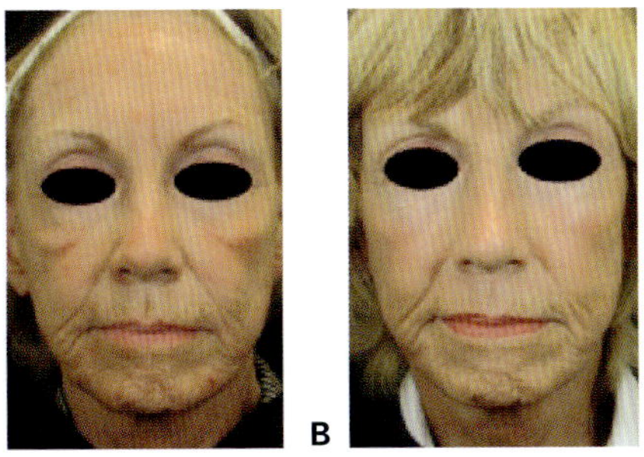

图16-6 改善下睑下垂。应用剥脱性二氧化碳点阵激光，波长10 600nm，能量70mJ，密度50%。**A.** 治疗前。**B.** 治疗后

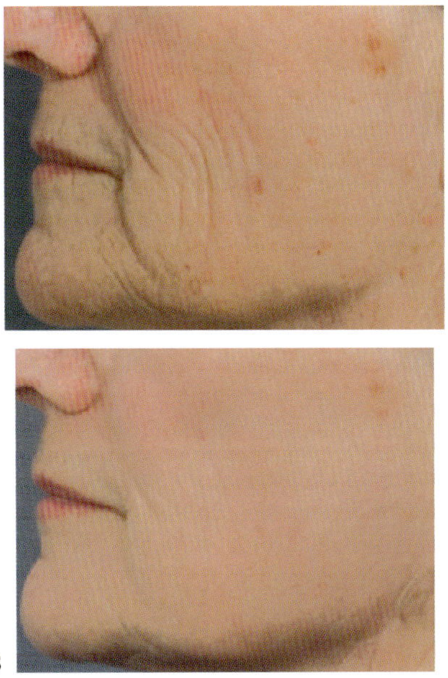

图16-7 改善中度至重度皱纹。应用剥脱性二氧化碳点阵激光，波长10 600nm，能量70mJ，密度50%。**A.** 治疗前。**B.** 治疗后

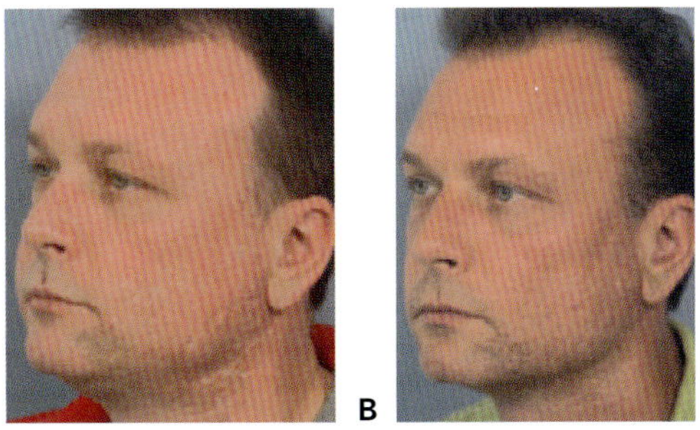

图16-8 改善痤疮瘢痕。应用剥脱性二氧化碳点阵激光，波长10 600nm，能量70mJ，密度50%。同时可见颈部收紧效果。**A.** 治疗前。**B.** 治疗后

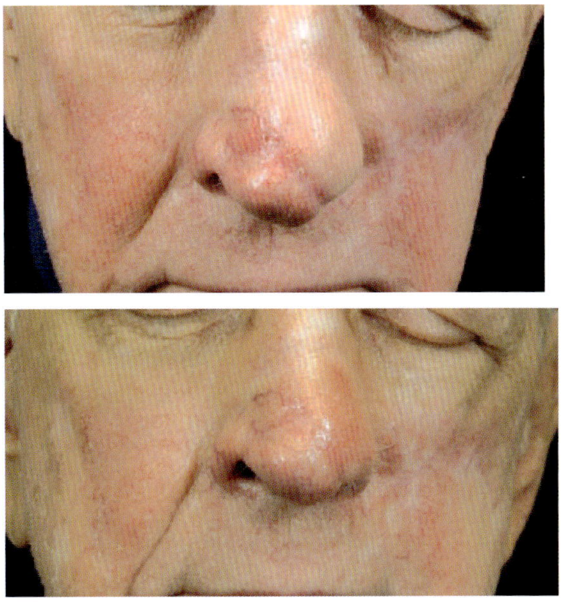

图16-9 改善术后萎缩性瘢痕。应用剥脱性二氧化碳点阵激光，波长10 600nm，能量70mJ，密度60%。**A.** 治疗前。**B.** 治疗后

并发症

- 每种治疗方式的常见并发症见表16–1。
- 剥脱性激光治疗的严重并发症是永久性色素脱失和瘢痕。当采用点阵治疗模式后，这两种并发症已较为少见。
- 炎症后色素沉着是一种较为常见的并发症。治疗后必须注意防晒，并对肤色较深的患者要特别注意。
- 痤疮反应可在非剥脱性治疗后发生，治疗方式同寻常痤疮，采用口服四环素和局部抗生素治疗。
- 在某些临床病例中，皮肤激光治疗后可能会导致单纯疱疹病毒复发和细菌性软组织感染，需要预防性应用抗病毒药物和抗生素药物。

致谢

感谢Julia Pettersen Neckman博士为本章的编写所做出的贡献。

参考文献

[1] Sukal SA, Chapas AM, Bernstein LJ, et al. Eyelid tightening and improved eyelid aperture through nonablative fractional resurfacing. *Dermatol Surg*. 2008;34(11):1454-1458.
[2] Weiss ET, Brauer JA, Anolik R, et al. 1927-nm fractional resurfacing of facial actinic keratoses: a promising new therapeutic option. *J Am Acad Dermatol*. 2013;68(1):98-102.

17

面部TCA剥脱术

TCA Peel to Face

Steven M. Levine and Daniel C. Baker

概述

- 面部老化表现在多个方面。
- 手术是解决面部松弛和下垂的标准治疗方法。
- 焕肤技术是针对衰老和环境等因素所引起的面部纹理及其他皮肤改变的重要治疗方法。
- 三氯乙酸（TCA）化学剥脱是一种高效、可靠、低成本的面部焕肤技术。

相关解剖

- 面部剥脱术可用于整个面部和颈部，也可用于特定的美学亚单位，如下睑或口周部位。
- 面部剥脱治疗区的边界需要进行“羽化”处理，以使剥脱区与未剥脱区组织之间呈现自然的过渡。

病史与查体

- 化学剥脱应用广泛，包括改善皮肤纹理、减少皮肤细纹、改善老年斑（如日光性角化病）等。
- 注意了解患者的口腔疱疹病毒感染史，必要时需要预防性应用抗病毒药物。
- 注意了解患者的皮肤类型。

治疗过程

术前设计

- 术前设计需要考虑的首要因素是肤色。皮肤色素沉着越多，剥脱术后并发症的发生率就越高，常见的包括炎症后色素沉着和色素脱失。
- 一些临床医生习惯在TCA剥脱术前用视黄醇或白化剂对患者进行预处理4～6周。本章作者均未进行预处理操作。
- TCA可采用多种浓度。本章作者只采用25%和35%两种浓度。
- 25%TCA用于较轻度的剥脱术和较深的肤色（FitzpatrickⅢ级）。
- 35%TCA用于较重度的剥脱术和较淡的肤色（FitzpatrickⅠ级和Ⅱ级）。

体位

- 镇静状态或全麻下的患者采取仰卧位，在清醒状态下的患者采取端坐位，可以手握风扇。

入路

- 剥脱术可以采用多种方法进行，只要保证化学物质在皮肤上可控制性、可重复性分布即可。

操作步骤

针对镇静状态患者的棉签涂药方法

- 患者取仰卧位。
- 用酒精清洁面部，以去除皮肤上的油脂。
- 眼内涂少量眼膏以保护眼部。
- 助手应手持TCA站在治疗床旁边，或者将TCA放置在远离患者的治疗台上。切勿将已打开的TCA容器置于患者上方或任何可能溅到患者身上的位置。
- 在大多数情况下，可以使用2支棉签进行面部TCA涂抹（**图17–1A**）。
- 通常前额和鼻部的角化程度较高，需要TCA涂抹更厚。
- 在下睑处用单支棉签涂抹TCA。用另一只手将下睑

操作步骤

皮肤展平，以便将TCA在睫毛线以下充分涂抹。

- 注意“羽化”所有解剖区域的边界，具体方法是减少过渡区的TCA用量。
- 皮肤通常会在60s内出现“霜化”（图17-1B）。
- “霜化”不明显或不均匀的区域可以用相同的方法进行再次治疗。

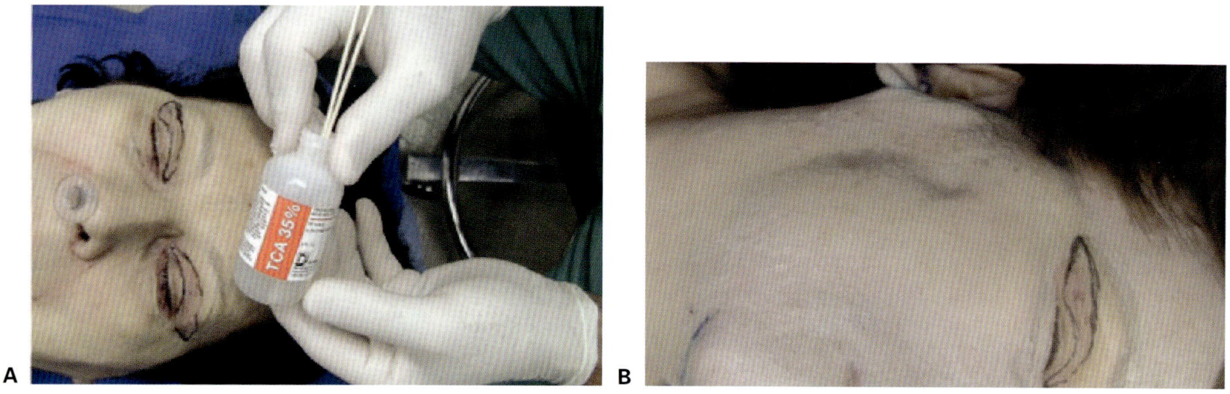

图17-1 A. 使用棉签进行TCA剥脱术。B. TCA术中出现“霜化”

针对清醒状态患者的棉签涂药方法

- 对于清醒患者可以采用相同的方法，请患者手持风扇以提高治疗期间的舒适度。
- 由于TCA会被中和，因此烧灼或不适感通常最多持续60s。

要点与难点	
减少初始用量	■ 最初使用25%TCA进行薄层涂抹，直到可以正确掌握霜化程度与皮肤剥脱量的关系。
避免TCA意外灼伤	■ 切忌操作者手持TCA容器的同时进行涂抹操作。
安全地联合治疗	■ TCA可以与面部外科手术进行联合治疗，并达到理想的效果。
正确的羽化操作	■ 操作时要将治疗范围扩展到治疗区域之外，例如，在治疗全脸时，需要将涂抹范围扩展至下颌缘下方。

术后注意事项

- TCA剥脱治疗常与整形手术联合应用，但该操作不需传统的外科术前备皮。
- 如果不联合进行手术治疗，则在治疗后立即将油膏涂抹于面部。
- 治疗后可进行冷敷，以减轻肿胀。
- 治疗后7～10天为急性剥脱期，在此期间必须避免日晒。
- 建议在TCA剥脱治疗后数月之内避免强烈的日晒。
- 治疗后24～48h在家中冷敷。
- 治疗48h后开始热敷，以加速组织剥脱。
- 不要自行去除任何剥脱的皮肤（需要多次向患者强调）。
- 每日3次涂抹薄层油膏，直至皮肤完成再上皮化。

治疗效果

- TCA剥脱术能够改善皮肤细纹，并减少浅表性色素沉着。
- 初始应用时要做好术前测量和评估，充分掌握该项治疗的作用和局限性。

并发症

- 最严重的并发症是TCA进入眼睛。一旦发生，应立即用生理盐水或流水连续冲洗眼睛，并请眼科医生会诊。
- 在眉毛等有毛发的部位必须小心，因为TCA会沾在毛发上，导致该部位发生比预期更严重的灼伤。
- 可能会发生色素沉着，但通常会自行消退。
- 避免日晒至关重要。
- 必要时可以局部使用减轻色素沉着的药物，如4%氢醌霜。
- 对于肤色较淡的患者使用25%或35%TCA进行剥脱，一般不会出现色素减退。

参考文献

[1] Reference to Fitzpatrick classification.

18 苯酚–巴豆油剥脱技术

Indications and Technique for Phenol-Croton Oil Peels

Gehaan D'Souza and James E. Zins

概述

- 中度和深度的化学剥脱会对表皮和真皮造成不同程度的损伤，以一种可控的方式刺激表皮再生。剥脱技术可以实现面部皮肤的年轻化，并且可以用于治疗痤疮、皱纹和光化性损伤。
- 化学剥脱剂有多种类型，可以分别形成浅层、中层和深层的损伤。
  - 浅层剥脱技术仅会造成表皮损伤。中层和深层化学剥脱最常采用三氯乙酸（TCA）和苯酚–巴豆油。TCA和苯酚–巴豆油所造成的损伤深度均可以通过改变浓度、治疗次数和剥脱剂用量来进行调整。
  - 深层剥脱技术是最有效的焕肤手段，常用的剥脱剂是苯酚–巴豆油。同时，该技术也存在发生严重并发症的风险，可能不适于某些患者。
- 随着激光技术的出现，苯酚类化学剥脱的使用已明显减少。
  - 近年来，随着人们认识到降低浓度和应用方法可以在保持结果的同时减少并发症，人们对这种技术重新产生了兴趣。
  - 苯酚–巴豆油制剂中含有不同浓度的苯酚、巴豆油、六氯酚和水。
- 全面部苯酚剥脱需要深度镇静或全身麻醉，并需要进行心电监护。由于可能发生心律失常，因此应以解剖单位为基础进行全面部化学剥脱，并尽可能保证足够长的操作时间，通常为1～1.5h。
- 剥脱还可能导致肾衰竭和肝脏毒性。
- 调整巴豆油浓度可以改变苯酚–巴豆油的剥脱深度，并在不同厚度的皮肤上取得更为一致的效果。
- 苯酚–巴豆油剥脱越来越多地被用作一种中等深度的剥脱方式，可以在不同年龄和皮肤条件下进行。

相关解剖

- 苯酚–巴豆油剥脱是一种常用的深层剥脱技术，也可作为一种浅层或中等深度的剥脱方式（**图18–1**）。
- 根据治疗引起损伤的深度，化学剥脱分为3类：
  - 表皮浅层剥脱——引起表皮损伤，不穿透基底层。
  - 中等深度剥脱——剥脱表皮和不同程度的真皮层。
  - 深层剥脱——剥脱表皮、乳头状真皮，一般延伸至真皮网状层中层。
- 苯酚–巴豆油剥脱的适应证包括：
  - 各种类型的皱纹。
  - 黄褐斑。
  - 痤疮。

发病机制

- 皱纹的影响因素包括环境损害、光化性损害、吸烟和辐射等。
- 皱纹的形成有多种原因。最常见的原因是，肌肉组织收缩后，附着在皮肤上的支持性带状结构随之收缩，产生动态皱纹。
- 预防皱纹的措施包括避免日晒、戒烟和应用类维生素A药物等。
  - 口周静态皱纹一般较难去除。

病史与查体

- 在治疗前需要询问既往用药史和手术史，并进行详细的体格检查。需要重点了解的药物包括异维A酸、避孕药、免疫抑制药等。还需要了解怀孕史、肝脏疾病史、单纯疱疹病毒感染史、增生性瘢痕或瘢痕疙瘩史、肝炎或艾滋病病毒感染史、放射线照射史，了解治疗部位处的皮肤病史，如红斑痤疮（酒

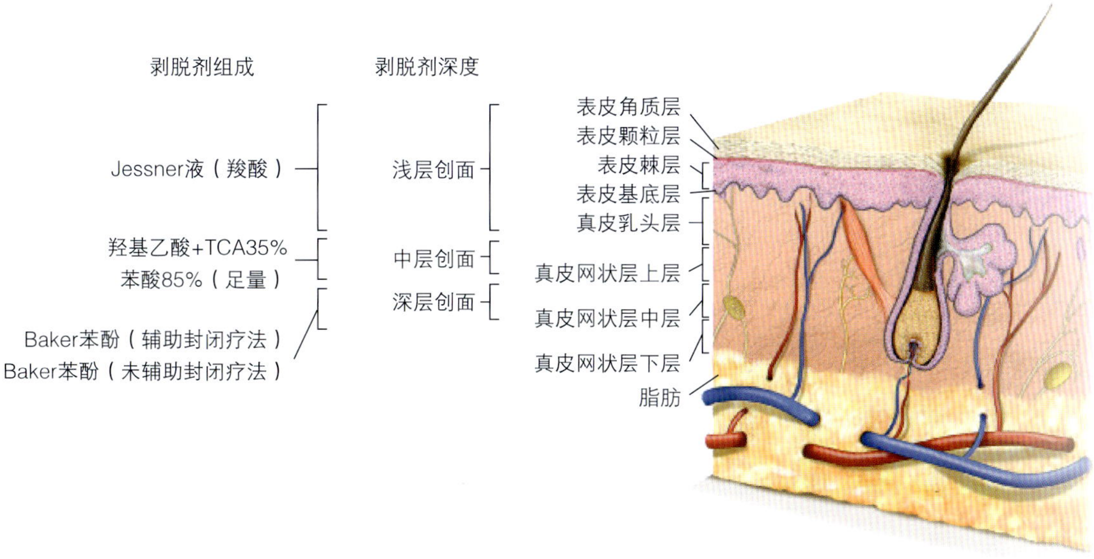

图18-1 与剥脱治疗有关的皮肤结构

渣鼻）、脂溢性皮炎、特发性皮炎、银屑病、白癜风等。

- 既往真皮网状层损伤情况，例如曾行剥脱、激光、离子束等治疗，均可能影响后续剥脱治疗时深度的选择。
- 注意口周皱纹具有性别差异性。
  - 女性的血管与结缔组织的比例低于男性。这种差异同样存在于毛囊、皮脂腺和雄激素依赖性毛发等结构中。
- Fitzpatrick分类对于确定患者是否需要抑制黑色素和预防色素沉着非常重要。
- 应用Glogau光老化标准确定患者的光老化水平，可以用于确定剥脱的深度。
- 化学焕肤的适应证：
  - 皮肤光老化和皱纹。
  - 皮肤类肿瘤病变或新生物，如光化性角化病和雀斑。
  - 痤疮或其他类似的皮肤病变。
  - 色素沉着。
  - 其他焕肤操作术后过于明显的分界线或分界区。
- 化学焕肤的禁忌证：
  - 绝对禁忌证：
    - 在既往6个月内曾行异维A酸治疗（直到毛囊皮脂腺单位功能恢复正常）。
    - 活动性感染或开放性创面（如疱疹病毒感染、擦伤、开放性痤疮囊肿等）。
    - 缺乏心理准备，心理状态不稳定。
    - 抱有不切实际的期待值。
    - 全身健康状况及营养状况不佳。
    - 医患关系不佳。
    - 有瘢痕异常增生史、伤口延迟愈合史或放射治疗史。
    - 某些皮肤病史（如酒渣鼻、脂溢性皮炎、特发性皮炎、银屑病、白癜风等），活动性视网膜样皮炎，以及Fitzpatrick Ⅳ型、Ⅴ型和Ⅵ型皮肤是中层、深层皮肤剥脱的禁忌证。
  - 相对禁忌证：
    - 在过去3～12个月内曾进行过中层或深层焕肤者。
    - 有些医生习惯在除皱手术时进行化学剥脱治疗。但是这种方法不适于苯酚-巴豆油剥脱。未进行详细评估之前不宜进行这一操作。最好在手术后3个月再进行相关操作。

治疗过程

- 苯酚剥脱的目的是在可控制的范围内产生部分厚度的皮肤损伤，进而改善皮肤质量，减少皮肤细纹和粗纹。
- 治疗前应用维生素A和4%对苯二酚（氢醌）有助于减少治疗后色素沉着。对于肤色较深的患者，至少需要进行6周的治疗。
- 色素沉着和增生性瘢痕的发生率与损伤深度直接相关。
- 与TCA剥脱相似，在苯酚剥脱时，可以根据面部老化的程度进行剥脱。剥脱深度为真皮乳头层至真皮网状层中层。可以通过改变剥脱剂的浓度和应用次数来调整损伤的深度。关键观察指标是霜化的情况。
- 在愈合时间方面，浅层剥脱为5天，深层剥脱为10～14天。
- 色素缺失和色素沉着是最常见的并发症。
- 表皮-真皮交界处的黑色素细胞受损导致色素沉着。
- 色素缺失在深色皮肤患者中最为常见，因此在此类患者中应尽量避免进行分区应用。
- 色素沉着通常是剥脱引起炎症以及过度刺激黑色素细胞的结果。肤色较深的患者更容易出现这种并发症。过早地暴露在阳光下会加重这种情况。

术前设计

- 治疗前要与患者进行充分沟通，以确定符合实际的目标和期望值。
- 确定剥脱深度的参考内容包括皮肤类型、光老化分级、光损害程度、皮脂腺密度、色素性异常、局部病变、瘢痕情况等。
- 在手部和颈部，真皮网状层中祖细胞较少，因此剥脱治疗的风险较大。
- 重力性松垂需要通过面部上提术加以解决。
- 治疗前拍摄标准照片，以便更好地进行术前设计。
- 治疗前充分告知相关事项，并签署“知情同意书”。告知内容应包括愈合的过程和阶段、可能需要的额外手术或治疗、可能发生的并发症、可以达到的效果、不能解决的问题、相关费用问题（包括再次治疗的费用）等。
- 皮肤的种族差异性：
  - 拉丁裔和西班牙裔患者的皮肤对于化学剥脱的反应更为明显，更容易出现黄褐斑和炎症后色素沉着。

术前准备和体位

- 对患者进行维A酸和对苯二酚预处理4～6周，以抑制黑色素的产生。
- 在手术前2天指导患者服用阿昔洛韦，400mg，每天3次，并持续用药至完全愈合。
- 使用不同浓度的苯酚和巴豆油。
  - 苯酚-巴豆油可用于浅层、中层或深层剥脱。
  - 应用过程中的技术非常重要。通过改变浓度、涂抹次数或溶液用量，可以在不同部位达到不同的深度，如低浓度剥脱剂可以用来剥脱下睑，而高浓度剥脱剂可以用来剥脱口周等面部皱纹较深的部位。
- 剥脱前准备：
  - 标记下颌缘，剥脱时不要超过这一标记线。
  - 建立静脉通道，并输注液体。
    - 苯酚在肝脏中代谢，并由肾脏排出。因此，对于肝病患者应慎重治疗。
  - 准备心电监测、脉搏氧测量和血压监测，术中持续监测。
  - 有化学剥脱过程中发生心律失常的报道，但是关于两者是否存在因果关系存在争议。
  - 确保涂药工具和剥脱剂不能在患者眼睛上方经过。
- 麻醉：
  - 给予镇静治疗，并使用长效局部麻醉药物进行面部神经阻滞和皮下浸润麻醉。
  - 应该避免使用肾上腺素，以防加重心律失常。
  - 可以使用地塞米松8～10mg或倍他米松6mg。
- 皮肤准备：
  - 治疗前一天晚上和第二天早上应该彻底清洗治疗部位，确保局部无化妆品残留。
  - 使用含六氯酚的酒精液清洁局部皮肤，对皮肤进行充分脱脂处理，这一步骤对治疗效果影响较大。
  - 面部画线（**图18-2**）。
- 体位：
  - 患者取仰卧位。

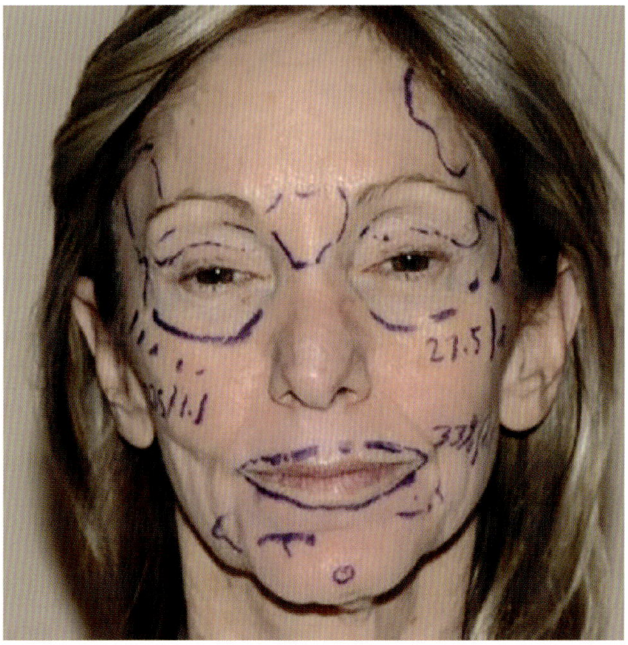

图18-2 术前画线

操作步骤

面部一般部位的剥脱

- 使用蘸干的棉签将苯酚–巴豆油涂敷在面部的一般部位，注意先涂抹于深皱纹处。
- 以解剖单位为基础进行剥脱剂涂抹，并尽可能保证足够长的操作时间，通常为1～1.5h。
- 由于苯酚不影响毛发的生长，因此可以将其涂抹于含毛发的部位。
- 轻轻拍打，直至剥脱剂浸润到适当的深度。粉白色霜表示真皮乳头层损伤，致密白色霜表示真皮网状层损伤，棕白霜表示真皮深层损伤。
- 为了降低肾脏和心血管疾病的风险，在完成每个美容单位剥脱剂涂抹后，间隔10～15min，之后再进行下一个部位涂抹。整个过程持续60～90min。
- 在面部各部位涂抹剥脱剂后，立即在其表面涂抹一层厚凡士林和黏性利多卡因溶液，以防止剥脱部位干燥。这一操作称为“封闭疗法”。

眶周剥脱

- 必须避免剥脱剂滴入患者的眼睛。不要在患者面部上方传递容器，以免剥脱剂洒出。
- 将患者头部抬高30°～45°。
- 用棉签在内眼角和外眼角外擦干患者的眼泪，同时保持患者眼睛处于睁开的状态，以防止剥脱剂进入眼睛。
- 在下睑操作时，请患者向上方仰视，采取从外侧鱼尾纹向内眼角涂抹的方式进行，涂抹位置位于距睫毛边缘几毫米的范围内。在上睑操作时，请患者闭上眼睛，采取从外侧涂抹到内眦的方式进行（**图18–3**）。避免在上睑板下方涂抹剥脱剂，否则会导致水肿时间延长。一定要剥脱至眼眶的边缘，以防止形成明显的分界。
- 剥脱治疗完成后用冰袋敷眼6～8h，以减轻肿胀。

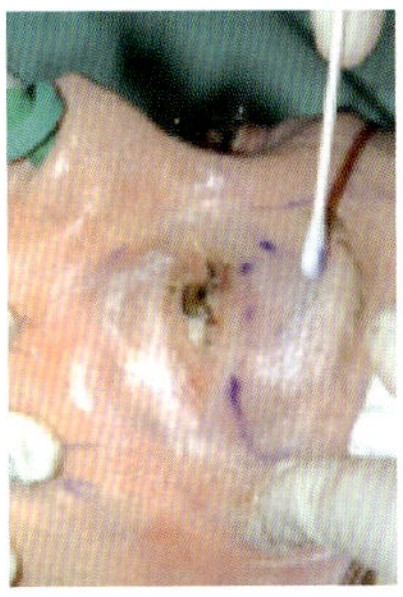

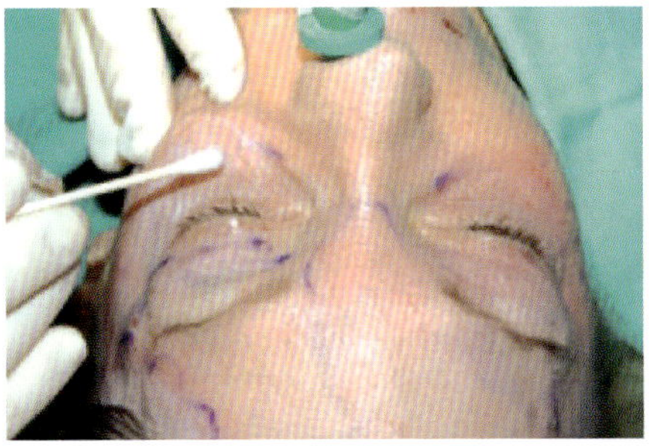

图18–3 操作时的照片。**A.** 涂抹上睑照片。在距离睫毛缘几毫米处由鱼尾纹向内眦方向涂抹。**B.** 涂抹下睑照片。请患者向上仰视时涂抹

胶带封闭疗法

- 封闭疗法可以增加作用的深度。
- 涂抹完成后，用1.5～4cm长的胶带粘贴在每个美容单位上。
- 首先将胶带沿着下颌缘以锯齿状粘贴，这样就不会产生明显的分界线。之后以平行于下颌缘的方向粘贴胶带。
- 在手术后48h左右，当渗出物较多时，应去除胶带。去除胶带时按美容单位进行。

要点与难点

术中并发症	■ 术中并发症大多由于操作失误引起，注意术中监测，防止心律失常。
术前预处理	■ 治疗前应用维生素A和4%对苯二酚（氢醌）有助于减少治疗后色素沉着，特别适用于肤色较深的患者。
作用深度	■ 作用深度影响因素较多。关键观察指标是霜化的情况。
色素沉着	■ 皮肤色素沉着是最常见的并发症，在治疗前需要向患者充分告知。

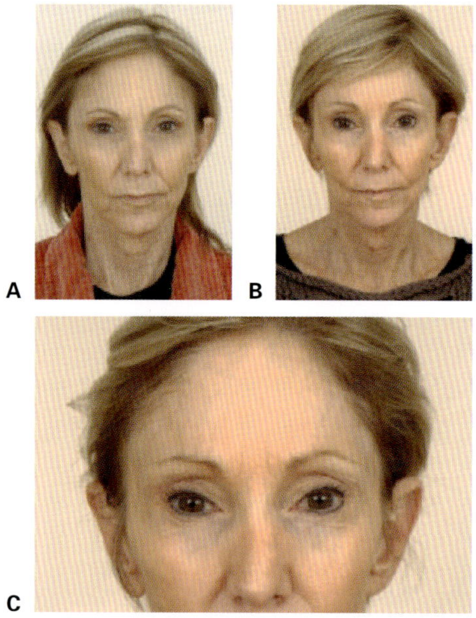

图18-4 **A～C.** 苯酚-巴豆油剥脱治疗后2年外观，治疗部位包括眶周、口周和颞部。使用的剥脱剂方案为：眶周：27.5%苯酚+0.105%巴豆油；口周：33%苯酚+1.1%巴豆油（术前照片见**图18-2**）

术后注意事项

- 创面护理：局部应经常用药膏保持湿润。使用凡士林和利多卡因可减轻不适，可以起到止痛和封闭创面的双重作用。术后肿胀较为明显，渗出较多。红斑持续时间随注射深度和皮肤类型的不同而有所不同。患者术后早期皮肤较为敏感，一般瘙痒可以通过涂抹类固醇药膏加以缓解。接触性皮炎也可以应用相同的方法处理。创面一旦出现明显的疼痛常为感染的表现，通常由细菌、真菌和病毒所引起。
  - 对于特定部位进行修复或是深部皱纹的再次治疗，一般需要在治疗3～6个月后进行。
- 睡眠：睡眠时应使用多个枕头保持头部抬高。
- 沐浴和清洁：在淋浴时用无添加剂的液体肥皂清洗。只用手指将水涂抹到面部进行清洁。不要使用任何类型的去角质用具，如毛巾或海绵等。每次洗完后涂上一层厚保湿软膏。如果没有胶带覆盖，治疗48h后再进行淋浴。
- 日常生活：严格避免日晒。阳光照射会导致术后皮肤色素沉着。除了暴露在阳光下，怀孕或在红肿消退前服用避孕药均可能导致皮肤出现斑点。注意避免帽子、浴帽、眼镜或护目镜接触皮肤剥脱部位，直到皮肤完全愈合。患者可在术后14天恢复工作。在已愈合部位可以使用化妆品和防晒霜。术后30天内应避免体育运动，防止血流量增加导致微小出血或红斑。

治疗效果

- 经研究发现，在面部除皱术的同时进行口周皮肤剥脱术，可以使外观年龄减少5.3岁（**图18-4～图18-7**）。
- 问卷调查显示，联合应用苯酚剥脱和面部除皱术的患者满意度更高。
- 对于明显的口周纹进行苯酚-巴豆油剥脱治疗后，Glogau评分等级降低。
- 如果术后进行仔细观察会发现，大多数患者都会出现一定程度的色素沉着，并且色素沉着程度随时间延长会有轻微的加重。对于皮肤颜色较浅者，常不

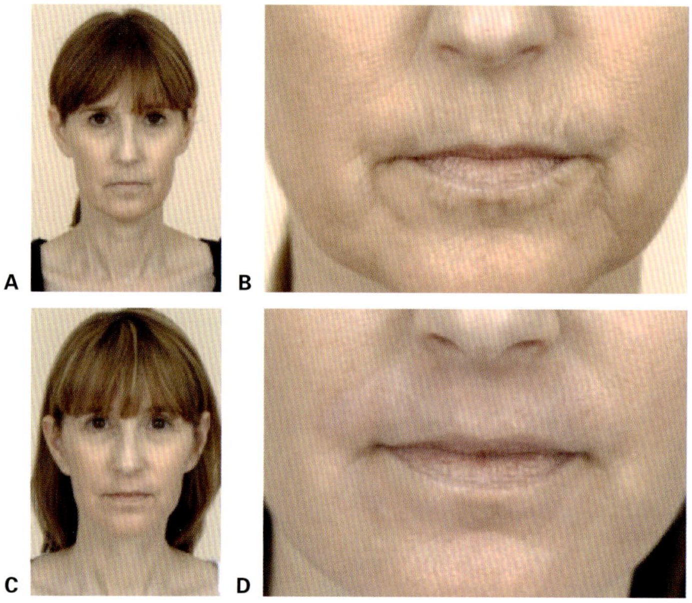

图18-5 接受双侧扩大SMAS面部除皱术、口周苯酚-巴豆油剥脱和鼻唇沟脂肪填充的患者。剥脱剂为33%苯酚+1.1%巴豆油。**A、B.** 术前照片。**C、D.** 治疗6个月后照片

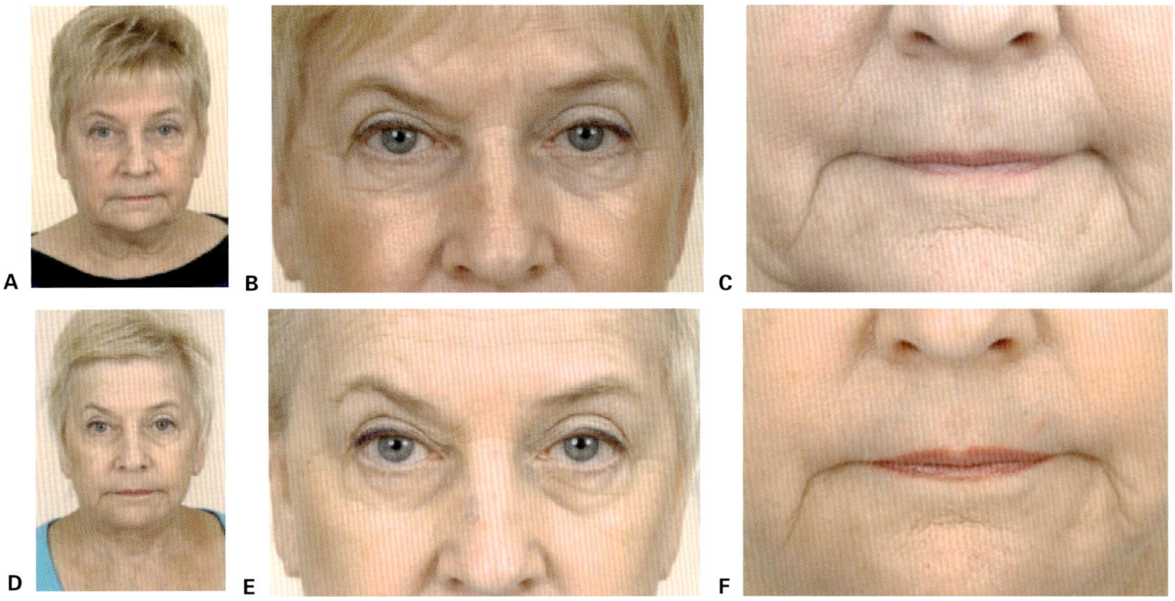

图18-6 接受双侧扩大SMAS面部除皱术、口周苯酚-巴豆油剥脱、鼻唇沟和颊部脂肪填充的患者。剥脱剂为33%苯酚+1.1%巴豆油。**A～C.** 术前照片。**D～F.** 治疗6个月后照片

易发现。

并发症

- 根据发生时间，并发症可以分为4种类型：术前并发症、术中并发症、术后早期并发症和术后晚期并发症。
- 术前并发症：
  - 不良病史：患者曾使用异维A酸、电解治疗或化学剥脱。
  - 对皮肤颜色较深的患者未进行预处理。
- 术中并发症：
  - 有治疗过程中发生心律失常的报道，但是关于两者之间是否存在因果关系尚存争议。术中应监测患者心脏状况，尽可能保证足够长的操作时间，通常为1～1.5h。
  - 剥脱过深：没有正确识别剥脱深度。
  - 节段性剥脱导致斑点状外观。
- 术后早期并发症：
  - 细菌、真菌和病毒感染：葡萄球菌和链球菌引起的细菌感染最为常见，假单胞菌、分枝杆菌和真菌的感染较为罕见。目前还没有文献详细说明预

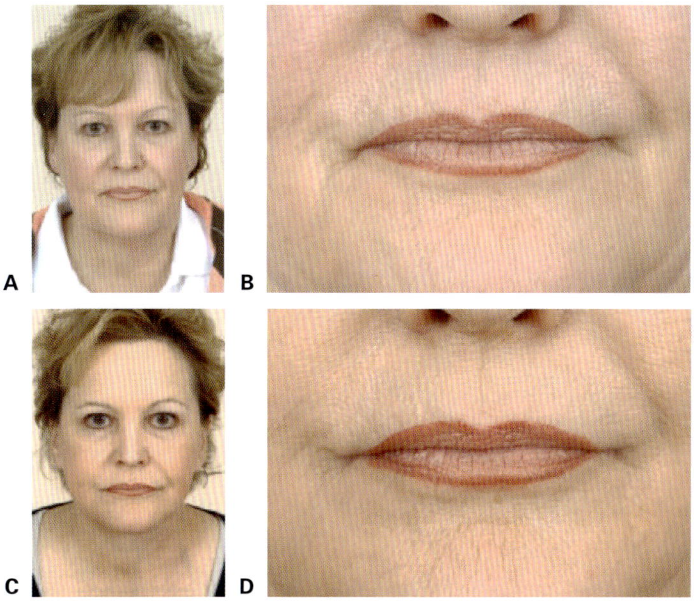

图18-7 接受双侧扩大SMAS面部除皱术、口周苯酚-巴豆油剥脱、鼻唇沟和颊部脂肪填充的患者。剥脱剂为33%苯酚+1.1%巴豆油。**A、B.** 术前照片。**C、D.** 治疗6个月后照片

防性应用抗生素的必要性。感染后的典型特征是术后剧烈的疼痛。

- 术后晚期并发症：
  - 治疗3周后可能发生粟粒疹或良性角化囊肿，常发生于眶周部位。粟粒疹可以用手法去除，也可以局部外用维生素A衍生物药膏，后者还可以用来防止复发。
  - 术后护理时使用润肤剂或药膏可能导致痤疮样皮疹或滤泡性红斑。可以局部应用抗生素软膏治疗，一般5~10天可治愈。
  - 色素沉着一般出现于术后4周。皮肤色素脱失是一种晚期并发症，并且可能逐渐加重。针对色素沉着，可以使用局部增白剂（如4%对苯二酚）或局部类固醇治疗。针对色素脱失目前尚无特别有效的治疗方法。
  - 长时间的红斑可能需要3~6个月才能完全消退。这种情况在Ⅰ型皮肤患者中最为常见。
  - 增生性瘢痕常由于伤口愈合延迟所致。术后早期发红、硬化，逐渐发展为增生性瘢痕。可以通过瘢痕内注射曲安奈德治疗（药物浓度为5mg/mL）。

致谢

感谢Sonia Havale为本章的编写所做出的贡献。

参考文献

[1] Fischer TC, Perosino E. Chemical peels in aesthetic dermatology: an update 2009. *J Eur Acad Dermatol Venereol.* 2010;24:281-292.

[2] Larson DL, Karmo F. Phenol-croton oil peel: establishing an animal model for scientific investigation. *Aesthet Surg J.* 2009;29: 47-53.

[3] Hetter GP. An examination of the phenol-croton oil peel. Part I. Dissecting the formula. *Plast Reconstr Surg.* 2000;105(1):227-239.

[4] Hetter GP. An examination of the phenol-croton oil peel. Part IV. Face peel results with different concentrations of phenol and croton oil. *Plast Reconstr Surg.* 2000;105(3):1061-1083.

[5] Landau M. Cardiac complications in deep chemical peels. *Dermatol Surg.* 2007;33:190-193.

[6] Stone PA, Lefer LG. Modified phenol chemical face peels: recognizing the role of application technique. *Facial Plast Surg Clin North Am.* 2001;9(3):351-376.

[7] Monheit GD, Chastain MA. Chemical peels. *Facial Plast Surg Clin North Am.* 2001;9(2):239-255.

[8] Stuzin JM, Baker TJ, Gordon HL. Chemical peel: a change in the rou- tine. *Ann Plast Surg.* 1989;23(2):166-169. http://www.ncbi.nlm.nih. gov/pubmed/2774443. Accessed August 1, 2016.

[9] Caisey L, Gubanova E, Camus C, et al. Influence of age and hormone replacement therapy on the functional properties of the lips. *Skin Res Technol.* 2008;14(2):220-225.

[10] Laporta R, Mercer N. Quid causit perioral wrinkles? *J Plast Reconstr Aesthet Surg.* 2013;66(4):579-581.

[11] Kane M. The functional anatomy of the face as it applies to rejuvenation via chemodenervation. *Facial Plast Surg.* 2005;21(1): 55-64.

[12] Paes EC, Teepen HJ, Koop WA, Kon M. Perioral wrinkles: histologic differences between men and women. *Aesthet Surg J.* 2009;29(6):467-472.

[13] Chien AI, Cheng N. Perioral wrinkles are associated with female gen- der, aging, and smoking: development of a gender-specfic photonu- meric scale. *J Am Acad Dermatol.* 2016;74(5):924-930.

[14] Fitzpatrick TB. The validity and practicality of sun-reactive skin types I through VI. *Arch Dermatol.* 1988;124:869-871.

[15] Glogau RG. Aesthetic and anatomic analysis of the aging skin. *Semin Cutan Med Surg.* 1996;15:134-138.

[16] Ozturk CN, Huettner F. Outcomes assessment of combination of face and perioral phenol-croton oil peel. *Plast Reconstr Surg.* 2013;132:743e.

第6部分　磨削术

19

面部磨削术

Techniques for Dermabrasion to the Face

Steven M. Levine and Daniel C. Baker

概述

- 手术是治疗面部衰老后松弛和下垂的标准治疗方法。
- 焕肤技术是针对衰老和环境等因素所引起的面部纹理及其他皮肤改变的重要治疗方法。
- 磨削术是一种高效、可靠、低成本的面部焕肤技术。
- 特别适用于口周垂直向皱纹。

相关解剖

- 面部磨削术可用于整个面部和颈部，也可用于特定的美学亚单位，如眉间或口周部位。
- 面部磨削治疗区的边界需要进行“羽化”处理，以使磨削区与未磨削区组织之间呈现自然的过渡。

病史与查体

- 磨削术应用广泛，包括改善皮肤纹理、减少皮肤细纹、改善老年斑（如日光性角化病）等。
- 注意了解患者的口腔疱疹病毒感染史，必要时需要预防性应用抗病毒药物。
- 注意了解患者的皮肤类型。

治疗过程

- 磨削术可以单独应用，也可以与面部和颈部上提术联合应用。

术前设计

- 术前设计需要考虑的首要因素是肤色。皮肤色素沉着越多，磨削术后并发症的发生率就越高，常见的包括炎症后色素沉着和色素脱失。
- 一些临床医生习惯在磨削术前用视黄醇或白化剂对患者进行预处理4～6周。
  - 本章两位作者均未进行预处理操作。
- 用记号笔描记拟磨削治疗的部位。

体位

- 患者取仰卧位。
- 在通常情况下将床头抬高。
- 操作者必须保证坐位稳定。

入路

- 磨削术可以采用多种方法进行，只要保证在皮肤上可以进行可控制的、可重复的机械磨削即可。

操作步骤

机械磨削

- 用酒精清洁面部。
- 使用记号笔重新描记在面部清洁过程中变淡或消失的标记处。所有拟处理的皱纹都要做好标记。
- 在拟磨削治疗部位的真皮层注射少量含肾上腺素的1%利多卡因（整个上唇约需0.1mL）。
- 等待8min，使利多卡因和肾上腺素起效。
- 选择特定部位最适合的磨头。
- 作者习惯在唇部以上区域使用子弹头样磨头；在范围较大区域使用桶状磨头，如唇部以下区域（**图19-1**）。
- 根据情况选择多种速度进行高效的磨削。
- 启动时采用慢速（5000～10 000r/min），之后可加快至25 000r/min。

操作步骤

- 磨削操作的关键是用非磨削手绷紧皮肤。
- 不要在未绷紧部位进行磨削。
- 磨削终点的判断标准是，满布针尖样出血点，皱纹消失。最理想的目标是在磨削过深并损伤黑色素细胞之前完全磨平拟治疗的皱纹。
- 在解剖区域边缘注意“羽化”交界区，操作时减少磨削深度，使交界区过渡自然。

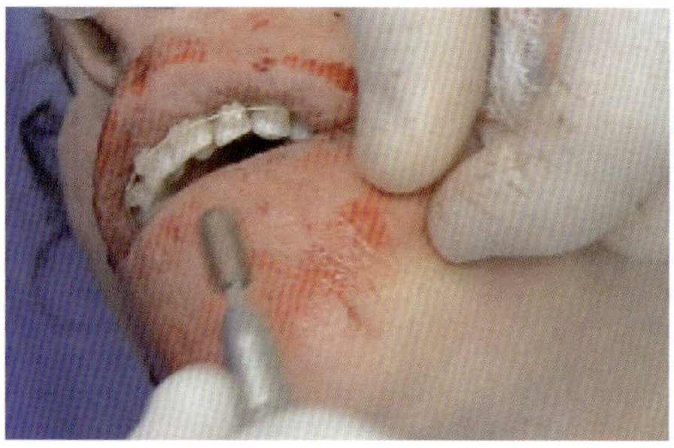
A
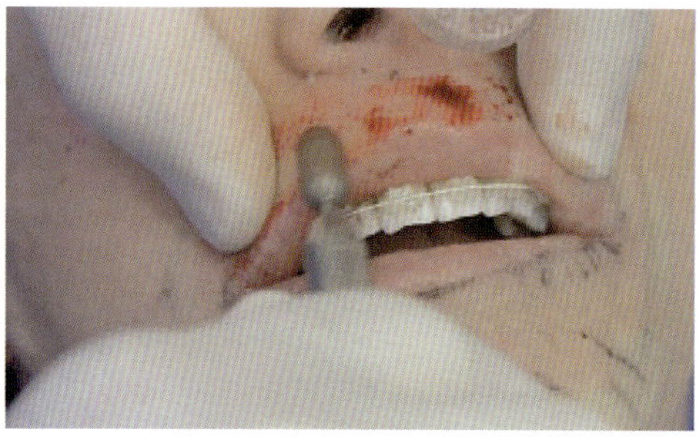
B

图19-1 **A.** 在范围较大区域使用桶状磨头。**B.** 注意图片中用非磨削手绷紧皮肤

要点与难点

皮肤绷紧是关键	■ 在磨削前一定要绷紧皮肤。在口周磨削时，要将非磨削手伸进口内以更好地绷紧皮肤。
保持磨头移动	■ 在磨削过程中要保持磨头移动，以防止局部磨削过深。
适于联合操作	■ 磨削术适合与面部外科手术联合应用。
“羽化”交界区	■ 为了更好地“羽化”交界区，磨削范围一般要超出拟治疗区，如在全面部磨削时下方要超过下颌缘。
操作练习	■ 可以先用橘子或葡萄模拟练习磨削操作。

术后注意事项

- 磨削治疗常与面部除皱手术联合应用，该操作一般在除皱术后进行。
- 治疗后立即将油膏涂抹于磨削部位。
- 治疗后可进行冷敷，以减轻肿胀。
- 治疗后7～10天为急性剥脱期，在此期间必须避免日晒。
- 治疗后24h在家中冷敷。
- 患者应保留纱布覆盖数天。随着皮肤再上皮化，纱布会自行脱落。当纱布脱落后，患者应每天涂抹一层薄薄的油膏，直至皮肤再上皮化完成。

治疗效果

- 磨削术能够改善皮肤细纹，并减少浅表性色素沉着。
- 初始应用时要做好术前测量和评估，充分掌握该项治疗的作用和局限性。

并发症

- 重要的是注意整个术野。
  - 在操作时，通常会将一块纱布置于术野附近，目的是帮助术者清洁术区的出血。但是纱布很容易被磨头卷起，并可能伤及患者的面部或眼睛。
- 过度磨削会破坏黑色素细胞并导致局部色素沉着。这种色素沉着有时可以改善，但往往是永久性的。
- 正常磨削后的色素沉着在发生后通常会自行消退。防晒是最重要的。如果有必要，可以局部使用含4%对苯二酚的增白剂。

第7部分　眉上提术

20

冠状切口眉上提术

Indications and Techniques for Coronal Brow Lifting

Richard J. Warren

概述

- 眉下垂指眉部复合体的位置全部或部分向下方移位。
- 眉下垂或位置异常可能是先天性的，也可能是后天由于年龄增长而引起的。
- 眉部位置和形状可以用于表达情绪。如果眉部整体位置较低，会让人显得疲惫和有劳累感。如果只是眉部内侧段较低，会给人以生气的感觉。如果只是眉部外侧段较低，会给人以悲伤的感觉。
- 眉下垂后会改变眉与上睑之间的动态关系，因此会影响对上睑病症的评估与治疗，如下睑下垂、眶周脂肪填充、老年性上睑下垂等。

相关解剖

- 额部最深面是额骨。在外侧，有一条弯曲的嵴样骨组织与额骨相交，称为颞嵴，也称为颞嵴线或颞融合线，是额部与外侧颞窝的分界标志（**图20-1**）。颞肌起于颞窝。
- 颞嵴线的外科意义在于，其浅面的肌肉组织均以条带的形式起始于这条可触及的稍内侧的骨嵴线。这一部位也被称为“固定区”或“附着区”。骨嵴向下方与眶缘相连，附着区变宽、变密，形成眶韧带，也称为颞韧带附着。在额部皮瓣分离过程中，必须分离所有与骨组织相连的附着结构，包括上述的“固定区”“眶韧带”以及眶上缘和眶外侧缘的附着结构。
- 颞嵴也是由外侧向内侧组织平面改变时进行命名的依据。颞深筋膜覆盖颞部肌肉，沿颞嵴附着于骨组织上。之后向内侧移行为额骨骨膜。同样，颞浅筋膜（也称为颞顶筋膜）向内侧移行为帽状腱膜。
- 帽状腱膜分为浅层和深层，包裹额肌。在下方，帽

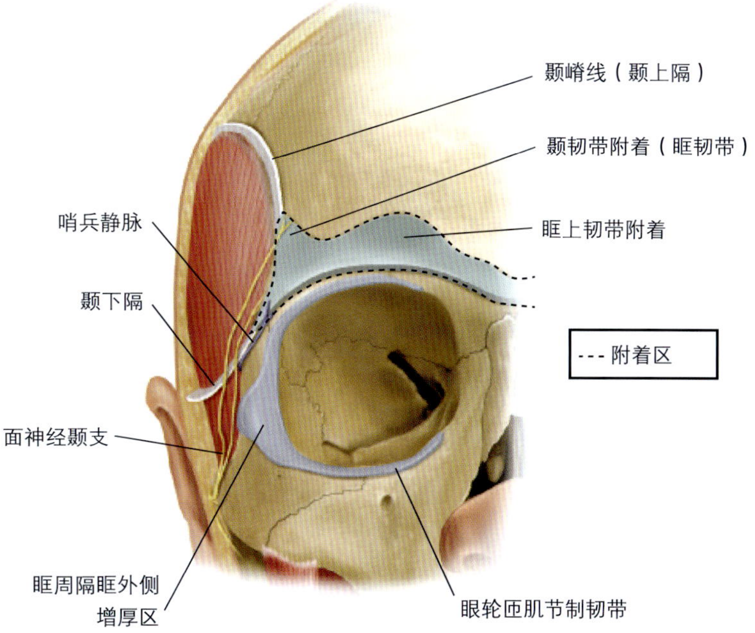

图20-1　充分松解帽状腱膜，向上掀起额瓣。最紧密的附着处是颞韧带附着（眶韧带），其他附着还有眶上缘处的眶上韧带附着、眶外侧缘处的眶外侧增厚区，并沿着眶嵴线走行。掀起皮瓣后可以见到面神经颞支，其下方有哨兵静脉

状腱膜进一步分为3层，其中两层包裹帽状腱膜脂肪垫，第三层与骨膜附着。帽状腱膜浅层与深层之间存在滑动间隙，允许头皮瓣向上方滑动。

- 帽状腱膜脂肪垫在前额下部2cm纵向距离内分布于额部整个横向范围内。在内侧，脂肪组织包裹滑车上神经和大部分皱眉肌。帽状腱膜脂肪垫与眶隔前脂肪［也称为眼轮匝肌后脂肪（ROOF）］靠上述的一层帽状腱膜分隔。在外侧，帽状腱膜常不连续。在一些人中，在帽状腱膜脂肪垫与眶隔前脂肪之间保持连续性。在眼睑内，依靠眶隔结构从眶脂肪中分隔出眶隔前脂肪（ROOF）。
- 肌肉的解剖结构决定着眉部的形状和位置。除了软组织附着结构外，眉部的位置是上提眉毛的肌肉力量与下降眉毛的肌肉力量加上重力之间相互平衡的结果。
- 皱眉肌是最大的也是最重要的眉部肌肉。常用的皱眉肌定位方法是：皱眉肌起于眶缘最内上角，正好位于眼眶入口处。肌肉横头穿过帽状腱膜脂肪浅行，之后与眼轮匝肌和额肌交织在一起。在皱眉时可以形成肉眼可见的皮肤浅凹。
- 眼轮匝肌呈括约肌样环形分布于眼眶区。在内侧和外侧，眼轮匝肌纤维呈纵向走行，可以降低眉毛高度。在外侧，眼轮匝肌是唯一的降眉肌肉。
- 额肌是唯一的提眉肌。该肌肉在上方起于帽状腱膜，在下方与眼轮匝肌相交织。肌肉收缩可以上提额肌和眉部。肌肉外侧常阙如，因此主要的提眉效果位于眉部肌肉的内侧和中间。

感觉神经

- 感觉神经支配主要来自眶上神经和滑车上神经。滑车下神经和颧颞神经也部分参与神经支配。
- 颧颞神经由眶外侧缘后方穿出，在哨兵静脉下方穿过颞深筋膜。在进行冠状切口眉上提术时，需要完全分离眶外侧缘，这一神经常被撕脱，其影响较小，而且通常是暂时性的。
- 滑车上神经发出点变异较大，通常由眼眶内上方发出。之后很快分为4～6支，并穿过皱眉肌。这些神经分支继续向上方走行，到达额肌浅面，支配额部中间部位以及头皮下方几厘米范围内的感觉。
- 眶上神经由位于眶上缘的眶上切迹处发出，也有约10%的情况由位于眶上切迹上方的骨孔发出。
- 眶上神经分为浅支和深支。浅支穿过眼轮匝肌和额肌，分为数个小分支到达额肌浅面，支配从额部中间到额部后外侧皮肤的感觉，支配区最后可以到达发际线以后2cm处。头皮其他部位的感觉由眶上神经深支支配，支配范围最远可达头顶处。深支走行于骨膜与帽状腱膜深层之间，之后穿过发际线附近的额肌，支配头皮的感觉。

运动神经

- 面神经颞支是这部位唯一需要关注的运动神经。颞支经过颧弓中1/3处的骨膜表面由下至上进入颞窝，为2～4条细的神经分支。在颧弓上方1.5～3cm处，颞支走行变浅，走行于颞浅筋膜（颞顶筋膜）中，支配额肌、眼轮匝肌上部和眉间肌。与颞支走行有关的标志点包括：
  - 可以触及的颧弓中1/3部分。
  - 眉尾外侧1.5cm处。
  - 邻近颞下隔，并与之平行。
  - 邻近颧颞静脉（哨兵静脉），并位于静脉正上方。
- 在行冠状切口眉上提术时，分离平面位于面神经颞支的深面。

发病机制

- 眶周区域是最影响面部外观的部位。眉部形态的微小变化就能对面部的美观产生很大影响。
- 正是由于眶周区域对于面部美观的重要性，在历史上人们很早就开始用各种方法进行眉部的修饰，如拔眉、修眉、画眉、文眉等。
- 在美容方面，眉部也是眶周最易发生变化的部位。其他常见的老化表现还有老年性上睑下垂、上睑眶脂肪减少、上睑软组织（皮肤、眼轮匝肌、眶脂肪）堆积等。
- 漂亮的额部应该完全没有横向的额纹，上方是位置正常、流畅的发际线，下方是位置正常、形态美观的眉部。
- 理想眉部的标准受种族、性别、地区的影响（**图20-2**）。在21世纪，对于美观的眉部有一些公认的基本标准：
  - 眉部内侧段位于眶内侧缘之上。
  - 眉部内侧缘应与内眦位于同一条垂线上。
  - 眉部位置向外侧逐渐升高，最高点位于中外1/3交

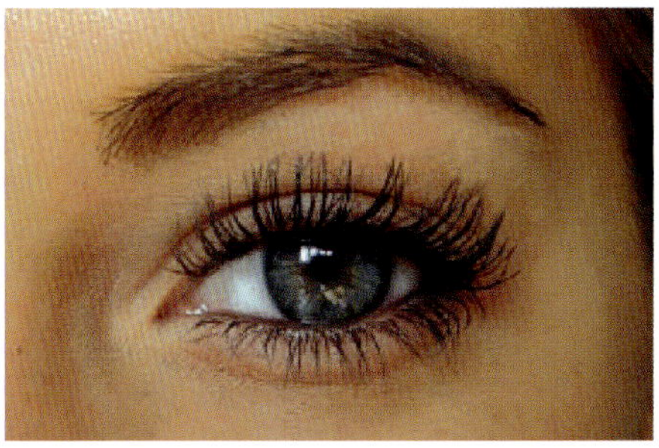

图20-2 有魅力的眼睛会适度地显现上睑组织（显露的是睑板的宽度），理想的上睑宽度约为睫毛至眉下缘距离的1/3。眉部内侧起于眶上缘上方，并与内眦在同一条垂线上。眉部位置向外侧逐渐升高，最高点位于中外1/3交界处。对于女性，眉部最高点位于过角巩膜缘垂线上或者位于其外侧。对于男性，眉部最高点较低，或者不明显。外侧的眉尾位置高于内侧的眉头

界处；眉部最高点位于过角巩膜缘垂线上或者位于其外侧。

- 眉尾位置高于眉头。
- 男性眉部位置较低，眉部最高点也较低。

- 眉部位置过低可能是先天性的，也可能是后天由于衰老造成的。
- 老化性眉下垂使额–眉复合体向下，占据了上眼眶的空间，出现了假性上睑皮肤过多。患者会不自觉地代偿性收缩额肌，以上提眉部，导致额纹加重。如果同时伴有老年性上睑下垂，这种表现会更为明显。这些患者经常来医院就诊，要求进行上睑整形术。
- 额部其他皱纹由眉间皱眉的肌肉收缩所引起。纵向皱纹由横向走行的皱眉肌收缩所引起，横向皱纹由纵向走行的降眉间肌收缩所引起，斜向皱纹由降眉肌和眼轮匝肌收缩所引起。
- 老化性眉下垂并不是一定发生。大约有40%的人眉毛位置终生稳定，因此不是眉上提术的适用人群。
- 额肌是唯一的上提性肌肉，需要对抗各种具有下降作用的肌肉，并且需要对抗重力，而后两者均会引起眉部位置降低。外侧眉部对于肌肉上提和下降更为敏感，原因是在外侧额肌运动减弱，而且外侧眉部固定于骨组织的结构不连续。由于软组织附着较少，肌肉上提作用较弱，最终导致眉部外1/3部分更容易出现下垂。

病史与查体

- 大多数患者并不知道许多因素都可能引起眶周老化，他们可能不想接受过多的项目来改善所有问题。因此，必须分析每一位患者引起眶周老化的主要原因。患者年轻时的照片可以帮助医生发现哪一个与年龄有关的变化对患者影响最大。
- 患者在清醒的直立位或端坐位接受评估。评估内容包括以下方面：视力、眉部和眶部对称性、前发际线位置、头皮毛发密度、横向额纹情况、眉间纹情况、眉毛密度、眉毛高度、眉毛轴线倾斜方向（向上或向下倾斜）、眉部形状（平坦或上挑）、眉部主动运动或被动运动情况、陈旧性瘢痕或文眉情况。同时需要评估上睑的状况，包括上睑软组织冗余情况、空虚情况、高度（是否有上睑下垂或睑退缩）等。
- 在观察患者是否有慢性额肌收缩时，应该分别在睁眼和闭眼时进行检查。在闭眼时，额肌处于放松状态，可以观察到眉部更真实的位置和形状。在睁眼时，如果用外力将眉部保持在上述位置，就可以观察到无额肌参与的眉部与上睑的关系。
- 患者有可能需要进行全眉部上提，但是更为常见的是仅需要对眉部的一部分上提，即可改善眉部整体的外观。最为多见的是需要对眉部外1/3或眉部外1/2部位进行上提，而无须改变眉部内侧部分的位置。偶尔对于一些呈现生气面容的患者，有可能需要上提眉部内侧部分。
- 减弱或消除眉间皱眉肌的作用也是治疗的目标之一。
- 如果要进行眉上提术，就需要考虑到对上睑复合体的影响。对于既往曾行上睑整形术的患者，有可能伴有上睑组织不足，因此眉上提术后可能发生上睑闭合不全。同时，眉上提术后可能使原来并未觉察的上睑凹陷变得明显。

非手术治疗方法

- 有许多非手术方法可以改变眉部形状和/或位置。
- 非医疗方法：拔眉、修眉、画眉、文眉。
- 非手术医疗方法：肉毒毒素注射、同期填充物注射、埋线提升术。

手术治疗过程

术前设计

- 有许多手术方法均可以上提眉部或改善眉部外形。冠状切口眉上提术是最为传统的一种方法，有长时间的应用历史，术后效果已得到证实。

- 在手术前，外科医生与患者要就眶周老化的原因进行充分沟通。为了达到更好的效果，需要向患者介绍一些新的概念和方法。需要进行眉上提术的患者也可能需要进行上睑整形术、上睑脂肪填充术或上睑下垂矫正术。
- 由于这一方法可以提供最好的手术视野，并且具有较大的灵活性，因此在手术设计阶段，操作医生需要对手术细节进行充分的考虑，如眉部需上提的部位、上提量、眉部对称性等。
- 在患者处于清醒、直立状态上，用手指在额部上提眼眉复合体，判断眉上提量和上提方向（**图20-3**）。还可以进行各种整体提升方向的模拟，最终目标是获得有效且自然的提升效果。
- 术前重要的标记线包括切口线和皮瓣移动的方向。
- 其他常用的标记线包括面神经颞支的走向、眶上神经和滑车上神经的位置、皱眉肌的位置等。其中，皱眉肌的位置是在患者处于清醒状态上做皱眉动作进行确定的。

体位

- 患者取仰卧位，头部置于小枕或垫圈中。
- 手术床略抬高，以减少术区的静脉回流。
- 下肢使用间歇性气压装置，防止下肢血栓形成。身体覆盖加热装置。

入路

- 开放式眉上提术常用的切口包括：
  - 冠状切口。
  - 前发际线切口。
  - 改良冠状切口（联合使用以上两种切口）。

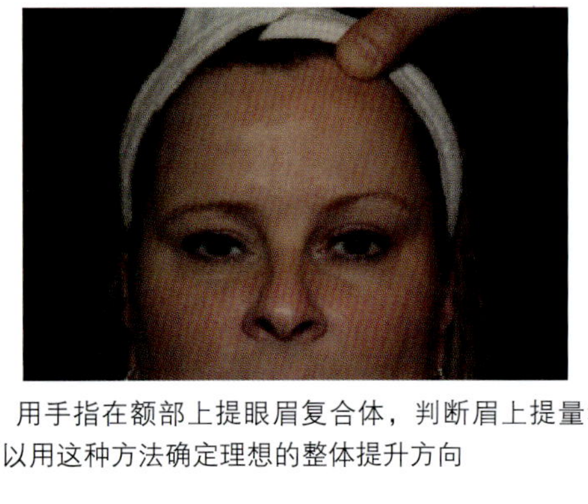

图20-3 用手指在额部上提眼眉复合体，判断眉上提量和上提方向。还可以用这种方法确定理想的整体提升方向

- 常用的分离平面包括：
  - 皮下层。
  - 帽状腱膜下层。
  - 骨膜下层。
- 冠状切口可以很好地隐藏于头发生长区。分离平面包括帽状腱膜下层和骨膜下层。其中，帽状腱膜下层最为常用，其优点是分离快速、出血少、皱纹肌显露充分。
- 前发际线切口距离眉部较近，也可以获得良好的视野。主要的缺点是在前发际线处会形成瘢痕，有可能影响美观。仔细地切开和精细地缝合有助于减少瘢痕的形成。常用的分离平面包括皮下层、帽状腱膜下层和骨膜下层。其中，皮下层分离的优点包括：无损伤感觉神经的风险；由于可以将皮肤与其深面的额肌分开，因此能够有效治疗额纹；由于眉部属于皮下层结构，因此可以直接移动眉部。
- 改良冠状切口（前发际线切口联合外侧冠状切口）操作过程类似于冠状切口，区别在于在前发际线处做切口，适用于前额较宽的患者，防止前发际线上移过多。与冠状切口相似，主要分离平面位于帽状腱膜下层，在前发际线处改为皮下层分离，即外侧为帽状腱膜下层分离，前发际线以下为皮下层分离。

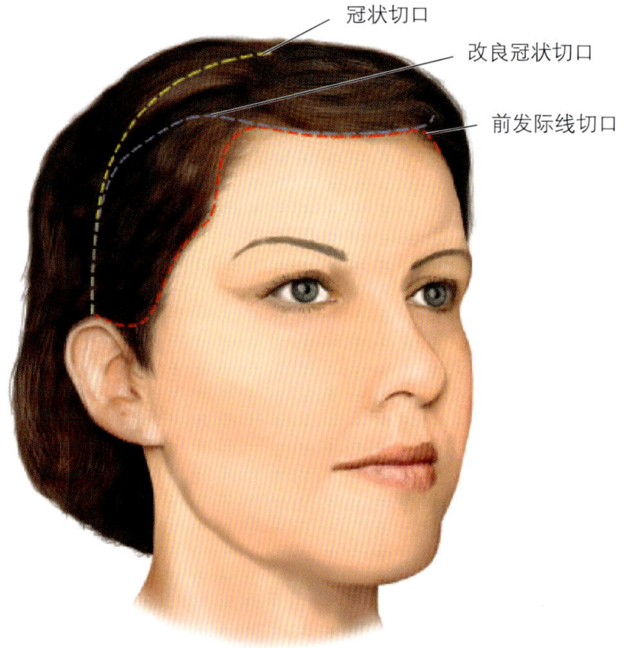

图20-4 开放式眉上提术常用的切口包括经典的冠状切口（距发际线约6cm）、前发际线切口和改良冠状切口（前发际线切口联合外侧冠状切口）

■ 冠状切口眉上提术（帽状腱膜下层分离）

- 进行术前标记画线（见前文）。
- 麻醉方式采用全麻或局部麻醉辅助全身镇静治疗。
- 头颈部消毒，铺巾（显露整个面部）。
- 于切口区和拟分离区皮下层或帽状腱膜下层行局部浸润麻醉，麻醉液为含1：100 000肾上腺素的1%利多卡因+含1：200 000肾上腺素的0.25%丁哌卡因。
- 等待几分钟时间后（待肾上腺素起效），全层切开头皮，在中间部位切开深度达骨膜表面，在外侧部位切开深度达颞深筋膜表面。切开时刀片倾斜，保持与毛囊平行。如果采用前发际线切口，建议采用Camirand原理，刀片倾斜的方向要保证毛发生长后可以遮盖术后切口瘢痕（**图20-5A**）。
- 标准的冠状切口设计于前发际线之后约6cm处，可

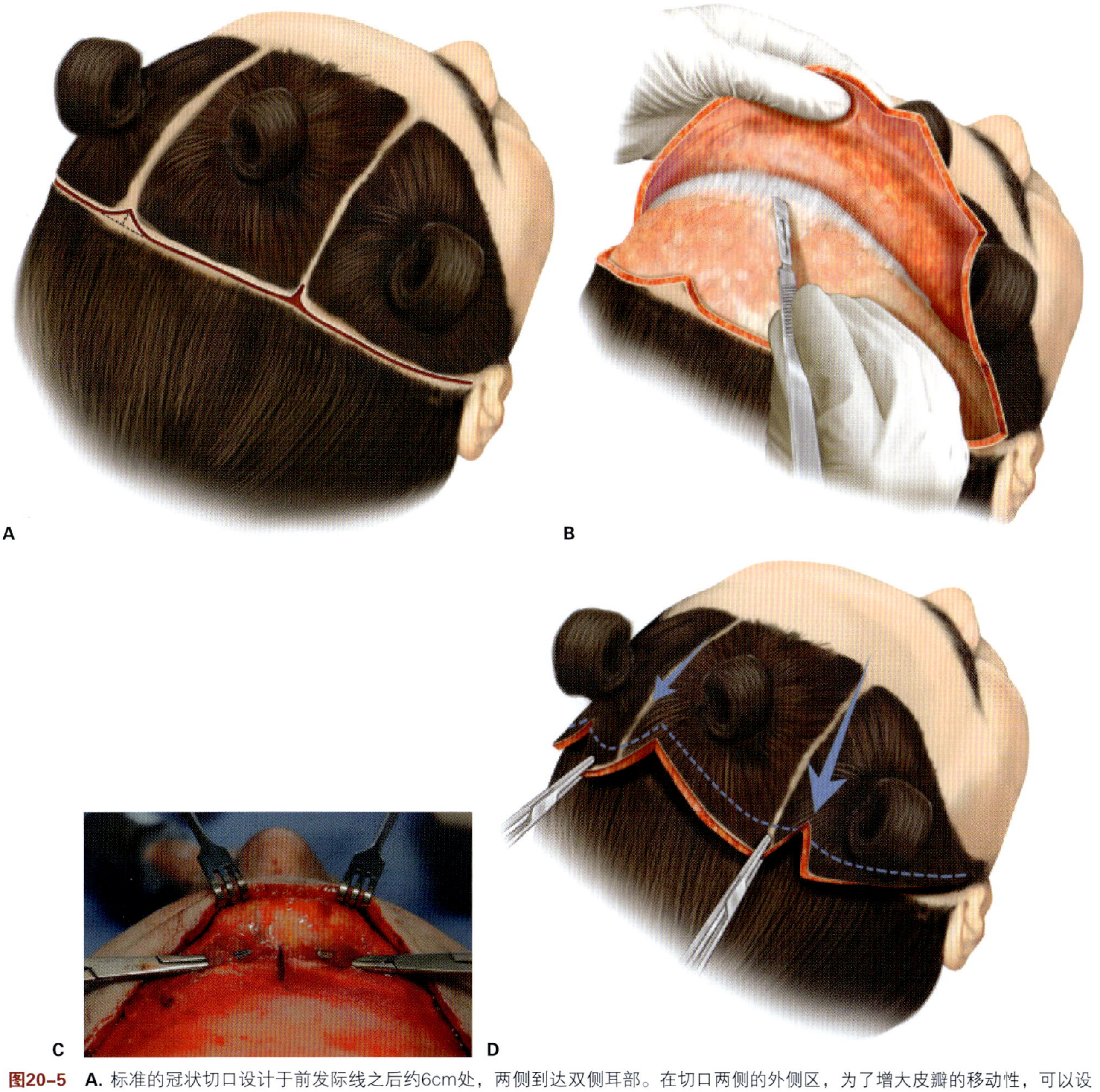

图20-5 **A.** 标准的冠状切口设计于前发际线之后约6cm处，两侧到达双侧耳部。在切口两侧的外侧区，为了增大皮瓣的移动性，可以设计起弯向前的曲线。切口线还可以与面部除皱术切口相连。**B.** 冠状头皮瓣在无血管的帽状腱膜下层分离，直至眶缘。面神经颞支在皮瓣外侧走行，在这一区域进行电凝和牵拉时要加以注意。**C.** 显露皱眉肌，分离至其位于眶内上缘的起始处。可以观察到皱眉肌斜向走行，穿过帽状腱膜脂肪层，逐渐浅行，与眼轮匝肌和额肌相交织，患者皱眉时在皮肤处形成小的凹陷。紫色标记线显示的是面部中线。分离过程中可以见到两条降眉间肌，走行于鼻骨，纵向走行。图中止血钳尖端后面是降眉肌，纵向走行。**D.** 皮瓣分离完成后，可以沿设计的方向移动。在正常情况下，大部分皮瓣在外侧向上移动较多，通常要去除2～3cm宽的头皮。在中间部分，向上移动较少，约外侧上移量的一半。去除有皱眉作用的肌肉，由于保持额肌完好，因此在没有头皮瓣的作用下，眉部内侧即可向上自然抬高

根据前额高度进行调整。外侧延伸至耳部。在一些情况下，切口线可以与面部除皱术切口相连。头顶部切口线可以设计为曲线，或者在中线处设计成轻度的突起状，便于关闭创口时进行皮瓣旋转。

- 在冠状切口眉上提过程中，眶上神经的深支和浅支都会被切断，颞浅动脉前支也会被切断，需要注意确切止血。
- 在帽状腱膜下层进行翻瓣，翻瓣过程较为容易。可以采用钝性分离，也可以采用刀片倾斜的方式在骨膜浅面剥离（**图20-5B**）。外侧分离至颞嵴，将颞浅筋膜（颞顶筋膜）与颞深筋膜分离。在颞嵴线内侧，沿着颞部附着区松解软组织在骨面上的附着。
- 在接近眶上缘时，需要注意保护由眶上缘穿出的眶上神经，约有10%的情况下眶上神经由眶上缘上方的骨孔出颅。在操作时经常使用皮肤拉钩和L形组织拉钩，在应用过程中要特别注意避免过度牵拉，以防损伤面神经颞支，该神经在皮瓣内部偏外侧走行。
- 必须彻底分离帽状腱膜在眶上缘和眶外侧缘的附着，以保证皮瓣获得足够的移动度，最终可以保持较长时间的效果。黏附最为紧密的部位是眶韧带（颞韧带附着）。一般在眼轮匝肌后脂肪（ROOF）显露后，即表示帽状腱膜下分离已到达眶上缘。
- 向下方松解眶外侧缘处的附着，直至外眦处。由于是在帽状腱膜下层分离，因此骨膜保持完整。分离过程中常遇到颧颞内侧静脉（哨兵静脉），可以予以保护，也可以予以结扎，以获得更好的显露。面神经颞支在静脉上方走行，电凝止血时要特别小心。
- 在大多数情况下，在中线附近，要将一部分帽状腱膜深层组织保留在骨膜上，目的是避免过度上提眉部内侧段。相反，如果希望上提眉部内侧段，则需要确切分离中线附近帽状腱膜组织。
- 在眶缘附近分离完成之后，需要在帽状腱膜脂肪组织中显露皱眉肌（**图20-5C**）。分段去除皱眉肌，去除范围从其内侧起点处，至外侧眶上神经走行附近。在去除肌肉过程中，可以遇到在皱眉肌内穿行的滑车上神经。这些神经常为小的分支，并与小的血管分支伴行，电凝止血时要格外小心，最好在手术放大镜辅助下操作。
- 根据术前设计，可以酌情去除两侧的降眉间肌和纵向走行的降眉肌。可以部分去除，不必彻底去除。
- 如果去除皱眉肌后产生明显的组织凹陷，可以从其他部位切取少量脂肪组织，并将其缝合至凹陷区。
- 皮瓣分离和肌肉处理完成后，可以按设计的方向提拉组织瓣。在多数情况下，主要的目标是提拉眉部外侧半组织，而对于眉部内侧半组织少量提拉或不提拉。具体提拉情况因人而异，提拉量最大处一般指向颞嵴线附近。用3-0 PDS线将上提后的颞浅筋膜在新的位置上与其深面的颞深筋膜缝合固定。
- 上提头皮组织瓣。为了更好地定位组织瓣的位置，可以先做3个与切口线垂直的小切口，并于中间部位和两侧颞嵴线附近行暂时性缝合固定。之后去除一定宽度的全厚头皮组织瓣。在一般情况下，外侧去除组织宽度约为2cm，中间部位去除组织宽度约为1cm或更少（**图20-5D**）。
- 用3-0 Vicryl线缝合帽状腱膜层，用头皮钉间断钉合或缝线间断缝合头皮全层。在冠状切口眉上提术中，眉部上提量是由头皮组织上移量和组织去除量所决定的。在闭合切口后会有较大的张力，因此需要确切缝合帽状腱膜层，以分担头皮皮肤层的张力。如果皮肤层缝合或钉合后张力过大，会导致毛囊永久性损伤。
- 在血管丰富部位放置引流管。
- 用丁哌卡因在眶上缘处行眶上神经和滑车上神经阻滞麻醉。
- 头皮切口区外涂油膏，头部在适度压力下进行敷料包扎。

前发际线切口眉上提术（皮下层分离）

- 进行术前标记画线（见前文）。
- 麻醉方式采用全麻或局部麻醉辅助全身镇静治疗。
- 头颈部消毒，铺巾（显露整个面部）。
- 于切口区和拟分离区皮下层行局部浸润麻醉，麻醉液为含1：100 000肾上腺素的1%利多卡因+含1：200 000肾上腺素的0.25%丁哌卡因。麻醉液注射可以起到液体分离作用，注射范围包括整个前额区，下方达眉部。
- 等待几分钟后（待肾上腺素起效），全层切开头皮皮肤，直达额肌表面。注意保护在额肌表面走行的感觉神经。
- 在前发际线处做切口时，刀片倾斜的方向要保证毛发生长后可以遮盖术后切口瘢痕（**图20-5A**）。
- 分离并向上掀起皮肤组织瓣，下方中间区域分离达眉部，下方外侧区域分离达眶外侧缘中上1/3交界处。由于这一分离层次血运丰富，因此需要注意确切止血。
- 在分离达眉部时，在直视下，观察横向的眼轮匝肌纤维。
- 用5-0 Vicryl线将眼轮匝肌缝合固定于额肌更高的位置上，通常缝合2～3针。有的术者采用将上方的皮下组织缝合固定于额肌的方法。
- 上提仅含皮肤全层的头皮瓣。上提时所需力量较小，但是很容易使切口下唇超过切口上唇。
- 标记拟切除的头皮瓣，切除位于切口下唇区的过多的头皮皮肤组织。
- 用5-0尼龙线精细缝合切口。
- 用丁哌卡因在眶上缘处行眶上神经和滑车上神经阻滞麻醉。
- 头皮切口区外涂油膏，头部在适度压力下进行敷料包扎。

眉下移术（帽状腱膜下层分离）

- 高发际线伴额头过长可能是先天性的，也可能是由于额部前发际线附近头发脱失所引起。
- 对于高发际线者，可以上移头皮无毛发区，并切除一定量的额部皮肤，从而达到降低前发际线、缩短额头的目的。
- 在前发际线处设计切口线，并向外侧延伸至太阳穴附近的侧发际线处（**图20-4**）。
- 为了减少术后瘢痕，需要将前发际线处切口线设计成小波浪状，而不是直线状（**图20-6A**）。如果前发际线处头皮较为稀疏，可以将切口线上移几毫米，较浓密的头皮可以更好地遮盖术后切口瘢痕。
- 在前发际线处做切口时，刀片倾斜的方向要保证毛发生长后可以遮盖术后切口瘢痕。
- 与开放式冠状切口相似，沿切口设计切开全层头皮，直达骨膜层表面。
- 在帽状腱膜下层进行翻瓣，可以采用钝性分离，也可以采用刀片倾斜的方式在骨膜浅面剥离，向后分离达枕部。
- 为了更好地前移头皮瓣，需要在帽状腱膜层做浅的横向切口，注意不要切透头皮全层。临床应用后发现，每做一个帽状腱膜切口，就会增加1mm左右的头皮瓣前移量（**图20-6B**）。
- 头皮瓣分离完成后，向前轻拉组织瓣几分钟，使其发生形变。
- 上提位于前部的头皮瓣，以更好地前移头皮瓣后部。
- 充分前移头皮瓣后部之后，将其缝合固定于骨组织上。先将骨钉系统（如LactoSorb骨钉）固定于颅骨，之后用3-0 PDS线将头皮瓣软组织固定于骨钉上（**图20-6C**）。
- 去除多余的前额部组织（**图20-6D**）。
- 用3-0 Vicryl可吸收线缝合帽状腱/额肌层，用5-0尼龙线连续精细缝合皮肤层。
- 在一些高发际线患者中，有可能同时伴有眉部过低。对此，可以同时进行头皮瓣后部前移术（降低发际线）和开放式眉上提术（提升眉部并重塑眉形）。

操作步骤

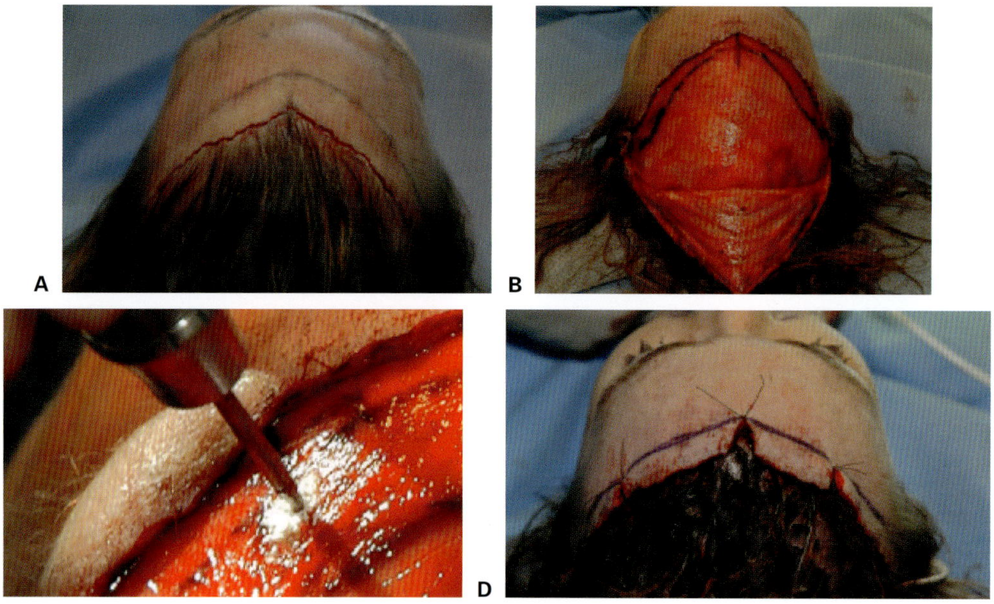

图20-6 **A.** 可将前发际线处切口线设计成小波浪状。可以将切口线设计于发际线后几毫米，刀片倾斜的方向要保证毛发生长后可以遮盖术后切口瘢痕。**B.** 头皮瓣向后分离达枕部。为了更好地前移头皮瓣，需要在帽状腱膜层做多个较浅的横向切口。**C.** 为了尽可能多地前移头皮瓣，在中线两侧各拧入一枚骨钉，以固定缝线。在这个案例中，将可吸收骨钉拧入颅骨进行辅助固位，固定位置位于新发际线稍后方，以便于含有头发的头皮组织可以很好地掩盖骨钉。**D.** 头皮瓣前移并固定于颅骨后，去除多余的前额部组织

要点与难点	
诊断	■ 术前美学诊断和评估极大影响眉上提的效果，有许多因素影响手术的设计，如上睑下垂状况、上睑软组织过多以及与其相反的状况（脂肪萎缩引起上睑凹陷）
眉部外形和高度	■ 许多患者多年来一直保持较为稳定的眉部位置，并未发生眉下垂。对于眉下垂患者，眉外侧通常下垂更为明显。
操作技术	■ 采用冠状切口进行眉上提术可以提供最好的手术视野，很容易进行皱眉肌切除，眉上提效果较为可控。 ■ 采用冠状切口时，一部分感觉神经要不可避免地被切断，术前应该对此进行充分的告知。
关闭切口	■ 头皮切口缝合后如果有过大的张力，将会导致瘢痕性秃发。可以采用帽状腱膜层缝合的方法充分减小张力。 ■ 在大多数情况下，眉外侧上提量超过眉内侧上提量。

术后注意事项

- 面部上1/3部位应用冰袋冰敷，有利于减轻肿胀和不适。
- 术后1周保持头部处于抬高位，可以减轻肿胀。
- 术后轻度包扎，并佩戴头套。
- 术后1周拆线。

治疗效果

- 开放式冠状切口眉上提术效果确实，未见完全复发，效果持续时间较长。
- 这种技术是纠正皱眉肌结构的最好方法。
- 不可避免的副作用包括形成较长的头皮瘢痕、切断部分感觉神经、前发际线后移使前额变长。
- 过度上提眉部中间区域曾经是一个常见的问题，但是随着对于额部解剖和老化机制的深入研究，这一问题已经可以避免。
- 在治疗18～24个月后随访发现，患者满意度较高。

并发症

- 增生性瘢痕伴有瘢痕性秃发。常由于切口线处缝合张力过大所引起。一项系统性回顾性研究报道，这

一并发症的发生率是3.6%。治疗方法常用瘢痕修整术。

- 感觉神经受损会导致头皮麻木。随时间延长，感觉功能会逐渐恢复。但是临床检查发现，最后常会有一部分头皮永久性感觉迟钝。一般来说，在术后18～24个月患者感觉异常会完全消失。
- 术后血肿不常见，发生率为0.5%。
- 术后感染也不常见，发生率为0.2%。
- 面神经颞支这一运动神经有可能受损，但是在帽状腱膜下层分离时较少发生。
- 吸烟患者在接受前发际线皮下分离手术后，容易发生额部皮瓣部分坏死。

参考文献

[1] Knoll BI, Attkiss KJ, Persing JA. The influence of forehead, brow, and periorbital aesthetics of perceived expression in the youthful face. *Plast Reconstr Surg*. 2008;121:1793-1802.

[2] Knize DM. An anatomically based study of the mechanism of eyebrow ptosis. *Plast Reconstr Surg*. 1996;97(7):1321-1333.

[3] Warren RJ. The modified lateral brow lift. *Aesthet Surg J*. 2009;29(2):158-166.

[4] O'Brien JX, Ashton MW, Rozen WM, et al. New perspectives on the surgical anatomy and nomenclature of the temporal region: literature review and dissection study. *Plast Reconstr Surg*. 2013;131(3):510-522.

[5] Knize DM. A study of the supraorbital nerve. *Plast Reconstr Surg*. 1995;96:564.

[6] Agarwa CA, Mendenhall MS, Foreman KB, et al. The course of the frontal branch of the facial nerve in relation to fascial planes: an ana- tomic study. *Plast Reconstr Surg*. 2010;125:532.

[7] Gunter J, Antrobus S. Aesthetic analysis of the eyebrows. *Plast Reconstr Surg*. 1997;99:1808-1816.

[8] Lambros V. Observations on periorbital and midface aging. *Plast Reconstr Surg*. 2007;120:1367-1376.

[9] Lemke BN, Stasior OG. The anatomy of eyebrow optosis. *Arch Ophthalmol*. 1982;100:981.

[10] Knize DM. Anatomic concepts for brow lift procedures. *Plast Reconstr Surg*. 2009;124(6):2118-2126.

[11] Friedland JA, Jacobsen WM, TerKonda S. Safety and efficacy of com- bined upper blepharoplasties and open coronal browlift: a consecutive series of 600 patients. *Aesthetic Plast Surg*. 1996;20(6):453-462.

[12] Cilento BW, Johnson CM Jr. The case for open forehead rejuvenation: a review of 1004 procedures. *Arch Facial Plast Surg*. 2009;11:13-17.

[13] Ullmann Y, Levy Y. In favor of the subcutaneous forehead lift using the anterior hairline incision. *Aestheict Plast Surg*. 1998;22(5):332-337.

[14] Camirand A, Doucet J. A comparison between parallel hairline inci- sions and perpendicular incisions when performing a face lift. *Plast Reconstr Surg*. 1997;99(1):10-15.

[15] Pollock H, Pollock TA. Subcutaneous brow lift with precise suture fixation and advancement. *Aesthet Surg J*. 2007;27(4):388-395.

[16] Guyuron B, Behmand RA, Green R. Shortening of the long forehead. *Plast Reconstr Surg*. 1999;103:218.

[17] Byun S, Mukovozzov I, Farrokhyar F, Thoma A. Complications of brow- lift techniques: a systematic review. *Aesthet Surg J*. 2013;33(2):189-200.

[18] Guyuron B, Davies B. Subcutaneous anterior hairline forehead rhytid- ectomy. *Aesthetic Plast Surg*. 1988;12:77-83.

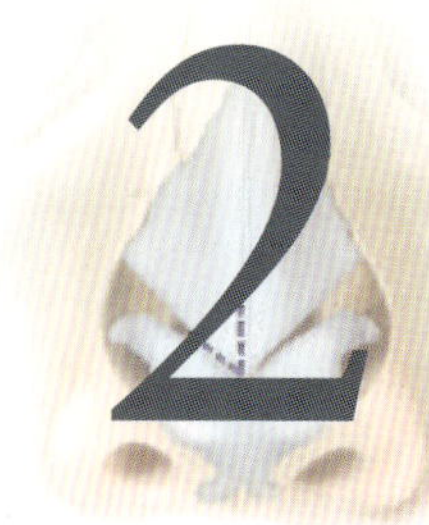

21 内镜辅助眉上提术

Indications and Technique for Endoscopic Brow Lifting

Navid Pourtaheri, Ali Totonchi, and Bahman Guyuron

概述

- 额部随年龄增长发生的变化包括发际线后移和眉下垂导致的额部变长、动态和静态额纹及眉间纹、额部隆起、眉间变平、眉弓畸形等。
- 额部变长是与面部整体长度相对比的结果，即发际线到眉间的距离大于全面部垂直高度的1/3。

相关解剖

- 额部上方通过发际线与头皮相延续，下方与眉弓相延续。
- 眉间、额窦和额骨构成了额部的轮廓。
- 额部软组织层从深到浅依次为：骨膜，疏松组织，肌肉（额肌、帽状腱膜），皮下结缔组织和脂肪，真皮，表皮。
- 感觉神经为滑车上神经和眶上神经，分别从眶上缘距中线1.7cm和2.5cm处的孔或切迹处发出，与同名动脉伴行。
- 成对的额肌是上提眉部的表情肌，其纤维为垂直走行，肌肉收缩牵拉真皮层，形成额部横向皱纹。
- 额肌内侧、中间、外侧的肌纤维分别延续降眉间肌、皱眉肌和眼轮匝肌。
- 降眉间肌是垂直方向下拉眉部的表情肌，起自鼻骨上骨膜，插入额肌和眉间的真皮组织，其中后者是形成鼻根部皱纹的原因。
- 皱眉肌是斜向走行的表情肌，作用是下拉眉部，起自眉弓内侧，经过眼轮匝肌斜向外上插入眉部真皮层，肌肉收缩形成垂直方向的皱眉纹。
- 成对的降眉肌是下拉眉部的表情肌，起自内侧眶缘，插入眉间真皮层，肌肉收缩形成眉间部位斜向皱纹。
- 眶部眼轮匝肌也是下拉眉部的表情肌（**图21-1**）。

发病机制

- 前发际线和颞部发际线后移增加了额部的长度和宽度。
- 衰老引起的眉下垂继发于脂肪和真皮变薄、胶原减少和老化。由于额肌可代偿性提升内侧2/3的眉部，因此眉下垂最早发生于外侧的额部和眉部。眉下垂也可发生于眼轮匝肌过度活动导致眼睑痉挛、面神经功能异常及额肌力量不足等情况。
- 额部隆起通常是由于额窦过度气化所引起的，多与软组织增生无关。

病史与查体

- 术前必须对面部外形、发际线、眉部位置和弧度、额部长度和宽度、软组织量和皱纹情况进行全面的综合评估。治疗额部明显变长的最佳方法是通过开放切口去除多余的皮肤（详见相关章节）。分析眉部位置的一个有效方法是请患者微笑或用力闭眼后睁眼来消除额肌的代偿作用。在没有代偿的情况下，男性眉部位于眶上缘水平，女性略高于眶上缘，眉部最高点通常位于外侧角巩膜缘垂线上。
- 针对皱纹的评估要在静止、微笑、皱眉3种状态下进行。额部较深的静态皱纹最好采用皮下切开眉上提术进行治疗，而不适合用内镜方法。对于额部细纹，可以在内镜辅助眉上提术后使用激光焕肤等辅助治疗。

影像学检查

- 只有在出现软组织肿块或骨缺损等异常情况时，才需要进行影像学检查。这些问题必须要在额部年轻化手术之前进行评估和处理。

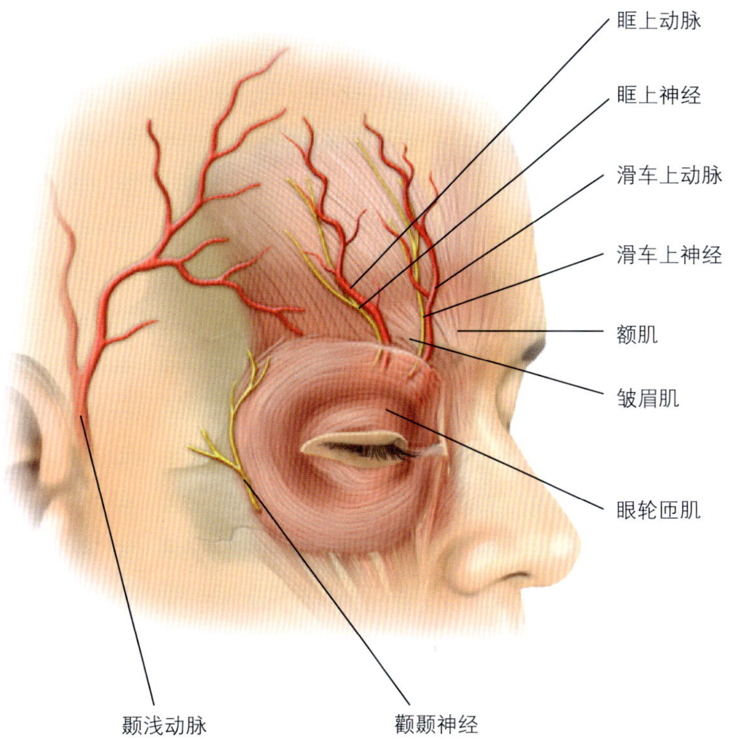

图21-1 额部解剖（引自Guyuron B. Forehead rejuvenation. In: Guyuron B, Eriksson E, Persing J, eds. Plastic Surgery: Indications and Practice. Philadelphia, PA: Saunders Elsevier, 2009:1409-1426，作者已授权）

非手术治疗

- 常用的非手术治疗方法包括肉毒毒素注射、填充物注射、脂肪移植等。

内镜辅助眉上提术治疗过程

- 内镜辅助眉上提术的手术指征是眉下垂和额肌过度运动，无深的静态额纹或额部过长的表现。通常在门诊手术室进行，采用静脉镇静或全身麻醉。与开放式眉上提术相比，这种手术术后很少发生脱发或额部延长（常发生于冠状切口眉上提术后），而且内镜系统的视觉放大效果有利于术中精准的操作。
- 这种手术是在具有二维图像的显示器辅助下进行的，因此需要特殊的器械，并且必须经过较长时间的训练。

术前设计

- 术前拍摄额部静止状态和皱眉状态的照片，以进行术前分析和术后效果观察。注意眉部的对称性，当眉部存在不对称时在术中要进行调整。
- 了解患者的一般状况、血压和血糖的情况。术前必须戒烟，以减少术后伤口并发症。

体位

- 手术采取仰卧位。全麻/镇静麻醉生效后，常规消毒、铺巾。从发际线中线向后做1.2～1.5cm的正中切口。两侧颞部各做2个切口，距离中线分别为7cm和10cm，位于发际线后1.5～2cm，每个切口纵向长度约为1.2cm，头皮较厚者长度为1.5cm（**图21-2**）。

入路

- 本章主要介绍内镜辅助眉上提术，开放式眉上提术相关内容见其他章节。

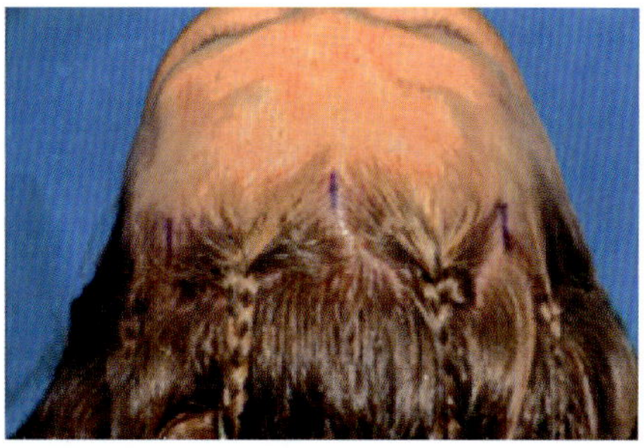

图21-2 内镜辅助眉上提术时切口设计和头发梳辫的方法（引自Guyuron B. Forehead rejuvenation. In: Guyuron B, Eriksson E, Persing J, eds. Plastic Surgery: Indications and Practice. Philadelphia, PA: Saunders Elsevier, 2009:1409-1426，作者已授权）

操作步骤

内镜下眉部分离

- 摆好体位后，切口附近的头发编辫或夹紧，防止头发进入切口。
- 在无毛发的额部用27G针头注射含1：100 000肾上腺素的1%利多卡因10mL。在头皮切口处注射含1：200 000肾上腺素的1%利多卡因10mL，以减少血管收缩剂所造成的脱发。
- 注射5min后，在最外侧头皮切口线处用15号刀片切开，将小组织剪伸入切口，钝性分离直到颞深筋膜浅面。
- 用Obwegeser骨膜剥离器在颞深筋膜和颞浅筋膜之间分离腔隙，用于放入内镜装置。用皮肤拉钩拉开切口边缘，用多齿Adson钳将保护片折叠后，将其放入切口内（**图21-3A**）。
- 将骨膜剥离器通过最外侧切口向邻近的颞部切口方向分离，保证分离平面一致，均位于颞深筋膜和额部骨膜浅面。
- 置入内镜设备。
- 使用骨膜剥离器在中线区切口的骨膜上层次和外侧颞区的深筋膜上层次进行剥离。与后部和侧部解剖的盲视下操作不同，中线区的解剖是在内镜辅助下完成的。
- 由右侧第二个切口置入呈30°角的4mm长内镜设备，最外侧的切口用于控制解剖分离器械。
- 在内镜辅助直视下，骨膜剥离器通过右面最外侧入口插入，向下剥离至眶上缘（**图21-3B**）。
- 注意保护面神经的颞支，不要将解剖平面从深筋膜浅层转移到更浅的层次。一个实用的方法是将颞深筋膜上所有的脂肪组织均从颞深筋膜上剥离出来，并且可以随着皮肤和皮下层上提，剥离直至颧弓。
- 使用长的骨膜剥离器，在骨膜下平面分离眶外侧缘和颧弓（**图21-3C**）。
  - 骨膜下剥离直到颞肌附着区的内侧，并在眶上缘处分离，骨膜切开后可见眶上和滑车上神经血管束。
  - 用Daniel钳或活检钳仔细地钳夹去除皱眉肌。
  - 尽可能彻底去除肌肉，以减少术后该部位出现不对称或动态畸形。皱眉肌位于滑车上静脉和眶上静脉交通支的浅面，应用电凝处理这些静脉。在切除皱眉肌的过程中，可以使用神经拉钩牵拉并保护眶上神经和滑车上神经，避免损伤神经。降眉肌很容易被误认为是皱眉肌，它的特点是颜色更深、更柔软、位置更深，位于此处的内侧（**图21-3D**）。
- 在眉间和中间部位骨膜提升后，会引起并不希望出

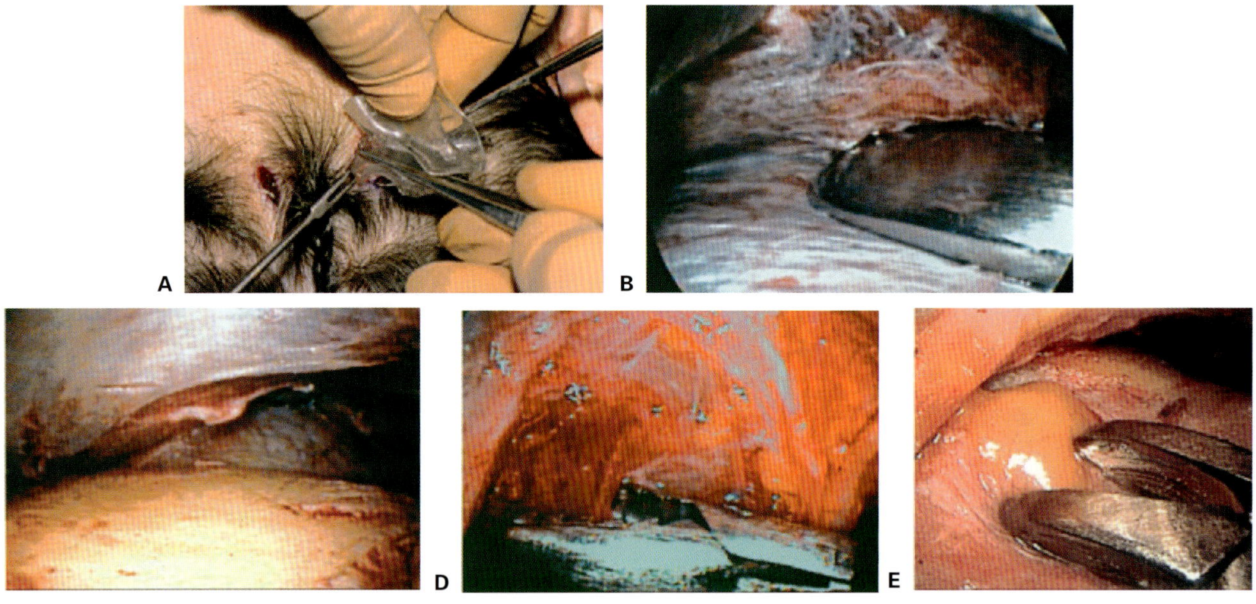

图21-3 **A.** 将内镜装置插入颞部。**B.** 在内镜辅助下，用骨膜剥离器分离，分离平面在颞部位于颞深筋膜浅面，在额部中间位于骨膜下平面。**C.** 用骨膜剥离器剥离眉部弓状缘和纤维附着。**D.** 应用Daniel钳夹除皱眉肌。**E.** 在皱眉肌去除后形成的凹陷区进行脂肪移植。脂肪组织取自颧骨上方颞深筋膜深面脂肪垫（引自Guyuron B. Forehead rejuvenation. In: Guyuron B, Eriksson E, Persing J, eds. Plastic Surgery: Indications and Practice. Philadelphia, PA: Saunders Elsevier, 2009: 1409–1426，作者已授权）

现的内侧眉毛抬高。也可能发生与鼻根部皮肤皱褶同时出现的眉内侧段明显下垂，但是较为少见。如果发生这些情况，需要进行内侧部分的剥离。这一步骤需要在双侧同时进行，并用Bovie电凝确切止血。

- 为了防止局部出现凹陷畸形，在去除皱眉肌后有可能需要进行脂肪移植填充。
  - 脂肪通常取自位于颧弓上方、颞深筋膜深面的颞深脂肪垫，使用带有弧度的内镜骨膜剥离器和抓取器获取脂肪组织。
  - 如果后续要进行的其他手术可以获取脂肪组织，这个部位就可以作为备用脂肪供区处。
  - 使用眼科弯剪将脂肪剪成所去除皱眉肌的大小。用骨膜剥离器撑开后，将脂肪置入去除皱眉肌后遗留的凹陷区（**图21-3E**）。

眉部悬吊

- 接着进行额部筋膜悬吊，通常每侧在外侧进行一个筋膜悬吊即可。
  - 尽量避免内侧悬吊，防止眉内侧段的提升。
  - 通常在去除内镜装置后在最外侧切口进行悬吊。在切口线尾部1/3与头侧2/3交界处放置两个皮肤拉钩。内镜装置撤出切口边缘后，用3-0 PDS线穿过帽状腱膜，向上方悬吊固定于颞深筋膜。在悬吊的同时观察眉部外形，逐步打结固定，直到眉部位于恰当的位置（**图21-4A、B**）。
- 如果眉部需要额外的固定或者需要纠正眉部不对称，每侧可以在第二个切口处进行第二个悬吊缝合。
  - 经过两侧的切口，用3-0 PDS线穿过帽状腱膜，在额骨上打孔，缝线经骨孔悬吊打结固定。
  - 头皮拉钩放置于切口的头侧半，沿上提水平牵拉头皮。
  - 窄脑压板放置于切口后缘，以保护周围软组织。
  - 使用Zimmer-Hall骨钻，使用1.1mm钻头，并配有长度为5mm的保护套。
  - 用骨钻钻两个相对的骨孔，每个骨孔与骨组织成45°角。两孔相距3～4mm，在深度3～4mm处相交（**图21-4C**）。
  - 在钻孔的过程中，用生理盐水冲洗，以减少热损伤。用一对细止血钳将PDS针的尾端夹弯，将针

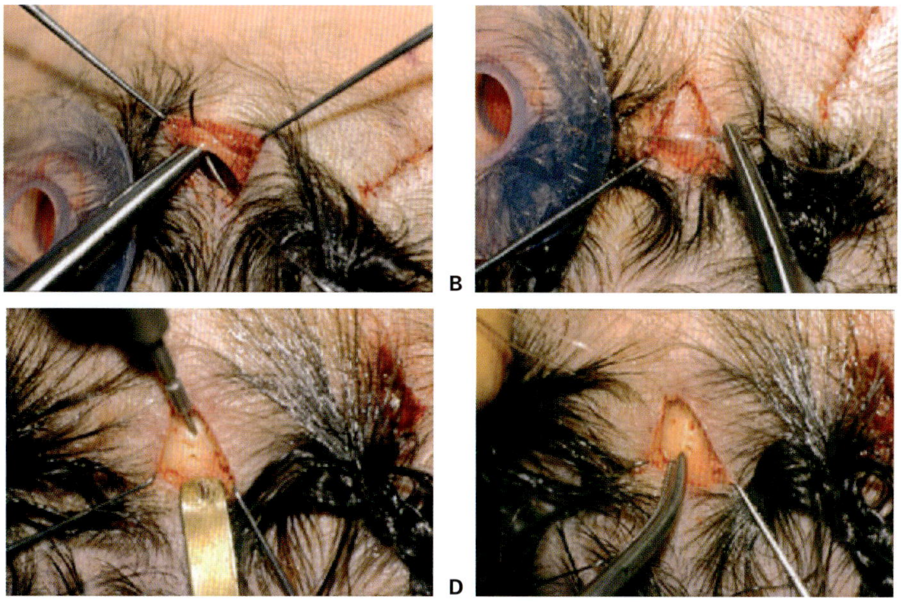

A B C D

图21-4 **A.** 一根3-0 PDS线经过最外侧切口的前下1/3处进入。**B.** 缝合线经过颞浅筋膜前部和颞深筋膜，然后在眉部处于恰当的位置时打结固定。**C.** 使用Zimmer-Hall骨钻和1.1mm钻头钻两个相对的骨孔，每个骨孔与骨组织成45°角。两孔相距3～4mm，在深度3～4mm处相交。通过这个骨隧道进行缝线悬吊固定。**D.** 用一对细止血钳将PDS针的尾端夹弯，将针穿过骨隧道（引自Guyuron B. Forehead rejuvenation. In: Guyuron B, Eriksson E, Persing J, eds. Plastic Surgery: Indications and Practice. Philadelphia, PA: Saunders Elsevier, 2009:1409-1426，作者已授权）

操作步骤

穿过骨隧道（**图21-4D**）。观察眉部处于合适位置后，缝线打结固定。在患者闭眼时测量眉上缘到睫毛根部的距离，标准距离应为2.5cm左右。在对侧重复上述悬吊操作，从最外侧颞部切口开始，进行1或2个悬吊固定。

- 还可以应用螺钉或可吸收固定装置（如Endotine）进行固定。使用螺钉进行固定的缺点包括：螺钉长度较短，限制了穿透颅骨的深度；需要取出螺钉，费用较高；固定时间较短；使用螺钉可能增加脱发的风险。
- 通常无须放置引流管。用5-0 Monocryl线缝合帽状腱膜，用5-0线间断缝合皮肤。

要点与难点

眶周松解和皱眉肌去除	■ 彻底松解眶周组织和充分去除皱眉肌，是确保有效提升和美观效果的最重要的因素。
保留眉间部位的骨膜和筋膜	■ 切断眉间附着部位会造成眉内侧段过度上抬，形成不美观的眉形。
术前存在双侧眉部不对称，需要上提不同的高度	■ 术前存在的眉部不对称问题如果不进行有针对性的治疗，术后会继续存在，这是造成患者不满意的常见因素。 ■ 可以通过术中双侧眉部上提不同的高度来纠正，每侧进行1或2个悬吊固定。 ■ 不建议使用额部中间悬吊固定。
确切止血	■ 术中患者处于正常的血压状态，需要应用Bovie电刀确切止血，防止术后出血。

术后注意事项

- 手术1天后即可淋浴，但避免洗额部和前发际附近的头皮部位。手术2周后可以将头发浸入水中清洗。
- 术后短期内避免剧烈运动，注意控制血压。

治疗效果

- 经过适当的术后护理，患者均可以获得较为满意的额部年轻化外观。
- 在术前和术后拍摄额部静态和皱眉时的照片。在患者随访时可以通过照片对比说明术后效果。

并发症

- 眉部上提不足、上提过多或两侧不对称（需要手术纠正）。
- 动态下局部凹陷。
- 切口周围脱发（常发生于颞部）。
- 面神经颞支损伤造成持续性感觉异常或暂时性减弱（通常是暂时性的）。
- 额部强烈的持续性瘙痒感。
  - 无有效的治疗方法，抗组胺药物或抗血清素类化合物（例如赛庚啶等）可用来缓解症状。
- 感染。
- 血肿。

22

经皮下眉外侧段上提术

Indications and Techniques for Subcutaneous Lateral Brow Lifting

Richard J. Warren

概述

- 眉外侧段下垂是指眉部复合体外侧1/3～1/2的位置降低。
- 眉部的位置和形状是面部表情的一部分。如果眉外侧段过低，外观上看起来较为沮丧，也更显衰老。
- 眉外侧段下垂会影响上睑沟的形态，改变上睑–眉部复合体的动态美学。因此，眉外侧段下垂常出现在希望进行睑成形、眶周脂肪移植以及老年性上睑下垂修复的患者中。

相关解剖

- 请参考第20章中的相关解剖。
- 眉部外侧段的位置取决于两个因素：肌肉的解剖变化和软组织的附着情况。
- 眉外侧段的位置由提眉肌和降眉肌的肌肉力量以及与重力的平衡所决定（**图22–1**）。

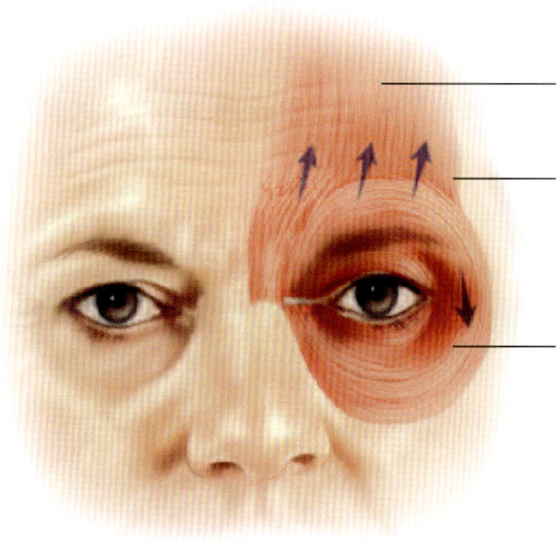

图22–1 额肌是唯一的提眉肌，肌肉收缩上提眉部。额肌的收缩主要发生在肌肉的下1/3部分，其上提眉部的主要作用在眉部的中部和内侧段。肌肉越向外侧，变得越薄弱，至颞嵴线外侧消失。眼轮匝肌像括约肌一样环绕眼周，肌肉收缩可以使眉尾下降

- 额肌是唯一的提眉肌。其上方起自帽状腱膜，下方与眼轮匝肌上部相交织。额肌的收缩将肌肉本身以及眉部上提。肌肉越向外侧，变得越薄弱，至颞嵴线外侧消失。因此，额肌上提眉部的主要作用在眉部的中部和内侧段。
- 降眉外侧段的主要肌肉是眼轮匝肌。眼轮匝肌像括约肌一样环绕眼周，对眉部的作用可以用肉毒毒素暂时性消除。

感觉神经

- 眉外侧和额部的感觉由眶上神经支配。眶上神经出眶后分为深支和浅支。
- 浅支经过额肌表面，在皮下层分离皮瓣时可以看到。这些神经支配额部和发际线内侧2cm范围内的头皮。深支走行于外侧，位于额肌深部，支配头顶前部的余下头皮。

运动神经

- 面神经颞支分为2～3个细小的分支横跨颧弓的内1/3，这些分支均位于额肌深面，在皮下分离时不会触及。

血管

- 颞动脉前支和伴随静脉在额肌和颞浅筋膜表面走行，必要时术中可以结扎或电凝止血。

发病机制

- 请参考第20章中的相关发病机制。
- 理想的眉形和位置会因民族、性别和流行趋势而有所不同。目前的标准是，理想眉部的最外端应高于其最内端。

- 眉部外侧段的位置是由两股向下的力量（来自眼轮匝肌外侧段的收缩和重力作用）和一股向上的力量（来自额肌）平衡而定的。很多人（约为40%）并不会产生眉外侧段下垂，其原因可能是软组织的附着紧密。
- 眉外侧段组织在骨组织上的附着并不均匀。在眶上缘的外侧，一层帽状腱膜将帽状腱膜下脂肪垫与眶隔前脂肪［眼轮匝肌后脂肪（ROOF）］分开。而在眉外侧段，此层腱膜变异较大，在一些人中，与骨的连接非常有限，从而导致帽状腱膜下脂肪垫和眼轮匝肌后脂肪相连，眉外侧段失去控制结构而下降。
- 许多患者眉外侧段下垂是面部老化的早期表现。

病史与查体

- 请参考第20章中的相关内容。
- 眉外侧下垂的患者可能前来咨询上睑成形术或面部提升术，希望可以改善眉部的位置。此时整形外科医生就可以告知患者眉部老化的相关知识。
- 牵拉眉尾可以评估额部外侧的皮肤延展性。对于皮肤松弛、额部外侧皮肤与额肌和颞浅筋膜附着松弛的患者，适合进行经皮下眉外侧段上提术。
- 眉部本身是一个皮肤附属结构。因此，在松弛的皮肤下对其深层的组织进行移位可能不会影响眉部的外观，而有效地移动皮肤将会改变眉部的位置。
- 眉部外侧段下垂在需要进行面部年轻化治疗的患者中较为常见。因此，对于这类患者在进行面部上提术或上睑成形术的同时，可以进行经皮下眉外侧段上提术（**图22-2**）。
- 检查颞部发际线，在部分患者中可以发现额角处存在稀疏的头发，可以将切口向此处延伸。

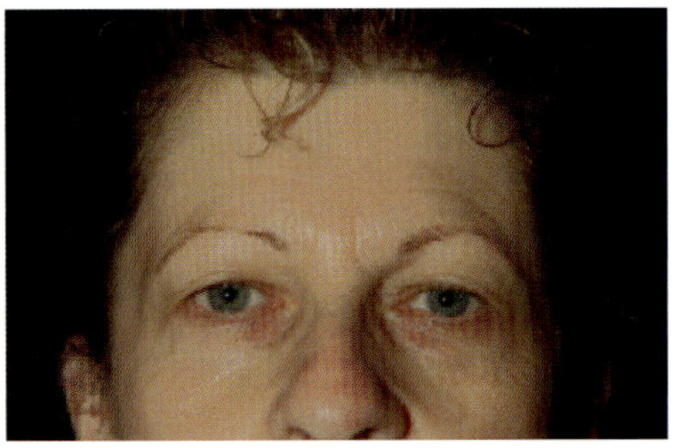

图22-2 一位56岁女性患者，门诊咨询上睑成形术和面部上提术。她的眉部外侧段下垂（年轻时没有这一表现），眉部中间和内侧段位置正常。除上睑成形术和面部提升术外，眉外侧段上提术也会对面部年轻化有所帮助

非手术治疗方法

- 眉外侧段上提的非手术方法包括：
  - 非医疗方法：修眉、化妆、文眉。
  - 医疗方法：眼轮匝肌外侧和降眉肌内侧肉毒毒素注射、埋线提升。

手术治疗过程

术前设计

- 患者可能对眉部位置和形状有特殊的要求，因此，关于眉部位置和高度需要与患者共同确定。
- 发际线的位置将影响切口线设计。对于正常发际线患者，切口线可设计在发际美人尖的部位。对于低发际线患者，切口线可设计在发际线后方，手术将同时抬高发际线。对于颞部发际线位于眉外侧段上方的患者，可将切口线设计在颞部发际线内。
- 评估额部皱纹和皮肤质量。对于皮肤较厚且皱纹较深的患者，可以沿前额皱纹做切口。这种情况常见于中年或老年男性患者。
- 患者在清醒状态下取直立位，额部处于放松状态，通过手动提升眉部外侧段来评估上提所需的力量和方向。在皮肤上做标记，松开眉部，确定所需的上提量。
- 确定眉外侧段上提方向的最佳方法是由医生用手部模拟眉上升的位置。最常见的上提方向指向颞嵴线的轴线方向。

体位

- 患者取平卧位，头后方垫枕。
- 头部稍抬高，以减轻静脉瘀血。

入路

- 如前所述，手术的切口线可以设计在：
  - 发际线。
  - 发际线后方。
  - 横向额纹。
  - 眉旁（**图22-3**）。
- 所有的切口均位于皮下层，并做适当的皮下分离。在前3种切口（发际线上、发际线后方、横向额纹）入路手术中，应在额肌浅面的皮下组织中进行分

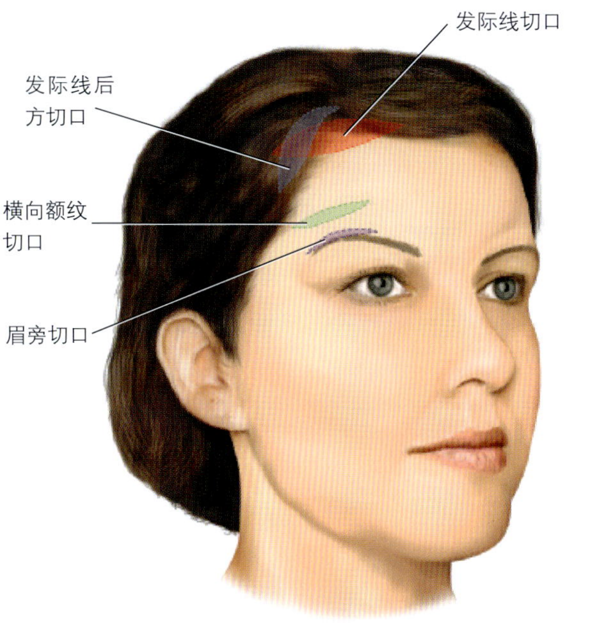

图22-3 经皮下眉外侧段上提术的切口设计方法。发际线后切口需切除部分有毛发的头皮。前发际线切口，切除切口下方的部分皮肤。横向额纹切口，切除额纹下方的皮肤后，从下切缘向下进行皮下分离。眉旁切口，不需要皮下分离。最佳的上提方向因人而异，在多数情况下指向颞嵴线方向

离；而在第四种切口（眉旁）入路手术中，无须进行皮下分离。

- 切口距离眉部越远，手术的效果越不明显。
- 在确定皮肤切除量时，作者根据临床经验总结出"拇指原则"：在采用眉旁切口时，切除皮肤的宽度约为1个拇指的宽度；在采用横向额纹切口时，切除皮肤的宽度约为2个拇指的宽度；在采用发际线切口时，切除皮肤的宽度为3～4个拇指的宽度，具体切取量取决于额部的高度和皮肤的弹性。在术后的前几个月，上提的高度均会有所下降，在部分患者中可能接近50%。皮肤较厚者手术效果维持时间更长。
- 发际线后方切口的隐蔽性最好，但有可能损伤毛囊，同时会抬高发际线。
- 发际线切口隐蔽性较差，但不会影响发际线。
- 横向额纹切口提升的效果好，隐蔽性取决于皱纹的深度。
- 眉旁切口的提升效果最好，隐蔽性取决于眉毛的浓密程度，以及眉旁皱纹是否可以用来隐藏切口。

操作步骤

前发际线切口

标记和麻醉

- 术前在患者清醒状态下于直立位进行标记。
- 术前标记的内容包括切口线和上提的方向（**图22-4**）。
- 根据眉部的长度和拟上提的距离设计切口线的长度。可以仅提升眉尾或整个眉外侧均进行提升。
- 由于眉部上提情况、发际线均存在个体差异，因此手术切口设计因人而异。在通常情况下，切口的内侧端位于瞳孔中线上，外侧端距离内侧端3～6cm，可能延伸至颞部头皮处。如果患者发际线有美人尖区域，切口可沿发际线向外进入额角。
- 手术在局部麻醉下进行，可配合适当镇静麻醉。
- 面颈部常规消毒铺巾。
- 用含1：100 000肾上腺素的1%利多卡因和含1：200 000肾上腺素的0.25%丁哌卡因分别局部浸润麻醉切口线上缘、眶上缘外侧和二者之间的皮下区域。

切开和分离

- 待肾上腺素起效后，按照Camirand介绍的方法，斜向切开发际线切口，可以切断部分发际线上方的

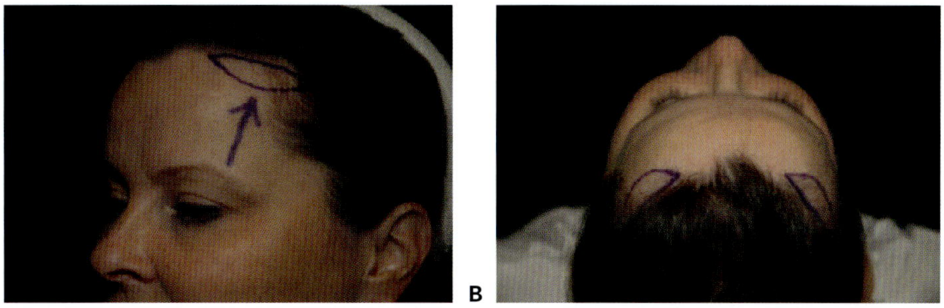
A B

图22-4 **A.** 术前在患者直立位、额肌放松状态下进行标记。在这个案例中，手术切口设计在前发际线处，在发际线下方设计梭形皮肤切除区域，同时标记上提的方向。在这个案例中，计划向颞嵴方向进行上提。**B.** 切口线和拟切除区的上面观

操作步骤

毛发。

- 切开至显露额肌，紧贴额肌浅面分离（**图22-5A**）。
- 最初1～2cm内用剪刀进行锐性分离，然后用钝头剪刀进行撑开式钝性分离（**图22-5B**）。在更深的部位可以用手指进行分离（**图22-5C**）。
- 在额肌浅面注意识别和保护眶上神经浅支。
- 对于皮下静脉可以电凝止血，颞动脉前支应加以保护，在必要时也可以电凝处理。
- 向外侧分离至眶外侧缘上1/3处。

缝合

- 此时通过切口通常可以观察到横向的眼轮匝肌。用2～3针4-0或5-0 Vicryl线或类似的缝线将眼轮匝肌悬吊至额肌更高的位置（**图22-6**）。
- 另一种方法是将皮瓣的皮下组织缝合固定至上方的额肌处。
- 皮下缝合完成后，已分离的皮瓣向上方移位，覆盖切口线上缘。
- 在皮瓣上标记重叠覆盖的范围，从下方切缘切除多余的皮肤。通常切除的宽度为1.5～2.5cm，具体切除宽度取决于患者的年龄和皮肤的延展性。

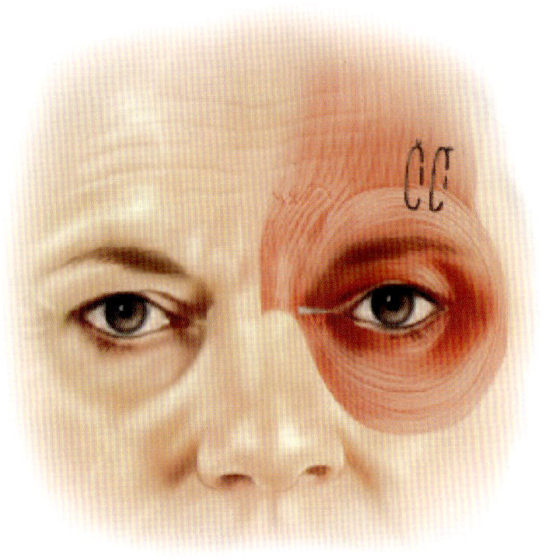

图22-6 皮下悬吊缝合是保证手术效果的一个方法，尤其适用于眉部明显松弛的患者。将横向的眼轮匝肌与上方的额肌进行两处缝合（使用5-0 Vicryl线、4-0 Vicryl线或类似的缝线）。皮瓣皮下组织与深部组织之间也可以进行类似的悬吊缝合

- 用5-0尼龙线缝合头皮切口。
- 用丁哌卡因沿眶上缘行眶上神经和滑车上神经阻滞麻醉。
- 对于血管分布较多的病例，额部适度加压包扎，并且可以辅助应用弹力头套（1h后去除）。

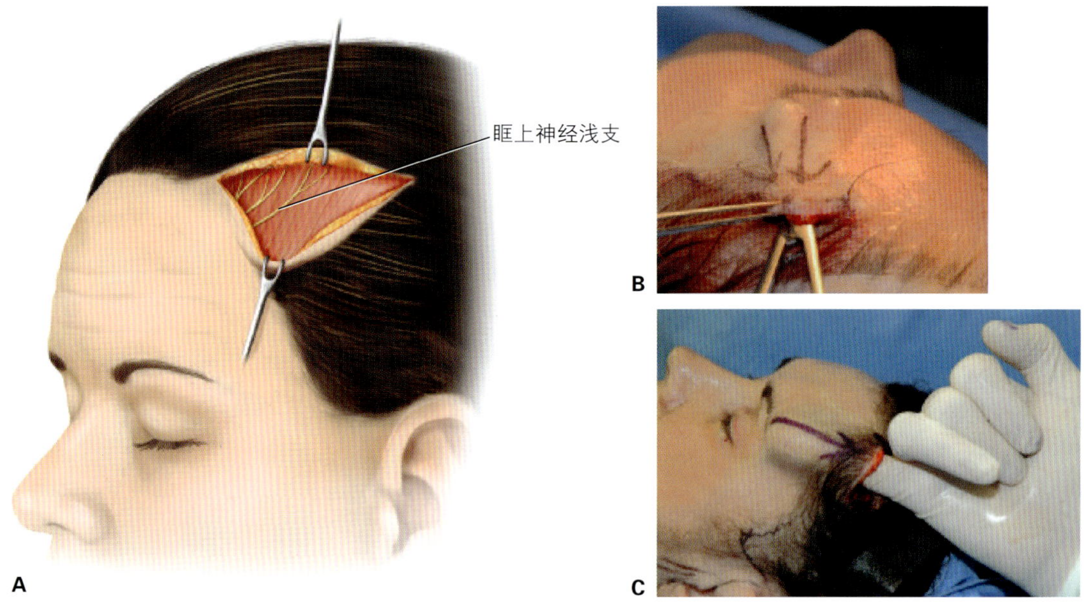

图22-5 **A.** 仔细分离后，可以在额肌表面看到眶上神经的分支。**B.** 用剪刀进行钝性分离。**C.** 用手指进行钝性分离

发际线后方切口

切开和分离

- 手术方法与前发际法基本相同，唯一的不同是切口位于头皮发际线后方1cm处。因此切口线将随发际线方向，呈微微弯曲的S形（图22-7）。
- 这种方法适用于发际线与眉尾距离较近的患者。轻微的发际线后移不会影响外观，同时瘢痕可以隐藏在发际线之内。
- 该方法对于应用前发际线方法切口瘢痕可能较为明显者同样适用。
- 平行于毛囊方向做切口，以保护皮瓣上的毛发。
- 沿额肌表面向眉部方向分离皮瓣（如果切口在外侧，则沿颞浅筋膜表面分离）。
- 在距离切口缘1cm范围内，用手术刀或眼科剪仔细分离，注意贴近额肌或颞浅筋膜，避免损伤毛囊。
- 在距离切口缘1cm范围外，可在皮下层进行分离，与前发际线法相同。

缝合

- 在皮下层进行悬吊缝合有助于皮瓣向外上方移位。
- 在切口边缘处，在头皮上标记出与皮瓣重叠的区域。
- 去除切缘上方多余的头皮。
- 切除头皮时，注意倾斜刀片，横断部分毛囊。缝合切口后，前发际线会向后方移位。
- 根据患者的发际线情况，可在发际线不同部位设计两个发际线后方切口。
- 应用这种方法可以获得更好的显露，并且可以采用两种不同的上提方向（图22-8）。

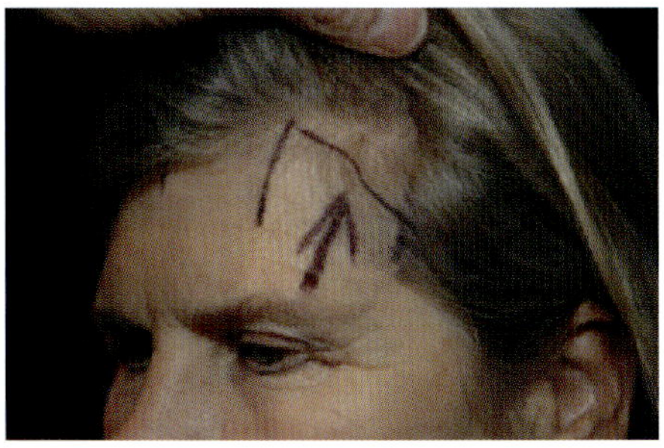

图22-7 在颞部发际线内设计切口。在发际线内，注意在毛囊下方进行分离。皮瓣向外上推进后，切除切口上方多余的头皮。该手术标记显示了上提的方向和切口线。在这个案例中，切口线设计在颞部毛发稀疏区域，皮肤切除区位于切口线的上方

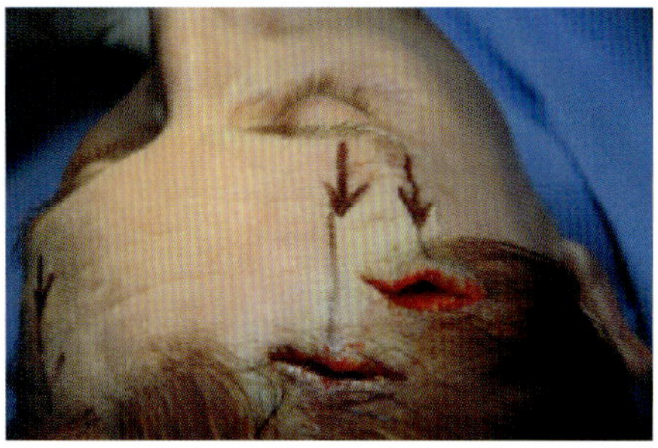

图22-8 根据发际线的形状，在发际线不同部位设计两个发际线后方切口，每个长约2.5cm。经皮下组织层分离皮瓣，皮肤向外上方提升。切除切口上方多余的头皮

横向额纹切口

- 手术前直立位进行标记画线（图22-9）。
- 手术在局部麻醉下进行，可配合适当镇静麻醉。
- 头颈部消毒铺巾，暴露全面部。
- 用含1∶100 000肾上腺素的1%利多卡因和含1∶200 000肾上腺素的0.25%丁哌卡因行切口线及其下方1～2cm范围内的皮下浸润麻醉。
- 待肾上腺素起效后做切口，切除梭形皮肤区域。
- 用手术刀片在切口下方的皮下层，沿额肌表面向下分离数毫米，使皮肤与额肌分离。
- 切口用6–0或5–0不可吸收性缝线间断缝合。
- 油膏涂布缝合的切口区，无须进行特殊包扎。

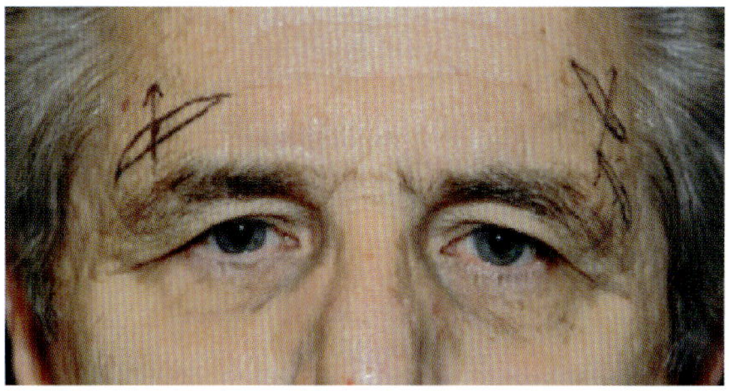

图22-9 一位68岁男性患者，额纹较深，术前设计3处梭形切除区域，切口线上方沿额纹方向

操作步骤

眉旁切口

- 术前标记画线。
- 眉旁切口设计有两种方法：
  - 直接在眉部上方、平行于毛发分布区做切口，切除眉部上方的一块梭形皮肤。
  - 在靠近眉部的一处额纹处设计切口，切除额纹下方的梭形皮肤。
- 手术在局部麻醉下进行，可配合适当镇静麻醉。
- 头颈部消毒铺巾，暴露全面部。
- 用含1：100 000肾上腺素的1%利多卡因和含1：200 000肾上腺素的0.25%丁哌卡因行局部皮下浸润麻醉。
- 待肾上腺素起效后做切口，切口下缘紧贴眉部边缘，注意倾斜手术刀片，保证平行于毛囊方向进行切开。
- 无须进行皮下分离。
- 根据术前设计全层切除梭形皮肤区域。
- 用5–0 Vicryl线缝合皮肤深层，用5–0尼龙线行皮内连续缝合或用6–0 Prolene线行皮肤间断缝合。
- 油膏涂布缝合的切口区，无须进行特殊包扎。

要点与难点	
切口选择	■ 前发际线切口适用于发际线高、额部皮肤松弛者。 ■ 发际线后切口适用于发际线较低、非常在意瘢痕者。 ■ 过额纹横向切口适用于前额皮肤较厚、额纹较深者。 ■ 眉旁切口适用于眉毛浓密或眉上方存在皱纹可以隐藏切口瘢痕者。
缝合方法	■ 注意精确缝合，以减小瘢痕形成。
张力问题	■ 切口在前发际线周围时，如果张力过大，可能导致过宽的瘢痕或者切口边缘坏死，尤其好发于吸烟患者中。
效果维持时间	■ 由于皮肤弹性因人而异，因此难以准确估计手术效果维持的时间。

术后注意事项

- 术后1周内建议患者抬高头部，减轻肿胀。
- 术后5～6天拆线。
- 术后7～10天可在外侧眼轮匝肌注射肉毒毒素，以减轻手术恢复期眼轮匝肌对眉外侧段的牵拉和下降作用。

治疗效果

- 这些皮下手术操作相对简单，手术时间短，可在局部麻醉下进行。对于合适的患者，该手术达到的年轻化效果与开放式眉上提术或内镜辅助眉上提术接近。
- 患者总体满意度较高，严重的并发症极为罕见。
- 与其他眉上提术一样，经皮下眉外侧段上提术的效果和维持时间因人而异。

并发症

- 皮下眉外侧段上提术是真正意义上的“上提皮肤”，因而不存在造成深层结构损害的风险。术后最大的问题是切口愈合后的瘢痕。但一些病例分析研究表明，患者术后很少出现瘢痕方面的问题。
- 最近的一项报道表明，术后发生血清肿、血肿、感染、神经损伤（包括运动神经和感觉神经损伤）的发生率为0。
- 与其他提眉术一样，术后复发的程度难以估计，皮肤较为松弛、切口距离眉部较远的患者的复发率更高。
- 如果切口设计在毛发分布区域，而且缝合过紧，则容易在切口附近发生瘢痕性秃发。

参考文献

[1] Knoll BI, Attkiss KJ, Persing JA. The influence of forehead, brow, and periorbital aesthetics of perceived expression in the youthful face. *Plast Reconstr Surg*. 2008;121:1793-1802.

[2] Lambros V. Observations on periorbital and midface aging. *Plast Reconstr Surg*. 2007;120:1367-1376.

[3] Knize DM. An anatomically based study of the mechanism of eyebrow ptosis. *Plast Reconstr Surg*. 1996;97(7):1321-1333.

[4] Camirand A, Doucet J. A comparison between parallel hairline incisions and perpendicular incisions when performing a face lift. *Plast Reconstr Surg*. 1997;99(1):10-15.

[5] Pollock H, Pollock TA. Subcutaneous brow lift with precise suture fixation and advancement. *Aesthet Surg J*. 2007;27(4):388-395.

[6] Bidros RS, Salazar-Reyes H, Friedman JD. Subcutaneous temporal browlift under local anesthesia: a useful technique for periorbital reju- venation. *Aesthet Surg J*. 2010;30(6):783-788.

[7] Miller TA, Rudkin G, Honig M, et al. Lateral subcutaneous brow lift and interbrow muscle resection: clinical experience and anatomic studies. *Plast Reconstr Surg*. 2000;105(3):1120-1127.

[8] Miller TA. Lateral subcutaneous brow lift. *Aesthet Surg J*. 2003; 23(3):205-210.

[9] Mahmood U, Baker JL. Lateral subcutaneous brow lift: updated tech- nique. *Aesthet Surg J*. 2015;35(5):621-624.

[10] Bernard RW, Greenwald JA, Beran SJ, Morello DC. Enhancing upper lid aesthetics with the lateral subcutaneous brow lift. *Aesthet Surg J*. 2006;26(1):19-23.

23

眉部过度上提矫正术

Lowering the Overelevated Brow

Michael J. Yaremchuk, Erez Dayan, and Dev Vibhakar

概述

- 眉上提术可以提高眉部的位置，进而产生年轻化的效果。但是有时会导致眉部位置过高，使得眼睑上方空虚，发际线上移，整体看起来更加衰老（**图23–1**）。
- 如果眉内侧段上提过高，同时又增加了两侧眉间的距离，则会给人造成一种不自然的愚钝感。

相关解剖

- 理想的年轻态女性眉部呈拱形，其顶端位于过外侧角巩膜的垂线上。眉部的内侧端和外侧端应处于同一水平，位于眶上缘水平或其下方，而不是在眶上缘的上方。
- 男性的眉部更为扁平，位置也更低。
- 随着年龄的增长，眉部内侧段2/3虽然受到向下的重力作用，但是常被额肌向上的力量所抵消。上睑提肌老化后发生作用不连续，常导致上睑下垂，而额肌收缩可以减弱上睑下垂症状。在收缩减弱上睑下垂的同时，也抵消了使眉部下垂的力量，而眉部外侧段的位置超出了额肌的作用范围，因此在重力作用下发生位置下降。因此，眉部整体常会随着衰老而升高。如Garcia和Matros所述，眉部顶点（眉峰）从偏向外侧变为不明显，成为“无峰眉”（**图23–2**）。

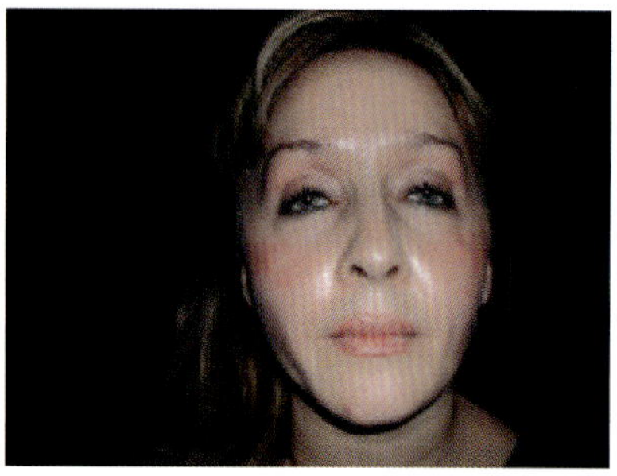

图23–1 眉上提术后患者眉部过于抬高，变得扁平而外扩。同时发际线明显上移，上睑空虚

发病机制

- 眉上提术可以使眉部抬高至比年轻时更高的位置，与此同时，眉部内侧段常随着年龄的增长而上移，结果是眉部过度上提后产生老化效应。
- 眉部过度抬高后会增加老化性上睑的空虚感，加重上睑下垂的表现。
- 为了消除眉间纹而去除皱眉肌，会使眉毛内侧段向

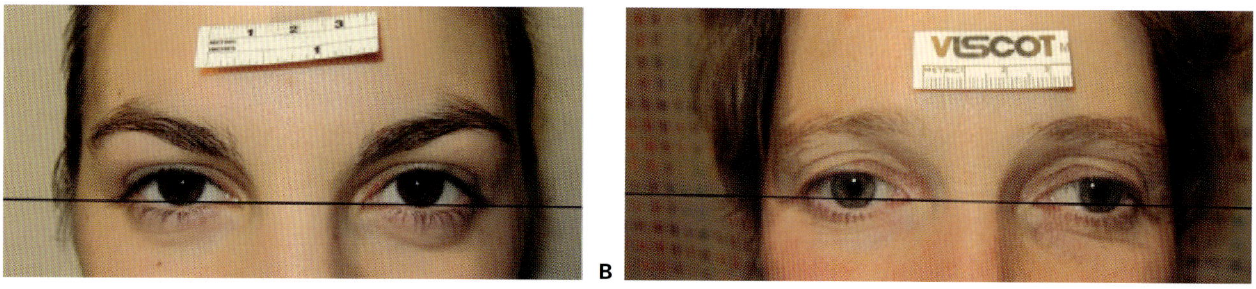

图23–2 **A.** 在年轻人中，眉部最低点位于最内侧（最高点位于眉外侧段）。**B.** 在年老人中，眉内侧段抬高，眉部外形较为扁平，形成“无峰眉”

两侧移动，并发生位置抬高。

- 过度上提眉部会造成发际线过高，影响面部各部分的纵向比例关系。发际线过高也是衰老的典型表现之一。

病史与查体

- 在体格检查时重点观察额部和眶周部位的结构，并分析其与面部整体的比例关系。记录额部高度、眉部形状和位置、上睑窝深度、上睑位置和上睑提肌功能。
- 在询问病史时应该重点关注与眶周部位相关的情况，包括眉上提术的方法和时间、眶周手术史或注射史（包括肉毒毒素、填充剂或脂肪注射）以及眼部的健康状况。

影像学检查

- 要求患者提供眉上提术之前的照片作为参考。

治疗过程

术前设计

- “知情同意书”的内容包括手术本身将导致眉部和发际线位置的改变、发生相关并发症（包括感染、不对称、脱发、运动/感觉神经损伤等）的风险等。
- 在术前，分别在直立位和平卧位时测量双侧眉部内侧和正中发际线至两内眦连线的距离，同时记录拟调整后的位置及相应的距离。
- 作者习惯采用经口或经鼻气管插管全麻，便于手术部位的准备及气道的控制。

体位

- 患者取仰卧位，与麻醉设备成90°，从而方便显露和操作。

操作步骤

准备

- 消毒铺巾前用肿胀液浸润麻醉术区，以便控制术中出血、减轻术后疼痛。
- 术前30min开始静脉滴注头孢类或沙星类抗生素。

切开

- 通过双侧冠状切口从骨膜下平面掀起头皮瓣至眶上缘及额鼻缝水平。此方法适用于修复开放式或内镜辅助眉上提术后所致的眉部过度上提。
- 如果在眉上提术之前发际线就很高，可以采取发际线切口。
- 头皮瓣掀起后，用钻头在切口下方的颅骨上做标记，并标记前发际线，用作重新定位时的参考（**图23-3**）。

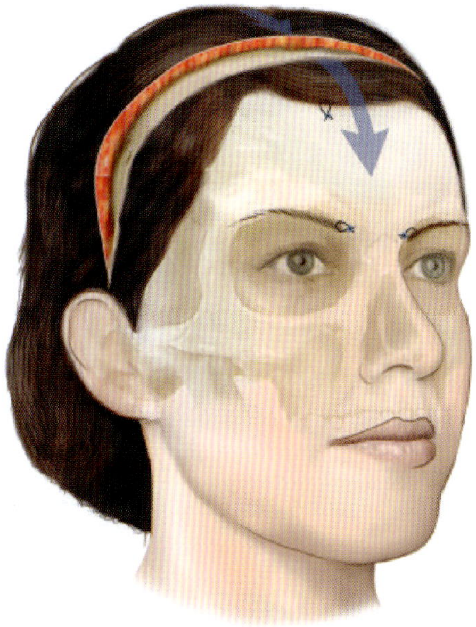

图23-3 手术采用冠状切口。在发际线处做标记缝线，同时在眉部最内侧端标记应用Mitek锚定系统的位置

操作步骤

眉部重新定位

- 头皮瓣沿骨膜下剥离，内侧至鼻根，外侧至眶上缘。
- 根据内眦位置，应用Mitek锚定系统进行眉部重新定位。
- 应用Mitek锚定系统将眉部内侧端固定于额骨，固定的最佳位置通常位于同侧内眦上方15～18mm处，常位于鼻额缝水平。进行Mitek锚定系统锚定操作时可能穿入额窦，但一般不会造成不良后果。
- 鼻额缝在体表可以扪及，掀开头皮瓣后可在直视下观察到，在定位Mitek锚定系统位置时是重要的参考标志。
- 用一枚19号针头穿透眉部最内下点，从皮瓣后方穿出，作为Mitek锚定系统缝线固定的标志点（**图23-4**）。
- 缝线打结后固定皮瓣的深层组织，亦即将其表面的眉部内侧端固定至预定的位置。
- 根据术前设计，可以将眉部内侧端向下移动3～8mm，向内移动1～3mm。
- 根据患者的需求对眉部内侧段和外侧段进行重新定位。最常见的情况是，通过移动头皮瓣的外侧，形成眉部外侧段的眉峰状外形，并将眉尾处的腱膜缝合至颞深筋膜进行固定。
- 参考额骨上事先做好的标记，重新定位发际线。注意在颅骨表面应用Mitek锚定系统时需稍稍偏离正中线，以免穿透矢状窦。也可以通过钻孔形成皮质隧道将软组织固定于颅骨。

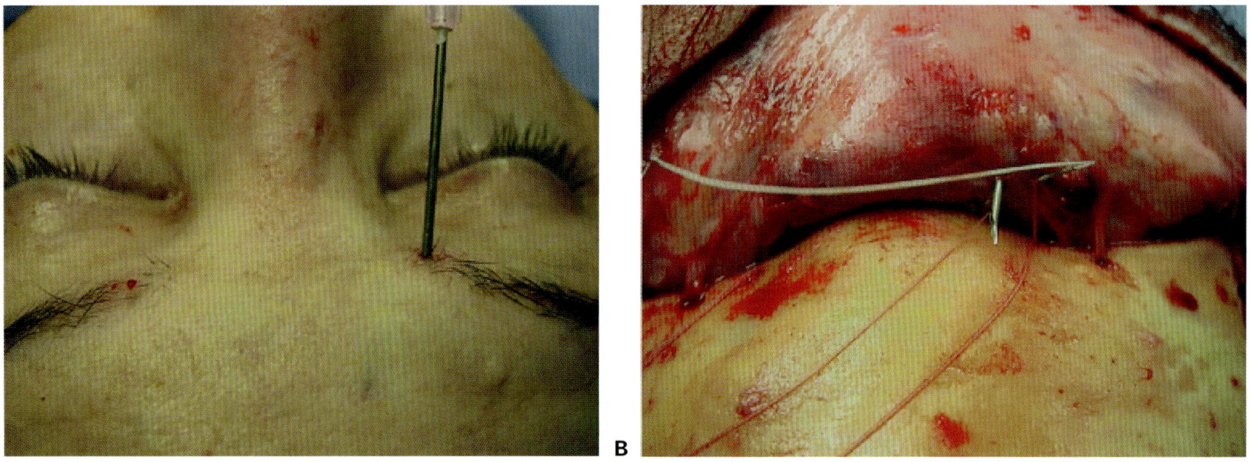

A　B

图23-4　使用经皮针（**A**）和Mitek锚定系统（**B**）固定眉内侧

后部头皮瓣前移

- 眉部和发际线下移后，前部头皮瓣和后部头皮瓣之间将形成一段间隙。
- 如果患者曾行内镜辅助眉上提术，没有切除头皮，可能在前部头皮瓣处存在多余的组织，可以将其向后方复位。
- 在后部头皮瓣处进行广泛的骨膜下剥离，剥离范围直至枕部，之后将整个后部头皮瓣前移，关闭间隙。
- 如果患者曾行开放式眉上提术，出现的间隙即为曾切除的头皮范围。对此需要在帽状腱膜上做多个切口，目的是扩张头皮面积，并需要更为广泛地游离后部头皮瓣。
- 有时需要将后部头皮瓣剥离范围超过枕部，以获得足够的组织量保证充分前移。

缝合

- 在缝合切口前，沿眶上缘上方放置一根细的负压引流管。
- 逐层缝合切口。
- 在开启负压吸引之前，用胶带将眉部内侧端向下固定至鼻背，从而更好地控制头皮的贴合和眉部的位置。

要点与难点

外侧眉峰和无峰眉	■ 年轻人眉毛内侧段位置较低，眉峰偏外侧（位于过外侧角巩膜缘的垂线上）。年老者眉部内侧段和中间段位置抬高，给人以扁平感，即“无峰眉”的外观。
发际线定位	■ 在颅骨上做出切口线和发际线的标记，有助于重新定位发际线的位置。
眉内侧段定位	■ 鼻额缝是眉内侧定位时的重要标志。
眉部和头皮的固定	■ 应用Mitek锚定系统和皮质隧道均可以辅助进行头皮瓣的重新定位。

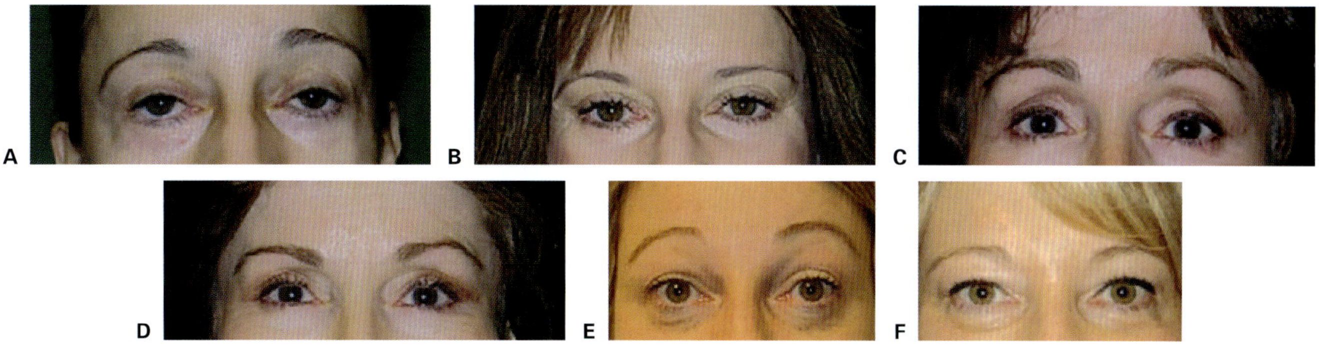

图23-5 **A、B.** 对于这位发际线较高的患者，通过发际线切口进行眉部过度上提矫正术。该患者同时接受了眶下填充、中面部骨膜下除皱术和外眦悬吊。**C、D.** 对该患者进行了眉部过度上提矫正术和中面部骨膜下除皱术。**E、F.** 对该患者进行了眉部过度上提矫正术

术后注意事项

- 术后第1天早晨拔除引流管。
- 术后口服抗生素3～5天。
- 术后2～3周内避免剧烈运动。
- 术后7～10天拆线。

治疗效果

- 根据作者的经验，眉部内侧端可以降低4～10mm（平均5mm），额部发际线可以降低5～18mm（平均10mm）。重新定位的眉部可以在术后随访中保持在理想的位置，并未发生需要再次手术的情况（**图23-5**）。

并发症

- 术后并发症较为少见，术后可见不对称或颞部感觉异常。
- 可能发生枕部暂时性区域性脱发，一些生发水可以帮助头发再生，永久性秃发罕见。
- 在曾经过多地去除皱眉肌的患者中，眉部过高矫正后可能在眉间区出现软组织过多。
- 如果眉上提术后双侧皱眉肌去除量不一致，眉部过高矫正术后眉部的动态对称性也会受到影响。

参考文献

[1] Matros E, Jesus G, Yaremchuk MJ. Changes in eyebrow position and shape with aging. *Plast Reconstr Surg*. 2009;124:1296-1301.

[2] Yaremchuk MJ, O'Sullivan N, Benslimane F. Reversing brow lifts. *Aesthet Surg J*. 2007;27:367-375.

[3] Gunter JP, Antrobus SD. Aesthetic analysis of the eyebrows. *Plast Reconstr Surg*. 1997;99:1808-1816.

[4] Freund RM, Nolan WB III. Correlation between brow lift outcomes and aesthetic ideals for eyebrow height and shape in females. *Plast Reconstr Surg*. 1996;97:1343-1348.

24

上睑入路皱眉肌切除术

Indications and Techniques for Transpalpebral Corrugator Resection

Ximena A. Pinell-White and Foad Nahai

概述

- 眉间纹是由皱眉肌收缩和过度增生所引起，而眉间横纹是由降眉间肌收缩所引起。在通常情况下，这些眉间中心部位的改变也与位于外侧的眉部下垂有关。

相关解剖

- 成对的皱眉肌起源于眉部内上段，穿过帽状腱膜下脂肪垫，止于眉部中间段的皮肤。皱眉肌位于降眉间肌和额肌的深面。皱眉肌收缩使眉部中间段向内侧移位，形成垂直向和斜向的眉间纹（**图24-1**）。
- 降眉间肌起于鼻骨下段，止于鼻根部皮肤。肌肉收缩使眉部中间段向下移位，形成鼻根部横纹。

病史与查体

- 可以通过皱眉动作来辨别降眉间肌与皱眉肌。
- 区分动态皱纹和静态皱纹非常重要。动态皱纹仅在活动时明显，而静态皱纹则一直存在，后者更难矫正。光老化Glogau分类根据皮肤皱纹的程度描述了光老化的严重程度。
  - 早期至中期光老化导致的动态皱纹为Glogau Ⅱ级，可以通常微创治疗加以纠正，如肉毒毒素注射等。
  - 静态皱纹为Glogau Ⅲ级，提示有更严重的光损害，通常需要进行手术治疗。

非手术治疗

眉间区注射肉毒毒素是暂时去除眉间纹的最有效

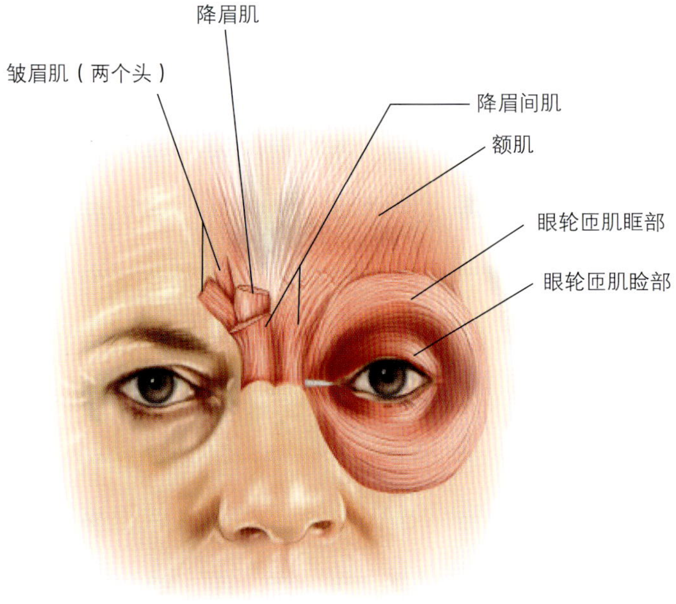

图24-1 眉间区肌肉

的方法。较深的眉间纹可以通过焕肤术或注射填充剂加以改善。

手术治疗过程

- 对于眉部内侧段没有下垂或仅轻微下垂以及鼻根上方无多余皮肤的患者，可以在进行上睑成形术时通过上睑入路解决眉间纹的问题。对于伴有眉外侧段明显下垂的患者，该手术还应联合颞部切口眉部外侧段上提术。

术前设计

- 按上睑成形术常规画线。请患者皱眉，辨别并标记眉间肌肉。如果需要处理降眉间肌，也要进行标记。

体位

- 患者仰卧位，头部轻微抬高。

入路

- 在上睑成形术中采用经上睑入路处理眉间肌肉。

操作步骤

经上睑成形术切口切除皱眉肌与降眉间肌

切开和剥离

- 按上睑成形术设计切口并切开，切除上睑皮肤和肌肉。
- 为了便于对眶隔与眼轮匝肌的剥离，在切除眉间肌前暂时不进行脂肪去除。
- 继续向上方剥离，直达眼轮匝肌表面。
- 剥离眼轮匝肌的降眉部分，显露斜向走行、位置更深、颜色更深的皱眉肌，一般位于眶上缘水平（**图24–2A**）。
- 作者习惯使用带有Colorado针式尖端的电切进行剥离。
- 在术区可以观察到眶上神经和滑车上神经（**图24–2B**）。眶上神经位于外侧，常为单支，更为粗大，位于肌肉前方。滑车上神经位于内侧，很快开始分叉，并且与皱眉肌纤维相互交叉。

肌肉与脂肪切除

- 确切保护神经后，应用蚊式血管钳从皱眉肌深面分离，并抬起肌肉（**图24–3A**）。
- 使用电刀切除部分皱眉肌，在肌肉中间部位形成间隙。当皱眉肌过度肥大时，可以从肌肉外侧断端继续去除一部分肌肉（**图24–3B**）。
- 操作时尽量避免损伤与神经伴行的静脉，必要时也可以使用双极电凝处理。从理论上讲，在眶内上缘剥离时有可能损伤上斜肌滑车，但是这种情况极少发生，在皱眉肌起点处不做剥离即可避免损伤该结构。
- 对于有横向鼻背纹的患者需要进行降眉间肌的处理。
- 操作时向内上方拉起眼轮匝肌，将一把剪刀向鼻根

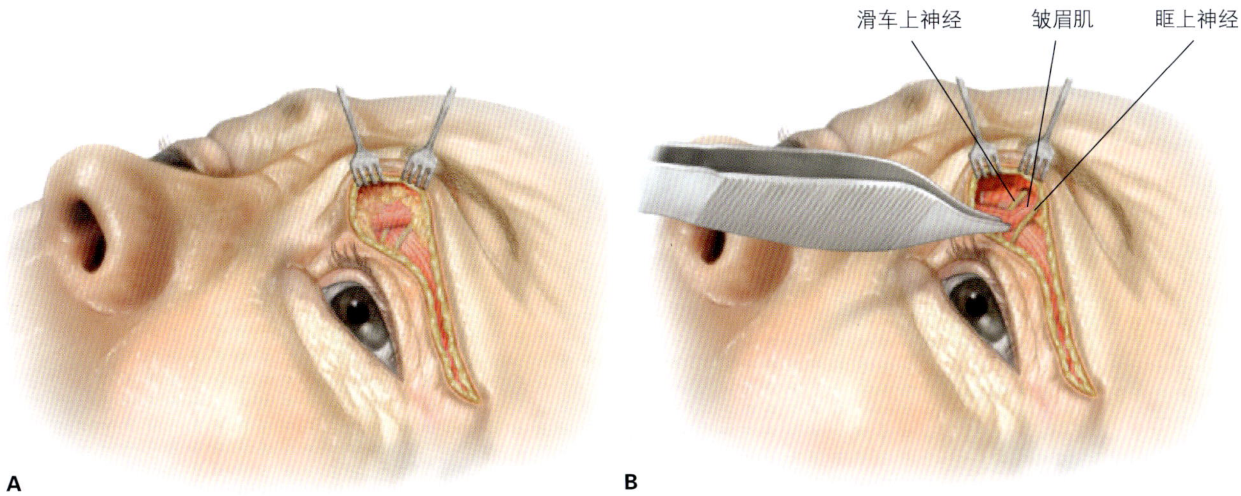

图24–2 **A.** 显露皱眉肌。**B.** 观察眶上神经和滑车上神经与肌肉的关系

操作步骤

方向伸入，切断位于皮肤层深面的降眉间肌（**图24–4**）。

- 这一过程是在盲视下操作，会引起出血，一般通过加压止血可以得到控制。
- 去除上睑脂肪（必要时），缝合关闭切口。
- 作者有时会从鼻脂肪垫处获取大小5mm × 5mm的脂肪团块，并将其放置在皱眉肌残端之间，目的是消除肌肉去除后形成的凹陷。

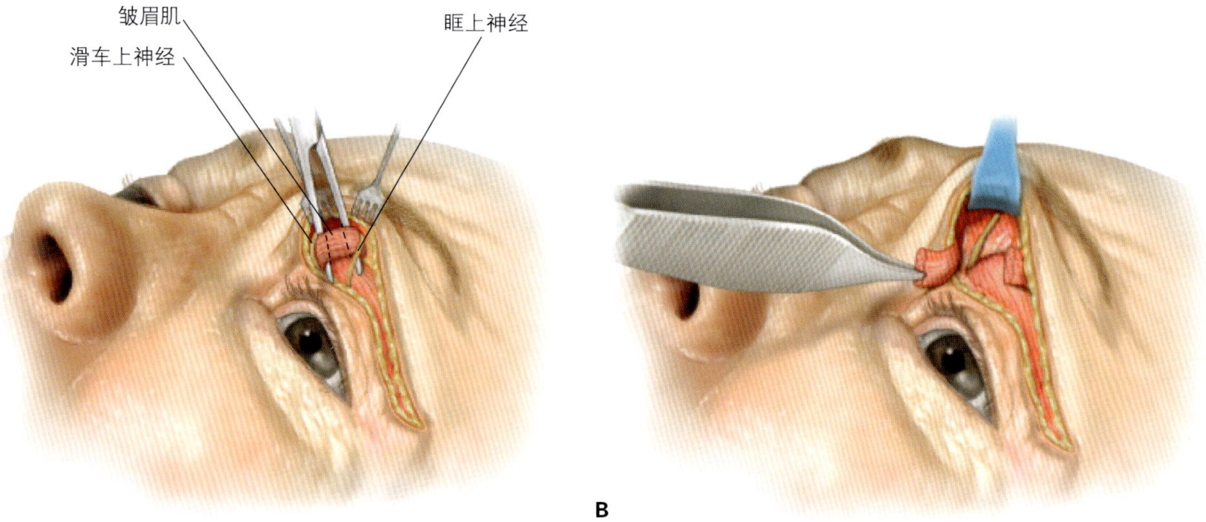

A B

图24–3 **A.** 切断皱眉肌。**B.** 皱眉肌中间部分切除后外观

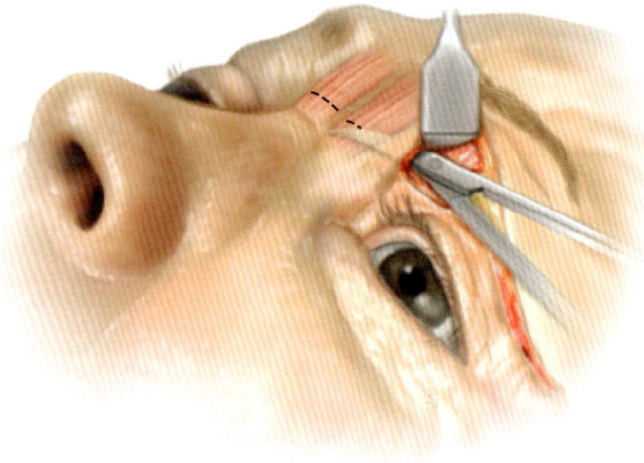

图24–4 切断降眉间肌

要点与难点

避免肌肉去除不足	■ 切除要点是要去除肌肉的全层。肌肉可能比看起来更宽，如果去除不足会导致效果不佳。
术中出血	■ 作者习惯应用血管收缩剂，从而在相对无出血的区域进行剥离。
神经损伤	■ 滑车上神经的分支经常与肌肉纤维相交叉，损伤风险较大。眶上神经较为粗大，并且位于剥离区域的外侧，损伤风险较小。

术后注意事项

- 术后肿胀期较长，并且与常规眼睑成形术相比肿胀更为明显。术后要保持头部抬高，眼睑周围可以使用冰袋冷敷。必要时可以应用利尿剂和短期服用类固醇药物。

治疗效果

- 临床证实该方法治疗眉间纹非常有效（**图24-5**）。

并发症

- 眶上神经或滑车上神经损伤会导致额部麻木或感觉异常。在眶上神经损伤时，发际线后头皮也会出现感觉异常。

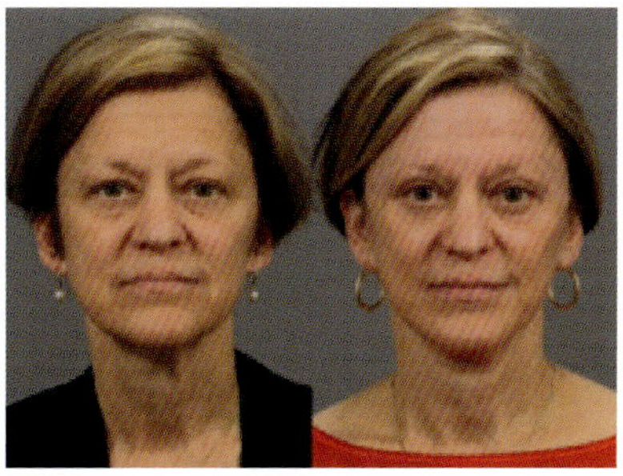

图24-5 皱眉肌切除患者手术前后的对比照片

- 皱眉肌切除或降眉间肌切断后较少发生局部凹陷，必要时可以进行眶周脂肪填充。

参考文献

[1] Guyuron B, Michelow BJ, Thomas T. Corrugator supercilii mus- cle resection through blepharoplasty incision. *Plast Reconstr Surg*. 1995;95(4):691-696.

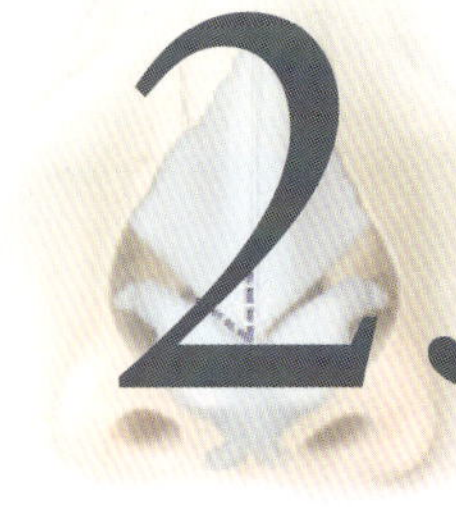

25 发际线下移术

Indications and Techniques for Hairline Lowering

Warwick J. S. Nettle and Yumiko Kadota

概述

- 女性额部理想的纵向长度约为面部纵向长度的1/3（**图25-1**）。
  - 额部纵向长度从眉部到前发际线一般为5.5～6cm。具体长度取决于眉部的位置和面部整体的长度。
- 额部过长可能是先天性的，也可能因衰老导致发际线退缩或医源性原因所引起，例如冠状切口眉上提术后。
- 高发际线或额部过长会导致面部上1/3的长度明显超过中1/3和下1/3，使面部整体不成比例。
- 高发际线会使年轻女性的面部男性化。
- 通常采用后部头皮推进皮瓣实现发际线下移。

相关解剖

- 发际线是一个延伸很长的区域，由各个区域和边界组成，构成了面部的轮廓。
- 额发际线有一个不规则的边界，从一侧颞部延伸到另一侧颞部。
  - 过渡区域是额部发际线的前部边界，可以见到柔软的小毛发。
  - 真性毛发区位于过渡区的后面，毛发变得更粗、更密。
  - 额部中点位于中线，也是发际线的最前端。如果额部有V形发尖，也恰好位于这一部位。
- 额颞角是额部发际线与颞部发际线的交会点。颞部在该部位常发生后退，多见于男性，有时也可见于女性。
- 头皮从浅到深的层次依次为：
  - 皮肤：全身最厚的部位，毛发分布最多。
  - 致密结缔组织：含有较多血管。
  - 枕额肌。
  - 帽状腱膜：位于枕肌和额肌之间，这种腱膜在外侧与颞筋膜融合，融合部位位于颧弓上方。
  - 帽状腱膜下疏松结缔组织：为头皮移动提供了一个空间。
- 头皮血液供应：
  - 头皮的血供来源于颈外动脉和颈内动脉分支，血管之间相互吻合。
  - 颅骨接受来自脑膜中动脉的血液供应，头皮手术不会导致深层的颅骨坏死。
  - 颈外动脉发出枕动脉、耳后动脉和颞浅动脉。
    - 枕动脉起于颈部后三角的顶点，供应后部至头顶的头皮。
    - 耳后动脉供应耳后头皮。
    - 颞浅动脉是颈外动脉的终末支，供应颞筋膜和头皮浅面的皮肤。
  - 眶上动脉和滑车上动脉来源于颈内动脉，供应额部和头皮前部至头顶。
- 头皮感觉：
  - 枕大神经（C2后支）与枕动脉伴行，支配枕后至头顶头皮的感觉。
  - 枕后头皮的感觉也由第三枕神经（C3后支）支配。
  - 枕小神经（C2前支）与耳后动脉伴行，支配耳后皮肤的感觉。
  - 颞部皮肤由耳颞神经和颧颞神经支配。
  - 额部和头皮前部由滑车上神经和眶上神经支配，这些神经均与同名动脉伴行。

病史与查体

- 适用条件：
  - 高发际线。

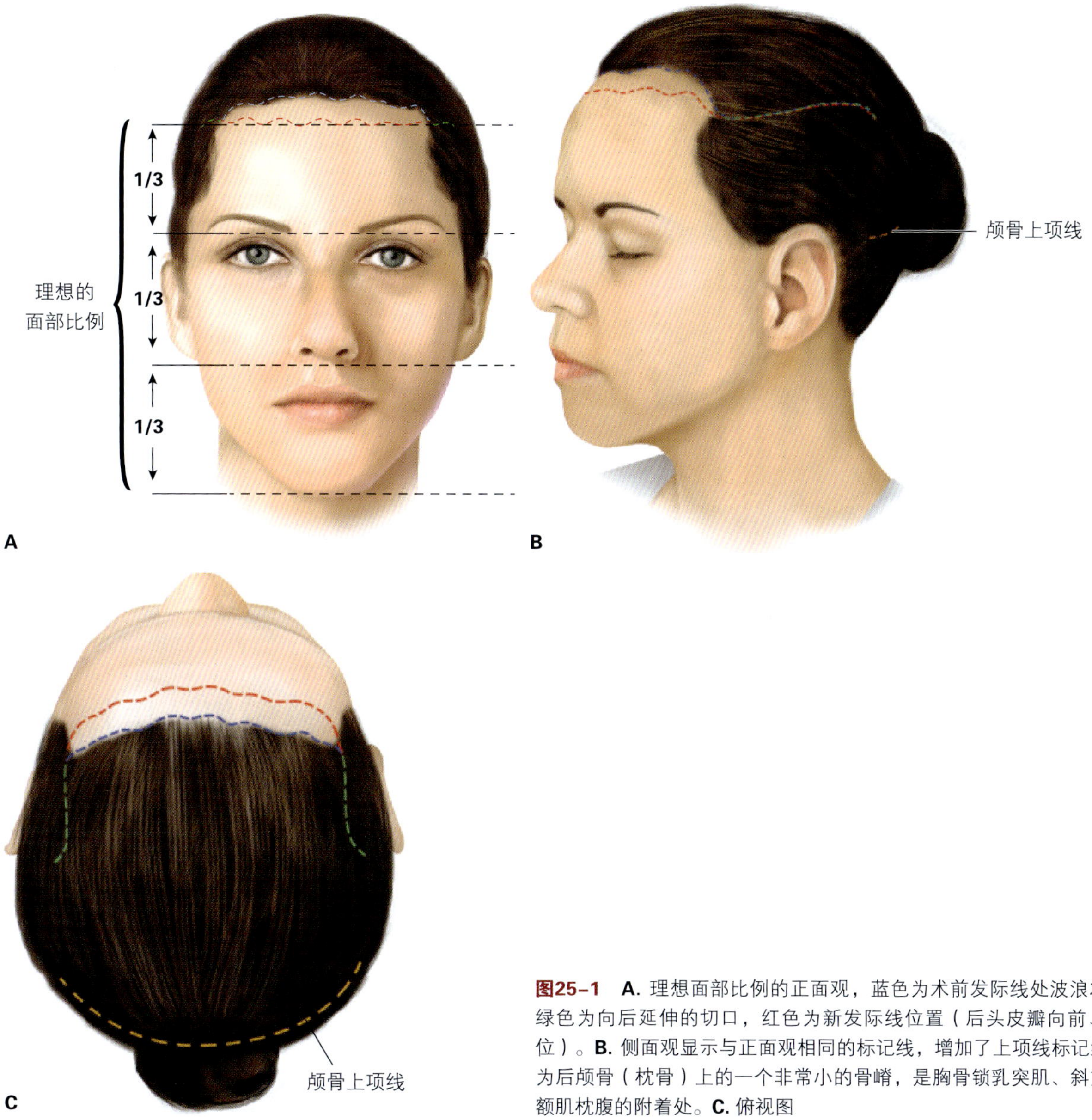

图25-1 **A.** 理想面部比例的正面观，蓝色为术前发际线处波浪状切口，绿色为向后延伸的切口，红色为新发际线位置（后头皮瓣向前、向下移位）。**B.** 侧面观显示与正面观相同的标记线，增加了上项线标记线，此处为后颅骨（枕骨）上的一个非常小的骨嵴，是胸骨锁乳突肌、斜方肌、枕额肌枕腹的附着处。**C.** 俯视图

- 头发健康，状态良好。
- 无额前部有一绺头发而后部秃发的情况。
- 头皮移动性良好（观察头皮在颅骨上的移动性）。
- 无头皮疾病和既往头皮手术史。
- 无压力导致的脱发或不明原因的脱发。
- 无家族性进行性脱发史。

治疗过程

- 发际线下移术是一项日间手术，手术时间约2h。
- 主要步骤如下：
  - 将后部头皮瓣向前推进，达到预先设计的新发际线的位置（**图25-2**）。
    - 窄皮瓣（仅纠正额部中间发际线）比宽皮瓣（纠正整个额部发际线）更容易向前移动。
  - 切除原发际线与新的发际线之间的额部梭形皮肤（**图25-2C**）。
  - 应用皮质骨隧道、Endotins装置或其他固定装置，将头皮组织与其深面的颅骨在新的位置上缝合固定（**图25-2C**）。

术前设计

- 术前在患者处于站立或端坐位时标记原发际线和新发际线。
  - 标记的发际线应类似于天然的发际线，呈不规则的波浪状，有助于隐蔽切口（**图25-3A**）。
    - 原发际线标志线位于前发际线细头发之后，在

粗头发变得密集之前。

- 切口设计时尽可能向外侧延伸，以便使头皮瓣在中间区和外侧区同时向前移动，避免额颞角退缩（颞部后退）。
- 设计新发际线外形时应参考原发际线的波浪状设计（**图25-3B**）。
- 根据患者的愿望确定新发际线的位置，同时要考虑头皮的移动性。
- 在通常情况下，对于移动度中等的头皮，很容易向前移动2.5cm。
- 切口线在两侧向后方延续，形状类似于眼镜的后架（**图25-3C**）。

- 患者取仰卧位，头部位于手术台最上端，垫头圈。
- 采用全身麻醉或镇静麻醉辅助局部麻醉。

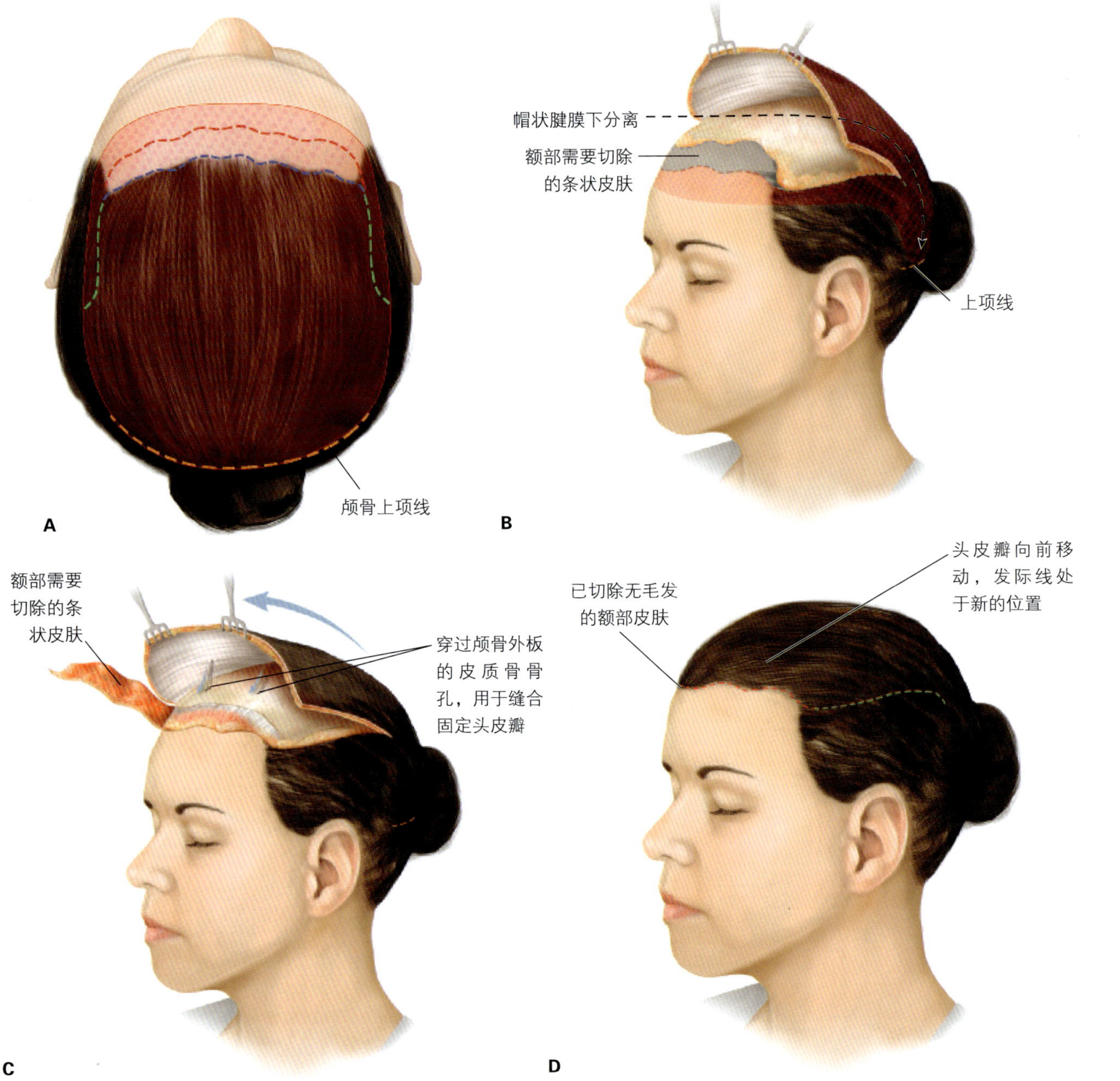

图25-2 **A.** 帽状腱膜下剥离的范围。除标记的头皮瓣范围外，剥离范围还包括额部2～3cm的范围。蓝线是沿原发际线所做的波浪状切口，绿线是切口向后的延伸线，红线是新发际线，粉色区域是头皮瓣向前移动的范围。**B.** 在颅骨浅面剥离并掀起头皮瓣，剥离的后界位于颅骨上项线。用多齿拉钩上提头皮瓣。前部和外侧剥离范围超过新发际线2～3cm处。在头皮瓣向前推进完成之前，拟切除的额部条状皮肤保留在原位。**C.** 用多齿拉钩牵拉头皮瓣向前。在帽状腱膜做多个较浅的切口，仅切开帽状腱膜层，目的是增加头皮瓣的延展性，便于头皮瓣向前移位。分别在两侧制备皮质骨骨隧道，缝合线穿过骨隧道，并与帽状腱膜层缝合，将头皮瓣固定在新的位置上。切除无毛发的条状额部皮肤，头皮瓣就位。**D.** 头皮瓣向前移位后发际线降低。用不可吸收线缝合头皮瓣深层，外侧皮肤层用皮钉钉合，中间区域皮肤层间断缝合。新发际线保留波浪状外观

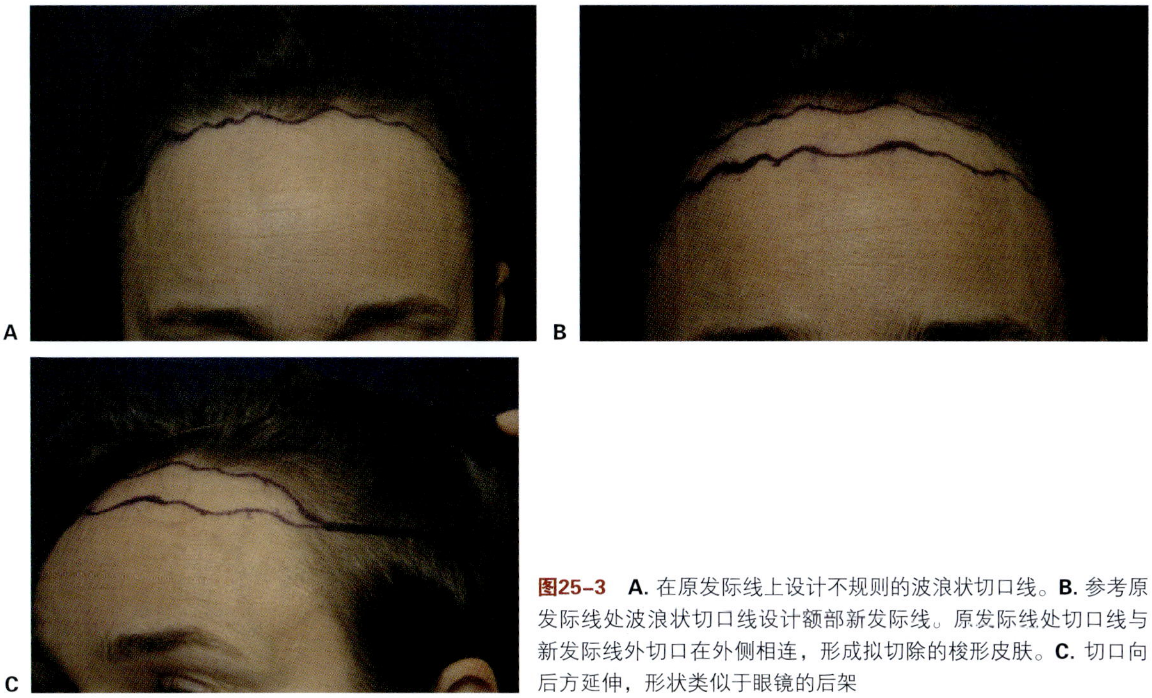

图25-3 **A.** 在原发际线上设计不规则的波浪状切口线。**B.** 参考原发际线处波浪状切口线设计额部新发际线。原发际线处切口线与新发际线外切口在外侧相连，形成拟切除的梭形皮肤。**C.** 切口向后方延伸，形状类似于眼镜的后架

局部麻醉

- 应用含肾上腺素的罗哌卡因/丁哌卡因/利多卡因行局部麻醉，有利于术中止血，并增强术中及术后的止痛效果。
- 在眉部行眶上神经和滑车上神经阻滞麻醉（**图25-4A**）。
- 沿切口线行浸润麻醉（**图25-4B**），之后向后方注射局部麻醉药，产生收缩血管和假性止血带的效果（**图25-4C**）。

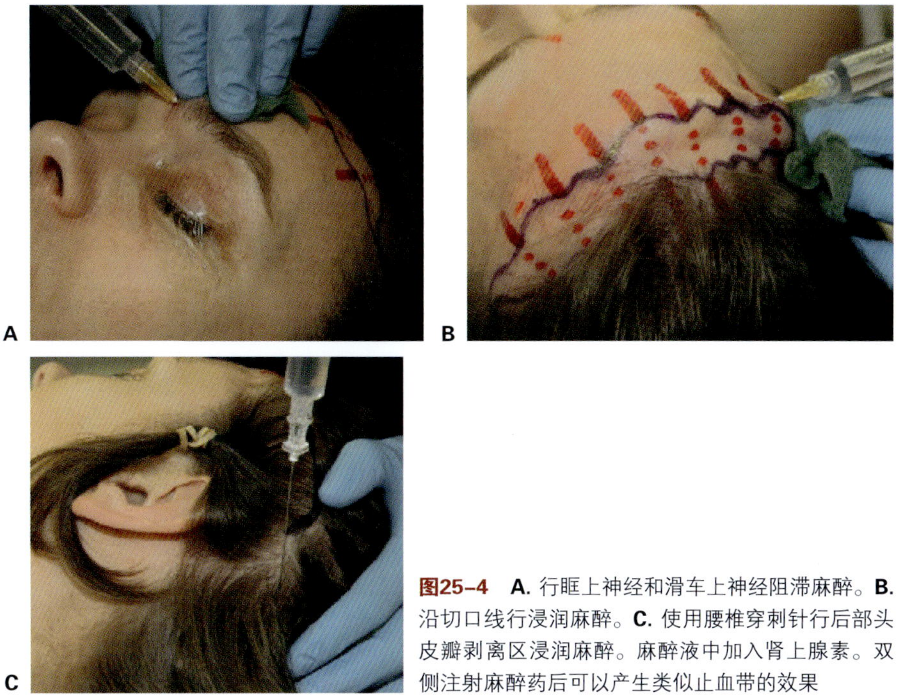

图25-4 **A.** 行眶上神经和滑车上神经阻滞麻醉。**B.** 沿切口线行浸润麻醉。**C.** 使用腰椎穿刺针行后部头皮瓣剥离区浸润麻醉。麻醉液中加入肾上腺素。双侧注射麻醉药后可以产生类似止血带的效果

操作步骤

切开和剥离

- 在前发际线切口线处，用15号刀片以倾斜的方式切开皮肤层。注意倾斜的方向，恰好去除毛发的浅层，毛发生长后从切口线前方长出，可以遮盖切口线（**图25-5A、B**）。
- 切口线位于额部与头皮交界区的后面、头发开始变粗的真性毛发区的前面。
- 用10号刀片以同样的倾斜方式切开帽状腱膜层（**图25-5C**），然后向后延伸切口，刀片倾斜方向逐渐变为与毛囊平行。
- 切口继续向后延伸，刀片与毛囊平行（**图25-5D**）。

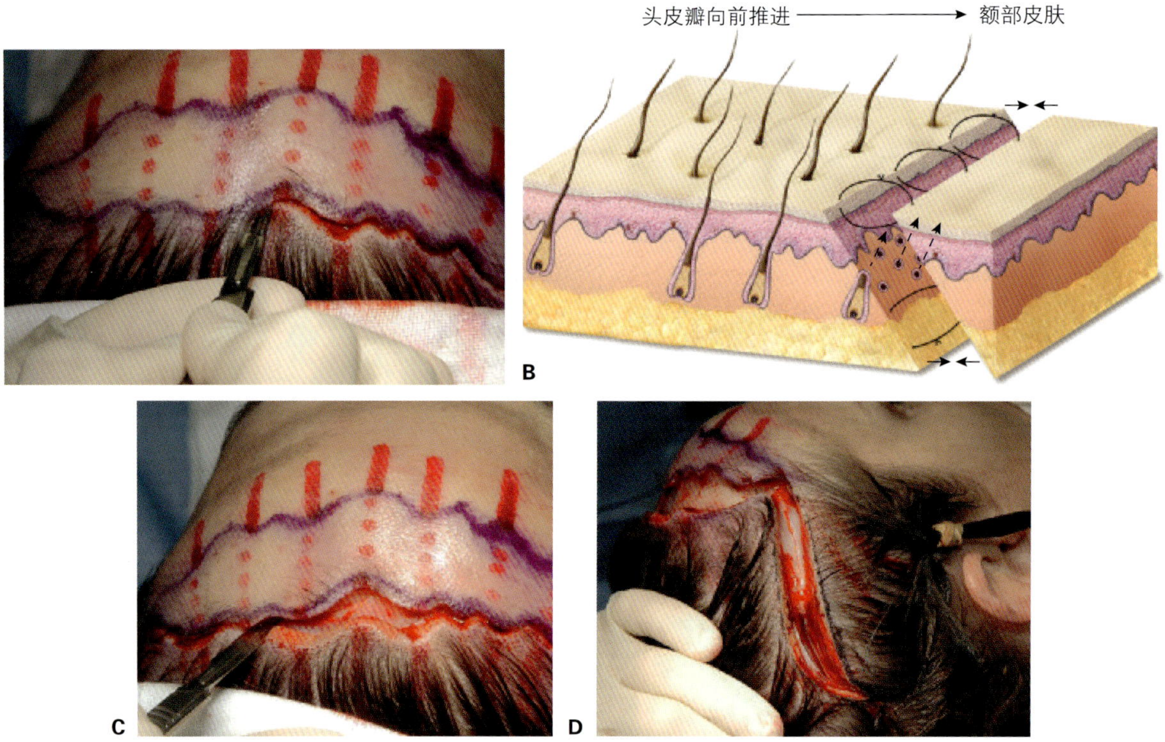

图25-5 **A.** 原波浪状发际线切口位于标记线的后方，刚好位于过渡区细毛的后方。以刀片倾斜的方式切开皮肤层。**B.** 无毛发的额部皮肤与前移的头皮瓣对位后，由于切口呈倾斜状，可以使一些毛发从切口线前方长出，有助于遮盖切口线。**C.** 最初使用15号刀片，之后使用10号刀片，刀片倾斜的角度相同。**D.** 切口向后延伸，刀片的方向与毛囊平行

掀起头皮瓣

- 使用多齿拉钩牵拉头皮瓣向后，用10号刀片在帽状腱膜下层剥离并掀起头皮瓣（**图25-6A**）。
- 之后使用手指进一步向后剥离头皮瓣（**图25-6B**）。
- 在Iconoclast钳的辅助下剥离头皮瓣后部较难分离的部分，直到上项线后侧（**图25-6C、D**）。
- 在帽状腱膜下平面剥离头皮侧面和额部前下方，以减少缝合时的张力。
- 在后颅骨和掀起的头皮瓣之间，位于后部的潜在间隙处放置止血海绵，充分止血（**图25-6E**）。
    - 在帽状腱膜深面，后方切口向两侧分离2～3cm，前发际线切口向前下方分离4～5cm。
- 在颅骨中线和头皮瓣中线处用记号笔标记，以确保在皮瓣向前移位时保持良好的对称性（**图25-6F**）。
- 在距中线4～5cm的前颅骨上制作两个外皮质骨隧道，以便在头皮向前移位后进行固定（**图25-6G、H**）。
    - 也可以使用Endotine或其他固定装置。

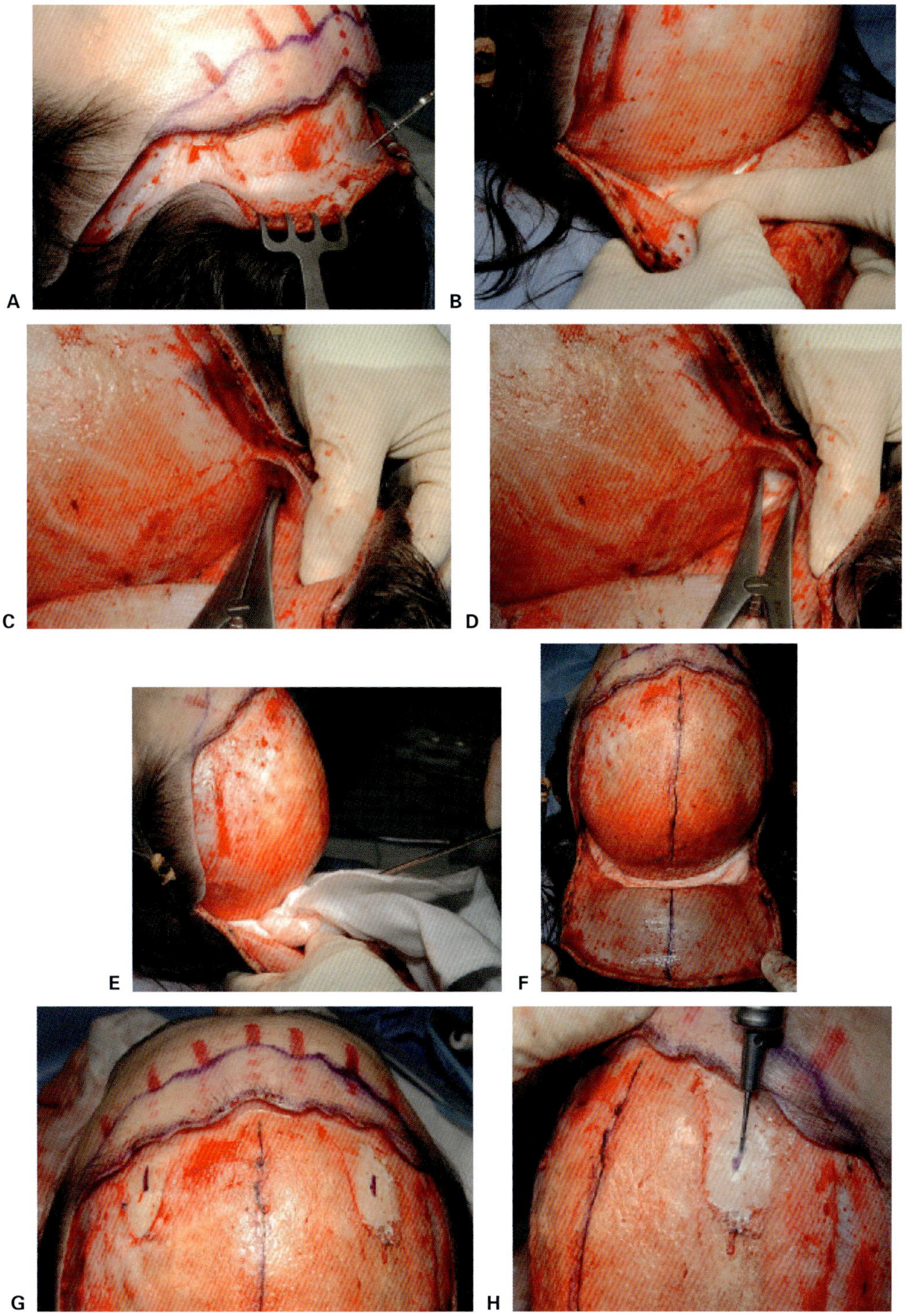

图25-6 **A.** 最初使用多齿拉钩牵拉头皮瓣向后，用10号刀片在帽状腱膜下层剥离并掀起头皮瓣。**B.** 使用手指进一步向后剥离头皮瓣。**C**、**D.** Iconoclast钳是一种辅助组织剥离的器械，用于向后剥离至上项线。该器械有助于剥离头皮瓣后部较难分离的部分。**E.** 在后颅骨和掀起的头皮瓣之间，位于后部的潜在间隙处放置止血海绵，充分止血。**F.** 在颅骨中线和头皮瓣中线处用记号笔做标记，以确保头皮瓣对称、准确地向前移位。**G.** 剥离颅骨骨膜，显露深层颅骨，两侧标记皮质骨隧道的位置。**H.** 制备皮质骨隧道

操作步骤

切开帽状腱膜

- 为了使头皮瓣具有更好的延展性，在头皮瓣前段和中段用眼科精细成角电切进行帽状腱膜切开（**图25-7A、B**）。
- 必须在头皮下血管层表面进行切开，以保证头皮的血液供应（**图25-7C**）。
- 可以做4～5个帽状腱膜切口，切口之间距离为1.5～2cm。每一个切口可以增加前移量2～3mm。

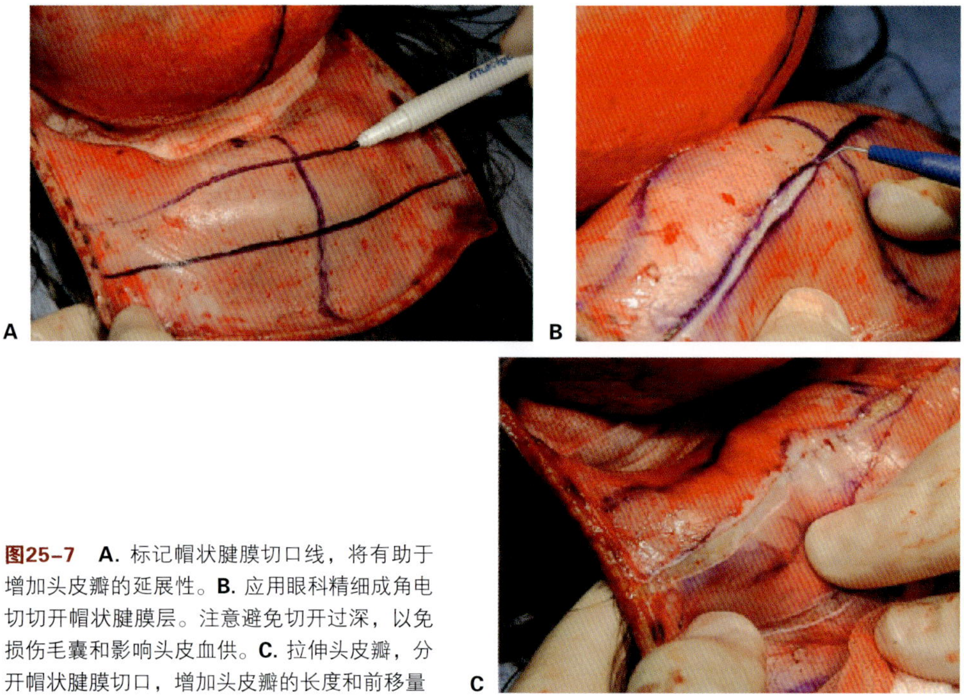

图25-7 **A.** 标记帽状腱膜切口线，将有助于增加头皮瓣的延展性。**B.** 应用眼科精细成角电切切开帽状腱膜层。注意避免切开过深，以免损伤毛囊和影响头皮血供。**C.** 拉伸头皮瓣，分开帽状腱膜切口，增加头皮瓣的长度和前移量

前移头皮瓣

- 取出止血海绵，前移头皮瓣（**图25-8A、B**）。
- 缝线穿过皮质骨隧道，之后缝合至头皮瓣帽状腱膜，用这种方法将头皮瓣缝合固定在前移的位置上（**图25-8C～E**）。
- 将头皮瓣固定在前移的位置，将避免切口闭合时有过大的张力。
- 调整新发际线的位置（**图25-8F**）。
- 采用与原发际线切口相同的刀片倾斜方式在新发际线处切开（**图25-8G**）。
  - 此斜向切开方法可以使前额皮肤切缘轻微覆盖头皮瓣创缘。
  - 应用这种方法后，头皮处毛发生长后，将穿过切口线前方的前额部皮肤。
- 去除额部无毛发的皮肤（**图25-8H、I**）。

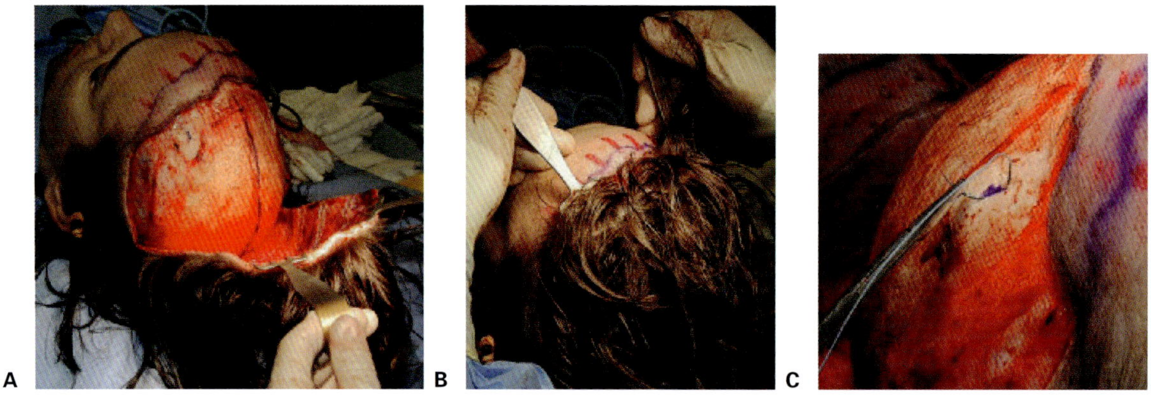

图25-8 **A、B.** 取出止血海绵，用多齿拉钩向前牵拉头皮瓣。**C.** 缝线穿过位于前颅骨处的皮质骨隧道

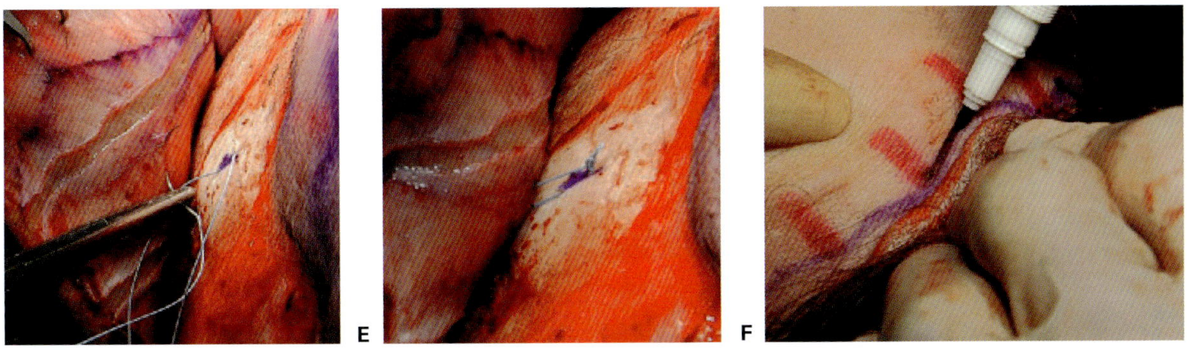

D E F

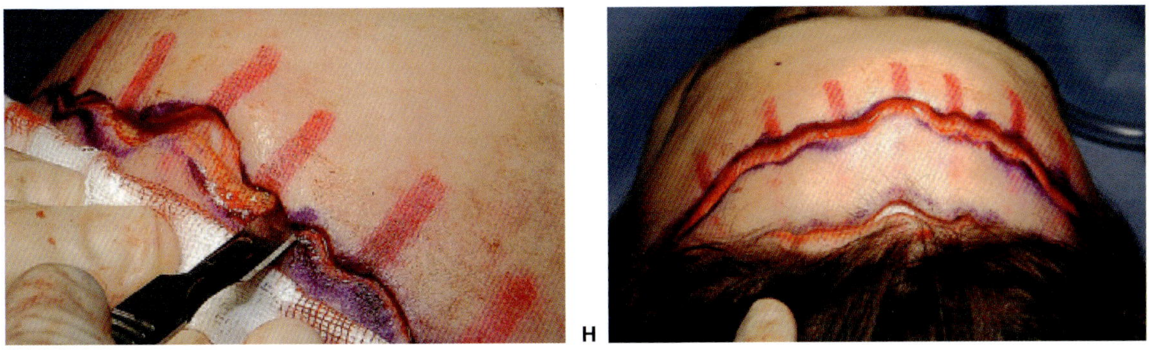

G H

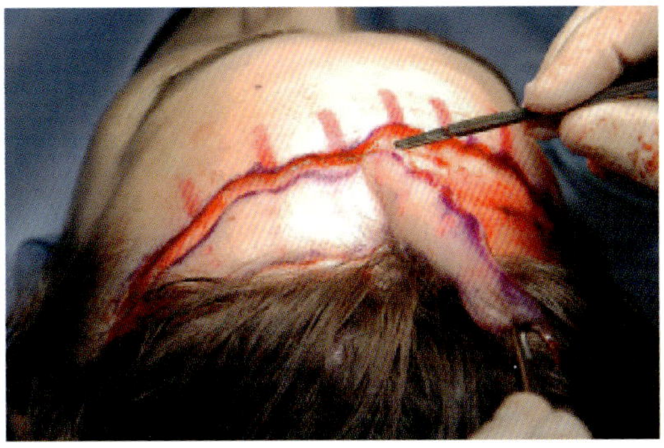

I

图25-8（续） **D、E.** 缝线穿过帽状腱膜，将前移后的头皮瓣在一定张力下固定在颅骨上。**F.** 前移头皮瓣就位后，调整新发际线的位置。**G.** 采用与原发际线切口相同的刀片倾斜方式在新发际线处切开。**H、I.** 去除额部梭形无毛发的皮肤

固定头皮瓣和关闭切口

- 用3-0和4-0不可吸收Monocryl线精细缝合皮瓣深层，避免有过大的张力（**图25-9A、C**）。
- 前部皮肤使用6-0 Prolene线间断或连续缝合（**图25-9B**）。
- 侧面头皮切口使用皮肤钉合器钉合（**图25-9D**）。
- 使用过氧化氢清洗患者的头发，然后用生理盐水或水冲洗（**图25-9E**）。
- 使用软泡沫敷料覆盖发际线，使用10cm宽的弹力绷带在适度压力下包扎（**图25-9F**）。

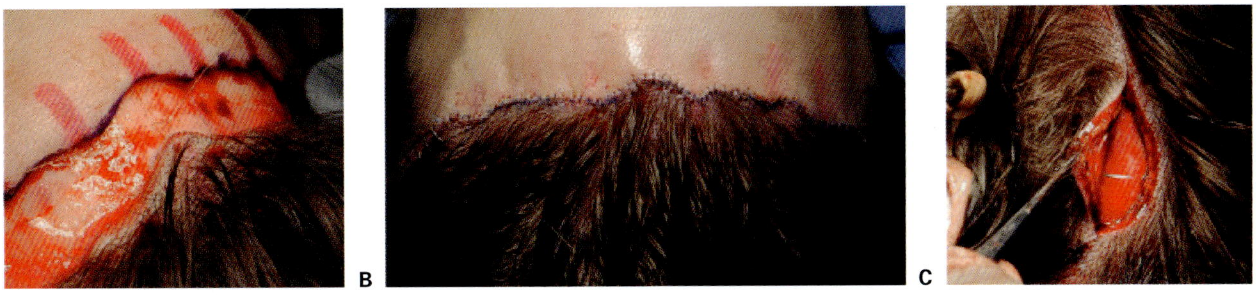

A B C

图25-9 **A.** 使用不可吸收线精细缝合皮瓣深层，避免有过大的张力。**B.** 切口斜面使头皮瓣毛囊位于额部无毛发区皮肤深面。**C.** 前部皮肤使用Prolene线间断或连续缝合，术后5～7天拆除缝线

操作步骤

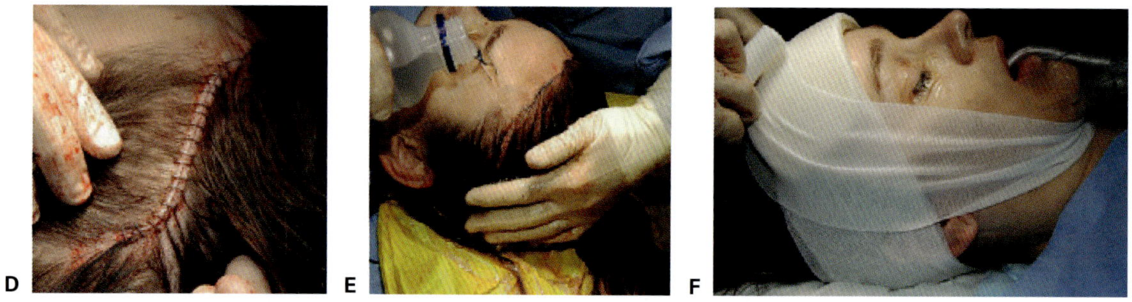

图25-9（续） D. 侧面头皮切口使用皮肤钉合器钉合。E. 清洗头发。F. 应用软泡沫敷料覆盖后包扎

要点与难点

适应证	■ 毛囊单位移植对严重的颞部毛发退缩有较好的疗效。 ■ 如果额前部有一绺头发而后部秃发，则使切口线较难隐蔽。 ■ 对于头皮过紧、发际线过高，或者发际线需要前移的距离超过3cm的患者，最好使用头皮组织扩张技术分两期手术进行治疗。
头皮瓣掀起	■ Iconoclast钳是一种有效的工具，可以在颅骨后部辅助完成较难的头皮瓣掀起操作。
头皮瓣前移	■ 窄头皮瓣比宽头皮瓣更容易向前移位。但是大多数女性患者希望具有圆形的发际线，不希望颞部发际线退缩。 ■ 宽头皮瓣应用后外侧切口线张力较大，但是切口线附近毛发脱失较少。
头皮瓣固定	■ 皮质骨隧道使头皮瓣前移后位置稳定，并得到可靠的固定。 ■ 必须避免有过大的张力。
切口闭合	■ 使用不吸收线进行深层缝合，可以使切口在无张力下闭合。 ■ 在中间部位切口线附近，用无毛发生长的额部皮肤覆盖含毛囊的头皮瓣组织。

术后注意事项

- 术后第1天去除敷料。
- 从术后第1天开始，使用温水、温和的肥皂水/洗发水淋浴和洗头。
- 告知患者不要吹干头发或梳头发。
- 术后第5～6天拆除部分皮肤缝合线和皮钉。
- 术后第7～8天拆除剩余的皮肤缝合线和皮钉。
- 大多数患者1周左右恢复正常工作。
- 告知患者避免以下情况：
  - 重体力劳动，如抬重物或拉重物。
  - 6周内理发或染发。
  - 使用热吹风。
  - 用过热的水淋浴。
  - 帽子或头盔过紧。

治疗效果

- 术后即刻可见明显的发际线前移效果。
- 该方法可以一次性调动数千个毛囊单位，因此在一些患者中可以取代毛发移植术。

并发症

- 有明显的瘢痕。
- 伴色素沉着或色素脱失的瘢痕。
- 头皮麻木和感觉障碍。
- 脱发：
  - 休止期脱发（“压力性”或“休克期”脱发）。
  - 切口线脱发（尤其是头皮瓣较宽者）。
  - 头皮斑秃样脱发。
- 发际线外观或形态问题。
- 产生需要修整或植发治疗的瘢痕。
- 头皮坏死。
- 远期脱发伴逐渐加重的瘢痕。

参考文献

[1] Guyuron B, Rowe DJ. How to make a long forehead more aesthetic. *Aesthet Surg J*. 2008;28:46-50.
[2] Guyuron B, Lee M. A reappraisal of surgical techniques and efficacy in forehead rejuvenation. *Plast Reconstr Surg*. 2014;134(3):426-435.
[3] Marten TJ. Hairline lowering during foreheadplasty. *Plast Reconstr Surg*. 1999;103(1):224-236.
[4] Ramirez AL, Ende KH, Kabaker SS. Correction of the high female hair- line. *Arch Facial Plast Surg*. 2009;11:84-90.
[5] Kabaker SS, Champagne JP. Hairline lowering. *Facial Plast Surg Clin North Am*. 2013;21:479-486.
[6] Guyuron B, Behmand RA, Green R. Shortening of the long forehead. *Plast Reconstr Surg*. 1999;103:218-223.
[7] Shapiro R, Shapiro P. Hairline design and frontal hairline restoration. *Facial Plast Surg Clin North Am*. 2009;21:351-361.

26

第8部分　上睑成形术

上睑成形术

Techniques for Upper Blepharoplasty

Steven M. Levine

概述

- 手术是上睑老化的标准治疗方法。
- 上睑老化主要表现为有多余的皮肤和脂肪。

相关解剖

- 相关解剖主要与上睑各层结构有关，具体涉及皮肤、眼轮匝肌和腱膜前脂肪（中间脂肪团和内侧/鼻侧脂肪团）。
- 泪腺位于腱膜前脂肪的外侧和深面，可能会出现下垂的症状，容易与多余的脂肪组织相混淆。

病史与查体

- 除了常规病史采集外，为了确保患者适于进行面部整形手术，还应注意一些特殊查体的结果。
- 应注意上睑下垂的情况（本章不讨论上睑下垂的治疗）。
- 仔细观察上睑的特征，确定多余皮肤（耷拉眼皮）的确切位置。
- 对比患者年龄更小时的照片，注意上睑是否一直处于“饱满”的状态。
  - 这将避免使原本上睑饱满的患者出现上睑过度空虚。
- 明确外侧多余的组织量，并将其全部包括在切除范围内，切除的组织有时会超出眶外侧缘。
- 标记睑板的位置，将其作为切除组织下界的参考。

治疗过程

- 手术应在规范的手术室内进行。
- 上睑整形术可以在局部麻醉下进行，也可以辅助应用镇静麻醉或全身麻醉。

术前设计

- 作者要求所有患者在术前接受眼科检查，并进行Schirmer泪液功能测试。
- 必须在术前明确是否需要去除脂肪。
  - 如果手术无须去除脂肪而仅限于皮肤处理，则更容易在局部麻醉下进行。
- 在端坐位进行术前标记。
- 内侧切除的终点不要超过内眦，以免形成蹼状。
- 采用“夹捏试验”确定皮肤切除量，确保手术不会造成眼睑闭合不全。
- 使用直尺进行测量，确保两侧标记线位置保持基本一致。
  - 测量从睫毛缘到切口线下缘的距离以及外眦到切口线最远端的距离（**图26–1**）。
- 酌情去除上睑脂肪（作者较少去除脂肪）。

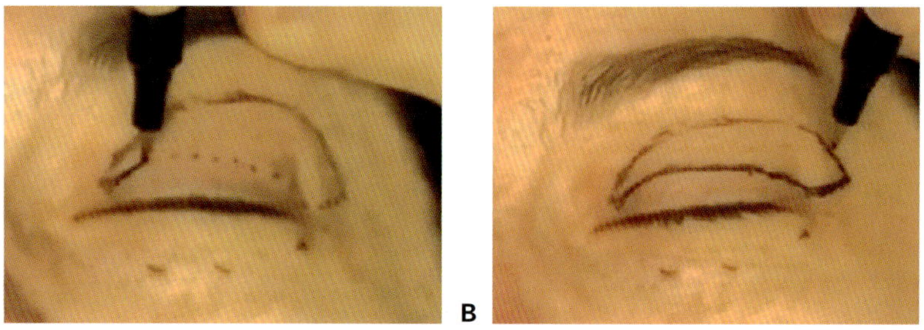

A　B

图26–1　**A、B.** 端坐位画线，之后让患者仰卧在手术台上再次确认，以确保标记的准确性

- 最常去除的是内侧/鼻侧脂肪团。
- 请患者转动眼球，使上睑脂肪更为明显。术前需充分考虑在哪里去除脂肪以及去除多少脂肪。
  - 不能随意去除脂肪，术者必须粗略估计去除脂肪的部位和数量。
- 与患者充分沟通瘢痕位置、并发症和恢复期等问题。

体位

- 患者取仰卧位。
- 床头略抬高。
- 作者习惯在坐位下进行手术，以保证操作的稳定性。

入路

- 具体手术入路取决于是否去除皮肤、肌肉或脂肪。
  - 如果只去除脂肪，就仅需要做小切口以去除脂肪，无须做长切口。
  - 如果需要去除皮肤，就可以在肌肉和腱膜上做小切口。作者不赞成“开天窗样”的手术方式。

操作步骤

上睑成形术

- 在术区注射含1∶100 000肾上腺素的1%利多卡因，等待至少8min后再进行后续操作，以便使血管收缩剂充分起效（**图26–2A**）。
- 用15号刀片切除皮肤，保持肌肉完整（**图26–2B**）。
- 如果需要去除脂肪，请患者转动眼球，使上睑脂肪更为明显。用锐剪刀剪开肌肉和眶隔。通过这一小切口就可以显露脂肪。
- 注意只需要去除多余的脂肪。一般情况下，只需要去除一个橡皮头大小的脂肪（这一点正是考验外科医生审美水平之处，在术前要大致明确需要去除的脂肪量）。
- 应用Bovie电凝止血（**图26–2C**）。
- 用5–0尼龙线由内侧向外侧连续缝合皮下层（**图26–2D**）。
- 必要时用6–0尼龙线间断或连续缝合皮肤层。

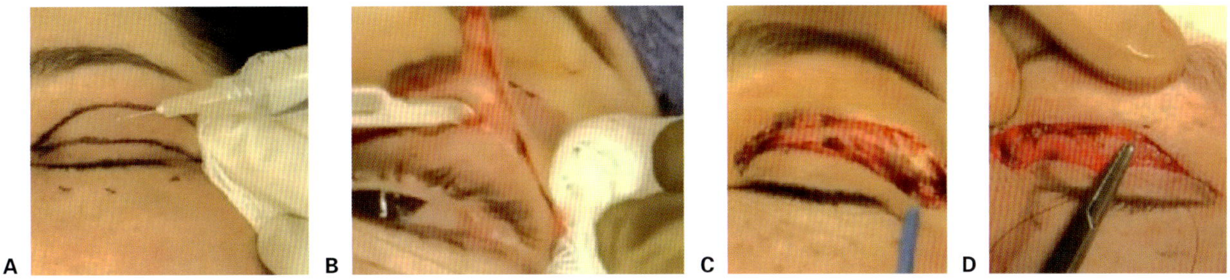

图26–2 **A.** 局部麻醉。**B.** 切开皮肤。**C.** 确切止血非常重要。**D.** 闭合切口

要点与难点

术前标记	■ 术前标记睑板位置，在仰卧位标记较为困难。
去除外侧组织	■ 注意外侧不要残留过多组织。经常有医生担心切口线超出眶缘会影响效果，而实际上这样做之后瘢痕愈合得非常理想。临床上常见因外侧切除不足而引起的患者术后不满意。
去除脂肪	■ 不要过多去除脂肪。一旦脂肪去除过多，患者会由上睑饱满的状态变为上睑凹陷的状态。
保持对称性	■ 通过仔细测量各标志点，使两侧达到良好的对称性。尽量避免上睑瘢痕高度不一致。
眼科检查	■ 术前进行眼科检查看上去过于谨慎，但是一旦发现问题，在手术前进行眼科会诊是非常有意义的。

术后注意事项

- 在切口表面放置无菌敷料。
- 术后冷敷有助于减轻肿胀。
- 术后严格控制血压。
- 术后2周内避免过度上提眼睑。
- 在术后48h，修剪皮下缝合线内侧端，使其缝线末端埋入皮肤内，以防止异物性囊肿形成。
- 术后4天拆除皮肤层缝线。
- 术后7～9天拆除皮下层缝线。
- 术后48h复诊。

治疗效果

- 上睑成形术是一种效果良好、安全性高的手术。
- 术后瘢痕通常不明显（包括超出眶缘的情况）。

并发症

- 淤青和出血是最常见的并发症。
- 必须注意球后血肿的风险。在不去除脂肪的情况下，一般不会出现球后血肿的情况。
- 有可能需要通过二次手术修整多余的皮肤，但是这也比一次性切除过多的组织效果要好。

27

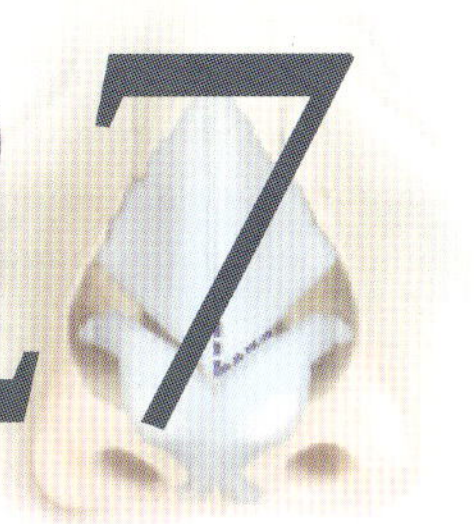

上睑入路皱眉肌切除术

Transpalpebral Corrugator Resection

Ji H. Son, Ali Totonchi, and Bahman Guyuron

概述

- 眉间纹是由于皱眉肌收缩及其表面覆盖的皮肤变薄所引起的。
- 可以通过上睑成形术切口切除相关肌肉，从而达到消除眉间纹的效果。

相关解剖

- 额肌：作用是抬高眉部，形成额部横向皱纹。额肌收缩为眉部提供了一个稳定的上提力量。
- 眼轮匝肌：作用是降低眉部，分为眼轮匝肌眶部和睑部。
- 皱眉肌：是位于眉部内侧的细长六角形肌肉，在额肌和眼轮匝肌的深面。皱眉肌穿过眼轮匝肌，止于额部皮肤深层。
- 降眉肌：是从内眦到眉部上方皮下的薄层肌肉。
- 降眉间肌：起自鼻骨，止于眉间皮肤，收缩后形成眉间和鼻根部的横纹。
- 眶上神经：从距中线约2.7cm的眶上切迹或眶上孔中穿出，与眶上动脉伴行。
- 滑车上神经：从距中线约1.7cm、眶上神经前0.8cm处穿出，与滑车上动脉伴行。

发病机制

- 由于皱眉肌和降眉肌收缩和过度运动，以及表面皮肤变薄，形成了眉间纹（垂直或斜向）。
- 降眉间肌过度收缩可形成鼻根部横纹。

相关历史

- 在传统上，皱眉肌切除术是采用开放式或内镜下额部上提术切口。本文作者于1993年首次介绍了经上睑入路的手术方法。
- 本章只介绍经上睑入路肌肉切除的方法，其他方法将在本书其他章节中进行讨论。

病史与查体

- 综合分析面部特点、发际线位置、眉部位置和眉弓形态、额部长度和宽度、额部外形、软组织特点和皱纹情况，均有助于选择最适宜的手术方式。
- 上面部长度约为整个面部长度的1/3。
  - 临床上常见额肌代偿的现象。为了更准确地判断眉部的位置，请患者微笑或紧紧闭上双眼，然后睁开眼睛平视检查者，尽量避免眉毛向上移动，这一点非常重要。
  - 男性未代偿的眉部位置位于眶上缘水平，女性未代偿的眉部位置略高于眶上缘，眉峰的位置位于过外侧角巩膜缘垂线上。
  - 额部皱纹的评估包括静态、微笑和皱眉时的观察。
- 经上睑入路皱眉肌切除术的最佳适应证为：
  - 皱眉肌过度活跃而眉部位置正常的患者。
  - 同时接受内镜下额部年轻化和眼睑成形术的患者。
  - 为避免额部遗留瘢痕的男性秃发患者。
  - 前额偏长、不希望进行额部缩短术的患者。
  - 眉间肌过度活动的突眼患者，对于此类患者需要避免过于抬高眉部，以免突眼暴露增加，影响面部外观。
  - 对于有上睑下垂却拒绝进行手术矫正的患者，抬高眉毛会导致眼睑形态异常。
  - 明确非颞部病变引起的额部偏头痛患者。

影像学检查

- 除有明确的异常表现之外，如局部有肿块、病变或伴有球后异常引发的额部偏头痛等，一般无须进行特殊的影像学检查。

非手术治疗

- A型肉毒毒素或填充剂注射：可以暂时缓解皱眉肌过度收缩引起的眉间纹，适用于不接受手术治疗的患者。
- 脂肪填充：适用于有永久性静态皱纹的患者。效果持续时间比填充剂更长，但术后效果有较大的不确定性。脂肪移植也适用于不愿接受有创性手术的患者。

外科治疗过程

- 经上睑入路皱眉肌切除术的主要目的是通过上睑成形术切口，尽可能彻底地切除过度活动的皱眉肌和降眉肌，完全消除眉间纹。

术前设计

- 术前拍摄患者休息时和皱眉时的照片，用于术前设计和术后比较分析。需要注意不对称的情况，并及时与患者讨论。
- 术前需要评估高血压、高血糖、戒烟史等一般医疗状况，以减少伤口并发症发生的风险。
- 术前需要与患者充分沟通手术风险、益处和期望值，并告知可能存在的风险，如麻醉风险、术后不对称、眉间纹未完全消除、眶上神经和滑车上神经支配区域感觉异常等。

入路

- 手术可以在全身麻醉或镇静麻醉下进行。
- 患者仰卧位后，麻醉前进行上睑成形术切口线标记。
  - 如果拟进行上睑成形术，则设计常规上睑成形术切口。
  - 如果不进行上睑成形术，则仅设计上睑成形术内侧1/2或内侧1/3的切口。

操作步骤

切开和分离

- 使用30号注射针将含有1：100 000肾上腺素的1%利多卡因和0.5%罗哌卡因混合液注射到上睑、额部和眉间区。
- 沿切口线设计切开皮肤（**图27–1A**），并显露眼轮匝肌（**图27–1B**）。
- 使用拉钩向头侧牵拉开皮肤和眼轮匝肌。
- 在眼轮匝肌与眶隔之间进行分离，保持在眼轮匝肌的正下方，向眶上缘的方向进行分离。开始时可以使用电刀进行分离，分离范围为5～10mm（**图27–1C**），然后改用Metzenbaum剪进行分离。

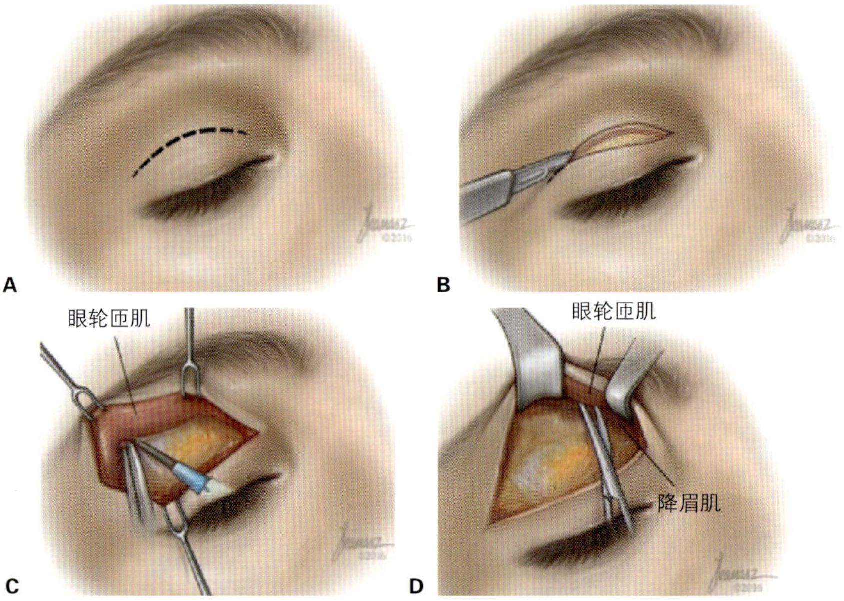

图27–1 **A.** 按上睑成形术切口进行切开。**B.** 切开至眼轮匝肌表面。**C.** 在眼轮匝肌与眶隔之间进行分离。**D.** 在眼轮匝肌和眶隔之间继续向上分离，直至显露降眉肌（引自Guyuron B. Transpalpebral corrugator resection: 25-year experience, refinements and additional indications. Aesth Plast Surg. 2017; 41: 339-345.）

操作步骤

去除皱眉肌和降眉肌

- 向上牵拉皮肤和眼轮匝肌之后，可见位于浅面、较薄的降眉肌和位于其深面、颜色较深的皱眉肌。分离降眉肌（**图27-2A**），切除该肌肉（**图27-2B**）。
- 切除降眉肌后，应用蚊式钳分离眶上神经分支，并追踪其在皱眉肌内的走行（**图27-2C**）。
- 眶上神经较滑车上神经位置更深，直径更粗大。
- 提起皱眉肌，保护位于骨膜浅面的主要神经分支（**图27-2D**）。
- 首先分离皱眉肌尾侧部分，用电切切断（**图27-2E**），然后处理肌肉头侧部分。
- 尽可能彻底地用电切将肌肉的剩余部分逐段切除，包括降眉间肌的外侧部分，直到暴露皮下脂肪。
- 如果手术的目的是治疗额部偏头痛，为了减轻血管对神经的压迫，需要切扎、切断并切除部分滑车上动脉和眶上动脉。如果神经和血管穿过骨孔，则在保护眶内容物的前提下，使用2mm骨凿或咬骨钳去除骨孔下壁，充分松解神经血管束（**图27-2F**）。

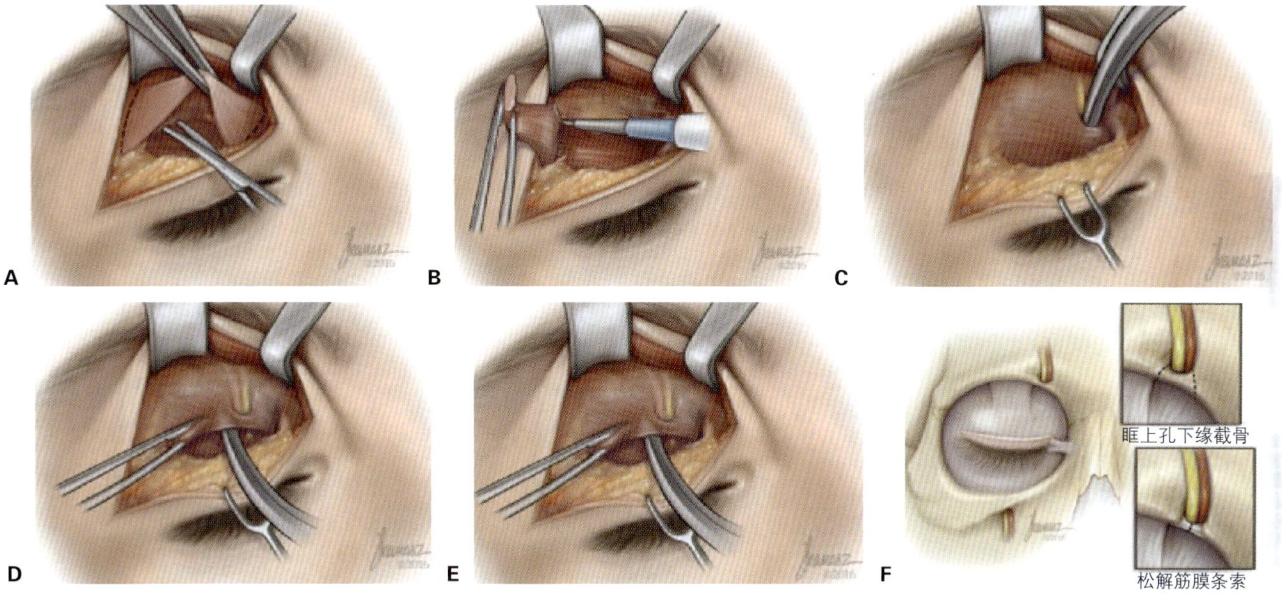

图27-2 **A.** 分离降眉肌。**B.** 切除降眉肌。**C.** 应用蚊式钳分离眶上神经分支，并追踪其在皱眉肌内的走行。**D.** 保护位于骨膜浅面的主要神经分支。**E.** 用电切由内侧向外侧分段切除皱眉肌。**F.** 如果手术的目的是治疗额部偏头痛，为了减轻血管对神经的压迫，需要切扎、切断并切除部分滑车上动脉和眶上动脉。如果神经和血管穿过骨孔，则行骨孔开窗术（引自Guyuron B. Transpalpebral corrugator resection: 25-year experience, refinements and additional indications. Aesth Plast Surg. 2017; 41: 339-345.）

移植脂肪和关闭切口

- 轻柔地分离上睑内侧（鼻侧）脂肪垫，局部注射少量含1：100 000肾上腺素的利多卡因（**图27-3A**）。
- 对于上睑内侧没有突出脂肪垫的患者，可以从腹部获取1～2mL脂肪并注射到该区域。
- 脂肪移植或注射可以改善因肌肉彻底切除后导致的局部凹陷，还可以避免肌肉重新附着到皮肤上，从而减少皱眉纹的复发。
- 将拟移植的脂肪平铺在原皱眉肌的位置上，并使用6-0 Vicryl线将脂肪固定在骨膜上，改善局部的凹陷（**图27-3B**）。
- 使用6-0线皮内缝合皮肤切口。

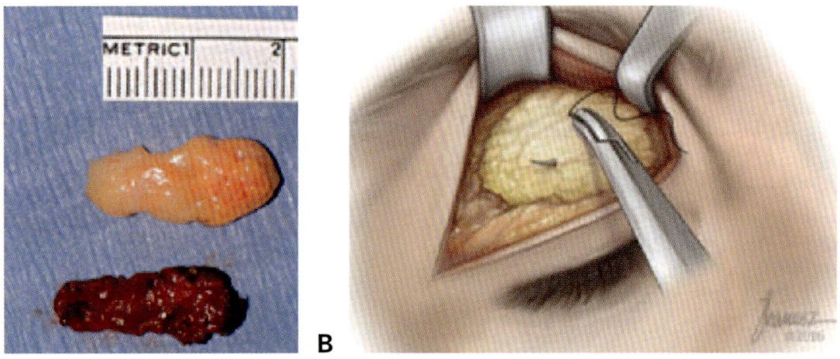

图27-3 **A.** 切取的脂肪移植物。**B.** 将拟移植的脂肪平铺在原皱眉肌的位置上，并使用6-0 Vicryl线将脂肪固定在骨膜上（引自Guyuron B. Transpalpebral corrugator resection: 25-year experience, refinements and additional indications. Aesth Plast Surg. 2017; 41: 339-345.）

要点与难点

- 如果肌肉去除不充分，将会导致局部不规则、不自然，特别是在做各种面部运动时更为明显。
- 仅切除降眉间肌外侧部分，避免完全切除降眉间肌后，导致眉部内侧段过度抬高，形成不愉快的表情。

- 降眉肌常被误认为是皱眉肌。后者颜色更暗、更柔韧，位于降眉肌的深面和内侧。手术的目的是完全或接近完全地去除眼轮匝肌与骨膜之间的肌肉。

- 对于已经形成静态皱纹的患者，可能需要在眉间部位进行脂肪注射或脂肪移植，联合应用激光焕肤技术可以获得更好的效果。

术后注意事项

- 术后24h内冰敷，术后几天内保持头部抬高，以利于消肿和减轻淤青。
- 告知患者几天内不要再按压眉间部位。
- 使用眼膏，防止切口干燥、角膜擦伤和暴露性角膜炎。

治疗效果

- 只要彻底切除肌肉，通常长期随访效果令人满意（**图27-4A、B**）。

并发症

- 最常见的并发症是额部麻木或感觉异常，通常是暂

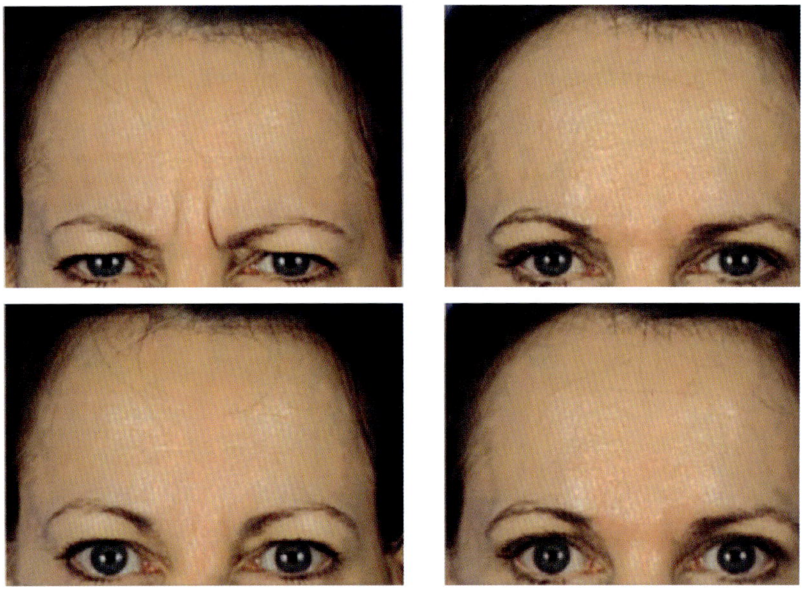

图27-4 接受经上睑入路皱眉肌切除术的患者术前（左图）和术后1年（右图）的外观。**A.** 动态时表现。**B.** 静态时表现（引自Guyuron B. Transpalpebral corrugator resection: 25-year experience, refinements and additional indications. Aesth Plast Surg. 2017; 41: 339-345.）

时性的。

- 如果未充分切除皱眉肌或未进行脂肪移植，术后早期皱纹就可能复发。如果脂肪移植物固定不确实，有可能向下方移位，导致上睑过度臃肿。
- 与单纯行眼睑成形术的患者相比，同时行皱眉肌切除的患者更容易出现淤青。

参考文献

[1] Guyuron B. Corrugator supercilii muscle resection through blepharoplasty incision, ASPRS (ASPS) Annual Meeting, New Orleans, Louisiana, September 1993.
[2] Knize DM. Transpalpebral approach to the corrugator supercilii and procerus muscles. *Plast Reconstr Surg*. 1995;95:52-60.
[3] Guyuron B. Michelow BJ, Thomas T. Corrugator supercilii mus- cle resection through blepharoplasty incision. *Plast Reconstr Surg*. 1995;95:691-696.
[4] Guyuron B. Corrugator supercilii resection through blepharoplasty incision. *Plast Reconstr Surg*. 2001;107:604-605.
[5] Guyuron B, Varghai A, Michelow BJ, et al. Corrugator supercilii mus- cle resection and migraine headaches. *Plast Reconstr Surg*. 2000;106(2 suppl):429-434.

28

上睑下垂矫正术1

Technique for Ptosis Correction

Ashley A. Campbell, Christopher C. Lo, and Richard D. Lisman

概述

- 上睑下垂，或称睑下垂，是指平视时上睑低于正常位置。上睑下垂按病因分为先天性上睑下垂、老年性上睑下垂、神经源性上睑下垂、肌源性上睑下垂和机械性上睑下垂。

相关解剖（图28-1）

- 在正常情况下，上睑的上提是由上睑提肌（由第Ⅲ颅神经支配）和Müller肌（由交感系统支配）共同完成的。
- 上睑提肌起于蝶骨小翼，起点位于Zinn环上方，走行至Whitnall韧带，并逐渐变为提肌腱膜。
- 上睑的高度是由提肌腱膜纤维与眼轮匝肌及睑板前皮肤间的连接所决定的。
- 上睑皱襞的形态是由其上方的皮肤、脂肪及眼轮匝肌所决定的。
- Müller肌起于上睑提肌筋膜深面至睑板缘上方，该肌肉可以上提上睑约2mm。
- 上睑板为致密的结缔组织，支持眼睑，垂直向宽度为10～12mm。

发病机制

- 老年性上睑下垂（也称为腱膜性上睑下垂）为最常见的临床类型。
- 老年性上睑下垂与年龄增长后上睑提肌与睑板之间的连接断裂有关。
- 老年性上睑下垂与佩戴隐形眼镜、既往眼部或眼周手术、眼部搓揉和眼部慢性过敏等有关。

自然病程

- 老年性上睑下垂主要表现为随着年龄增长，上睑下垂逐渐加重。

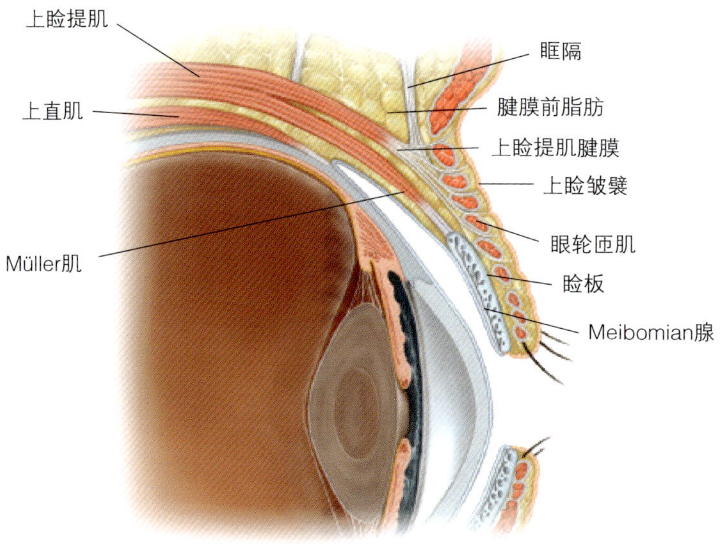

图28-1 正常上睑解剖

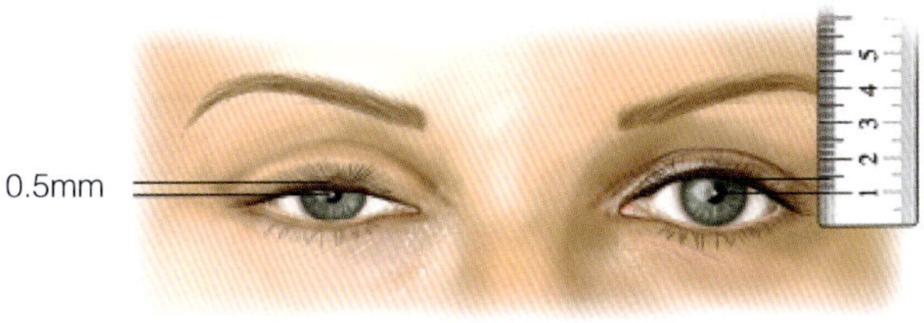

图28-2 在端坐位平视下测量上睑缘至瞳孔中心光反射点的距离

病史与查体

- 患者主诉为眼睑高度或重睑线不对称，睑裂变窄。
- 临床表现为疲劳无神的眼部外观。
- 眼部症状包括上部视野缺损，下垂严重者甚至出现中心视力丧失。
- 额肌常不自觉代偿性收缩，目的是上提或皱起眉部，睁大睑裂。一些患者会无意识地上仰颏部，以透过“雨篷样”的上睑向前注视。如果长时期保持这一姿势，将导致颈部疼痛。
- 问诊内容包括：上睑下垂发病时间、既往外伤史、隐形眼镜佩戴情况、既往手术史、肉毒毒素注射史、上睑高度变化情况、复视及全身性疾病等。
- 眼部疾病史，特别是干眼症要特别引起重视。
- 既往照片有利于了解上睑下垂发生的时间及初期严重程度。
- 主要的体格检查包括：
  - 上睑缘至瞳孔中心光反射点的距离（MRD）测定：测量上睑缘至瞳孔中心光反射点（通常为瞳孔中心点）的距离。正常距离为3～4mm，上睑下垂患者此距离减小（**图28-2**）。
  - 睑裂（PF）宽：在过瞳孔的垂线上测量上、下眼睑睑缘间的距离。正常值为8～10mm，上睑下垂患者此距离变窄。
  - 上睑提肌功能：固定眉部不动，请患者尽量向下看，之后再尽量向上看，睑缘由下至上提高的幅度即为上睑提肌功能数值（**图28-3**）。上睑提肌功能决定了手术方式的选择。正常上睑提肌功能数值为14～16mm，低于5mm时提示为先天性上睑下垂或后天性神经性上睑下垂，术前需明确具体病因。
  - 睑皱襞高度（LC）：测量睑皱襞形状和高度。在老年性上睑下垂患者中，上睑提肌与睑板分离，LC数值增大。
  - Bell现象：指闭眼时眼球不自觉向上转动的现象。这项检查可以防止术后角膜暴露，继发暴露性角膜炎。
- 对于不对称性上睑下垂患者，机械性上提下垂侧上睑，观察对侧上睑是否存在代偿性位置变化（Hering现象）。
- 在明暗交替的环境下观察瞳孔的对称性和反应性，以排除Horner综合征。
- 进行Humphrey视野测试，观察上方视野缺损的情况，严重上睑下垂患者常伴有上方视野缺损。

影像学检查

- 术前通常不需要进行影像学检查，除非患者可能患有肌源性或神经源性上睑下垂。
- 如果患者上睑下垂的程度在一天中会有反复变化，或者出现复视情况，应考虑患有肌源性上睑下垂（表现为重症肌无力、慢性进行性眼外肌麻痹和肌强直性营养不良等）。在这些情况下，建议转诊至眼科进行进一步检查。
- 如果单侧上睑下垂伴有瞳孔形态不规则（提示Horner

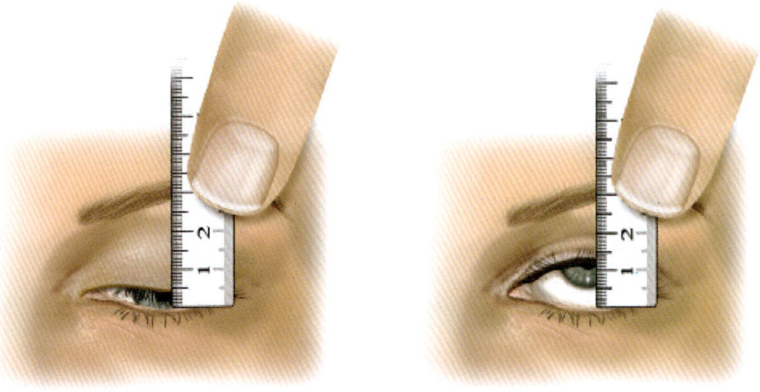

图28-3 固定眉部不动，请患者尽量向下看，之后再尽量向上看，睑缘由下至上提高的幅度即为上睑提肌功能数值

综合征）或眼球运动异常（提示第三脑神经麻痹），也需要转诊至神经科或眼科进行进一步检查。

分类

- 先天性上睑下垂。
- 肌源性上睑下垂：
  - 重症肌无力。
  - 慢性进行性眼外肌麻痹。
  - 肌强直性营养不良。
- 神经源性上睑下垂：
  - Horner综合征。
  - 第三对脑神经麻痹。
- 机械性上睑下垂：
  - 外伤。
  - 皮肤松弛/眼睑松弛。

治疗过程

- 对于轻、中度老年性上睑下垂有多种手术矫正方式，主要包括上睑提肌缩短术、Müller肌切除术、Fasanella–Servat法上睑下垂矫正术等。
- 本章主要介绍改良Fasanella–Servat法上睑下垂矫正术。该术式适用于大多数患者，这些患者泪腺系统功能正常，对于治疗的基本要求是实现双侧上睑对称。还可以与其他美容手术联合应用，并且不需要患者的特殊配合。

术前设计

- 术前要进行详细的眼科检查，特别需要注意是否患有眼干燥症。术前干眼症会增加术后早期干眼症的发生风险。
- 如果患者有干眼症、眼部激光治疗史（如LASIK）或弱Bell现象，建议进行较为保守的上睑提肌缩短术。
- 如果存在双侧不对称性上睑下垂，需要考虑Hering现象。由于中枢神经系统对于两侧上睑提肌具有相同的神经支配作用，当矫正下垂严重侧之后，另外一侧上睑位置可能相应地抬高，进而掩盖或减轻了下垂症状。

体位

- 术前画线时患者取坐位或半卧位，切口线设计与重睑术相同。
- 手术时采取仰卧位，采用镇静麻醉或全麻。
- 在双侧结膜腔内行丁卡因表面麻醉。
- 双眼涂眼膏，佩戴角膜保护罩。
- 用含1：100 000肾上腺素的2%利多卡因行上睑皮下浸润麻醉。

方法选择

- 对于轻、中度上睑下垂有多种矫正术式，主要包括上睑提肌缩短术、Müller肌切除术、改良Fasanella–Servat法上睑下垂矫正术。本章主要介绍改良Fasanella–Servat法上睑下垂矫正术。

操作步骤

改良Fasanella–Servat法上睑下垂矫正术

- 使用15号刀片按术前设计切开皮肤。
- 使用弯眼科剪去除部分皮肤和眼轮匝肌。
- 使用单极电凝及含肾上腺素液的脱脂棉球止血。
- 沿切口范围打开眶隔。
- 用Colorado针式电凝适当去除中央及内侧脂肪团。
- 用Colorado针式电凝修整眼轮匝肌外形。
- 使用两把大小和形状相同的弯止血钳进行睑板–结膜切除。必须保证这两把止血钳外形相同，其一致性将影响眼睑的外形（**图28–4A、B**）。
- 向上翻转上睑，用弯止血钳夹持睑板–结膜，以夹持的位置辅助睑板–结膜切除量的确定。切除量分

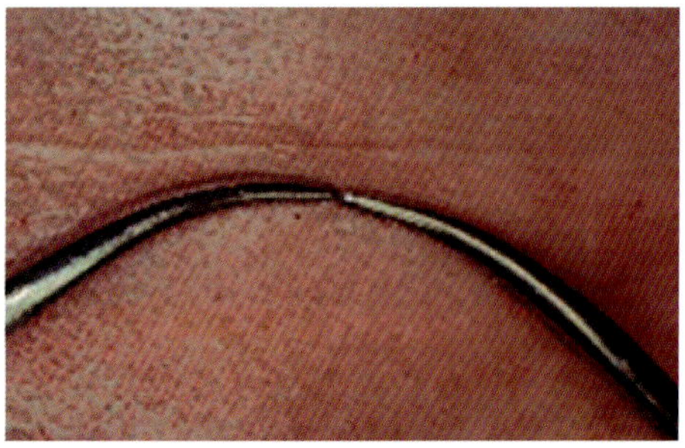

A

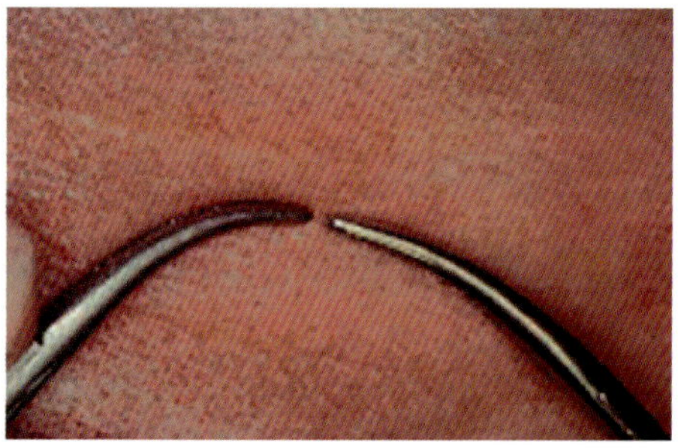

B

图28–4 **A.** 大小和形状相同的弯止血钳可以保证术后上睑呈流畅的外形。**B.** 两个弯止血钳弧度不同、位置不佳将导致术后上睑外形不佳、高点异常

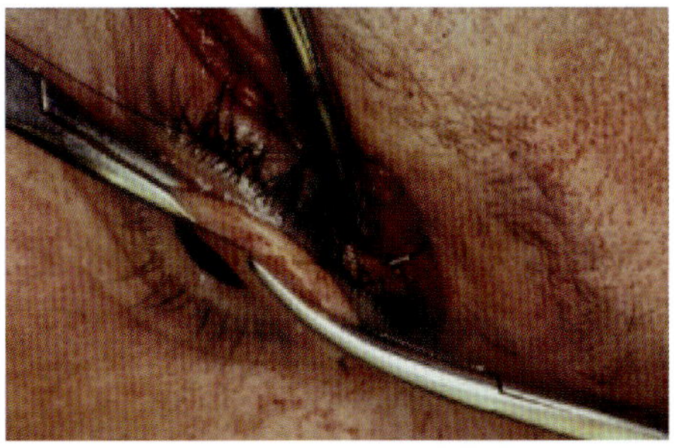

C

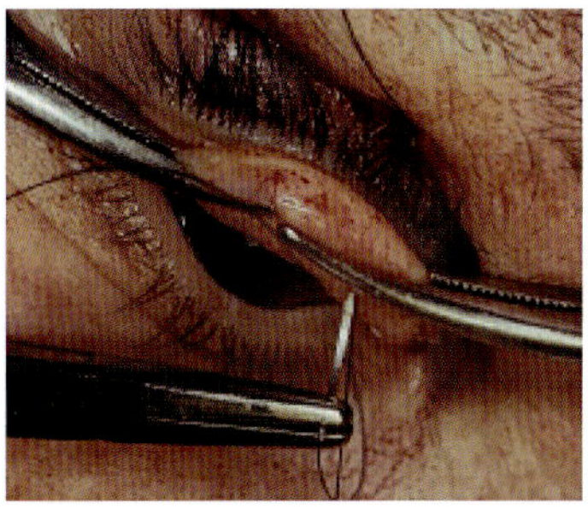

D

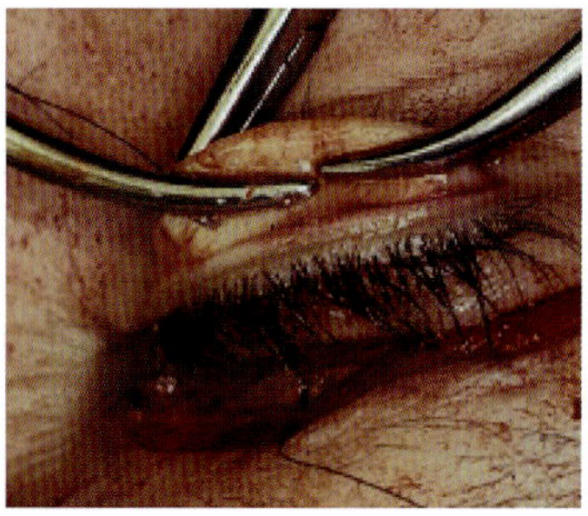

E

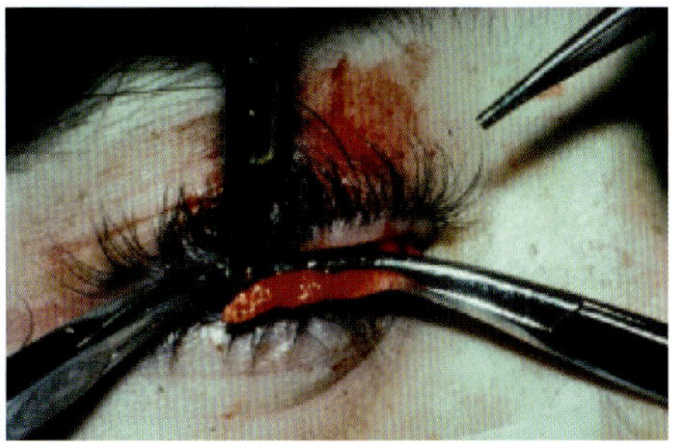

F

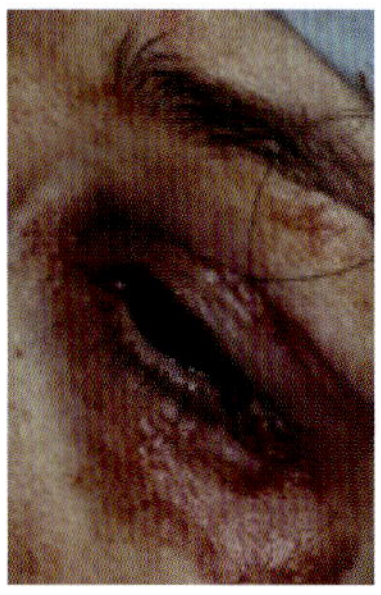

G

图28-4（续） **C.** 用P-3针带5-0尼龙线从上睑切口中间区反手缝合进入，向结膜面外侧走行，从止血钳后面的结膜面穿出。**D**、**E.** 在止血钳后面由内侧向外侧以连续、埋置方式缝合。**F.** 以弯止血钳的位置和弧度为参考，使用15号刀片切除部分睑板-结膜，保证切除后外形流畅。**G.** 5-0尼龙缝合线末端穿出上睑切口外，打多个结，线尾留长，便于拆线

为少量（2mm）、中等（4mm）或大量（6mm）3种，分别对应上提量为1mm、2mm和3mm。

- 注意止血钳夹持的位置，保证最大切除量位于平视时的瞳孔中心位置。
- 至少保留4mm宽的上睑睑板和结膜，以免发生上睑不稳定和睑内翻。
- 用P-3针带5-0尼龙线从上睑切口中间区反手缝合进入，向结膜面外侧走行，从止血钳后面的结膜面穿出（**图28-4C**）。
- 在止血钳后面由内侧向外侧以连续、埋置的方式缝合（**图28-4D、E**）。确保每次缝合从前一个缝合的针眼穿入，将缝线埋置于黏膜下和睑板内。避免缝合线接触患者眼部，防止角膜擦伤或角膜溃疡的发生。
- 以弯止血钳的位置和弧度为参考，使用15号刀片切除部分睑板-结膜，保证切除后外形流畅（**图28-4F**）。
- 取下外侧止血钳，缝合线从睑板后侧穿过，从上睑切口处穿出，穿出点恰好与缝入点相对应。取下内侧止血钳。必须确保整个缝合穿过眼睑全层及上睑提肌，从而将上睑提肌缝合固定在缩窄后的睑板上。如果止血钳夹持处术后发生粘连，可以在术后8～10天瘢痕形成之前进行手术松解。
- 缝合线末端穿出上睑切口外，打多个结，线尾留长，便于拆线（**图28-4G**）。
- 观察上睑外形，保证其轮廓光滑，不需要评估上睑的高度。
- 按常规方式关闭上睑切口，保持Fasanella-Servat法5-0缝合线线结留在皮肤外。

要点与难点

弯止血钳选择	■ 应用大小和形状相同的弯止血钳，以保证术后上睑呈流畅的外形。 ■ 如果两个弯止血钳弧度不同，将导致术后上睑外形不佳、高点异常。
切口闭合方式	■ 确保5-0尼龙缝合线末端穿出上睑切口外，便于手术1周后拆线。
埋置缝合	■ 在行结膜面连续缝合时，如果缝线没有从前一个针眼进入，缝线会外露，可能引起眼部异物感或角膜擦伤。 ■ 一旦发生角膜擦伤，建议佩戴接触式角膜保护镜，直到拆线。 ■ 如果开始使用角膜保护镜，就需要将抗生素/类固醇滴眼液更换为抗生素滴眼液。
术后调整	■ 在术后5～7天，如果发现上睑高点异常、手术矫正过度、对侧矫正不足等情况，可以进行调整。常用调整方法是在睫毛或上睑缘特定部位向下方轻轻牵拉。

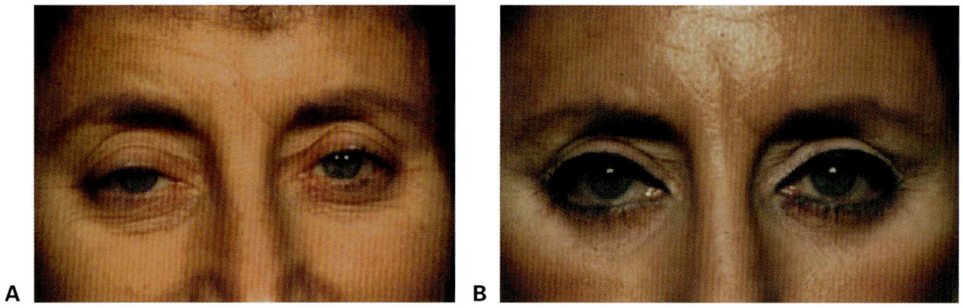

图28-5 女性，中度老年性上睑下垂，右侧重于左侧，伴皮肤松弛下垂。A. 术前照片。B. 双侧改良Fasanella-Servat法上睑下垂矫正和上睑成形术后2个月外观，双侧上睑高度和外形对称

术后注意事项

- 术后眼部使用抗生素/类固醇滴眼液，每天4次，持续1周。
- 在术后前72h内，患者睡觉时头部抬高，并进行眼部冷敷。
- 术后2周内避免抬重物、弯腰或做拉伸运动。
- 如果患者眼部出现异物感或角膜擦伤的表现，提示眼睑结膜侧缝线有可能外露。可以通过佩戴接触式角膜保护镜来解决，在拆线时将其取下。在这种情况下，需要将抗生素/类固醇滴眼液更换为抗生素滴眼液。
- 术后1周拆除Fasanella缝线。此时可以根据情况进行调整（**图28-5**）。

治疗效果

- Fasanella-Servat法上睑下垂矫正术的独特之处在于术后早期可以对患者的眼睑外形和高度的不对称进行细微的调整。由于术后第8～9天前睑板并未发生完全粘连，因此在术后5～7天拆线时，可以对早期的粘连进行松解（**图28-6**）。
- 调整的指征包括眼睑高点异常（成角畸形）、手术侧过度矫正或对侧矫正不足（**图28-7**）。
- 常用调整方法是在睫毛或上睑缘特定部位向下方轻轻牵拉（**图28-8**）。使用棉签头在睑板上缘施加压力，可以分离早期的睑板粘连。不需要局部麻醉或镇静麻醉。
- 对于双侧上睑矫正术后患者，由于可能发生Hering现象，一侧睑缘会反射性抬高，因此调整的目的是降低该侧上睑的高度。
- 一般来说，大约20%的患者需要进行术后微调。调整后，近100%的患者可以获得满意的结果。
- 手术后14～21天或所有水肿完全消除之后才能确定眼睑最终的高度。

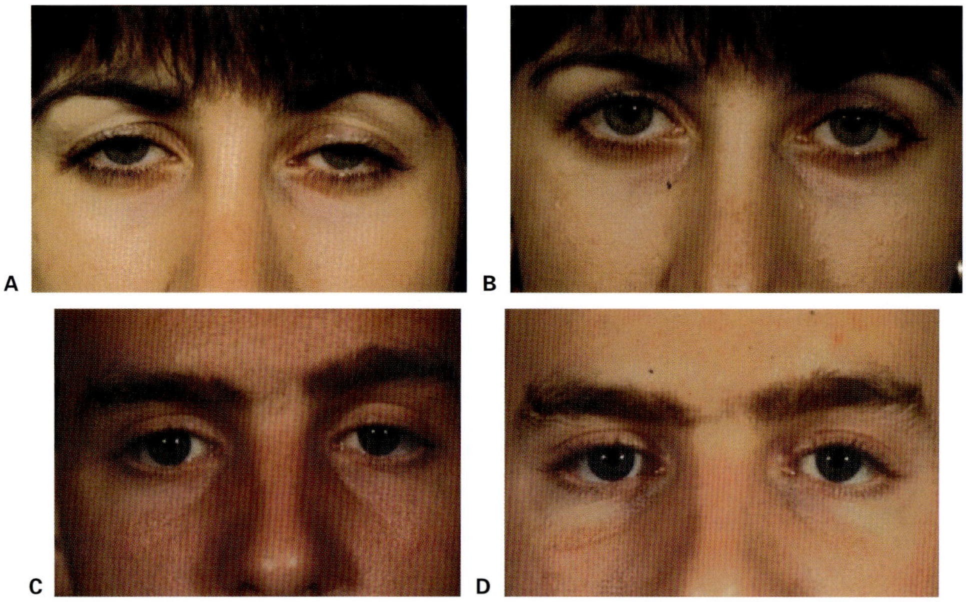

图28-6 A. 年轻女性，双侧腱膜性上睑下垂，术前照片。B. 改良Fasanella-Servat法上睑下垂矫正术后2个月。MRD增加，两侧上睑对侧，恢复年轻的外形。C. 男性患者，单色腱膜性上睑下垂，左侧眉部代偿性抬高。D. 改良Fasanella-Servat法左侧上睑下垂矫正术后2个月。左侧眉部位置下移，实现了眶周结构的对称和平衡

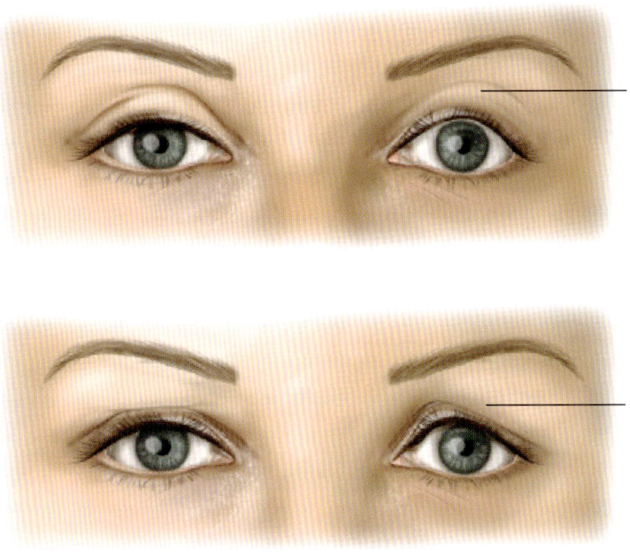

图28-7 眼睑外形和高点异常是所有上睑下垂矫正术后常见的并发症。对于接受改良Fasanella-Servat法上睑下垂矫正术的患者，术后很容易进行调整

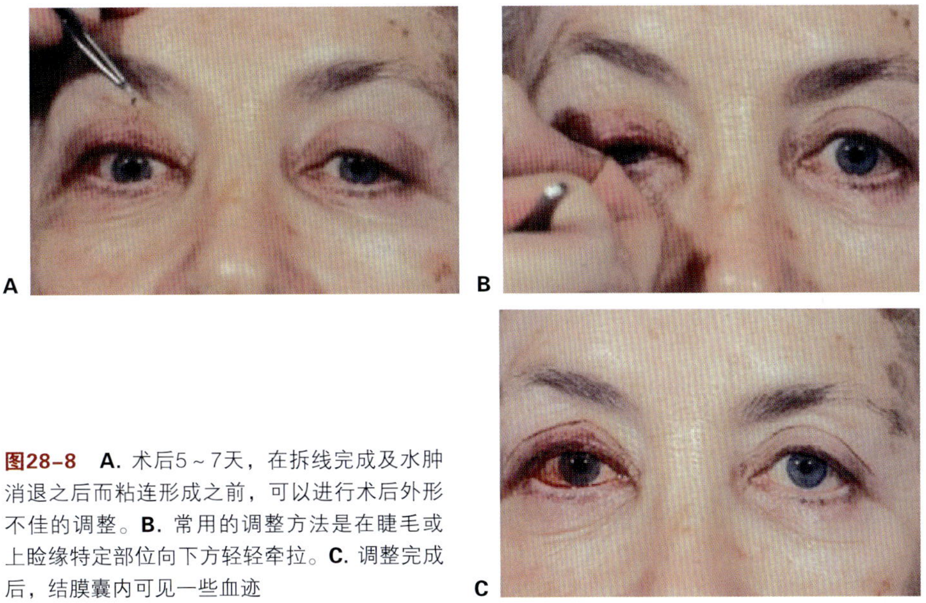

图28-8 **A.** 术后5～7天，在拆线完成及水肿消退之后而粘连形成之前，可以进行术后外形不佳的调整。**B.** 常用的调整方法是在睫毛或上睑缘特定部位向下方轻轻牵拉。**C.** 调整完成后，结膜囊内可见一些血迹

- 尽管很少需要再次手术，但是如果确实需要再次手术，建议在手术至少3个月后进行。

并发症

- 如果睑结膜面有缝线外露时，术后即刻就会出现异物感或角膜擦伤。可以通过佩戴角膜接触镜加以保护，术后5～7天拆线之后去除。
- 眼干是所有上睑下垂手术后常见的并发症，特别是术前已有干眼症的患者。对此可以通过增加眼部润滑加以治疗，例如，急性期使用抗生素滴眼液，术后长期使用人工泪液。
- 双侧上睑不对称是上睑下垂手术的危险因素。在Fasanella-Servat法上睑下垂矫正术后，轻微的不对称可以通过微调得到改善（**图28-8**）。

参考文献

[1] Rosenberg C, Lelli GJ, Lisman RD. Early postoperative adjustment of the Fasanella-Servat procedure: review of 102 consecutive cases. *Ophthalmic Plast Reconstr Surg*. 2009;25:19-26.
[2] Buckman G, Jakobiec FA, Hyde K, et al. Success of the Fasanella-Servat operation independent of Muller's smooth muscle excision. *Ophthalmology*. 1989;96(4):413-418.

29

上睑下垂矫正术2

Technique for Ptosis Correction

Nuri A. Celik

概述

- 在各种文献报道中，针对上睑下垂有许多的矫正方法。其中有一些方法采用切开的方法纠正上睑提肌功能异常。
- 在上睑下垂患者中由于各种原因上睑提肌被拉长或者发生附着丧失。本章所介绍的方法保持了上睑提肌系统的解剖完整性。应用这一方法的前提是上睑提肌功能良好。上睑提肌功能的观察方法是，请患者尽量向下看，之后再尽量向上看，睑缘由下至上提高的幅度即为上睑提肌功能数值（**图29-1**）。
- 在临床上，对于上睑提肌功能数值>10mm者均可以采用本章所介绍的方法。由于医源性或神经源性上睑下垂患者上睑提肌功能明显下降，因此修复较为困难。其他类型上睑下垂患者上睑提肌功能通常是正常的，因此适用于本章所介绍的矫正方法。另一种可能的病因是随年龄增长上睑提肌发生脂肪变性。

相关解剖

- 上睑是一个复杂的结构，由多层组织构成。它们彼此看上去“粘”在一起，并贴附于睑板表面。当切开皮肤和肌肉层后，可以形成一个蒂在上的肌皮瓣。上眶隔上方可见一薄层脂肪组织，较常见于内侧，偶尔见于外侧（**图29-2**）。眼球所具有的弯曲外形可能是脂肪组织分布不均匀的原因。常规需要在外侧切开眶隔，切开位置高于睑板上缘，以避免无意间损伤上睑提肌结构。如果之前未行切除或未出现发育异常，一般会在腱膜前有一个脂肪垫。在脂肪垫深面，向眶上缘方向分离，可见呈纵向走行的上睑提肌纤维。外科医生需要牢记，纵向走行的睑板上动脉弓恰好位于上睑提肌腱膜深面，外观上与上睑提肌纤维相似，对此未经训练者较难区分。

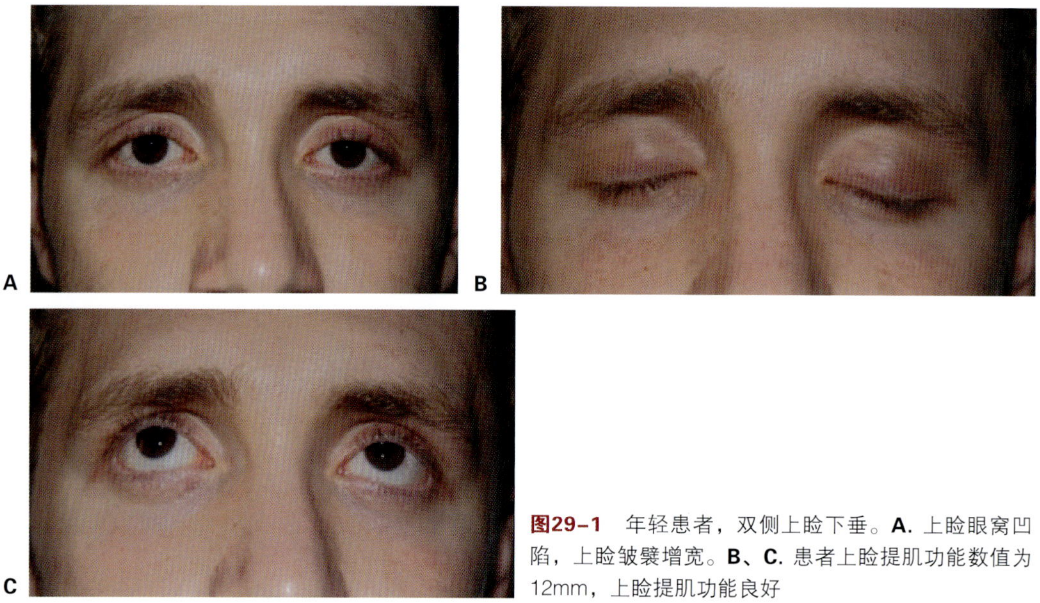

图29-1 年轻患者，双侧上睑下垂。**A.** 上睑眼窝凹陷，上睑皱襞增宽。**B**、**C.** 患者上睑提肌功能数值为12mm，上睑提肌功能良好

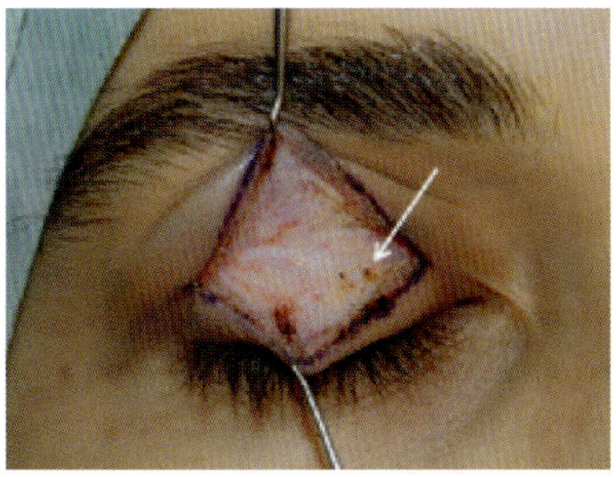

图29-2 按上睑成形术切口切开，掀起肌皮瓣。内侧常见一个薄的脂肪层，外侧少见。这一脂肪层是识别上眶隔的标志

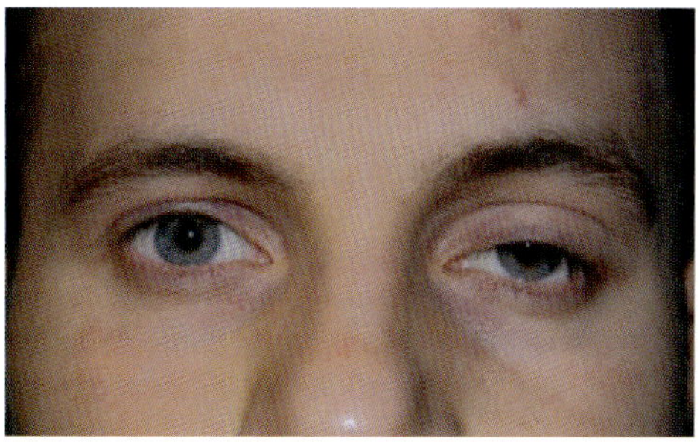

图29-3 28岁患者，左侧上睑下垂，在过去2年时间里曾经接受了两次手术治疗，术后效果不佳。第二次手术切除并缩短了上睑提肌腱膜。术后1周上睑下垂复发。症状较为典型，包括上睑提肌附着丧失、睑板上距离增加、上睑下垂、左眉部轻度抬高。上睑提肌腱膜功能丧失影响了外眦形态，导致左侧下睑松弛，外侧巩膜外露增加，眼部倾斜度改变。由于上睑提肌腱膜可以作用于上睑皮肤，因此其功能异常后还影响睫毛上翘的程度

发病机制

- 眶周老化是一个复杂的过程。Lambros等研究发现，约有12%的患者伴有上睑下垂，但是在这一研究中并未提及额肌的功能情况。在老年人中经常会出现额肌运动增强的现象，通常是对下睑下垂的一种代偿。在老年人中，由于上睑提肌附着减弱或者上睑提肌腱膜伸长所引起的上睑下垂的发生率可能会更高。
- 有许多医疗中心采用切开和切除的方法纠正上睑提肌异常情况，其中重要一点是不要改变上睑提肌系统的解剖。
  - 最常见的并发症发生在切除了上睑提肌腱膜之后，由于缝合矫正失败，导致上睑下垂复发，同时丧失了上睑提肌功能（**图29-3**）。
  - 另一个常见的并发症是操作时无意间损伤了上睑提肌腱膜（**图29-4**）。

病史与查体

- 在年轻的患者中，由于处于生命早期，上睑弓位置较高，因此上睑下垂是最主要的症状。
  - 对于病情较为严重的病例，可能出现明显的视野阻挡（**图29-5、图29-6**）。
  - 很容易观察到两侧上睑的不对称。
  - 在神经源性上睑下垂病例中，由于是双侧上睑下垂，因此大多数患者自己并未感觉到存在问题。此类上睑下垂的进展一般要经过较长的时间，后期代偿性表现非常明显，如额肌过度活跃等（**图29-7**）。
  - 在一些患者中，额肌长期收缩后会形成横向皱纹，患者有可能是由于这一症状前来就诊。

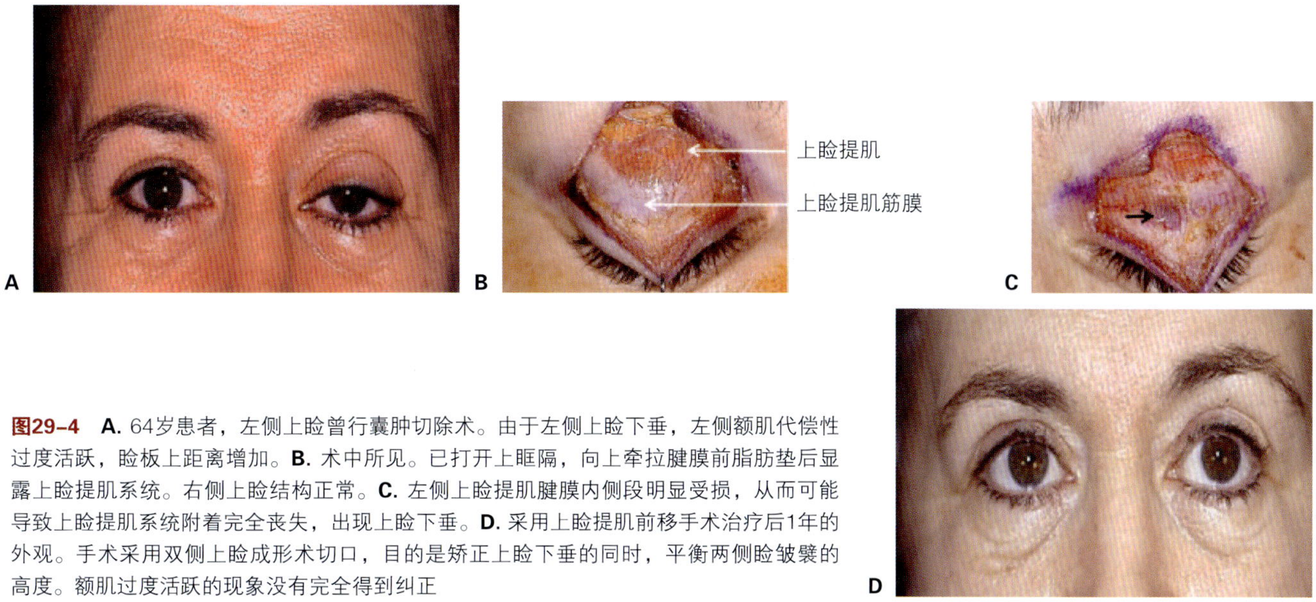

图29-4 **A.** 64岁患者，左侧上睑曾行囊肿切除术。由于左侧上睑下垂，左侧额肌代偿性过度活跃，睑板上距离增加。**B.** 术中所见。已打开上眶隔，向上牵拉腱膜前脂肪垫后显露上睑提肌系统。右侧上睑结构正常。**C.** 左侧上睑提肌腱膜内侧段明显受损，从而可能导致上睑提肌系统附着完全丧失，出现上睑下垂。**D.** 采用上睑提肌前移手术治疗后1年的外观。手术采用双侧上睑成形术切口，目的是矫正上睑下垂的同时，平衡两侧睑皱襞的高度。额肌过度活跃的现象没有完全得到纠正

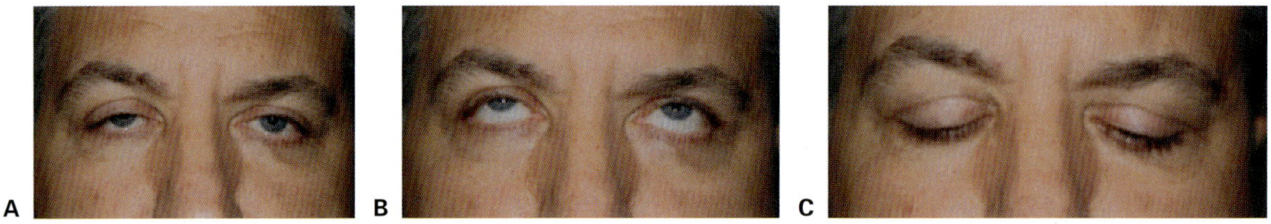

图29-5 **A.** 52岁男性，双侧非对称性上睑下垂，右侧较左侧严重。由于右侧上睑遮挡瞳孔更为严重，因此右侧额肌代偿更为明显。外眦韧带松弛，巩膜显露异常，提示上睑提肌在睑板处存在附着丧失。下垂的眉部掩盖了上睑皱襞高度的异常。**B**、**C.** 患者上睑提肌功能良好，适合采取上睑提肌前移术进行治疗

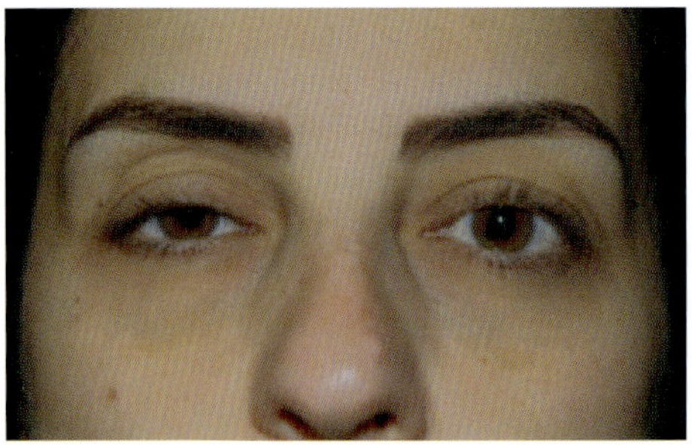

图29-6 39岁患者，右侧上睑下垂，额肌无明显代偿。上眼窝脂肪体积明显减少。左侧上睑分布的脂肪和过多的皮肤影响了上睑皱襞的位置。对于此类患者，进行皮肤切除的同时，还需要同期进行上眼窝脂肪移植

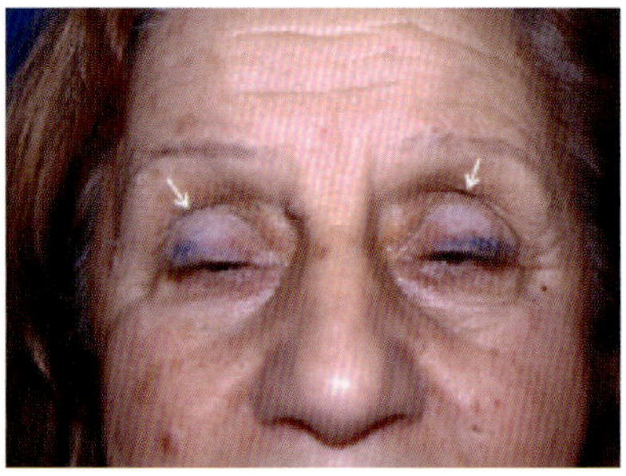

图29-7 73岁女性，长期患上睑下垂，原因是上睑提肌腱膜在睑板处的附着丧失。双侧额肌代偿性活跃。由于额肌代偿效果不佳，她必须用手指上提上睑，只有这样才能正常看到物体。上睑提肌边缘未附着的部位仍然牵拉皮肤，形成一种异常的高位上睑皱襞（箭头所示）

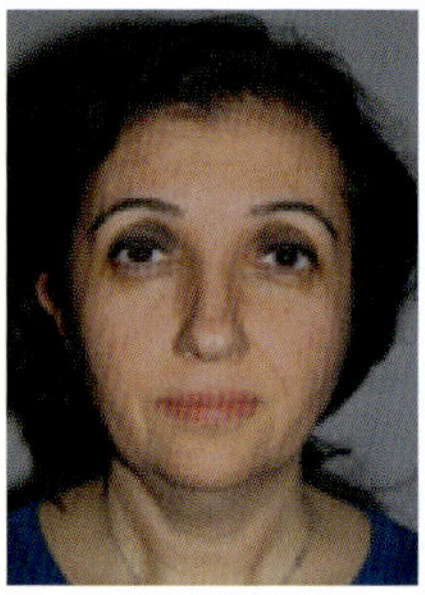

图29-8 49岁女性，上睑皱襞距离异常增大。没有腱膜前脂肪，无法用其填充上眼窝。眶上缘走行非常清晰。眉部内侧2/3抬高，以代偿上睑下垂的情况

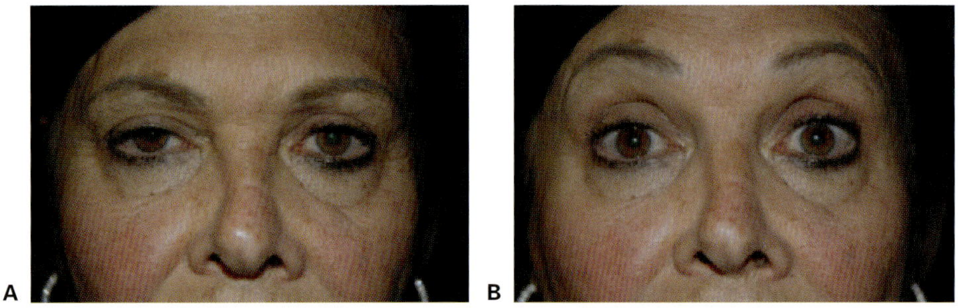

图29-9 **A.** 60岁女性，两侧上睑位置和上睑提肌功能不同。由于上睑处有多余的皮肤，因此两侧上睑皱襞高度看上去基本对称。眉部下垂，上睑提肌-睑板上缘交界区模糊。**B.** 请患者上提眉部，异常情况变得明显。上眼窝处基本上没有脂肪，上睑提肌附着丧失，在较高位置上牵拉皮肤。左图所见的正常的上睑皱襞高度完全是一种假象。如果采取常规切除方式的上睑成形术，术后会出现眼球凹陷

- 在上睑下垂患者中，眉部与上睑交界区的解剖发生改变。如果上睑无过多皮肤掩盖上眼窝，会出现明显的眼窝凹陷（**图29-8**）。上睑皱襞与睫毛缘距离增加，上睑遮盖角膜缘超过2mm。在一些老年患者中，眉下垂和多余的皮肤会掩盖上睑下垂的症状，上睑皱襞与睫毛缘距离接近正常。在这种情况下，

A

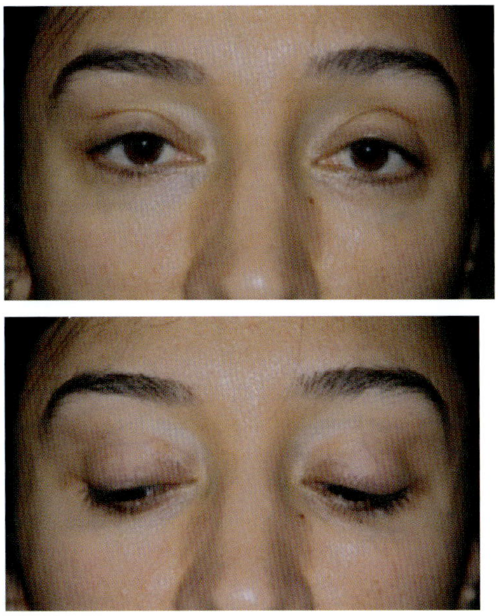

B

图29-10 **A、B.** 39岁患者，曾接受Fasanella-Servat法上睑下垂矫正术，并在小切口下去除了上睑内侧脂肪垫。目前，仍有上睑下垂和额肌代偿性活跃。可见上睑提肌附着于皮肤的位置较高，左侧更为明显。上眼窝相对空虚

上提眉部将有助于发现问题（**图29-9**）。术前需要进行详细的评估和设计，以正确观察上睑的对称性和上睑皱襞的宽度。对于两侧上眼窝的饱满度要进行单独地评估，对于上睑脂肪要进行有针对性的调整，只有这样才能获得满意的效果（**图29-10**）。

- 对于单侧上睑下垂的病例，术前评估更为困难（**图29-11**）。可以用一个手指将下垂侧上睑上提至正常的位置，并仔细观察对侧。如果这样操作后，对侧上睑位置出现下移，提示这一侧存在隐性下垂。手术需要采用双侧上睑下垂矫正，以达到更好的对称性。

影像学检查

- 术前评估上睑提肌的功能对于选择适于手术的患者至关重要。请患者尽量向下看，之后再尽量向上看，睑缘由下至上提高的幅度即为上睑提肌功能数值。上睑提肌功能数值>10mm是成功进行上睑提肌前移术的前提。

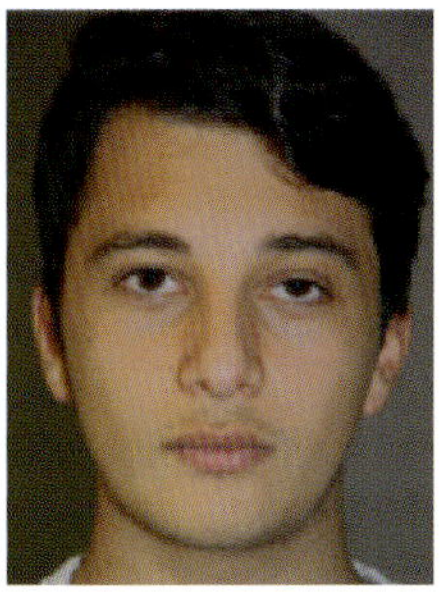

图29-11 17岁男性，左侧上睑下垂，左侧眉部内侧段略抬高

分类

- 先天性上睑下垂。
- 肌源性上睑下垂。
- 脂肪浸润上睑提肌性上睑下垂。

治疗过程

术前设计

- 术前3周停用影响凝血的药物。术中保持清晰、无血的术野，并使用手术放大镜，均有利于分离和识别有关的解剖结构。

体位

- 患者取仰卧位。头部垫高后仰有助于获得止血良好的术野。

入路

- 采用上睑皱襞切口。由于上睑提肌会牵拉皮肤向上，使原上睑皱襞位置变高，因此切口设计时不需要使用原上睑皱襞切口。作者通常在睫毛缘上方8mm处设计切口线。在这一位置上的切口线恰好与上睑提肌腱膜-上眶隔连接处一致，解剖分离时会有一定的难度，要求掌握这一部位的解剖特点，并最好在手术放大镜下操作。

上睑提肌前移上睑下垂矫正术

- 患者17岁，左侧上睑下垂，左眉部轻度不对称。双侧上睑皱襞基本对称，确保了术后良好的效果。双侧上睑提肌功能不一致，右侧为14mm，左侧为11mm（**图29-12A、B**）。用一个手指将下垂侧上睑上提至正常的位置，并仔细观察对侧。该患者对侧上睑位置出现下移，因此手术采用双侧进行（**图29-12C**）。

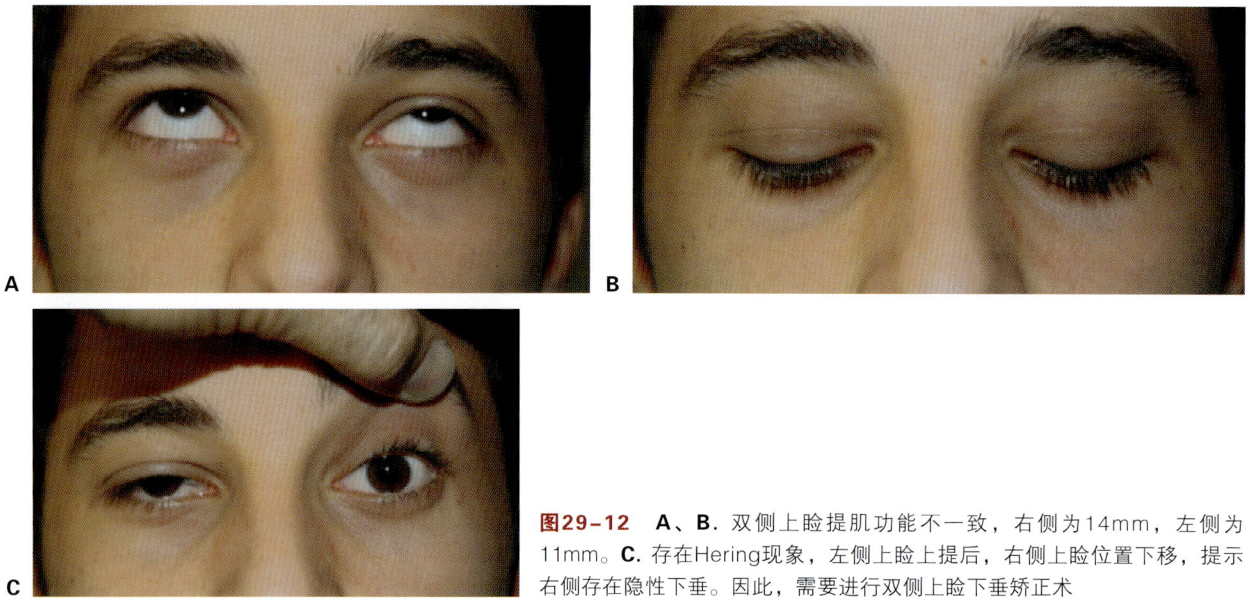

图29-12 **A**、**B**. 双侧上睑提肌功能不一致，右侧为14mm，左侧为11mm。**C**. 存在Hering现象，左侧上睑上提后，右侧上睑位置下移，提示右侧存在隐性下垂。因此，需要进行双侧上睑下垂矫正术

切开与剥离

- 于上睑切口线皮下注射含肾上腺素的局部麻醉药，等待7～10min。切口线中部距离睫毛缘8mm，两端距离睫毛缘5mm。切口线外侧达外眦水平，内侧达泪小点水平（**图29-13A**）。
- 切开切口线皮肤浅层，之后用电刀切开真皮层，以减少出血。之后分离肌肉层。由于眼球具有一定的弧度，因此眼轮匝肌厚度并不一致，外侧和内侧较厚。建议先从内侧进行剥离，因为此处常有较明显的脂肪层，位于肌肉与上眶隔之间。一旦剥离到这一层次，就可以很容易地向中间，然后向外侧进行剥离（**图29-13B**）。在手术放大镜辅助下，继续向上方眶上缘的方向翻瓣约10mm，层次保持在肌肉层深面（**图29-13C**）。此操作有利于手术结束后切口的闭合。
- 在上眶隔处穿刺，注入1mL生理盐水，注射位置接近于眶隔的下表面（**图29-13D**）。这种液压分离法有助于将眶隔与上睑提肌腱膜分离。在大多数上睑下垂的病例中，这两层之间常没有明显的间隙，因此在分离过程中容易损伤上睑提肌系统。如果患者腱膜前脂肪垫发育较好，则就位于眶隔下（**图29-13E**）。在上睑提肌系统与脂肪垫之间有纤维组织连接。松解纤维组织，牵拉脂肪垫，显露上睑提肌（**图29-13F**）。

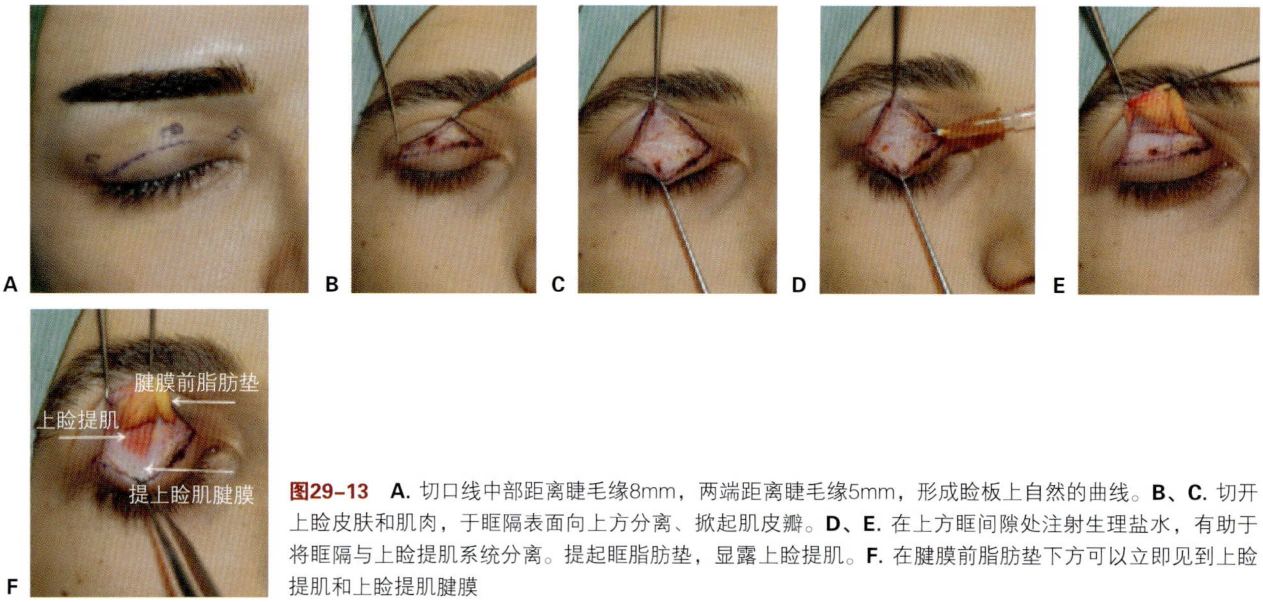

图29-13 **A**. 切口线中部距离睫毛缘8mm，两端距离睫毛缘5mm，形成睑板上自然的曲线。**B**、**C**. 切开上睑皮肤和肌肉，于眶隔表面向上方分离、掀起肌皮瓣。**D**、**E**. 在上方眶间隙处注射生理盐水，有助于将眶隔与上睑提肌系统分离。提起眶脂肪垫，显露上睑提肌。**F**. 在腱膜前脂肪垫下方可以立即见到上睑提肌和上睑提肌腱膜

缝合

- 在上睑板的前表面分布着较为强韧的纤维组织层，恰好位于眼轮匝肌层深面。用6-0尼龙线穿过这一结构缝合，避免缝线穿过软骨样睑板组织，以防对睑板产生不必要的影响（**图29-14A**）。
- 第二个缝合穿过提肌腱膜，缝合点接近上睑提肌远端（**图29-14B**）。根据上睑下垂的严重程度和术者的经验确定上睑提肌腱膜缩短的距离。打结，上睑提肌将向上睑板边缘靠拢（**图29-14C**）。
- 在完成双侧腱膜短缩缝合后，请患者睁眼，平视前方（**图29-14D**）。双侧上睑需要达到良好的对称性。如果存在不对称的情况，则拆除缝线，重新缝合。当对称性满意后，每侧均需要额外缝合2针，以加强腱膜系统与睑板前组织的重新附着。
- 用6-0可吸收线缝合眶隔，上方肌皮瓣复位，评估皮肤的多余量。不要去除眼轮匝肌，因为肌肉组织较为致密，有利于切口的闭合。在皮下层注射局部麻醉药，用手术刀去除去皮区组织的表皮。折叠肌肉层，用6-0尼龙线连续缝合关闭皮肤切口。

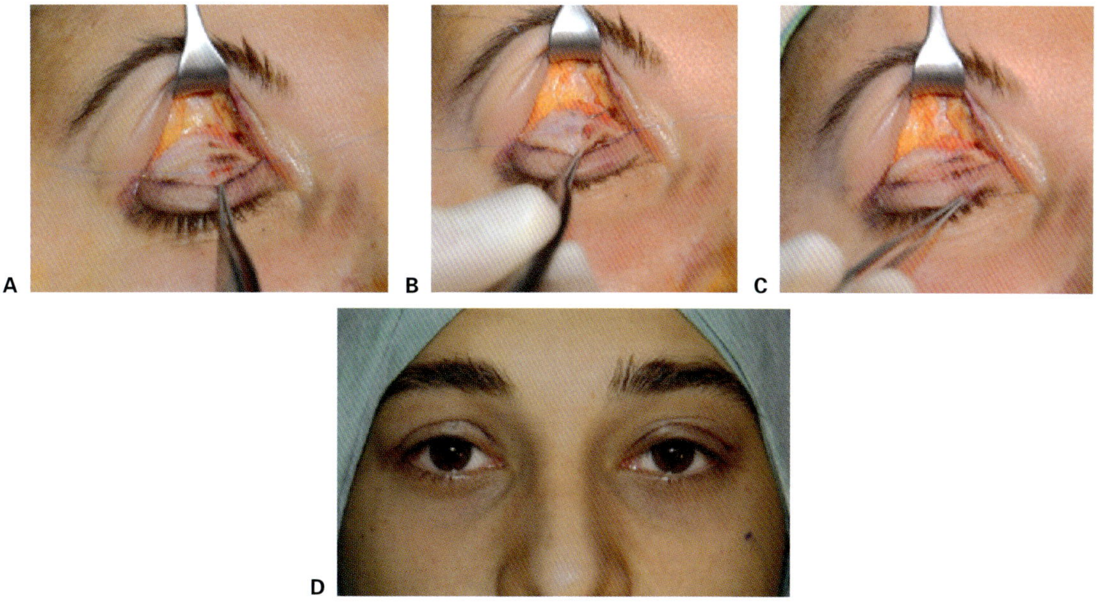

图29-14 **A.** 用6-0尼龙线穿过上睑板前表面较为强韧的纤维组织层。牵起缝线两端，观察组织是否能够承受一定的拉力。**B.** 之后缝线穿过上睑提肌腱膜，缝合点接近腱膜与肌肉的移行处，具体缝合位置由上睑下垂严重程度和术者经验所确定。**C.** 打结，上睑提肌将向上睑板边缘靠拢，这项技术因此被称为上睑提肌前移术。**D.** 在完成双侧腱膜短缩缝合后，请患者睁眼，平视前方，观察两侧的对称性。如果存在不对称的情况，则拆除缝线，重新缝合，直到达到良好的对称性

要点与难点

止血	■ 术前停用影响凝血的药物至少2周。 ■ 应用新鲜配制的含肾上腺素的局部麻醉药。 ■ 头部垫高。 ■ 用针式电切进行皮下切开和分离，以达到彻底的止血。
眶隔切开	■ 注射生理盐水进行液压分离，以防止损伤上睑提肌系统。
上睑提肌	■ 该肌肉非常脆弱，一旦出血，功能就会暂时性丧失，因此需要无触碰操作。
对称性	■ 上睑提肌腱膜缩短缝合后，请患者睁眼，分别向上和向下看，检查对上睑提肌功能的影响。

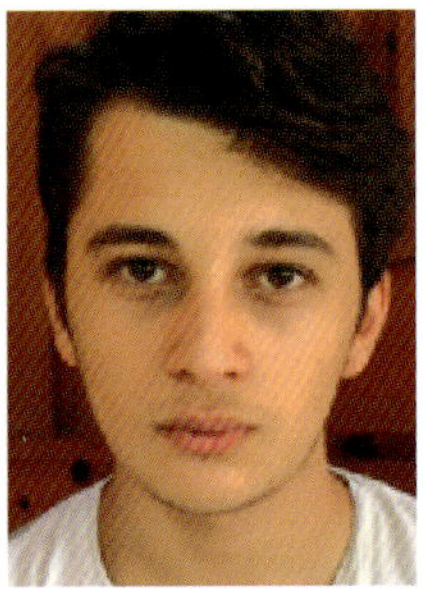

图29-15 术后6个月外观，可见双侧上睑位置对称。两侧眉部位置也实现了对称

术后注意事项

- 术后冰敷5天。
- 睡觉时头部抬高。
- 术后3～5天拆线。
- 术后3天使用抗生素眼膏。
- 如果患者有代偿性额肌过度活跃，需要告知患者，3～6个月后额肌会自然放松。在术后早期，由于额肌过度活跃，有可能表现为两侧不对称或矫正过度。
- 在术后会有1～3个月的效果不稳定期，对此患者需要有充分的心理准备。

治疗效果

- 术后效果见**图29-15**。
- 最常见的并发症是在手术一段时间后有轻度的不对称。其中一个原因是在愈合期内缝线的位置发生了改变。这种现象特别常见于两侧不对称性下垂的患者。针对这种情况，在术前必须与患者进行充分的沟通（**图29-16**）。

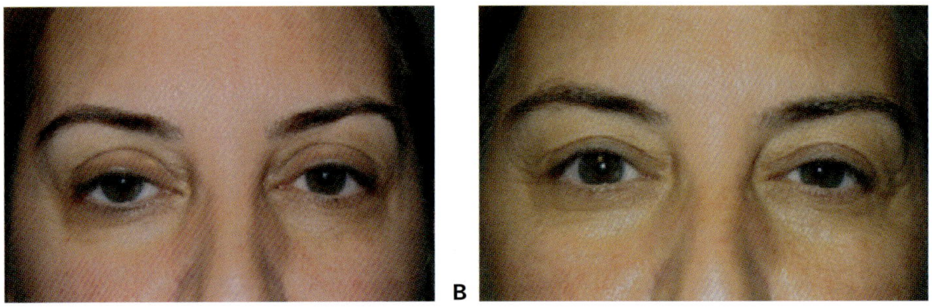

图29-16 **A.** 37岁女性，右侧上睑下垂，左侧隐性上睑下垂。采用双侧上睑提肌前移术、内侧脂肪垫切除术、上眼窝中间部位脂肪移植术、保留眼轮匝肌的15mm皮肤切除术。**B.** 虽然在手术结束时观察，两侧上睑位置对称性良好。但是在术后4个月随访时发现，两侧上睑不对称，在左侧隐性上睑下垂部位矫正不够充分

参考文献

[1] Carraway JH, Vincent MP. Levator advancement technique for upper eyelid ptosis. *Plast Reconstr Surg*. 1986;77(3):394-403.

[2] Lambros V. Observations on periorbital and midface aging. *Plast Reconstr Surg*. 2007;120(5):1367-1376.

[3] Faigen S. The role of the orbicularis oculi muscle ant the eyelid crease in optimizing results in aesthetic upper blepharoplasty: a new look at the surgical treatment of mild upper eyelid fissure and fold asymmetries. *Plast Reconstr Surg*. 2010;125(2):653-666.

30

亚洲人眼睑成形术（重睑术）

Asian Blepharoplasty ("Double Eyelid" Surgery)

Clyde H. Ishii

概述

- 亚洲人眼睑成形术或称“重睑术”，是一种产生上睑皱襞的手术。
- 眶隔与上睑提肌腱膜融合的位置，以及上睑提肌腱膜向皮肤发出纤维的情况，均决定着自然形成的睑板上方上睑皱襞的形态。
- 切口线位置、上睑去皮量、固定高度和上睑提肌功能均影响上睑皱襞的宽度。
- 可以根据患者的喜好调整上睑皱襞的形状。

相关解剖

- 上睑提肌腱膜与睑板前皮肤之间的组织连接是形成上睑皱襞的原因（**图30–1**）。
- 高加索人和亚洲人中具有自然上睑皱襞者的眶隔与上睑提肌腱膜融合的位置较高。相反，这一结构在无上睑皱襞或上睑皱襞较低的亚洲人中位置较低（**图30–2**）。

病史与查体

- 在进行亚洲人眼睑成形术时必须考虑种族差异。亚洲人眼睑成形术不是简单地将高加索人的眼睑成形术应用于亚洲人。接受这种手术的亚洲人希望在改善自己外观的同时，保持自身的种族特征。大多数亚洲人并不想像高加索人那样有着深陷的眼窝和宽大的上睑皱襞。
- 体格检查：
  - 检查双侧上睑的对称性，确定有无上睑下垂、皮肤或脂肪过多、瘢痕或既往的手术切口。还应注意观察是否有眉部下垂的情况，这一点也会影响最终的外观。
  - 上睑皱襞高度是影响最终效果的关键，必须在术

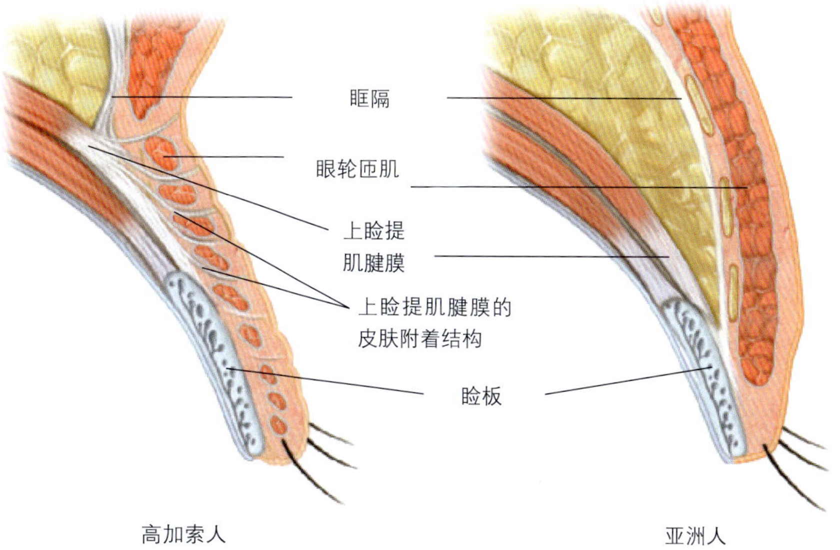

图30–1 上睑提肌腱膜与睑板前皮肤之间的组织连接是形成上睑皱襞的原因

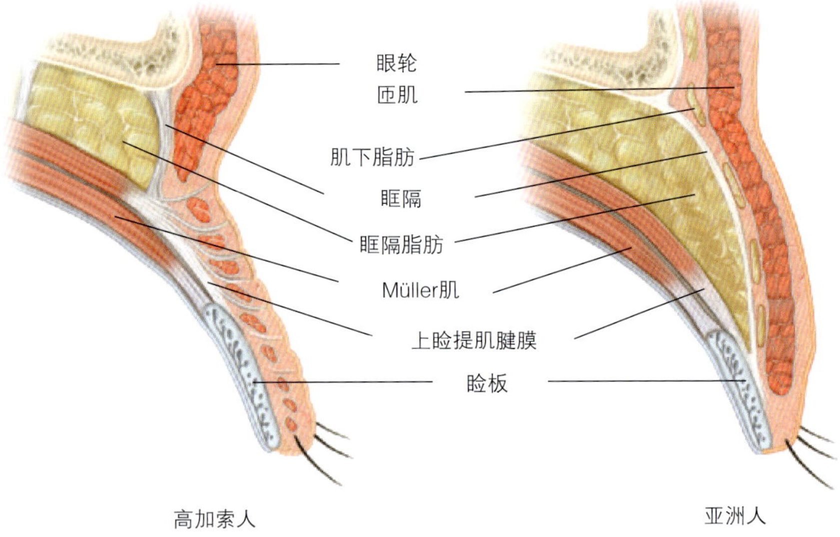

图30-2 眶隔与上睑提肌腱膜融合处在无上睑皱襞或上睑皱襞较低的亚洲人中位置较低

前与患者进行充分的讨论。患者会非常关心上睑皱襞的宽度或睑板前皮肤的显露量。大多数亚洲人喜欢3mm或小于3mm的上睑皱襞宽度。老年人和男性往往更喜欢较窄的上睑皱襞。可以使用泪道探针或曲别针在眼睑上模拟设计上睑皱襞的宽度（**图30-3**）。

- 上睑皱襞的形状也非常重要，必须与患者进行充分沟通。
  - 在内侧，上睑皱襞可以走向内眦，形成“内双”（**图30-4**）。
  - 上睑皱襞也可以走向内眦赘皮的外面，形成“外双”，类似于西方人的外观（**图30-4**）。一些亚洲人更喜欢这种“外双”的上睑皱襞，因为它给人一种内眦间距缩小的感觉。
  - 大多数亚洲人喜欢上睑皱襞的中间1/3与睑缘平行。
  - 在外侧，上睑皱襞与睑缘平行，或略向外侧张开（开扇形）。这种开扇的形态给人以向上提升的感觉，在老年人外侧组织堆集时可以起到减轻下垂的效果。

治疗过程

- 形成上睑皱襞的方法包括非切开法（单纯缝合法）、部分切开法（一个或多个小切口联合缝合法）和切开法。
- 非切开法主要适用于不需要切除皮肤或脂肪的年轻

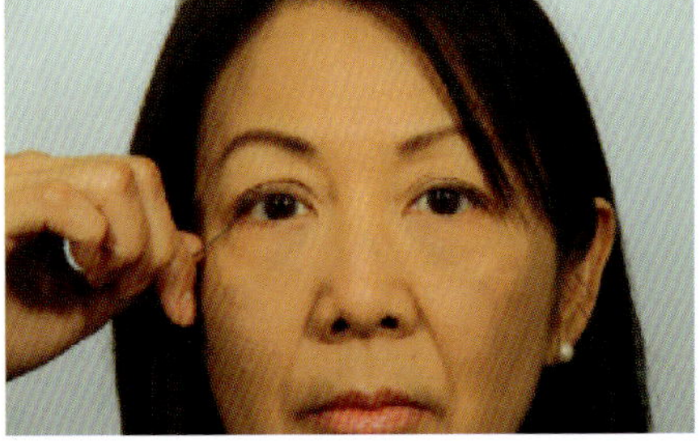

图30-3 使用泪道探针或曲别针在眼睑上模拟设计上睑皱襞

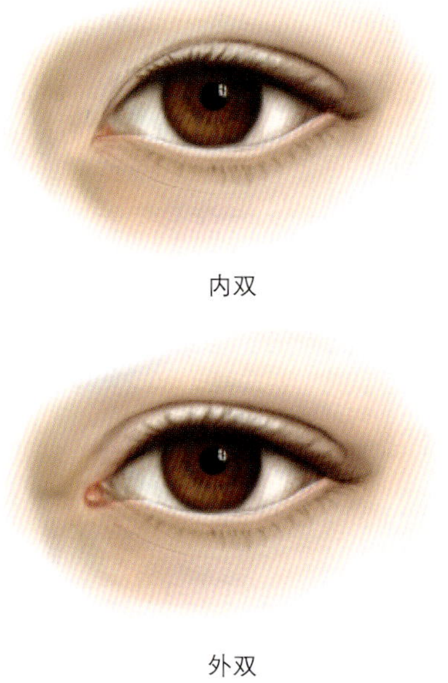

图30-4 在内侧，上睑皱襞可以走向内眦（“内双”）或走向内眦赘皮的外面（“外双”）

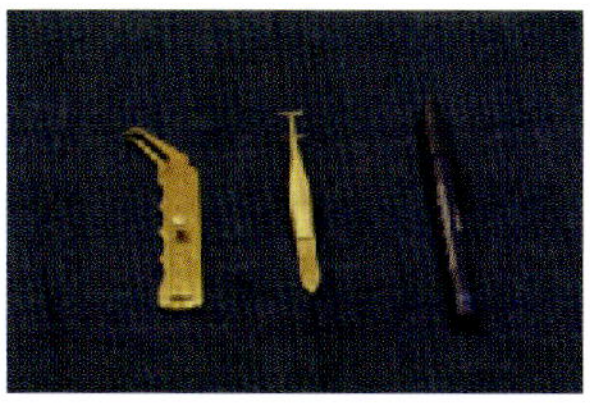

图30-5 游标卡尺、有齿镊和记号笔

人。与部分切开法或切开法相比，这种方法术后水肿较轻，但是固定不够持久，术后重睑线消失较为多见。

- 部分切开法可以去除多余的脂肪，比非切开法固定效果好，但是无法去除多余的皮肤。
- 作者首选切开法重睑术。这种方法可以解决皮肤和脂肪多余的问题，固定可靠，并且可以同时解决上睑下垂问题。切口愈合良好，瘢痕增生极为少见。作者认为，这种方法的优点远远多于其缺点。

术前设计

- 再次与患者讨论确定上睑皱襞的高度和形状。
- 在仰卧位或半卧位下进行眼睑标记画线。使用的器材包括游标卡尺、有齿镊和记号笔（**图30-5**）。使用酒精棉签去除眼睑周围的化妆品或油脂。
- 按所需的上睑皱襞高度设定卡尺数值，在卡尺远端、尖端蘸上墨水。请患者闭眼，外科医生轻轻抬起上眼睑/眉部皮肤，直到上睑睫毛轻微外翻为止。卡尺近端、尖端放置在睑缘处，在过瞳孔垂线上用卡尺远端、尖端在上睑皮肤上做标记。如果外侧设计为开扇形，可以采用类似的方法进行标记。如果内侧设计为“内双”形，则标记线可以向内眦走行。如果内侧设计为“外双”形，则标记线比内眦赘皮高出几毫米。
- 根据皮肤多余量标记皮肤切除的范围。对于较年轻的患者，通常只需要切除0～2mm的皮肤。对于老年患者，通过采用有齿镊夹持眼睑皮肤的方法来确定多余皮肤的量。镊子的一个尖端放置于重睑线标记的上方，用另一个尖端夹持多余的皮肤。以上睑睫毛轻度外翻作为切除量最佳点的参考标准。在上睑中间部位的1/3～1/2的范围内标记皮肤切除量，之后向内侧和外侧延续标记线，形成梭形皮肤切除区。对于希望重睑线较窄者，皮肤切除量要更为保守。

体位

- 患者取仰卧位。

麻醉

- 采用局部麻醉联合轻度镇静麻醉。
- 采用轻度镇静麻醉，保证在定位缝合完成后，患者可以按照医生的指令进行睁眼和闭眼，目的是确定两侧重睑线高度和形状的一致性。

入路

- 采用切开法进行手术，这种方法应用更为灵活，固定更为可靠。

操作步骤

- 在绷紧上睑皮肤的情况下，做椭圆形皮肤切口，切除一条皮肤。同时去除一条眼轮匝肌及肌肉下面的脂肪组织。在接近睑板的部位显露眶隔与上睑提肌腱膜融合处（**图30-6**）。必要时可以剪开眶隔，去除过多的眶隔后脂肪。注意保留一定量的脂肪组织，以避免在重睑线上方形成不自然的额外皱襞。

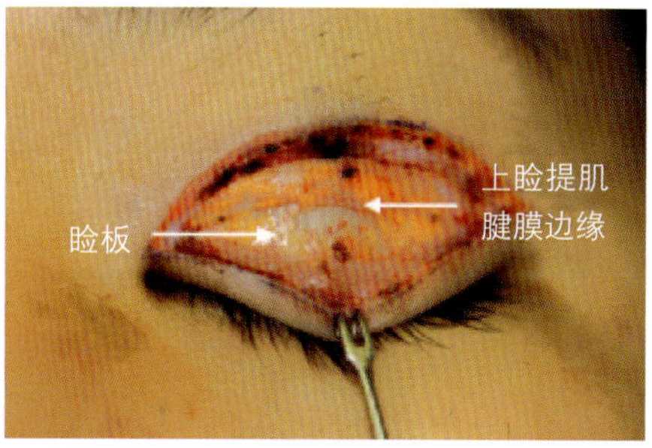

图30-6 显露眶隔与上睑提肌腱膜融合处

操作步骤

皮肤–腱膜缝合固定技术

- 在睑板前部位，使用3～4根7–0尼龙线将上睑提肌腱膜与肌肉–皮肤缝合在一起（**图30–7**）。
- 缝合打结后线结可以埋入皮下，也可以留在皮肤外。
- 作者习惯将线结埋入皮下，术后4～5天即可拆除所有皮肤外缝合线。

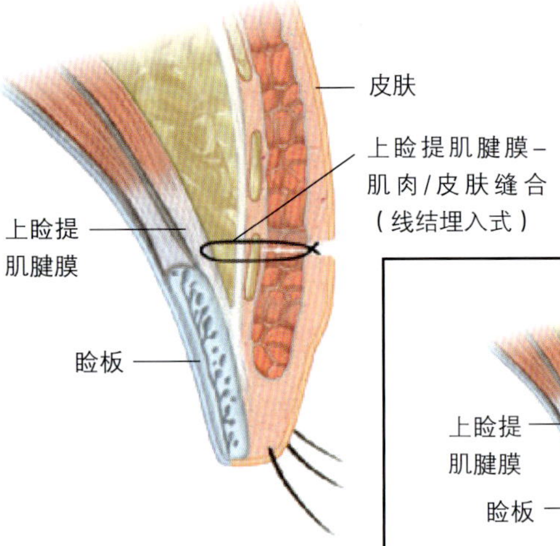

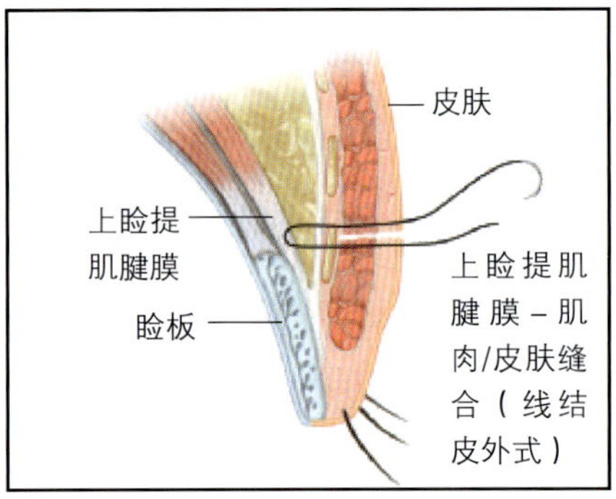

图30–7 皮肤–腱膜缝合固定技术

皮肤–睑板缝合固定技术

- 用前述的卡尺标记法在过瞳孔中点的垂线上于睑板的预定位置标记画线。根据患者期望的重睑线高度确定外侧标记点，平行于睑板前皮肤边缘设计内侧标记点。
- 使用7–0尼龙线在睑板标记点处将睑板与肌肉–皮肤缝合在一起（**图30–8**）。
- 在睑板较为狭窄的内侧和外侧端，缝合线是将上睑提肌腱膜与肌肉–皮肤缝合在一起。与前述相同，缝合打结后的线结可以埋入皮下，也可以留在皮肤外。
- 与皮肤–腱膜缝合固定技术相比，皮肤–睑板缝合固定技术形成的重睑线更为稳定和清晰。
- 闭合切口：使用7–0尼龙线连续缝合关闭切口。

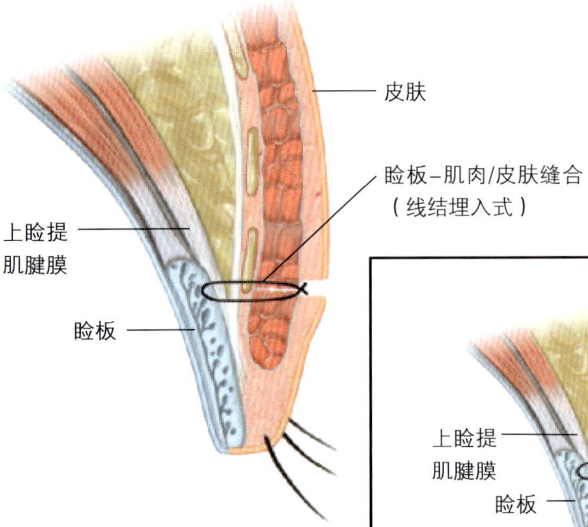

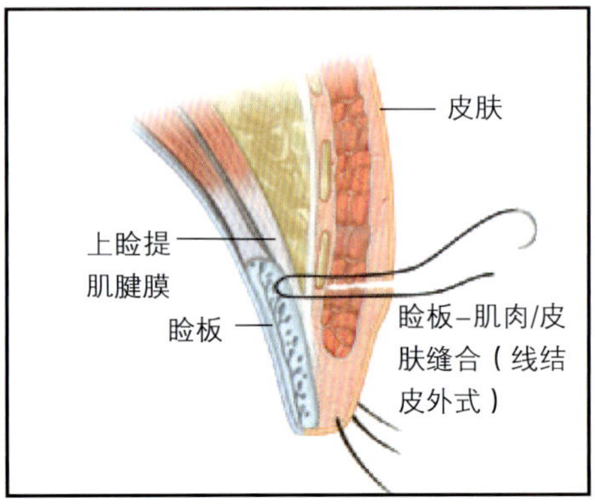

图30–8 皮肤–睑板缝合固定技术

要点与难点

手术设计	■ 与西方人不同，大多数亚洲人喜欢较窄的重睑线（3mm或更窄）。 ■ 重睑线过宽，睑板前组织显露过多，会使眼部外观西方化，许多患者会因此感到痛苦。 ■ 术前应与患者充分讨论所希望的重睑线的高度、形状和宽度。 ■ 观察其他患者手术前后的照片，以及典型案例照片均会有所帮助。
操作技术	■ 使用皮肤-腱膜缝合固定技术时，必须仔细确定上睑提肌腱膜的前缘。解剖结构识别错误或固定不牢，均会导致重睑线不连续或消失。
术后护理	■ 对于希望有较宽的重睑线、较多的睑板前组织显露的患者，术后睑板前组织水肿会更为明显，这种现象将持续数月。对此，术前应充分告知。

术后注意事项

- 术后24h内冷敷。
- 每日用水清洗缝线周围，每日涂抹薄层抗生素软膏2～3次。
- 术后10天避免在上睑使用化妆品。
- 术后1周避免弯腰、拉伸或剧烈活动。

治疗效果

- 如果能够正确理解患者所期望的外观，并且按照上述指导原则进行操作，一般可以获得较为满意的结果。
- 如果术前两侧眉部或眼睑高度不一致，就可能影响最终的结果。为此，需要在术前与患者就两侧的不对称性进行充分的讨论。

并发症

- 出血/血肿。
- 过度肿胀。
- 两侧重睑线高度或形状不一致。
- 切口裂开。
- 感染。
- 重睑线不连续或消失。
- 多重睑。
- 粟丘疹。
- 缝线异物肉芽肿。
- 增生性瘢痕。

参考文献

[1] Sayoc BT. Anatomic considerations in the plastic construction of a palpebral fold in the full upper eyelid. *Am J Ophthalmol*. 1967;63(1): 155-158.

[2] Cheng J, Xu FZ. Anatomic microstructure of the upper eyelid in the oriental double eyelid. *Plast Reconstr Surg*. 2001;107:1665-1668.

[3] Yoon KC, Park S. Systemic approach and selective tissue removal in blepharoplasty for young Asians. *Plast Reconstr Surg*. 1998;102(2): 502-508.

[4] Siegel R. Surgical anatomy of the upper eyelid fascia. *Ann Plast Surg*. 1984;13(4):263-273.

[5] Zubiri JS. Correction of the oriental eyelid. *Clin Plast Surg*. 1981;8(4): 725-737.

31

第9部分 下睑整形术

结膜入路下睑疝出眶脂肪去除和/或重置术（弓缘释放术）

Transconjunctival Approach to Resection and/or Repositioning of Lower Eyelid Herniated Orbital Fat

Allen Putterman

概述

- 该手术用于治疗下睑眼袋和下睑凹陷。

相关解剖

- 相关的解剖结构包括下睑结膜、Müller肌、睑囊筋膜、眶内脂肪和眶隔（**图31-1**）。
  - 下睑有3组不同的眶内脂肪团（鼻侧脂肪团、中央脂肪团、颞侧脂肪团）。
  - 鼻侧脂肪团和中央脂肪团由下斜肌分开，中央脂肪团和颞侧脂肪团由颞颧韧带分开。
- 颞侧可能有其他的脂肪团。

病史与查体

- 患者的常见主诉是下睑组织膨出和眼袋形成，一些患者还会要求治疗眶下缘出现的凹沟。
- 该技术特别适用于：
  - 眶内脂肪大量疝出的年轻人。
  - 既往曾行下睑整形术的患者，皮肤入路可能导致睑退缩或睑外翻。
  - 对于眶下缘凹陷者建议行脂肪重新定位术。

治疗过程

- 对于仅有下睑眶脂肪疝出的表现，而无皮肤松弛或多余，且无眼轮匝肌肥大的患者，结膜入路疝出眶脂肪切除是首选的治疗方法。

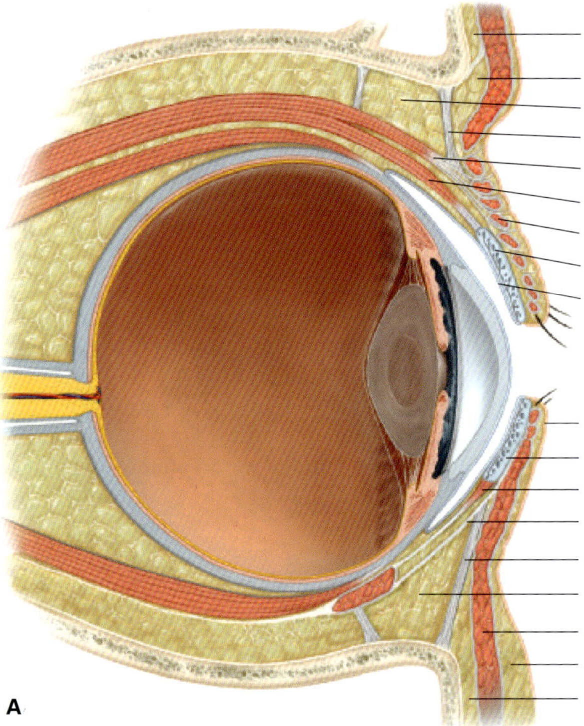

图31-1 A、B. 眼睑解剖

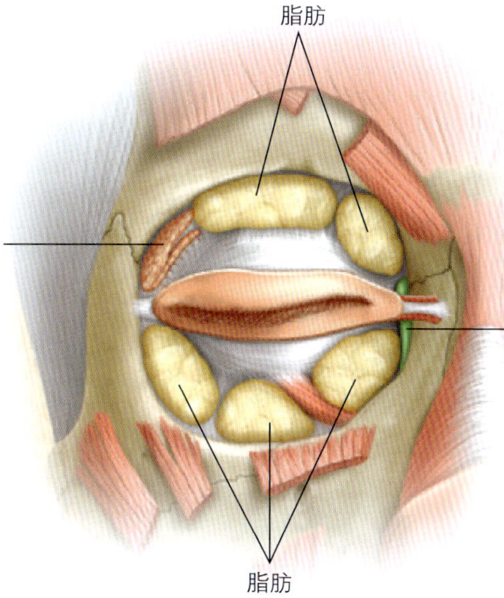

图31-1（续）

操作步骤

麻醉和眼部准备

- 用含1：100 000肾上腺素的2%利多卡因行睫毛下方下睑中央皮下浸润注射。
- 在每个脂肪团中额外注入少量的麻药。
  - 为了将麻药注入鼻侧、中央或颞侧脂肪团，可以将25G、0.8cm注射针由眶下缘上方插入，并略向下方走行，直至达到注射针全长（0.8cm）。
  - 回抽注射器，以确保没有刺入血管，之后向3个脂肪团分别注入约0.5mL的麻药。
- 结膜囊内滴入丁卡因滴眼液，在眼球表面放置巩膜保护镜以保护眼球。
- 在下睑皮肤中央缝一根牵引线，该牵引线需穿过皮肤、眼轮匝肌和浅筋膜。术者用牵引线将下睑向下方牵拉，助手用睑板拉钩协助翻开下睑，显露下睑结膜。
- 在整个下睑结膜下行浸润麻醉。

分离下睑组织

- 在下睑穹隆至下睑板边缘的中间位置设计结膜切口线，用科罗拉多针式电切由内侧向颞侧切开睑结膜（图31-2A）。
- 术者夹持结膜切口的下缘，助手夹持切口的上缘，并用睑板拉钩向下方牵拉（图31-2B）。
  - 使用两把镊子向相反的方向牵拉。
  - 用针式电切进一步分离Müller肌和睑囊筋膜，直至显露脂肪。
- 使用一根配双针的4-0丝线穿过结膜下缘、Müller肌和睑囊筋膜，留双线向上牵拉，双线尾端钳夹固定在无菌单上（图31-2C）。

操作步骤

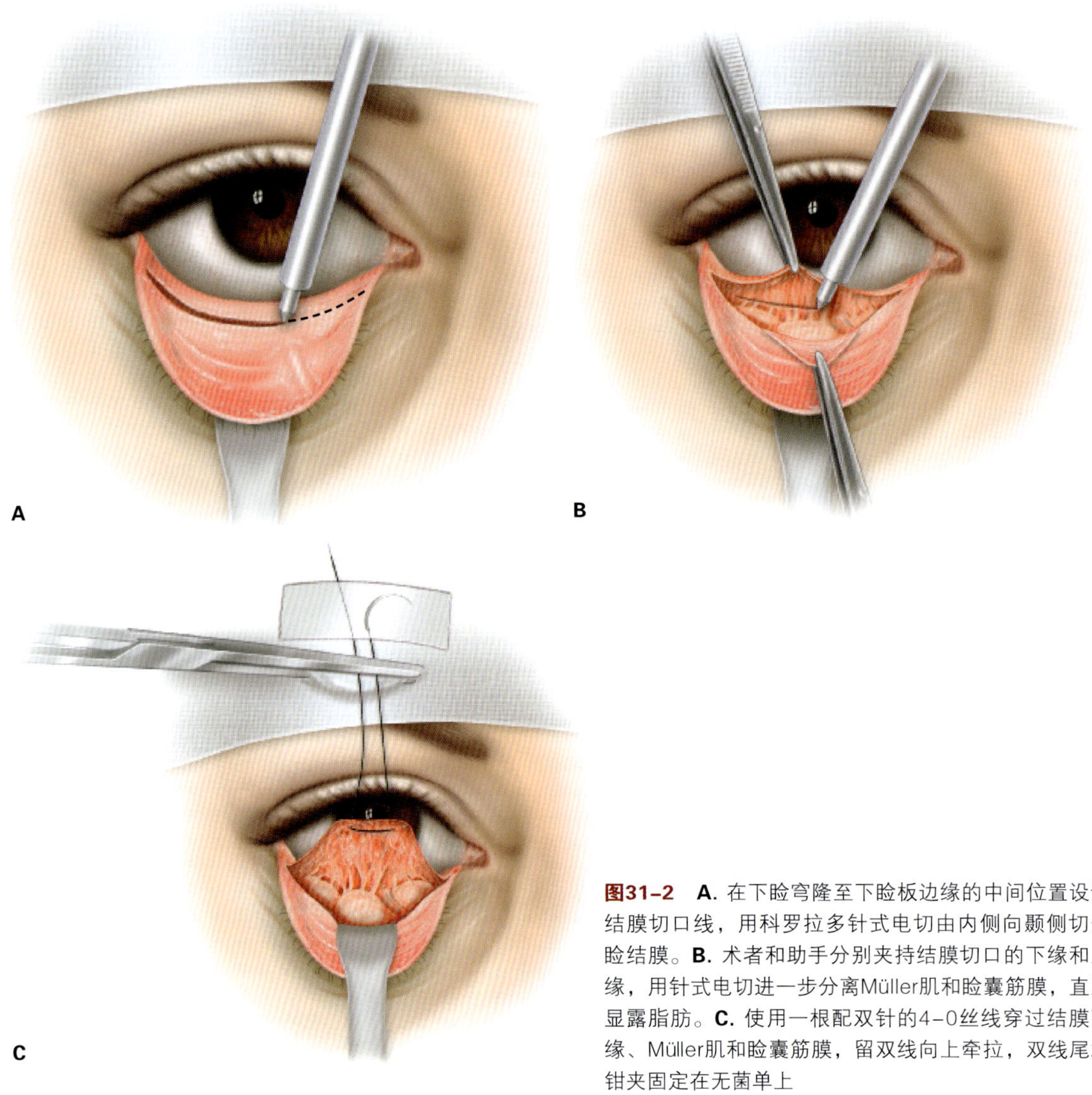

图31-2 **A.** 在下睑穹隆至下睑板边缘的中间位置设计结膜切口线，用科罗拉多针式电切由内侧向颞侧切开睑结膜。**B.** 术者和助手分别夹持结膜切口的下缘和上缘，用针式电切进一步分离Müller肌和睑囊筋膜，直至显露脂肪。**C.** 使用一根配双针的4-0丝线穿过结膜下缘、Müller肌和睑囊筋膜，留双线向上牵拉，双线尾端钳夹固定在无菌单上

切除眶内脂肪

- 使用睑板拉钩向下、向外牵拉下睑，显露眶内脂肪。
- 使用一次性电切和Westcott剪进行钝性分离，显露3组眶内脂肪团。
- 分离颞侧脂肪团，轻轻按压眼球，使脂肪团自然疝出，用止血钳夹住疝出的脂肪，用15号Bard-Parker刀片沿着止血钳切断脂肪组织（**图31-3A**）。
- 将棉签置于止血钳下方保护组织，使用Bovie电凝器电凝止血钳夹住的脂肪残端。
- 松开止血钳，术者夹持剩余的脂肪团，仔细检查，确保无残余出血点，避免球后出血的发生。之后将脂肪团还纳回眼眶内。
- 颞侧脂肪团切除后，术者可以对眼球再次施加适当的压力，检查颞侧是否有第二个脂肪团的存在。
- 如果颞侧发现第二个脂肪团，也需要将其疝出的部分去除。然后，以类似的方式去除中央和鼻侧疝出的脂肪团。
- 拆除牵引线，用3根6-0肠线缝合结膜切口，线结置于黏膜下层组织内（**图31-3B**）。

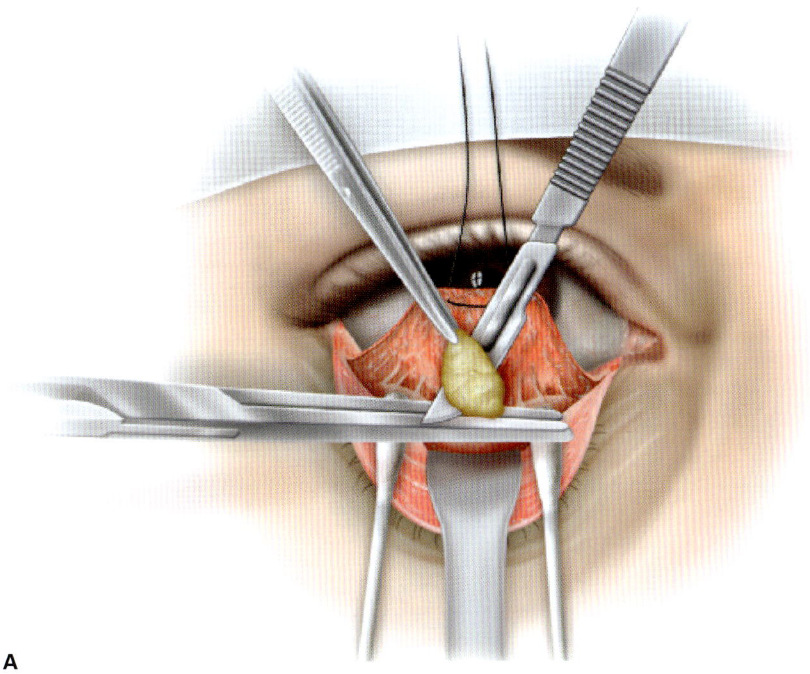

A

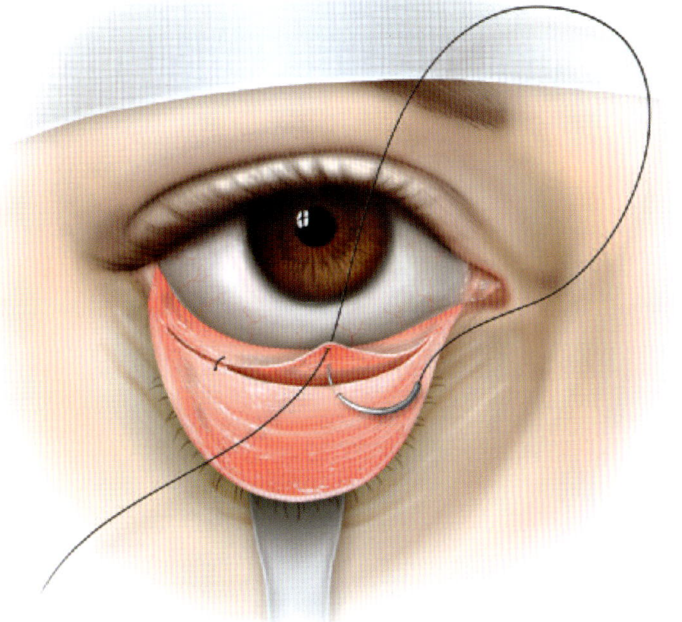

B

图31-3 **A.** 用止血钳分别夹住颞侧、中央和内侧疝出的脂肪团，用15号Bard-Parker刀片沿着止血钳切断脂肪组织，使用Bovie电凝器电凝止血钳夹住的脂肪残端。**B.** 用6-0肠线缝合结膜切口，线结置于黏膜下层组织内

重新定位眶内脂肪

- 如果眶内脂肪疝出的同时，伴有眶下缘凹陷，则需要进行脂肪重新定位。
- 分离眶内脂肪团后，在鼻侧眶下缘骨膜处做一切口，在骨膜下层向下方剥离约1cm（**图31-4A**）。
- 使用配双针的4-0 Prolene缝合线穿过鼻侧眶脂肪团的远端，然后双针分别由距眶下缘1cm处的骨膜下层进针，由皮肤侧凹陷区下方穿出（**图31-4B**）。
    - 对中央脂肪团也可以进行相同的处理。
- 在皮肤侧缝线间放置凡士林纱卷，打结固定。这种

操作步骤

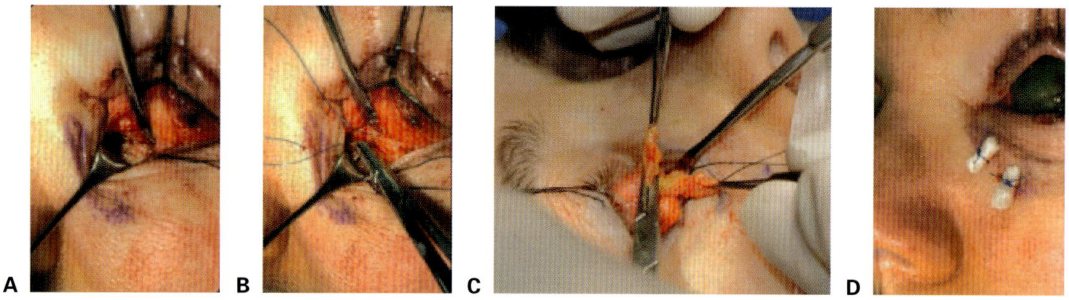

图31-4 A. 眶内脂肪重新定位。在鼻侧眶下缘骨膜处做一切口，在骨膜下层向下方剥离约1cm。B. 使用配双针的4-0 Prolene缝合线穿过鼻侧眶脂肪团的远端，然后双针分别由距眶下缘1cm处的骨膜下层进针，由皮肤侧凹陷区下方穿出。C. 如果鼻侧或中央脂肪团组织过多，可以切除部分脂肪组织，之后对剩余的脂肪组织进行重新定位。D. 在皮肤侧缝线间放置凡士林纱卷，打结固定。使用这种方法使鼻侧脂肪团和中央脂肪团重新定位于眶下缘凹陷部位

方法在减轻眼袋部位组织膨隆的同时，使鼻侧脂肪团和中央脂肪团重新定位于眶下缘凹陷部位，达到了填充的效果。

- 如果鼻侧或中央脂肪团组织过多，可以切除部分脂肪组织，之后对剩余的脂肪组织进行重新定位（**图31-4C**）。
- 术后1周左右拆除凡士林纱卷固定和4-0 Prolene缝线（**图31-4D**）。

要点与难点

保护下斜肌	■ 注意识别并保护下斜肌，以防术后继发复视。
检查颞侧脂肪团	■ 去除颞侧脂肪团后，注意检查颞侧有无第二脂肪团或深部脂肪团，以免术后颞侧膨隆。
控制重新定位的脂肪量	■ 在进行脂肪重新定位操作时，如果脂肪组织过多，需要先行去除部分脂肪组织，避免眶下缘区过度填充和膨隆。
适度去除脂肪	■ 仅去除轻压眼球后疝出的脂肪团，避免去除过多后继发下睑凹陷。
术后肿胀处理	■ 术后在闭眼时适度加压术区，有利于结膜水肿的消退。 ■ 如果出现球后出血，需立即拆除结膜缝线，并进行外眦切开引流。

术后注意事项

- 手术后无须包扎。
- 指导患者术后冰敷。冰敷袋（4in×4in，1in=2.54cm）浸入冰与生理盐水混合物中保持低温，使用时取出冰敷袋，置于眼部表面，施加轻微的压力。
  - 当冰敷袋温度升高后，再次浸入冰与生理盐水混合物中降温。
  - 术后24h内可重复此过程，但在睡眠期间不必冰敷。
  - 术后1h内必须持续应用。之后冰敷15min左右，休息15min，直到就寝。起床后继续应用。
- 为减轻术后肿胀，患者躺在床上时，头部比身体其他部位高出约45°。
  - 在术后2～3h内，护士应每隔15min检查一次有无出血引起的眼球突出、疼痛或视力问题，直到患者离开治疗机构。
  - 此后每小时，患者本人或家属应检查患者识别手指数目的能力、眼球突出感和疼痛情况，直到就寝时为止。
  - 如果出现看不清手指、有明显眼球突出感或剧烈疼痛，家人应立即带其去急诊室就诊。
  - 如果由于球后出血导致视力丧失，可以通过开放切口、外眦切开引流进行治疗。
- 术后2周内双眼外用新霉素眼膏，每天2次。

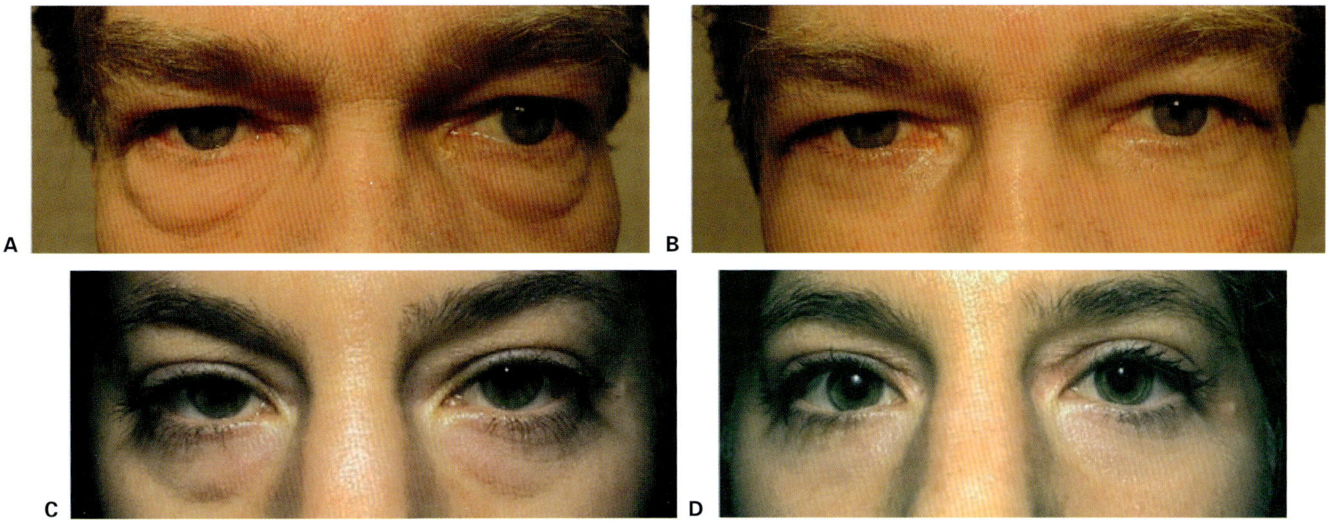

图31-5 **A.** 患者术前有明显的下睑眶脂肪疝出。**B.** 结膜入路下睑疝出脂肪去除术后。**C.** 患者术前有下睑眶脂肪疝出伴眶下缘凹陷。**D.** 术后解决了眼袋和眶下缘凹陷

治疗效果

- 作者已完成此类经结膜入路手术超过1000例（**图31-5**）。
- 该手术不影响下睑外层结构，因此与外切口皮瓣或肌皮肉瓣手术相比，很少引起睑退缩或睑外翻。
  - 由于没有切开皮肤和眼轮匝肌，因此很少引起术后淤青。
- 术后结膜水肿较外切法严重。对此可以在闭眼时进行适度加压治疗。
- 对于脂肪的重新定位，有人担心可能会出现眶下缘凹陷区域的过度填充。在过去的25年时间里，作者所进行的所有脂肪重新定位的手术中，没有需要重新修复的病例。对此，成功的关键之一是合理掌握重新定位的脂肪组织量。
- 个别患者在术后初期有复视的现象，但是均可自行恢复，未出现因脂肪重新定位而引起的永久性复视。

并发症

- 个别接受结膜入路手术的患者术后有残余皮肤松弛的表现，需要通过外切法手术进行治疗。
  - 需要掌握手术的适用证。对于皮肤松弛严重者需要进行皮瓣切除、眼轮匝肌折叠等操作。

参考文献

[1] Putterman AM. The mysterious second temporal fat pad. *Ophthalmic Plast Reconstr Surg*. 1985;1:83-86.

[2] Putterman AM. Temporary blindness after cosmetic blepharoplasty. *Am J Ophthalmol*. 1975;80:1081-1083.

[3] Aakalu VK, Putterman AM. Fat repositioning in lower lid blepharoplasty: the role of titrated excision. *Ophthal Plast Reconstr Surg*. 2011;27:462.

[4] Putterman AM. Treatment of conjunctival prolapse. *Arch Ophthalmol*. 1995;113:553-554.

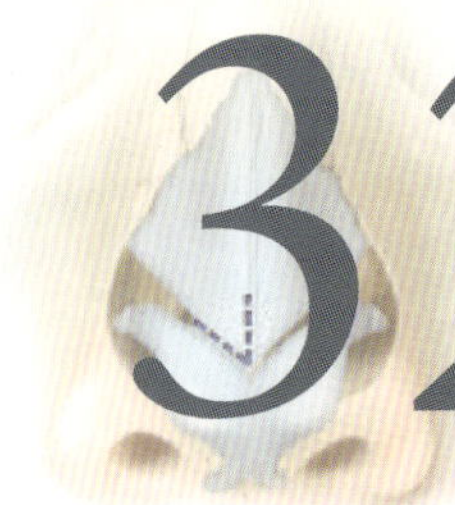

32 下睑皮肤夹捏去除术

Indications and Technique for Skin Pinch Skin Excision in the Lower Eyelids

Charles H. Thorne and Sammy Sinno

概述

- 下睑皮肤夹捏去除术是指单纯夹捏并去除下睑多余的皮肤而不进行皮下组织分离的技术。
- 下睑皮肤松弛症是下睑皮肤多余伴有松弛的状态，需要与睑皮松弛综合征相鉴别。
- 下睑皮肤松弛综合征是一种复发性眼睑水肿综合征，可导致下睑皮肤变薄和细纹形成。

相关解剖

- 下睑皮肤是全身所有皮肤中最薄的部位，厚度小于1mm，皮脂腺丰富。

病史与查体

- 对于所有接受眼睑手术的患者均需要详细记录眼科病史，包括既往眶周手术史、视力情况和相关药物应用史等。
- 下睑皮肤夹捏去除术适用于下睑皮肤多余伴有松弛者，常有“疲倦样”外观。术前可以向外侧牵拉下睑，以模拟术后效果。
- 接受该手术的患者可以联合其他眼周手术，如采用结膜入路下睑整形治疗“肿眼泡”。

影像学检查

- 术前无须进行影像学检查。

治疗过程

- 如果设计合理，该技术操作简单易行。

术前设计

- 手术可以在全麻或局部麻醉下进行。如果采用局部麻醉，由于浸润麻醉后局部组织形态发生改变，因此皮肤切除量可能不准确。

体位

- 患者取仰卧位，可以使用角膜保护镜，但是有可能增加角膜擦伤的风险。

入路

- 在睫毛缘下方去除皮肤。

操作步骤

去除下睑多余皮肤

- 使用两把Adson-Brown镊夹捏睫毛缘下方的皮肤，并向头侧牵拉皮肤。
- 依次由外侧向内侧将多余的皮肤上提并夹捏成“帐篷状”，使用小止血钳夹紧提起的多余皮肤，在止血的同时，可以准确描记需要去除的皮肤量（**图32-1**）。
- 使用Stevens剪刀去除呈“帐篷状”隆起的皮肤，由内向外修整皮缘，最外侧一般达外眦附近（**图32-2**）。
- 使用6-0丝线连续缝合关闭创口（**图32-3**）。

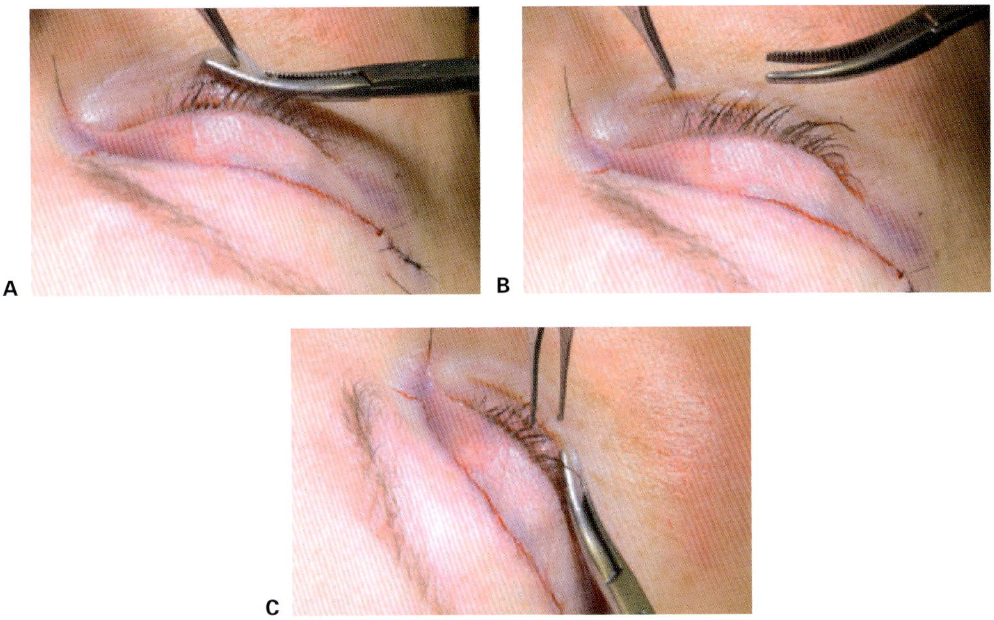

图32-1 **A～C.** 使用小止血钳依次准确描记需要去除的皮肤量

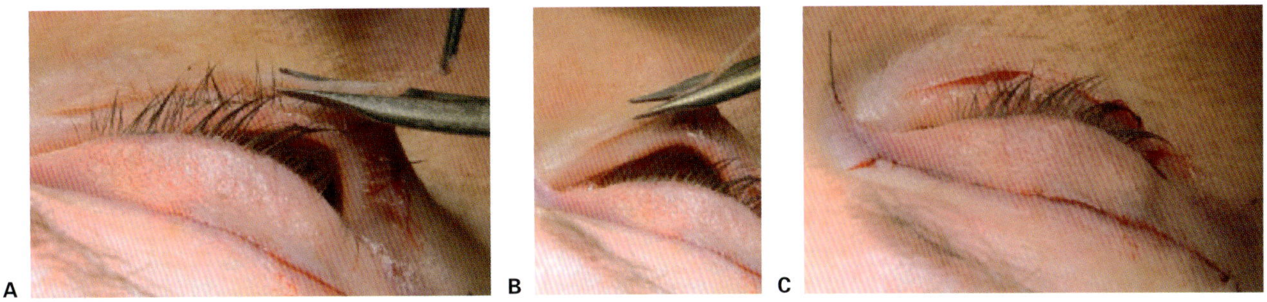

图32-2 **A～C.** 使用Stevens剪刀去除呈“帐篷状”隆起的皮肤

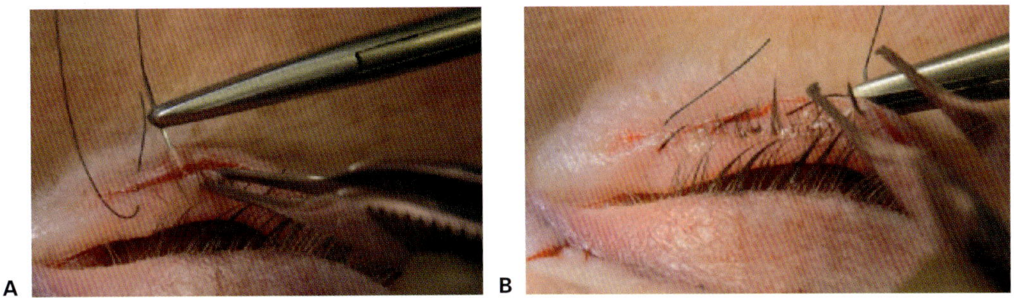

图32-3 **A、B.** 使用6-0丝线连续缝合关闭创口

要点与难点

术前沟通	■ 术前告知患者，不能去除下睑所有的松弛组织，以防下睑变形。 ■ 对于下睑位置异常和/或下睑肤质不佳者禁用。
局部麻醉	■ 局部注射麻药后会影响去除皮肤的准确性。
外侧去除范围延伸至外眦附近	■ 如果外侧去除范围不足，会形成局部组织隆起或导致矫正不足。

术后注意事项

- 术后眼周冷敷12h。
- 术后3天拆线。
- 术后2～3天避免饮酒，术后2周避免剧烈运动。
- 鼓励患者仰卧睡觉。

治疗效果

- 去除下睑多余的皮肤后，可以明显改善局部外观。
- 该技术不分离皮肤，因此不会引起过度淤青、肿胀和眼睑位置异常等并发症。

并发症

- 如果去除皮肤过多，在创口闭合时张力可能较大，引起切口延迟愈合，但一般均会自行愈合。

33

结膜入路下睑脂肪去除和重置术（弓缘释放术）

Indications and Technique for Transconjunctival Fat Removal and Redraping in the Lower Eyelids

Francisco G. Bravo

概述

- 对于皮肤质地良好、下睑眼袋突出、鼻颊沟和睑颊沟明显者，可以进行结膜入路下睑脂肪去除和重置术（弓缘释放术），多余脂肪可以重新固定于超过眶下缘的位置上。
- 该术式避免皮肤侧切口，无术后瘢痕、下睑退缩、巩膜外露、长期肿胀等并发症的风险。
- 通常无须进行眦固定操作。
- 针对眶下缘凹陷和泪沟畸形，来自眼袋的自体脂肪是最好的填充物，效果优于其他部位来源的脂肪移植或人工合成填充剂的注射。

相关解剖

- 下睑由前、中、后三层结构构成（**图33–1A**）。
- 皮肤和眼轮匝肌构成前层。
- 眶隔、眶脂肪、眼轮匝肌下脂肪构成中层。
- 睑板、下睑缩肌（睑囊头和筋膜）和结膜构成后层。
- 眼轮匝肌分为睑板部、眶隔部和眶部3个部分。
- 下睑眶隔后脂肪由内侧（鼻侧）脂肪团（内侧组脂肪）、中央脂肪团（中央组脂肪）和外侧（颞侧）脂肪团（外侧组脂肪）3个脂肪团组成（**图33–1B**）。
- 内侧脂肪团和中央脂肪团被下斜肌所分隔。
- 中央脂肪团和外侧脂肪团被Lockwood韧带发出的弓形腱膜所分隔（**图33–1C**）。
- 眼轮匝肌节制韧带或眶颧韧带将眼轮匝肌与其深面的上颌骨相连接（**图33–2A**）。
- 泪沟（鼻颊沟）和睑颊沟（睑颧沟）超过眶下缘，由皮下软组织结构异常所引起（**图33–2B**）。

病史与查体

- 术前评估包括病史询问和体格检查。

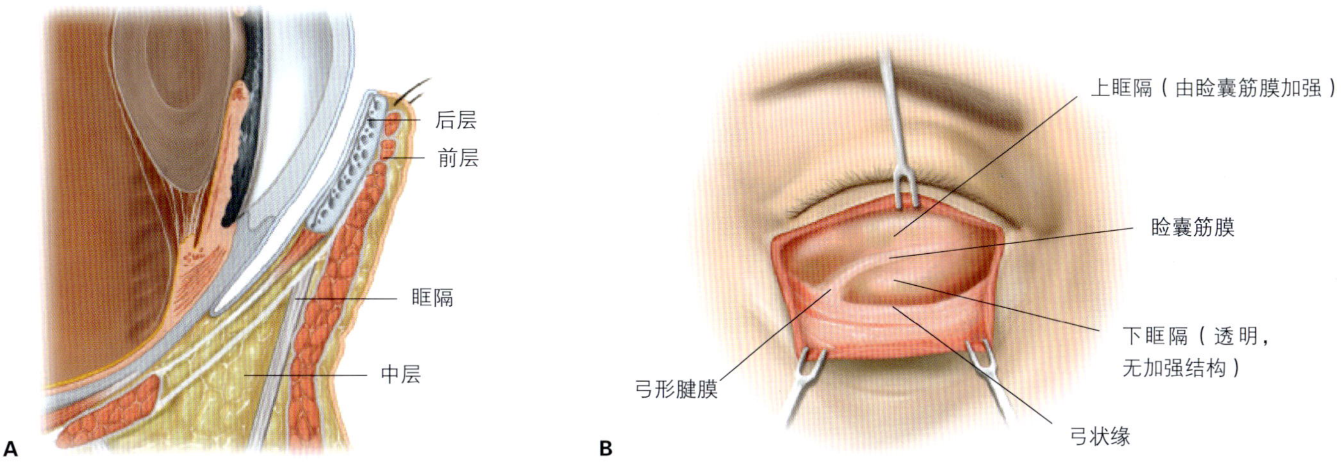

图33–1 **A.** 下睑由前层、中层、后层3层结构构成。**B.** 下睑眶隔后脂肪由内侧脂肪团、中央脂肪团和外侧脂肪团3个脂肪团组成

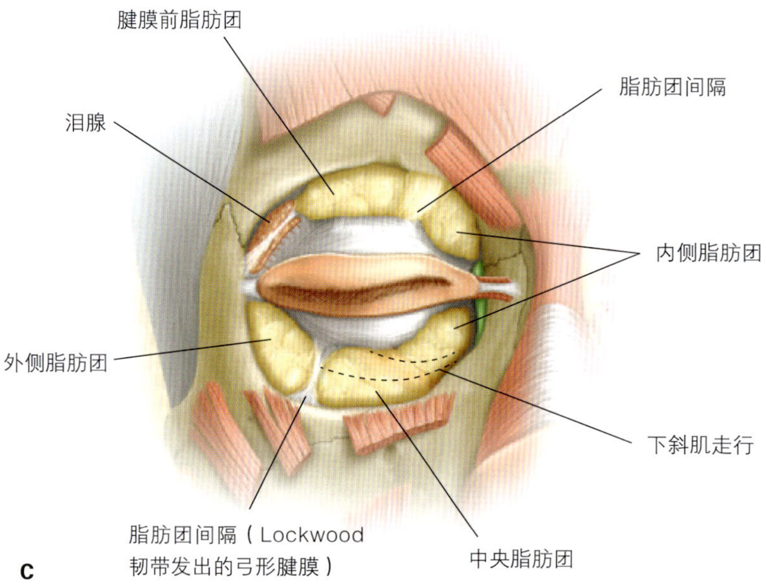

图33-1（续） **C.** 中央脂肪团和外侧脂肪团被Lockwood韧带发出的弓形腱膜所分隔

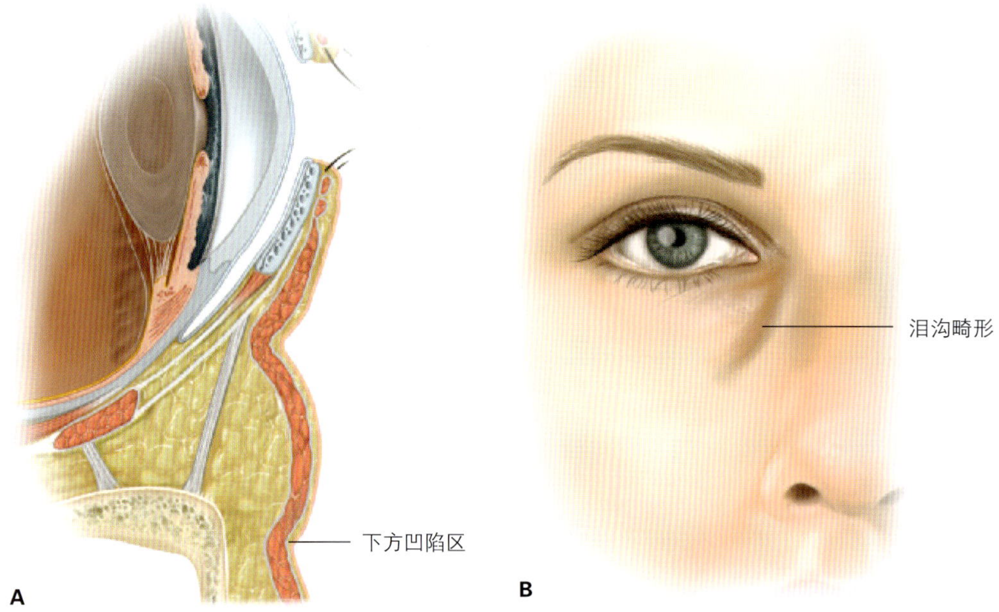

图33-2 **A.** 眼轮匝肌节制韧带或眶颧韧带将眼轮匝肌与其深面的上颌骨相连接。**B.** 泪沟（鼻颊沟）和睑颊沟（睑颧沟）超过眶下缘，由皮下软组织结构异常引起

- 病史：
  - 需要重视有可能增加术后并发症的危险因素。
  - 记录甲状腺疾病、糖尿病、高血压、心脏病、凝血障碍、眶周手术或眶周外伤等病史。
  - 记录患者视力情况，包括使用眼镜或角膜接触镜的情况。
  - 记录服用阿司匹林、其他非甾体抗炎药、抗凝药、特殊维生素和中草药（如维生素E和银杏）等用药史，术前停药2周。
  - 记录吸烟史，术前4周至术后2周戒烟。
  - 需要排除干眼症。对于干眼症患者进行手术，术前需要进行充分沟通。
- 体格检查：
  - 术前检查有3个目的：
    - 确定术前眼部功能情况。
    - 确定可能增加术后并发症的解剖学特点。
    - 确定导致患者症状的解剖学因素，以达到满意的效果。

- 眼部功能检查项目包括视力、眼外肌运动、Bell现象、瞳孔反射、Schirmer泪液分泌试验或泪膜破裂时间。
- 可能增加术后并发症的解剖学特点包括睑退缩、睑外翻、下睑位置异常等。
  - 由于突眼或者上颌后缩造成下睑受到反向作用力，可以通过Hertel眼球突度计进行测量。
  - 睑板韧带或睑缘松弛，可以通过回弹试验、牵拉试验（>6mm）等进行评价。
  - 反向外眦角，外眦高度低于内眦。
  - 巩膜外露，下睑缘低于角巩膜缘。
- 可能导致患者出现症状的解剖学因素包括：
  - 由于眶内脂肪增生、眶隔或肌肉松弛造成眶脂肪疝出或脱垂。
  - 泪沟和睑颊沟形成。
  - 由于皮肤较薄、透亮、皮下脂肪萎缩造成肌肉血管显露，或者由于皮肤色素沉着增加，形成黑眼圈。
  - 皮肤松弛、皮肤过多和皱纹形成。
  - 眼轮匝肌突出或肥大。
  - 颧部脂肪袋和皱纹。

影像学检查

- 应用高像素的照相设备，可以为手术设计和实施、资料收集和临床沟通提供保障。
- 患者照相时的位置、灯光、焦距、背景均非常重要，需要进行标准化拍摄，以免在解剖特征方面存在误导或者变形。
- 拍摄的体位包括正位、斜侧位（**图33-3**）和侧位，拍摄的动作包括正位时微笑、抬眉、皱眉、眼睛向上看、闭眼、头部轻微后仰和前倾等。
- 术前还应该拍摄关于眶周形态和眼睑功能的高像素视频资料。
- 数字化图像分析软件有助于准确评估眼睑形态和不对称性，在下睑整形中较为常用。

非手术治疗

- 随着非手术治疗在求美者中的普及，有关非手术治疗和手术治疗的优缺点，需要根据求美者的解剖特点和具体情况进行全面的比较分析。
- 肉毒毒素注射可以暂时性消除下睑外侧静态纹、表情纹，并且可以减轻眼轮匝肌肥大、突出等症状。
- 激光治疗或者化学剥脱术（如应用三氯醋酸、苯酚-巴豆油）等，可以改善皮肤质地和松垂。
- 注射透明质酸、胶原蛋白或者移植自体脂肪，可以填充泪沟和睑颊沟，解决眶下缘凹陷、颧部低平，改善面部轮廓，呈现年轻化外观。
- 对于适用于手术的患者，也可以联合非手术治疗，达到增强或完善治疗效果的目的。

手术治疗过程

- 是否进行手术治疗，取决于患者的解剖情况以及对于改善程度和维持时间的要求。
- 手术适应证是脂肪疝出和脱垂形成囊袋，伴有泪沟或睑颊沟畸形。
- 对于皮肤弹性差或明显松弛的患者，不适合结膜入路眼袋去除和脂肪重置手术。因为在这些情况下应用这种方法不仅不能改善外观，而且还会加重下睑的问题。
- 手术风险包括血肿、感染和瘢痕等。
- 正确掌握脂肪去除量直接决定手术的效果。去除脂肪过多会导致泪沟矫正不充分，去除脂肪不足会导致眼袋残留，需要进行二次手术来矫正。

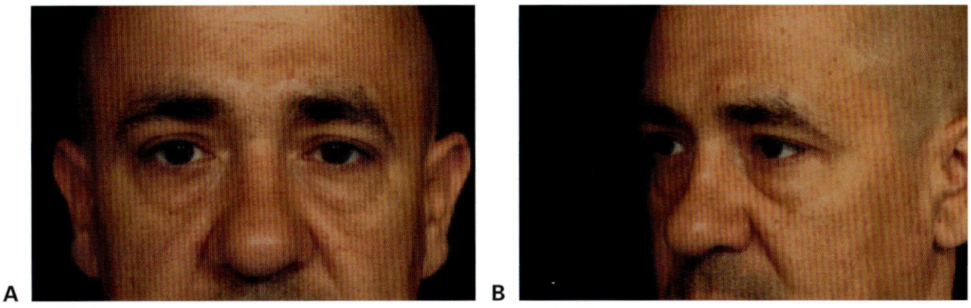

图33-3 **A.** 男性患者，术前正位照片。**B.** 术前45° 斜侧位照片，可见外突的眼袋，伴明显的鼻颊沟和睑颊沟

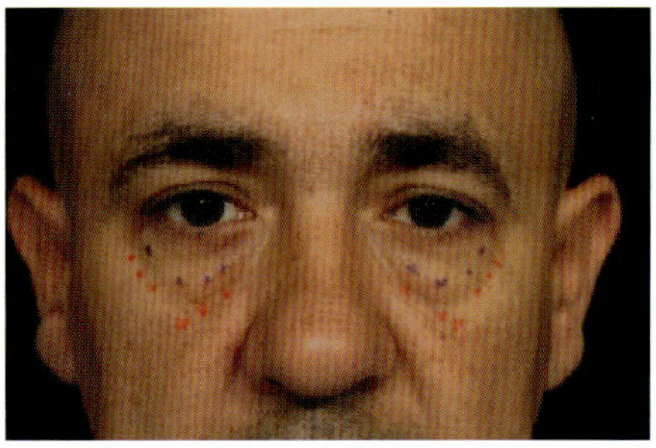

图33-4 术前标记

术前设计

- 术前重新回顾患者的照片，在手术室可以看到这些照片。
- 直立位画线，标记泪沟、睑颊沟和脂肪疝出最明显的部位（**图33-4**）。
- 术前再次询问是否服用阿司匹林，如果正在服用，手术要延期进行。
- 术者需要熟练掌握眦固定和眼睑缝合等手术方法，在手术过程的最后阶段有可能需要使用。

体位

- 患者取仰卧位。
- 用不含酒精的氯己定溶液进行消毒，避免消毒液误入眼睛。
- 静脉应用镇静剂，放置角膜保护器。
- 经鼻导管低流量吸氧。在应用电凝时暂停吸氧，以免起火。
- 应用含1：100 000肾上腺素的1%利多卡因进行结膜、下睑和泪沟区局部浸润麻醉。

入路

- 在睑板与穹隆之间的中间位置设计下睑结膜切口，由此分离到眼袋和泪沟部位。
- 如果同时进行上睑整形，可以将下睑切口缩短，眼袋外侧脂肪团可以通过上睑切口去除。
- 分离范围需要超过眶下缘，用以形成在骨膜上或骨膜下平面进行脂肪瓣移植的腔隙。

操作步骤

显露

- 用圆针带5-0丝线经下睑缝合牵引线，显露结膜。
- 用针式电刀在穹隆上方做黏膜切口（**图33-5A**）。
- 在结膜切口后侧结膜瓣处缝合牵引线，用蚊式钳在角膜保护器上方进行牵拉（**图33-5B**）。之后完成结膜切口（**图33-5C**）。
- 用Stevens剪刀垂直分离睑囊筋膜，用带绝缘保护套的Desmarres拉钩向尾侧牵拉结膜切口睑侧结膜瓣（**图33-5D**）。

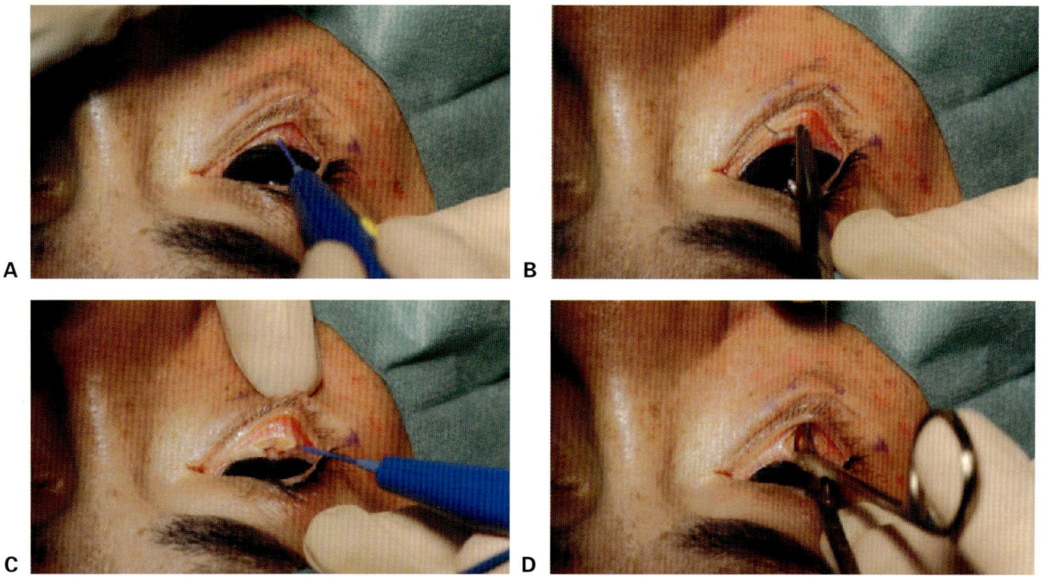

图33-5 **A.** 用针式电刀在穹隆上方做黏膜切口。**B.** 在结膜切口后侧结膜瓣处缝合牵引线，用蚊式钳在角膜保护器上方进行牵拉。**C.** 完成结膜切口。**D.** 用Stevens剪刀垂直分离睑囊筋膜，用带绝缘保护套的Desmarres拉钩向尾侧牵拉结膜切口睑侧结膜瓣

去除脂肪和脂肪转位重置

- 显露眶隔，在无菌棉签的辅助下分辨各组脂肪（**图33-6A**）。
- 切开眶隔，轻压眼球使眶隔脂肪疝出。
- 根据术前设计进行内侧组、中央组和外侧组脂肪保守性去除（**图33-6B**）。
- 分离弓状缘，在骨膜下剥离7～15mm，剥离范围向尾侧超过眶下缘，向外侧分离，用骨膜剥离器和电刀松解眼轮匝肌节制韧带（**图33-6C**）。
- 也可以在骨膜上平面的眼轮匝肌下进行分离，但是这种方法出血相对较多。
- 将内侧组和中央组部分脂肪组织向尾侧转位重置，最下方超过眶下缘，用以纠正泪沟和睑颊沟。经皮缝合固定2～3针（**图33-6D**）。
- 虽然外侧组脂肪松解后也可以转位重置，但是临床上很少进行这种操作。

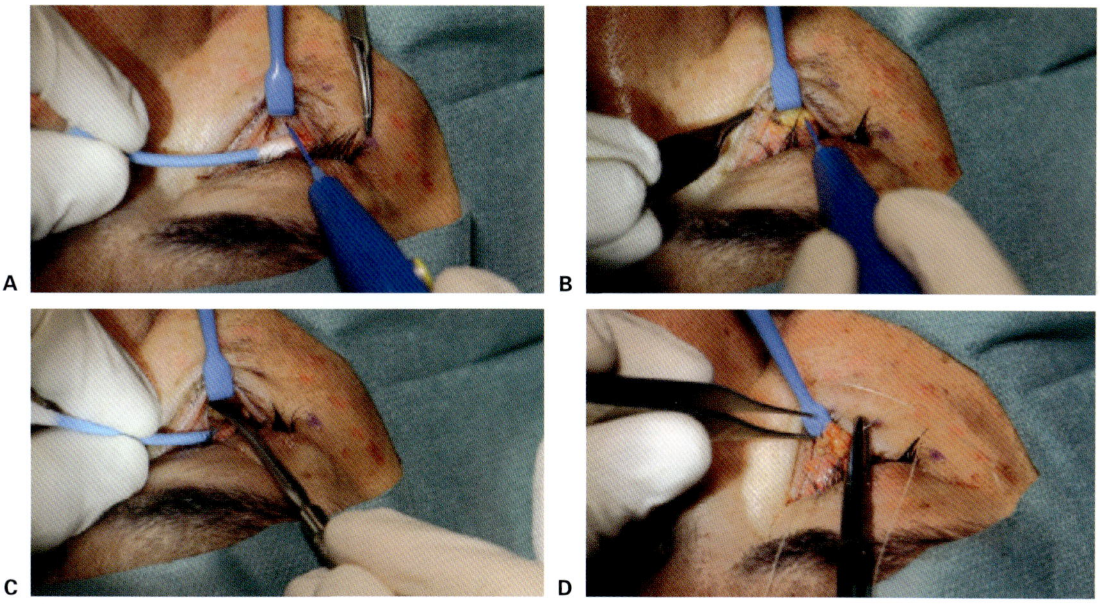

图33-6 **A.** 显露眶隔，在无菌棉签辅助下显露脂肪组织。**B.** 按照术前设计进行内侧组、中央组和外侧组脂肪保守性去除。**C.** 分离弓状缘，在骨膜下剥离7～15mm，剥离范围向尾侧超过眶下缘，向外侧分离，用骨膜剥离器和电刀松解眼轮匝肌节制韧带。**D.** 将内侧组和中央组部分脂肪组织向尾侧转位重置，最下方超过眶下缘，用以纠正泪沟和睑颊沟。经皮缝合固定2～3针

缝合

- 用圆针带4-0快吸收线经皮肤、眼轮匝肌、重置后的脂肪组织缝合后，再缝合脂肪组织一次，然后穿出皮肤（**图33-7A**）。
- 缝合线两端之间垫棉垫或Xeroform材料后打结固定，也可以仅采用无菌胶布粘贴固定（**图33-7B～D**）。
- 检查创面，彻底止血，用生理盐水冲洗创口。去除牵引线和角膜保护器，结膜切口无须缝合。
- 之后可以进行下睑皮肤去除、化学剥脱、外眦固定等操作。

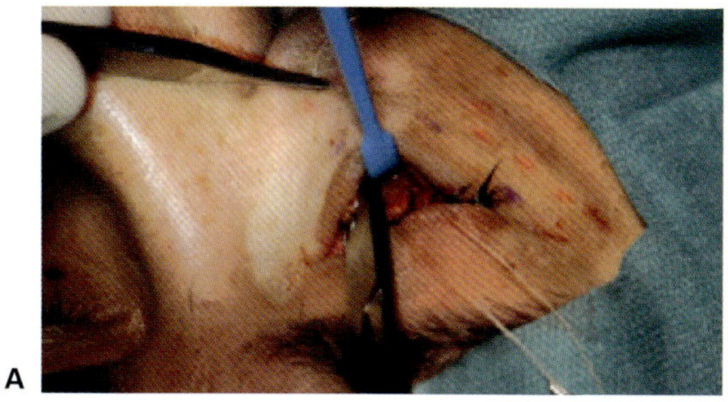

图33-7 **A.** 用圆针带4-0快吸收线经皮肤、眼轮匝肌、重置后的脂肪组织缝合后，再缝合脂肪组织一次，然后穿出皮肤

操作步骤

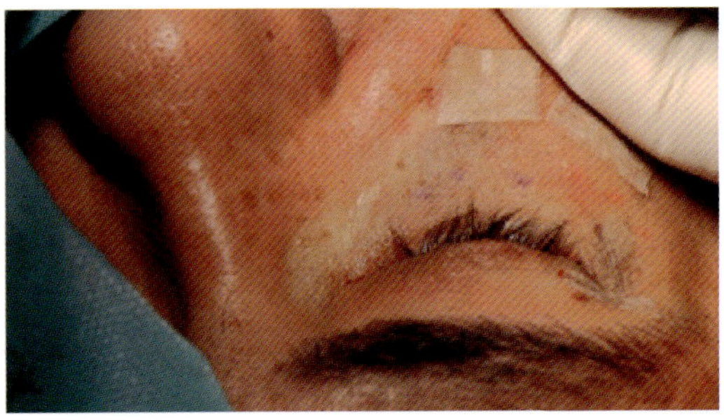
B

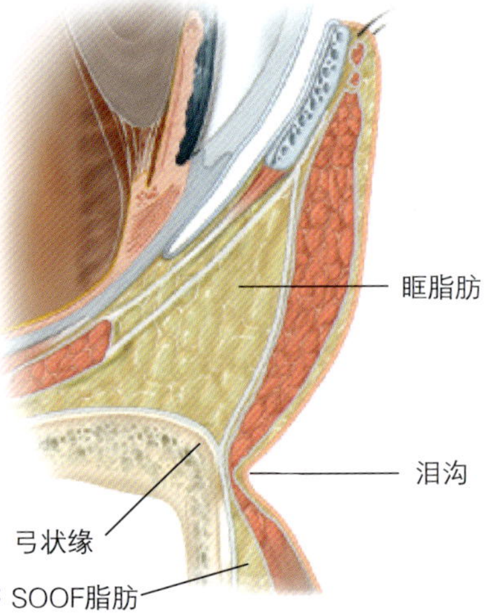

C

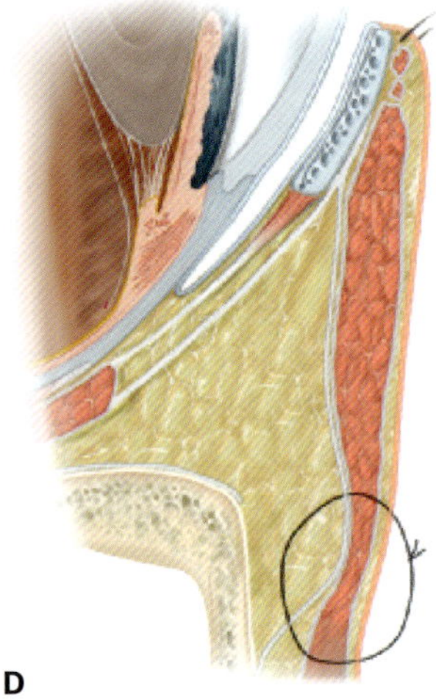
D

图33-7（续） **B.** 缝合线两端之间垫棉垫或Xeroform材料后打结固定，也可以仅采用无菌胶布粘贴固定。**C、D.** 下睑脂肪组织重置，并经皮眶下缘下方固定前后的示意图

要点与难点

患者选择	■ 手术适应证选择不当，会导致术后效果不理想。 ■ 如果是由于眼轮匝肌松弛或者皮肤多余而形成的泪沟，不能通过这种方法进行矫正。
充分止血	■ 从手术开始到结束，都要注意减少出血。可以通过充分的浸润麻醉、针式电刀切开、分离和切除脂肪等操作方法加以实现。
术野显露	■ 避免术野显露不充分。结膜切开长度足够，以便充分显露术野。 ■ 如果同时进行上睑整形，下睑外侧组脂肪可以通过上睑切口去除。
脂肪去除	■ 去除中央组和内侧组脂肪时要小心谨慎，以免去除过多，无法进行脂肪转位重置。 ■ 去除外侧组脂肪要充分，一般单纯通过脂肪重置无法纠正睑颊沟。
眶下缘剥离	■ 眶下缘的分离范围要能够充分容纳转位重置的脂肪组织。 ■ 注意保护眶下神经。
经皮缝合	■ 缝合固定的位置应尽量向尾侧远离眶下缘，目的是保证有足够的张力，避免脂肪组织回缩。 ■ 在进行缝合操作时，可以用de la Plaza拉钩或者小Langenbeck拉钩代替Desmarres拉钩。 ■ 缝合时使用圆针，并贯穿脂肪组织瓣两次，以免造成组织撕脱。 ■ 注意缝线打结不要过紧，以免术后肿胀时卡压皮肤。 ■ 可以采用无菌胶带粘贴固定缝线。

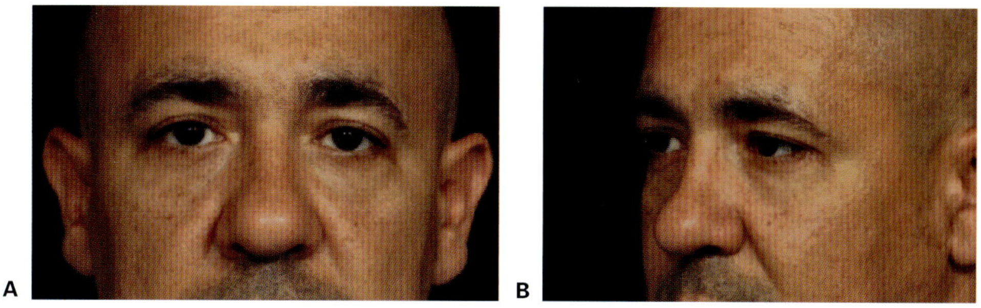

图33–8 **A.** 术后正位照片。**B.** 术后45° 斜侧位照片

术后注意事项

- 术后6天拆除棉垫或胶布。
- 术后48h局部冰敷和轻度加压。
- 人工泪液滴眼，口服消炎药和止痛药。
- 术后当晚和次日要密切关注病情变化。如果发生剧烈疼痛、眼压增大、恶心、呕吐等任何提示球后出血的症状，应该立即就诊，进行眦切开、血肿引流等紧急处理。
- 如果出现下睑退缩或者局部硬结，可以早期进行按摩。
- 建议患者术后5天内睡眠时采取头高位，避免可能引起血压升高或者造成肿胀的运动、药物或饮食。

治疗效果

- 对于没有皮肤松弛者，可以通过该手术很好地纠正眼袋和泪沟（**图33–8～图33–10**）。
- Hidalgo发现在248例接受下睑整形的患者中，有61%的患者接受了结膜入路脂肪重置（释放）术，并取得理想效果，仅有2.4%的患者需要进行二期手术去除多余的脂肪。
- Goldberg对24例局部出现硬结的患者进行随访，发现6个月后均发生软化，4例患者需要进行二期手术矫正泪沟。
- 如果重置脂肪固定不可靠，或者脂肪去除不充分，则泪沟畸形可能会复发。

并发症

- 术后血肿除了延长恢复时间外，还是需要急诊处理的并发症。如果出血积聚在球后间隙，可能卡压视神经而导致失明。
- 感染较少发生，必要时全身和局部要及时应用抗生素治疗。
- 需要向患者告知，虽然未做皮肤切口，但是术后仍然可能发生下睑缘移位或退缩，可能与下睑中层和后层结构瘢痕增生有关。早期进行垂直方向的按摩

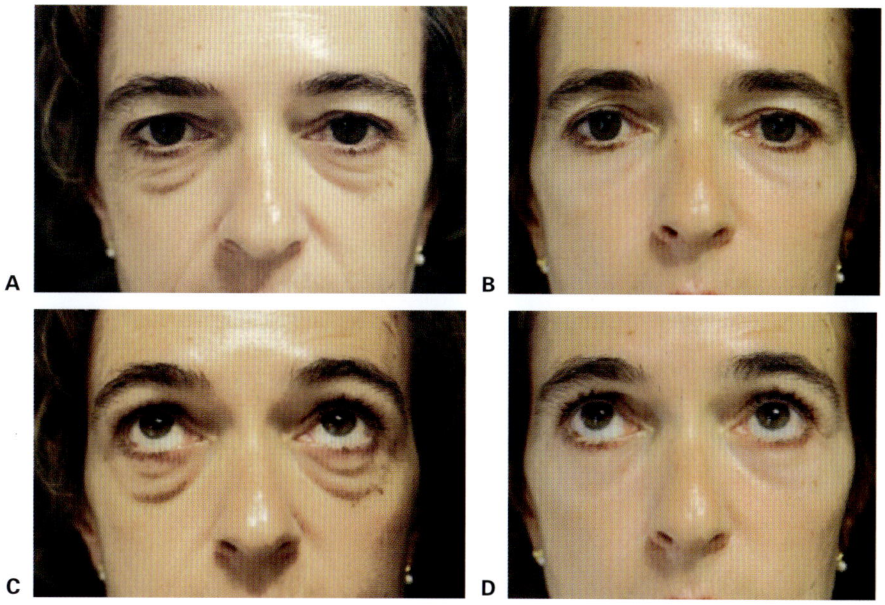

图33–9 女性，有明显的眼袋、泪沟和睑颊沟。**A.** 术前正位照片。**B.** 术后正位照片。**C.** 术前眼睛向上看时的照片。**D.** 术后眼睛向上看时的照片

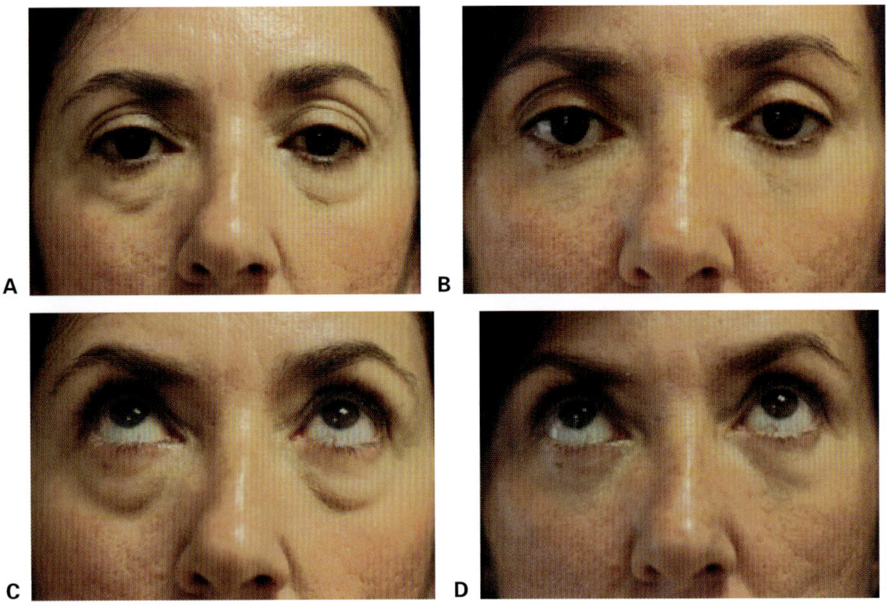

图33-10 女性，有明显的眼袋、泪沟和睑颊沟。**A.** 术前正位照片。**B.** 术后正位照片。**C.** 术前眼睛向上看时的照片。**D.** 术后眼睛向上看时的照片

和牵拉有助于改善局部状况，但是仍可能需要进行二次手术治疗。

- 术后可能有长时间的肿胀，可能与眶下区剥离范围较大、局部淋巴回流受损有关。
- 可能出现重置脂肪硬化或纤维化的情况，尤其是在术后3个月内。
- 术后可能发生囊肿或肉芽肿，尤其在切口较长或术后局部应用抗生素软膏的患者中更容易发生。
- 结膜水肿不常发生，但是在同时进行外眦悬吊的患者中多见。

参考文献

[1] Barton FE, Ha R, Awada M. Fat extrusion and septal reset in patients with the tear trough triad: a critical appraisal. *Plast Reconstr Surg*. 2004;113(7):2115-2121.

[2] Davison SP, Irio M, Oh C. Transconjunctival lower lid blepharoplasty with and without fat repositioning. *Clin Plast Surg*. 2015;42(1):51-56.

[3] Goldberg RA. Transconjunctival orbital fat repositioning: transposition of orbital fat pedicles into a subperiosteal pocket. *Plast Reconstr Surg*. 2000;105(2):743-748.

[4] Hamra ST. The role of the septal reset in creating a youthful eyelid-cheek com- plex in facial rejuvenation. *Plast Reconstr Surg*. 2004;113(7):2124-2141.

[5] Kakizaki H, Malhotra R, Madge SN, Selva D. Lower eyelid anatomy: an update. *Ann Plast Surg*. 2009;63(3):344-351.

[6] Haddock NT, Saadeh PB, Boutros S, Thorne CH. The tear trough and lid/cheek junction: anatomy and implications for surgical correction. *Plast Reconstr Surg*. 2009;123(4):1332-1340.

[7] Jindal K, Sarcia M, Codner MA. Functional considerations in aesthetic eyelid surgery. *Plast Reconstr Surg*. 2014;134(6):1154-1170.

[8] Tepper OM, Steinbrech D, Howell MH, et al. A retrospective review of patients undergoing lateral canthoplasty techniques to manage existing or potential lower eyelid malposition: identification of seven key preoperative findings. *Plast Reconstr Surg*. 2015;136(1):40-49.

[9] Friedmann DP, Goldman MP. Dark circles: etiology and management options. *Clin Plast Surg*. 2015;42(1):33-50.

[10] Goldberg RA, McCann JD, Fiaschetti D, Simon GJB. What causes eyelid bags? Analysis of 114 consecutive patients. *Plast Reconstr Surg*. 2005;115(5):1395-1402.

[11] Archibald DJ, Carlson ML, Friedman O. Pitfalls of nonstandardized photography. *Facial Plast Surg Clin North Am*. 2010;18(2):253-266.

[12] Bravo FG, Kufeke M & Pascual D. Incidence of lower eyelid asymmetry: an anthropometric analysis of 204 patients. *Aesthet Surg J*. 2013;33(6):783-788.

[13] Bravo FG. The aesthetic-health pyramid: a tool for patient education. *Plast Reconstr Surg*. 2010;126(2):112e-113e.

[14] Hidalgo DA. An integrated approach to lower blepharoplasty. *Plast Reconstr Surg*. 2011;127(1):386-395.

[15] Jelks GW, Jelks EB. The influence of orbital and eyelid anatomy on the palpebral aperture. *Clin Plast Surg*. 1991;18(1):183.

[16] Mejia JD, Egro FM, Ergo FM, Nahai F. Visual loss after blepharoplasty: incidence, management, and preventive measures. *Aesthet Surg J*. 2011;31(1):21-29.

34

睫毛下切口下睑整形术

Indications and Technique for Lower Blepharoplasty via Subciliary Incision

Francisco G. Bravo

概述

- 对于要求改善下睑外观的患者，可以通过眼睑下缘皮肤切口进行手术治疗。
- 该方法适用于皮肤质地较差、皮肤松弛明显、眼袋突出、眼轮匝肌松弛的患者。
- 通常需要在术中进行眦固定和眼轮匝肌悬吊，以避免术后眼睑位置异常。

相关解剖

- 下睑由前层、中层、后层3层结构构成（**图34–1A**）。
- 皮肤和眼轮匝肌构成前层。
- 眶隔、眶脂肪、眼轮匝肌下脂肪构成中层。
- 睑板、下睑缩肌（睑囊头和筋膜）和结膜构成后层。
- 眼轮匝肌分为睑板部、眶隔部和眶部3个部分。
- 下睑眶隔后脂肪由内侧（鼻侧）脂肪团、中央脂肪团和外侧（颞侧）脂肪团3个脂肪团组成（**图34–1B**）。
- 内侧脂肪团和中央脂肪团被下斜肌所分隔。
- 中央脂肪团和外侧脂肪团被Lockwood韧带发出的弓形腱膜所分隔（**图34–1C**）。
- 眼轮匝肌节制韧带或眶颧韧带将眼轮匝肌与其深面的上颌骨相连接（**图34–2A**）。
- 泪沟（鼻颊沟）和睑颊沟（睑颧沟）超过眶下缘，由皮下软组织结构异常所引起（**图34–2B**）。

病史与查体

- 术前评估包括病史询问和体格检查。
- 病史：
  - 需要重视有可能增加术后并发症的危险因素。
  - 记录甲状腺疾病、糖尿病、高血压、心脏病、凝血障碍、眶周手术或眶周外伤等病史。
  - 记录患者视力情况，包括使用眼镜或角膜接触镜的情况。
  - 记录服用阿司匹林、其他非甾体抗炎药、抗凝药、特殊维生素和中草药（如维生素E和银杏）等用药史，术前停药2周。
  - 记录吸烟史，术前4周至术后2周戒烟。
  - 需要排除干眼症。对于干眼症患者进行手术，术前需要进行充分沟通。
- 体格检查。
- 术前检查有3个目的：
  - 确定术前眼部功能情况。
  - 确定可能增加术后并发症的解剖学特点。
  - 确定导致患者症状的解剖学因素，以达到满意的效果。
- 眼部功能检查项目包括视力、眼外肌运动、Bell现象、瞳孔反射、Schirmer泪液分泌试验或泪膜破裂时间。
- 可能增加术后并发症的解剖学特点包括睑退缩、睑外翻、下睑位置异常等。
  - 由于突眼或者上颌后缩造成下睑受到反向作用力，可以通过Hertel眼球突度计进行测量。
  - 睑板韧带或睑缘松弛，可以通过回弹试验、牵拉试验（>6mm）等进行评价。
  - 反向外眦角，外眦高度低于内眦。
  - 巩膜外露，下睑缘低于角巩膜缘。
- 可能导致患者症状的解剖学因素包括：
  - 由于眶内脂肪增生、眶隔或肌肉松弛造成眶脂肪疝出或脱垂。
  - 泪沟和睑颊沟形成。
  - 由于皮肤较薄、透亮、皮下脂肪萎缩造成肌肉血管显露，或者由于皮肤色素沉着增加，形成黑

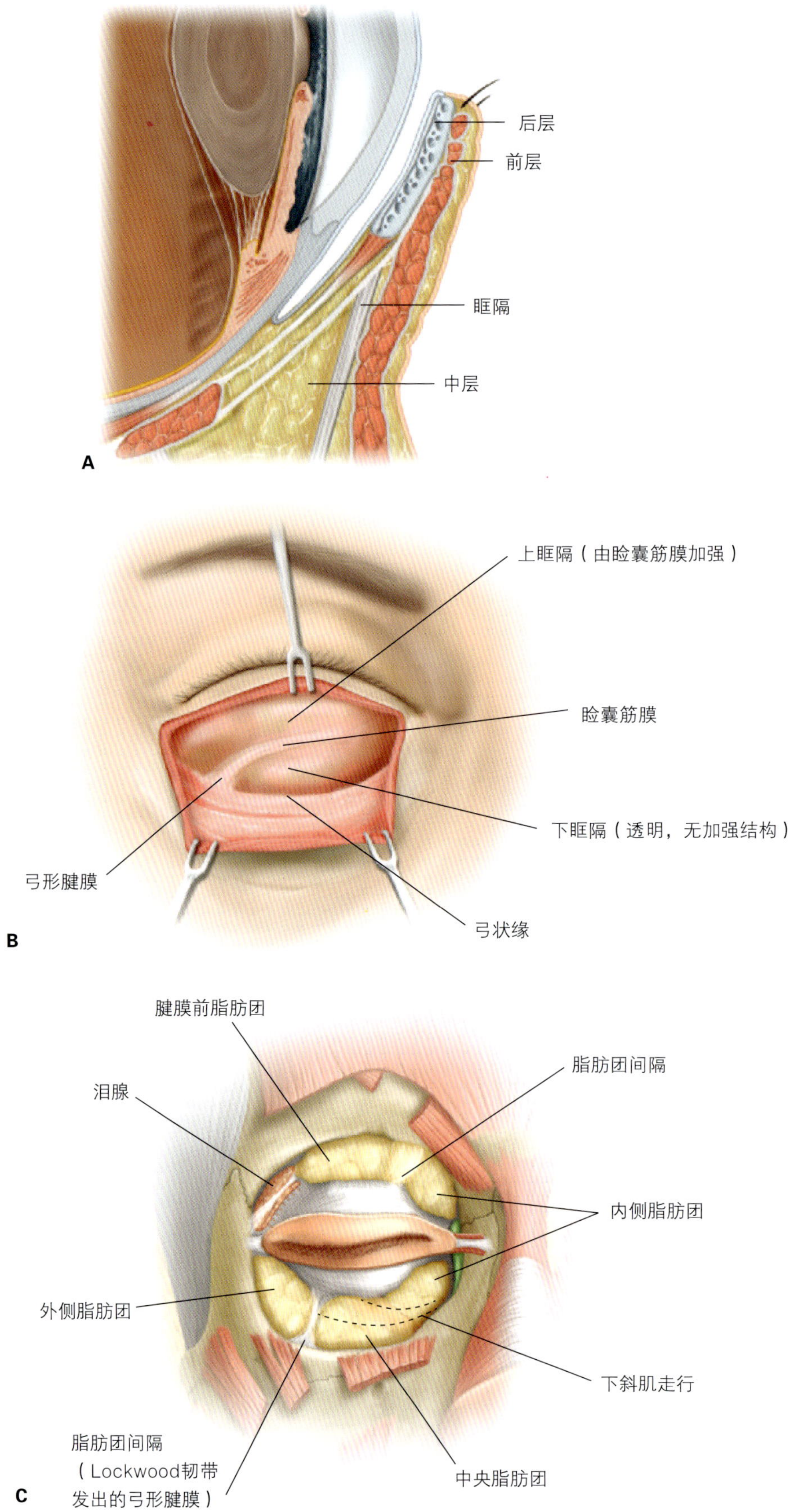

图34-1 **A.** 下睑由前层、中层、后层3层结构构成。**B.** 下睑眶隔后脂肪由内侧脂肪团、中央脂肪团和外侧脂肪团3个脂肪团组成。**C.** 中央脂肪团和外侧脂肪团被Lockwood韧带发出的弓形腱膜所分隔

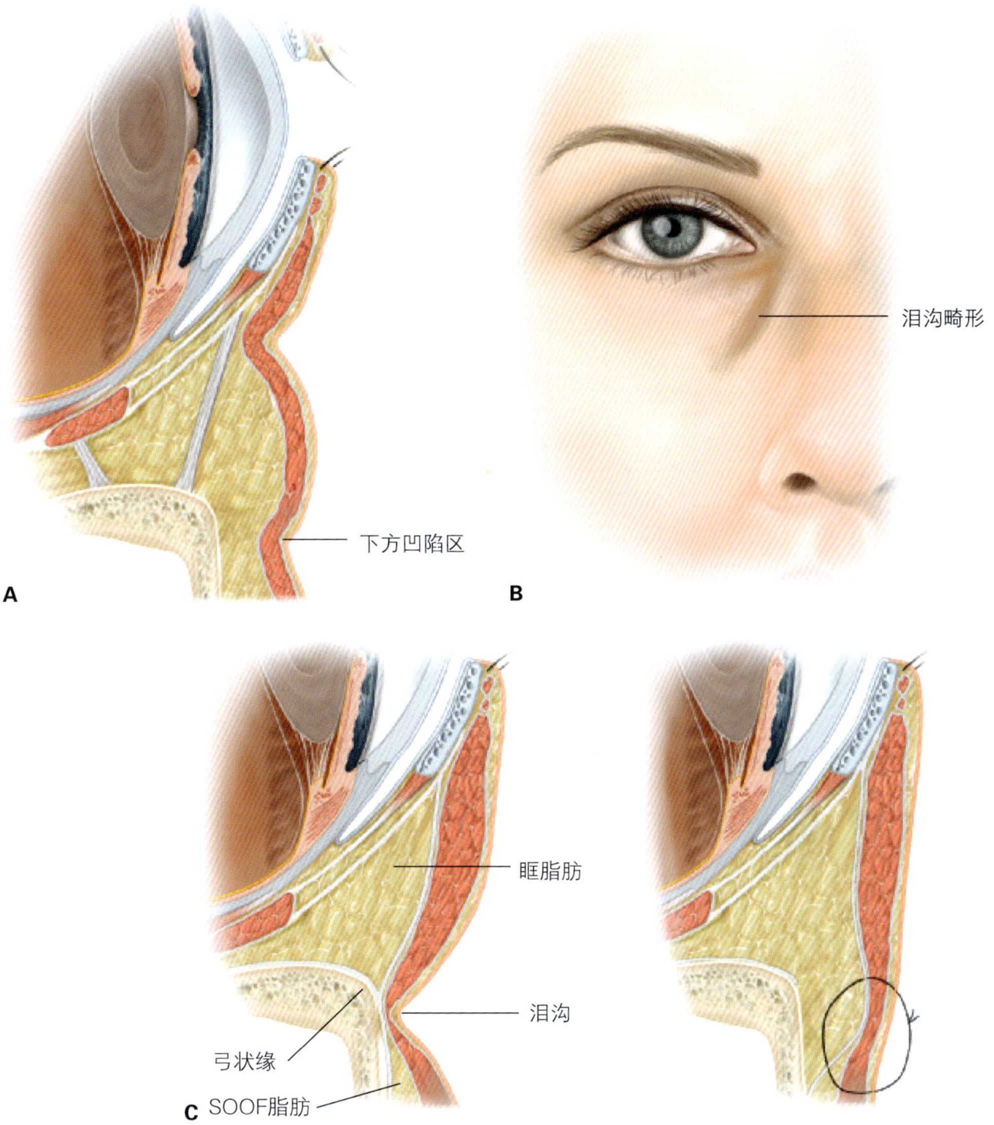

图34-2 **A.** 眼轮匝肌节制韧带或眶颧韧带将眼轮匝肌与其深面的上颌骨相连接。**B、C.** 泪沟（鼻颊沟）和睑颊沟（睑颧沟）超过眶下缘，由皮下软组织结构异常引起

眼圈。

- 皮肤松弛、皮肤过多和皱纹形成。
- 眼轮匝肌突出或肥大。
- 颧部脂肪袋和皱纹。

影像学检查

- 应用高像素的照相设备，可以为手术设计和实施、资料收集和临床沟通提供保障。
- 患者照相时的位置、灯光、焦距、背景均非常重要，需要进行标准化拍摄，以免在解剖特征方面存在误导或者变形。
- 拍摄的体位包括正位、斜侧位和侧位，拍摄的动作包括正位时微笑、抬眉、皱眉、眼睛向上看、闭眼、头部轻微后仰和前倾等。
- 术前还应该拍摄关于眶周形态和眼睑功能的高像素视频资料。
- 数字化图像分析软件有助于准确评估眼睑形态和不对称性，在下睑整形中较为常用。

非手术治疗

- 随着非手术治疗在求美者中的普及，有关非手术治疗和手术治疗的优缺点，需要根据求美者的解剖特点和具体情况进行全面的比较分析。
- 肉毒毒素注射可以暂时性消除下睑外侧静态纹、表情纹，并且可以减轻眼轮匝肌肥大、突出等症状。
- 激光治疗或者化学剥脱术（如应用三氯醋酸、苯酚-巴豆油）等，可以改善皮肤质地和松垂。
- 注射透明质酸、胶原蛋白或者移植自体脂肪，可以填充泪沟和睑颊沟，解决眶下缘凹陷、颧部低平，改善面部轮廓，呈现年轻化外观。
- 对于适用于手术的患者，也可以联合非手术治疗，达到增强或完善治疗效果的目的。

手术治疗过程

- 是否进行手术治疗，取决于患者的解剖情况以及对于改善程度和维持时间的要求。
- 手术适应证是脂肪疝出和脱垂形成囊袋，伴有泪沟或睑颊沟畸形，眼轮匝肌松弛，皮肤过多。
- 对于皮肤弹性较好者，首选结膜入路手术治疗。
- 手术风险包括血肿、感染、下睑退缩、下睑位置异常等。
- 手术的主要步骤包括睫毛下切开、松解弓状缘和眶颧韧带、去除下睑脂肪、外眦固定（锚着）、悬吊或收紧眼轮匝肌。
- 在一般情况下，皮肤切除要相对保守。常规进行外眦固定（锚着），以降低下睑退缩或角巩膜缘下方巩膜暴露的风险。

术前设计

- 术前重新回顾患者的照片，在手术室可以看到这些照片。
- 直立位画线，标记泪沟、睑颊沟和脂肪疝出最明显的部位。
- 术前再次询问是否服用阿司匹林，如果正在服用，手术要延期进行。
- 术者需要熟练掌握眦固定和眼睑缝合等手术方法，在手术过程的最后阶段有可能需要使用。

体位

- 患者取仰卧位。
- 用不含酒精的氯己定溶液进行消毒，避免消毒液误入眼睛。
- 静脉应用镇静剂，放置角膜保护器。
- 经鼻导管低流量吸氧。在应用电凝时暂停吸氧，以免起火。
- 应用含1∶100 000肾上腺素的1%利多卡因进行下睑和眶上缘区局部浸润麻醉。

入路

- 肌皮瓣法入路联合眼轮匝肌悬吊术。
  - 做睫毛下切口，以阶梯式切开的方式形成肌皮瓣，睑板前保留肌肉，然后显露下睑眼袋和眶隔。
  - 分离肌皮瓣，直至充分显露眶隔和眶下缘，以便去除脂肪。
  - 切除皮肤后，将眼轮匝肌可靠地悬吊至骨膜，以防术后眼睑退缩或眼睑位置异常。
- 皮瓣法入路联合反向眼轮匝肌收紧术（ROOT）。
  - 做睫毛下切口，深度达皮下层，在眼轮匝肌浅面分离，显露睑板前和眶隔前眼轮匝肌，皮下分离直至眶下缘。
  - 在眶隔前眼轮匝肌尾侧部分切开，显露眶隔和各组脂肪。注意避免内侧切开，以防损伤颊神经支配睑板前部分的分支。
  - 去除脂肪后，收紧松弛的眼轮匝肌。采用反向收紧的方式，即在眼轮匝肌尾侧切除一部分肌肉组织，然后在无张力下修复眼轮匝肌。
  - 采用这种方法时，分别进行皮肤切除和肌肉收紧的操作，特别适用于有明显的眼轮匝肌松弛明显和皮肤过多者。

肌皮瓣法入路联合眼轮匝肌悬吊术

- 切口线最外侧起于外眦角外侧5mm处，外侧切口略向下倾斜，与鱼尾纹平行或与鱼尾纹重合。
- 用直剪刀进行皮下层分离，分离层次位于睑板前眼轮匝肌的浅面，将剪刀的尖端指向内眦（**图34–3A**）。
- 在下睑缘用圆针缝合5–0丝线作为牵引线，牵拉下睑上缘向上，覆盖眼球（**图34–3B**）。
  - 在下睑缘下方2～3mm处用直剪刀做睫毛下切口，仅切开皮肤层。
- 在皮肤切口下方2～3mm处切开眼轮匝肌，从而形成阶梯式肌肉切开，可以至少保留5mm的睑板前眼轮匝肌（**图34–3C**）。
- 在眶隔前平面向下掀起肌皮瓣，直至眶下缘。
- 显露眶隔，在无菌棉签辅助下分辨各组脂肪。
- 切开眶隔，轻压眼球使眶隔脂肪疝出。
- 根据术前设计用电刀保守性去除各组脂肪（**图34–3D**）。
- 分离弓状缘，在骨膜下剥离，剥离范围向尾侧超过眶下缘，向外侧分离，用骨膜剥离器和电刀松解眼轮匝肌节制韧带。
  - 也可以在骨膜上平面的眼轮匝肌下进行分离，但是这种方法出血相对较多。
- 将部分脂肪组织转移或移植至超过眶下缘的位置，以消除泪沟和睑颊沟。
- 进行外眦固定（锚着），纠正下睑松弛，并防止术后巩膜暴露。注意缝合后外眦处下睑缘紧贴眼球。在收紧缝合线之前去除角膜保护器（**图34–3E～G**）。
- 彻底止血，用生理盐水冲洗创口。
- 上提肌皮瓣，保守性去除多余的皮肤和肌肉（**图**

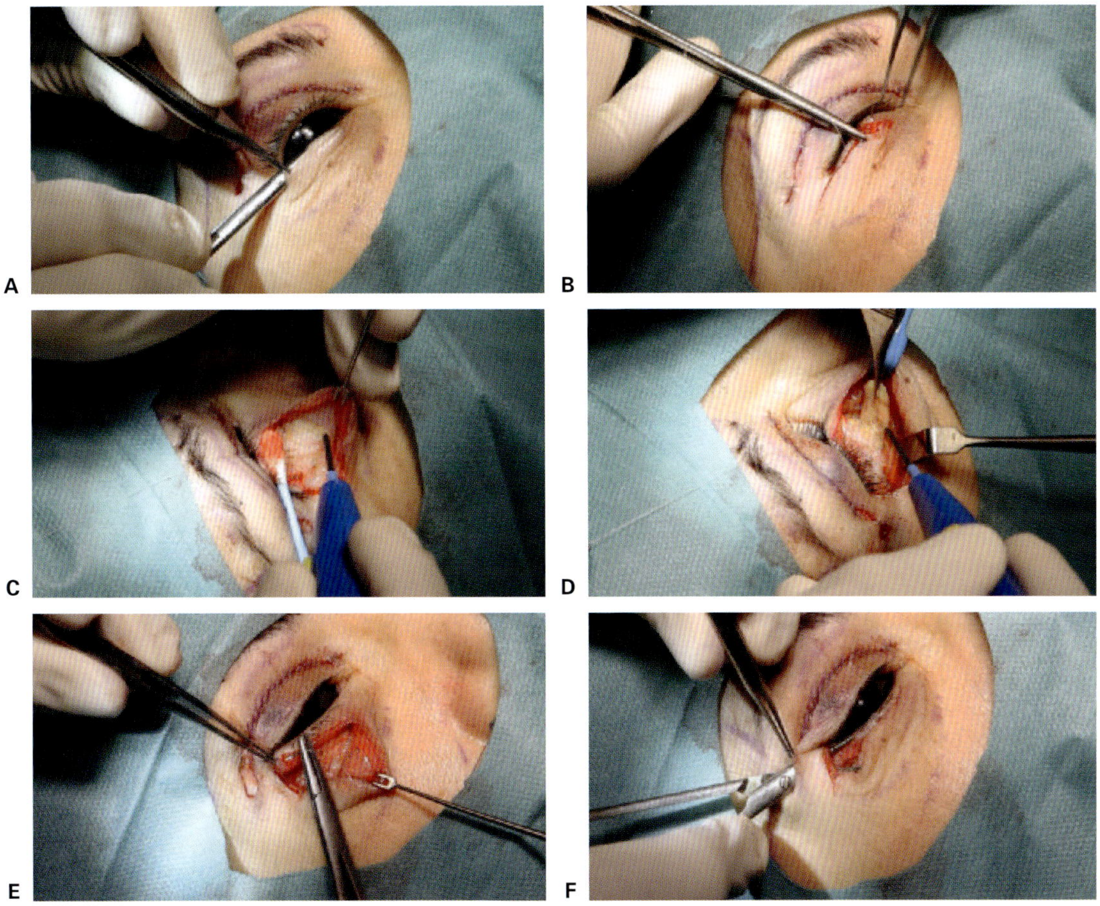

图34–3 **A.** 皮肤切开后，用直剪刀由切口进入皮下层，在睑板前眼轮匝肌浅面分离。**B.** 在下睑缘用圆针缝合5–0丝线作为牵引线，牵拉下睑上缘向上，覆盖眼球。**C.** 在皮肤切口下方2～3mm处切开眼轮匝肌，从而形成阶梯式肌肉切开，可以至少保留5mm的睑板前眼轮匝肌。**D.** 根据术前设计用电刀保守性去除外侧组、中央组（照片中所示）和内侧组脂肪。**E.** 用4–0 Ethibond线或Mersilene线将睑板与外侧支持带缝合。**F.** 使用直角剪刀使眶外侧缘切口与下睑切口相通

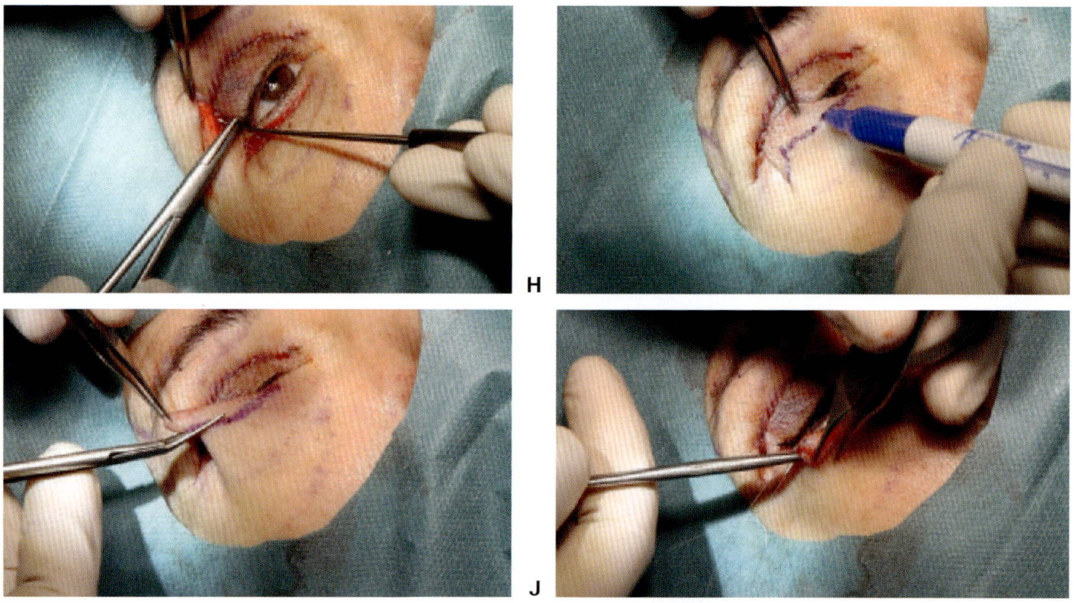

G H I J

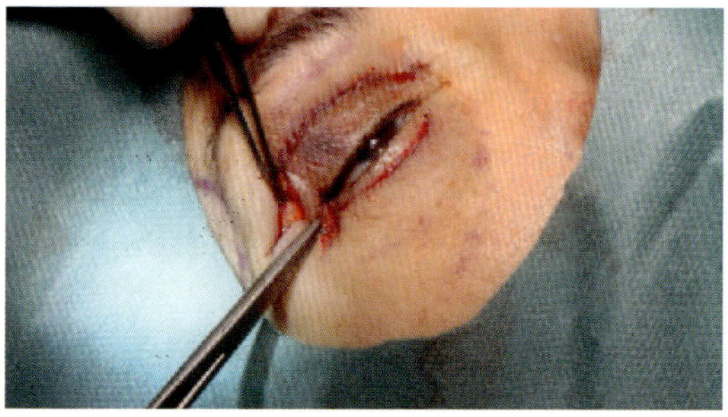

K

图34-3（续） **G**. 缝针穿过眶外侧缘骨膜。**H**. 上提肌皮瓣，标记多余的皮肤。**I**. 去除多余的皮肤和肌肉。**J**. 再次悬吊眼轮匝肌，图片中缝针穿过眼轮匝肌。**K**. 缝针穿过眶外侧缘骨膜

34-3H、I）。

- 用电刀切除多余的肌肉。
- 用4-0可吸收线将眼轮匝肌缝合固定于眶外侧缘骨膜上，完成肌肉的再次悬吊（**图34-3J、K**）。
- 用6-0快吸收线或7-0 Prolene线缝合睫毛下切口。
- 对于有下睑退缩或巩膜暴露倾向者，可以保留下睑牵引线，用于固定下睑位置，牵引线保留1～3天。
- 对于术中出现球结膜水肿或需要进行更大强度的外眦固定者，可以使用5-0 Prolene线行临时性外侧眼睑缝合术，缝线保留3天。

皮瓣法入路联合反向眼轮匝肌收紧术（ROOT）

- 在下睑缘用圆针缝合5-0丝线作为牵引线，牵拉下睑上缘向上，覆盖眼球。
- 切口线最外侧起于外眦角外侧5mm处，外侧切口略向下倾斜，与鱼尾纹平行或与鱼尾纹重合。切口在睑缘下方2～3mm处向内眦走行（**图34-4A**）。
- 在位于眼轮匝肌浅面的皮下层分离皮瓣，显露睑板前和眶隔前眼轮匝肌，分离直至眶下缘水平。在此过程中可以使用无菌棉签辅助分离，并结合皮肤透光法保证分离的层次（**图34-4B**）。
- 观察眼轮匝肌松弛情况，在眶下缘附近标记拟去除的眼轮匝肌条。
- 根据标记切开眼轮匝肌，由外向内掀起一条眼轮匝肌瓣（**图34-4C**）。
  - 避免向内侧切开过多，防止损伤此处支配睑板前眼轮匝肌的颊神经分支。
- 通过肌肉切除后形成的间隙，在眼轮匝肌下分离，向头侧在眶隔前平面分离，显露各组眶隔脂肪，向尾侧分离至眶下缘。
- 显露眶隔，在无菌棉签辅助下分辨各组脂肪。
- 切开眶隔，轻压眼球使眶隔脂肪疝出。
- 根据术前设计用电刀保守性去除内侧组、中央组和外侧组脂肪（**图34-4D**）。
- 分离弓状缘，在骨膜下剥离，剥离范围向尾侧超过

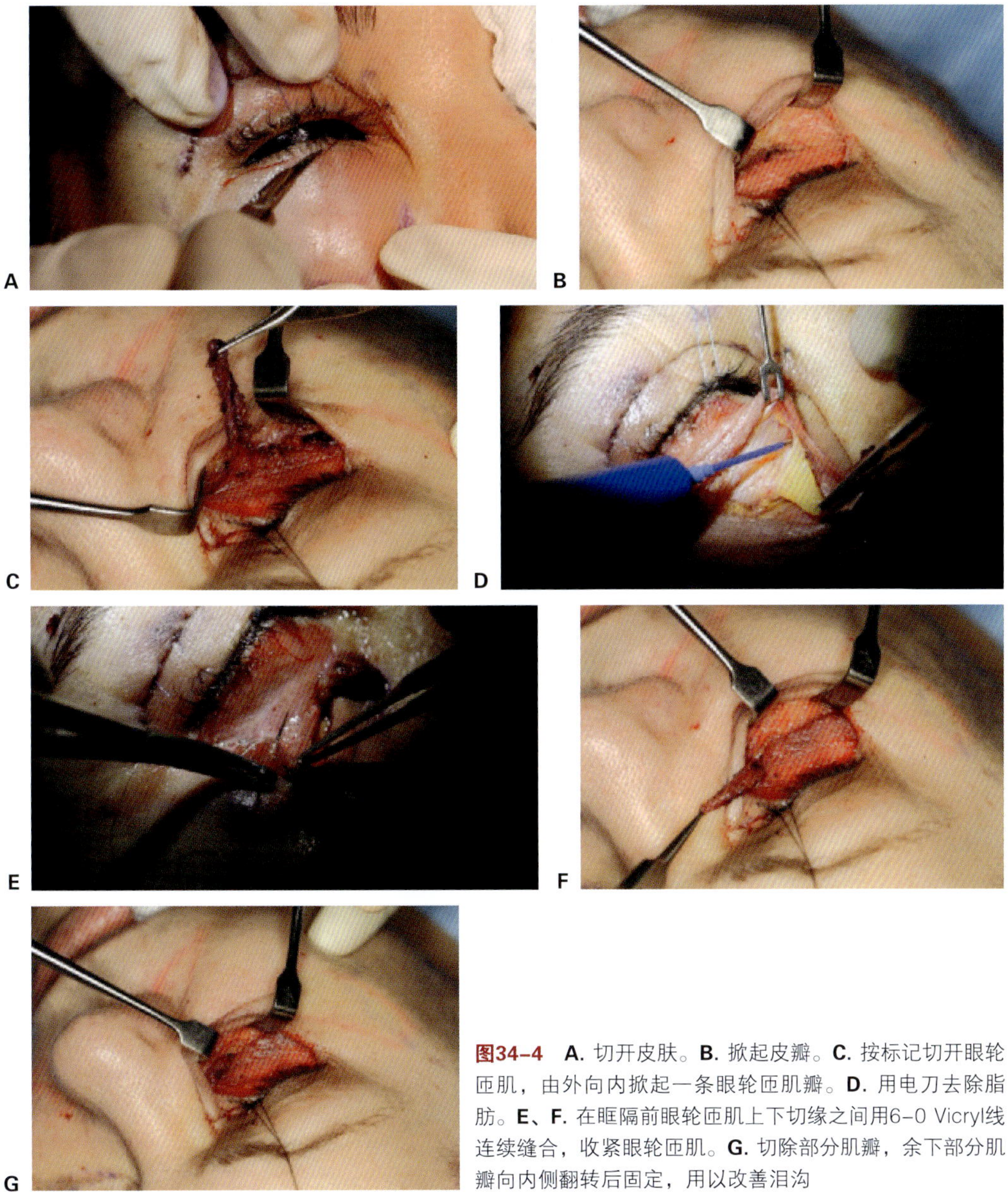

图34-4 **A.** 切开皮肤。**B.** 掀起皮瓣。**C.** 按标记切开眼轮匝肌，由外向内掀起一条眼轮匝肌瓣。**D.** 用电刀去除脂肪。**E、F.** 在眶隔前眼轮匝肌上下切缘之间用6-0 Vicryl线连续缝合，收紧眼轮匝肌。**G.** 切除部分肌瓣，余下部分肌瓣向内侧翻转后固定，用以改善泪沟

眶下缘，向外侧分离，用骨膜剥离器和电刀松解眼轮匝肌节制韧带。

- 也可以在骨膜上平面的眼轮匝肌下进行分离，但是这种方法出血相对较多。
- 将部分脂肪组织转移或移植至超过眶下缘的位置，以消除泪沟和睑颊沟。
- 进行外眦固定，纠正下睑松弛，并防止术后巩膜暴露。注意缝合后外眦处下睑缘紧贴眼球。在收紧缝合线之前去除角膜保护器。
- 彻底止血，用生理盐水冲洗创口。
- 在眶隔前眼轮匝肌上、下切缘之间用6-0 Vicryl线连续缝合，收紧眼轮匝肌。处理掀起的眼轮匝肌瓣，切除部分肌瓣，余下部分肌瓣向内侧翻转后固定，用以改善泪沟（**图34-4E～G**）。
- 上提皮瓣，保守性去除多余的皮肤。
- 用6-0快吸收线或7-0 Prolene线缝合睫毛下切口。
- 对于有下睑退缩或巩膜暴露倾向者，可以保留下睑牵引线，用于固定下睑位置，牵引线保留1～3天。
- 对于术中出现球结膜水肿或需要进行更大强度的外眦固定者，可以使用5-0 Prolene线行临时性外侧眼睑缝合术，缝线保留3天。

要点与难点

患者评估	■ 手术适应证选择不当，会导致术后效果不理想。 ■ 对于皮肤质地良好，眼轮匝肌松弛不严重者，建议采用结膜入路的方法进行矫正。
充分止血	■ 从手术开始到结束，都要注意减少出血，可以通过充分的浸润麻醉、针式电刀切开、分离和切除脂肪等操作方法加以实现。
外眦固定（锚着）	■ 通常进行外眦固定处位于相对于瞳孔较低的位置。但是对于眼球突出或下睑位置相对后缩者，要提高外眦固定的位置；而对于眼球下陷者，外眦固定位置要有所降低。 ■ 临床常见下睑不对称的情况，对此在原外眦较低侧固定位置要相对较高。 ■ 在外眦固定缝合完成后，下睑缘要紧贴眼球。眶外侧壁骨膜固定处要位于Whitnall结节所在的深度。
眼轮匝肌切开	■ 在采用肌皮瓣法时，要至少保留5mm的睑板前眼轮匝肌。 ■ 向内侧切开肌肉时尽量不要超过内侧角巩膜缘，防止损伤此处支配睑板前眼轮匝肌的颊神经分支。
眼轮匝肌收紧	■ 在采用肌皮瓣法时，需要在外眦处进行强有力的支撑，并将眼轮匝肌可靠地悬吊固定于骨膜，目的是防止下睑退缩和位置异常。 ■ 在采用皮瓣法时，要保守性去除肌肉，一般不要超过内侧界。
皮肤去除	■ 去皮量要相对保守。 ■ 下睑缘轻微上提，使之超过下方角巩膜缘，之后确定皮肤切除量。
术后护理	■ 对于有下睑退缩或位置异常倾向者，可以保留下睑牵引线，并行上下眼睑缝合固定。 ■ 术后早期对眼部进行轻度加压，并辅助应用弹力头套，有助于减轻术后肿胀。特别注意对下睑和中面部的适度加压。

术后注意事项

- 术后48h局部冰敷和轻度加压。
- 人工泪液滴眼，口服消炎药和止痛药。
- 建议患者术后5天内睡眠时采取头高位，避免可能引起血压升高或者造成肿胀的运动、药物或饮食。
- 术后6天拆线。

治疗效果

- 对于眼袋和泪沟明显，伴有下睑皮肤过多和眼轮匝肌松弛者，通过该手术能够得到良好的效果（**图34–5**）。
- 虽然一般情况下手术效果良好，但是必须向患者告知，术后有可能会有较长时间的肿胀期，并且可能需要进行二次修复手术。
- Codner报道了264例经皮下睑整形术的结果。
  - 球结膜水肿发生率最高（12%）。
  - 10位患者出现睑部炎症（3.8%），需要进行激素和抗生素眼膏治疗。
  - 16位患者出现暂时性下睑位置异常（6.1%），经过下睑按摩后症状消失。
  - 7位患者出现严重的下睑退缩，需要手术矫正（2.7%）。其中2例合并双侧睑外翻，巩膜暴露（0.8%），需要进行外眦固定术。
  - 另外，11.7%的患者因小的并发症进行了修整手术，包括切口线处囊肿或肉芽肿、瘢痕、可触及外眦固定缝线、缝线炎症、外眦蹼状增生等。

并发症

- 术后血肿除了延长恢复时间外，还是需要急诊处理的并发症。如果出血积聚在球后间隙，可能卡压视神经而导致失明。
- 感染较少发生，必要时全身和局部要及时应用抗生素治疗。
- 需要向患者告知，术后仍然可能发生下睑缘位置异常。早期进行垂直方向的按摩和牵拉有助于改善局部状况，但是仍可能需要进行二次手术治疗。
- 术后可能有长时间的肿胀，可能与眶下区剥离范围较大、局部淋巴回流受损有关。
- 可能出现重置脂肪硬化或纤维化的情况，一般会在术后3个月后改善。
- 术后可能发生囊肿或肉芽肿，尤其在切口较长或术

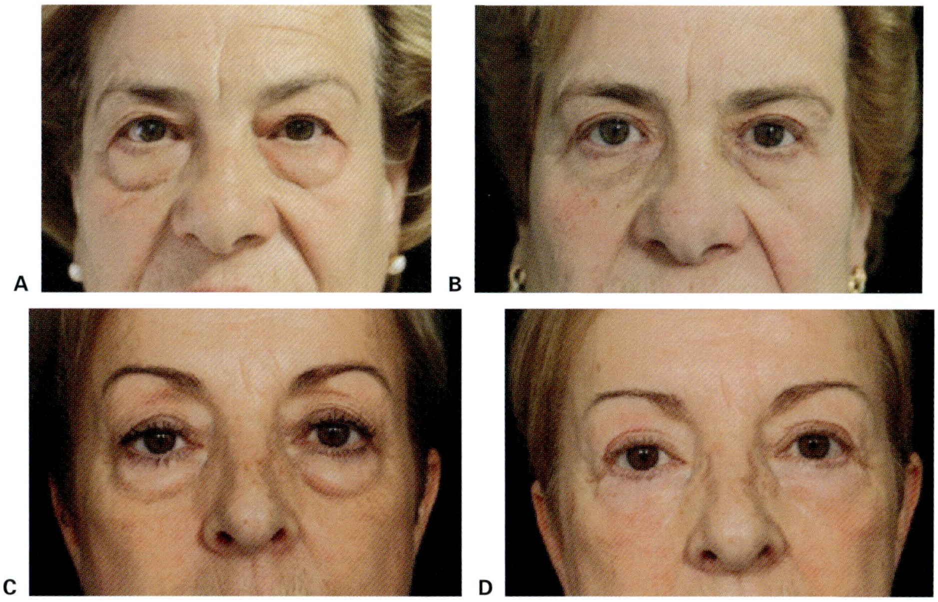

图34-5 **A、B.** 女性患者，接受睫毛下切口下睑整形术前和术后外观。采用肌皮瓣法，并进行了眼轮匝肌悬吊。**C、D.** 女性患者，接受睫毛下切口下睑整形术前和术后外观。采用皮瓣法，并进行了反向眼轮匝肌收紧术（ROOT）

后局部应用抗生素软膏的患者中更容易发生。球结膜水肿在进行外眦悬吊的患者中较为常见，与术后淋巴回流障碍有关。治疗方法可以局部应用含激素的滴眼液，短期遮挡患眼。必要时为了防止角膜暴露和球结膜水肿加重，可以进行暂时性外眦处眼睑缝合。对于顽固性病例，可以进行结膜切开引流治疗。

参考文献

[1] Kakizaki H, Malhotra R, Madge SN, Selva D. Lower eyelid anatomy: an update. *Ann Plast Surg*. 2009;63(3):344-351.

[2] Haddock NT, Saadeh PB, Boutros S, Thorne CH. The tear trough and lid/cheek junction: anatomy and implications for surgical correction. *Plast Reconstr Surg*. 2009;123(4):1332-1340.

[3] Jindal K, Sarcia M, Codner MA. Functional considerations in aesthetic eyelid surgery. *Plast Reconstr Surg*. 2014;134(6):1154-1170.

[4] Friedmann DP, Goldman MP. Dark circles: etiology and management options. *Clin Plast Surg*. 2015;42(1):33-50.

[5] Goldberg RA, McCann JD, Fiaschetti D, Simon GJB. What causes eyelid bags? Analysis of 114 consecutive patients. *Plast Reconstr Surg*. 2005;115(5):1395-1402.

[6] Archibald DJ, Carlson ML, Friedman O. Pitfalls of nonstandardized photography. *Facial Plast Surg Clin North Am*. 2010;18(2):253-266.

[7] Bravo FG, Kufeke M, Pascual D. Incidence of lower eyelid asymmetry: an anthropometric analysis of 204 patients. *Aesthet Surg J*. 2013;33(6):783-788.

[8] Bravo FG. The aesthetic-health pyramid: a tool for patient education. *Plast Reconstr Surg*. 2010;126(2):112e-113e.

[9] Codner MA, Wolfli JN, Anzarut A. Primary transcutaneous lower blepharoplasty with routine lateral canthal support: a comprehensive 10-year review. *Plast Reconstr Surg*. 2008;121(1):241-250.

[10] Pepper JP, Baker SR. Transcutaneous lower blepharoplasty with fat transposition. *Clin Plast Surg*. 2015;42(1):57-62.

35

外眦固定（锚着）术或外眦成形术

Lateral Canthal Manipulation With Canthopexy or Canthoplasty

George N. Kamel, Glenn W. Jelks, and Oren M. Tepper

概述

- 外眦或外眦韧带（外眦支持带）是眶隔前眼轮匝肌和睑板前眼轮匝肌向外侧的延续。除此之外，参与外眦构成的结构还有上睑提肌腱膜外侧角、Lockwood韧带、外直肌节制韧带等。
- 下支持带是指由下睑延续为外眦韧带的部分。
- 外眦固定（锚着）术是指在不切断外眦韧带在眶结节的附着点的情况下重新定位外眦，而外眦成形术是指切断外眦韧带附着点后重新定位外眦。

相关解剖

- 为了达到最佳的美学效果，同时避免发生各种并发症，必须熟练掌握眶周区的解剖。
- 眼睑及其周围结构可以分为5个解剖区（**图35–1**）。Ⅰ区和Ⅱ区分别指上睑和下睑。Ⅲ区指内眦和泪道引流系统。Ⅳ区指外眦和外侧韧带（外眦支持带）。Ⅴ区指眼眶周围结构，包括前额、眉部、眉间、太阳穴、颧区和鼻区。
- 下睑手术包括下睑成形术、外眦固定（锚着）术和外眦成形术，集中在Ⅱ区和Ⅳ区。下睑（Ⅱ区）由前层、中层、后层3层结构组成。前层由皮肤和眼轮匝肌构成，眼轮匝肌又分为睑板前部、眶隔前部和眶部。睑板前部和眶隔前部通常称为睑部。中层由睑板、眶隔和眶隔后脂肪构成，后层由睑囊筋膜和结膜构成。
- 下睑板平均宽25mm，高4mm，厚1mm，构成完整眼睑的支撑结构。
- 外眦或外侧支持带（Ⅳ区）是一个三维纤维结构，连接上、下睑板和位于眶外侧缘后8mm处的Whitnall结节（**图35–2**）。该结构位于外眦角，通常高出内眦角1.5～2.0mm。在美学上，外眦高于内眦更符合美学标准，称为“正向外眦倾斜”。当外眦位于内眦水平或位于其下方时，分别称为“中性外眦倾斜”或“负向外眦倾斜”。本章重点介绍的外眦固定（锚着）术或外眦成形术，主要与来源于下睑部分的外侧支持带或称为“下支持带”的结构有关。

发病机制

- 虽然不同种族和文化差异会影响眼部外观，但是年轻的眼部普遍存在以下特征：形状类似杏仁，睑裂狭长，内外眦连线向上方倾斜约4°。如果外眦支撑力丧失，睑裂外侧会变得圆钝，下睑边缘会变得松弛。在病理生理学上，外眦异常的因素包括重力

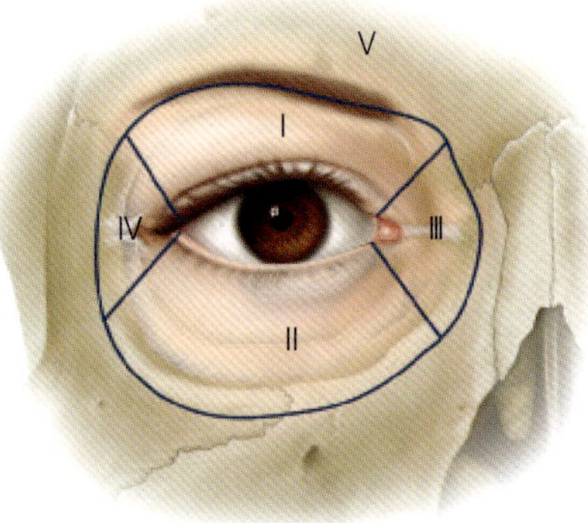

图35–1 眶周部位的5个分区

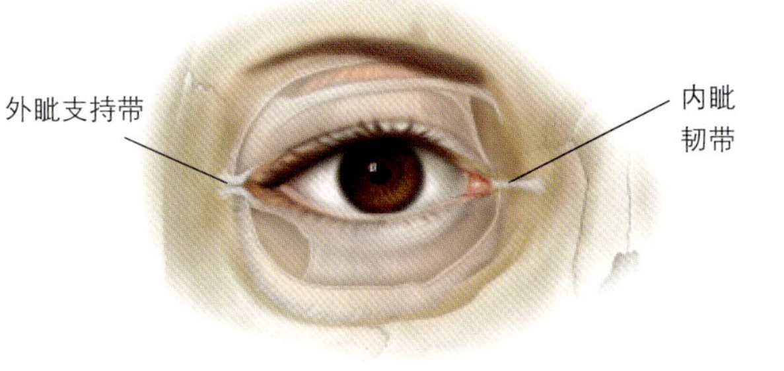

图35–2 上睑和下睑的支持结构。外眦支持带由来源于上睑和下睑的结构共同构成

表35-1 七步法术前分析表

1. 眼球突度	□正性	□中性	□负性
2. 快速复位能力、向前牵拉距离	□快速复位 □＜4mm	□延迟复位 □＞4mm	
3. 巩膜显露程度	□0 1 2 3	□0 1 2 3	
4. 外眦倾斜方向	□正向	□中性	□负向
5. 外眦-眶缘距离	□＜1cm	□＞1cm	
6. 中面部位置	□正常	□下垂	
7. 垂直向受限情况	□无	□有	

性、机械性或其他复杂性因素，这些因素可导致外眦的支持作用丧失。

- 一些接受下睑成形术的患者术后容易发生下睑位置异常。对于此类患者，可以预防性采用外眦收紧术。

病史与查体

- 术前评估从详细的病史采集和记录开始，重点评估可能导致术后并发症的危险因素。既往高血压、糖尿病、甲状腺疾病、出血倾向、青光眼、干眼症、外伤、眶周和面部手术（包括屈光手术）等病史均具有临床意义，应记录在案。此外，需了解术前非甾体抗炎药、抗凝剂和阿司匹林等用药史，并在术前至少停药2周。
- 在体格检查时，请患者取端坐位，并处于放松的状态。首先检查视力、瞳孔反射、眼外肌运动状况和Bell现象等。下睑检查内容包括颧部囊袋、脂肪疝出情况、皮炎、泪沟、皮肤色素沉着等。此外，笔者根据临床经验总结出下睑手术前应评估的7个关键特征，包括眼球突度，快速复位能力、向前牵拉距离，巩膜显露程度，外眦倾斜方向，外眦-眶缘距离，中面部位置和垂直向受限情况（**表35-1**）。
- 外眦倾斜方向是用来评估内眦与外眦之间高度的（**图35-3**）。外眦位置平均高于内眦1.5～2mm，外观上呈现一个正向的倾斜度。外眦倾斜方向分为正向、负向或中性3种。
- 眼球突度分析是用来评估眼球角膜最凸点与颧突的位置关系的，分为中性、正性或负性3种。正性者角膜最凸点位于颧突的后方，负性者角膜最凸点位于颧突的前方。负性者与脂肪垫突出、中面部凹陷有关，此类患者在眼睑手术后发生下睑位置异常的风险较大。
- 巩膜显露程度是用来评估下睑缘与下方角巩膜缘的位置关系的。在正常情况下，两者处于同一水平。如果下方角膜下缘以下巩膜外露，提示睑板韧带松弛。
- 睑板功能是用来评估下睑的张力的，通过分析快速复位能力和向前牵拉距离进行评估。快速复位能力测试是请患者在不眨眼的情况下处于平视状态，检

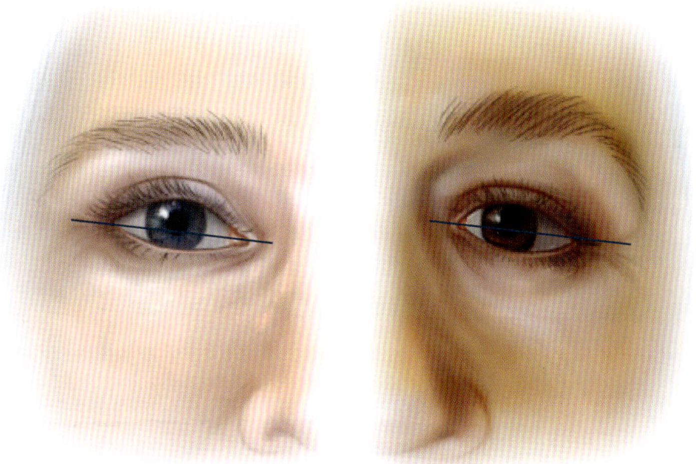

图35-3 外眦倾斜方向是用来评估内眦与外眦高度之间的关系的

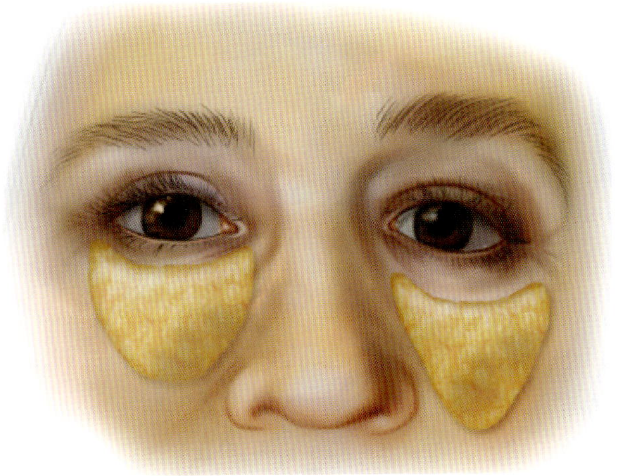

图35-4 中面部颧颊区位置变化对下睑的影响

查者向下移动下睑，测量下睑恢复至正常位置所需要的时间。时间超过1s为功能异常，与眼轮匝肌张力丧失有关。向前牵拉距离测试是将下睑向前牵拉脱离眼球，测量眼球与下睑之间的最大距离。在正常情况下，该距离小于4mm。如果大于8mm，则表明睑板韧带松弛，可能需要进行水平向下睑缩短术。

- 外眦-眶缘距离（LC-OR）测量有较大的临床意义，可以分为大于1cm或小于1cm两类。对于下睑严重错位需要矫正的患者，该距离对于术式选择有重要的指导意义。
- 中面部位置是影响下睑颊联合的重要因素。对于中面部下垂的患者可以使用中面部悬吊术来支撑下睑，缓解外眦部的张力（**图35-4**）。
- 在术前检查中，还必须评估垂直向受限情况。评估方法是检查者上提下睑，观察可以上提的高度，一般可以超过瞳孔上缘水平。对于有垂直向受限的患者，首先要明确受限是来源于前层、中层还是后层结构；而后制定相应的矫正方式，如瘢痕松解、假体植入、面颊部悬吊或Mitek锚着固定等。

应用七步法术前分析有助于进行原发性眼睑成形术或下睑错位畸形矫正术时选择正确的方法。依据七步法术前分析表（**表35-1**）可知，具有左侧一列解剖学特征的患者，术后效果优于具有右侧一列解剖学特征者。

影像学检查

外眦固定（锚着）术或外眦成形术患者术前一般无须进行放射成像检查。

手术治疗过程

- 针对下支持带的外眦固定术的目的是在不将下睑和睑外侧联合分离的情况下，改善下睑的美观，同时防止下睑位置异常。此外，常用于纠正眼球突出患者下睑位置的异常。该手术形成的向外侧的张力和拉力可以抚平下睑皮肤，减少下睑皮肤切除量，甚至不必切除下睑皮肤，即可显著改善下睑外观。对于有严重松弛或退缩表现的患者，不能仅进行外眦固定术，也需要进行外眦成形术。

术前设计

- 应用七步法术前分析可以帮助医生进行正确的手术设计。

体位

- 术者位于患者的头侧，面向双脚。建议使用配头灯的手术放大镜进行操作，以辅助显露关键结构。

入路

- 有许多手术方法可以用于改善外眦和下睑的位置异常，包括旗状眼轮匝肌肌皮瓣外眦成形术、睑板条形瓣颧颊悬吊外眦成形术（Mitek锚着固定）和外眦骨锚着固定术等。本章重点介绍下支持带外眦固定术和外眦成形术。

操作步骤

下支持带外眦固定术和外眦成形术

- 下支持带外眦固定或外眦成形术可以通过外眦水平切口或眼睑上外侧切口进行。
- 上睑切口的优点是，可以应用原上睑成形术切口同时进行手术。
- 沿上睑切口外侧的下缘，在骨膜上层沿内下方向进行肌下剥离。
- 采用针式电刀和钝性剪刀相结合的分离方式，将外眦和下睑周围的肌皮瓣掀起2cm。
- 使用带绝缘保护套的Desmarres拉钩拉开肌皮瓣，显露外眦支持带，该支持带位于下睑外侧脂肪的上方。

操作步骤

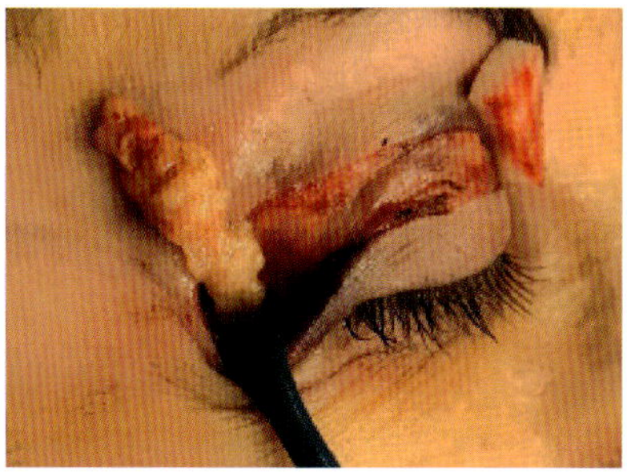
A

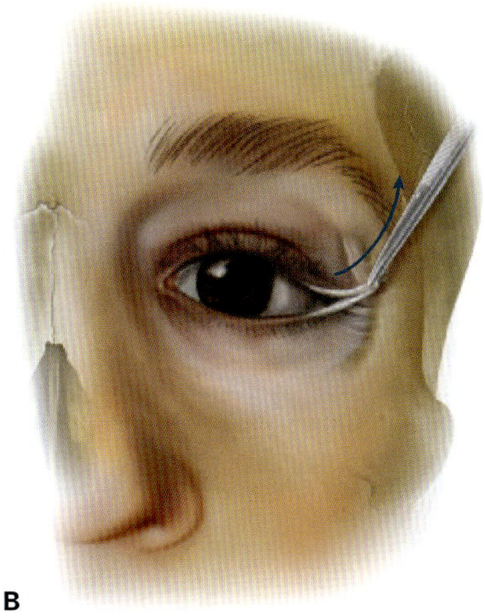
B

图35-5 **A.** 通常在上睑成形术切口外侧进行下支持带外眦固定（锚着）术。**B.** 钳夹下支持带，固定于眶外侧缘内侧骨膜

- 可以在此时去除下睑脂肪，形成良好的术野显露（Jelks腔），可以看到外眦支持带止于Whitnall结节处，这也是这种方法的一个优点（**图35-5A**）。
- 在进行外眦固定术时，用止血钳夹住下支持带（**图35-5B**），使用永久或半永久缝合线（Mersilene 4-0，Polydek Silky Ⅱ-ME2）进行两道U形缝合。
- 在进行外眦成形术时，将下支持带从Whitnall结节附着处剥离，以便重新定位。
- 然后将下睑外翻，确认缝线没有挂到结膜上。
- 在进行外眦成形术时，在悬吊缝合之前，切断下支持带，从而将下睑与眶外侧壁分离。
- 在瞳孔处于平视的状态下，将缝合线固定在位于瞳孔上缘水平的眶外侧缘内侧的骨膜上。这一缝合将决定外眦韧带新的高度和位置，至关重要，应谨慎操作。注意角膜保护器可能会影响术者判断瞳孔的位置。在眼眶内，相应的位置位于眶外侧缘向内拐弯处。
- 单层缝合关闭切口。
- 当采用水平外眦切口时，以上原则同样适用。如果不采用重睑切口，则可采用外眦处切口。在这种情况下，可以从下方显露并分离外眦韧带，更为直观，操作方法相同。

要点与难点

适用证	■ 在一期眼睑成形术中，外眦韧带固定（锚着）术有助于防止下睑位置异常。 ■ 外眦成形术可用于矫正与眼球突出有关的下睑继发性位置异常。 ■ 外眦收紧可以解决下睑皮肤多余的问题，从而减少或避免切除皮肤。
优点	■ 下支持带外眦固定术不会引起下睑与外侧睑缘联合分离。
矫正高度	■ 下睑应适当过度矫正，覆盖下睑角巩膜缘1～2mm，2～6周后会处于正常位置。

术后注意事项

- 术后24h尽量减少活动，保持床头抬高45°。
- 术后24h冷敷。
- 眼睑切口外涂抗生素眼膏，2～3次/d。类固醇滴眼液滴眼3～5天。
- 可应用人工泪液1周，但通常不需要使用。
- 术后2～3周内睡觉时采取上身抬高30°～45°的仰卧位。
- 术后3～4周可以恢复正常的活动。
- 术后5天拆线，术后4周、3个月、6个月、9个月和1年随访。
- 术后1年拍摄随访照片。

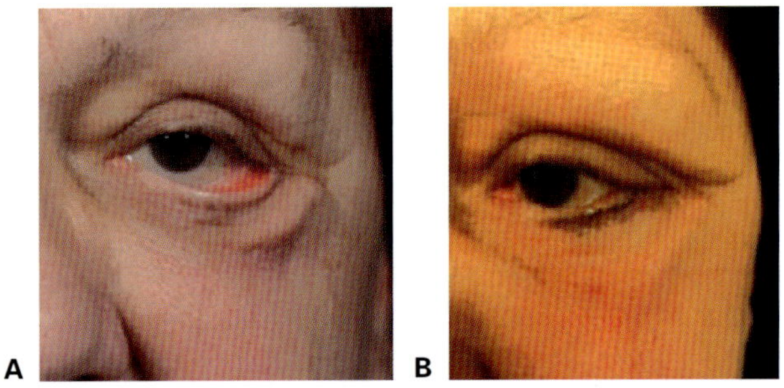

图35-6 **A.** 下睑外翻患者的术前照片。**B.** 行下支持带外眦固定（锚着）术，恢复了下睑的位置，改善了外眦倾斜的方向

治疗效果

- 参见**图35-6**。

并发症

- 外眦手术后并发症少见，可能发生的并发症包括：
  - 出血。
  - 感染。
  - 下睑位置异常。
  - 瘢痕形成。
  - 结膜水肿。

致谢

感谢Steve Sultan和Elizabeth Jelks为本章的编写所做出的贡献。

参考文献

[1] Jelks GW, Elizabeth BJ. "Lateral canthal suspension techniques". *Aesthet Plast Surg*. 2009:329.
[2] Tepper O, Steinbrech D, Howell MH, et al. A retrospective review of patients undergoing lateral canthal techniques to manage existing or potential lower eyelid malposition: identification of seven key preopera- tive findings. *Plast Reconstr Surg*. 2015;136(1):40-49.
[3] Jindal K, Sarcia M, Codner MA. Functional considerations in aesthetic eyelid surgery. *Plast Reconstr Surg*. 2014;134(6):1154-1170.
[4] Yaremchuk MJ, Chen YC. Bridge of bone canthopexy. *Aesthet Surg J*. 2009;29:323-329.
[5] Jelks GW, Glat PM, Jelks EB, Longaker MT. The inferior retinacular lateral canthoplasty: a new technique. *Plast Reconstr Surg*. 1997;100(5): 1262-1270.

眶周脂肪移植年轻化1

Indications and Techniques for Fat Grafting for Periorbital Rejuvenation

Oren M. Tepper, Jillian Schreiber, Elizabeth B. Jelks, and Glenn W. Jelks

概述

- 眶周是年轻面容的重要组成部分。其中，眼睑年轻化是求美者常见的诉求，同时也是大多数整形外科医生都要面对的具有挑战性的工作。尽管很长时间以来人们就已经认识到，软组织的下垂和皮肤状态的改变是眶周老化的特征，但是直到近年来人们才发现，眶周容积的缺失或减少也是加速老化的重要因素之一。
- 传统的眼睑成形术基本上都是做减法。上下睑成形术的传统方法包括切除多余的皮肤和脂肪，结果可能造成眼睑凹陷或"曾做过手术"的外观。实际上，眶周脂肪对年轻化眼睑具有支持和轮廓塑形的作用。因此，近年来眼睑成形术已经由单纯的切除多余组织，转变为注重眶周组织体积的保留和恢复。本章介绍了一种最新的眶周脂肪移植方法，可以用于上、下睑年轻化，以及睑成形术后继发性畸形的修复。
- 自体脂肪移植具有易于获取、长期有效、操作简便和相对安全等优势，已受到人们的广泛欢迎，并已成为一种有效的面部填充技术。自体脂肪移植可用于纠正上、下睑和眉部及睑–颊交界处的衰老征象。

上睑

- 上睑及其周围部位皮肤和脂肪萎缩后，会出现眶周骷髅化、眶周剩余脂肪突出、软组织支撑力减弱、眉下垂等情况。
- 上睑脂肪移植术适用于纠正上睑凹陷，后者常由于衰老或上睑成形术中眶隔后脂肪切除过多所引起。

下睑

- 期望眶周年轻化的患者最常见的诉求是纠正鼻颊沟（泪沟）。这一凹沟位于下睑与颊部之间（睑–颊交界区），起自内眦，向外下方延伸，直至颊部上方。其表现与下睑"黑眼圈""水肿"等不同。
- 无论是否切除睑–颊交界处多余的皮肤和脂肪，眶周脂肪移植术均是一种纠正泪沟的有效方法。

相关解剖

- 眶周区由骨性眶缘，眼轮匝肌，眶脂肪室和上、下睑组成。上、下睑为层状结构，由眶隔分为前板和后板（**图36–1**）。
- 上、下睑的前板由较薄的皮肤和眼轮匝肌构成。眼轮匝肌分为睑板前眼轮匝肌、眶隔前眼轮匝肌和眶部眼轮匝肌。睑板前眼轮匝肌、眶隔前轮匝肌构成眼睑的一部分，其功能为不自主的眨眼。眶部眼轮匝肌则负责自主性闭眼动作。
- 上、下睑的后板在解剖结构上有相似之处，也有所不同。上睑后板包括睑结膜和睑板。在睑板上方，由睑结膜和Müller肌构成。下睑后板同样由睑结膜和

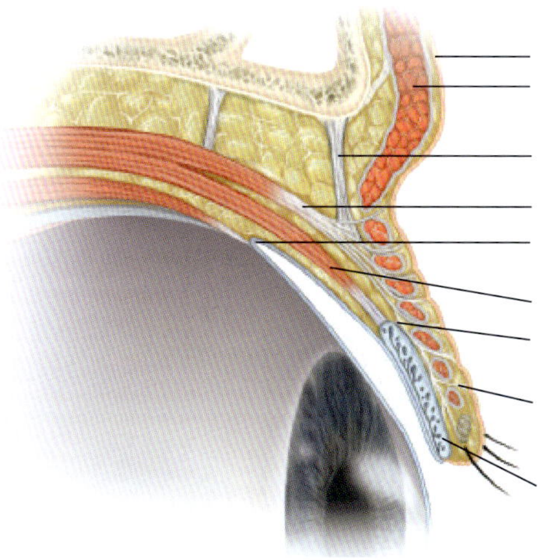

图36–1 上睑解剖。矢状位示意图显示上睑前层和后层结构，并可见其与眶隔的关系

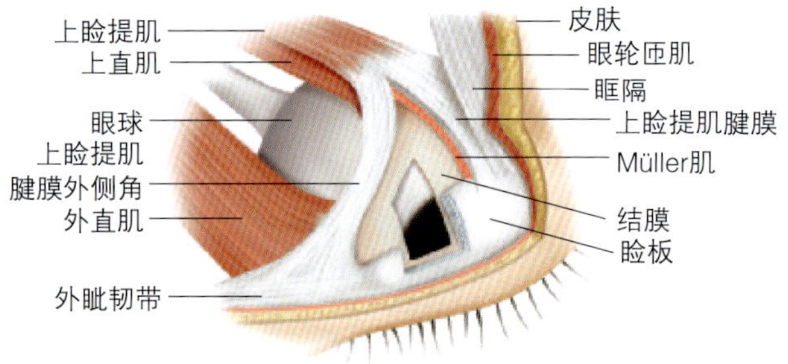

图36-2 上睑解剖，重点显示上睑提肌、睑板和外眦的关系

睑板构成，在睑板下方由下睑结膜、睑囊筋膜和下睑缩肌构成。

- 上提上睑的肌群包括上睑提肌和Müller肌，分别由动眼神经和交感神经支配（**图36-2**）。下睑肌群包括睑囊筋膜和下睑缩肌。
- 眶周年轻化最常涉及的结构是泪沟，其形成与睑-颊交界处皮肤的质地和弹性，以及皮下脂肪、眼轮匝肌、眶隔、睑囊筋膜和眶隔后脂肪的改变有关。弓状缘在颧骨和上颌骨的位置决定了睑-颊交界区的位置（**图36-4**）。
- 弓状缘结构由眶隔、眶骨骨膜和上颌骨骨膜共同构成，与眶隔前眼轮匝肌、眶部眼轮匝肌、眶周支持韧带、颧颊部纤维隔、颧前间隙以及弓状带等结构的起始点有关。
- 上睑脂肪由内侧和外侧脂肪室组成。下睑眶隔后脂肪由3个部分组成，分别是外侧（颞侧）组脂肪、中央组脂肪和内侧（鼻侧）组脂肪。内侧组脂肪和中央组脂肪由下斜肌肌腱分隔。内侧组脂肪颜色发白，来源于眶内脂肪；外侧组和中央组脂肪呈黄色，密度较低，来源于腱膜前脂肪。

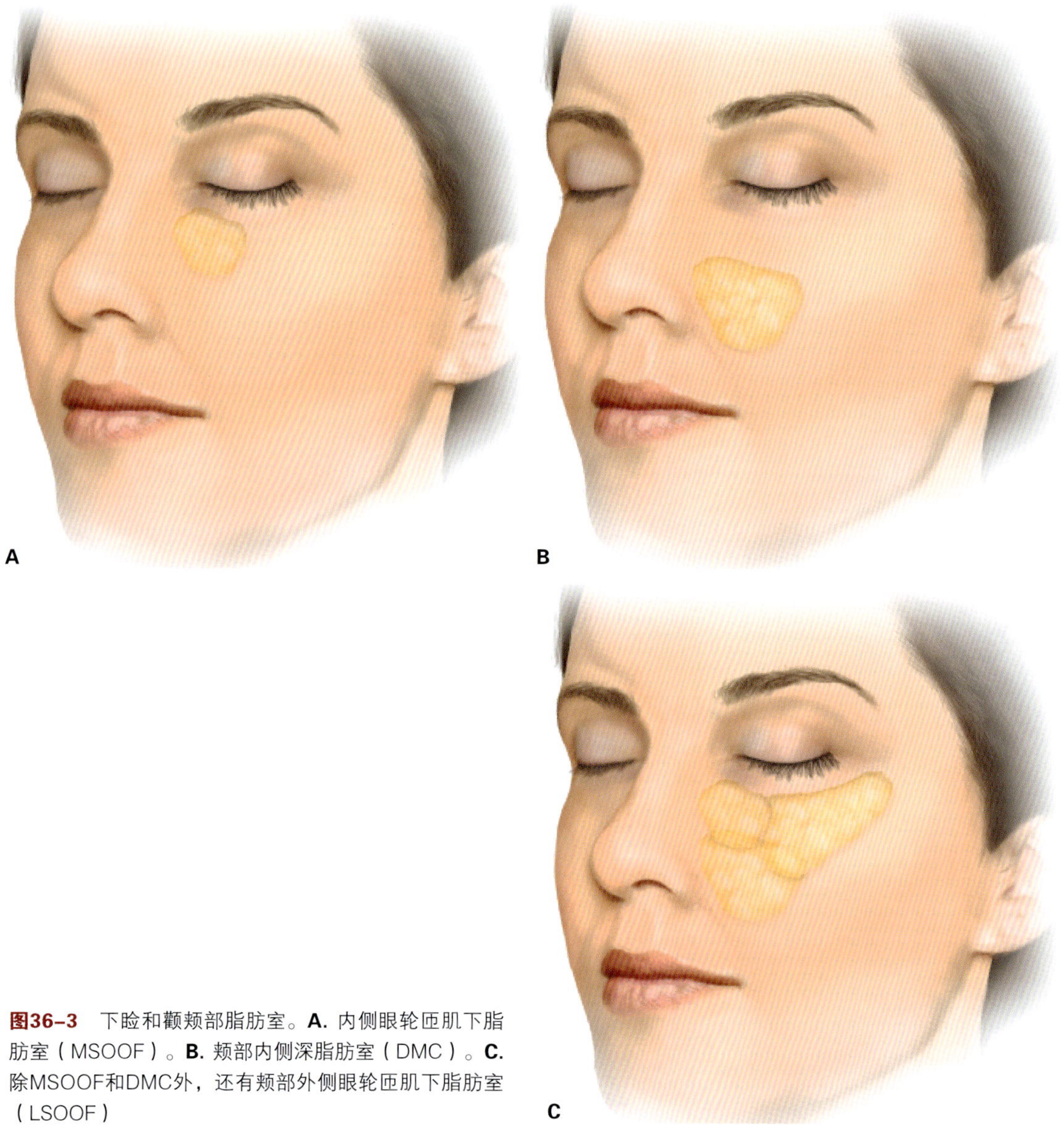

图36-3 下睑和颧颊部脂肪室。**A.** 内侧眼轮匝肌下脂肪室（MSOOF）。**B.** 颊部内侧深脂肪室（DMC）。**C.** 除MSOOF和DMC外，还有颊部外侧眼轮匝肌下脂肪室（LSOOF）

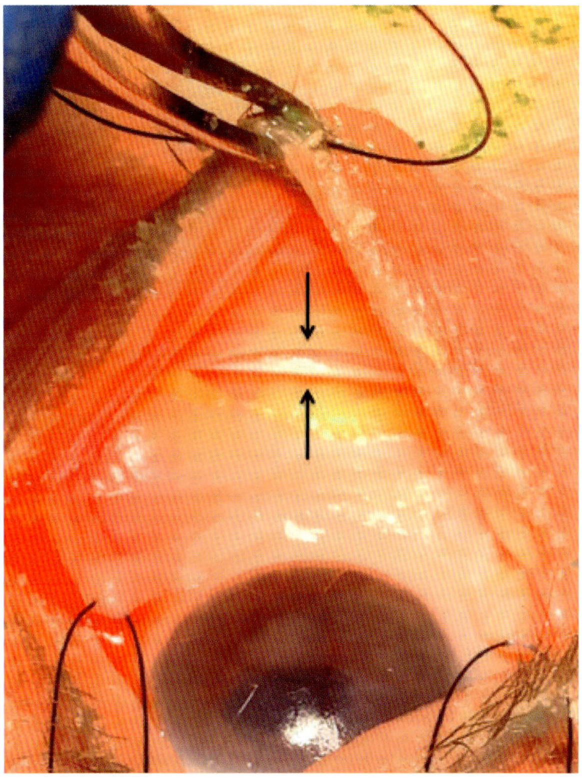

图36-4 在尸体解剖中显示弓状缘结构，由眶隔、眶骨骨膜和上颌骨骨膜共同构成

- 最新研究表明，面部脂肪分成多个脂肪室结构。关于眶周脂肪室的描述在文献中不尽相同。Rohrich等通过尸体解剖发现，眼轮匝肌深层脂肪室可以分为内侧与外侧两部分。内侧脂肪室从内侧角巩膜缘水平延伸至外眦，沿眶下缘走行。外侧脂肪室从外眦延伸至颞部脂肪垫。尽管关于脂肪室的命名和解剖学界限尚未达成共识，但是公认的观点是，眼睑美学不仅要考虑眶隔后脂肪，同时也需要综合分析眶周的脂肪室结构（**图36-3**）。
- 在衰老面容中，颞部凹陷是比较容易被忽视的部分。颞部组织的流失导致上面部呈现“沙漏”状，可以通过自体脂肪移植来纠正。颞部容量恢复后，额部与颧部的过渡变得更为流畅自然。

病史与查体

- 术前须对患者进行全面的病史采集和体格检查，这些措施对于进行眶周年轻化治疗均非常重要。此外还要进行全面的眼科检查。患者服用抗凝剂和抗血小板药物的情况应记录在案，并要求患者在手术前停止使用这些药物，以避免引起出血等并发症。要对眶周结构及颊部、颞部和额部等邻近组织结构进行评估，以实现和谐和均衡的面部美学效果。
- 要对眶周部位进行详细的评估，并记录上下睑皮肤的质地、皮肤的多余量以及眼眶脂肪的疝出情况。
- 要对眼眶结构的功能进行全面的检查，评估外眦下降程度、眼睑松弛度、巩膜显露情况、睑外翻情况和两侧的对称性。
  - 眼球与颧颊部的位置关系分为正性和负性两种。分析两者之间的关系有助于术者对患者进行颧颊部组织塌陷程度的评估，并筛选出适于进行颧颊部填充的患者，使其能够通过颧颊部填充增加对上睑的支撑，同时恢复正性结构关系。在评估下睑老化时，不仅要考虑下睑的结构，还要考虑颧颊部结构以及睑颊交接处。中面部下垂和容积减少将导致其向前的突度和轮廓丧失，并导致中面部结构对下睑的支持能力下降。
  - 本章作者根据临床经验总结出下睑手术前应评估的7个关键特征，称为七步法术前分析。分析内容包括眼球突度，快速复位能力、向前牵拉距离，巩膜显露程度，外眦倾斜方向，外眦-眶缘距离，中面部位置和垂直向受限情况。应用七步法术前分析可以确定眶周部位的凹陷情况、皮肤质地和下垂严重程度，用于指导治疗（**图36-5**）。
  - 眶周老化涉及容积缺失、软组织减少，以及皮肤的变化。眉部下垂、眶上脂肪萎缩、眶上区凹陷均会使患者呈现出疲劳、衰老的面容。在对患者进行评估时，需要综合考虑上述结构的变化。

非手术治疗

- 透明质酸填充是一种有效地实现眶周年轻化的方法，可暂时性替代自体脂肪移植。但是透明质酸为非永久性填充剂，仅适用于不愿接受手术治疗而希望填充眶周的患者。适于透明质酸填充者一般肤质较好，皮肤轻度松弛，眼眶周围区域表现为轻度或中度容积缺失。对于此类患者采取非手术治疗，可以将所需注射量最少化，避免填充剂注射后引起的局部可以触及或外观可见等不良表现。

手术治疗过程

体位

- 患者取仰卧位。

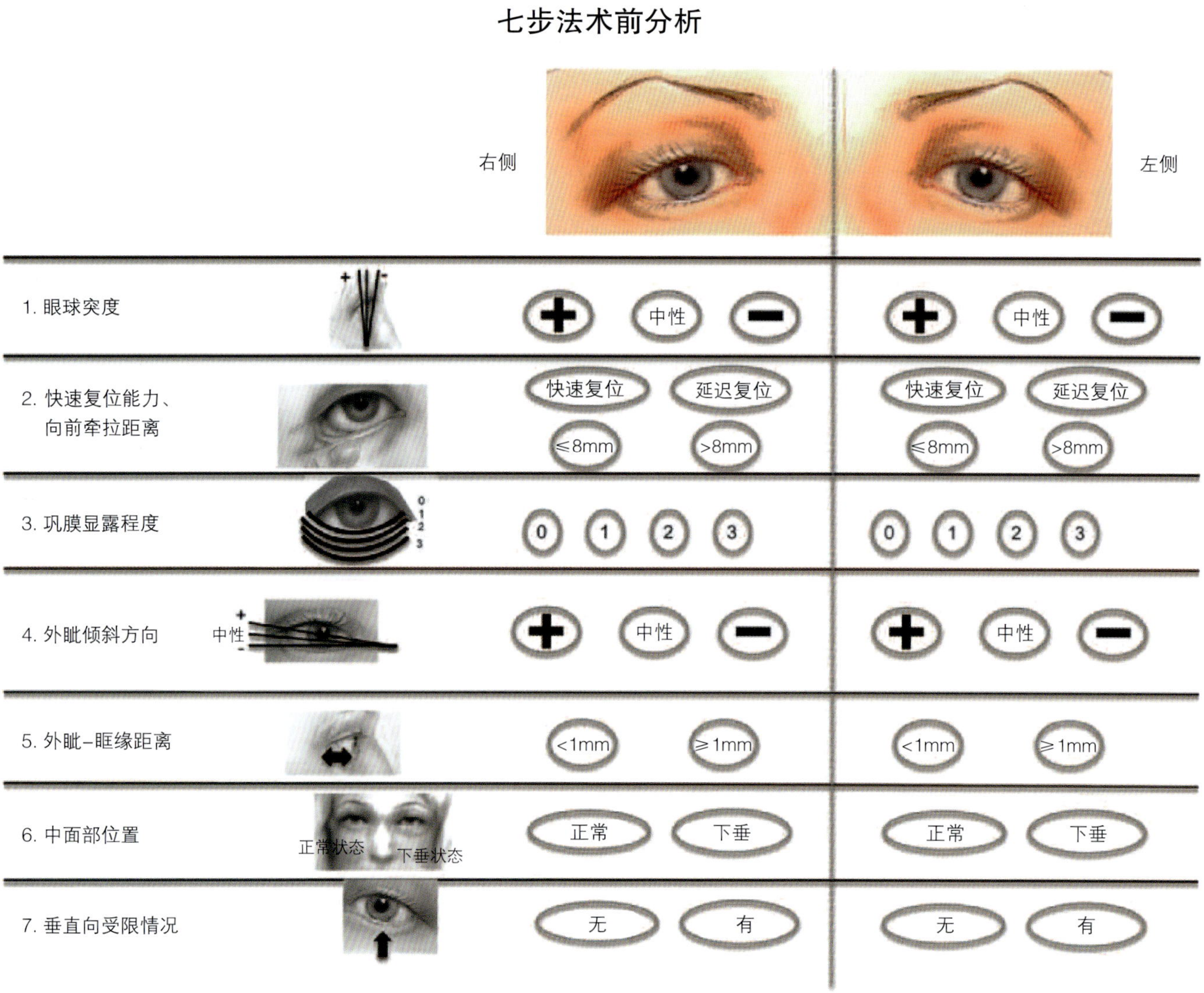

图36-5 用于下睑整形的七步法术前分析。分析内容包括眼球突度，快速复位能力、向前牵拉距离，巩膜显露程度，外眦倾斜方向，外眦-眶缘距离，中面部位置和垂直向受限情况

操作步骤

脂肪获取和注射方法

- 自体脂肪通常取自前腹部、大腿内侧或外侧，患者取仰卧位，便于获取脂肪组织。
- 根据医生的个人习惯采取不同的方法获取自体脂肪组织。本文作者常用10mL注射器进行负压抽吸脂肪，之后进行重力下自然沉降。然后将脂肪转移到1mL注射器中，用0.9mm钝针注射。脂肪注射的层次位于骨膜浅面。采用多通道、单点少量注射的方式进行脂肪填充。

眉部和颞部

- 眉部和颞部脂肪移植在面部年轻化中较为常用。
- 眉部和颞部注射范围可以到达眉部中央区上方15～20mm的位置。脂肪移植通常在眉部中央和外侧进行，移植深度为骨膜浅面。在增加眉部体积的同时，还具有提升眉部的作用。根据不同情况，该部位注射量为1～3mL。
- 通过上述进针点或通过前额外侧发际线进针点进行注射，可以完成颞部脂肪移植。注射层次位于颞深筋膜与颞浅筋膜之间，以最大限度地减少皮肤表面可见的凹凸不平。

操作步骤

上睑

- 上睑脂肪移植可纠正因老化而形成的上睑凹陷，也可用于改善因眼睑成形术过度切除组织所导致的继发性上睑畸形。
- 上睑脂肪移植进针点位于外眦外侧10～15mm处。注射层次位于眼轮匝肌深面的眶隔前间隙，避免皮下浅层注射引起形态不佳。注射位置位于眶缘附近。

下睑/颧颊部脂肪移植

- 颧颊部脂肪移植的方法是在Surek等所提出方法的基础上改良后的方法。Surek等提出的方法是，在位于同侧鼻翼基底下外侧1.5～2cm的鼻唇沟处设计“鼻唇进针点”，由此点进入进行颊部内侧深层脂肪室注射，由位于外眦下外侧1.5～2cm的“颊部外侧进针点”进行颊部外侧深层脂肪室注射（**图36-6**）。
- 本文作者仅采用“鼻唇进针点”同时完成颊部内侧和外侧脂肪室的注射。填充颊部内侧深层脂肪室可以使中面部变得丰满，还可以消除鼻颊沟。同时采用钝针由“鼻唇进针点”进入，在颊部外侧深层脂肪室注射自体脂肪1～2mL。

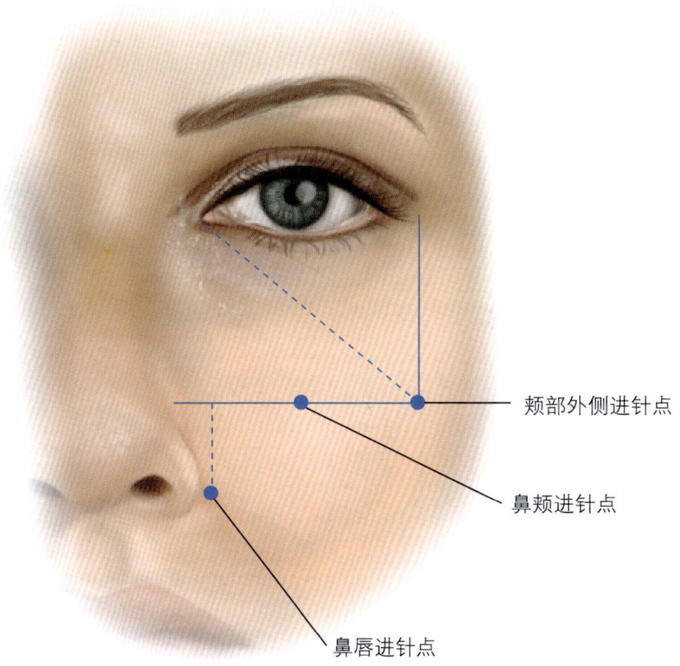

图36-6 颧颊脂肪移植进针点。图示鼻唇进针点、鼻颊进针点和颊部外侧进针点。也可以仅通过一个进针点（如通过颊部外侧进针点）完成3个脂肪室的注射

弓状缘松解

- 脂肪移植联合弓状缘松解是纠正重度泪沟的有效方法。在下睑结膜面做8mm水平切口，切开结膜，分离睑囊筋膜，进入眶隔后间隙（**图36-7A**）。
- 牵拉眶隔后脂肪，显露弓状缘，自内眦沿眶下缘进行锐性松解，直至瞳孔中点水平。这一操作同时松解了眶隔前眼轮匝肌和眶部眼轮匝肌的起始点（**图36-7B**）。

操作步骤

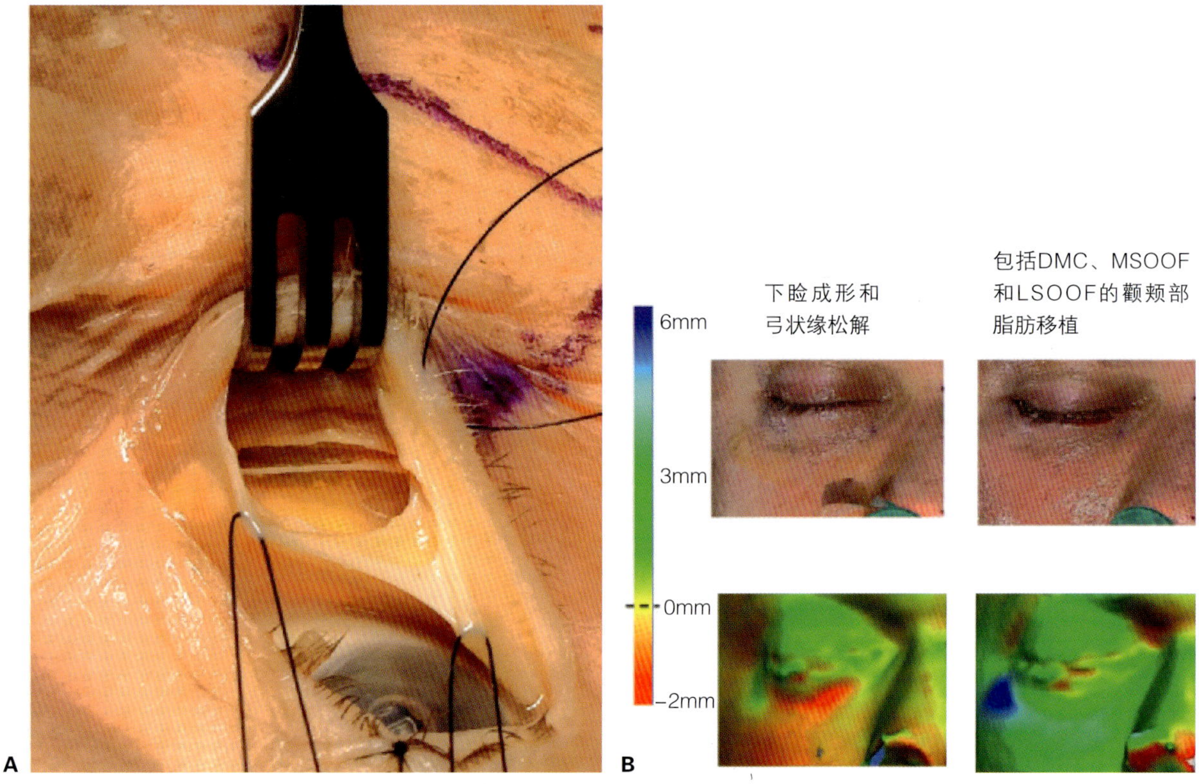

图36–7 **A.** 在尸体标本上显露弓状缘，自内眦沿眶下缘进行锐性松解，直至瞳孔中点水平。**B.** 下睑成形和弓状缘松解术患者彩色光谱图分析结果。彩色光谱图可以显示表面突度的变化情况，绿色为无突度变化区，红色为体积减小区，蓝色为体积增大区。从图中可以看出，脂肪切除后体积减小（红色区），弓状缘松解后体积增大（内侧红色区面积减小），颧颊脂肪移植后体积增大最为明显（蓝色区）

要点与难点	
适用证	■ 因眶周体积减小导致上面部出现衰老表现者。 ■ 对于眉下垂、上睑凹陷、颞部凹陷、颧颊部凹陷、鼻颊沟（泪沟）等衰老表现，可以通过在面部各脂肪室进行自体脂肪移植加以改善。
优点	■ 眶周组织体积的增加可以恢复年轻的面部轮廓，并可以为下睑和眉部提供组织支持。 ■ 透明质酸填充物是一种有效的暂时性填充剂，适用于皮肤质地良好、轻度至中度容积缺失的患者。 ■ 自体脂肪移植适用于中度至重度眶周组织萎缩、上面部和中面部下垂的患者。 ■ 脂肪移植联合弓状缘松解是治疗严重泪沟畸形的有效方法。 ■ 单独采用“鼻唇进针点”即可完成颊部内侧和外侧脂肪室的脂肪填充。
难点	■ 全面的病史采集和体格检查（包括眼科检查），对于选择合适的患者进行眶周年轻化至关重要。 ■ 熟练掌握面部脂肪相关的解剖学知识有助于精准地进行脂肪移植，并取得满意的术后效果。

术后注意事项

- 术后24h内保持床头抬高至少45°。
- 术后24h冷敷。
- 术后3～4周可以恢复正常的活动。
- 术后3个月、6个月和1年随访，并拍摄照片。

术后效果

- 参见**图36–8**和**图36–9**。

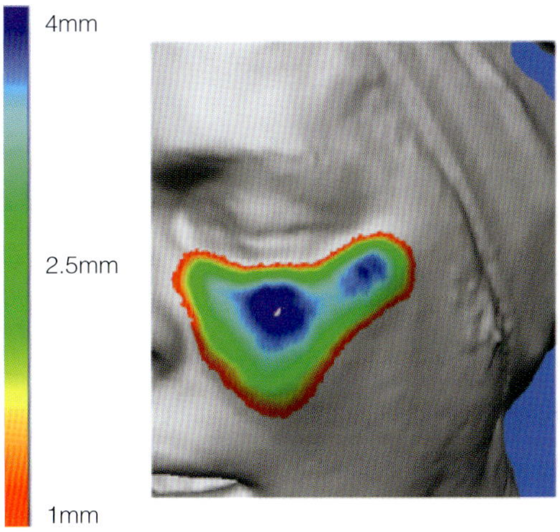

图36-8 颧颊部脂肪填充术后患者3D彩色光谱分析结果。填充部位包括颊部内侧深脂肪室、MSOOF和LSOOF。图中可见，填充区呈“回旋镖”样外观，并呈现有梯度的突起，边缘区突起高度为1mm（红色），最大突起高度为4mm（蓝色）

并发症

- 眶周自体脂肪移植术后的并发症较为少见，但是也可能发生较为严重的并发症。
- 术后可能出现皮肤表面不规则，特别是在皮肤较薄的眼睑区域容易发生。
- 抽吸脂肪部位可能出现疼痛、淤青、腹壁及腹内脏器穿孔等并发症。

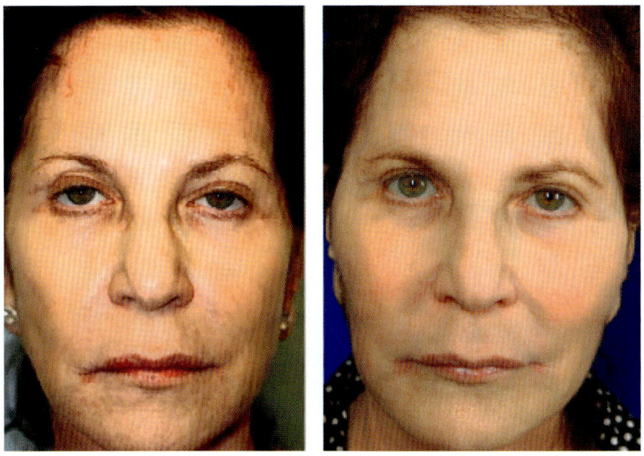

图36-9 眶周年轻化典型案例。自体脂肪移植填充部位包括MSOOF、LSOOF、DMC和颞部

- 因透明质酸注射引起的眼周并发症极为罕见，是由于填充物逆行进入视网膜中央动脉所致，表现为眼睑下垂、眼肌麻痹、眼球内陷或失明。

参考文献

[1] Massry GG, Azizzadeh B. Periorbital fat grafting. *Facial Plast Surg.* 2013;29(1):46-57.

[2] Hamra ST. Arcus marginalis release and orbital fat preservation in midface rejuvenation. *Plast Reconstr Surg.* 1995;96(2):354-362.

[3] Goldberg RA. Transconjunctival orbital fat repositioning: transposition of orbital fat pedicles into a subperiosteal pocket. *Plast Reconstr Surg.* 2000;105(2):743-748.

[4] Carraway JH. Volume correction for nasojugal groove with blepharo- plasty. *Aesthet Surg J.* 2010;30(1):101-109.

[5] Hester TR Jr, Ashinoff RL, McCord CD. Managing postseptal fat in periorbital rejuvenation: anatomic intraorbital replacement using pas- sive septal tightening. *Aesthet Surg J.* 2006;26(6):717-724.

[6] Lambros V. Observations on periorbital and midface aging. *Plast Reconstr Surg.* 2007;120(5):1367-1376.

[7] Lambros VS. Hyaluronic acid injections for correction of the tear trough deformity. *Plast Reconstr Surg.* 2007;120(6 suppl):74S-80S.

[8] Coleman SR. Structural fat grafting. *Aesthet Surg J.* 1998;18(5): 386-388.

[9] Coleman SR. Facial augmentation with structural fat grafting. *Clin Plast Surg.* 2006;33(4):567-577.

[10] Coleman SR. Structural fat grafting: more than a permanent filler. *Plast Reconstr Surg.* 2006;118(3 suppl):108S-120S.

[11] Rohrich RJ, Arbique GM, Wong C, et al. The anatomy of suborbicularis fat: implications for periorbital rejuvenation. *Plast Reconstr Surg.* 2009;124(3):946-951.

[12] Rohrich RJ, Pessa JE. The retaining system of the face: histologic eval- uation of the septal boundaries of the subcutaneous fat compartments. *Plast Reconstr Surg.* 2008;121(5):1804-1809.

[13] Stern CS, Schreiber JE, Surek CC, et al. Three-dimensional topographic surface changes in response to compartmental volumization of the medial cheek: defining a malar augmentation zone. *Plast Reconstr Surg.* 2016;137(5):1401-1408.

[14] Tepper OM, Steinbrech D, Howell MH, et al. A retrospective review of patients undergoing lateral canthoplasty techniques to manage existing or potential lower eyelid malposition: identification of seven key preoperative findings. *Plast Reconstr Surg.* 2015;136(1):40-49.

[15] Hirmand H. Correction of the tear trough deformity with hyaluronic acid. 2009.

[16] Surek C, Beut J, Stephens R, et al. Volumizing viaducts of the midface: defining the beut techniques. *Aesthet Surg J.* 2015;35(2):121-134.

[17] Wong CH, Mendelson B. Facial soft-tissue spaces and retaining liga- ments of the midcheek: defining the premaxillary space. *Plast Reconstr Surg.* 2013;132(1):49-56.

[18] Schreiber JE, Terner J, Stern CS, et al. The “Boomerang Lift”: a 3-step compartment based approach to the youthful cheek. *Plast Reconstr Surg.* 2018;141(4):910-913.

[19] Myung Y, Yim S, Jeong JH, et al. The classification and prognosis of periocular complications related to blindness following cosmetic filler injection. *Plast Reconstr Surg.* 2017;140(1):61-64.

37

上下睑成形术联合微粒脂肪注射

Indications and Techniques for Upper and Lower Blepharoplasty With Microfat Injections

Nuri A. Celik

概述

上睑成形术

- 上睑成形术是一种看似简单的手术，但是实际上，它是美容外科手术中最复杂的手术之一，其效果与术者的专业水平和系统分析内在问题的能力密切相关。
- 上睑成形术被称为“复杂的手术”，主要基于对患者的准确评估。眶周年轻化不只是简单地切除脂肪、肌肉和皮肤，而是必须清楚眼睛变美的原因。
- 上睑成形术前应评估眉部的位置和形态。在通常情况下，呈拱形高挑上扬的眉部是女性美的常见特征，而呈横向低平的眉部是男性模特的常见特征。
- 面部骨骼在美学中也起着重要作用。
- 在眉部中间段和外侧段下方呈向上方凸出的曲线。
- 在进行上睑成形术之前，术者必须检查眉部外侧段的活动情况。有关上睑成形术后眉部位置异常已有较多的报道。对此，作者采用了两种评估方法。
  - 观察眉部外侧段对向下牵拉的反应。在上睑成形手术切除皮肤后，将很容易使眉部外侧段向下方移位。
  - 观察外眦外侧是否有过多的皮肤。作者在进行上睑成形术时，外侧切口范围一般不超过眶外侧缘。因为在皮肤较厚的患者中，超过眶外侧缘的切口术后瘢痕较为明显。如果在外眦外侧有过多的皮肤，则需要进行眉上提术。
- 眉外侧段下方呈饱满的状态是女性美的一种特征。同时，这一点也体现出男性的阳刚之气。该部位的丰满度与眶外侧缘的丰满度有关，可以通过脂肪注射（**图37-1**）或真皮脂肪移植（**图37-2**）加以改善。

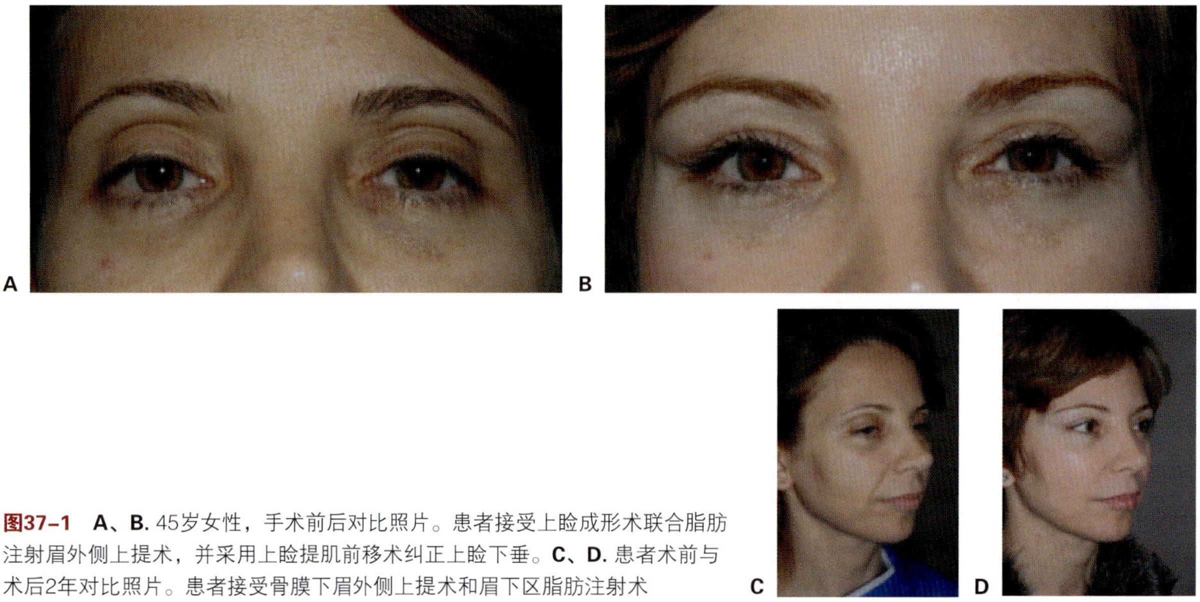

图37-1 A、B. 45岁女性，手术前后对比照片。患者接受上睑成形术联合脂肪注射眉外侧上提术，并采用上睑提肌前移术纠正上睑下垂。C、D. 患者术前与术后2年对比照片。患者接受骨膜下眉外侧上提术和眉下区脂肪注射术

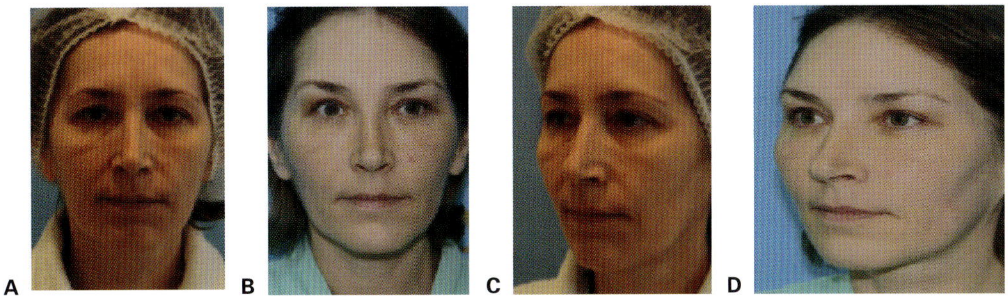

图37-2 **A、B.** 42岁女性，手术前后对比照片。患者接受上睑提肌前移术，可见眉外侧段提升，眉上区域变得饱满。**C、D.** 通过上睑成形术切口进行了眉外侧上提术，在眶外侧缘上方和眼窝处进行了真皮脂肪移植。眶周注射脂肪42mL

- 重睑线宽度较窄是年轻态的一个重要特征。它与眶周软组织体积直接相关，也反映出脂肪的含量和上睑提肌的功能。
  - 老年人的面部出现骷髅化，眼窝加深（**图37-3**），并且大多数出现重睑线宽度增加。为此，在上睑成形术中需要处置眶隔内脂肪，并进行上睑提肌的处理。
- 杏仁状睑裂：
  - 在年轻时，睑裂内侧半的垂直向距离大于外侧半。
  - 在年轻时，由于外眦部具有良好的支撑作用，使下睑外侧位置相对较高。同时使外眦角度较小，外侧半睑裂的宽度也较小。
  - 随着年龄的增长，眶下外侧缘骨质和形状发生改变，导致下睑外侧下垂，睑裂形状变为椭圆形。
- 上睑覆盖角膜上缘1～2mm：
  - 达到这一标准需要上睑提肌功能完好，并且上睑提肌腱膜正常地附着于睑板的前表面。
  - 评估上睑缘高度时需要考虑额肌运动的影响。在老年人额部经常出现加深的横向水平皱纹，提示在上睑提肌功能不佳时，额肌发挥了代偿作用。

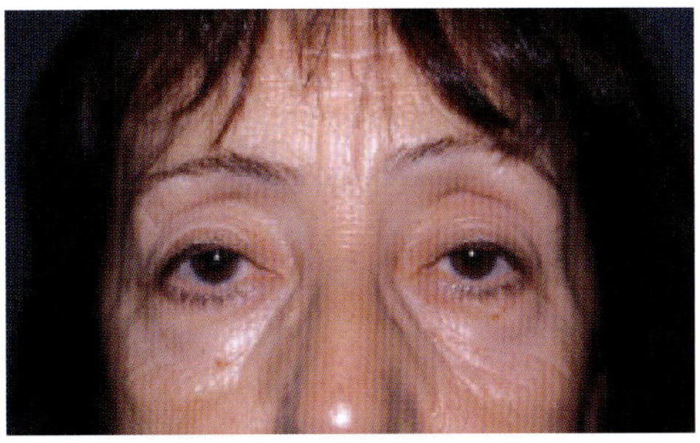

图37-3 64岁女性，表现出典型的上眼窝脂肪缺失，伴有上睑下垂。同时，由于额肌代偿性收缩，导致眉部不对称性抬高，加重了上睑的不良外观

- 外眦和内眦的位置和稳定性：
  - 许多文献报道了外眦的位置和支持力对于下睑位置的影响。
  - 外眦松弛并不是年老者所特有的，在许多年轻人中也可能出现（**图37-4A**）。而且可以见到，许多年老者的外眦具有良好的稳定性（**图37-4B**）。
  - 由于下睑睑板附着于内眦和外眦，因此内眦的位置和对称性是影响下睑稳定性的重要因素。
  - 即使是内眦轻微的不对称，也会改变下睑原有的吊床式结构的支撑力，从而影响术后效果。
  - 即使是对于内眦附着点有轻微移位的患者，术前也需要向患者充分告知，术后下睑可能不完全对称（**图37-5**）。
  - 在下睑手术时，内眦和外眦松弛是导致术后并发症的常见原因，必须做好充分的考虑，以取得良好的效果。
- 鼻颊沟：
  - 从下睑到颊部的平滑过渡非常重要，需要消除随年龄增长而出现的局部沟槽样外观。
  - 眼眶形态随着年龄的增长而发生改变，眶下外侧缘对外眦的支撑力减弱，导致眶脂肪更容易疝出。

下睑成形术

- 下睑成形术是一项具有一定难度的手术，很多因素都会影响手术的效果。主要影响因素包括内眦和外眦的稳定性、眶缘的位置、眼球突出情况、眼眶深浅等。
- 在下睑成形术中需要联合进行外眦手术。同时作者

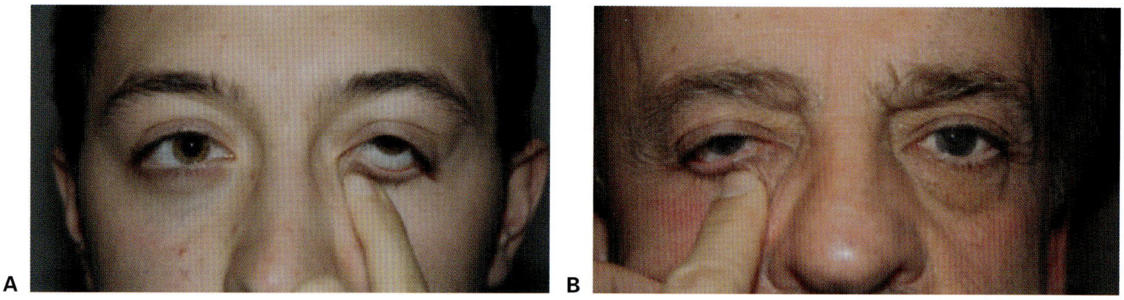

图37-4 **A.** 24岁男性，表现为明显的下睑松弛。可见下睑呈弧度过大的曲线，下方巩膜显露过多。**B.** 67岁男性，外眦支持力良好

的体会是，无论进行何种外眦手术，如果内眦附着点位于下方角膜巩缘水平或者位于其下方，患者下睑退缩的风险均会增加。

脂肪注射

- 如前所述，眶周衰老的特征是骷髅化，皮下脂肪减少，无法掩盖上下眶缘骨质轮廓。
- 进行眉上提后，相对较薄的眼睑皮肤被牵拉向上，上外侧眶缘附近留下凹陷。
- 该部位需要与眉下部位一起进行脂肪填充。这些部位填充后会变得饱满，使得颞部凹陷区、眉间和前额区也有填充的必要。在一些情况下，还需要进行颧弓附近和中面部的脂肪注射填充。

相关解剖

- 上睑是一个复杂的结构，由多层组织构成。它们彼此看上去像“粘”在一起，并贴附于睑板表面。
- 当切开皮肤和肌肉层后，可以形成一个蒂在上的肌皮瓣。上眶隔上方可见一薄层脂肪组织，较常见于内侧，偶尔见于外侧。
- 眼球所具有的弯曲外形可能是脂肪组织分布不均匀的原因。常规需要在外侧切开眶隔，切开位置高于睑板上缘，以避免无意间损伤上睑提肌结构。
- 如果之前未行切除或未出现发育异常，一般会在腱膜前有一个脂肪垫。
- 在脂肪垫深面，向眶上缘方向分离，可见呈纵向走行的上睑提肌纤维。外科医生需要牢记，纵向走行

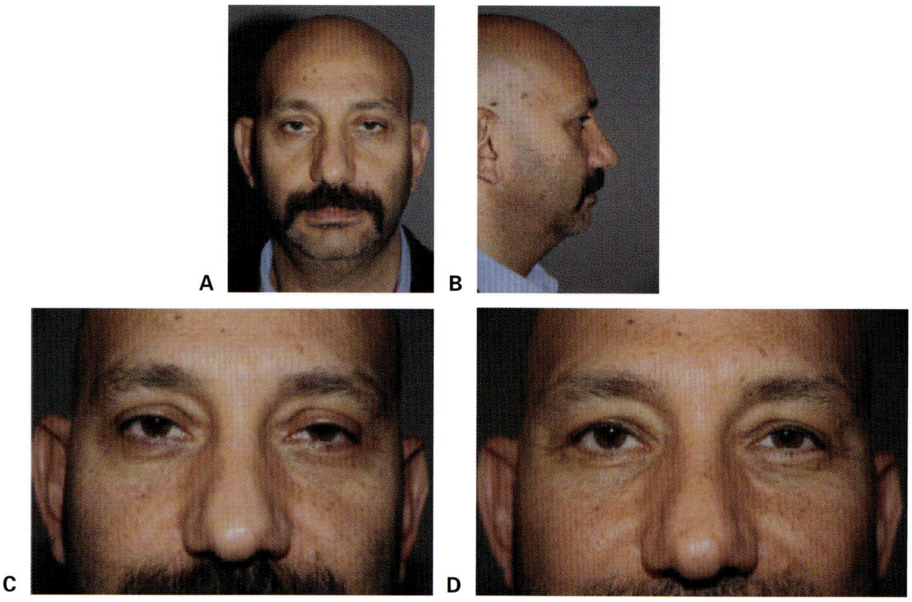

图37-5 **A、B.** 44岁男性，表现为不对称的上睑下垂，下方巩膜显露过多，面容过早衰老。以下方角巩膜缘位置为参考，可见内眦位置较低。**C、D.** 术前向患者告知，双侧内眦位置存在不对称，术后下睑水平和形状可能不一致。术后实际观察发现，右侧下睑略低于左侧，其原因是右侧内眦水平较低

的睑板上动脉弓恰好位于上睑提肌腱膜深面，外观上与上睑提肌纤维相似。

- 下睑层次与上睑相似，各层组织紧密相连，并贴附于下睑板。肌肉深面是眶隔，更深面是下睑缩肌和结膜。
- 下睑眶隔通常较为薄弱，下睑脂肪垫容易疝出，形成体表突出的眼袋（脂肪袋）。
- 手术中一个重要的解剖学标志是眼轮匝肌在骨膜的附着点，沿眶下缘内侧部分延伸约1cm。
- 眶下缘中间和外侧部分的骨膜表面常不同程度地覆盖着SOOF。因此，可以有两个手术分离层次：以眶下缘中间部分为界，其内侧是在骨膜下进行剥离，其外侧是在骨膜上进行剥离。

发病机制

- 衰老过程涉及许多复杂的机制。在不同种族和不同皮肤类型中，不同组织层的衰老状态有所不同。
- Camirand的研究主要阐述了软组织的变化。最新研究表明，骨形态结构同样发生了改变。
- 随着年龄的增长，各种韧带力量减弱，皮下组织变薄，肌肉代偿性收缩产生皱纹和深沟。

病史与查体

- 个体老化的表现多种多样，因此无法预测每位患者所有的缺陷和不足。
  - 有些患者主要表现为组织缺失，也有些患者抱怨眼部周围脂肪膨出严重（图37–6）。
  - 皮肤较薄的患者主要受到皱纹的困扰，而皮肤较厚的患者眶周组织下垂较为多见，因此更需要进行面部上提治疗。
- 建议参考患者年轻时的照片，有助于正确分析衰老的表现和模式，并为合理的手术计划提供依据。

鉴别诊断

- 重症肌无力。
- 甲状腺疾病。

非手术治疗

- 对于该部位有多种非手术治疗方式，包括应用激光、超声、化学剥脱和填充剂等。

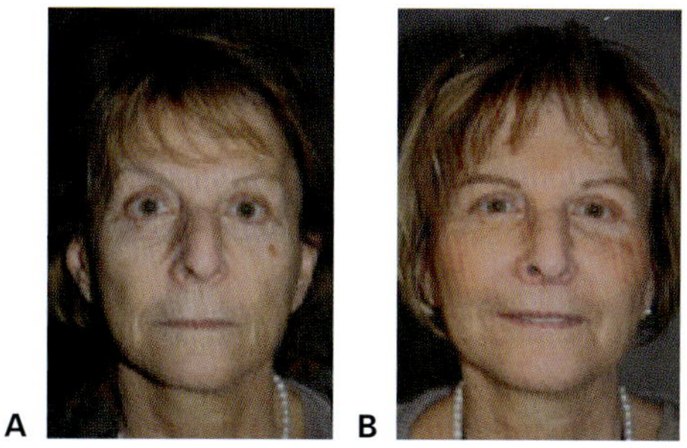

图37–6 A、B. 72岁女性，术前和术后7年的外观。患者接受面部上提术联合上下睑成形术，眶周和口周移植脂肪200mL，上睑缩短7mm

手术治疗过程

术前设计

- 考虑因素：
  - 皮肤厚度。
  - 眉部下垂程度、额部横向皱纹情况。
  - 上睑下垂。
  - 上睑曲线丧失。
  - 上睑皱襞不对称或过高。
  - 上睑脂肪和皮肤。
  - 外眦韧带松弛。
  - 内眦韧带松弛。
  - 内眦韧带位置变异。
  - 任何不对称。
  - 下睑脂肪垫、睑板前肌肉活动度和张力。
  - 鼻颊沟。

体位

- 患者取仰卧位，反向特伦伯格（Trendelenburg）位。

入路

- 上睑成形术切口线参考睑板上皱襞的走行方向。在睫毛中部对应的位置距离睫毛缘8mm，向两侧延伸，至距离内眦和外眦5mm处结束。一般向外侧延伸不超过眶外侧缘。
- 下睑成形术切口线位于睫毛下，一般外侧不超过外眦角。

操作步骤

上睑成形术

术前准备

- 沿手术切口设计画线（**图37–7**），注入新配制的含肾上腺素的局部麻醉药。

切开

- 等待至少7min，使血管收缩剂起效。然后用手术刀表浅地切开皮肤（**图37–8A**）。使用Colorado针式电刀切开真皮和肌肉层，以防止出血。
- 切开肌肉全层后，将局部麻醉药注入至上方肌瓣浅层（**图37–8B**）。

剥离

- 在肌皮瓣深层向上剥离，直至眶隔顶部（**图37–9A**）。
- 剥离过程中，会在眶隔顶部附近发现一薄层脂肪组织，在内侧和外侧较为明显。建议在放大镜辅助下进行操作，可以从内侧或外侧开始进行肌肉下剥离，以便更清晰地辨别各组织层次。
- 向上掀起肌皮瓣，还可以显露皱眉肌，进行皱眉肌切除和眉部固定。
- 在此切口内，眶隔与上睑提肌腱膜紧密相邻，建议在眶隔下间隙内注射1mL生理盐水，以进行液压分离（**图37–9B**）。
- 这一操作有利于分层剥离。然后将眶隔切口向外侧延伸，完全打开腱膜前间隙。眶隔脂肪垫位于该间隙中（**图37–9C**）。
- 将腱膜前脂肪垫与其深面的上睑提肌剥离（**图37–9D**），必要时可以进行提肌手术。
- 通常内侧脂肪过多，剥离后切除（**图37–9E**）。
- 除极少数病例外，一般无须进行腱膜前脂肪垫完全切除。在大多数老年人中，上眼窝通常需要进行体积的增加。

缝合

- 将切除的内侧脂肪团移植到上眼窝中部。为了获得更好的效果，最好将脂肪移植物置于原有脂肪垫的

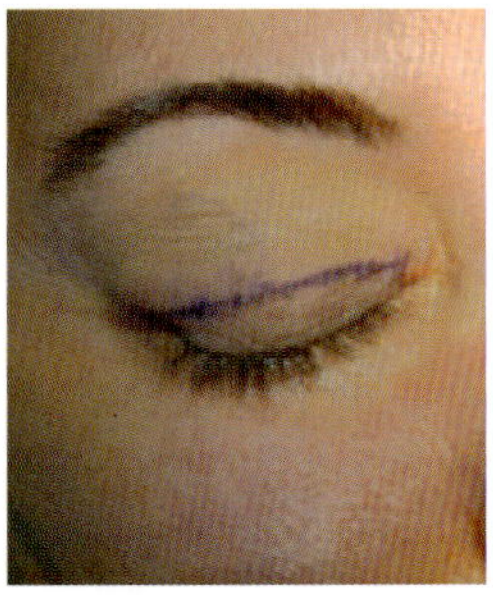

图37–7 上睑成形术手术切口画线

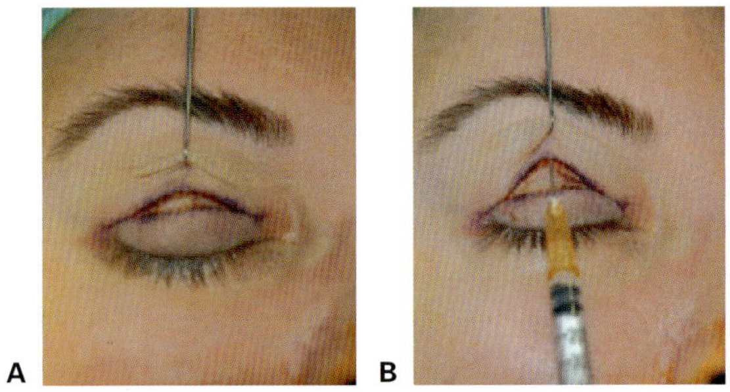

图37–8 **A.** 使用Colorado针式电刀切开真皮和肌肉层，以防止出血。**B.** 将局部麻醉药注入至上方肌瓣内

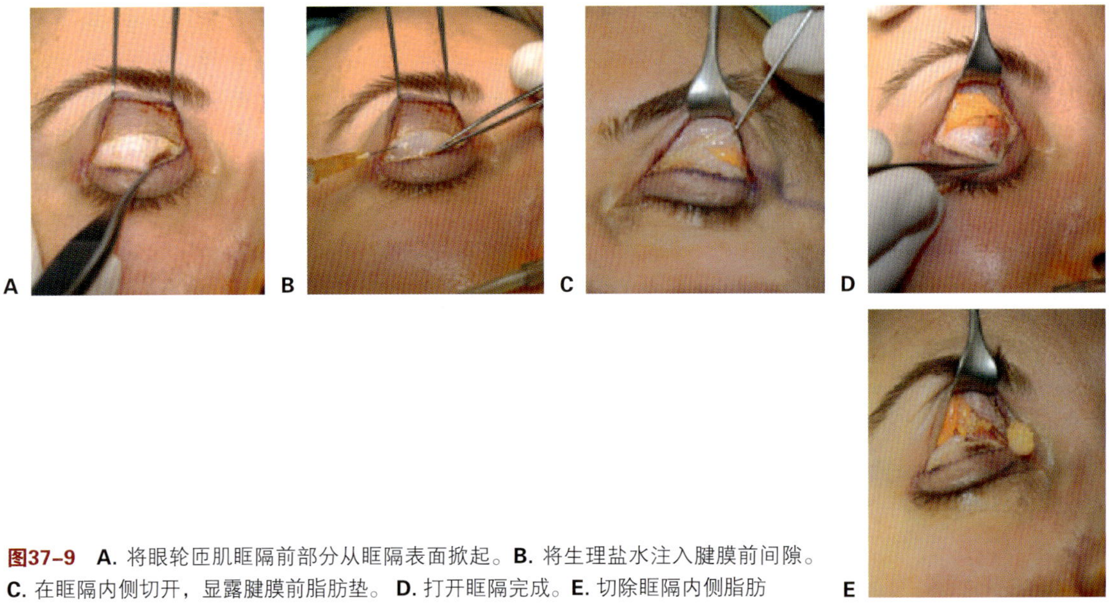

图37–9 **A.** 将眼轮匝肌眶隔前部分从眶隔表面掀起。**B.** 将生理盐水注入腱膜前间隙。**C.** 在眶隔内侧切开，显露腱膜前脂肪垫。**D.** 打开眶隔完成。**E.** 切除眶隔内侧脂肪

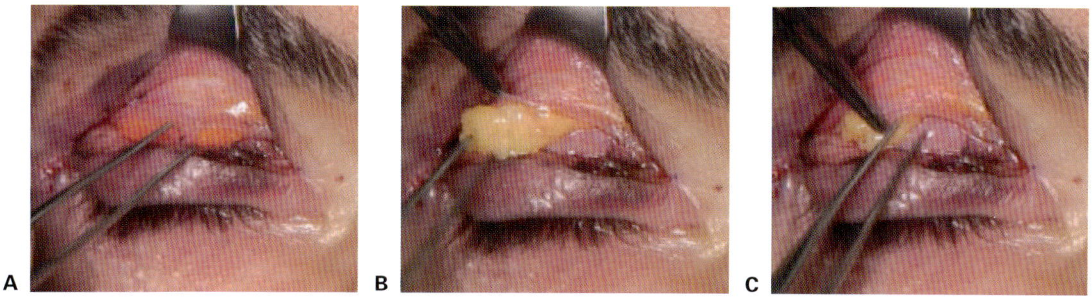

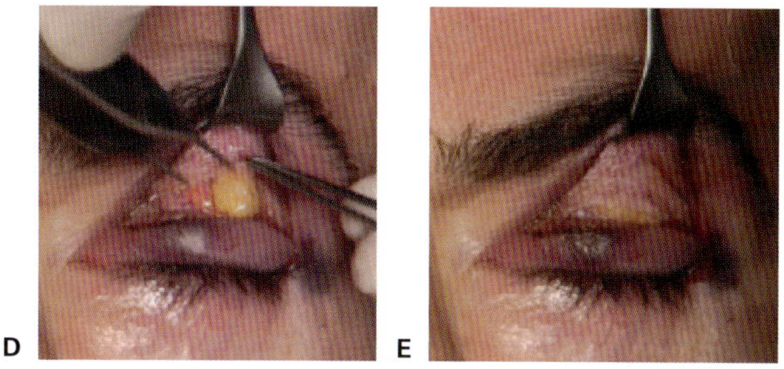

图37–10 A. 打开眶隔。B. 切除疝出的内侧脂肪。C. 将切除的内侧脂肪组织移植到上眼窝中央部位，解决上眼窝脂肪缺失问题。D. 完成眶隔内脂肪移植。E. 眶隔覆盖脂肪移植物，缝合眶隔

下方（图37–10A～C）。

- 找到眶隔的上边缘，用镊子向下牵拉，覆盖眶上部脂肪垫。检查从眉部到上眼睑的过渡情况，重点观察其丰满度和凸度（图37–10D）。
- 用6–0聚卡普龙线（poliglecaprone）缝合眶隔（图37–10E）。

闭合切口

- 下拉肌皮瓣，标记出多余的皮肤。
- 上睑眼轮匝肌的肌纤维在睑板上区域更为致密（图37–11），这也是在上睑成形术最后需要切除皮肤和肌肉的部位。
- 这一操作可能影响术后早期的正常闭眼。为此，作者采用皮肤去表皮操作，闭合切口时保留完整的肌肉，同时有助于保持上睑的丰盈。
- 使用6–0尼龙线缝合皮肤。

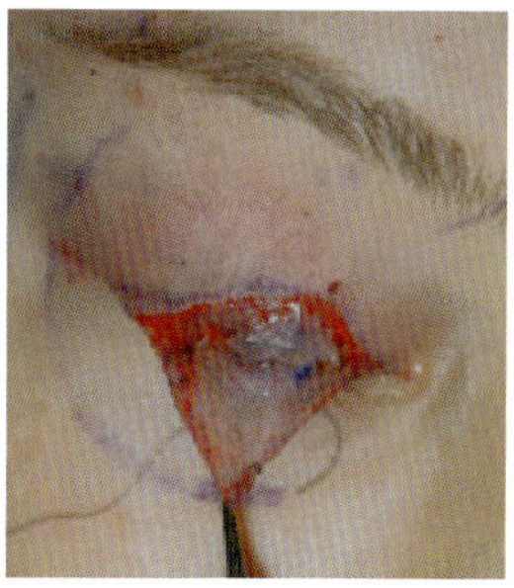

图37–11 采用皮肤去表皮操作，闭合切口时保留完整的肌肉。在常规睑成形术中，在拟去皮区的眼轮匝肌纤维较为致密

下睑成形术

术前准备

- 在下睑成形术开始之前将上、下睑缝合在一起，缝合线留长用于牵引。
- 与上睑成形术相似，先注射含肾上腺素的局部麻醉药，然后行睫毛下切口切开。

切开

- 使用Colorado电刀将较薄的下睑皮肤与其深面的眼轮匝肌剥离10～15mm，以便在闭合切口时行肌肉和皮肤的切除（图37–12A）。
- 标记睑板前肌肉，在睑板下缘下方水平用电刀切开肌肉，显露眶隔前间隙（图37–12B）。

剥离

- 继续向下剥离直到眶下缘。下睑眶隔通常在该区域较为薄弱，因此在剥离时要始终贴近眼轮匝肌的纤维。
- 一旦剥离至下眶缘，注意力应首先集中在眶缘最内侧部分。
- 在眶缘最内侧可见，眼轮匝肌部分纤维止于骨膜上形成鼻颊沟（图37–13）。在骨膜下平面向内侧继续剥离，直到鼻骨骨缝外，分离后形成一个袋状间隙。

缝合

- 将内侧疝出的脂肪垫剥离后形成脂肪瓣，将其转移至以上袋状间隙中，以防止肌肉再次附着。

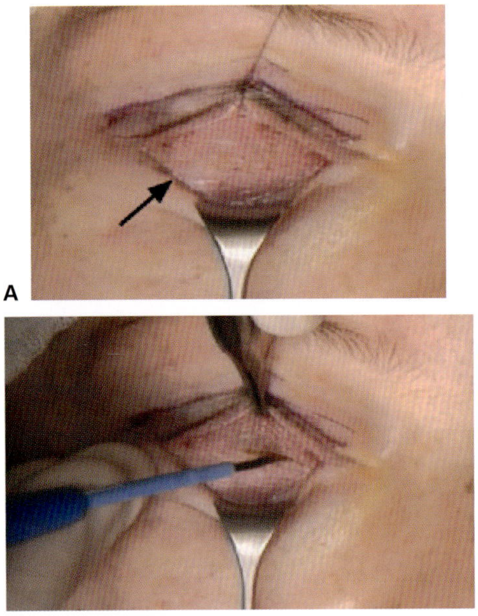

图37-12 **A.** 做睫毛下皮肤切口，之后将下睑皮肤与其深面的眼轮匝肌剥离。**B.** 保护睑板前眼轮匝肌，在睑板下缘下方水平切开肌肉

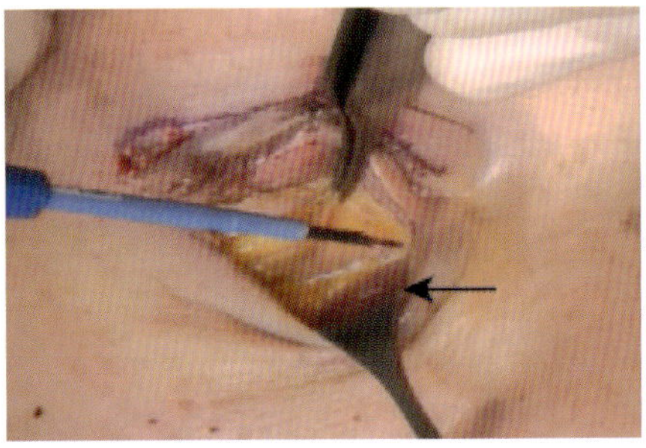

图37-13 剥离显露眶缘最内侧部分。箭头指示部分眼轮匝肌纤维止于骨膜

- 用5-0尼龙线将脂肪瓣缝合固定于眶缘内侧骨膜上。缝合线必须有足够的强度，以便将脂肪瓣保持在适当的位置，并覆盖眶内下缘。
- 这种脂肪移植方法可以有效解决因眼轮匝肌附着于骨膜上所引起的鼻颊沟凹陷。
- 外侧脂肪通常过多，需要进行切除。
- 在牵引线的辅助下向上牵拉下睑，在这个位置上进行皮肤和肌肉的切除，以防止术后相关并发症的发生。

闭合切口

- 轻轻上提肌肉，标记多余的肌肉（**图37-14A**）。
- 一般不建议去除肌肉（**图37-14B**），而是使其形成蒂在外侧的Adamson瓣（**图37-14C**），并将其缝合到眶外侧缘骨膜上，以辅助进行外眦固定，保证外眦具有良好的倾斜角度。
- 如果患者术前外眦倾斜度不佳，则应进行外眦成形术。
- 用6-0聚二噁烷酮（polydioxanon）线反针缝合肌肉切缘，以防止术后早期出现肌肉退缩。应用这种缝合方法后，在术后早期即可见到较为正常的睑板前肌肉活动（**图37-15**）。
- 通常不需要切除皮肤，只需要进行边缘修整。
- 用6-0尼龙线缝合睫毛下切口。

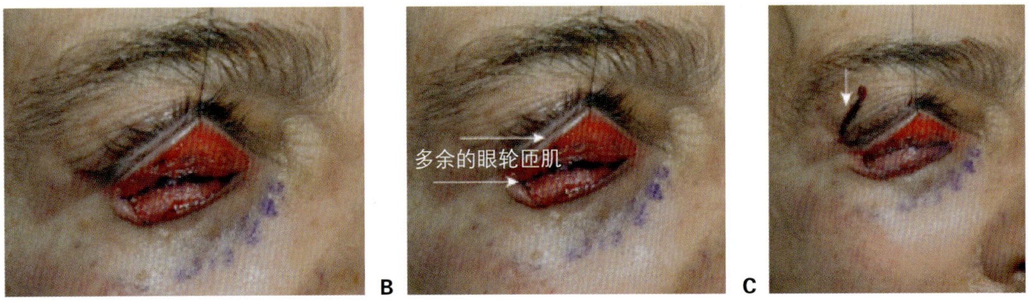

图37-14 **A.** 闭合切口时，轻轻上提肌肉，标记多余的肌肉。**B.** 多余的眼轮匝肌。**C.** 掀起多余的肌肉组织，形成蒂在外侧的Adamson瓣，其余肌肉切缘进行反针缝合

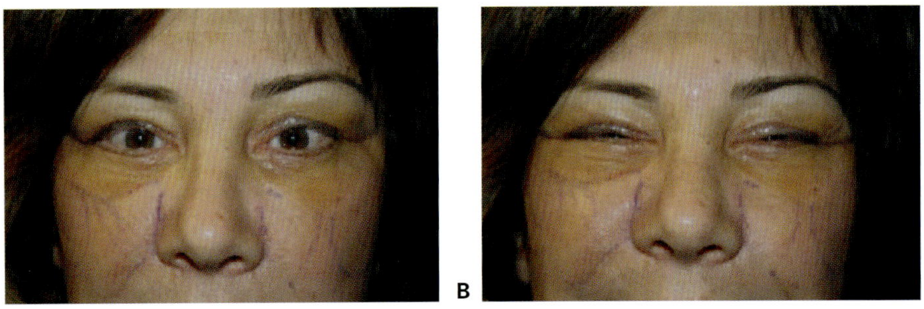

图37-15 **A、B.** 术后第5天患者用力闭眼时的照片。可以看到下睑有向上方的运动，这与眼轮匝肌功能的正常恢复有关。术中的无创操作和肌肉切缘的对位缝合均有利于防止肌肉的撕裂性损伤

眶周脂肪注射

- 眶周脂肪注射的目的是进行面部塑形，有助于在上下睑成形术中对于脂肪组织进行保留和重新分布。
  - 在骨膜上深层组织中进行脂肪注射的部位包括面中部、额部、眉间、鼻根部、颧部和眉部。
  - 颞部注射层次位于皮下浅层。
- 使用结核菌素注射器，可以将微粒脂肪注射至皱纹中（**图37-16**）。
  - 眶周脂肪移植的平均体积为45～60mL。

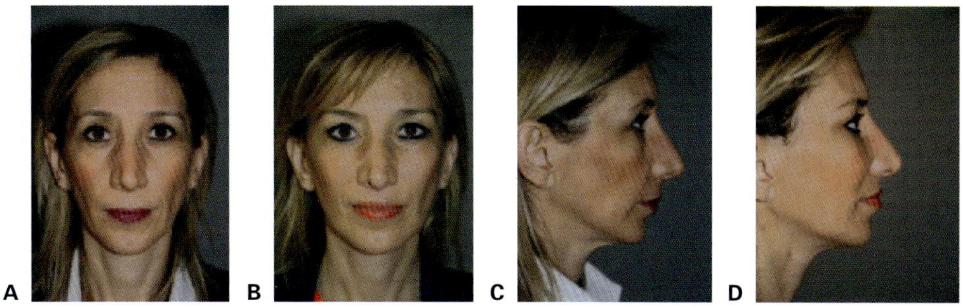

图37-16 A、B. 47岁女性，手术前后正面照片。患者接受上下睑成形术联合脂肪注射。C、D. 手术前后侧面照片。患者接受眉部和中面部上提、上唇缩短和脂肪移植（60mL）后，眶周和口周实现年轻化

要点与难点

止血	■ 止血是术中准确剥离和术后快速愈合的关键。 ■ 术前3周停用所有抗凝药。 ■ 术后仅使用阿片类药物止痛。
切口设计	■ 切勿将切口延伸超过外眦水平。 ■ 在手术结束时正确估计皮肤多余量。
操作过程	■ 操作时使用手术放大镜和Colorado针式电刀。 ■ 不要只想切除组织，而应该尽可能保留脂肪和肌肉组织。 ■ 在术前正确评估内眦和外眦的稳定性，术中采取必要的措施增加下睑的支撑力。 ■ 在向上提起下睑的情况下进行下睑皮肤和肌肉的切除。

术后注意事项

- 术后床头抬高。
- 术中和术后无须使用非甾体抗炎药。
- 术后采用湿海绵敷料上加冰的方法进行冰敷5天。
- 术后3～5天拆除缝线。

治疗效果

- 在尽量保留脂肪和肌肉的原则下进行适当的脂肪移植，有助于上下睑成形术取得良好的效果。
  - 术者需要在术前了解内外眦位置和稳定性等特点，以防止下睑手术后可能出现的并发症（**图37-17**、**图37-18**）。

并发症

- 上睑手术最常见的并发症是脂肪切除过多，可导致上眼窝脂肪缺失、重睑线宽度增加，提示术前评估不佳（**图37-18**）。
- 下睑成形术操作不当会引起纤维组织过度增生（**图37-19**），纤维化组织向下牵拉下睑，导致下睑退缩、巩膜外露。

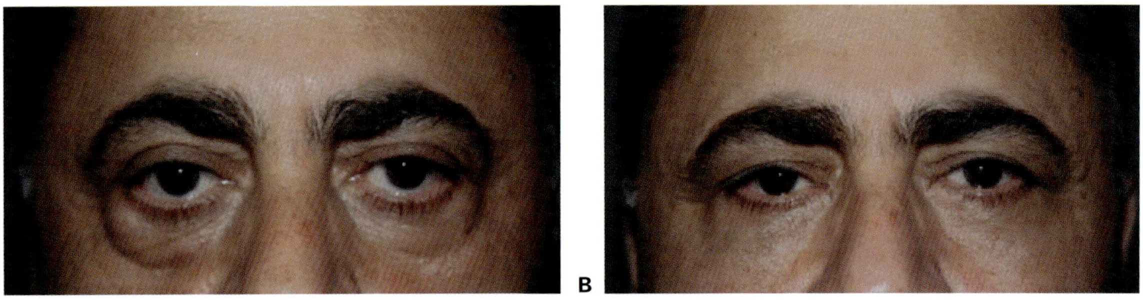

图37-17 **A、B.** 62岁男性，患者表现为上睑下垂伴内侧脂肪垫疝出，眶周骷髅化明显，下睑内侧和外侧脂肪垫疝出，中面部萎缩（右侧较左侧明显），下睑松弛，内眦附着过低。患者接受了上睑内侧脂肪垫切除、下睑外侧脂肪垫切除。下睑内侧脂肪垫向内侧进行骨膜下移位，纠正鼻颊沟。眶周和中面部脂肪注射后改善了面部外观。采用上睑提肌上移术纠正了老年性上睑下垂，下睑进行了阔筋膜悬吊以防止术后并发症的发生

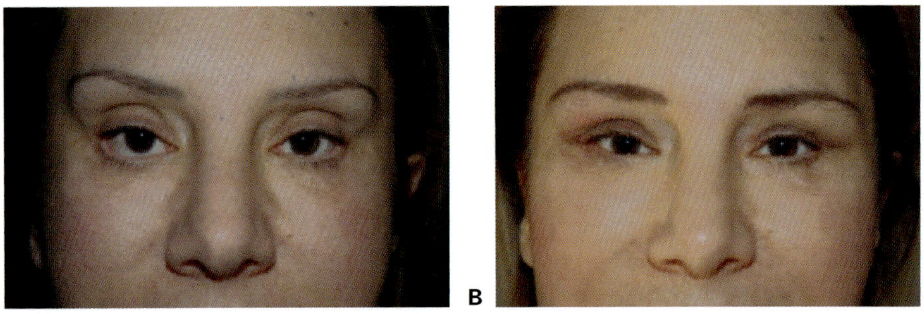

图37-18 **A.** 44岁女性，曾接受过上下睑成形术、眉上提术和6次修复手术。可见上眼窝处脂肪缺失。右侧下睑松弛。**B.** 术后2年外观。患者接受了上睑真皮脂肪移植、下睑阔筋膜悬吊和眶周脂肪移植。右侧上睑仍需要更多的脂肪组织填充

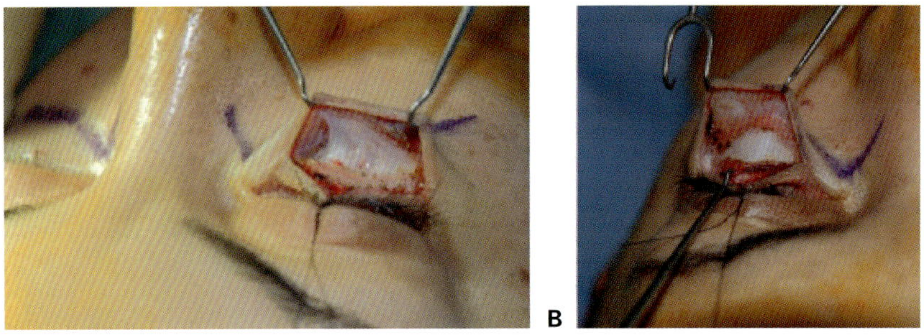

图37-19 **A、B.** 术中发现的既往下睑成形术后的并发症。可见眶隔纤维化，明显增厚，下睑缩短

参考文献

[1] Nakra T, Modjtahedi S,Vrcek I, et al. The effect of upper eyelid blepha- roplasty on eyelid and brow position. *Orbit*. 2016;35(6 suppl):324-327.

[2] Hassanpour SE, Khajouei Kermani H, Brow ptosis after upper blepharoplasty: findings in 70 patients. *World J Plast Surg*. 2016;5(1 suppl):58-61.

[3] Shaw RB Jr, Katzel EB, Koltz PF, et al. Aging of the facial skeleton: aesthetic implications and rejuvenation strategies. *Plast Reconstr Surg*. 2011;127(1 suppl):374-383. doi:10.1097/PRS.0b013e3181f95b2d.5).

[4] Kahn DM, Shaw RB Jr. Aging of the bony orbit: a three-dimensional computed tomographic study. *Aesthet Surg J*. 2008;28(3 suppl):258-264.

[5] Richard MJ, Morris C, Deen BF, et al. Analysis of the anatomic changes of the aging facial skeleton using computer-assisted tomography. *Ophthalmic Plast Reconstr Surg*. 2009;25(5 suppl):382-386.

[6] DiFrancesco LM, Anjema CM, Codner MA, McCord CD. Evaluation of conventional subciliary incision used in blepharoplasty: preoperative and postoperative videography and electromyography findings. *Plast Reconstr Surg*. 2005;116(2 suppl):632-639.

[7] Rohrich RJ, Arbique GM, Wong C, et al. The anatomy of suborbicularis fat: implications for periorbital rejuvenation. *Plast Reconstr Surg*. 2009;124(3 suppl):946-951.

[8] Hwang K, Kim HJ, Kim H, et al. Origin of the lower orbicularis oculi muscle in relation to the nasojugal groove. *J Craniofac Surg*. 2015;26(4 suppl):1389-1393.

[9] Camirand A, Doucet J, Harris J. Eyelid aging: the historical evolution of its management. *Aesthetic Plast Surg*. 2005;29(2 suppl) 65-73.

[10] Carraway JH.Volume correction for nasojugal groove with blepharo- plasty. *Aesthet Surg J*. 2010;30(1 suppl):101-109.

38

眶周脂肪移植年轻化2

Indications and Technique for Fat Grafting for Periorbital Rejuvenation

Dino Elyassnia and Timothy Marten

概述

- 年轻且富有吸引力的眶周是饱满的。脂肪萎缩是眶周衰老的主要表现，导致眶周体积减小和眼窝凹陷。
- 传统的眼睑成形术多集中于治疗皮肤松弛、脂肪疝出、内外眦松弛、上睑提肌断裂等问题，而忽略了脂肪萎缩的问题。在眼睑成形术中常常会大量去除眼睑部位的脂肪，进一步加重容量的缺失。
- 眶周脂肪移植关注上、下睑的年轻化，是眼睑美学的一种新的理念。应用这种方法之后，眶周部位变得更为饱满和自然，可以达到传统眼睑成形术所无法实现的效果。

相关解剖

- 近年来，关于面部脂肪室已有大量的研究报道。
- 这些研究结果有助于全面了解面部的解剖结构，但是对于眶周部位进行脂肪移植，并不是简单地将萎缩的脂肪室填充起来，因此对于眶周脂肪移植操作的指导意义有限。

病史与查体

- 详细的病史询问和记录包括眼科疾病史、既往眼睑手术史、眶周美容治疗史（包括注射填充史）。由于透明质酸填充物在上下睑处往往保留时间较长，因此在进行脂肪移植前必须了解既往注射情况，以便决定是否需要进行透明质酸溶解。
- 眼睑部位检查需要评估是否存在以下情况：上睑下垂、皮肤松弛、下睑脂肪疝出、内外眦松弛、眼球突度异常，还需要评估眼睑、中面部和颧颊部脂肪萎缩的程度。如果出现脂肪萎缩以外的问题，如明显的下睑脂肪疝出或皮肤过多，则需要在脂肪移植的同时进行眼睑成形术。
- 眶周脂肪移植与传统的下睑成形术相比有一个显著的优点，就是在有干眼症或内外眦松弛的情况下，也可以进行脂肪移植，而这些情况则是下睑成形术的相对禁忌证。
- 对于较瘦的患者需要考虑脂肪供区的问题，在术前沟通时就需要进行检查和评估。从此类患者身上获取脂肪往往需要花费更多的时间和精力，麻醉时间和手术时间也会相应地延长。
- 一般认为腹部是“最好”和最方便的脂肪供区，但是作者通过临床实践发现，臀部、腰部和大腿外侧是最常用的脂肪供区。与臀部、腰部和大腿外侧相比，腹部皮肤较薄，而且进行详细检查时患者常不愿意接受，特别是对于面部提升术的患者。因此，在许多情况下，如果只需要少量的脂肪，腹部往往不是最好的供区。臀部、腰部和大腿外侧这3个部位可以提供足够的脂肪，很少出现术后表面不平，而且吸脂后还可以改善患者的体形。

影像学检查

- 在通常情况下，眶周脂肪移植术前无须进行放射影像学检查。
- 所有患者术前均应拍摄标准化照片，术前所做的所有标记也应拍照记录。
- 在术中要保证能够看到术前拍摄的照片，以便于指导脂肪的精准注射。

非手术治疗

- 除脂肪移植外，眶周填充剂注射也是一种常用的治疗方法。应用这种方法可以使患者意识到，容积丧

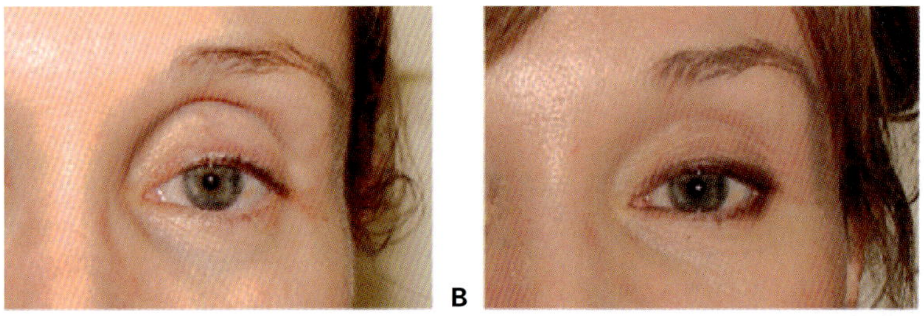

A 注射前 B 注射后

图38-1 纠正上眼眶周凹陷畸形。**A.** 患者曾在其他医生处进行过上睑成形术，现上睑表现为不自然的凹陷外观（“猫头鹰眼”）。**B.** 上眼眶周部位脂肪注射术后外观。患者呈现出更为年轻、自然的上睑外观（操作者为Timothy Marten）

失是导致眶周和面部老化的重要原因。

- 填充剂注射的优点包括创伤小、恢复快、可控性好、具有可逆性（使用透明质酸时）等。与面部其他部位相比，填充剂在眶周部位保留的时间较长。
- 该方法的缺点是需要反复治疗。因此从总体上说，时间花费多，痛苦期长，价格贵。在注射时需要较高的精准度，而且即使注射准确，面部也常常看起来不够自然。

手术治疗过程

- 疾病、年龄增长或既往不良的外科手术均可能导致上眼眶周凹陷和衰老的外观，也有人称之为“养老院外观”或“猫头鹰眼”。针对上睑凹陷进行填充治疗后，可以产生明显的年轻化效果（**图38-1**）。
- 与上眼眶周部位一样，年龄增长后下眼眶周部位也会出现凹陷，面部呈现生病的状态，看起来较为憔悴，下睑长度缩短。脂肪移植后可以进行全面的矫正，使下睑向面颊部过渡得更为平滑，下睑变得更为年轻，更有吸引力。这种效果是传统的下睑手术、脂肪移位术、眶隔脂肪释放术、面部上提术、游离脂肪移植以及其他类似的方法所无法达到的（**图38-2**）。

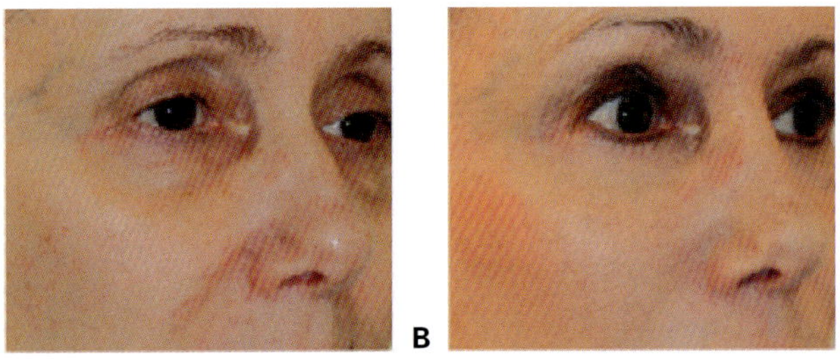

A 注射前 B 注射后

图38-2 脂肪填充纠正下眼眶周凹陷。**A.** 患者下眼眶周表现出不自然的凹陷，呈现明显的衰老外观。下睑变长，下睑与面颊部有明显的分界线。**B.** 患者接受面部上提术和下眼眶周脂肪注射后外观。下睑向面颊部过渡更为平滑，面部变得更为健康、年轻，更有吸引力（患者脂肪注射部位还包括上眼眶周、鼻根、颧颊部、鼻唇沟，同时还接受了上睑下垂矫正术。操作者为Timothy Marten）

- 虽然获取脂肪的首要目的是为脂肪移植手术获得“最佳”的移植组织，但是获取脂肪的过程也是改善患者体形的过程。因此，在获取脂肪时要进行充分的准备，并考虑到美学效果，一般采取双侧对称性操作的方式进行。虽然理论上任何部位都可以用作供区，但是基于上文所述的原因，臀部、腰部和大腿外侧是最常用的供区。

术前设计

- 脂肪移植术前需要进行良好的设计。请患者取端坐位，标记关键的标志点和体积缺失的部位。在标记过程中要集中注意力，标记场所要避免干扰。
- 用整页纸打印患者的面部照片，并标注治疗计划。这样做将有助于按计划实施治疗。
- 如果患者有要求，可以在其手持镜子的情况下做标记。标记完成后拍摄照片，并将其打印出来，便于在手术过程中使用。在术中，这些照片将会为术者提供有用的信息。
- 在脂肪获取方面，需要在术前估计所需脂肪的体积，并据此估计需要获取脂肪的体积。在确定脂肪获取体积时，有一个实用的指导原则：获取的脂肪离心后，约有50%可以应用。
- 如果希望脂肪移植物中富含“干细胞”（10mL脂肪组织离心后，仅底部2mL为富含脂肪细胞的成分），只有20%的脂肪组织可供注射移植。在这种情况下，脂肪获取量要相应增加。
- 与常规吸脂术一样，为了保持供区良好的外形，避免出现局部凹凸不平，必须在站立位进行供区标记画线。标记完成后，拍摄标记区域，并打印出照片，以便在脂肪获取过程中使用。

体位

- 麻醉生效后进行脂肪的获取，之后再进行面部消毒和铺单。脂肪供区消毒时不必进行整个躯干部的消毒铺单，只需要有针对性地进行供区标记、消毒和建立无菌区。

- 在从臀部或大腿外侧获取脂肪时，患者取侧卧位，进行消毒、铺单和吸脂，然后将患者转向对侧，进行同样的操作。
- 采取以上姿势可以同期从臀部、腰部、侧腹部、臀上部、大腿内侧、大腿外侧和膝部周围等多个部位获取脂肪（**图38-3**）。通过反复练习，一个组织良好的手术团队可以迅速完成这个过程，不会造成不必要的手术延迟。
- 完成上述操作后，将患者恢复仰卧位，进行眶周脂肪移植。

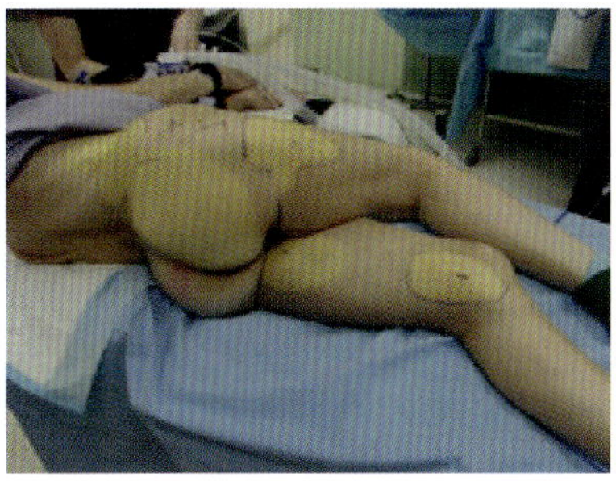

图38-3 获取脂肪时采取的体位。采取图中的体位可以同期从臀部、腰部、侧腹部、臀上部、大腿内侧、大腿外侧和膝部周围等多个部位获取脂肪。这一点对于体形较瘦、脂肪量较少的患者非常重要。对于需要多部位脂肪移植的患者也很重要。在一侧吸脂完成后，将患者转向对侧，进行同样的操作

手术入路

- 在行上眼眶周脂肪移植时，用11号刀片或20G注射针在眉部做小切口。因切口很小，手术完成后不需要缝合。
- 在眉头和眉尾处各做一个切口，钝针分别由两个切口进入后，沿着与眶上缘平行的方向进行交叉注射。
- "交叉移植"后脂肪分布更为均匀，表面更为平滑，避免了单侧移植后可能出现的"一排玉米"样外观。
- 临床结果表明，与上眼眶周不同，在下眼眶周最好采用与眶下缘垂直的方向进行脂肪注射，在颊部或口周做小切口插入脂肪注射针。采用这种方法不容易出现局部脂肪堆积或表面凹凸不平的情况。不建议在眶下区沿着与睑颊沟平行的方向注射脂肪。

操作步骤

抽吸获取脂肪组织

- 使用多孔钝头麻药注射管，以含1∶100 000肾上腺素的0.1%利多卡因行脂肪供区浸润麻醉（**图38-4**），等待一段时间使麻醉药和血管收缩药起效。
- 大约每抽吸3mL脂肪需要注射1mL上述麻醉液。"肿胀麻醉"没有必要，而且也不希望达到"肿胀"的效果。因为注入过多的液体会稀释脂肪抽吸物，增加脂肪处理的时间。
- 即使为了减轻患者的疼痛而采用了全身麻醉，并且应用了足量的全身麻醉剂，也需要局部注射麻醉剂。
- 使用直径为2.1～2.4mm、长度为15～25cm的吸脂管抽吸脂肪，吸脂管末端连接10mL注射器（**图38-5**）。在注射器产生的较小的负压下抽吸脂肪，减少脂肪气压性损伤。
- 不能用锐性皮下注射针头吸取脂肪组织。
- 如前文所述，获取脂肪的体积至少是预计所需脂肪量的2倍，以确保脂肪组织处理后仍有足够的脂肪

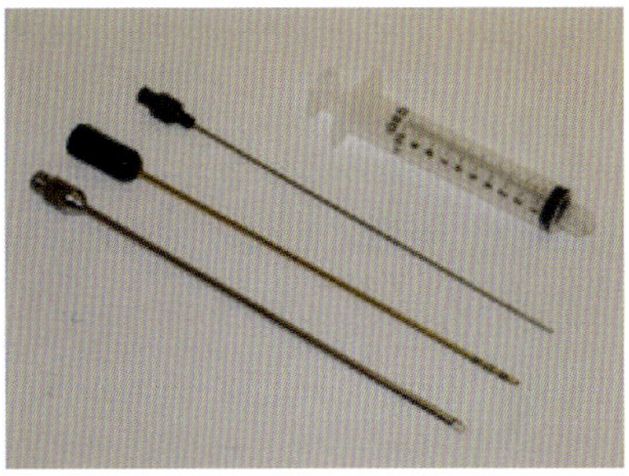

A

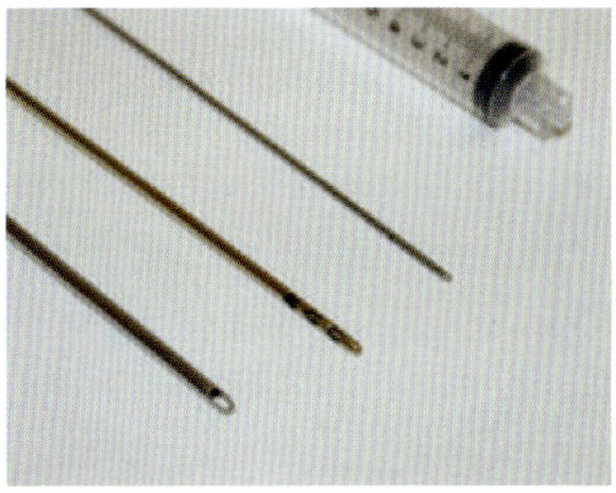

B

图38-4 脂肪抽吸所需要器械。**A.**特制吸脂管直径2.1～2.4mm，连接在10mL Luer-Lok螺旋注射器上，可以在较小的注射器负压下从供区抽吸脂肪。应用这种吸脂管获取的脂肪很容易通过管径为0.7mm的脂肪注射管。从上至下依次为：10mL Luer-Lok螺旋注射器，1.6mm Coleman麻药注射管，2.4mm Tulip三孔吸脂管，Coleman吸脂管。**B.**器械放大图。从下至下依次为：10mL Luer-Lok螺旋注射器，1.6mm Coleman麻药注射管，2.4mm Tulip三孔吸脂管，Coleman吸脂管

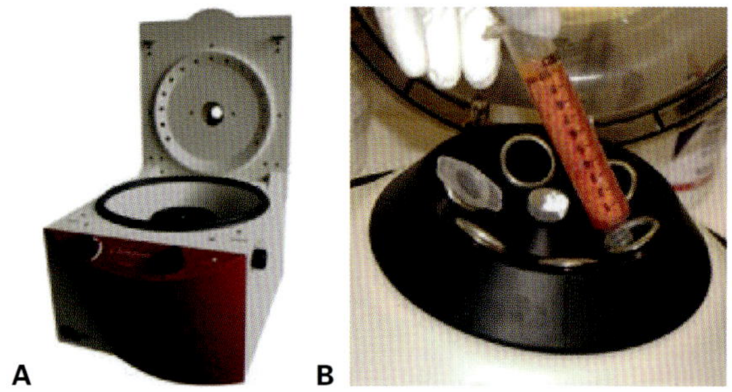

图38-5 脂肪离心。吸脂所得脂肪组织成分不均匀，含有不同体积的脂肪、血液、局部麻醉药、破碎的脂肪细胞（油脂）。对此需要进行处理，以获得性状较为均一的脂肪用于注射移植。离心过程可以分离出水性成分和油脂成分，进而得到高纯度的脂肪细胞（含有“干细胞”）。**A.** 小型便携式台式离心机（www.tulipmedical.com）。**B.** 离心机近处外观。离心机转子中已加载含有脂肪组织的10mL注射器。注射器末端用一个一次性无菌塑料帽封闭。图中所示的可移动、可消毒的金属套管恰好与离心机转子配套，可以装载含脂肪组织的注射器，保证脂肪处理过程处于无菌环境之中。一些离心机为脂肪移植专门设计了可以消毒的转子

用于面部移植。

处理脂肪组织

- 作者采用离心法处理脂肪组织。
- 在离心之前，在注射器末端放置一个一次性无菌塑料帽，以防止注射器内容物流出。取出注射器活塞。
- 将装有脂肪组织的注射器放入离心机中，配平，1000r/min，离心1～3min。
- 脂肪移植专用离心机可以快速调节转速，离心用的转子也可以进行消毒，从而保证注射器中的脂肪处于无菌状态，并且便于术者进行无菌操作。还有一些离心机专门设计了安装在转子上的可以消毒的套管，用来装载注射器（**图38-5**）。常用于处理脂肪的单速台式离心机的转速大约为3500r/min，有文献报道不会对脂肪造成损害，也不影响脂肪移植后的“存活”。
- 离心后，取出注射器，可见离心后组织分为3层：上层为油脂层（含破碎的脂肪细胞），中层为脂肪层，下层为“水层”（含血液、利多卡因成分）（**图38-6**）。
- 取下注射器底部无菌塑料帽，去除淡红色的“水层”（含局部麻醉药）。然后从注射器顶部倒掉油脂成分。在大部分残留油被倒出后，可以使用Telfa海绵吸除注射器内残余的油脂。
- 应用实验室常用的试管架放置含有脂肪的注射器，使脂肪处理过程更为有序进行（**图38-7**）。

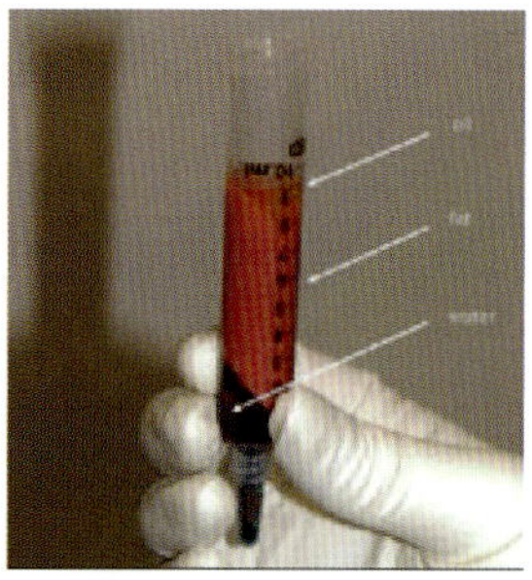

图38-6 抽吸脂肪离心后外观。可见离心后组织分为3层：上层为油脂层（含破碎的脂肪细胞），中层为脂肪层，下层为“水层”（含血液、利多卡因成分）。与使用筛网过滤脂肪组织不同，离心操作可以分离抽吸脂肪中的油脂成分和水性成分，同时将对“干细胞”“生长因子”和“细胞间基质”的影响减少到最小

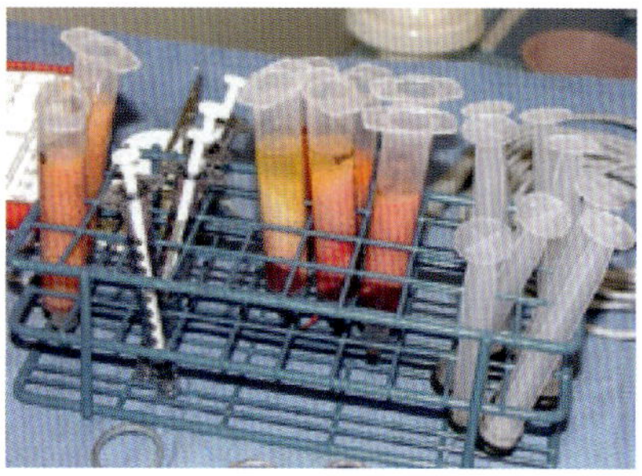

图38-7 操作过程中使用的注射器架。应用实验室常用的试管架放置含有脂肪的注射器，使脂肪处理过程更为有序进行。图中左侧区域为含有未处理脂肪组织的注射器。中间区域为含有离心脂肪组织的注射器。注射器架还可以用来放置1mL注射器、注射器组件，以及其他用于脂肪移植的器械

- 在离心、分离和去除油脂及水性成分之后，利用转换接头将脂肪组织转移到1mL Luer-Lok注射器中（**图38-8**）。脂肪注射时需要采用单点微量注射方法，因此10mL、5mL或3mL注射器均不适用。
- 位于注射器底部的2mL脂肪组织含有更高浓度的脂肪细胞（或称脂肪源性再生细胞，ADRC），在注射过程中应优先使用。

上眼眶周脂肪移植

- 使用含1：100 000肾上腺素的0.25%丁哌卡因行神经阻滞麻醉。如果神经阻滞麻醉充分，并辅助适当的镇静治疗，通常不需要在脂肪移植区进行局部浸润麻醉。
- 神经阻滞麻醉生效后，在眉部内侧和外侧做小切口。
- 脂肪移植时采用多通道注射的方式进行，为此脂肪注射钝针要在内外侧往返多次。每个通道内注射0.05mL或更少的脂肪组织。每注射1mL脂肪组织，脂肪注射针需要来回20～40次。

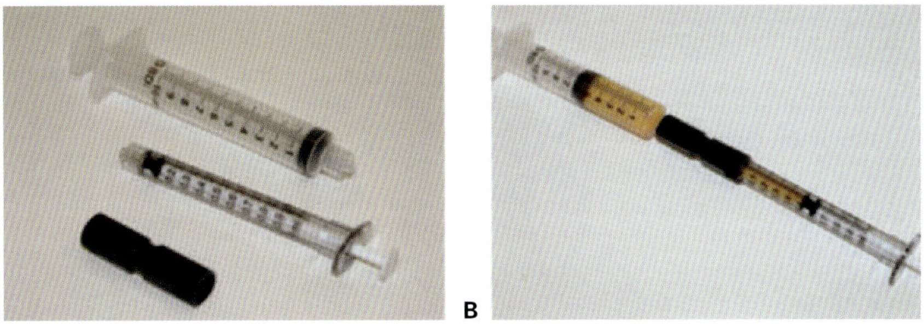

A B

图38-8 将离心后脂肪转移至1mL注射中。脂肪组织由10mL Luer-Lok注射器转移至1mL Luer-Lok注射器中。使用转换接头可以进一步去除油脂和水性成分。在脂肪移植时需要进行单点微量注射，因此不能使用较粗的注射器。**A.** 10mL Luer-Lok注射器、1mL Luer-Lok注射器和Luer转换头。**B.** 转换头使用中

- 注射移植的目标是使移植后的脂肪有最佳的血液供应，进而有最大的存活率。因此术者应尽可能将脂肪组织以细小颗粒的形式分散到受区，脂肪分布区应呈相互交错的通道，使每个脂肪颗粒都处于自己的微环境中，并与周围富有血运的组织保持最大的接触面积。
- 在刚开始进行脂肪移植时，注射钝针的进退操作通常较为缓慢。但是当操作熟练后，可以加快动作，而且也应该加快速度。在所有其他条件均相同的情况下，最好采用较快的进退操作，这样做可以减少血管内注射的风险，并且避免在一个区域形成脂肪球样堆积。
- 为了避免过度注射和控制每个注射通道的注射量，注射时必须使用正确的注射器握持方式。不能像传统注射方法一样，将拇指抵于注射器末端。因为采取这种方式时，如果组织内阻力发生改变或注射阻力突然降低时，很容易注射脂肪过多。如果将注射器末端握在手掌中，就可以更好地控制注射力度，避免过量注射（**图38-9**）。使用这种方式进行注射时，通过手部的轻微闭合动作可以注入少量的脂肪，从而避免在一个区域内注射过多的脂肪。
- 为了保证每一个脂肪通道内均注射微小的颗粒状脂肪，在进行眶周脂肪移植时必须使用非常细的钝针。通常采用长度为4cm、管径为0.7mm（22G）的钝针。这些新的细钝针使进入上眼眶周部位比过去更为容易，可以更为平滑且准确地通过组织，因此结果更为理想。
- 在治疗上眼窝凹陷时，一个常见的错误是认为需要将脂肪移植到眼睑的眶隔前部分。而实际上，更为正确且有效的治疗方法是，将脂肪沿着眶上缘下方移植到眼轮匝肌深面、骨膜浅面。这一过程可以理解为，降低眶上缘并填充上眼眶部位，将向上眼眶回缩的皮肤向下方推移至上睑眶隔前，从而形成一个外形饱满、重睑线自然的上睑（**图38-10**）。
- 由于脂肪移植的效果来自上眼眶周的移植，而不是单纯的眼睑表面的移植，因此所需脂肪移植的体积要更大。一般每侧上眼眶周需要移植脂肪2～3mL。
- 在进行上眼眶周脂肪移植时，术者要时刻提醒自己，操作是在眼周进行，即使应用的是钝针，也可

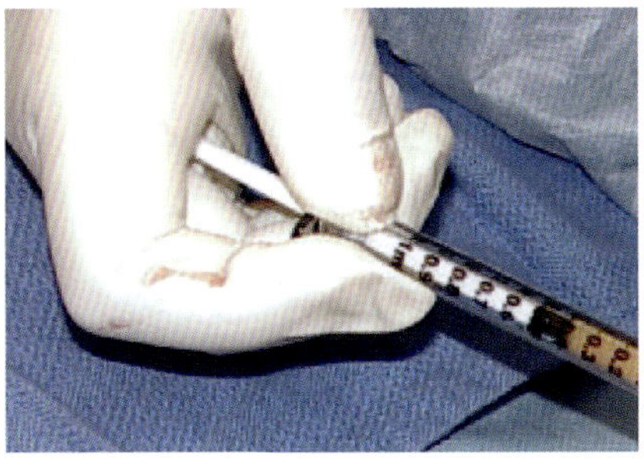

图38-9 在脂肪注射时手持注射器的方法。不能像传统注射方法一样，将拇指抵于注射器末端。因为采取这种方式时，如果组织内阻力发生改变或注射阻力突然降低时，很容易过量注射脂肪。如果将注射器末端握在手掌中，就可以更好地控制注射力度，避免过量注射。使用这种方式进行注射时，通过手部的轻微闭合动作可以注入少量的脂肪

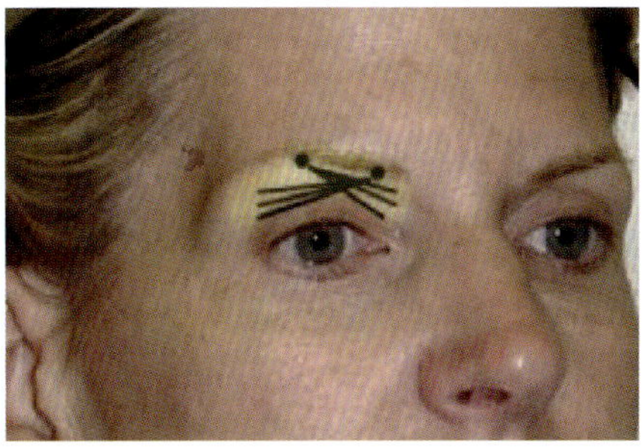

图38-10 上眼眶周（上睑）脂肪注射时的切口设计和注射计划。通常采用长度为4cm、管径为0.7mm（22G）的钝针进行注射。注射深度位于眼轮匝肌深面、骨膜浅面。每侧需注射脂肪2～3mL。操作难度：高级

操作步骤

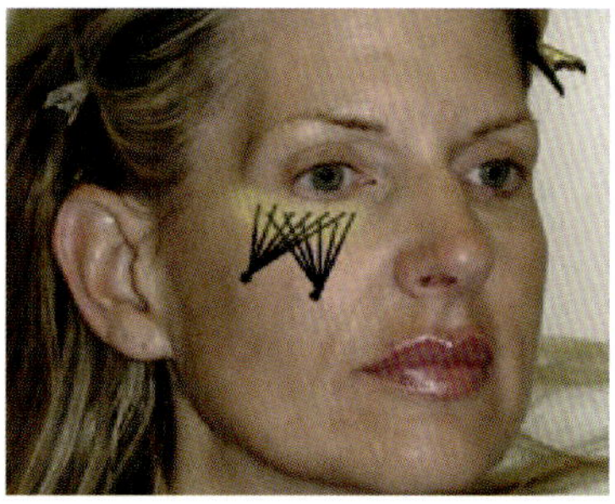

图38-11 下眼眶周（下睑）脂肪注射时的切口设计和注射计划。通常采用长度为4cm、管径为0.7mm（22G）的钝针进行注射。注射深度位于眼轮匝肌深面、骨膜浅面。每侧需注射脂肪2～3mL。操作难度：高级。

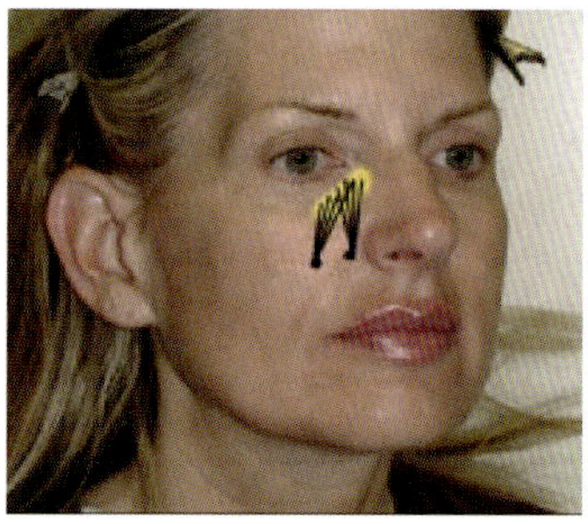

图38-12 鼻颊沟（泪沟）脂肪注射时采用的切口和注射方向。通常采用长度为4cm、管径为0.7mm（22G）的钝针进行注射。注射深度位于眼轮匝肌深面、骨膜浅面。通常每侧需注射脂肪0.5～1.5mL。具体注射量与泪沟向外下方延伸至颧颊部的范围有关。操作难度：高级

能损伤眼球。

- 上眼眶周脂肪移植属于高级手术，具有一定的难度，术者应该在其他部位取得较为丰富的脂肪移植经验后再进行这一操作。
- 一旦具备了在这一部位进行脂肪移植的经验，术者将掌握一项在所有自体脂肪移植中最具艺术性、效果最为明显的技术，并且在未来这一操作有可能成为上睑年轻化的常规治疗。

下眼眶周脂肪移植

- 神经阻滞麻醉方法与上眼眶周相似。
- 与上眼眶周不同，在下眼眶周最好采用与眶下缘垂直的方向进行脂肪注射，在颊部或口周做小切口插入脂肪注射针（**图38-11**）。采用这种方法不容易出现局部脂肪堆积或表面凹凸不平的情况。
- 与上眼眶周脂肪注射一样，通常使用长度为4cm、管径为0.7mm（22G）的钝针进行注射。应用上述的注射方法，在每个注射通道上注入很微小的脂肪颗粒。
- 与上眼眶周脂肪注射一样，脂肪不应该移植到下睑的睑板前部位。脂肪应该注射至眼轮匝肌下、骨膜上平面。这项技术的目标是将眶下缘周围组织抬起，并使其向前突出，而不是单纯地填充眼睑本身。
- 此部位皮肤极薄，因此应避免在皮下注射，以防形成可见的隆起和表面的凹凸不平。脂肪注射的最佳层次位于骨膜上、眼轮匝肌下平面。虽然浅表注射具有改善皮肤质地和色泽的效果，但是在大多数情况下这种益处无法抵消可能带来的不良表现，特别是注射过浅很容易形成的表面凹凸不平极难纠正。
- 在进行下眼眶周注射时，术者需要将非注射操作侧手的食指抵住眶下缘，以保护眼球。
- 所需脂肪移植总量经常会超过预期，在大多数情况下，每侧需移植2～3mL脂肪。

泪沟脂肪移植

- 在临床上，很难将下眼眶周与泪沟和颧颊部完全独立出来，大多数患者需要同时治疗眶下区、泪沟和颧颊部，而且治疗区会有一定程度的重叠。
- 治疗泪沟时切口最好位于内眼眶下方颊部内侧，脂肪注射方向与眶下缘垂直（**图38-12**）。
- 通常采用长度为4cm、管径为0.7mm（22G）的钝针进行注射。注射深度位于眼轮匝肌深面、骨膜浅面。特别注意在内侧偏上方注射时，皮肤较薄，防止注射过浅。随着经验的积累，脂肪注射的层次可以略浅，特别是在纠正泪沟外侧时。此处凹陷大多向下延伸至颧颊部。
- 通常每侧需注射脂肪0.5～1.5mL。具体注射量与泪沟向外下方延伸至颧颊部的范围有关（**图38-13**）。虽然看上去较为简单，但是泪沟脂肪移植在难度上仍属于高级。

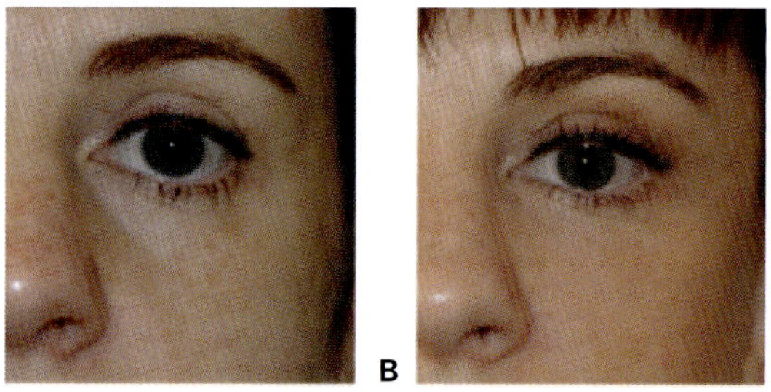

A 注射前　B 注射后

图38-13 泪沟脂肪填充的效果。**A.** 患者鼻颊沟（泪沟）明显，眶下区出现凹沟，呈现老化的状态。**B.** 泪沟脂肪填充术后外观。可见眶下区呈现更为健康、年轻的外观（操作者为Timothy Marten）

要点与难点

脂肪供区	■ 臀部、腰部和大腿外侧是最常用的脂肪供区。 ■ 这些部位可以提供足够量的脂肪组织，术后局部凹凸不平少见，并且可以同时改善患者的体形。
处理脂肪	■ 离心处理后，10mL注射器最底部的2mL脂肪中“干细胞”含量最多。 ■ 这些脂肪分离后应该用于最为重要的部位，如上眼眶周和下眼眶周附近。
手术器械	■ 在进行眶周脂肪移植时，必须使用特别精细的钝针进行注射。 ■ 锐针注射将增加脂肪栓塞的风险，不建议采用。
操作技术	■ 为了达到最佳的效果，同时减少并发症的发生，在每一个通道（隧道）中应以微小的脂肪颗粒的形式注入，注射层次位于骨膜上水平。
眼球损伤	■ 在上下眼眶周脂肪注射时，术者需要始终将非操作手的食指置于注射钝针与眼球之间，以保护眼球，防止意外损伤。

术后注意事项

- 单纯眶周脂肪移植可以在门诊进行，对于联合面部上提（除皱）术者需要留院观察1天。
- 在术后3天内，请患者保持安静地休息，每小时冷敷面部15～20min（避免冰敷）。
- 在术后2周内，进食易于咀嚼和消化的软食，并鼓励低盐饮食。
- 患者重返工作和社会的时间取决于脂肪注射量、个人肿胀反应、职业特点和个人隐私需要等因素。术前应告知患者需要预留出2～3周的恢复时间，并且2～3个月内不能出席重要的商业活动或社交场合。
- 术后4～6个月可以见到面部外观的确切变化。这些变化是由存活的脂肪组织所引起的，并且效果可以长期保持。此时可以告知患者，肿胀已基本消退，效果基本稳定。

治疗效果

- 参见**图38-14～图38-16**。

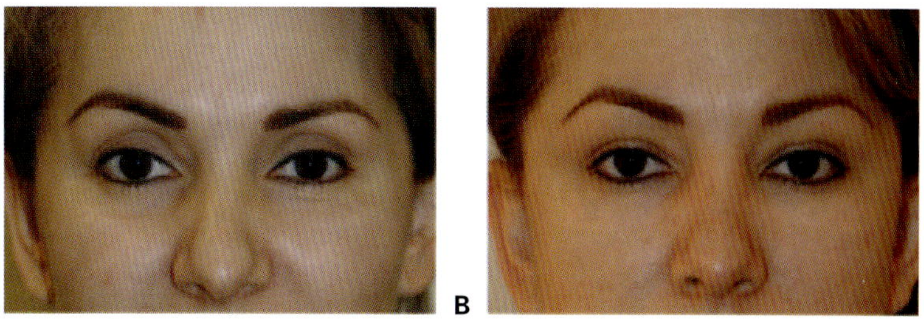
A 注射前 B 注射后

图38-14 眶周脂肪移植案例。**A.** 患者无既往手术史，眶周凹陷。**B.** 上下眼眶周脂肪注射后，可见更为健康、年轻的外观（操作者为Timothy Marten）

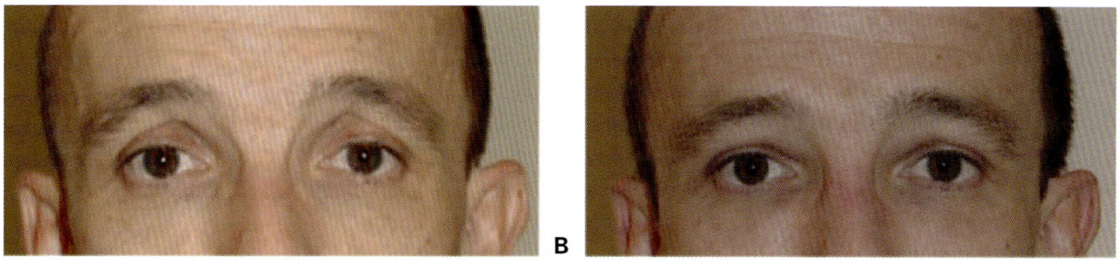
A 注射前 B 注射后

图38-15 眶周脂肪移植案例。**A.** 患者无既往手术史，眶周凹陷。**B.** 上下眼眶周脂肪注射后，可见更为健康、年轻的外观（操作者为Timothy Marten）

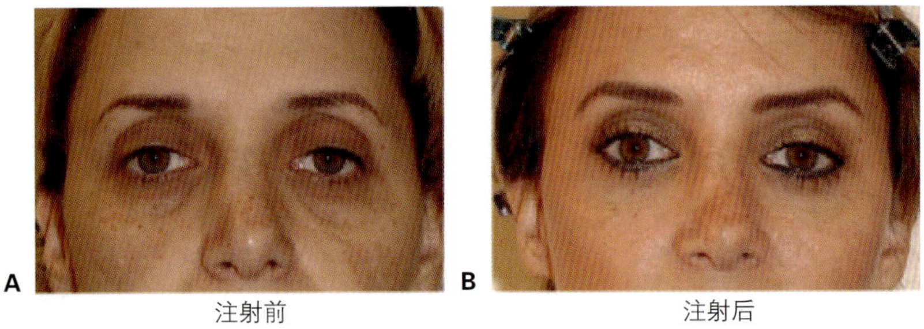

图38-16 眶周脂肪移植案例。**A.** 患者有既往手术史，曾行上下睑成形术。眶周明显凹陷。**B.** 上下眼眶周脂肪注射、面部上提术、额部上提术后，可见更为健康、年轻的外观（操作者为Timothy Marten）

并发症

- 在过去的20年时间里，作者所在诊所未发生因脂肪移植而导致的严重并发症，包括感染、栓塞、组织坏死、失明等。
- 文献中有关于脂肪栓塞导致组织坏死或失明的报道，主要是由于锐针注射所引起。
- 其他并发症主要是小的美观问题，包括肿块、含油囊肿、两侧不对称、填充过多、供区凹凸不平等。
- 虽然眶周肿块或填充过多非常少见，但是一旦发生，最好的治疗方法就是切开眼睑，在直视下去除多余的脂肪。

参考文献

[1] Rohrich RJ, Pessa JE. The fat compartments of the face: anatomy and clinical implications for cosmetic surgery. *Plast Reconstr Surg*. 2007;119(7):2219-2227.

39

外眦骨固定术（骨锚着术）

Indications and Techniques for Bridge of Bone Canthopexy

Dev Vibhakar, Erez Dayan, and Michael J. Yaremchuk

概述

- 外眦是涉及面部功能和外观的重要解剖标志，其位置直接决定睑裂的形状。
- 有关外眦手术的名称有两种。第一种是外眦固定术，指调整外眦的位置，但不改变外眼角的形状。第二种是外眦成形术，通过切断和在新的位置上重新固定外眦韧带，改变外眼角的形状，通常可以缩短下睑缘。
- 在进行外眦骨固定术（骨锚着术）时，要充分显露眶外侧缘，并分离外眦韧带附着。手术的关键是在颧额缝附近的眶外侧骨壁上钻孔，并通过骨孔将外眦韧带牢固固定。该手术在下睑手术中非常常用。

相关解剖

- 外眦韧带更为准确的术语是“外眦支持带”。其纤维来源于提肌腱膜外侧角、眶隔前眼轮匝肌和睑板前眼轮匝肌的向外侧延伸组织（即通常所说的“外眦韧带”）、眼球下方悬韧带（Lockwood韧带）、外直肌颊部韧带。其固定于Whitnall结节表面较大范围的骨膜上（**图39–1**）。
- 外眦支持带附着的位置或本身的长度均影响眼睑的形状、张力和外观。
- 外眦角通常位于内眦角上方，两者呈4°±2°，约高出1.2mm。内外眦的这种位置关系有助于泪液的分布和引流，同时也影响眼睑的美观（**图39–2**）。

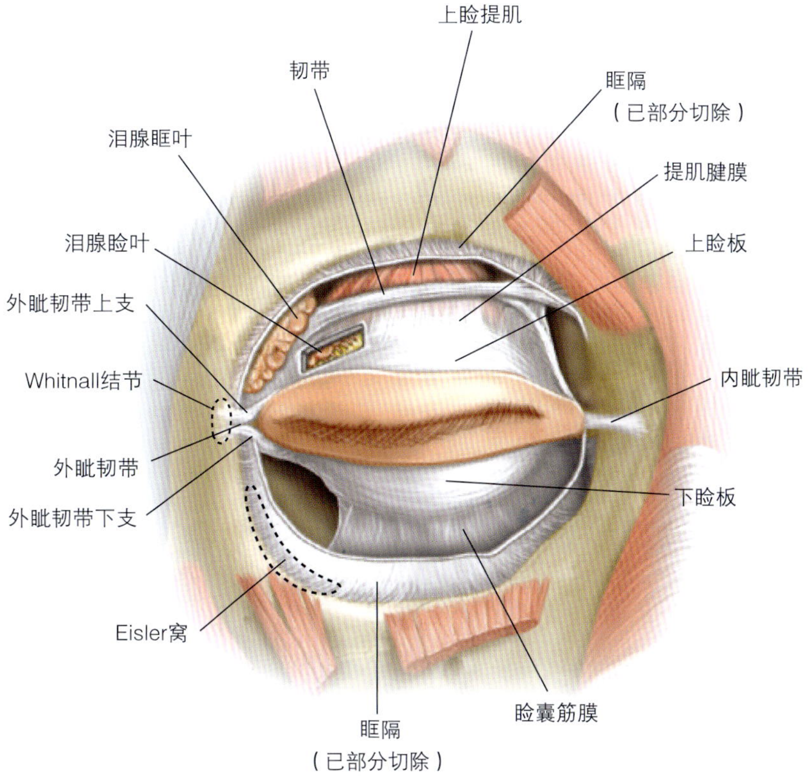

图39–1 内眦韧带和外眦韧带的位置及其与眶骨、睑板、深层韧带样结构的关系

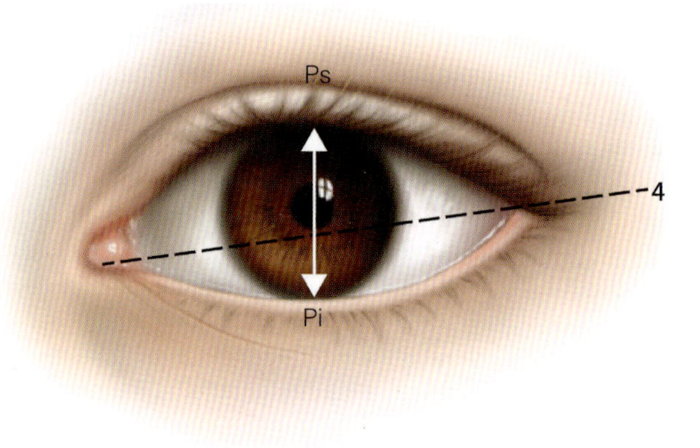

图39-2 正常年轻高加索女性睑裂的形态。在过瞳孔中央的垂线上，上睑缘（Ps）与下睑缘（Pi）的平均距离（睑裂高度）为（10.8±1.2）mm（*n*=200）。内眦与外眦的平均距离（睑裂长度）为（30.7±1.2）mm（*n*=200）。内外眦连线与水平线夹角平均为4.1°±2.2°

发病机制

- 外眦向内下方移位会改变睑裂的宽度和形状，同时改变下睑的位置，导致圆眼畸形。
- 下睑向下方移位可能是由于眼睑松弛症所引起，会使眼球失去保护，发生暴露性角膜炎。还可能发生泪小点异位和泪液引流障碍，出现溢泪症。
- 外眦异常的发病原因包括遗传性、老年性、神经麻痹性、外伤性和医源性。
- 外眦位置异常常继发于眶周和下睑手术之后。

病史与查体

- 在修复重建与美容外科治疗过程中，病史采集与体格检查对于术前状况的评估和手术计划的制定至关重要。术前拍摄标准照片，并与患者共同分析。
- 在病史方面，要特别询问并记录近期眼部手术史、干眼症病史和近期视力变化情况。
- 在体格检查方面，要特别注意下睑的状况，包括内外眦连线倾斜度、下睑复位试验、下睑牵拉试验、眼球突度分析、巩膜显露情况、有无球结膜水肿、有无角膜结膜炎等。其他眼科检查包括视力检查、Schirmer泪液分泌试验、裂隙灯检查等。

影像学检查

- 一般美容手术前无须进行放射影像学检查，但是在修复重建手术前则通常需要进行CT检查。CT检查可以在不同层面显示解剖结构，并且可以进行三维重建分析。

治疗过程

术前设计

- 术前充分告知可能出现的各种异常情况，包括外眦位置异常的风险和术后暂时性球结膜水肿。
- 术前应与患者充分沟通，确定其心目中理想的外眦位置。
- 手术可以在局部麻醉或全麻下进行。

体位

- 患者取仰卧位，术者位置与麻醉师成90°，以保证最大的术野显露。

操作步骤

术前准备

- 在消毒和铺单之前，用含1∶200 000肾上腺素的丁哌卡因行术区浸润麻醉，以消除术中和术后疼痛，并减少术中出血。
- 术前30min预防性静脉应用抗生素。

手术入路

- 外眦骨固定需要充分显露眶外侧缘骨壁，直至外眦韧带附着的Whitnall结节处，并显露颧额缝。手术入路可以采用上睑成形术切口向外侧延伸。临床常采用上睑成形术切口共同向外侧延伸（**图39-3**）。
- 下睑成形术切口可以更好地显露外眦处结构。
- 还可以通过双侧冠状切口在显露外伤性骨折线的同时显露外眦附近骨壁，也可以在眉上提术中完成解剖结构的显露。

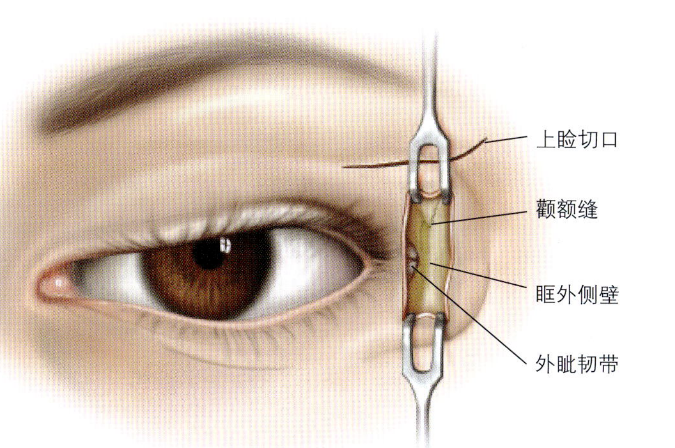

图39–3 通过上睑成形术切口向外侧延伸显露外眦结构，在Whitnall结节处行骨膜下剥离

8字缝合固定外眦韧带

- 调整下睑缘位置和外眦韧带向上方或向外侧的移动度，保证外眦韧带仅有1～2mm的移动度。8字缝合外眦韧带的上下支或某一支，不完全离断外眦支持带与眶外侧壁的附着（**图39–4**）。眼角移动的幅度会受到韧带的长度、缝合点与外眼角的相对位置、眶外侧骨壁钻孔的位置等因素的影响。这种方式适用于眼角错位较轻、既往手术在下睑未留下明显瘢痕的情况。
- 当下睑缘和外眼角需要较明显的位置调整时，需要将外眦支持带与骨壁附着处完全分离，之后采用8字缝合法缝合外眦韧带的上下支。
- 通过下睑成形术切口向外侧延伸，可以显露并切断外眦支持带，采用不可吸收线8字缝合上下支，或用32G钛丝缝合上下支。

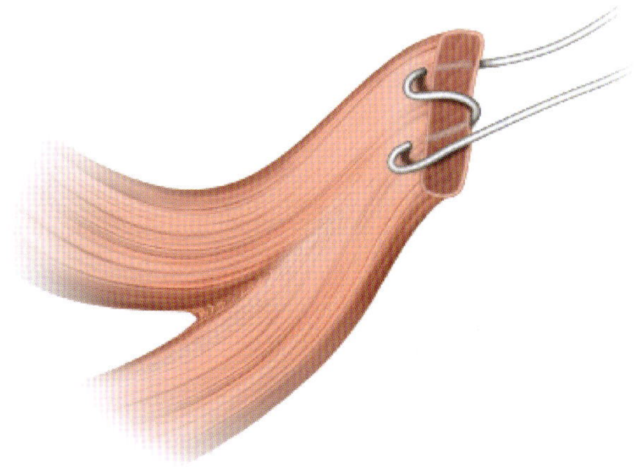

图39–4 采用8字缝合法或30G钛丝缝合外眦韧带，并向外上方移位

- 如果既往下睑手术遗留的瘢痕严重限制了外眦的移动，可以用针式电刀在下睑中外1/3交界处切开眼睑部内层结构，以获得足够的活动度。

钻孔和固定外眦韧带

- 通过上方切口可以显露颧额缝。该骨缝可以作为一个骨性标志，从而在眶外侧缘钻孔时保证两侧的对称性。
- 以颧额缝为参考，在眶外侧缘钻两个骨孔，呈上下排列（**图39–5A**）。下方骨孔的位置非常重要，它决定着外眦向上方移动的距离。上方骨孔的目的是形成骨桥，作为稳定的固定点。
- 骨孔的位置决定外眦的位置和睑裂的形状。在高度方面，骨孔应该位于内眦水平线以上2～3mm，从而使内外眦连线呈略向上方倾斜的方向。在前后向位置方面，骨孔应距离眶外侧骨壁前缘后方3～4mm，以保证外侧眼睑不会被拉离眼球。
- 在确定骨孔的理想位置时，术者可以夹持外眦韧带，然后将其向眶外侧缘贴紧，尝试不同的高度和前后位置。在外眦和下睑位置合适时标记固定位置，之后在此处钻孔。在通常情况下，理想的骨孔位置位于颧额缝下方2mm处。
- 通常皮下层由下方切口至上方切口进行外眦韧带缝合操作（**图39–5B**）。
- 缝合线两端分别由内向外穿过眶外侧壁上的骨孔。通常采用28G或30G金属丝进行缝合，然后将金属丝末端弯折一定的弧度，由内向外穿入眶壁上的骨孔中（**图39–5C**）。

操作步骤

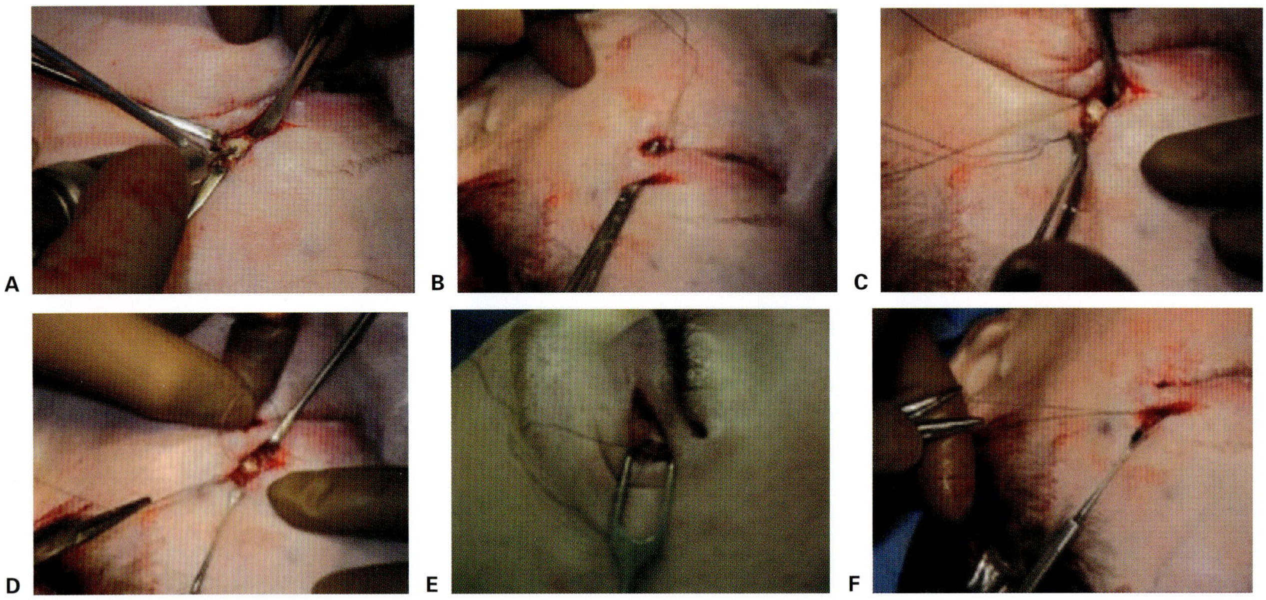

图39-5 **A.** 以颧额缝为标志，在眶外侧缘骨壁上钻两个骨孔。**B.** 通常皮下层由下方切口至上方切口进行外眦韧带缝合操作。**C.** 缝合线两端分别由内向外穿过眶外侧壁上的骨孔。**D.** 在骨孔外侧将金属丝缝线末端拉出，金属丝可以形成一个穿过骨孔的金属环。**E.** 在骨桥表面、两个骨孔之间，将金属丝两个末端打结。**F.** 金属线打结时的张力或缠绕的松紧度会影响外眦移动

- 在骨孔外侧将金属丝缝线末端拉出，金属丝可以形成一个穿过骨孔的金属环（**图39-5D**）。
- 在骨桥表面、两个骨孔之间，将金属丝两个末端打结（**图39-5E**）。
- 金属线打结时的张力或缠绕的松紧度会影响外眦移动（**图39-5F**）。内眦移动的距离主要由下方骨孔的位置所决定。
- 外眦固定时固定线必须由内向外穿过，以保证在骨桥表面打结（**图39-6A**），并使下睑紧贴眼球（**图39-6B**）。

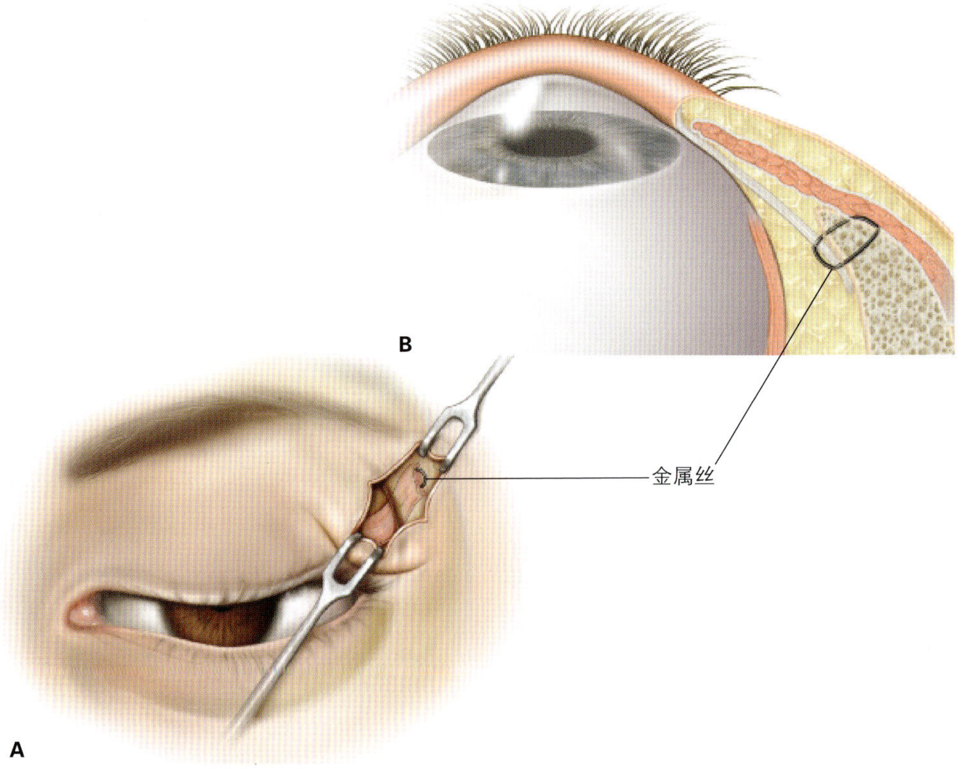

图39-6 **A.** 外眦固定时固定线必须由内向外穿过，以保证在骨桥表面打结。**B.** 使下睑紧贴眼球

■ 在修复病例中常使用金属丝进行缝合固定。金属丝打结拧紧后，末端保留约5mm的长度。主要有两个目的：第一是便于术中或术后调整外眦位置。只需要将金属丝拧松或拧紧即可进行调整，无须重复进行缝合操作。第二是便于将金属丝末端置于骨孔中，避免术后可以见到或是可以触摸到金属丝。

■ 闭合切口

■ 如果采用局部切口，一般需要行上睑外侧皮肤和肌肉的梭形切除，目的是去除因外眦向上移位后形成的上睑组织过多。

■ 分层缝合切口。

■ 为防止球结膜水肿，可以行上下睑暂时性缝合。

术后注意事项

- 术后保持头高位，以减轻水肿和疼痛。应用冰袋减轻肿胀。
- 必要时服用止痛药止痛。
- 手术切开前30～60min给予静脉应用抗生素，术后口服抗生素不超过24h。
- 术后1周拆线。
- 当分离范围较大时，术后常见球结膜水肿。除使用眼膏外，可以行上下眼睑暂时性缝合5～7天。操作方法是，用5-0尼龙线经过上下睑缘缝合，进针点位于外侧角巩膜缘外侧2～3mm。

治疗效果

- 如果适应证选择得当，操作方法正确，一般均可以得到令人满意的效果（**图39-7**、**图39-8**）。
- 在瘢痕严重的案例中，创口收缩和挛缩有可能导致远期外眦位置异常。对于非创伤后部位，外眦骨固定技术后位置可以长期保持稳定。

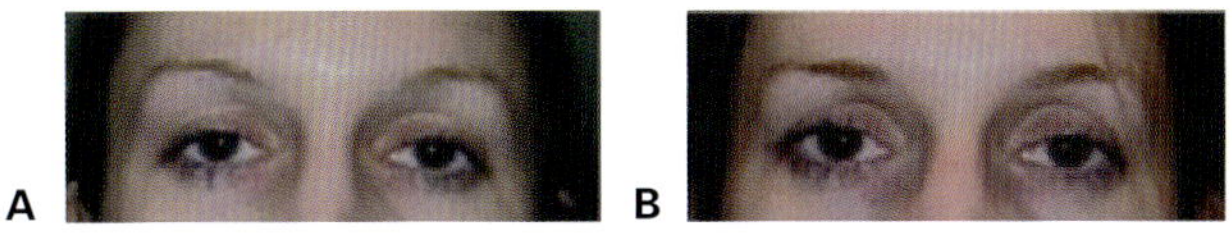

图39-7 27岁女性，无眶周手术史，希望外眦位置上移。**A.** 术前正面观。**B.** 术后6个月外观

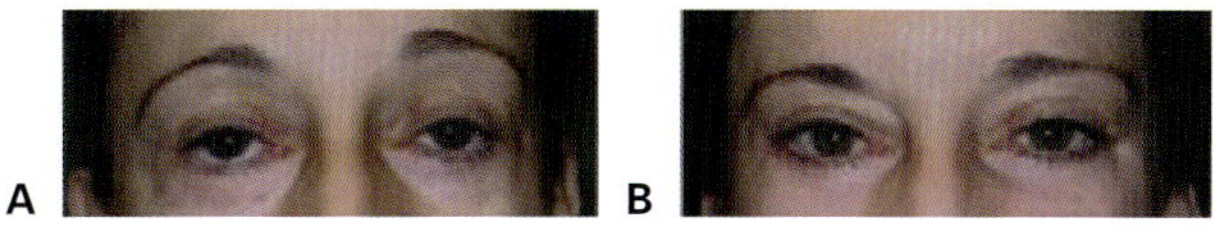

图39-8 **A.** 患者额部过高，通过发际切口行眉下移术。**B.** 在行眉下移术的同期，进行眶下缘填充术、中面部骨膜下上提术和外眦骨固定术

并发症

- 外眦骨固定术的并发症少见。
- 暂时性球结膜水肿是术后早期发生的并发症。
- 在瘢痕严重的情况下，术后容易复发。

参考文献

[1] Yaremchuk MJ. Restoring palpebral fissure shape after previous lower blepharoplasty. *Plast Reconstr Surg*. 2003;111(1 suppl):441-450.

[2] Fagien S. Lower-eyelid rejuvenation via transconjunctival blepharoplasty and lateral retinacular suspension: a simplified suture canthopexy and algorithm for treatment of the anterior lower eyelid lamella. *Oper Tech Plast Reconstr Surg*. 1998;5:121.

[3] Fagien S. Algorithm for canthoplasty: the lateral retinacular suspension: a simplified suture canthopexy. *Plast Reconstr Surg*. 1999;103(7 suppl):2042-2053.

[4] Gioia VM, Linberg JV, McCormick SA. The anatomy of the lateral canthal tendon. *Arch Ophthalmol*. 1987;105(4 suppl):529-532.

[5] Glat PM, Jelks GW, Jelks EB, et al. Evolution of the lateral canthoplasty: techniques and indications. *Plast Reconstr Surg*. 1997;100(6 suppl):1396-1405.

40

下睑退缩腭黏膜移植术

Indications and Techniques for Palatal Spacer Grafts

Dev Vibhakar, Erez Dayan, and Michael J. Yaremchuk

概述

- 下睑退缩是由眼眶周围和中面部的各种手术或疾病所引起的。
- 颅面外伤、肿瘤、面瘫、甲状腺功能异常性眼病、美容性下睑成形术均可能造成下睑位置的改变。
- 下睑退缩的临床表现有下睑缘处巩膜暴露、睑裂闭合不全和暴露性角膜炎等。常导致干眼综合征、眼部不适、过度流泪、畏光、视力模糊，眼部呈现悲伤样外观。
- 将腭黏膜移植至睑板与下睑缩肌之间可以提升下睑缘的高度。

相关解剖

- 在正常情况下，下睑缘与角膜巩膜缘处于同一水平，或略高于角巩膜缘。
- 内、外眦韧带分别从内侧和外侧将下睑拉紧。
- 外眦平均高于内眦1.2mm，内外眦连线与水平线夹角平均为4.1°。
- 下睑具有3层结构，前层为皮肤和眼轮匝肌，中层为眶隔，后层为下睑缩肌和结膜（**图40-1A**）。
- 硬腭由角化鳞状上皮构成。
- 硬腭黏膜厚度无性别差异。与牙龈缘距离越远，黏膜越厚。在第一磨牙附近硬腭黏膜最薄。
- 硬腭前部由上颌骨腭突构成，后部由腭骨水平板构成。
- 腭大神经血管束从双侧腭大孔穿出，最常见于上颌第二磨牙内侧。
- 神经血管束向前沿腭部血管沟走行，走向切口孔（**图40-1B**）。

发病机制

- 下睑3层结构中的任意一层发生短缩均可以造成下睑退缩。
- 各结构短缩的结果是下睑在垂直方向上发生挛缩，最常见的原因是外伤或下睑成形术后。

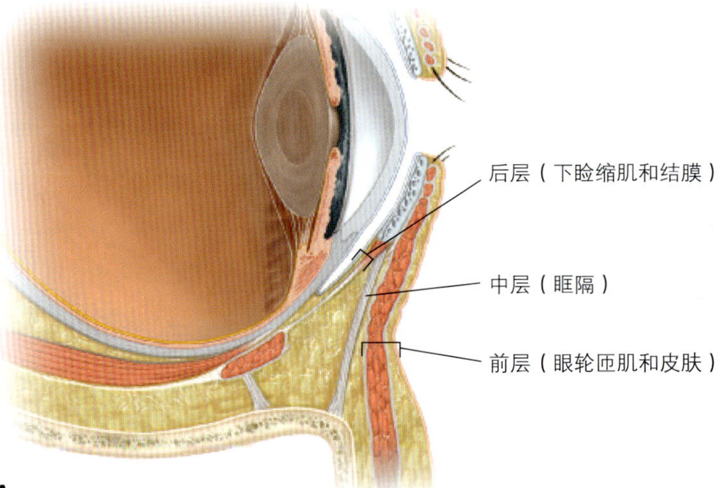

A

图40-1 **A.** 下睑结构示意图，分为前层（皮肤和眼轮匝肌）、中层（眶隔）和后层（下睑缩肌和结膜）3层结构

- 患有甲状腺疾病的患者常伴有眼球突出，引起下睑位置降低，继发下睑退缩。
- 如果是由于下睑中层和后层结构薄弱引起下睑退缩，则可以在睑板下方移植腭黏膜，达到增加下睑高度和强度的目的，进而提升下睑缘的高度（**图40–2**）。

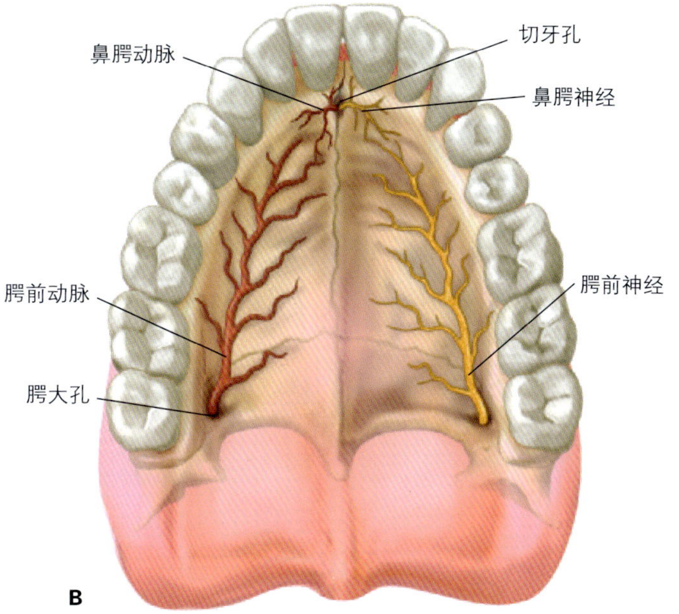

图40–1（续） **B.** 与腭部供区有关的神经血管解剖示意图

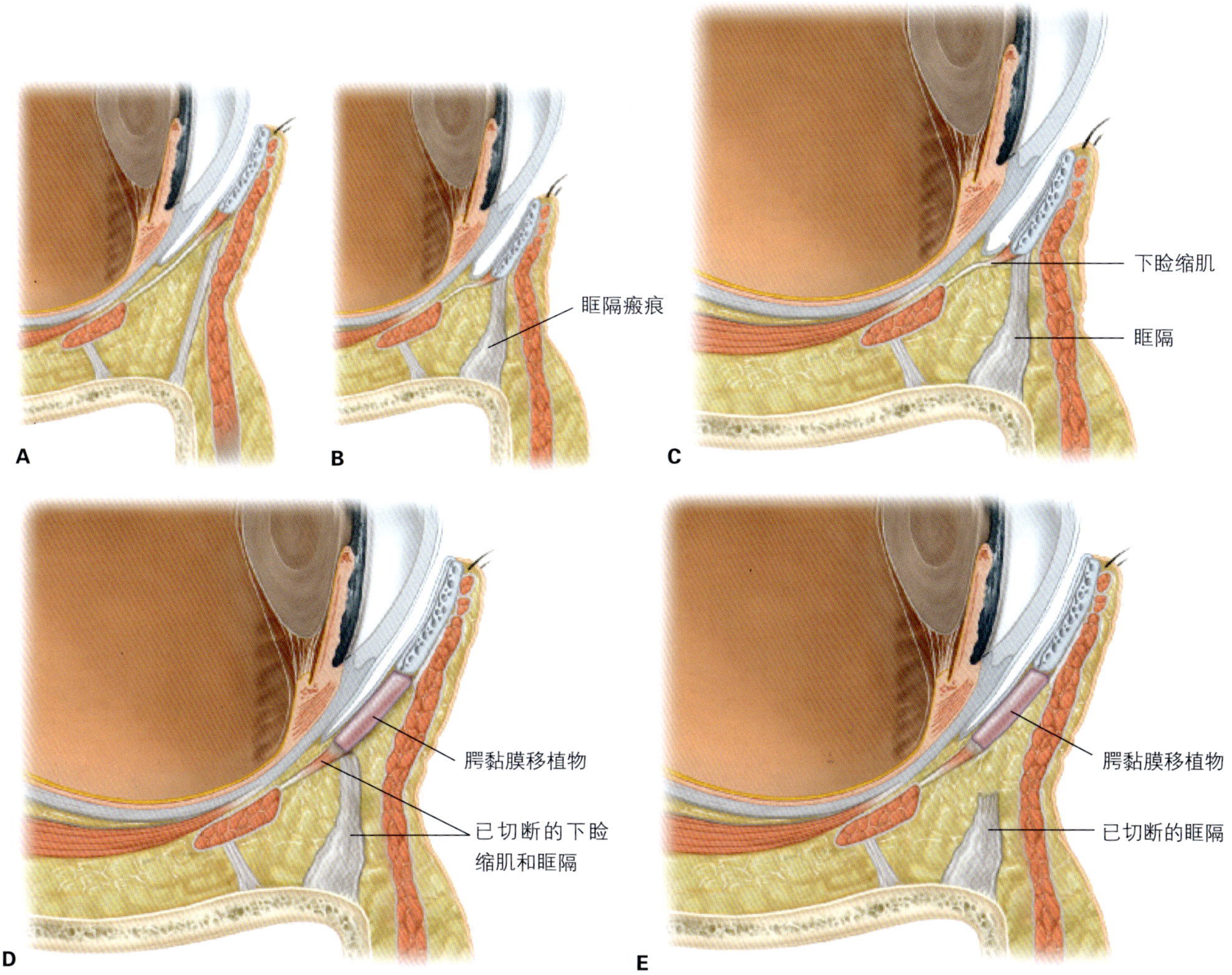

图40–2 **A、B.** 眶隔瘢痕引起垂直向挛缩，继而引起下睑退缩。**C～E.** 硬腭黏膜移植于下睑板与后退的结膜、下睑缩肌及眶隔之间

病史与查体

- 了解与下睑退缩有关的疾病史，包括既往手术史、代谢性疾病史、外伤史、骨骼疾病史等。
- 进行全面的眼科检查。
- 测量下睑缘处巩膜的暴露量，评估下睑退缩的程度。
- 评估下睑各层状况、骨骼形态、面颊部突度等。
- 下睑中层和后层组织不足是腭黏膜移植的适应证。

治疗过程

术前设计

- “知情同意书”内容包括下睑和供区的手术相关风险和可能发生的并发症，主要并发症包括感染、移位、不对称、变形、血肿、血清肿、运动/感觉神经损伤、供区不适、腭瘘等。
- 在麻醉诱导前，请患者取端坐位，在内侧和外侧分别测量纠正巩膜暴露所需要增加的垂直向距离。
- 采用经鼻气管插管全麻，保证口腔供区的准备和手术部位的操作，并有效地控制呼吸道。
- 从术前3天开始（包括手术当天），每日使用0.12%葡萄糖酸氯己定漱口液漱口。

体位

- 术前30min静脉滴注头孢菌素或环丙沙星预防感染。
- 患者取仰卧位，术者和麻醉师的位置成90°，以最大限度地显露术野。

操作步骤

切取硬腭黏膜

- 从一侧放置开口器，充分显露腭部供区。
- 咽腔填塞。
- 平均切取硬腭黏膜的大小为25mm × 10mm。如果是双侧下睑退缩，需要较大的移植物，可以切取一个较大的移植物，之后分为两块，或者在腭部两侧各切取一个移植物。
- 在镊子的辅助下确定硬腭与软腭的交界处。确定第二磨牙的位置，用以辅助估计腭大孔的位置。
- 标记硬腭黏膜切取范围，纵向切取范围由尖牙区至前磨牙区，横向切取范围靠近中线，此处硬腭黏膜最厚（**图40-3A**）。
- 用含1：100 000肾上腺素的1%利多卡因行腭部黏膜下浸润麻醉。
- 使用15号刀片切开黏膜和黏膜下层，保持骨膜完整。移植物携带一薄层脂肪组织。
- 切取移植物（**图40-3B**），用双极电凝止血。
- 移植物切取后创面用Surgicel敷料（Johnson & Johnson，New Brunswick，NJ）覆盖，用4-0铬肠线缝合固定。
- 修剪移植物，去除所有脂肪组织、黏膜腺和黏膜下层组织（**图40-3C**）。
- 用生理盐水纱布包裹移植物，备用。

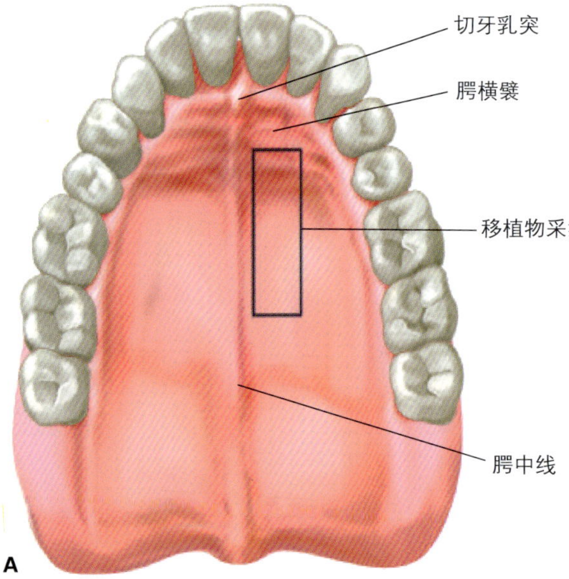

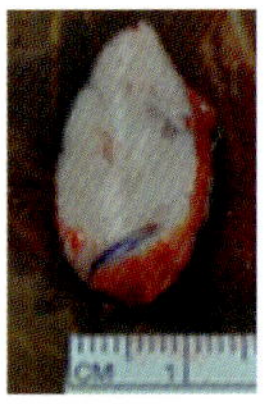

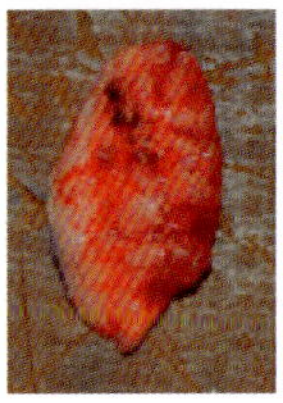

图40-3 **A.** 硬腭黏膜供区位置。**B.** 硬腭黏膜移植物平均大小为25mm × 10mm。**C.** 修剪移植物

下睑手术

- 下睑标记（**图40-4A**），用含1∶100 000肾上腺素的1%利多卡因行下睑浸润麻醉。
- 使用双齿拉钩牵拉下睑，显露下睑后层结构，用棉签辅助确定睑板下缘。
- 用5-0尼龙线在下睑穹隆中央部分缝合，之后向头侧牵拉缝线，黏膜组织越过眼球上方，在保护眼球的同时，充分显露结膜面。
- 由泪小点下方至外眦做结膜切口。
- 锐性分离结膜面组织，在睑板下缘与后退的结膜上缘和下睑缩肌之间形成间隙（**图40-4B**）。
- 将移植物置于上述间隙内，黏膜面朝向眼球（**图40-4C**）。
- 将移植物下缘缝合至后退的下睑缩肌和结膜上，将移植物的上缘缝合至睑板下缘。
- 使用双针5-0铬肠线进行缝合。缝针穿过下睑全层，由皮肤表面穿出。采用间断缝合，以确保组织连接处平滑过渡，避免出现局部隆起。
- 将每个缝合线在皮肤表面打结，调整打结的松紧度，避免线结过紧（**图40-4D**）。
- 为防止术后球结膜水肿，用5-0尼龙线在外侧行临时性上下睑缝合（**图40-4E**）。

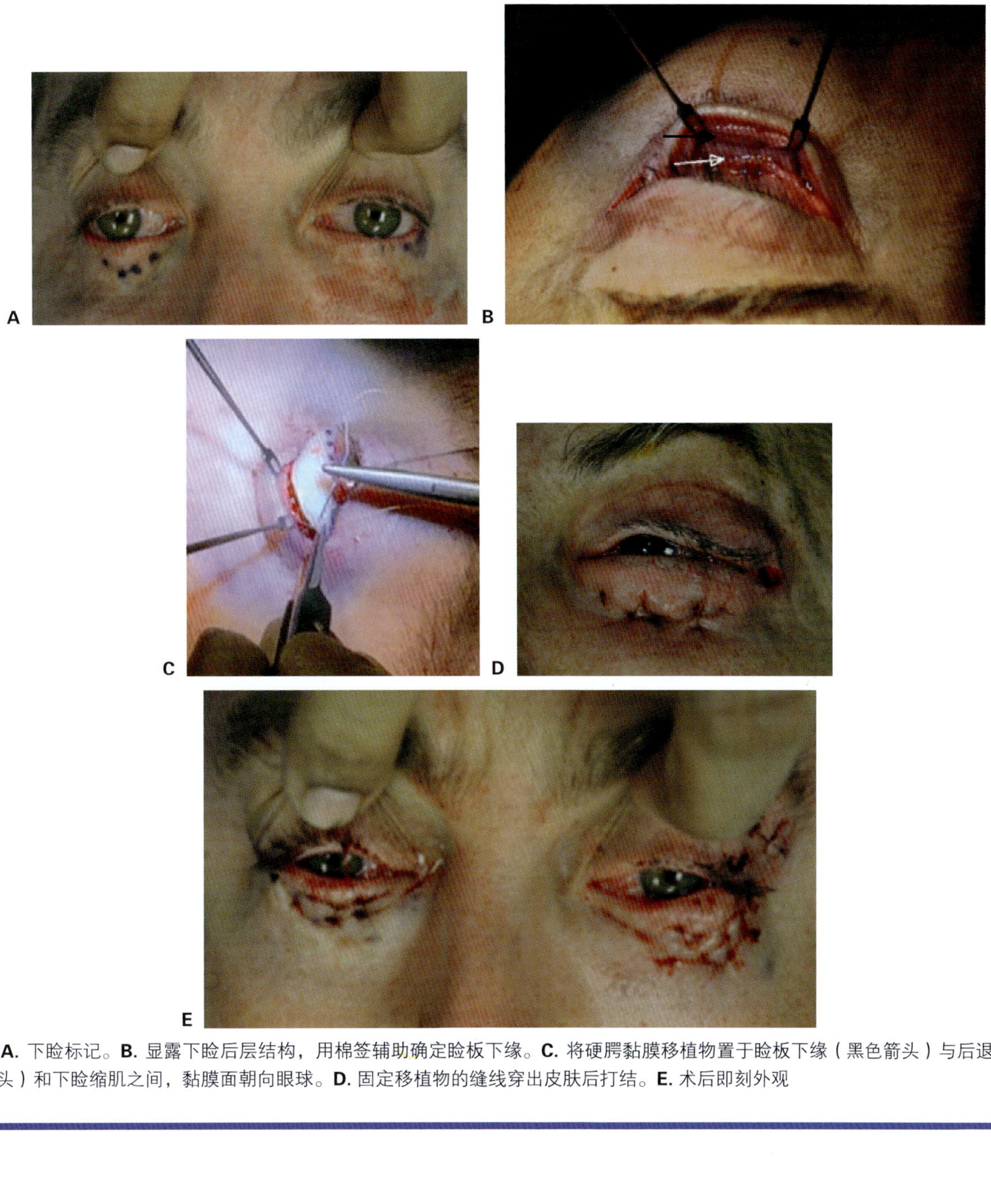

图40-4 **A.** 下睑标记。**B.** 显露下睑后层结构，用棉签辅助确定睑板下缘。**C.** 将硬腭黏膜移植物置于睑板下缘（黑色箭头）与后退的结膜（白色箭头）和下睑缩肌之间，黏膜面朝向眼球。**D.** 固定移植物的缝线穿出皮肤后打结。**E.** 术后即刻外观

要点与难点

患者选择	■ 许多下睑退缩是由多个原因所造成的，需要辅助进行其他手术治疗，如外眦固定术/外眦成形术、下睑瘢痕松解术、面中部悬吊术、眶下缘填充术等。
手术入路	■ 在腭前区，神经血管束向中线附近的切牙孔走行。如果供区超过尖牙–前磨牙交界处，则可能损伤神经血管束。 ■ 供区常常出血较多。在切取过程中注意不要损伤骨膜，避免过多地使用电凝，防止发生骨坏死，进而导致口鼻瘘。 ■ 供区会逐渐被肉芽组织所覆盖，一般在术后2～3周内完全愈合。 ■ 硬腭黏膜移植物在内侧可以进行适当修剪，从中间到外侧部分对于增加垂直向高度非常重要，修剪时需要谨慎。
供区选择	■ 硬腭黏膜在外形、厚度和硬度方面与下睑睑板非常接近。 ■ 组织量丰富，容易切取。 ■ 由于是自体移植物，因此没有被排斥的风险。术后挛缩幅度小，下睑上提效果确切。 ■ 硬腭移植物表面是黏膜层，移植到下睑后相容性很好。

术后注意事项

- 术后口服抗生素7天，常用头孢氨苄，500mg，3次/d。
- 术后7天进食流食。
- 建议经常漱口，同时注意刷牙。
- 术后每12h涂一次眼膏。
- 术后2～3周不要进行剧烈运动。
- 术后冰敷48～72h。
- 术后床头抬高超过30°，或者使用3～4个枕头将头部垫高。
- 术后1周、2周和4周随访。长期随访时间为术后6个月和术后1年。
- 术后1周后拆除缝线。

治疗效果

- 只要患者选择得当，操作方法正确，大多数患者术后美容效果良好（**图40–5**）。
- 肿胀消退后，原下睑巩膜暴露和眼部不适的症状均会得到解决。

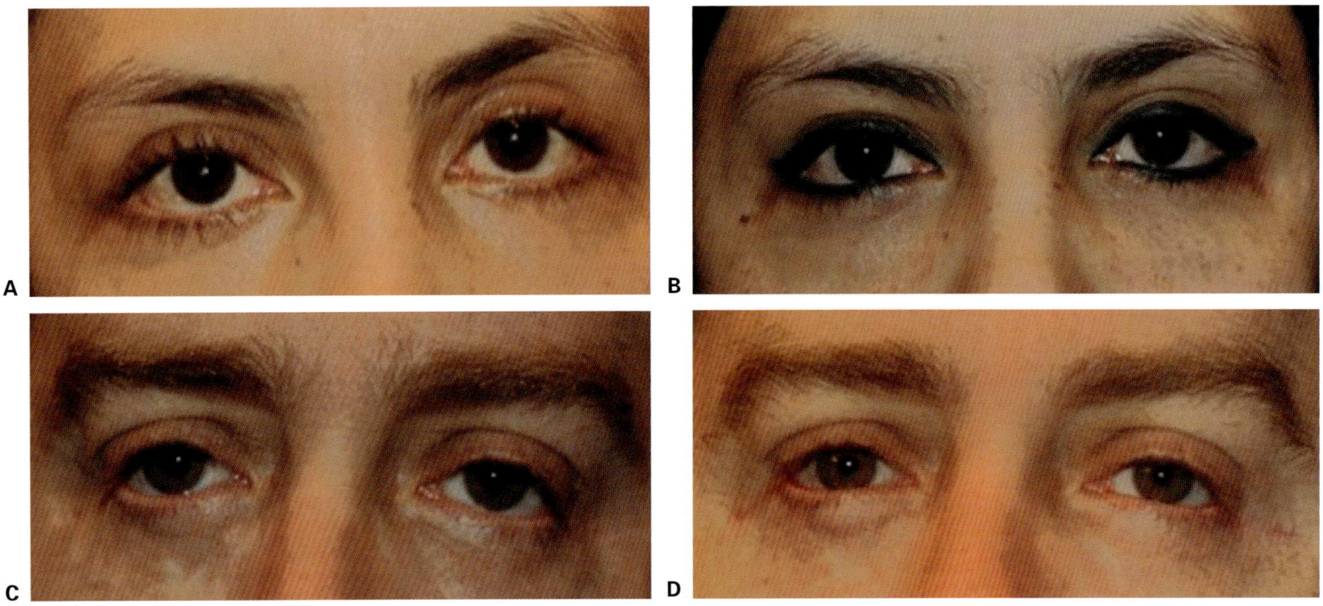

图40–5 **A.** 45岁女性患者，下睑成形术后下睑退缩，患者眼球突出，曾去除下睑组织。**B.** 患者接受眶下缘填充术、中面部骨膜下除皱术和腭黏膜移植术，术后1年外观。**C.** 49岁男性，下睑成形术后下睑退缩，手术曾去除下睑组织。**D.** 患者接受中面部骨膜下除皱术和腭黏膜移植术。术后半年外观

并发症

- 供区：
  - 腭瘘通常可以自行闭合，但是需要经过一段时间的肉芽组织生长。在腭瘘期间，可以暂时性应用腭部导板或塞制剂来缓解口内症状。
  - 口腔念珠菌感染会导致愈合延迟，对此可以通过口服抗真菌药物来解决。
- 下睑：
  - 硬腭移植后的缝线可能引起角膜刺激症状，将线结置于皮肤表面可以减轻相关症状。
  - 术后早期会出现眼部分泌物增多。硬腭黏膜表面角质层会逐渐增厚。随着时间的延长，非角化黏膜发生角化性化生，分泌物减少。

参考文献

[1] Patel Munjal P, Shapiro Michael D, Spinelli Henry M. Combined hard palate spacer graft, midface suspension, and lateral canthoplasty for lower eyelid retraction: a tripartite approach. *Plast Reconstr Surg*. 2005;115(7):2105-2114.

[2] Kersten RC, Kulwin DR, Levartovsky S, et al. Management of lower lid retraction with hard palate mucosa graft. *Arch Ophthalmol*. 1990;108:1339.

[3] Wearne MJ, Sandy C, Rose GE, et al. Autogenous hard palate mucosa: the ideal lower eyelid spacer? *Br J Ophthalmol*. 2001;85:1183.

[4] Mommaerts MY, DeRui G. Prevention of lid retraction after lower lid blepharoplasties: an overview. *J Craniomaxillofac Surg*. 2000; 28:189.

[5] Patipa M. The evaluation and management of lower eyelid retraction following cosmetic surgery. *Plast Reconstr Surg*. 2000;106:438.

[6] Patipa M. Complications of lower eyelid blepharoplasty. *Semin Ophthalmol*. 1996;11:183.

[7] Spinelli HM, Jelks GW. Periocular reconstruction: a systematic approach. *Plast Reconstr Surg*. 1993;91:1017.

41

第10部分 面颈部上提术（面颈部提升术、面颈部除皱术）

面颈部单纯皮肤上提术

Indication and Technique for Skin-Only Face- and Neck Lifting

James E. Zins and Gehaan D'Souza

概述

- 现代面颈部年轻化技术不仅包括紧致皮肤，而且还包括脂肪移植面形重塑和容量恢复。
- 单纯皮肤上提术可以避免涉及浅表肌肉腱膜系统（SMAS）的操作，术中有效分离主要的面部韧带，其术后效果与在更深层次上进行的上提手术相近。
- 术者需要详细掌握相关的解剖层次、面部神经的三维解剖关系，以及各节制韧带的位置。
- 与单纯皮肤上提术不同的涉及SMAS层的其他面部上提手术包括小切口面部上提术（MACS）、外侧SMAS切除术、扩大的SMAS上提术和复合面部上提术。

相关解剖

- 皮肤和筋膜层：
  - 面部软组织的基本层次包括皮肤、皮下脂肪、浅筋膜、面部表情肌、深筋膜（腮腺咬肌筋膜）。深筋膜中有面神经、腮腺导管和颊脂垫等结构。
  - 浅筋膜系统围绕着面部表情肌，深筋膜系统覆盖并保护面神经分支。
- 韧带和附着区：
  - 面部的节制韧带（支持韧带，限制韧带）具有固定和悬吊面部软组织、对抗向下方作用力的功能。这些韧带组织在位置上相对固定，并与面神经分支关系密切。
  - 韧带的一个作用类似于面神经分支的"哨兵"。
    - 面部真性韧带连接于真皮和骨组织之间，并穿过SMAS筋膜，如颧下颌韧带。
    - 面部假性韧带连接于筋膜层与浅表软组织之间，如腮腺咬肌韧带。
  - 近年来的研究强调附着区的概念，而不仅是关注韧带结构。这些附着区是纤维附着或是纤维脂肪附着，连接浅层与深层结构，如咬肌颞部附着、眶上韧带附着等。
- 颈部：
  - 颈部年轻而美丽的特征性表现包括下颌缘清晰、舌骨下凹明显、甲状腺微隆起、胸骨乳突肌边界可见、颏颈角105°～120°等。
- 面神经五大分支。
  - 额支（颞支）：据Pitanguy研究报道，该神经由耳屏下0.5cm处向上方走行，经过眉外侧约1.5cm处。在颧弓水平时，该神经位于耳轮脚前1.8cm、眶外侧缘后2cm处，走行深度位于SMAS层和腮腺咬肌筋膜深面。在颧弓以上水平时，该神经走行于无名筋膜，该层次位于颞浅筋膜与颞深筋膜之间。手术操作的安全平面位于颞深筋膜浅层浅面或颞深筋膜深面。
  - 颧支和颊支：这些分支之间相互交通，因此损伤后常可自然恢复。最常损伤的是面神经颊支。
  - 下颌缘支：下颌缘支由单个神经束组成，很少与其他面神经分支相交通，因此损伤后会造成永久性功能障碍。当下颌缘支位于面部血管后方时，常位于下颌缘头侧1cm的范围之内。当下颌缘支位于面部血管前方时，常位于下颌缘头侧。神经走行于腮腺咬肌筋膜和颈阔肌的深面，并位于面部血管浅面。
  - 颈支：该分支在下颌缘下方1.74mm的下颌角附近走行。

发病机制

- 关于面部衰老的机制存在两种主要观点。一种观点认为，面部老化是由软组织下垂所引起的，特别是由颧颊部软组织松垂所引起的。另一种观点认为，面部老化主要是由面部软组织容量缺失所引起的，强调体积的减少是导致衰老的主要原因。
- 颧骨皮肤韧带松弛后，颧部软组织会向韧带远端移位，导致软组织下垂，鼻唇沟加深。
- 咬肌皮肤韧带支撑颊部软组织，韧带松弛后颊部软组织下垂，可能超出下颌边缘，形成下颌部赘肉。
- 咬肌韧带松弛或下颌下脂肪室容量缺失后，均会导致下颌部赘肉和下颌缘不清晰。

面颈部老化的表现

- 上面部老化的主要表现包括：
  - 眉部下垂。
  - 额部横向皱纹。
  - 眉间川字纹。
  - 发际线后移。
- 中面部老化的主要表现包括：
  - 眼睑皮肤松弛。
  - 颧部软组织下垂。
  - 眼睑和外眦松弛导致睑裂变圆、睑外翻。
  - 下睑脂肪膨出。
  - 鱼尾纹。
  - 泪沟。
  - 睑颊沟。
  - 颧部组织堆积。
- 下面部老化的主要表现包括：
  - 鼻唇沟上方组织堆积。
  - 鼻唇沟加深。
  - 木偶纹。
  - 颏唇沟明显。
  - 口周纹。
  - 皮肤松垂、脂肪堆积、肌肉条索形成导致颏颈角消失。
  - 颈阔肌条索。

病史与查体

- 有心脏或呼吸系统并发症者不适于进行手术治疗，并需要排除血液系统疾病。
- 手术前2周停止应用抗凝药。
- 手术前4周戒烟。
- 患有体象障碍、精神疾病和要求不切实际的患者不适于手术治疗。
- 只要术前经过全面评估，年龄超过65岁者术后并发症发生率并不比年龄小于65岁者高。

影像学检查

- 不需要在术前进行放射影像学检查。

非手术治疗

- 非手术治疗包括肉毒素注射除皱和填充物注射填充。皮肤焕肤技术包括应用化学剥脱、Ulthera、脱氧胆酸、激光（点阵激光、铒激光）等。脂肪移植可以用来进行软组织填充。

手术治疗过程

- 在颧颊部，单纯皮肤上提术通过广泛剥离皮下组织层，松解颧骨皮肤韧带、下颌骨皮肤韧带和咬肌皮肤韧带，产生良好的面部年轻化效果。
- 手术过程包括皮肤掀起、推进和上提等操作。
- 在合并颈部衰老时，需要同期进行多余脂肪去除和颈阔肌收紧。

术前计划

- 骨和软组织的头影测量有助于全面评估面部老化的表现。需要评估面部各部位的对称性和比例，并评估软组织和骨骼肌在面部老化中所占的比重。
- 在进行面部评估时，请患者头部处于正位，向前注视，眶耳平面与地面平行，放松口唇和眉部。
  - 评估面部时，可以将面部分为上面部、中面部和下面部。4个分界线分别为上发际水平线、过眶上切迹的眉弓水平线、过鼻基底水平线、过颏顶点水平线。
  - 下面部可以由过双侧口角水平线分为上1/3和下2/3。
  - 下面部可以由过下唇红最低点的水平线分为上1/2和下1/2。

体位

- 采用气管插管全麻，可靠固定气管插管。用26G口腔用不锈钢丝将通气导管固定于第一前磨牙区。
- 消毒面部和头部。
- 应有加强型通气导管，可将导管向头侧弯折，而不是向颈部弯折。用直连接头和延长管将通气导管与麻醉机相连。用“圣诞树”样可调式支架（Mainline Medical，Norcross，Geogia）支撑延长管。

- 无菌单覆盖通气延长管和可调式支架。
- 在进行眼睑和上面部手术时，去除可调式支架，将通气延长管置于下方已铺单覆盖的身体之上，并钳夹固定。

入路

- 耳前切口：
  - 该切口术后瘢痕不明显。
  - 切口沿耳屏前或耳屏后走行（**图41-1**）。
- 颞部切口：
  - 当外眦与颞部距离>5cm时做颞部发际线切口。
  - 当外眦与颞部距离<5cm时做颞部头皮内切口。
- 耳后切口：
  - 沿颅耳沟后方皮肤走行，穿过耳后皮肤，到达耳轮与耳后发际线交界处。
  - 继续走向后下方，沿枕部发际线延伸或进入枕部头皮内。

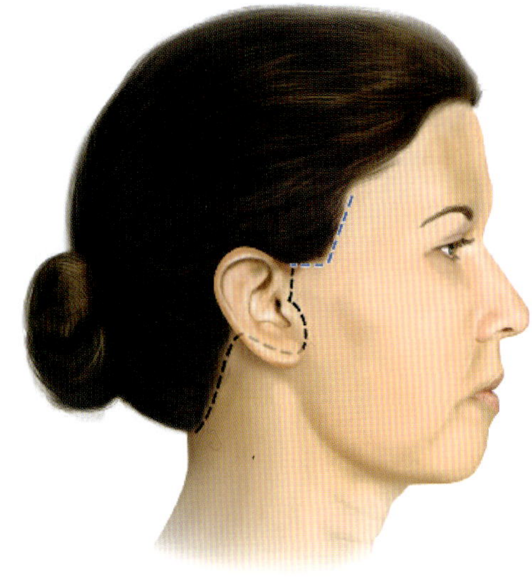

图41-1 耳前和耳后切口设计

- 颏下切口：
  - 在距离颏下横纹尾侧5mm处的中线附近做3～4cm横向切口。

操作步骤

面颈部单纯皮肤上提术

- 皮下剥离前准备（**图41-2**）。
  - 局部麻醉：
    - 以含1∶200 000肾上腺素的0.5%利多卡因行切口区和皮下剥离区浸润麻醉。
    - 同侧术区在皮下剥离前进行充分的肿胀麻醉，以达到局部麻醉和止血的目的。
- 面部皮下剥离：
  - 掀起皮瓣，直视下剥离。
  - 耳前剥离：
    - 切开耳前切口，在耳轮前皮下浅层向前剥离，以防损伤颞浅血管。注意避免损伤耳屏软骨。剥离颊部时，皮瓣上需要携带部分脂肪组织，以保证皮瓣具有一定的厚度。在上颈部和下颌缘附近也是在这个层次进行剥离。
    - 向前剥离时可以切断颈阔肌皮韧带和下颌皮韧带。
  - 耳后剥离：
    - 在胸锁乳突肌浅面掀起皮瓣，注意保护耳大神经。
    - 耳大神经通常有两支，垂直分支沿着与眶耳平面垂直的方向走行，另一个分支向后方走行，两个分支成30°。
  - 颞部剥离：
    - 剥离层次位于颞浅筋膜浅面，做切口时刀片倾斜与毛囊方向平行。
    - 剥离至眼周时，注意识别眼轮匝肌，并保持在肌肉浅面剥离。
- 颈部剥离：
  - 虽然进行全身麻醉，仍然需要进行局部浸润

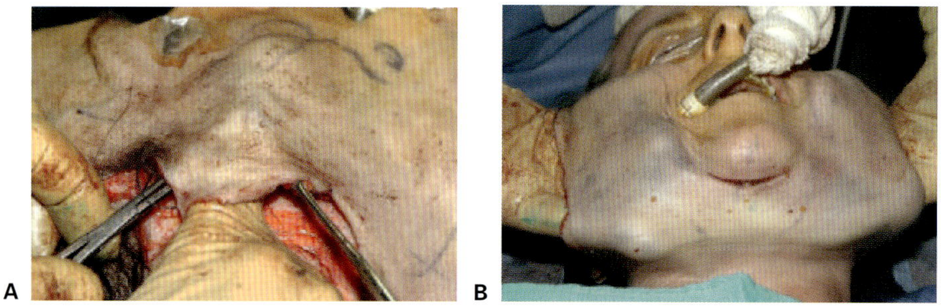

图41-2 A. 掀起皮瓣。B. 颧颊部和颈部剥离

麻醉。
- 用含1：200 000肾上腺素的0.5%利多卡因行切口区和皮下剥离区浸润麻醉。

- 在距离颏下横纹尾侧5mm处的中线附近做3～4cm横向切口。
- 用针式电刀或剪刀行皮下剥离，并与下面部剥离区相连通。
- 在中线附近颈阔肌上方去除颏下脂肪。
- 在中线附近甲状软骨水平切开颈阔肌。
- 去除颈阔肌之间和颈阔肌深面的脂肪。
- 去除脂肪后，表面高度与二腹肌前腹平齐。
  - 与二腹肌前腹平齐的目的是防止在肌肉之间形成凹陷。
  - 可以将二腹肌在中线处折叠缝合。如果二腹肌突出过于明显，可以行部分切除。
- 颈部剥离范围向下达甲状软骨下缘，向外达二腹肌前腹。向外侧剥离的层次位于颈阔面浅层。
- 颈阔肌成形：
  - 在中线处用3–0 PDS线行两侧颈阔肌切缘连续缝合。由颏部缝向甲状软骨水平，之后再缝回至颏部（束身衣式颈阔肌成形）。
- 用4–0 Monocryl线缝合皮下层，用5–0快吸收线行皮肤连续缝合。

- 皮肤上提：
  - 目的：在面颊部，沿着与鼻唇沟垂直的方向上提皮肤。在耳后区，沿着与下颌缘平行的方向上提皮肤，以改善颈前部外观。
  - 首先沿着与鼻唇沟垂直的方向上提耳轮前上方的皮瓣。
  - 应用面部上提标记，在皮肤上做"T"形切开。
  - 用4–0 Prolene线悬吊皮瓣。
  - 在耳后区进行第3处缝合。
  - 第二个悬吊点位于耳垂附近。用4–0 Monocryl线缝合悬吊皮瓣，并缝合固定于耳垂下方。
  - 在耳垂处切开皮瓣，并进行位置调整。
- 皮瓣修整：
  - 耳前修整/关闭切口：
    - 标记并去除皮瓣多余的部分。修整耳前皮瓣，使之适应耳前曲线。
      - 需要注意耳屏的位置，防止局部拉力过大导致耳屏位置或形态异常。
    - 为了获得理想的效果，一般需要在耳屏前去除部分脂肪组织。
    - 用4–0 Monocryl线行耳前切口皮下缝合。
    - 用6–0快吸收线行耳前皮肤连续缝合，注意保持皮缘外翻。
  - 耳后修整/关闭切口：
    - 修整耳后皮瓣前缘，与颅耳沟曲线相一致。
    - 以面部上提标记为参考，在耳后皮瓣后缘处去除部分皮肤，保证皮肤创缘之间在无张力的情况下对合。
    - 用5–0快吸收肠线行连续缝合。

要点与难点

张力	■ 耳前切口可以在轻度张力下闭合。耳后切口必须在完全无张力下闭合，否则轻者表现为瘢痕增生，严重者表现为切口裂开。
韧带剥离	■ 在颊部分离至颧部韧带时，必须谨慎操作，如果操作过深有可能损伤神经。
剥离平面	■ 在颊部剥离时层次较浅，在颈阔肌剥离时层次较深。
影响效果因素	■ 剥离下颌韧带、颧部韧带和咬肌韧带是保证手术效果的关键。
颈部	■ 对于伴有颈阔肌条索的患者，在进行面部单纯皮肤上提术的同时，需要采用颈前入路进行颈阔肌成形术。
电刀	■ 建议采用双极电刀，以减少单极电刀可能引起的神经性麻木和颈部渗出增加。

术后注意事项

- 患者清醒后可以离院。
- 术后头面部包扎不是必需的，但是可以有效预防渗出和血肿。一般可于术后第1天去除。
- 术后可以口服止痛药物。
- 术后24h进行首次换药，观察皮瓣血运和缝线周围情况。

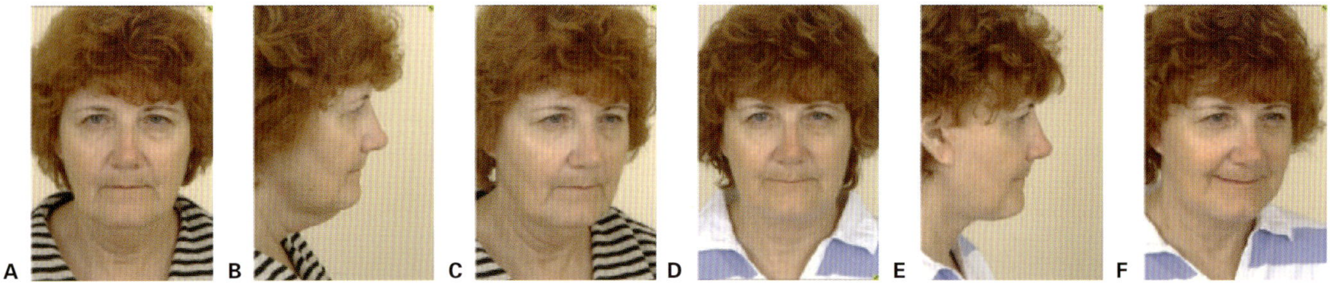

图41-3 A～C. 术前外观。D～F. 术后1年外观。手术方式为面颈部单纯皮肤上提术

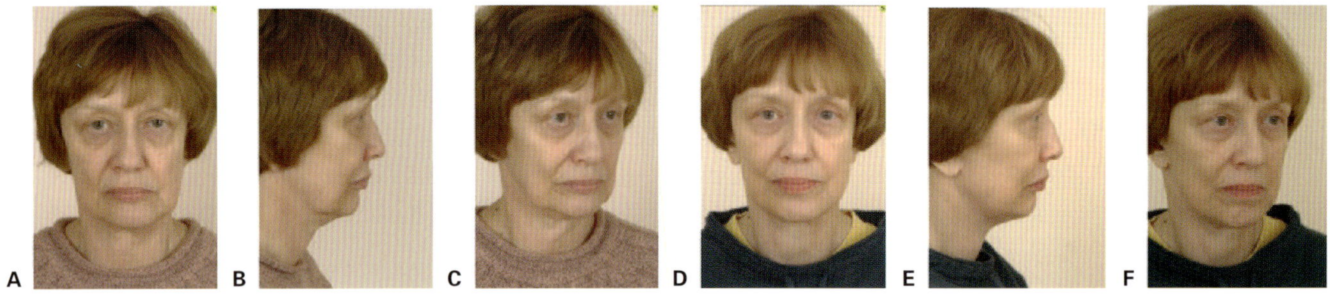

图41-4 A～C. 术前外观。D～F. 术后1年外观。手术方式为面颈部单纯皮肤上提术

- 术后24h拔除引流管。如果引流量大于30mL，可以延长引流时间。
- 术后第1天取下敷料后可以进行淋浴。
- 术后7天拆除缝线。

治疗效果

- 参见**图41-3**和**图41-4**。

并发症

- 早期并发症：
  - 血肿：发生率为1%～10%。在闭合切口前恢复正常的血压，检查创面有无活动性出血，此时肾上腺素的血管收缩作用已基本消失。对于较小的血肿，可以采用保守观察。对于较大的血肿，需要在手术室进行引流，可以采取引流或针头抽吸的方式清除血肿。
  - 血清肿：颈部和下面部容易发生血清肿。如果在拔除引流后出现血清肿，可以在门诊用注射器抽出血清肿内液体。如果血清肿未得到及时的治疗，将导致颈部表面凹凸不平，很难纠正。
  - 涎瘘：由于腮腺损伤所引起，较少发生。可以通过分泌物中淀粉酶的测定明确诊断。如果腮腺导管通畅，可采用保守方法处理。
  - 面神经损伤：永久性面神经损伤的发生率为0.4%～2.6%。大部分的神经异常表现是由于神经被牵拉，而不是轴突完全断裂所引起，因此一般症状可以逐渐好转。面神经颊支损伤较常见，但是由于颊支与其他神经分支有较为广泛的交通，因此损伤后症状不明显。下颌缘支损伤数量位于神经损伤的第二位，由于其与其他神经分支交通较少，因此损伤多为永久性的。下颌缘支损伤后与颈支损伤的表现不同。由于下颌缘支配颏肌，因此损伤后下唇无法进行外翻动作，并出现口角㖞斜，需要手术治疗。
- 后期并发症：
  - 外形不对称：常由脂肪去除量不一致所引起。
  - 精灵样耳：由于耳垂附近切口闭合时张力过大所引起。
  - 瘢痕增生：表现为瘢痕增宽、外突或瘢痕疙瘩。
  - 秃发。
  - 耳屏变形。

参考文献

[1] Stuzin JM, Baker TJ, Gordon HL. The relationship of the superficial and deep facial fascias: relevance to rhytidectomy and aging. *Plast Reconstr Surg*. 1992;89(3):441-449.

[2] Huettner F, Rueda S, Ozturk CN, et al. The relationship of the marginal mandibular nerve to the mandibular osseocutaneous ligament and lesser ligaments of the lower face. *Aesthet Surg J*. 2015;35(2):111-120.

[3] Alghoul M, Bitik O, McBride J, Zins JE. Relationship of the zygomatic facial nerve to the retaining ligaments of the face: the Sub-SMAS danger zone. *Plast Reconstr Surg*. 2013;131:245e-252e.

[4] Pitanguy I, Ramos AS. The frontal branch of the facial nerve: the importance of its variations in face lifting. *Plast Reconstr Surg*. 1966;38(4):352-356.

[5] Lambros V. Observations on periorbital and midface aging. *Plast Reconstr Surg*. 2007;120(5):1367-1376.

42

面颈部上提术

Indications and Techniques for Face-Lifting and Neck Lifting

David A. Hidalgo and Sammy Sinno

概述

- 面部老化是皮肤、深层软组织以及所覆盖的骨组织发生进行性退化性改变的结果。这些组织的改变常相互独立地发生，并表现为不同的程度。
- 虽然在面部年轻化方面不断有新的技术出现，但是外科手术仍然是最为有效的治疗方法。
- 面颈部上提术也称为面颈部提升术，或面颈部除皱术。基本方法是通过剥离和重新定位面颈部皮肤和深层软组织，实现面颈部年轻化。
- 除剥离和上提皮肤层之外，可以采用不同方法处理面部浅表肌肉筋膜系统（SMAS）层组织，从而达到更为自然、更为持久的年轻化效果。
- 常用的针对SMAS层的操作方法有SMAS瓣上提、SMAS切除、SMAS折叠等。在选择具体方法时，需要综合考虑面部外形、皮肤质地、软组织体积、骨组织特点等因素。
- 颈部衰老的常见表现有颈阔肌条索、皮肤松弛和颈部外观整体老化等，对此可以有多种治疗方法。
- 其他联合治疗方法有：眶周手术、面部各部位焕肤术、软组织填充术、骨组织填充术，以及各种可以达到面颈部上提效果的技术。

相关解剖

- 面部由浅至深分为皮肤、皮下脂肪、SMAS、深筋膜（腮腺咬肌筋膜）、表情肌、面神经分支和腮腺、咬肌、深层脂肪室和骨组织。
- 面神经支配面部大部分的表情肌，走行于表情肌深层，在腮腺区被腮腺咬肌筋膜所保护。
- SMAS层组织向下与颈阔肌相延续，向上与帽状腱膜相延续。对于该层组织进行收紧操作，可以有效上提下垂组织的位置，是恢复面部年轻化的关键。
- 颈部老化的典型表现是出现颈阔肌条索，伴有皮肤松弛。条索的厚度、长度和条索间距离在不同人之间存在较大差异。肌肉浅面的皮下脂肪过多，也会加重颈部的老化。
- 颈阔肌深层结构对于颈部老化外观也会产生影响。这些结构有颈阔肌深层脂肪、颌下腺、二腹肌、舌骨等。同时，骨组织形态（如颏部短小）也会影响老化的程度。

病史与查体

- 在一般情况下，50岁以上患者最常通过面颈部上提术实现年轻化。也有40岁左右患者通过该手术纠正老化早期的表现。
- 对于70岁以上患者，只要身体状况良好，无手术禁忌证，也可以进行面颈部上提术。
- 手术的最佳人群是那些有明显的老化表现，而且有正确的治疗动机者。这些人的心理状态稳定，有着合理的期望值。
- 典型的老化表现有鼻唇沟加深、中面部下垂和组织萎缩、进行性皮肤光老化性损伤和皮肤松弛、皮下组织萎缩、出现双下颌和“木偶纹”、下颌前部凹陷、颈阔肌松弛和条索、颏颈角圆钝等。
- 吸烟会增加切口相关并发症的风险，特别是在皮肤分离范围较大时更为严重。因此，术前至少禁烟3周时间，同时禁用任何形式的尼古丁制品。
- 减少切口相关并发症的方法有避免耳屏后切口、限制耳后切口的长度（最好采用较短的耳后切口）、尽量避免颈前开放切口、控制皮下分离的范围等。
- 对于BMI>30的患者，或者伴有严重的全身系统性疾病者，如阻塞性睡眠呼吸暂停、重度糖尿病、心血管疾病等，不建议进行手术治疗。对于伴有尿道阻塞症状者，术前必须进行详细的泌尿系统诊治。

影像学检查

- 术前需要进行高质量面部照相，并使用镜子进行分析和沟通。尽管可以应用3D扫描软件进行术前设计，但是对于术前沟通作用有限。

治疗过程

术前设计

- 术前评估皮肤质量，包括皮肤厚度、弹性和光老化损伤程度。
  - 对于许多患者可以在手术同期进行局部化学剥脱治疗，一般采用30%三氯乙酸，常用的部位是皮肤层较薄的眶周区，也可以对皮肤层较厚的口周区进行皮肤磨削治疗。
  - 也可以进行激光辅助治疗，常采用点阵激光技术，适用于全面部治疗，一般在手术后进行。
- 对于鬓角较高者，为了防止鬓角过度上移，切口常须沿鬓角后设计。这种情况多见于2次手术或3次手术者。
  - 也可以采用颞部鬓角前切口，但是术后瘢痕增生常见，因此不宜被患者接受。
- 具体采用耳屏前还是耳屏后切口，需要根据耳屏的解剖特点、耳屏表面皮肤的情况、耳前区皮肤的厚度和质地等因素确定。
  - 耳屏后切口可以避免耳前出现连续性切口瘢痕，但是必须设计合理，以防引起耳屏变形。
  - 对于耳屏较大、较为突出、耳屏表面皮肤较为薄弱且邻近的颊部皮肤较厚者，适于采用耳屏前切口。
  - 大多数男性适于采用耳屏前切口，以避免术后将含有毛发的较厚的皮肤覆盖在耳屏表面，并且防止这一部位过于女性化。
- 对于年龄<60岁，下颌缘老化和颈部松弛较轻者，适于采用耳后短切口，切口止于颅耳沟附近。这种切口特别适用于因为发型爱好的需要经常显露耳后部位的患者。
  - 但是通常情况下需要采用经过良好设计、较大范围的耳后切口，目的是保证颈部松弛得到充分地纠正。在这一点上通过耳后短切口常无法彻底解决。
  - 大多数女性患者，甚至是完全秃发的患者，均能够接受耳后较大范围的切口。
- 每位患者的骨组织结构特点、软组织容量、手术次数（第1次、第2次或是第3次）等因素均影响具体选择哪种SMAS处理技术。一般来说，对于上下颌骨较为突出、软组织容量较少者，常选择对SMAS层组织处置较少的操作。在相反的情况下，需要对SMAS层组织进行较为广泛的操作。
  - 对于上下颌骨较为突出、软组织厚度较小或中等者，常采用SMAS切除术。
  - 对于上下颌骨体积中等或较小者，常采用大范围SMAS瓣分离上提术，目的是对厚重下垂的面部软组织进行上提定位。
  - 对于软组织较薄、轻度下垂、第2次或第3次手术者，常采用SMAS折叠术。
- 评估面部脂肪容量和分布。
  - 在下颌前部或颧部有明显的软组织凹陷时，在除皱术同期可进行这些部位的脂肪移植。
  - 颊部外侧凹陷较为少见。有这种情况时，一般在进行除皱术后择期进行脂肪移植。
- 评估颈部皮肤松弛情况和颈部整体外形情况。
  - 对于皮肤质地不佳、明显松弛且松弛范围已达颈部基底者，通常建议在除皱术后进行较小的颈部二次手术，以达到美观、持久的效果。这一治疗方案同样适用于单纯表现为颏下中线区有明显皮肤条索的年轻者。
  - 对于有上述两种情况者，须在术前进行充分沟通。
- 颈前区手术适用于颈阔肌条索明显、条索间距离不超过2.5cm者。术前向患者告知，须在颏下做长度为2.5～3cm的切口。
  - 颈阔肌下脂肪切除有助于改善颏颈角圆钝的外观。即使在没有颈阔肌条索的情况下，为纠正颏颈角不良外观也可以进行这一手术。
  - 颌下腺和二腹肌切除创伤较大，对于颈部外形的改善效果尚存争议，因此不是常规操作。
- 对于颏部短小者，术前要与患者交流是否同期进行颏部假体植入。即使是颏部轻度短小，植入假体后也会明显改善外观效果。
  - 需要注意是否有颏部脂肪垫下垂（“女巫颏部畸

形”），是否有轻度的颏颈连接处凹陷。在手术计划中均需要加以解决。

- 口周焕肤治疗可以与面颈部上提术同期进行。
  - 在一般情况下，上唇皱纹最早出现，并且深度最深。口角、颏前沟和颏部皮肤也会有不同程度的老化表现，但是通常不如上唇明显。
  - 化学剥脱、激光焕肤、机械磨削等均能有效改善皱纹，但是有可能引起治疗部位的色素脱失。
  - 机械磨削术是一种操作简单、历史久远的治疗手段，只要操作熟练，就能很好地控制深度，增加整体的年轻化效果。
- 同期可进行眶周年轻化手术。
  - 在少数情况下，对于鼻尖圆钝或鼻尖下垂者，可以同期进行鼻尖整形术。

患者准备

- 术前进行面部多角度标准照相。如果有辅助治疗，须针对相应部位进行额外照相。
  - 这些照片资料可用于术前设计与沟通、术中参考和术后结果评价。
- 对于年龄超过60岁或有特殊疾病的患者，须全面排除全身系统性疾病。
- 对于曾行心脏支架治疗或有心律失常病史者，须经心内科医生评估心脏功能状况以及术前和术后停用抗凝药物对心脏功能的影响。对于长期预防性应用阿司匹林者，同样须进行专科会诊。
- 注意保持血压正常，以保证手术顺利进行，并防止术后血肿的发生。对于有高血压者，术前须进行有效的降血压治疗。
  - 对于未进行有效的血压控制者，可以在术前口服或经皮给予可乐定降血压治疗。
- 如果患者是有MASA接触史的医务工作人员，如麻醉师、护士等，需要接受鼻拭子细菌培养检查。
  - 对于MRSA阳性患者，术前应用百多邦（莫匹罗星），以纠正细菌携带状态。
- 可以根据术者的经验，辅助应用一些药物。例如，应用山金车减轻淤青，应用菠萝蛋白酶减轻水肿。但是有关这些药物的确切疗效尚存争议。
  - 过量应用山金车有可能增加出血的风险。
- 请患者在手术前一天的晚上彻底清洁面部和头发，午夜后禁水。如果需要口服降压药，可以在术晨进行。

体位

- 患者取仰卧位，膝部略弯曲，以便于下肢静脉回流。
  - 可靠制动上臂，放置保温毯。
  - 使用三角形帽子便于进行操作。
- 采用经口插管全麻或面罩吸氧全麻，常用丙泊酚维持麻醉。
  - 在麻醉状态下通常保持血压处于正常范围内，以减少术后血肿的发生。
- 在手术时间较长或男性有尿路阻塞性疾病时，须进行尿道插管。
- 术前静滴头孢类抗生素。
  - 如果患者是医务工作人员或有MRSA接触史，术前给予万古霉素。
- 标记切口线和标志点，用碘伏棉签消毒局部麻醉进针点周围。用100mL生理盐水、100mL 1%利多卡因和1mL肾上腺素配制局部麻醉液。在拟剥离区皮下注射局部麻醉液。
  - 注射局部麻醉液时不必达到肿胀麻醉的程度，一般全面颈部注射局部麻醉液总体积约为200mL。
- 用苯扎氯铵消毒面颈部，铺无菌巾。

操作步骤

切开

- 所有切口均用10号刀片切开。
- 在头皮内耳郭上方的颞部切口向后呈20°～30°角走行，以避开颞浅动脉的走行方向（**图42-1A**）。
  - 在颞部避免做鬓角前切口，因为这种切口常愈合不良。
- 在耳轮根部做鬓角下切口，并可以根据需要做横向延长，一般不超过2cm。
  - 一般在手术开始时不做鬓角处切口。在完成面部上提后，关闭切口时根据实际情况进行该处切开。
- 在做耳屏后切口时，切口线沿耳屏缘略后方走行，

操作步骤

直至耳屏的上方和下方。在耳屏下方，切口线向前走行几毫米，之后呈直角拐向耳垂（**图42-1A**）。

- 在做耳屏前切口时，切口线沿耳轮弧度向下方走行，直至耳轮根部。之后以相反的弧度向下方走行一段，然后沿平行于耳屏的方向下行，直至耳垂（**图42-1B**）。

- 做耳后短瘢痕切口线时，沿颅耳沟走行，范围涉及全部颅耳沟，从而保证在闭合切口时可以均匀分布皮肤，防止形成皮肤褶皱（**图42-1C**）。
  - 做耳后长切口线时，在短瘢痕切口线的基础上，在颅耳沟上方拐向后方，略向上方走行经过乳突区，然后进入枕部头皮区。枕部切口线走行在发际线内，并与之平行。在此处刀片斜切，以保护毛囊组织（**图42-1D**）。
- 颏下切口线长为2.5～3cm，根据术者的习惯，可以设计于自然皱褶处，也可以位于其略后方。
- 不建议在颞部进行颞肌附近的深层分离，因为操作后可能发生颞浅动脉的延迟性出血。这种出血常在手术10～14天后发生。由于发作突然，常成为术后急症，增加了治疗的难度和风险。

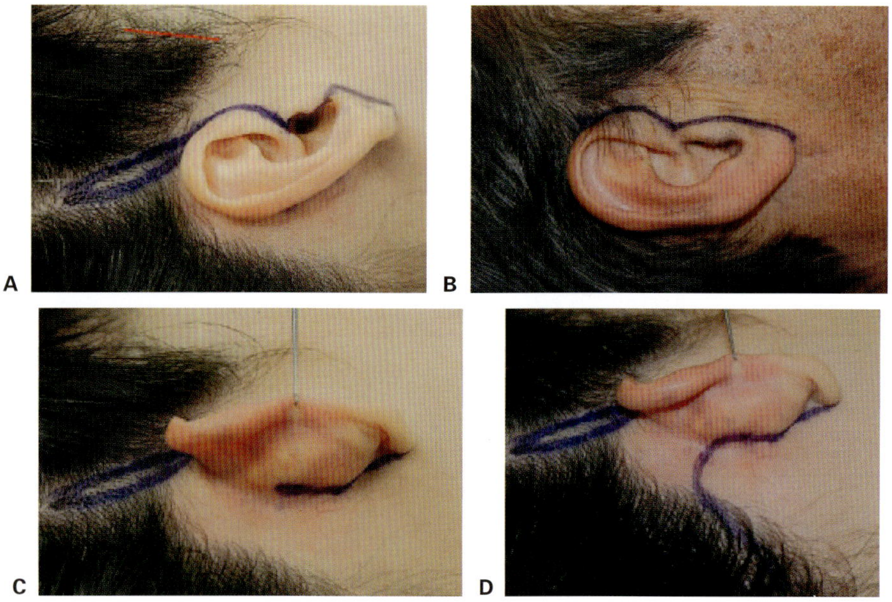

图42-1 切口线设计。**A.** 颞部头皮切口向后呈20°～30°角走行，以避开颞浅动脉的走行方向。可以如图所示切除一小部分头皮。做耳屏后切口时，切口线沿耳屏缘略后方走行。在耳屏下方，切口线向前走行几毫米，之后呈直角拐向耳垂。尽量避免做鬓角前切口（红线所示）。**B.** 对于男性患者常用的耳屏前切口设计。**C.** 耳后短瘢痕切口线沿颅耳沟全长走行，保证皮肤闭合时均匀分布。**D.** 典型的耳后长切口设计。在颅耳沟上方拐向后方，略向上方走行经过乳突区，然后进入枕部头皮区

掀起皮瓣

- 沿切口线设计切开皮肤后，用10号刀片在耳前区皮下层向前剥离1.5～2cm（**图42-2A、B**）。注意用刀片开始剥离时皮瓣的厚度必须正确。
  - 在耳后区和上颈部皮下层锐性剥离，在乳突和胸锁乳突肌表面掀起皮瓣（**图42-2C**）。确切止血。
- 在采用耳屏后切口时，锐性剥离耳屏基底处软组织，形成耳屏瓣，将其向前翻转（**图42-3**）。
  - 用4-0Vicryl线将耳屏瓣与SMAS层组织连续缝合。
  - 耳屏瓣缝合后，在耳屏前形成“山坡和山谷”的效果。缝合皮肤后，可以形成良好的耳屏外观。
- 在直视下，应用Mayo弯剪或尖向下方的剪刀剥离皮瓣，辅助应用透光法剥离。在耳大神经走行区改为应用尖向上方的剪刀，以防损伤神经。
- 颞部很容易在恰当的层次进行皮下剥离，之后向眼轮匝肌和颧突的方向剥离。
  - 在颧部外侧可见鹅卵石样皮下脂肪，提示剥离层次正确。
- 剥离颈部皮下组织。
  - 最初在皮下层剥离时不显露颈阔肌，在下颌缘下方几厘米处时开始显露颈阔肌。这样做的目的是在之后SMAS层组织提紧后，保证下颌缘上方的颈阔肌表面有一定的脂肪组织保护。
  - 在下颌缘上方的下颌区剥离一段距离，剥离范围

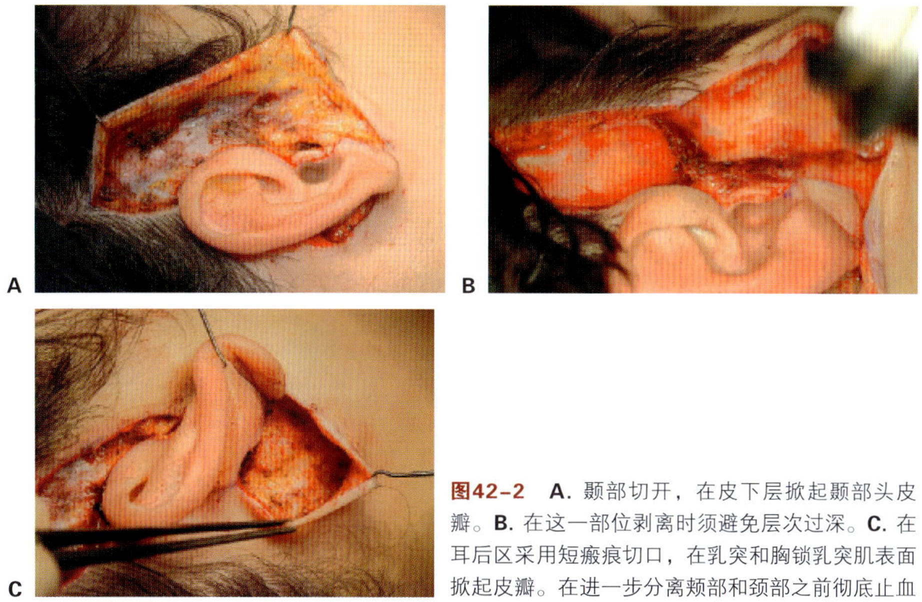

图42-2 **A.** 颞部切开，在皮下层掀起颞部头皮瓣。**B.** 在这一部位剥离时须避免层次过深。**C.** 在耳后区采用短瘢痕切口，在乳突和胸锁乳突肌表面掀起皮瓣。在进一步分离颊部和颈部之前彻底止血

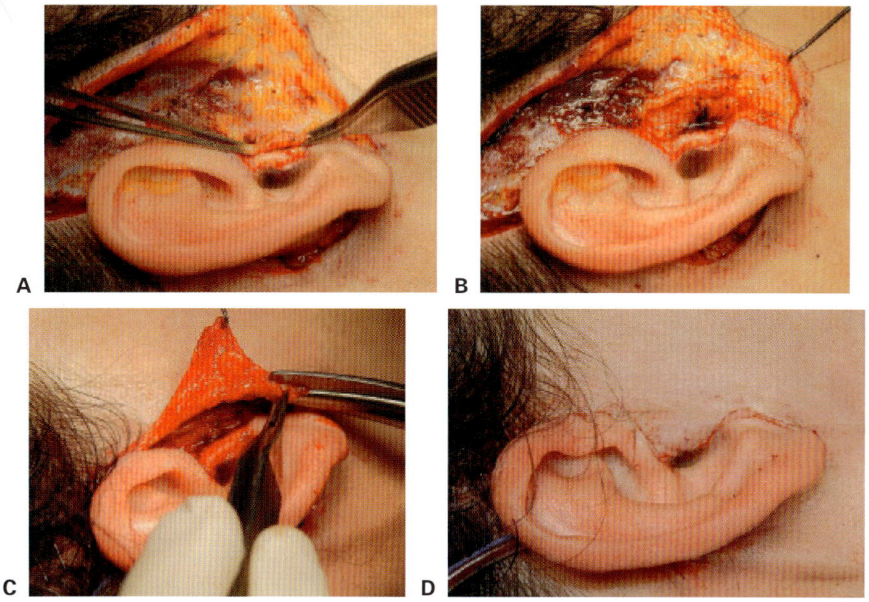

图42-3 **A.** 采用耳屏后切口，锐性剥离耳屏基底处软组织，形成耳屏瓣。**B.** 耳屏瓣向前翻转，缝合至耳前SMAS层组织。在关闭切口时，对于原覆盖耳屏的皮肤边缘进行削薄，削薄范围由耳屏区下缘至耳屏区上缘。**C.** 为防止影响耳屏瓣血运，中央区不进行削薄。**D.** 皮肤闭合完成后外观

接近颏部。

- 松解颏部附近的下颌韧带，关于这一操作的作用尚存争议。
- 根据颈部老化的程度和手术的目的确定颈部中间部位的剥离范围。剥离最远可以达颈部中线附近。之后可以结合颏下切口完成颈前部的剥离。
- 通过上述由上至下，再向颊部中间区域的剥离，可以充分显露所需要处理的SMAS层组织。
  - 向前剥离范围一般距离鼻唇沟2cm左右。
  - 在面颊部避免剥离范围过大，以便在SMAS层收紧时表面皮肤有最大的移动距离。

SMAS层操作

SMAS瓣上提术

- 在颧弓上方画线，作为SMAS瓣的上界。
- 用10号刀片在耳前区切开SMAS层组织。在腮腺浅面进行锐性剥离，之后改用剪刀进行剥离。
- 用剪刀进行钝性剥离SMAS瓣，向前达腺体，用剪

操作步骤

刀尖端垂直向钝性精细分离，显露并松解咬肌皮肤韧带，然后向上方松解颧骨皮肤韧带（McGregor附着）（**图42-4**）。

- 在松解颧骨皮肤韧带过程中常遇到面横动脉的1个小分支，须进行电凝处理。

- SMAS瓣向内侧剥离的止点位于颧大肌边缘，或者超过颧大肌达到颧小肌（扩大的SMAS剥离），以达到更为明显的中面部改善效果。
  - 之后采用锐钝结合的方法剥离位于腮腺尾叶浅面的颈阔肌外侧缘。
- 向下方剥离颈阔肌数厘米，注意识别并保护耳大神经和颈外静脉。
- 向上方、略向后方提起SMAS瓣。
  - 用4-0 Mersilene线将上提后的SMAS瓣固定在耳前区，多余的SMAS层组织向上方折叠以增加体积，或将其切除。
  - 通过4-0 Mersilene线间断缝合将SMAS瓣固定在颧弓水平上。
- 向下方切开原来位于耳前区的SMAS层组织，形成劈开的SMAS瓣，将外侧SMAS瓣向后外侧牵拉，并移位至耳后区。
  - 用2-0 Maxon线（聚乙醇酸材料）将此SMAS瓣与乳突筋膜缝合。Maxon线强度较大，可以最大限度地牵拉颈阔肌，改善颈部外观。
- 用4-0 PDS线（聚二噁烷酮）沿颧弓和耳前连续加强缝合。
  - 缝合要平滑，并且远离腮腺组织，防止涎瘘的发生。

SMAS切除术

- 在颧弓上方画线，作为SMAS瓣的上界。
- 在颧突与下颌角上方之间画第2条线，在此处腮腺前SMAS层仍与腺体紧密附着。
- 在第2条线的下方用Cushing钳牵拉SMAS层组织，了解软组织松弛程度和SMAS层组织可以移动的量。
  - 通常在下颌角附近移动量为1.5～2cm（在第2次或第3次手术时可移动距离减小），在颧部移动度会略小。
  - 之后根据拟切除量在第2条线上方并与之平行画出第3条线。
- 切除第2和第3条线之间的SMAS层组织，注意切除组织的深度（**图42-5**）。
  - 在内侧，面神经分支远端较为表浅，切除组织深度要相对较浅。
- 按SMAS瓣上提术相同的操作方法上提外侧颈阔肌，并用2-0Maxon线将其缝合于乳突区。
- 用4-0 Mersilene线将SMAS层断端间断缝合。
- 用4-0 PDS线连续加强缝合。

SMAS折叠术

- 标记方法与SMAS切除术相同。
  - 将标记线之间的SMAS层组织折叠，之后用4-0 Mersilene线间断缝合。
  - 外侧颈阔肌操作方法与SMAS切除术相同。
- 用4-0 PDS线连续加强缝合。
- SMAS层组织操作后，检查皮肤表面形态，防止因上提SMAS层引起皮肤表面出现凹陷。如果有凹陷出现，须进行相应区域的皮下分离。这种现象多发于颊部中间部位，同时在眼轮匝肌表面和颈部也较为常见。
  - 对于颊部中间部位的皮下组织剥离要相对保守，以保证SMAS层组织收紧时可以更好地上提皮肤。

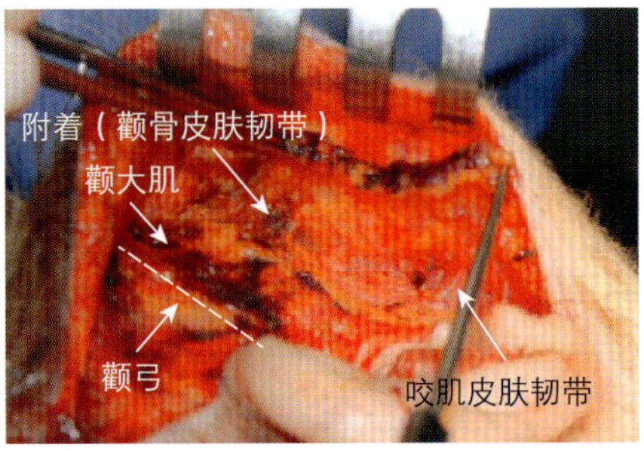

图42-4 右侧SMAS瓣上提术中情况。首先沿颧弓切开，在腮腺浅面进行剥离，之后向内侧显露颧大肌和咬肌皮肤韧带。在腮腺前方常遇到小的血管，并可见颧骨皮肤韧带（McGregor附着）

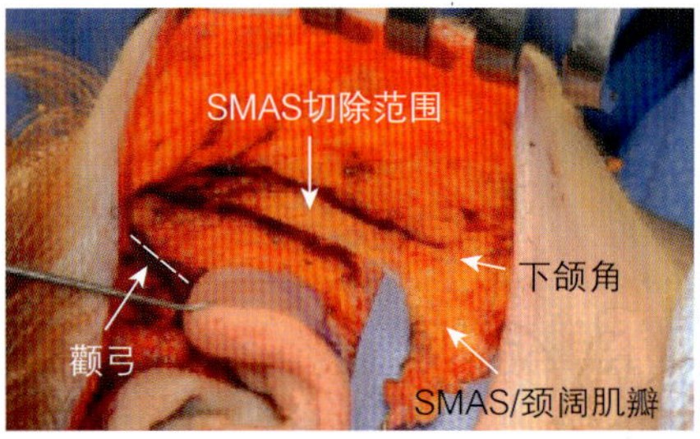

图42-5 右侧SMAS切除术中情况。图中显示切开线与颧弓与下颌角的关系，同时展示SMAS/颈阔肌易位瓣的情况

颈前部操作

- 颈前部操作可以在最开始进行，也可以在掀起皮瓣和固定SMAS层后进行。虽然后者较为常用，但是有关操作次序仍存在争议。
  - 有关操作次序之所以会有争议，主要是考虑对于手术效果的影响。如果先进行SMAS层提紧操作，有可能影响颈阔肌向内侧移位和折叠的效果。如果先处理颈阔肌条索，有可能影响SMAS层上提的幅度。
  - 无论是否先行SMAS层提紧操作，如果颈阔肌条索之间距离<2.5cm，通常可以通过在颈部中线处将颈阔肌重叠缝合加以解决。
  - 即使分离颈阔肌下段可以增加向中间移动的距离，但是如果两侧颈阔肌条索之间距离过大，颈阔肌重叠缝合操作也将较为困难。如果条索之间距离超过3cm，最好推迟进行颈阔肌重叠缝合操作。
- 颈前部切口线可以设计于颏下皱褶处，临床上通常设计于颏下皱褶处后方。
- 虽然采用小的吸脂管进行颈部吸脂有助于颈部分离，但是一般不进行颈部吸脂操作。
- 向下方颏颈角的方向进行皮下组织分离，直到直视下的最远端。
- 保守性去除皮下脂肪组织，采用直视下直接切除方法，要避免去除脂肪过多，以保证颈部有足够的厚度，并具有光滑外观。
- 对于颏颈角圆钝者，分离颈阔肌后，去除部分颈阔肌下脂肪组织。
- 颌下腺切除和二腹肌部分去除适用于特殊的情况。前者需要术者有更多的临床经验。
- 用4-0 Mersilene线间断缝合两侧颈阔肌内侧缘，必要时用4-0 Mersilene线连续缝合加强（**图42-6**）。
- 在两侧颈阔肌下方做长约4cm的横向切口，保留外侧约2cm的颈阔肌连续性完好，以覆盖胸锁乳突肌和颈外静脉。
- 针对“女巫颏部畸形”，可以进行颏部下垂脂肪垫的去脂操作。
  - 对于颏颈连接处有凹陷者，可以在颏下切口处做梭形切开，并进行去表皮处理，然后将去表皮后的组织瓣进行埋置操作。
  - 在一些情况下，可以梭形切除部分颏下区皮肤，也可以纠正颏下区皮肤过多的情况。

上提皮肤，关闭切口

- 依次分别关闭两侧切口。在SMAS层处置后进行一次止血，在最后关闭切口前再进行一次彻底止血。
  - 在手术后期，由于肾上腺素的作用逐渐消失，皮瓣表面静脉渗出会有所增加。由于两侧组织均已进行了剥离，因此两侧静脉回流相互影响。可靠止血将有助于防止术后皮瓣深层积血和血肿形成。
- 如果颈前部未行切开，可以在两侧分别放置一个细的负压引流管。如果颈前部已行切开，可以经一侧至对侧放置一个负压引流管。
- 向后上方提拉皮肤，用4-0 Vicryl线先将皮瓣固定于耳轮根部。
  - 注意避免缝合张力过大。防止出现皮瓣变得苍白，还要避免在皮肤表面出现明显的牵拉痕迹。
- 向后方牵拉皮肤，用4-0 Vicryl线将皮瓣固定于颅耳沟的最高点。
  - 在枕部，用皮钩牵拉皮肤，切除多余的皮肤组织。

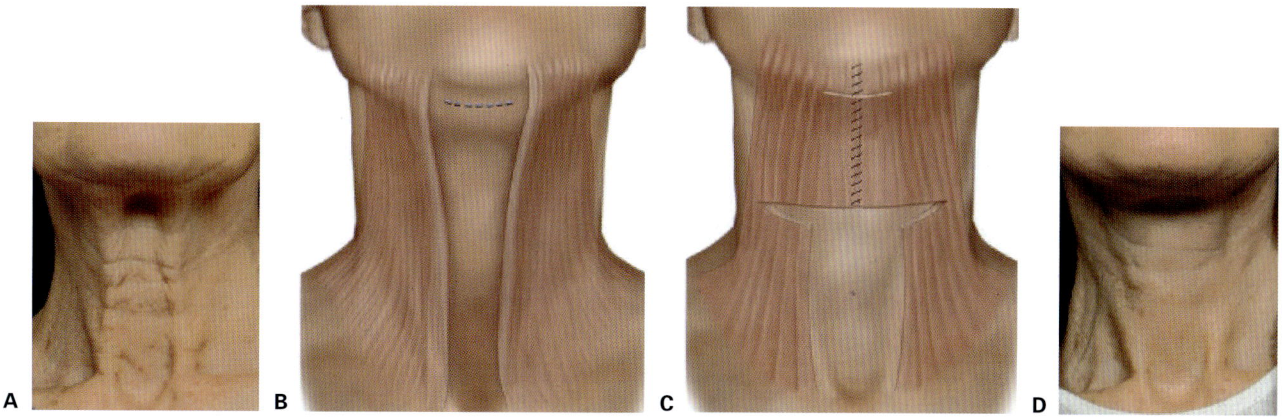

图42-6 **A.** 累及颈部全长的颈阔肌条索的案例。**B**、**C.** 颈阔肌上方进行肌肉重叠缝合，下方进行横向切开。下方肌肉较薄，切口长约4cm。**D.** 术后效果

操作步骤

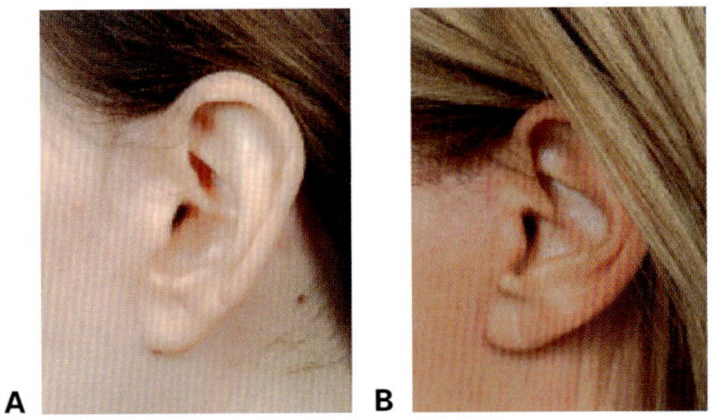

图42-7 闭合右侧耳后短瘢痕切口时的情况。采用了颅耳沟全长切口，防止出现皮肤皱褶

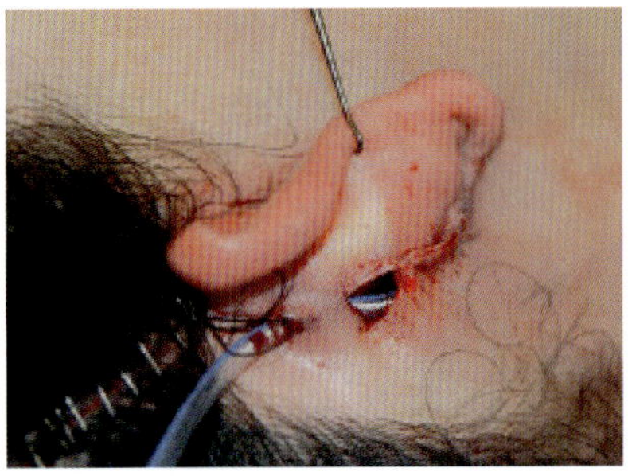

图42-8 耳前切口经正确设计和缝合后，愈合良好

- 用皮钉钉合枕部切口。
- 在乳突区，保守性修剪多余的皮肤组织，无张力下进行缝合。
- 对于采用短瘢痕耳后切口者，无须上述操作，只需修整耳垂附近多余的皮肤即可（图42-7）。

- 采用皮钉闭合颞部头皮切口，注射避免提高鬓角水平。由于之前已进行了部分颞部头皮切除，因此一般不需要进行过多的皮肤修整。
  - 此时可辅助进行鬓角切开。可以通过楔形切除一小块皮肤来防止发际线提高。这种切口一般较短，术后不易被人察觉。这种切开方法最常用于第2次或第3次手术中。
- 修剪耳前区过多的皮肤，使皮缘无张力对合。
  - 采用耳屏后切口者，对于耳屏处皮肤的修薄操作必须谨慎，主要在皮缘进行操作，防止出现血液循环障碍。
- 在闭合耳前和耳后切口时，使用4-0双针Monderm倒刺线（由乙交酯和己内酯材料制成）进行皮内缝合。
  - 缝合时由耳垂附着点开始，分别向前或向后做头向缝合。
  - 这些切口经精细缝合后一般愈合效果良好（图42-8）。
- 必要时可以在颏部骨膜下制备腔隙，植入颏假体。
  - 术前在坐位时标记中线位置。
  - 对于大多数女性，小型、小弧度假体较为适合。
  - 用4-0 Vicryl线缝合固定假体。在中线处用4-0 Vicryl线行单针皮下缝合，之后用5-0尼龙线连续缝合颏下区皮肤切口。

辅助操作

- 在面颈部上提手术的同期，可以进行口周剥脱、眼周手术等治疗（图42-9 A、B）。
  - 面部脂肪移植操作一般在上提手术之前进行，脂肪取材处理后即进行脂肪移植。
- 在手术结束后，观察面颈部皮瓣的颜色。如果耳前或耳后区皮肤变暗，可以在皮肤表面涂抹硝酸甘油软膏，以减轻血液循环障碍（图42-9 C、D）。
- 面颈部术区轻度加压包扎。

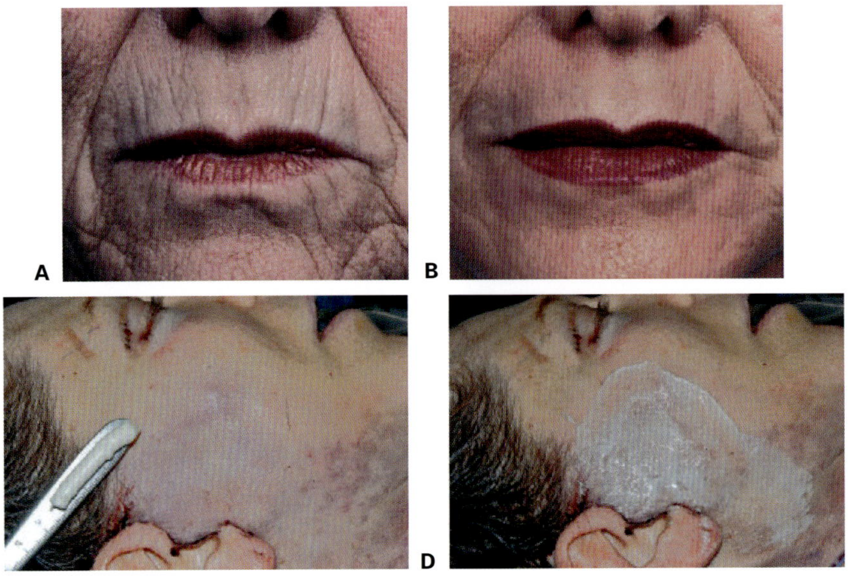

图42-9 A、B. 手术同期进行口周剥脱，治疗前后照片。治疗时注意作用深度，防止色素沉着。C、D. 在颏部和耳后区常规应用硝酸甘油软膏，以改善皮瓣血液循环状况

要点与难点

患者因素	■ 对于BMI>30、患有睡眠呼吸暂停症或重度糖尿病者，须住院进行手术治疗。 ■ 围手术期须将血压控制在正常范围内，有助于降低术后血肿的发生率。 ■ 对长期吸烟者慎行手术治疗。
切口设计	■ 避免鬓角前切口和颞部深层剥离。 ■ 避免耳屏部钝性分离，应用精细分离形成耳屏瓣。 ■ 对于大多数男性采用耳屏前切口。 ■ 对于年轻人多考虑应用短瘢痕技术。 ■ 为防止发际线抬高，可以应用鬓角下切口。
掀起皮瓣	■ 颊部内侧部位避免过度剥离。 ■ 对于有吸烟史者剥离皮瓣要相对保守。
SMAS层操作	■ 对于中面部组织需要重点上提者，采用SMAS瓣上提术。 ■ 对于骨结构突出、软组织相对薄弱者，采用SMAS切除术。 ■ 对于组织较薄、第2次或第3次手术者，采用SMAS折叠术。
颈部操作	■ 对于两侧颈阔肌距离较宽和吸烟者，慎用颈前切口。 ■ 在颈阔肌下段进行横向切开，有助于颈阔肌上段边缘在中线处折叠。 ■ 避免颈阔肌深层组织过多切除。 ■ 对于颈部重度松弛者，应建议择期手术，以达到更好的效果。
并发症	■ 为避免术后血肿，术中须确切止血，并维持正常的血压。 ■ 对于有高MRSA感染风险者，术前须进行鼻拭子细菌培养。如果培养结果呈阳性，须在术前进行预防性治疗。

术后注意事项

- 鼓励早期下床运动，在手术当天即可开始。
- 术后24h内冷敷。
- 术后第1天去除头部包扎。如果未做颈前切口，术后第1天拔除引流管。如果有颈前切口，术后第2天拔除引流管。
- 对于剥脱治疗部位应用Aquaphor软膏，直至上皮化完成，一般需要1周左右时间。
- 虽然临床必要性证据仍不充分，但是通常在术后口服抗生素1周。
- 详细书面告知术后早期注意事项，包括说话、体位（清醒和睡眠时）、个人卫生、运动等。
  - 术后2周内禁饮酒，并建议低盐饮食。术后6周内禁烟。
- 术后48h、6天（拆线时）、6周复诊。

治疗效果

- 只要技术选择得当，操作正确，面颈部上提术一般均能取得良好的效果。
- 面颊部一般可以维持10年左右的效果，颈部老化会相对略快。

并发症

- 对于突然发作的较严重的血肿需要进行紧急手术探查，清除血肿。
  - 对于缓慢发生的轻微血肿可以采用无菌注射器抽吸和放置引流的方法进行治疗，并且可以辅助应用含肾上腺素溶液灌洗的方法进行治疗。
- 神经损伤：
  - 如果发生耳大神经损伤，须用细尼龙线行神经吻合，并尽可能将修复后的神经置于颈阔肌深层结构。
  - 电凝作用或过度牵拉可能造成颈支损伤，一般6周后可自行好转。如果患者能够正常做噘嘴的动作，说明面神经下颌缘支正常，神经损伤大多可以正常恢复。也可以应用肉毒毒素注射减轻损伤症状，但是注射后神经恢复时间可能超过损伤神经的恢复时间。
  - 由于额支在此项手术中并未充分显露，因此一旦损伤处理起来难度较大。在这种情况下，适用于应用肉毒毒素消除损伤后的不对称性外观。如果神经损伤不能自行恢复，需要进行眉上提术。
- 感染：
  - 患者术后24h复诊，最迟48h复诊。复诊时可以发

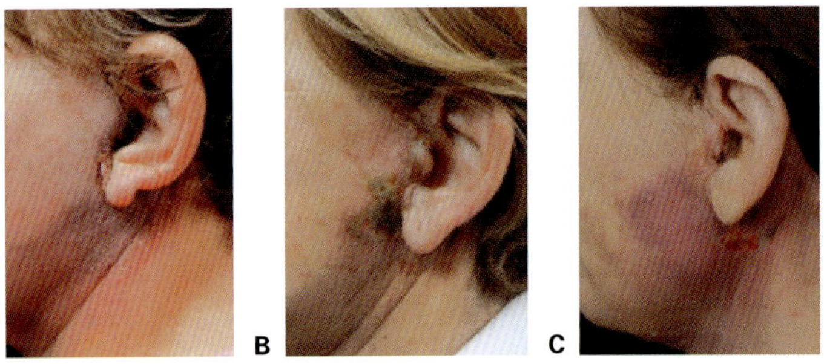
A B C

图42-10 **A.** 感染的早期表现，常为双侧性。**B.** 对于表皮脱落一般不急于清创治疗，待异常组织与正常组织界限清晰后再行清创治疗为宜。通常最终愈合效果良好。**C.** 腮腺瘘表现为颊部红肿，引流量持续较多，引流液清亮

现明显的感染征象，并及时给予相应的治疗。

- 典型的早期感染常为双侧发生，皮瓣灰暗，耳前和耳后区可见多个小脓疱（**图42-10A**）。一旦发生这种情况，必须立即静脉输注抗生素。万古霉素适用于怀疑有MRSA感染者。患者也可以进行门诊静脉输注抗生素治疗，但是必须每天来诊，直至感染症状消失。
- 由分枝杆菌引起的迟发性感染较为罕见，并且不易察觉。通常表现为多个小的红斑和结节。治疗这种感染需要多次清创和长期应用抗生素治疗。经过及时正确的治疗，一般远期效果良好，很少遗留明显的瘢痕。

- 术后可能出现进行性表皮脱落，对此需要进行密切观察，并全身和局部应用抗生素（**图42-10B**）。
  - 一般不急于进行清创术，待异常组织与正常组织界限清晰后再行清创治疗为宜。经过一定的时间间隔后可以进行瘢痕修整。
- 面颊部局部积液常因静脉回流受阻所引起，一般抽吸治疗无效。
  - 可以通过耳前切口清除皮下积液。虽然这种方法创伤较大，但是可以快速有效地解决问题。
- 腮腺瘘较为少见，表现为引流量持续较多，引流液清亮，颊部红肿（**图42-10C**）。引流液中唾液淀粉酶含量增高可以明确诊断。
  - 可以尝试多次抽吸治疗，但是如果治疗无效，则需要放置引流管。
  - 腺体内注射肉毒毒素有助于减少腺体分泌，但是有可能导致腺体明显萎缩，大多为短期副作用。
- 皮肤坏死或缝合张力过大均可能导致瘢痕增生明显。由于通常情况下皮肤较为松弛，因此瘢痕修整后效果良好。
  - 在愈合过程中，普通瘢痕增生较为常见，一般可以通过多次注射激素类药物加以解决。

参考文献

[1] Stuzin JM, Baker TJ, Gordon HL, Baker TM. Extended SMAS dissection as an approach to midface rejuvenation. *Clin Plast Surg.* 1995;22(2):295-311.

[2] Baker DC. Lateral SMASectomy. *Plast Reconstr Surg.* 1997;100(2):509-513.

[3] Robbins LB, Brothers DB, Marshall DM. Anterior SMAS plication for the treatment of prominent nasomandibular folds and restoration of normal cheek contour. *Plast Reconstr Surg.* 1995;96(6):1279-1287.

[4] Stuzin JM, Baker TJ, Gordon HL. The relationship of the superficial and deep facial fascias: relevance to rhytidectomy and aging. *Plast Reconstr Surg.* 1992;89(3):441-449.

[5] Mitz V, Peyronie M. The superficial musculo-aponeurotic system (SMAS) in the parotid and cheek area. *Plast Reconstr Surg.* 1976;58(1):80-88.

[6] Baker DC. Minimal incision rhytidectomy (short scar facelift) with lateral SMASectomy: evolution and application. *Aesthet Surg J.* 2001;21(1):14-26.

[7] Trussler AP, Hatef DA, Rohrich RJ. Management of hypertension in the facelift patient: results of a national consensus survey. *Aesthet Surg J.* 2011;31(5):493-500.

[8] Baker DC, Chiu ES. Bedside treatment of early acute rhytidectomy hematoma. *Plast Reconstr Surg.* 2005;115(7):2119-2122.

43

扩大的SMAS瓣面颈部上提术

Indications and Technique for Extended SMAS Face-Lift and Necklift

James M. Stuzin and Sammy Sinno

概述

- 面部衰老是由于皮肤、软组织、脂肪和骨骼等结构发生变化的结果。
- 早期面部年轻化手术仅进行皮肤紧致的操作。
- Skoog、Mitz和Peyronie等的研究证实，面部脂肪等软组织的复位可以恢复更年轻的面部外观。
- 对于皮肤和浅表肌肉腱膜系统（SMAS）形成组织瓣后分别上提，可以对面部脂肪的位置进行更好地调整，而不是完全依赖于皮肤层上提。
- 应用扩大的SMAS瓣技术的另一个主要优点是，通过调整颧骨区前部和外侧部的高光区域，结合颧骨下凹的位置变化，重塑年轻的面部轮廓。

相关解剖

- 面部的层次包括皮肤、皮下脂肪、SMAS、面部表情肌、深筋膜或腮腺咬肌筋膜，以及面神经、腮腺导管和面部血管走行的层次。
- 各层次的厚度，特别是SMAS层的厚度，随部位而有所变化。
- 除了位于深层的部分面部表情肌（颏肌、提口角肌和颊肌）外，面部肌肉均由其深层的神经所支配。
- 腮腺咬肌筋膜保护着位于腮腺前方的面神经分支（**图43-1**）。

病史与查体

- 存在面部和颈部老化的患者常表现为面部软组织由面部中心向周边部位的组织缺失、松弛和外周性扩大。
  - 扩大的SMAS瓣上提术通过将下垂的面部脂肪组织复位，并将其固定于面部骨骼的新位置，从而获得更年化的外观，进而解决上述问题。
- 在体格检查时，注意皮肤质地和弹性，皮下脂肪的量和位置，鼻唇沟的深度，面部下垂和松弛程度，骨骼支撑情况，以及颧骨突度和颧骨下区凹陷程度等。
  - 同时要检查颈阔肌的位置和下垂情况。

治疗过程

术前设计

- 请患者提供年轻时的照片。虽然术后不能完全恢复年轻时的外貌，但是对于许多患者，应用这种技术之后可以恢复与年轻时相似的面部轮廓。
- 在手术前1天开始使用抗生素，并在之后持续应用5天。
- 术前沿耳屏后切口、颞部切口和耳后部分发际线切口画线。

体位

- 患者取仰卧位。

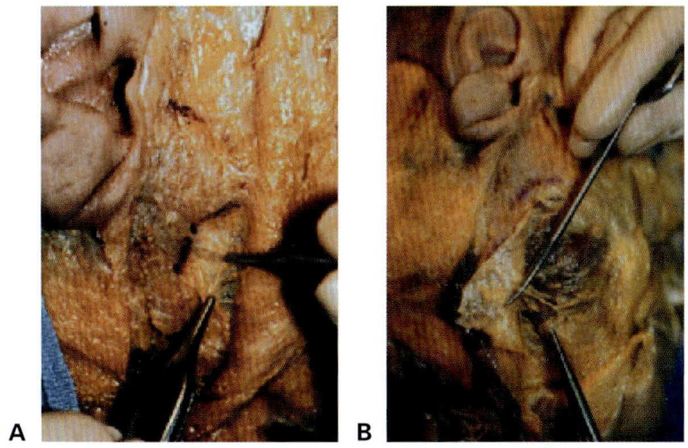

图43-1 **A.** 腮腺区解剖显示腮腺咬肌筋膜（深筋膜）。**B.** 掀起腮腺咬肌筋膜后，可见面神经分支

- 用咪达唑仑和芬太尼进行麻醉诱导。
- 全身应用氯胺酮麻醉，辅助应用利多卡因和丁哌卡因混合物进行局部麻醉。
- 根据麻醉医生的经验，可酌情使用异丙酚和安定。

入路

- 在进行颈部手术时可增加位于颏下皱褶尾侧的颏下切口。

操作步骤

扩大的SMAS瓣面颈部上提术

切口和剥离

- 用15号刀片切开耳后部分发际线切口线。
- 在耳后区域用10号刀片行筋膜组织剥离，将颈部皮肤连接韧带与胸锁乳突肌（SCM）分离。
- 用15号刀片切开其他部位切口线。在颞部切开达颞顶筋膜深层。在此层剥离可以避免损伤毛囊和血管。分离过程中有可能需要结扎并切断颞浅动脉。
- 在外侧脂肪室表面首先将皮下组织与筋膜层剥离。使用面部上提专用剪刀，在SMAS层和脂肪层间进行剥离，辅助应用透照法确定剥离层次的准确性。
- 当剥离向下方延伸至颈部时，注意保持在SCM表面颈部筋膜的浅层，以避免损伤耳大神经。
- 在皮下层向前剥离时，是由外侧向中间浅部脂肪室表面进行，剥离相对容易，远端至腮腺表面的韧带样结构。
  - 在剥离SMAS瓣表面的皮肤时，须将更多的脂肪组织保留在SMAS层上，以便保证SMAS瓣上提的效果，并避免发生组织撕裂的情况。
- 在颈部区，在颈阔肌前脂肪层与颈阔肌之间进行剥离，脂肪完整地保留在皮肤上，颈阔肌位于皮瓣深层。
- 在越过颧骨区，特别是在颧弓与颧骨体交界的位置上，会遇到颧骨韧带，剥离时很容易进入SMAS深层。
- 在颧突的下外侧缘，分布着颧骨皮肤韧带和咬肌韧带上部，还有来自面横动脉的穿支。
- 面神经颧支在该部位走行较为表浅，如果分离误入SMAS深层，则容易造成该运动神经分支损伤。
- 在该部位避免皮瓣分离过厚。在行剥离操作时，可以按照由上至下，然后向中间延伸的次序进行。注意保持正确的剥离层次，并注意在颊部中间部位有较多韧带样结构，这一部位正是中部脂肪室与颧部脂肪的移行区。
- 避免在颧部脂肪袋区进行不必要的剥离，以防术后颧区水肿。
- 完成皮下层剥离后，在SMAS瓣剥离前局部注射麻醉药。
- SMAS瓣切口开始沿颧弓走行，然后在颧弓与颧骨体交界处向前上方延伸，之后延伸至颧突外侧（**图43-2A**）。
  - 切开线向外眦方向延伸，之后沿眶外侧缘的弧度

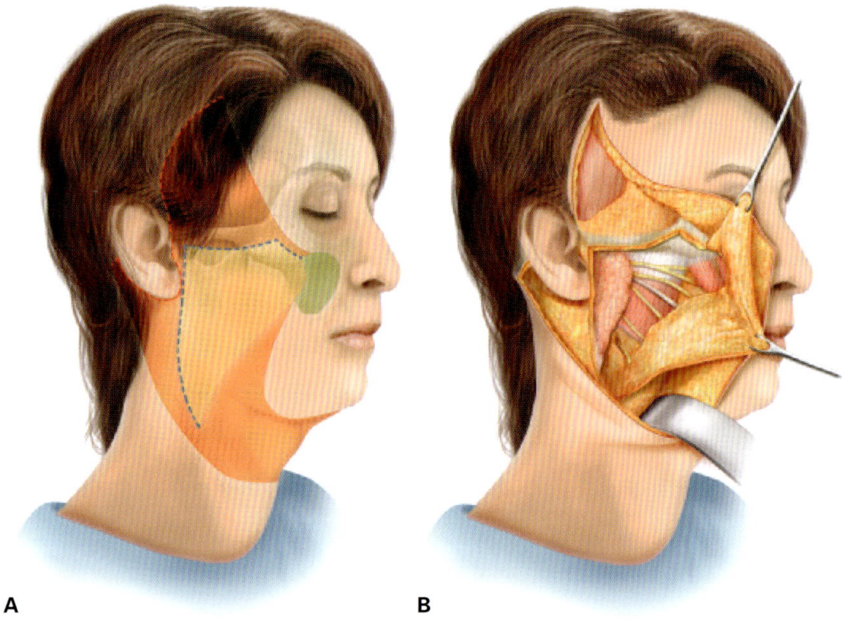

图43-2 **A.** 蓝色标记线显示扩大的SMAS瓣切口。粉红色区显示皮下剥离区。绿色区显示颧部浅层脂肪垫。**B.** 剥离范围超过腮腺尾叶，并松解全部的限制韧带，以保证SMAS瓣具有充分的移动度

向前下方走行，直至皮下层剥离的前缘。

- SMAS瓣的外侧切口沿颈阔肌外侧缘向下切开。

- 使用针式电凝由颈阔肌外侧缘开始掀起SMAS瓣。
- 当在腮腺尾叶处遇到SMAS层下脂肪组织时，剥离改为钝性操作，以避免损伤面神经下颌缘支（图43-2B）。
  - 在腮腺尾叶处、颧骨外侧、面横动脉穿支分布区上，SMAS层组织较薄，注意防止在这些部位撕裂SMAS瓣。
- 当剥离超过限制韧带后即可停止。如果继续剥离将不会有更多的益处，并且可能增加手术的风险。

重新定位和固定

- 用3-0 Mersilene线将SMAS瓣垂直向上方缝合固定。需要固定的SMAS瓣组织由耳屏前方的颧弓处直至耳垂下方5～6cm处。SMAS瓣上提固定的方向需要根据患者的具体情况而确定。在大多数患者中，均采用垂直向SMAS瓣上提固定。
- 在SMAS瓣缝合固定前，对于前部表面皮肤可能需要进行进一步皮下分离，以防止在SMAS上提固定时出现局部凹陷。
- SMAS瓣头侧部分先行卷起，然后进行缝合固定（图43-3A）。
- 用3-0 Mersilene线间断缝合的方式固定。一般需要缝合数针。当出现较为理想的颧骨突度和颧骨下凹外形时缝合固定即可停止。
- 将颈阔肌外侧缘向后固定于乳突筋膜。
- 修剪SMAS瓣上不规则的脂肪组织，特别是在上方的位置，以避免形成外形不佳的突起。
- 颏下切口位于颏下皱褶尾侧5mm处。
- 剥离颏下皱褶区，松解下颌韧带，消除颏下皱褶，改善局部外观。
- 进行颏颈部皮下层剥离。
- 去除颈阔肌前脂肪组织。根据需要酌情去除颈部中线区颈阔肌下脂肪组织。
- 用3-0 Mersilene线间断缝合固定颈阔肌内侧缘。以1～2根缝合线固定于颏颈角和舌骨的尾侧。
- 将颈阔肌向下方和外侧分离约5cm（图43-3B）。必须注意避免损伤颈前静脉。
- 在颈阔肌松解后，以Mersilene线缝合颈阔肌，使颈阔肌具有适度的张力，并使其更好地顺应口底和甲状软骨的形态。
- 确切止血。
- 从耳后切口至颈部基底放置两枚引流管。
- 提拉皮肤，适当修剪皮肤，保证皮肤在无张力下缝合。与SMAS瓣垂直向上提不同，皮瓣提拉通常为向后外侧方向。
- 用4-0、5-0和6-0尼龙线关闭皮肤切口。
- 如同期行脂肪注射，需要在面部和颏下切口缝合后进行。
- 在麻醉苏醒之前在面颈部覆盖少量敷料包扎。

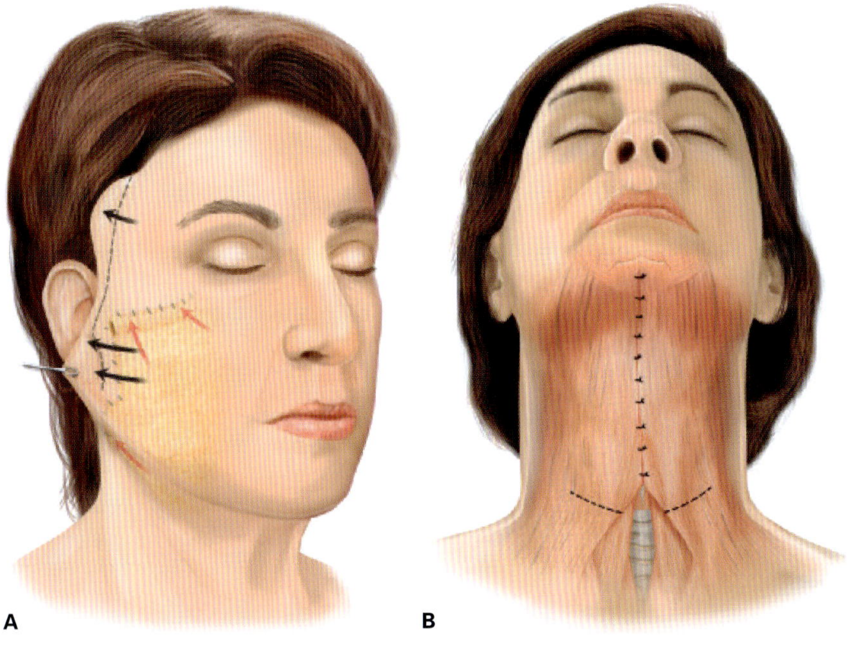

图43-3 **A.** SMAS瓣头侧部分先行卷起，然后进行缝合固定。**B.** 从颏顶点到环状软骨水平，将颈阔肌在中线处缝合。在下方做两侧肌肉水平切开，切开范围延伸至胸锁乳突肌

要点与难点	
美学考虑	■ 扩大的SMAS瓣上提术的主要优点是在颧骨外侧表面形成上面部的高光区，恢复年轻态颧部突度。皮肤层和SMAS层分别上提，可以更好地进行软组织提升。 ■ 颧突与颧骨下凹的自然过渡是年轻人常见的面部特征，在进行面部软组织上提时也需要将其作为基本的目标之一。 ■ 注意避免在颊部出现斜向凹陷区（也称为“小丑线”）。如果在术中出现这种情况，可以在颧骨下部位进行脂肪移植，以改善其外观。对于容易出现这种情况的患者，应注意垂直方向上提升皮瓣的力度和距离。
剥离操作	■ 皮下剥离过程是整个操作中难度最大的部分之一，采用透照法有助于提高操作的准确度。 ■ 在熟练掌握颧颊部解剖之后，术者就可以熟练地进行由外侧向内侧之后在颧颊脂肪室浅层的剥离。 ■ 在分离内侧与颧颊部脂肪室之间时要特别小心。在这一部位分布着限制韧带、面横动脉分支以及对保持面部微笑对称性发挥重要作用的面神经颧支。 ■ 如果皮瓣掀起的层次不够准确，则很难掀起有一定厚度的SMAS瓣。 ■ 掀起SMAS瓣的范围必须超过腮腺，以确保所有限制韧带均已被松解。
操作次序	■ 首先进行SMAS瓣固定，然后进行内侧颈阔肌缝合，之后进行颈阔肌松解，并根据需要进行颈阔肌进一步缝合。
颈部	■ 做颈部切口可以更好地改善颈部外形。
血肿	■ 如果在颞部较深的层次进行剥离并显露了颞浅动脉，则需要结扎该血管，以避免术后血肿。 ■ 需要花费一些时间彻底止血。 ■ 围手术期的血压控制对于避免术后血肿至关重要。
引流	■ 延长放置引流时间（3～4天）有助于清除渗液，避免硬结和/或淤青的发生。 ■ 引流管放置位置达颈部基底处。

术后注意事项

- 术后24h去除面部敷料。
- 保持头部处于抬高位，但需避免颈部过度屈曲。
- 在第4天拔除引流管，尽可能去除积液，防止出现硬结和肿胀。
- 术后5～7天拆除耳前区缝线，术后10天拆除剩余部位的缝线。
- 如果在局部出现硬结（通常在颈阔肌折叠处），可局部注射经稀释的曲安奈德注射液。
- 经稀释的曲安奈德注射液也可以通过引流管注入。

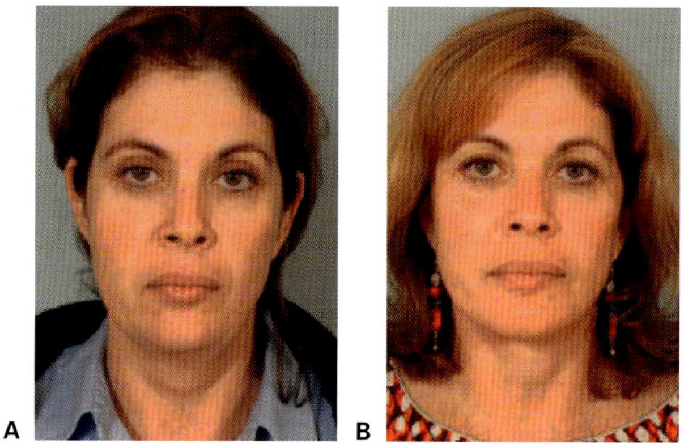

图43–4 患者接受扩大的SMAS瓣面颈部上提术，照片为手术前后正面观。术后恢复了颧部突起、颧骨下凹、清晰的下颌线，并改善了颈部外形

治疗效果

- 通过扩大的SMAS瓣面颈部上提术，可以获得自然且持久的面部年轻化效果（**图43–4**）。

并发症

- 血肿（最为常见）。
- 神经损伤。
- 明显的瘢痕。
- 水肿/淤青（暂时性）。
- 血清肿。
- 感染。
- 外形不规则。

参考文献

[1] Mitz V, Peyronie M. The superficial musculo-aponeurotic system (SMAS) in the parotid and cheek area. *Plast Reconstr Surg*. 1976;58(1): 80-88.

[2] Stuzin JM. Restoring facial shape in face lifting: the role of skeletal support in facial analysis and midface soft-tissue repositioning. *Plast Reconstr Surg*. 2007;119(1):362-376.

[3] Furnas DW. The retaining ligaments of the cheek. *Plast Reconstr Surg*. 1989;83(1):11-16.

44

分层高位SMAS面部上提术

Lamellar High SMAS Face-Lift

Dino Elyassnia and Timothy Marten

概述

- 随着面颈部上提技术的发展，目前已经取得一致的观点，需要将部分皮肤上提的张力分散至浅表肌肉腱膜系统（SMAS）和颈阔肌，只有这样才能取得自然、美观的效果。
- 如果单纯靠上提皮肤纠正面部下垂的组织，则很容易导致瘢痕增生、耳屏牵拉变形、耳垂位置异常，并且形成紧绷的不自然的外观。
- SMAS瓣可以为面部组织提供持久的支撑，并且在去除多余皮肤组织后实现在无张力的情况下闭合切口。从而消除紧绷的“被提拉样”外观，避免瘢痕过度增生。
- SMAS瓣上提技术效果美观且持久，长期效果良好。与其他许多折叠类技术相比，SMAS瓣上提技术损伤较小，掀起容易。如果操作熟练，即使对于曾经接受多次手术的患者也可以成功地进行分离和上提。
- 典型的“低位”颧颊SMAS瓣上提术分离是由颧弓下方开始的，缺点是对于中面部和眶下区组织作用不足。如果将分离范围的起点上移至颧弓上缘，就可以使上提范围涵盖中面部、下颊部和下颌部，从而不必再单独进行中面部上提术（**图44-1**）。

相关解剖

- 耳大神经是感觉神经，由颈丛发出，支配耳垂和颊部外侧感觉（**图44-2**）。该神经由胸锁乳突肌后腹斜向走行至耳垂。该神经的体表投影位于胸锁乳突肌中间部位、距骨性外耳道下方6.5cm处。最易受损处位于该神经由胸锁乳突肌后缘发出的部位。
- 面神经由茎乳孔发出，之后立即进入腮腺组织中得到很好的保护。在腮腺内面神经分为上干和下干，然后进一步分为5支：颞支（额支）、颧支、颊支、下颌缘支和颈支（**图44-3**）。向前走行后由腮腺前缘发出，在咬肌浅面、腮腺咬肌筋膜深层走行。向前走行于咬肌内侧时，神经分支位于颊脂垫浅层，并与腮腺导管和面部血管处于同一深度。之后神经分支由面部表情肌深层进入并支配相应的肌肉（深层肌肉、口角提肌和颊肌除外）。
- 面部节制韧带（支持韧带，限制韧带）是与面部表面呈垂直方向走行的纤维（**图44-4**），穿过面部各组织层次，对面部起到支持作用。节制韧带可以分为以下2种：
  - 第1种是真性骨皮韧带，分布于骨膜与真皮之间，形成颧部和下颌部的韧带组织。
  - 第2种是浅筋膜与深筋膜相结合形成的纤维组织连接结构。这些结构由腮腺和咬肌等深层结构发出，止于真皮层。较为典型的结构是腮腺和咬肌皮肤韧带。
- 腮腺皮肤韧带的范围涉及整个腮腺分布区。
- 咬肌皮肤韧带是一系列纤维束，沿着咬肌前缘走行，上方起于颧骨，下方止于下颌缘。

病史与查体

- 了解患者既往美容治疗史，包括曾经进行的面部上提术、注射填充术或激光治疗。
- 为了更好地确定面部上提时颞部切口位置，需要了解颊部皮肤上提量、颞部和发际线位置。在评估颊部皮肤上提量时，可以捏起多余的皮肤向上方移位，观察可以上提的皮肤量。测量眶外侧缘至发际线的距离，用以评估“颞部皮肤显露量”。在年轻人中，这一距离一般为4～5cm（**图44-5**）。
- 如果颊部需要上提皮肤量较少，颞部和鬓角处毛发较

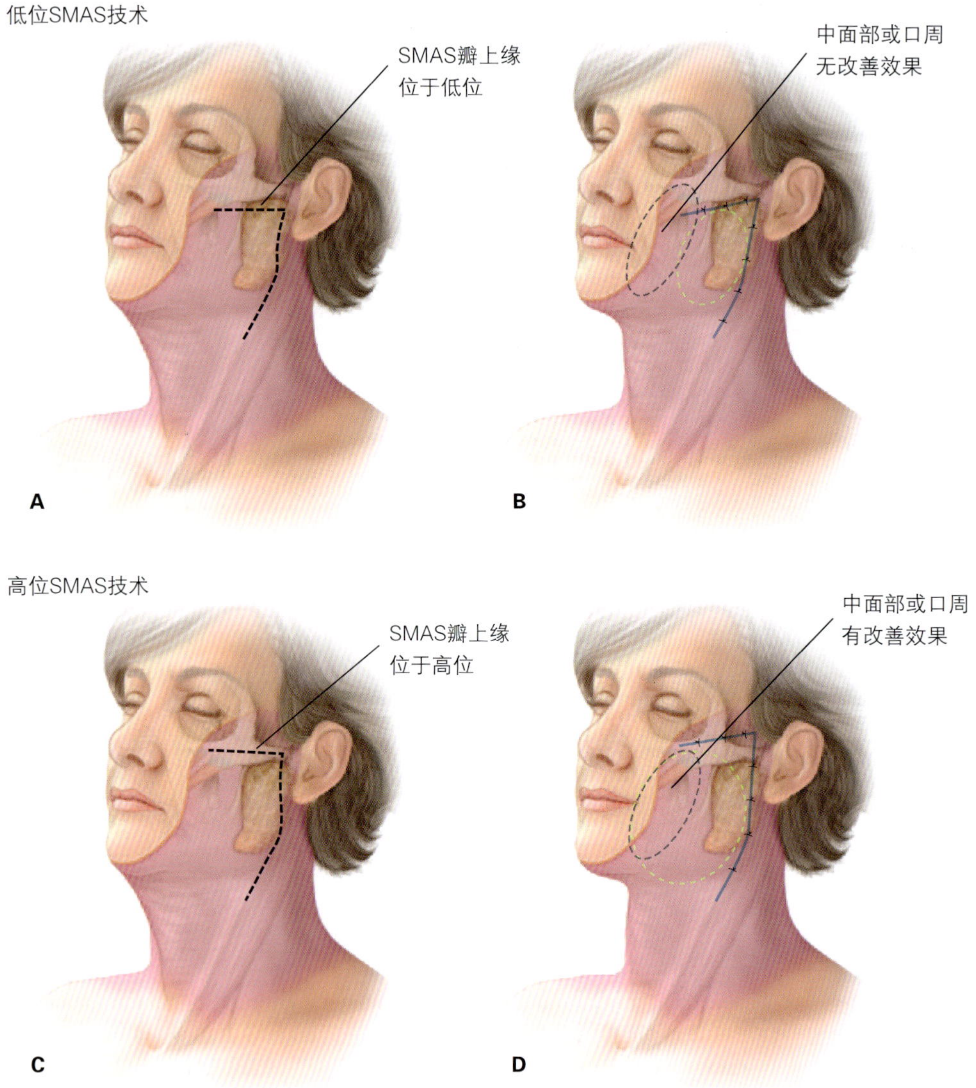

图44-1 高位SMAS技术和低位SMAS技术的差别。**A.** 低位SMAS技术的设计方法。SMAS瓣上缘位于颧弓下水平位置。**B.** 低位SMAS技术剥离和悬吊后，SMAS瓣作用范围仅限于下颊部和下颌区（绿色环形区域），对于中面部、眶下区和口周区（黑色环形区域）无改善效果。**C.** 高位SMAS技术的设计方法。SMAS瓣上缘位于颧弓上方位置。**D.** 高位SMAS技术剥离和悬吊后，SMAS瓣作用范围（绿色环形区域）不仅包括下颊部和下颌区，还包括中面部、眶下区和口周区（黑色环形区域）

宽，颞部切口线可以设计于头皮内（**图44-6A**）。

- 如果预计颞部发际线上移超过5cm，或者鬓角上移后超过耳郭与头皮连接处水平位置，需要设计颞部发际线切口（**图44-6B**），以避免术后颞部毛发出现不自然的外观。
- 与颞部相似，需要根据颈部皮肤上提量确定枕部切口的位置。采用与面颊部相同的方法，捏起颈部外侧皮肤，预估上提量，之后确定枕部切口线。
- 如果颈部皮肤上提量<或=2cm，则可以在枕部头皮内设计横向切口线。
- 如果颈部皮肤上提量>2cm，则需要沿枕部发际线设计切口线，之后在后颈部毛发厚薄交界区转向头皮内（**图44-7**），以避免在枕部形成刀痕样瘢痕。

影像学检查

- 在面部上提术前一般无须进行放射影像学检查。
- 术前须进行标准照相，在标记和画线后也需要进行照相。
- 在术中需要见到术前的照片，以指导术中操作。

治疗过程

- 分层高位SMAS面部提升术的要点之一是将皮肤层与SMAS层分别剥离，形成皮瓣和SMAS瓣，之后可以向不同方向提拉，并且可以采用不同的拉力。由于皮肤层和SMAS层组织老化程度不同，并且下垂方向也存在差别，因此这种分别提拉的方法可以形成更为自然的效果。
- 如果将皮肤层与SMAS层作为整体进行提拉，提拉量和提拉方向相同，有可能导致皮肤提拉过多、皮肤过于紧绷或其他不自然的外观。

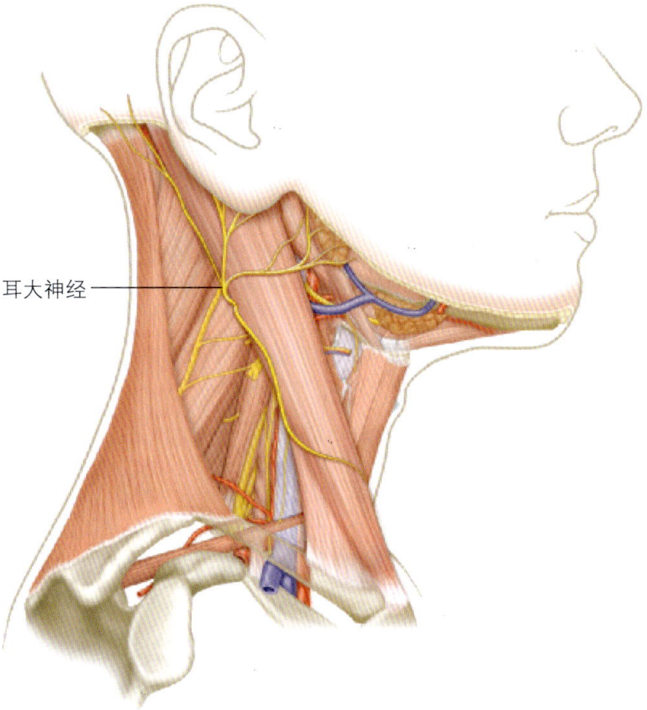

图44-2 耳大神经的体表投影位于胸锁乳突肌中间部位、距骨性外耳道下方6.5cm处

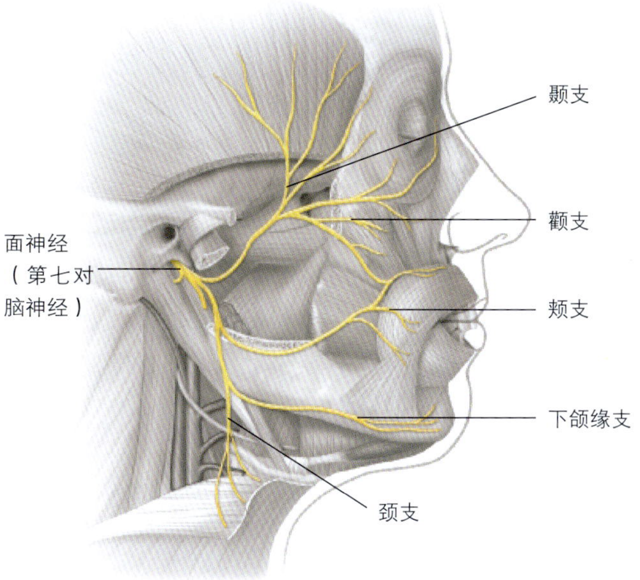

图44-3 面神经分支

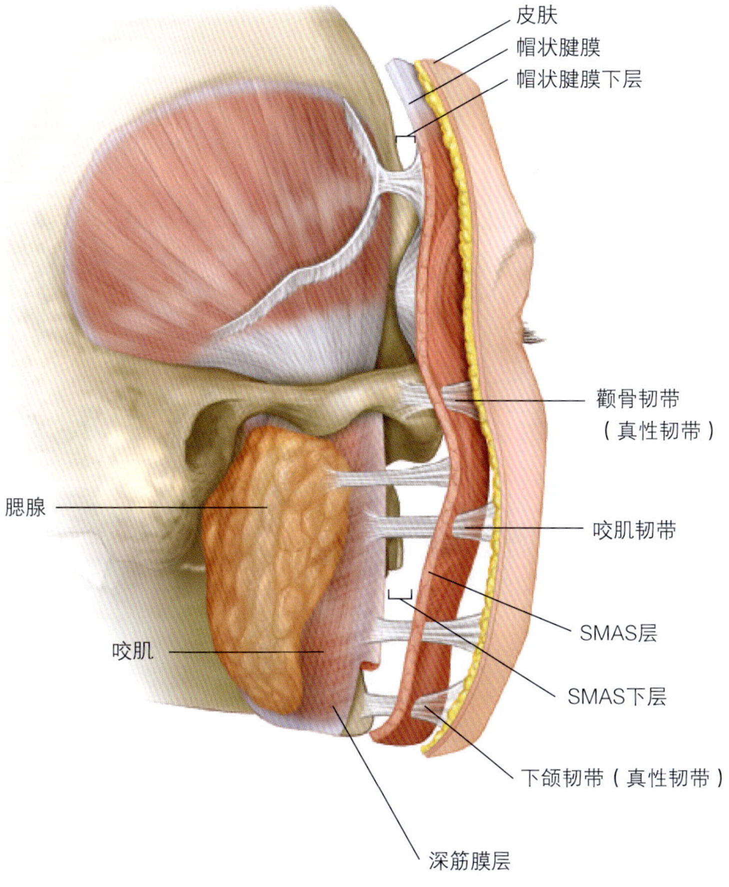

图44-4 面部节制韧带（支持韧带，限制韧带）分布示意图

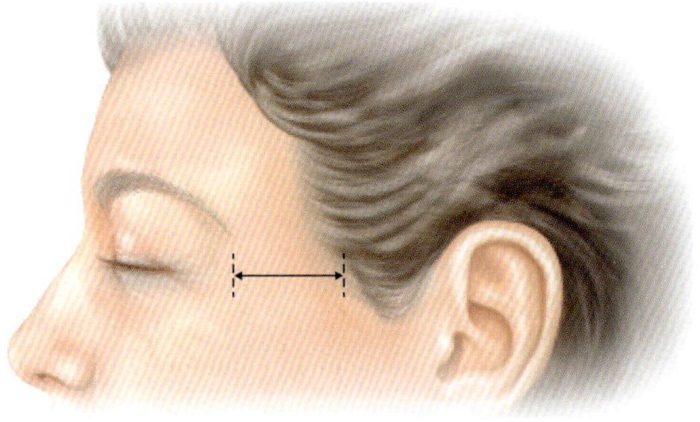

图44-5 测量眶外侧缘至发际线的距离，用以评估“颞部皮肤显露量”。必须考虑在进行面部皮瓣上提后颞部毛发生长区的变化情况

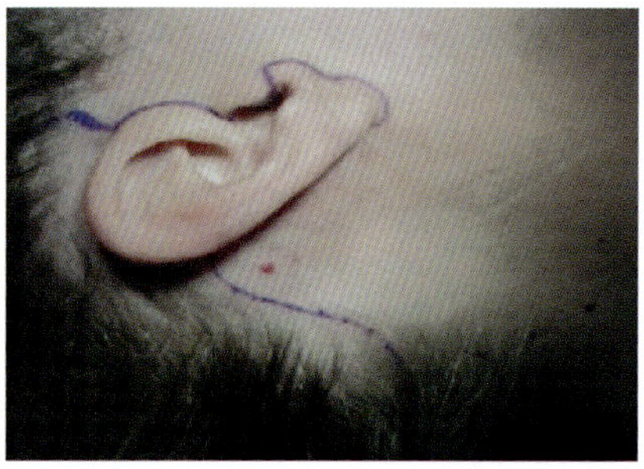

图44-7 沿枕部发际线设计切口线。适用于颈部上提后可能引起枕部发际线明显移位的情况，目的是避免发际线移位

术前设计

- 术前须进行全面检查，对于有严重全身性疾病患者不能施行手术。
- 术前2周停止服用影响凝血机制的药物。
- 吸烟者术前4周戒烟，术后继续戒烟2周。术前充分告知，有长期吸烟史者手术相关并发症的发生率明显高于无吸烟史者。
- 术前2周和术后短期内忌染发、烫发或用其他化学物质处理头发，防止毛发断裂和脱落。
- 术者须合理安排手术时间。如果同期进行高位SMAS面部上提术、额部上提术、眼睑整形术、脂肪移植等面部手术操作，一般需要6 ~ 8h。因此对于操作案例较少的医生，建议分2天完成全面部年轻化手术。可以在第1天进行面颈部上提术，术后患者留观。之后在第2天或数天后进行其他手术操作。

体位

- 常规采用气管插管全身麻醉。
- 患者取仰卧位，手术床加温并放置软垫，避免任何部位过度受压。
- 抬起下肢，放置防血栓气压装置。
- 消毒范围包括全头皮、额部、耳周、鼻部、颈部、肩部和上胸部。消毒液采用1：750苯扎溴铵液。铺无菌巾，显露头部、颈部，直至锁骨上区域。
- 对于气管插管与呼吸机连接的管路单独铺无菌巾，并妥善固定，保证在将头部左右调整位置时无菌巾位置稳定。
- 消毒铺巾后，使用碘伏棉签对耳郭表面进行再次消毒，使用Kittner“花生米样”海绵消毒外耳道。

入路

- 用含1：200 000肾上腺素的0.25%丁哌卡因行面部感觉神经阻滞麻醉，并行切口区浸润麻醉。用含1：100 000肾上腺素的0.1%利多卡因行拟剥离区皮下浸润麻醉。
- 在做头皮以及头皮与皮肤交界处的切口时，刀片倾斜的方向须与毛发生长方向平行，以防止损伤毛

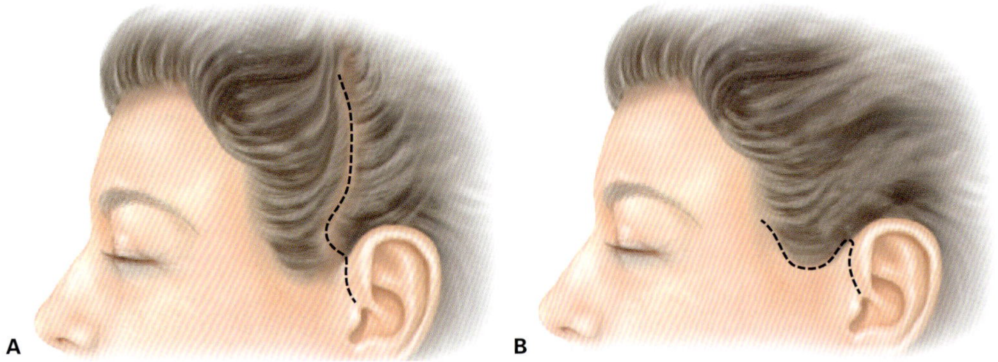

图44-6 **A.** 在颞部头皮内设计切口线。此切口适用于面部皮肤上提后，颞部毛发和鬓角有少量或中等量移位的情况。此切口线并不适用于所有患者。**B.** 沿颞部发际线设计切口线，此切口线的优点是避免颞部和鬓角区毛发移位

囊，避免术后切口线周围秃发。

- 在做耳轮前切口时，须沿耳郭前曲线做弧形切口。至耳屏处时切口线顺着耳屏切迹进行。
- 之后切口线在耳屏后的位置上沿耳屏后缘走行。这一位置可以避免切口线两侧皮肤有颜色和质地上的差别，并且可以更好地隐蔽瘢痕。
- 在耳屏下方时，切口线向前走行，之后转向下方沿耳垂与颊部的交界线走行。这样可以形成明显的耳屏边界。
- 之后切口线绕过耳垂向后方走行，在颅耳沟内走行一段后，向枕部延伸。
- 颞部和枕部切开方法如前述。

掀起皮瓣

- 在剥离颧颊部皮瓣时，在Adson镊的辅助下应用手术刀或小Kaye剪进行皮下分离，夹持皮肤之后予以切除。一旦皮缘掀起后，应用双齿加长皮钩牵拉辅助剥离。
- 术者使用中号Metzenbaum剪，术者与助手在“四手操作”模式下进行皮下层剥离（**图44-8A**）。
  - 助手两只手各用一个双齿加长皮钩牵拉皮肤。术者一只手使用剪刀分离皮下组织，另一只手的手指轻推面部组织，推力的方向与助手牵拉方向相反。
  - 当剥离向下方推进时，将一个皮钩换成小号Deavor可塑形拉钩，另一个皮钩在此拉钩上方牵拉皮肤。
- 常规需要两名助手辅助术者进行手术。一名助手负责牵拉软组织，另一名助手负责传递器械。
- 负责牵拉软组织的助手力量必须轻柔，防止损伤皮肤。术者也要控制分离和手推的力量，避免皮肤受到过度的牵拉。
- 剥离皮瓣时要在直视下进行锐性分离，避免在盲视下进行钝性分离。这一点在剥离耳前区和颧颊部时尤为重要。因为在这些部位如果剥离层次过深，很容易损伤深层的SMAS层组织，进而影响后续SMAS瓣的分离和应用。但是也要避免剥离层次过浅，防止损伤皮下血管网。
- 可以采用皮瓣透照的方法确定皮瓣剥离层次的正确性。基本方法是从皮瓣上方用强光照射皮瓣，从皮瓣深层向上观察皮瓣颜色。如果剥离层次过深，

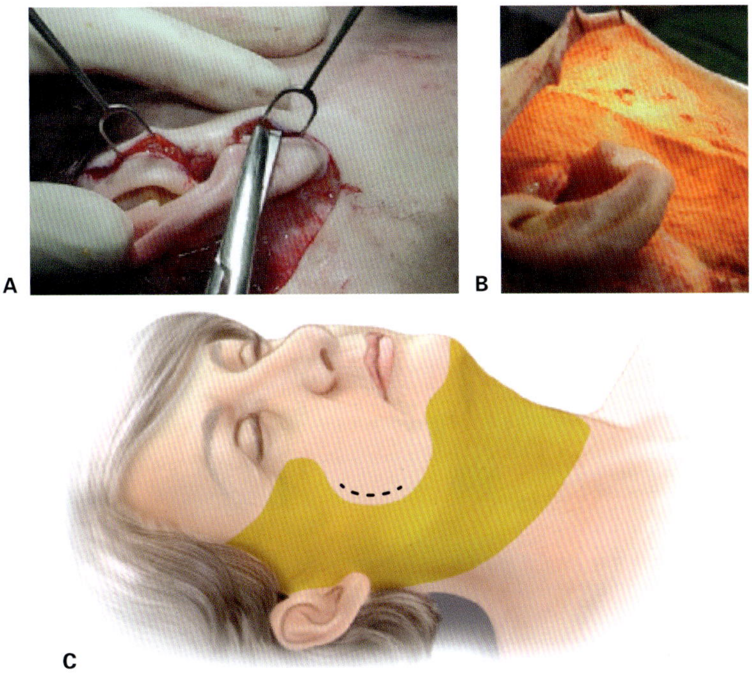

图44-8 “四手操作”技术。**A.** 助手两只手各用一个双齿加长皮钩牵拉皮肤。术者一只手使用剪刀分离皮下组织，另一只手的手指轻推面部组织，推力的方向与助手牵拉方向相反。**B.** 颧颊部皮瓣剥离后进行透照观察。如果剥离层次正常，皮瓣背面是呈鹅卵石样外观的粗糙的脂肪组织。**C.** 皮下剥离范围。黄色区域为需要进行皮下剥离的区域。颈阔肌皮韧带（黑色虚线）不予剥离。在保留颈阔肌皮韧带附着的基础上进行SMAS提升和固定，有助于为口周外侧结构提供良好的支撑

皮瓣透照后呈现光滑、多阴影样外观。如果剥离层次正确，皮瓣呈现鹅卵石样粗糙的外观（**图44-8B**）。

- 如果耳后枕部切口是沿着发际线切开，由于皮下脂肪组织较多，因此皮下剥离较为容易。如果切口设计靠上，由于皮肤层与筋膜层连接较为紧密，在正确的层次进行剥离的难度相对增加。在确定分离层次正确后，助手用两个双齿加长拉钩由后向前牵拉皮肤，而不是由上向下牵拉。
- 在向颈部外上方剥离时，要注意避免损伤耳大神经。
- 在向颈部方向剥离时，皮下脂肪组织逐渐增多，皮瓣剥离变得容易。但是要注意，保持剥离层次位于皮下层。与颧颊部皮瓣皮下脂肪层较薄的厚度相比，颈部皮瓣皮下脂肪层相对较厚。但是要注意，绝大部分颈阔肌前脂肪组织要保留在颈阔肌表面，以便于后续在操作中进行有效的脂肪塑形。
- 与单纯进行耳后切口相比，辅助设计颏下切口，更便于进行颈前部皮下剥离（关于颏下切口的设计要点，参见“面颈部上提术”部分的相关章节）。
- 在通常情况下，要对全颈部皮下进行剥离，但并不是一定要进行全面部剥离（**图44-8C**）。保留位于前部的颈阔肌皮韧带可以形成富有吸引力的口周年轻态外观，这种效果在大面积剥离后通常难以获得。如果在颊部和口周区将这一韧带结构剥离，SMAS瓣就无法在这一区域发挥作用，也无法充分体现SMAS瓣提升的优势。

剥离颞部

- 根据术前设计采用颞部头皮切口或前发际线切口。
- 如果切口位于颞部头皮内，切开深度须达颞深筋膜。含有颞部毛发的头皮瓣在帽状腱膜深层进行剥离，向前至眉部外侧，向下至鬓角区（太阳穴）中部，向上至颞线。
- 颞中筋膜形成桥样筋膜组织，连接鬓角区分离后帽状腱膜下组织和颧颊部皮下组织，向后分离达颞部发际线（**图44-9A**）。这一层组织内通常含有颞浅动脉前支，分离后予以结扎切断。面神经额支位于血管的前下方，剥离时较为安全。
- 这种方法是在两个层次上进行剥离，之后连接在一起，目的是取得更好的显露。
- 如果采用颞部前发际线切口，刀片与毛发生长方向平行或略微倾斜。
- 对颞部前发际线切口线设计时，切口线不高于额颞发际线交界区。如果切口线位置过高，由于这一部位的头发通常向后生长，因此瘢痕较为明显。
- 沿发际线切开后，在皮下层剥离皮瓣，下方与颧颊部皮瓣相连通。无须设置过渡区（**图44-9B**）。

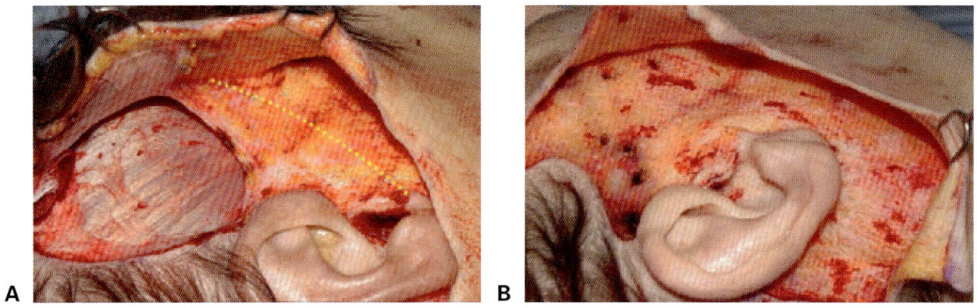

图44-9 **A.** 剥离颞中筋膜。颞中筋膜形成桥样筋膜组织，连接鬓角区分离后帽状腱膜下组织和颧颊部皮下组织。该筋膜位于面神经额支（黄色虚线）后方，分离时不易损伤神经。这一层组织内通常含有颞浅动脉前支，分离后予以结扎切断。**B.** 做颞部发际线切口时的组织剥离。在皮下层剥离皮瓣，下方与颧颊部皮瓣相连接，无须设置过渡区。颞浅血管保留在深层，无须特殊处理

剥离SMAS瓣

- 首先标记SMAS瓣。在颧弓中间部分上方水平位置设计SMAS瓣上缘，起于眶下缘，止于耳屏上缘前1cm处。之后标记线向下方走行，经过耳前1～2cm的腮腺区，继续向下、向后达胸锁乳突肌前缘（**图44-10A**）。
- 由SMAS组织覆盖颧弓处开始切开SMAS层。用Allis钳钳夹颧弓表面SMAS层组织，用Metzenbaum剪沿标记线切开，并向内侧剥离数厘米。之后松开Allis钳，调整位置后重新夹持组织，辅助掀起SMAS瓣。在颧弓处组织较厚，面神经额支走行于纤维脂肪层深层0.5cm处或更深的位置，较为安全。

- 在耳前区以相同的方法剥离SMAS层，沿横竖切口剥离后形成“高位”SMAS瓣。
- 用Allis钳夹持SMAS瓣的尖端，用剪刀向前下方做进一步剥离。剥离范围止于位于腮腺前的颊部，在颧骨体和中面部上区可做更广泛的剥离（**图44-10B**）。
- 在腮腺浅层腮腺筋膜与SMAS层常较难剥离，需要用锋利的剪刀进行操作。如果在剥离过程中不慎将腮腺筋膜与SMAS层组织一同掀起，将暴露出腺体表面的小叶结构，一般不会有临床症状。但是这种情况提醒术者，剥离层次要适度变浅。
- 但是在腮腺的内侧，SMAS-颈阔肌层与腮腺咬肌筋膜之间存在明显的间隙。在下颊部时这一间隙较容易发现，可以采用轻柔的钝性剥离进入这一间隙。可以观察到，腮腺咬肌筋膜是一个薄的、闪亮的透明结构，覆盖在咬肌、颊脂垫、面神经分支表面。在这一结构表面进行钝性剥离较为安全，但是要注意不能突破该层结构，否则容易损伤面神经。在下颊部，SMAS层深层剥离范围要超过腮腺前缘，以确保腮腺咬肌韧带得到充分松解，否则将无法达到最佳的SMAS提升效果。
- 在上颊部向内侧剥离SMAS瓣超过腮腺上部和腮腺浅叶后，SMAS层组织变薄，包裹提上唇肌。在此部位剥离层次变浅，达颧大肌上部。在该肌肉在颧骨的起点处，有颧骨韧带走行。韧带由颧骨骨膜走行至皮肤。彻底剥离此韧带后，SMAS瓣会得到充分的松解。
- 向内下方剥离达颧大肌起点处和腮腺浅叶内上方时，分布着颧骨韧带、咬肌皮肤韧带以及SMAS瓣剥离时最危险的区域。正常剥离和松解SMAS瓣时，至少须部分松解上述韧带结构，但是剥离之后非常接近面神经颧支（**图44-10C**）。
- 在这一部位，神经分支与韧带结构较难分辨。对于没有经验的外科医生，最好在手术放大镜下操作，并且应用便携式神经刺激仪辅助剥离。如果术者经验欠缺，无法确定具体解剖结构，最好控制剥离范围，直到操作熟练、获得足够的临床经验为止。因为再好的SMAS瓣剥离效果，也无法抵消神经损伤的后果。
- SMAS瓣剥离的终点不是由解剖结构决定，而是由临床表现所决定。轻度提拉SMAS瓣上缘，应该引起鼻翼、鼻小柱和口角处的移动，并且可以上提眶下区和下睑部的软组织。如果上述结构的移动度不佳，则需要观察影响移动的纤维组织，并加以松解。重复以上提拉试验，直到满意为止。

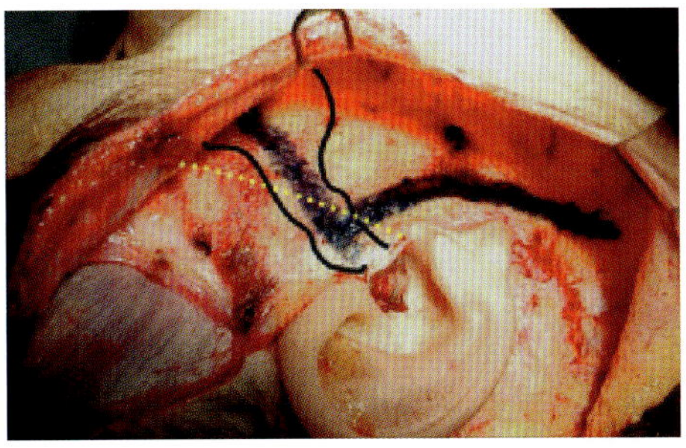
A

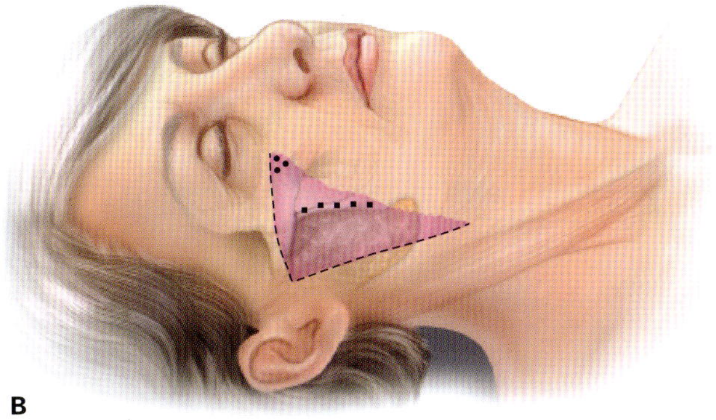
B

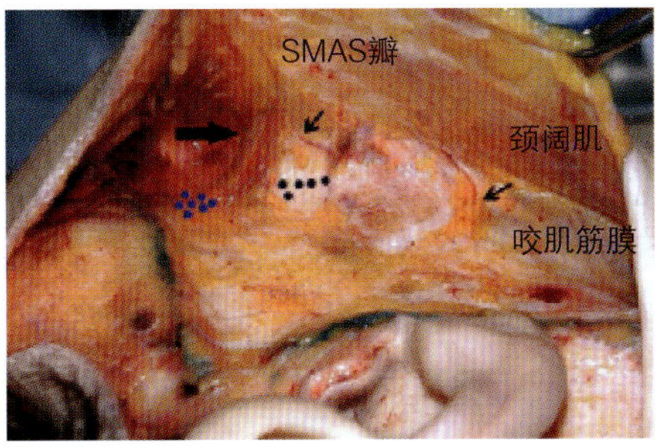

C

图44-10 “高位”SMAS瓣设计。**A.** SMAS瓣上缘位于颧弓上方，而不是位于其下方。面神经额支（虚线显示）位于剥离区的后部和深层，较为安全。**B.** SMAS瓣剥离范围示意图。需要剥离腮腺咬肌韧带（方形点显示区域）和颧骨韧带（圆形点显示区域）以彻底松解SMAS瓣。**C.** SMAS瓣剥离完成后情况。在颧大肌起点（大箭头指示处）下方、腮腺浅叶内上方，分布着颧骨韧带（蓝色点显示区域）、咬肌皮肤韧带（黑色点显示区域）以及SMAS瓣剥离时最危险的区域。正常剥离和松解SMAS瓣时，至少须部分松解上述韧带结构，但是剥离之后非常接近面神经颧支（小箭头指示处）

操作步骤

悬吊SMAS瓣

- SMAS瓣完全松解后，沿与颧大肌长轴平行的方向向后上方提拉SMAS瓣。如果提拉方向垂直或过于向后，则颧大肌会受到影响，术后在做面部表情时会出现不自然的外观。
- 具体的SMAS瓣悬吊方法须根据面部整体形态进行相应的调整。在大多数案例中，对于SMAS瓣上缘无须进行修剪，因为这一部分组织可以用来增加颧弓部位的体积。在采用颞部头皮切口时，SMAS瓣上缘上提跨过颧弓后，用3-0 Vicryl线或Mersilene线将其直接缝合至颞深筋膜处（**图44-11A**）。采用这种方法缝合固定时，可以将颞中筋膜向下方轻推，以更好地形成上提的效果。在颧骨表面或眶下缘处不做缝合，以免形成不自然的固定区或局部出现浅凹。
- 在采用颞部发际线切口时，切开时不显露颞深筋膜。在这种情况下，在鬓角下方水平切开帽状腱膜，显露颞深筋膜。可以采用与前述相同的方法进行SMAS瓣缝合固定（**图44-11B～E**）。
- 如果是中面部较宽（亚洲人或斯拉夫人）的女性患者，或者对于许多男性患者，SMAS瓣重叠技术可能不适用。在这些情况下，需要切除SMAS瓣上提后多余的部分，将切除修剪后的SMAS瓣上缘与位于颧弓上部水平位置的原SMAS切口缘对位缝合。
- 无论SMAS瓣上缘如何固定，其后缘均需要进行修剪，以便于与原SMAS后缘对位缝合。在此处不能采用重叠缝合。这一步骤要在SMAS瓣上缘缝合固定完成后再进行操作。
- 与SMAS瓣上缘固定不同，后缘固定时不能有张力。因此在修剪后缘组织时要相对保守，以避免缝合过紧。
- 为了增加颈前部的额外支持力，改善颈部外形，保持部分SMAS瓣后缘的下方组织与颈阔肌相附着，并且可以形成耳后易位瓣增加颈部提升效果（**图44-8C**）。
- 将SMAS耳后易位瓣向后上方牵拉，缝合于相对固定的乳突筋膜。缝合固定后形成类似于皮筋的效果，在患者向下看时会收紧颏下区。在颈部屈曲时，乳突位置相对上移，SMAS耳后瓣被牵拉向上，由此产生这种收紧效果。

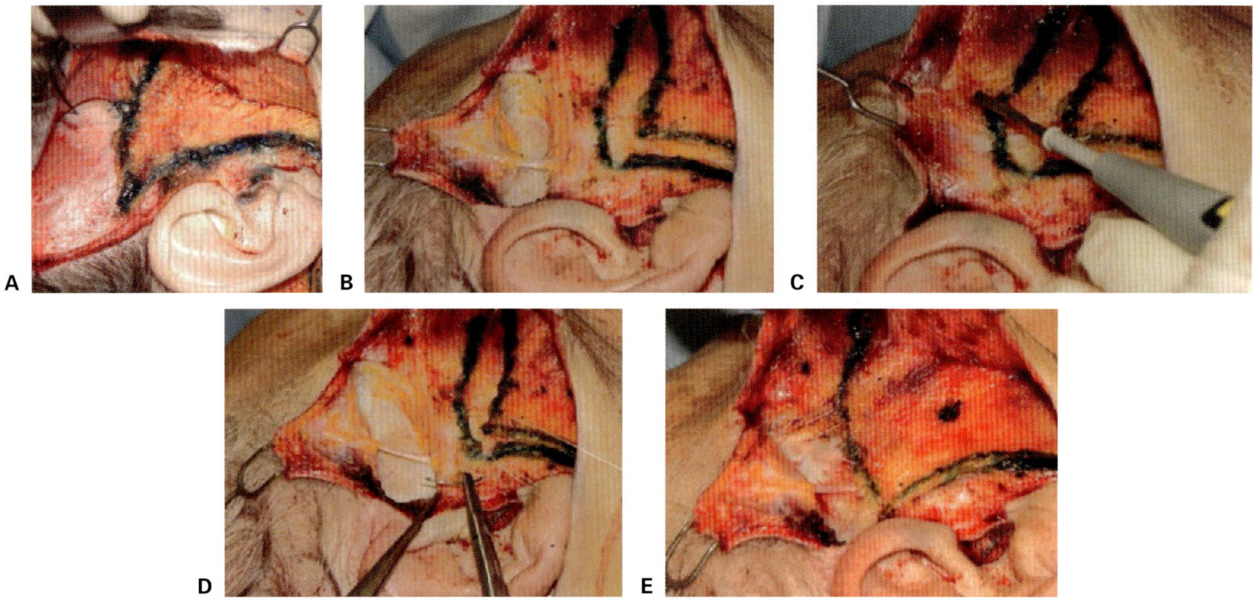

图44-11 **A.** 采用颞部头皮切口进行高位SMAS瓣悬吊。上提SMAS瓣，向下轻推颞中筋膜，将SMAS瓣缝合固定于颞肌筋膜。**B～E.** 采用颞部发际线切口进行高位SMAS瓣悬吊。为了显露颞肌筋膜以悬吊固定SMAS瓣，拉开鬓角处软组织，切开帽状腱膜（B）。在鬓角水平位置切开帽状腱膜，显露颞肌筋膜。切开之后，形成颞中组织层。该层是颧颊部的皮下层向颞部的帽状腱膜移行的组织（C）。在SMAS瓣角的位置上进行缝合固定。注意在缝合时向下轻推颞中组织层（D）。在SMAS瓣上缘与颞肌筋膜之间补充缝合固定。在SMAS瓣悬吊固定完成后，将鬓角处软组织复位，使其位于正常的解剖位置，并加以缝合固定（E）

- 在设计SMAS耳后易位瓣时，SMAS瓣的向下切口要足够长，以便能够作用于下颌缘下方的颈阔肌，进而改善颏下部外观。
- 在同期进行SMAS耳后易位瓣缝合固定和颈前部颈阔肌成形术时，应先进行颈阔肌成形术，之后再进行SMAS耳后易位瓣缝合固定。如果次序错误，将增加两侧颈阔肌在中线处重叠缝合的难度。

复位和修剪皮瓣、关闭切口

- 在患者头部处于中立位时进行皮瓣复位。为了避免术后外观不自然，皮瓣复位方向要较SMAS瓣轻微向后。同时需要注意，去皮的目的不是收紧皮肤，而是去除多余的皮肤。
- 颧颊部皮瓣上提的方向与鼻唇沟垂直，颈部皮瓣上提的方向平行于下颌缘。
- 在皮瓣悬吊时有2个关键点。第1个关键点位于耳部前上方与头皮相连处。颧颊部皮瓣上提后，以面部上提专用标记钳测量和标记多余皮肤（**图44-12A**）。皮瓣上提的标准是上提后皮瓣的张力略大于正常皮肤的张力，在相应位置做标记，并在标记点处做小“T”形切口。之后用4-0尼龙线行半包埋垂直褥式缝合，线结留在头皮侧。
- 皮瓣悬吊时第2个关键点位于乳突枕部切口上方的耳后区。在此部位皮瓣上提的方向与下颌缘大致平行，因此皮肤悬吊的张力很小，或基本没有张力。缝合至耳后切口区的皮瓣前缘一般不需要进行修剪。用4-0尼龙线进行简单的对位缝合，无须对皮瓣做辅加切口。
- 以上2个关键点缝合后，要切开覆盖耳部的皮瓣，以外露耳垂。这一步骤非常关键，需要仔细设计，防止术后耳垂变形。如果操作正确，切口的尖端应该正好位于耳甲软骨的最下部。
- 皮瓣修剪和切口闭合首先由耳后区开始，沿颅耳沟进行。位于耳后区的皮瓣前缘一般无须修剪，或仅须少量修剪。用4-0尼龙线间断缝合关闭切口。如果发现在这一部位需要去除较多的皮瓣组织，说明皮瓣向前上方上提过多，需要重新进行调整。
- 之后进行枕部皮瓣修剪和切口闭合。通常是采用枕部发际线切口，在这种情况下只需要沿耳后皮瓣后缘去除部分皮肤即可。错误的做法是在乳突枕部切口上方去除皮瓣组织，这样做会导致瘢痕增生（**图44-12B**）。应用面部上提专用标记钳测量和标记多余皮肤，按标记去除多余的皮瓣组织，保证在无张力下闭合切口。用4-0尼龙线行半包埋垂直褥式缝合，之后用6-0尼龙线行间断缝合。
- 其后进行耳前区切口闭合。应用面部上提专用标记钳仔细测量和标记多余皮肤。在助手辅助下，将位于耳屏前的皮瓣部分向耳屏凹处牵拉，使耳屏切迹（耳屏沟）处有足够量的皮肤，以保证耳前区外观自然。修剪耳甲前皮瓣部分，保证创缘在无张力下对合。用6-0尼龙线间断缝合，或用6-0聚丙烯线连续缝合。
- 应用面部上提专用标记钳测量和标记耳垂前（耳垂下）多余的皮瓣组织，修剪去除皮瓣多余的部分，保证创缘在无张力下对合。用6-0尼龙线全层间断缝合。
- 在耳甲前和耳垂前区域切口闭合后，进行耳屏前切口的闭合。同耳前区其他部位一样，耳屏区皮瓣需保持略微多余的状态。助手辅助将耳屏前部分皮瓣拉向耳屏沟。如果耳屏前皮瓣修剪过多，将导致术后耳屏受到牵拉，出现“刀砍耳”样不自然的外观。耳屏皮瓣除了后缘外不需要修薄，用6-0尼龙线全层间断缝合。
- 耳垂位置异常是最常见的影响美观的问题，因此在耳前切口闭合时最后处理耳垂。修剪颧颊部皮瓣，使耳垂就位后处于向后略向上的位置。即使术前耳垂位于比较靠前靠下的位置，术后也要将其置于向后的位置上。在自然状态下，耳垂轴位于耳郭长轴后方呈15°角（**图44-12C、D**）。如果耳垂过度向前或过度向下，就会让别人看出曾行“面部上提术”。耳垂就位前一般需要对耳垂基底部进行分离。切口闭合时要缝合两层，以防止患者在术后早期做一些动作时撕裂耳垂部切口，常见的动作有穿脱衣服、戴项链或从头部取下其他饰物等。如果耳垂位置正常，一般会在耳后出现皮瓣多余的情况，对此可以采用去除三角形皮肤的方法加以解决。
- 如果颞部是在头皮内做切口，可以行全层缝合，一般不需要去除含毛发的头皮组织。只是在耳郭上方

操作步骤

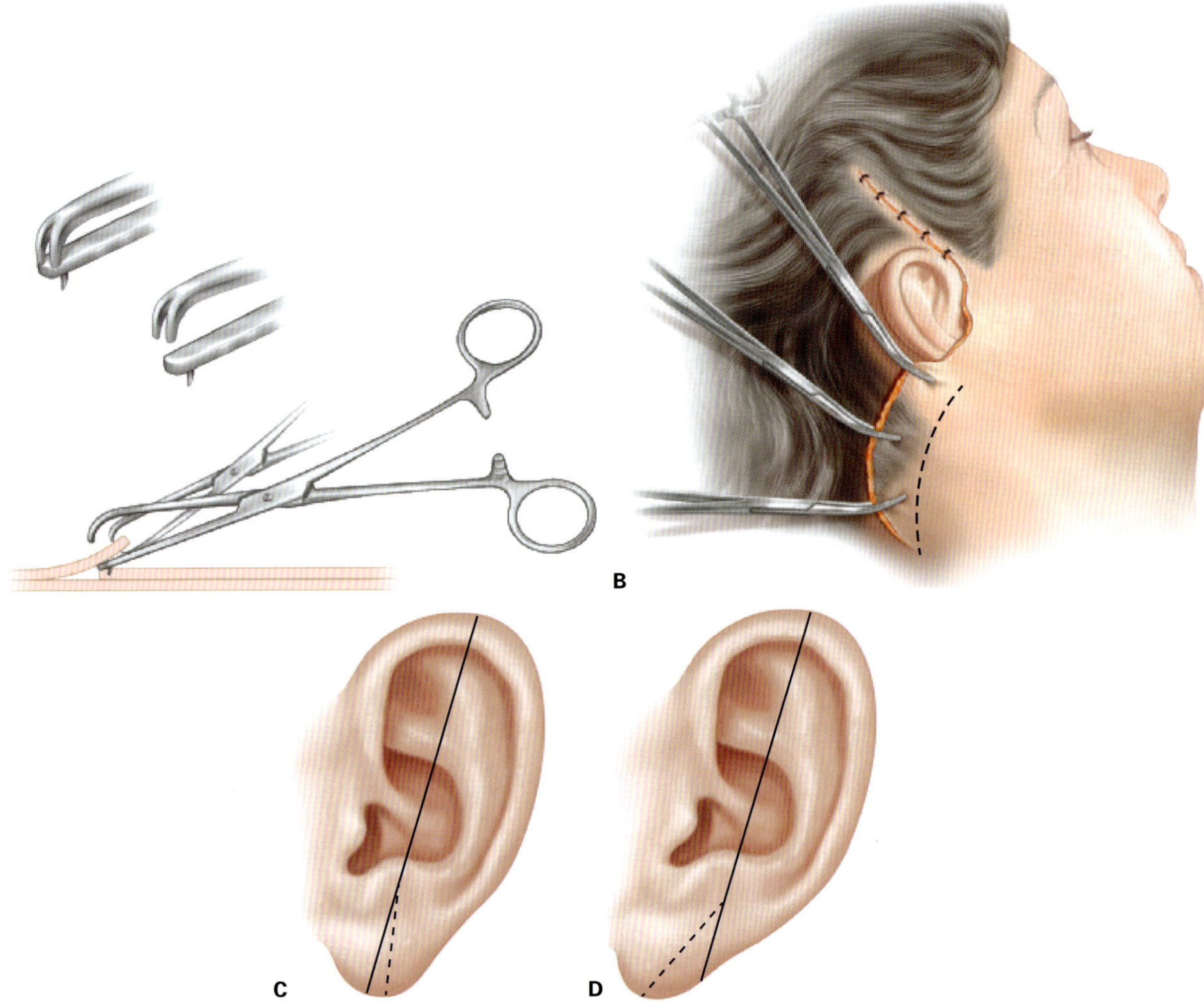

图44-12 **A.** 面部上提专用标记钳。应用该标记钳有助于准确去除多余的皮肤。标记钳下臂带有钉式结构，可以置于切口缘附近。之后上提皮瓣，皮瓣覆盖标记钳下臂，闭合标记钳。在标记钳处于闭合位时，标记钳上臂对应的位置即为上提皮瓣去除组织所需切口的正确位置。**B.** 耳后皮瓣错误的修剪方式。不应在乳突枕部切口上方去除皮瓣组织，不应沿胸锁乳突肌长轴缩短耳后皮瓣。在这个方向上并没有真正的多余皮肤，而且在这个方向上提拉对外观改善也没有任何益处。**C**、**D.** 正确的耳垂位置。对于没有进行过手术的美观的耳垂，侧面观其长轴（虚线显示）位于耳郭长轴（实线显示）后方，呈15° 角（C）。如果两线夹角减小，或者耳垂长轴位于耳郭长轴前方，则呈现衰老、不自然的“面部上提后外观”（D）

需要切除少量的颧颊部皮肤和头皮。如果颞部是在发际线做切口，可以保守性修剪皮肤，之后进行全层缝合。缝合方法采用4-0尼龙线垂直褥式缝合，结合6-0尼龙线间断缝合。

- 当所有操作完成后，清洗并理顺头发。术区一般无须敷料包扎。

要点与难点

切口设计	■ 在采用发际线切口时，需要选择合适的适应证，并经过正确分析，仔细设计，从而避免出现发际线移位或明显的瘢痕。 ■ 这种切口特别适用于皮肤组织过多或者有其他继发性问题的患者。
皮肤张力	■ 去除皮肤不是为了纠正软组织下垂，因此仅需要去除多余的皮肤，并保证在正常皮肤张力下闭合切口。
SMAS瓣设计	■ 超过颧弓的高位SMAS瓣设计，可以同时改善中面部和下颌缘的形态。
SMAS瓣掀起	■ 关键是要彻底松解颧骨皮肤韧带和咬肌皮肤韧带，剥离的终点不是根据解剖学标志，而是根据临床表现。
SMAS瓣悬吊	■ 分层剥离后，SMAS瓣的上提程度常超过皮瓣。
皮肤修剪	■ 在乳突枕部不恰当地去除耳后皮瓣，将导致耳后区明显的瘢痕增生。

术后注意事项

- 大多数患者术后离院到专科护理中心过夜。请患者安静休息，并告知术后注意事项。在术后3天内，在清醒时每小时冰敷眼周15～20min。
- 所有患者术后均给予口服止痛药、睡眠药、止吐药、眼药膏和滴眼液。
- 告知患者术后睡觉时采取平卧位，去枕或使用圆柱形颈部小枕。这种体位可以确保敞开颏颈角，避免颈部皮瓣受压。患者在坐位时要采取“肘部支撑于膝部”的体位，目的也是要保证敞开颏颈角。
- 患者开始淋浴和头发清洁的时间不要晚于术后3天。有助于清除缝线周围的血块，减少体表细菌数，改善术后整体感受。同时需要告知患者，术后头皮和部分面部感觉迟钝，在淋浴时水温不能过高，用于吹干头发的吹风机温度不能设置过高。
- 引流管一般置于颈部，在术后4～5天第一次复诊时可以拔除。术后7天第二次复诊，拆除缝线。
- 患者术后需要2～3周的休养时间。对于恢复较快的患者，术后9～10天即可开始办公室工作，并进行普通的社交活动。术后2周避免剧烈运动。术后2～3周可以开始进行强度较小的运动，之后逐渐增加运动强度，直至术后6周恢复正常运动。
- 告知患者，照相时外观自然需要2～3个月的时间，之后可以参加重要的社会活动。

治疗效果

- 参见**图44-13～图44-15**。

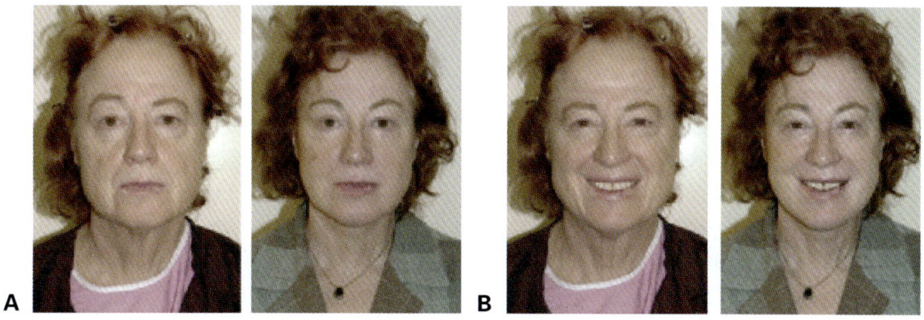

图44-13 患者65岁，女性。**A.** 正面观。患者曾接受上下睑上提术，由其他医生完成。左侧为术前外观。可见中面部、颧颊部和下颌区软组织松弛，下睑至颧部过渡区不自然。患者接受高位SMAS面颈部上提术、发际线下移法额部上提术、上下睑上提术、眼周表皮剥脱术、唇颊脂肪移植术，未接受焕肤术、面部假体植入术或其他辅助手术。右侧为术后13个月面部外观。可见中面部、颧颊部和下颌区组织复位后呈现和谐、均衡和自然的外观。面部轮廓流畅，外观更为年轻，面颈部没有显现被提拉或做过手术的外观。**B.** 微笑时正面观。左侧为术前外观。可以观察到，患者在微笑时，下颌曲线得到改善，但是中面部下垂和颧颊部松垂加重。右侧为术后13个月微笑时外观。可见中面部、颧颊部和下颌区组织复位后呈现和谐、均衡和自然的外观。面颈部外观自然、年轻，没有显现过度紧绷、被提拉或做过手术的外观

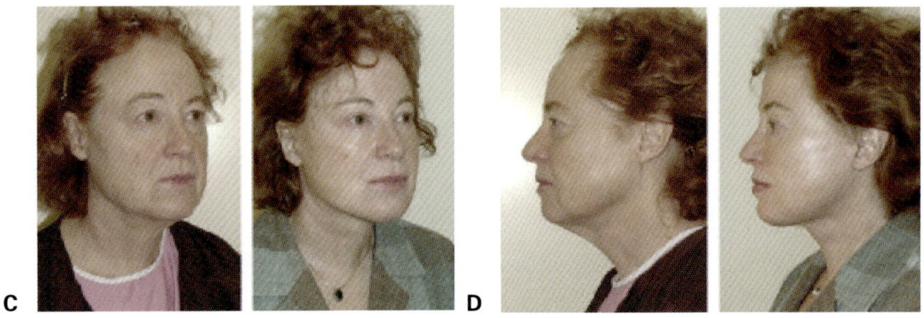

图44-13（续） **C.** 斜侧位观。左侧为术前外观。可见中面部、颧颊部和下颌区软组织松弛，眶下区空虚。右侧为术后13个月时外观。可见中面部、颧颊部和下颌区组织复位后呈现和谐、均衡和自然的外观。同时下睑至颧部的过渡区更为流畅、自然。**D.** 侧位观。左侧为术前外观。右侧为术后13个月时外观。可见中面部、颧颊部和下颌区组织复位后呈现和谐、均衡和自然的外观。同时下睑至颧部的过渡区更为流畅、自然

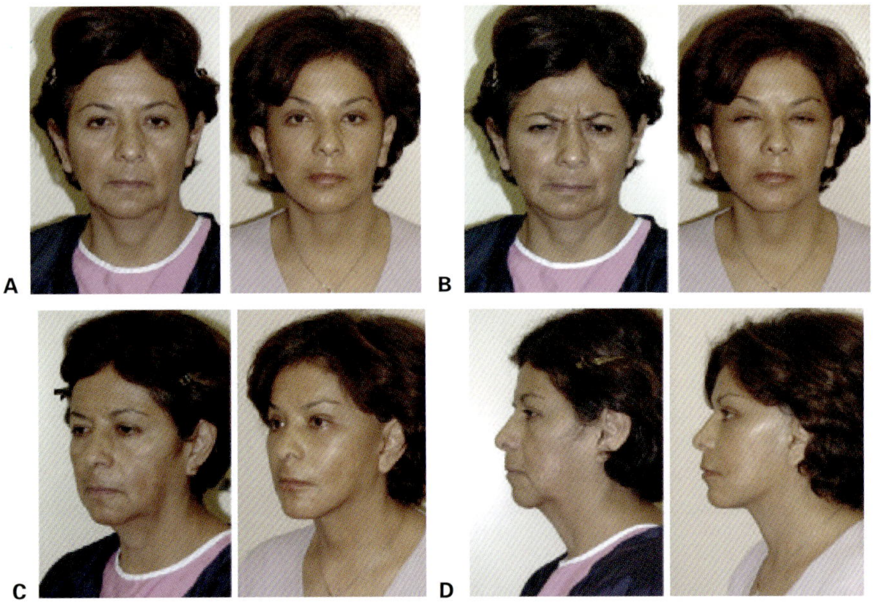

图44-14 患者55岁，女性。**A.** 正面观。左侧为术前外观。可见中面部下垂，下颌部臃肿，鼻唇沟过深，下颌缘外形不佳。既往无整形手术史。患者接受面颈部高位SMAS上提术、限制性切口额部上提术、上睑上提术、隆颏术、唇颊脂肪移植术，未接受焕肤术或其他辅助手术。右侧为手术1年零6个月后外观。可见中面部、颧颊部和下颌区组织复位后呈现和谐、均衡和自然的外观。面部轮廓流畅，外观更为年轻，面颈部没有显现被提拉或做过手术的外观。**B.** 皱眉时正面观。左侧为术前外观。右侧为手术1年零6个月后外观。患者试图皱眉，但是由于在额部上提术时进行了肌肉处理，因此无法完成这一动作。**C.** 斜侧位观。左侧为术前外观。可见中面部下垂、颧颊部臃肿、下颌和口周区软组织松弛。右侧为手术1年零6个月后外观。可见中面部、颧颊部和下颌区组织复位后呈现和谐、均衡和自然的外观。面部轮廓流畅，外观更为年轻。**D.** 侧位观。左侧为术前外观。右侧为手术1年零6个月后外观。可见颧部恢复年轻化外观，同时下睑至颧颊部的过渡区更为流畅、自然，口周区得到提升，下颌曲线明显

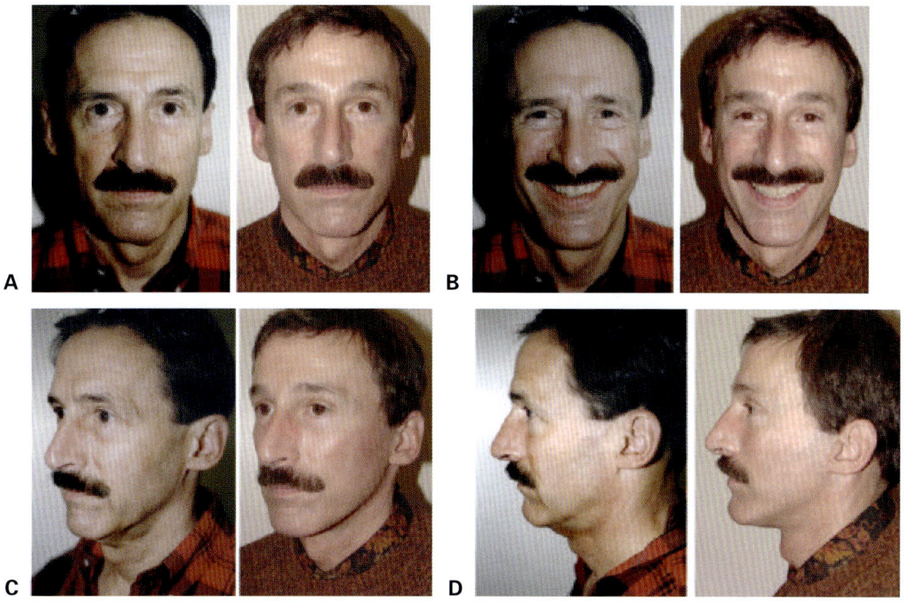

图44-15 患者60岁，男性。**A.** 正面观。左侧为术前外观。可见眶下区、口周区及中面部偏上区域组织萎缩明显。由于颧颊部、下颌部和口周组织明显下垂，面部外观不佳。患者接受高位SMAS面颈部上提术、小切口额部整形术、上下睑成形术和面部局部区域脂肪移植术。脂肪移植部位为眶下区和口周区。右侧为术后14个月外观。可见面部呈现年轻化外观，同时并没有显现紧绷或被提拉的外观。**B.** 微笑时正面观。左侧为术前外观。右侧为术后14个月外观。可见在面部做表情运动时外观也较为自然。**C.** 斜侧位观。左侧为术前外观。可见眉外侧下垂，中面部下垂，颧部、口周和下颌区均呈现衰老外观。右侧为术后14个月外观。可见术后眉的位置得到改善，颧颊部容量得到恢复，下睑至颧颊部的过渡变得流畅，口周位置得到提升，下颌缘变得流畅，颏下区外形变得美观。**D.** 侧位观。左侧为术前外观。可见颧部低平，口周组织松弛，下颌组织下垂，颏颈部组织松垂。可以见到外突的颌下腺组织。右侧为术后14个月外观。外突的颌下腺已经被切除。可见颧颊部容量得到恢复，口周位置得到提升，下颌缘变得流畅，颏颈角外形变得美观。面部呈现自然的外观，所有瘢痕均得到较好的隐藏

并发症

- 最常见的并发症是血肿，发生率为2%～10%。男性患者多发，有高血压病史者多发。术前需采取措施减少血肿的风险，例如，调整血压使之在正常范围内，避免服用可能影响凝血机制的药物或营养品。术中须与麻醉师充分沟通，有效控制血压，对于剥离组织须彻底止血。大多数血肿发生于术后第1个12h内，因此术后第1个晚上的观察和治疗非常重要。相关的治疗措施包括止痛、抗焦虑、控制血压、止吐等。
- 皮肤蜕皮是一种少见的并发症，通常是皮肤张力过大的结果。同时也与局部血液循环不佳有关。常见于吸烟者、痤疮瘢痕患者、糖尿病患者等。
- 后果较为严重的并发症之一是面神经损伤，其发生率低于1%。最常受累的面神经分支包括颊支、额支和下颌缘支。

参考文献

[1] McKinney P, Katrana DJ. Prevention of injury to the great auricular nerve during rhytidectomy. *Plast Reconstr Surg* 1980;66:675-679.
[2] Furnas DW. The retaining ligaments of the cheek. *Plast Reconstr Surg*
[3] 1989;83:11.
[4] Stuzin JM, Baker TJ, Gordon HL. The relationship of the superficial and deep facial fascias: relevance to rhytidectomy and aging. *Plast Reconstr Surg* 1992;89:441-449.
[5] Marten TJ. Face lift planning and technique. *Clin Plast Surg* 1997;24: 269-308.
[6] Marten TJ. Lamellar high SMAS face and midface lift. In: Nahai F, ed. *The Art of Aesthetic Surgery*. St. Louis, MO: Quality Medical Publishing; 2005:1110-1192.

45

SMAS切除面部上提术

SMASectomy Face-Lift

Steven M. Levine and Daniel C. Baker

概述

- 手术是治疗面部衰老性松弛和下垂的标准治疗方法。
- 在浅表肌肉腱膜系统（SMAS）固定区与移动区的交界处切除一条SMAS层组织，称为SMAS切除面部上提术。

相关解剖

- 相关的主要解剖标志是SMAS层固定区与移动区的交界。其具体位置因人而异，通常位于耳垂与外眦的连线附近（**图45-1**）。

病史与查体

- 除了常规的面颈部上提术的病史询问和体格检查外，还需要确定患者面部属于丰满的宽脸型还是偏瘦的窄脸型。后者可以采用SMAS瓣折叠术增加面部容量。
- 最终的手术方案取决于术者的美学感觉，因此作者不提供特定的指导意见或测量方法。

治疗过程

- 手术必须在标准手术室进行。
- 手术采用局部麻醉、强化局部麻醉或全麻。

术前设计

- 术前须确定采用SMAS切除术（去除组织）或是SMAS瓣折叠术（瓦合组织），也可以在术中进行最后的确定。
- 其余手术设计要点与常规SMAS瓣面部上提术相同。

体位

- 患者取仰卧位。
- 通常头部略抬高。
- 术者通常采取坐位，以保证最佳的操作稳定性。

入路

- 设计耳前切口或耳屏后切口。
- 用含肾上腺素的局部麻醉液行皮下组织层浸润麻醉。
- 切开皮肤，并在皮下层剥离形成皮瓣。
- 显露SMAS层，实施SMAS层操作。

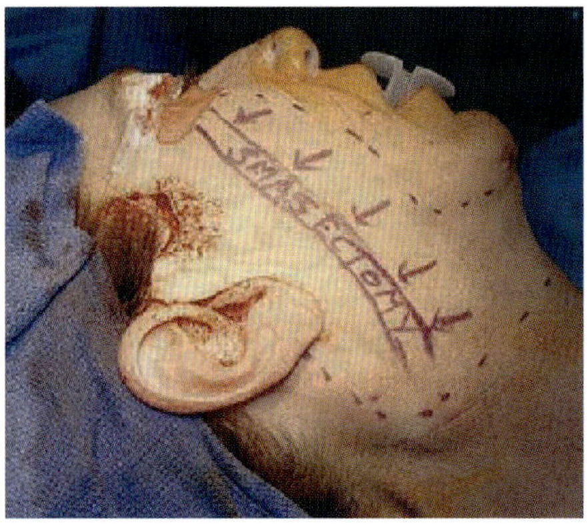

图45-1 尽管SMAS固定区与移动区交界的位置因人而异，但通常位于耳垂与外眦的连线附近

操作步骤

SMAS切除术

- 最好在颈阔肌外侧整形术完成后再进行SMAS切除术。
- 在胸锁乳突肌前掀起SMAS颈阔肌瓣，之后进行颈阔肌外侧整形术。
- 操作时可以采用多种方法，作者常使用Bovie电刀进行此项操作。
- SMAS颈阔肌瓣充分剥离并掀起，使之可以向头侧和外侧理想位置旋转组织瓣。
- 用3-0 PDS缝线将组织瓣固定于乳突筋膜，并可将其加强固定于胸锁乳突肌筋膜。
- 组织瓣固定后，可以观察到组织聚集区，一般在下颌角附近较为明显。
- 这一组织聚集区可以作为SMAS切除的起点，在SMAS切除术中将作为“猫耳”部分予以切除（**图45-2A**）。
- 可以使用剪刀在腮腺筋膜表面安全地剥离SMAS层。
- 在腮腺远端进行剥离时，要注意保护面神经分支。
- 切除部分SMAS层组织。为了更好地提升中面部，切除范围在横向上须超过腮腺筋膜位置（**图45-2B**）。
- 用3-0 PDS线间断缝合SMAS组织切除后的切缘，线结包埋于深层位置（**图45-2C**）。
- 修剪SMAS组织使之平整。
- 上提皮瓣，修剪皮瓣，无张力下缝合皮肤。
- 术后常规放置引流管（关于是否放置引流管和引流放置方法，不同医生做法略有不同）。

A
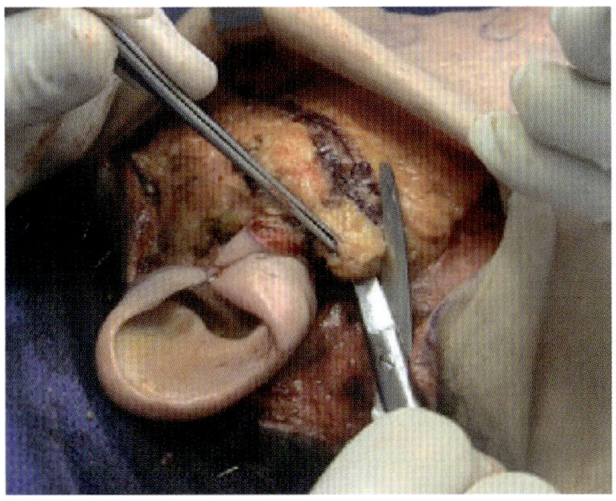
B
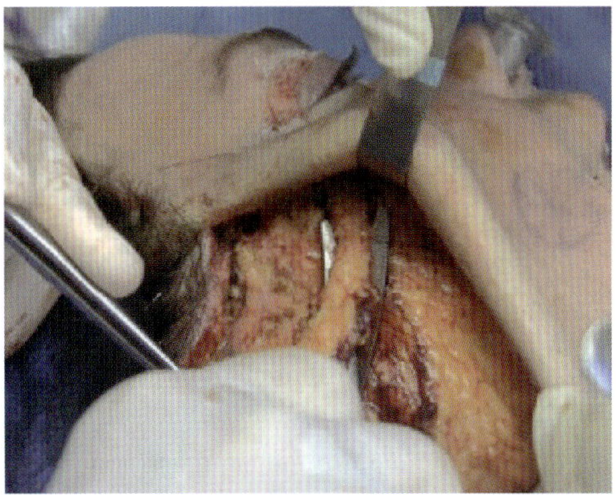
C
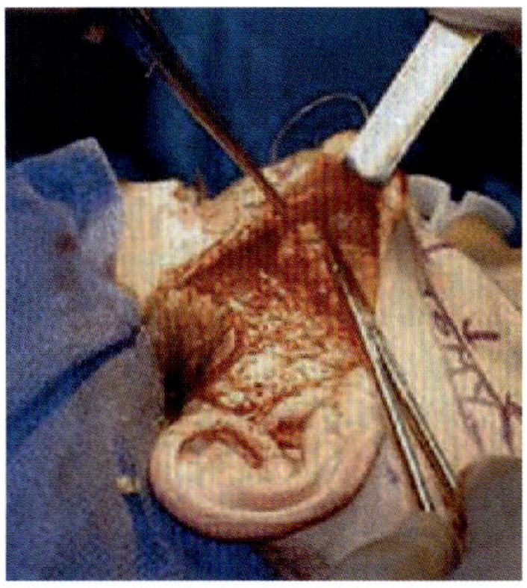

图45-2 **A.** 下颌角附近的组织聚集区可以作为SMAS切除的起点位置。**B.** SMAS切除时经腮腺尾叶表面向前，目的是更好地提升中面部。**C.** 间断缝合SMAS组织切除后的切缘

要点与难点

技术	■ 在行SMAS切除术之前先行颈阔肌外侧整形术，可以便于确定SMAS切除术的起始点。
面神经	■ 腮腺覆盖并保护着面神经。当超出腮腺范围后，需要特别注意剥离的深度。
缝合	■ 缝合时将线结埋置于深层位置，以免在面部皮瓣看到或触到突起物。 ■ 针对SMAS组织，每缝合一针都要检查面部情况。如果移位太多或太少，均需要进行重新缝合。

术后注意事项

- 术后冰敷以减轻水肿。
- 术后严格控制血压。
- 在2周内避免较大幅度地运动。
- 在术后进行面颈部加压包扎，时间为4～6h，一般不超过24h。
- 术后48h去除引流。
- 术后第2天随访，之后1周内多次随访。
- 术后1周拆线。

治疗效果

- SMAS切除术可以获得较为理想的下颌曲线和中面部提升效果。
- 中面部上提的程度取决于术中SMAS剥离的深度。

并发症

- 淤青和血肿是最常见并发症。
- 血肿在男性患者中的发生率是女性患者的2倍。
- 面神经损伤较为少见，并且通常是暂时性的。

参考文献

[1] Baker DC. Lateral SMASectomy, plication and short scar facelifts:indications and techniques. *Clin Plast Surg*. 2008;35(4):533–550, vi.doi:10.1016/j.cps.2008.06.003.

46

深层面部上提术

Indications and Technique for Deep Plane Face-Lift

Thomas A. Mustoe

概述

- 面部衰老是由于皮肤及其深层结构松弛和下垂所引起的。影响面部老化状态的皮肤深层结构包括皮下脂肪和包绕浅表肌肉的面部筋膜组织等。
- 深层面部提升术的基本原理是，由于以上各组织层附着紧密，为了更好地纠正软组织的松弛和下垂问题，所有相关各层次的结构需要进行彻底松解，以最大限度地减小皮肤提升后的张力，并形成更为自然的外观。

相关解剖

- 最重要的相关结构是浅表肌肉腱膜系统（SMAS）或称SMAS筋膜。这一层结构位于皮下组织层深层，与颈阔肌和眼轮匝肌相延续。
- 在SMAS层与深部组织之间分布着支持韧带（限制韧带），由胶原纤维构成。在中面部颧大肌起始处外侧有颧支持韧带，在颈阔肌最上段有咬肌支持韧带。
- 在颈部，支持韧带或与深层组织的纤维附着沿SMAS后缘分布，位于耳大神经前方，斜向下方走行至颈部，有部分纤维附着于胸锁乳突肌。在腮腺前下方也有纤维附着。
  - 为了更好地移动SMAS层组织，以上附着结构均需要充分松解。
- 位于SMAS层深层并与其紧邻的结构是面神经分支。
- 在颈部，面神经颈支由腮腺发出后，由位于颈阔肌前下缘的支持韧带的前方进入颈阔肌，在分离SMAS时不易损伤。
- 面神经下颌缘支位于咬肌筋膜深层，可以得到很好的保护。
- 面神经颊支主干走行于腮腺导管（Stensen管）上方，并在位于颊脂垫浅层的深筋膜的深层走行。该筋膜较薄，剥离过程中很容易破裂，因此筋膜保护作用较弱，神经很容易暴露。
- 面神经颧支走行于颧大肌深层，不易损伤。
- 面神经额支在颧弓上方较为表浅。在颧弓水平剥离SMAS层组织时，需要注意保护额支，以保证安全地掀起颧部脂肪垫。如果剥离范围延伸至眼轮匝肌下缘，注意保护支配这一肌肉的神经分支。

自然老化的特点

- 面部皮肤、SMAS层和脂肪的老化过程是渐进性的，伴随着脱原纤维的丧失和皮肤黏弹性的增加。
- 同时，面部老化情况差异较大，如亚洲人皮肤组织较厚，皮肤支持韧带较粗，因此年龄增长后下颌囊袋形成和颧部组织下垂通常不明显。
- 随着年龄增长，在某些部位脂肪垫体积明显缩小，特别是在口周和颧颊部附近。因此，面部年轻化治疗通常需要进行一定程度的脂肪填充，特别是在口周部位。
- 颏下区也逐渐出现脂肪堆积。有一小部分患者还会在下颌区出现真性脂肪堆积，而在下颌前口周部位则有脂肪缺失，从而使下颌缘在整体上失去清晰的外观。

病史与查体

- 面部老化的典型特点包括下颌囊袋形成、颧部组织下垂、面部脂肪缺失、颏下脂肪堆积、眼轮匝肌及其表面皮肤松弛、颈阔肌及其表面皮肤松弛等。
- 在许多患者中，某一部位的松弛较其他部位更为明显。

非手术治疗

- 近年来，针对面部老化出现了许多非手术治疗方法（填充剂注射、脂肪注射等）和微创治疗方法（应用激光、聚焦超声、射频等），其应用逐年增多，但是总体效果有限。
- 对于面部皮肤及其深层组织松弛严重者，面部上提术（面部提升术、面部除皱术）是唯一有效的治疗方法。

治疗过程

- 作者对于所有面部提升适用患者均采用深层面部提升术，其中包括中面部改变不明显而仅需要纠正下颌囊带或颈部松弛的患者。
- 手术操作的差别仅在于剥离的程度。对于仅需要纠正下颌囊带或颈部松弛的患者，针对面部SMAS层所进行的剥离和松解范围缩小，一般不超过咬肌支持韧带和颧支持韧带。在颈部仍需要进行深层剥离。
- 耳后切口线可以仅限于颅耳沟处，耳前位置可以采用经耳屏后的较短的切口线。剥离范围缩小后，恢复会明显加快。
- 在通常情况下，需要在颏下做2～3个2mm小切口，置入细吸脂管，吸脂的同时剥离皮肤与颏下脂肪和颈阔肌下脂肪的附着。随着作者手术经验的积累，不做颏下切口，也可以完成颏下区纤维附着的剥离。目前作者仅在术后6个月出现颈阔肌条索时采用颏下切口。
- 主要操作步骤如下：
  - 做耳屏后切口，并向上和向耳后延伸切口。
  - 行皮下层剥离，掀起皮瓣。向上剥离范围超过颧弓上缘，并达眼轮匝肌外侧缘。向下方剥离范围超过颊部外侧数厘米。
  - 在颧弓水平位置切开SMAS层组织，并向外延伸超出眼轮匝肌，直到耳前区。在支持韧带外侧掀起部分SMAS层组织。
  - 切开耳后皮肤后，在浅筋膜进行深层剥离，剥离层次位于胸锁乳突肌筋膜表面。
  - 之后进行更大范围的SMAS下剥离。在耳前和耳下部位松解支持韧带，直至SMAS层组织与表面覆盖的皮肤均可以轻松地移动。
  - SMAS层组织提升后缝合固定。
  - 去除过多的皮肤和SMAS层组织，缝合皮肤。
  - 在颈部进行钝性剥离，并使用细吸脂管抽吸脂肪组织。
  - 对侧采用相同步骤完成操作。

术前设计

- 充分了解患者的全身情况，包括最近的心电图检查情况。
  - 如果心电图有异常表现，需要进行其他相关的心功能检查，如心脏负荷试验。
- 高血压患者术前必须控制血压，术前可给予可乐定0.1～0.3mg，以防止术后高血压。血压升高是引起术后血肿的主要原因之一。
- 术前3周必须戒烟。如果对于患者忌烟状况不能确定，可以进行尼古丁含量测定。
- 术前须与患者就手术相关的风险进行充分地沟通，包括血肿、感染、皮肤坏死、面神经损伤、皮肤弹性较差导致皮肤松弛改善不明显等。出现这些情况主要是由于手术本身的局限性，并不意味着手术的失败。

体位

- 患者取仰卧位，头部轻度抬高。头部抬高角度一般10° 即可，目的是增加静脉回流。
- 头部须置于较平的表面上，以便于术中转动头部。

入路

- 在一般情况下采用标准面部上提切口。但是对于衰老早期患者，切口线长度可以缩短，耳后切口线仅限于颅耳沟，耳前切口线可以采用经耳屏后的较短的切口线，上方不超过鬓角。

改良深层面部上提术（不做颏下切口的中面部剥离）

画线和切开

- 男性和女性患者切口线设计方式相同。在采用短瘢痕技术或需要剥离的范围较小、需要提升的组织较少时，可以缩短切口长度。
- 画线时比较重要的步骤是在耳轮上方时垂直向转至鬓角区，沿着鬓角呈V形向内侧延伸，止于鬓角前点（此处已无毛发向下生长，无法遮盖术后瘢痕）。在耳屏上缘和耳屏后做切口时，采用锐角切开，而不是弧形切开。在耳后区做切口时，沿颅耳沟走行，直至乳突表面，然后在耳屏对应的水平位置转向后发际线（**图46-1A**）。
- 在皮下层掀起颧颊部皮瓣，直至眼轮匝肌外侧缘（**图46-1B**）。
- SMAS层切开线位于颧弓水平，注意保持较高的位置，使中面部组织作为SMAS层的一部分，并位于耳前。SMAS层组织的剥离范围止于皮下剥离的远端（**图46-1C**）。

剥离SMAS层

- 从耳后区开始剥离，剥离层次位于SMAS层深层，向下方显露已退化的耳后肌肉、耳大神经和包裹胸锁乳突肌的筋膜组织（**图46-2A**）。
- 在耳垂周围进行锐性剥离，与耳前SMAS下剥离区和耳后剥离区相连。注意保证SMAS层作为整体被掀起，直至耳大神经分布区域周围。
  - 在剥离过程中会显露腮腺筋膜。由于SMAS层组织胶原含量较高，因此很容易与腮腺筋膜相区分（**图46-2B、C**）。
- 进一步进行SMAS下剥离，向前方超过腮腺前缘，显露咬肌筋膜。此区域为少血管区，仅偶尔可见少量血管小穿支，因此剥离过程较为容易（**图46-2D、E**）。
- 在剥离过程中，充分松解颧支持韧带和咬肌支持韧带，显露颧大肌，剥离范围达眼轮匝肌下缘。目的是提升SMAS层组织时包括整个颧颊部组织，并且可以收紧眼轮匝肌（**图46-2F**）。
- 向前下方剥离时须超过腮腺前下缘，松解颈部支持

操作步骤

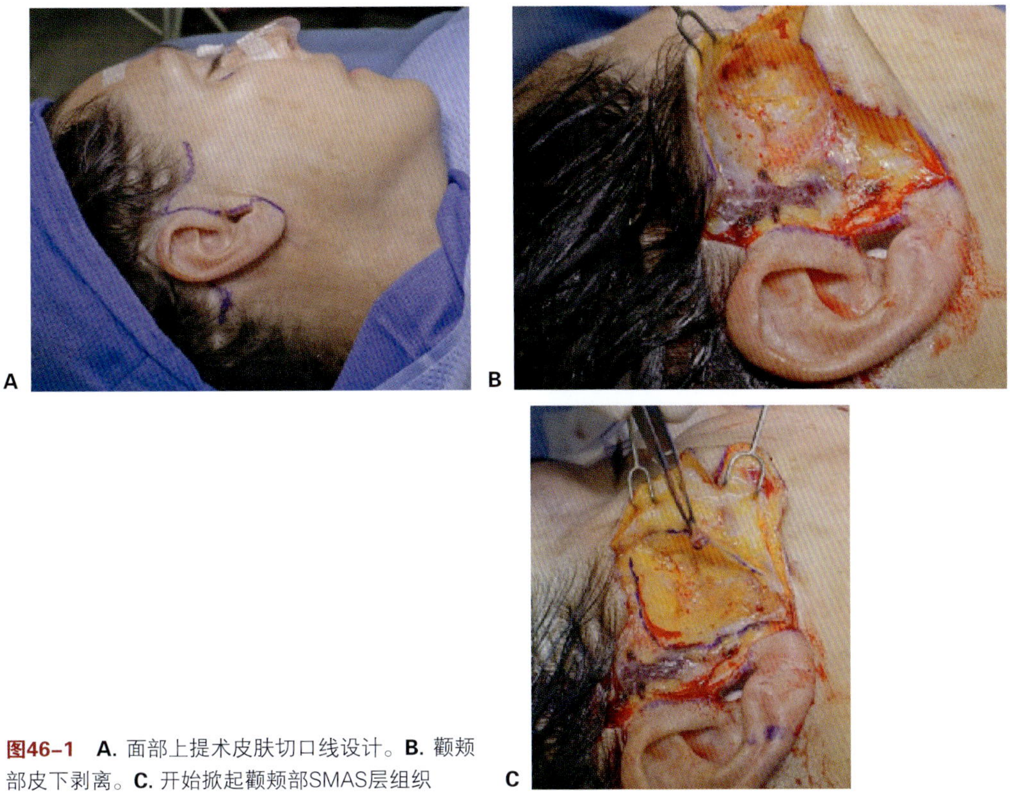

图46-1 **A.** 面部上提术皮肤切口线设计。**B.** 颧颊部皮下剥离。**C.** 开始掀起颧颊部SMAS层组织

韧带，显露颈外静脉和耳大神经下段（**图46-2G、H**）。

- 在剥离范围超过腮腺后，由于松解了腮腺表面的附着结构，使颈部组织可以充分移动。有时可以见到面神经颊支进入颈阔肌处（**图46-2L**）。
- 在下方，剥离范围会有所变化，主要根据颈部组织移动程度而定。在通常情况下，剥离范围要达到耳大神经穿过胸锁乳突肌后缘处，并且向后超过胸锁乳突肌表面筋膜的后缘。

上提组织与闭合切口

- 用两根3-0 PDS线在中面部缝合。缝合位置起于颧大肌上方、眼轮匝肌下缘，止于颞部（**图46-3A**）。
- 之后，将SMAS瓣向后上方提拉后，与深层组织缝合，缝合固定点位于耳轮上缘前方（**图46-3B、C**）。
- 根据皮肤的松弛程度，向上方提拉皮瓣。有时对于皮瓣会有一个向后上方的力量，而对于SMAS瓣主要是向上方提拉。
  - 去除多余的皮肤，注意防止出现猫耳畸形，特别是在鬓角前缘附近。开始闭合切口（**图46-3D**）。
- 在耳后区，将SMAS皮肤复合组织瓣向上方提拉，并缝合固定于乳突区，一般需要缝合2针或更多（**图46-3E**）。
- 闭合耳后区皮肤切口。切口线长度由皮瓣向后上旋转后进入头皮的长度以及沿发际线所走行的长度所决定（**图46-3F**）。
  - 对于一些颈部松弛不严重的患者，可以采用短瘢痕技术。这种方法将大部分手术瘢痕留在耳后区，该部位允许一部分皮肤出现褶皱现象。
- 修剪耳前皮肤，去除耳屏附近皮瓣的部分皮下脂肪，去除后方多余的皮肤（**图46-3G、H**）。
- 使用手持细吸脂管进行颏下脂肪抽吸。对于颈阔肌下脂肪明显较多者，也可以进行颈阔肌下脂肪抽吸。

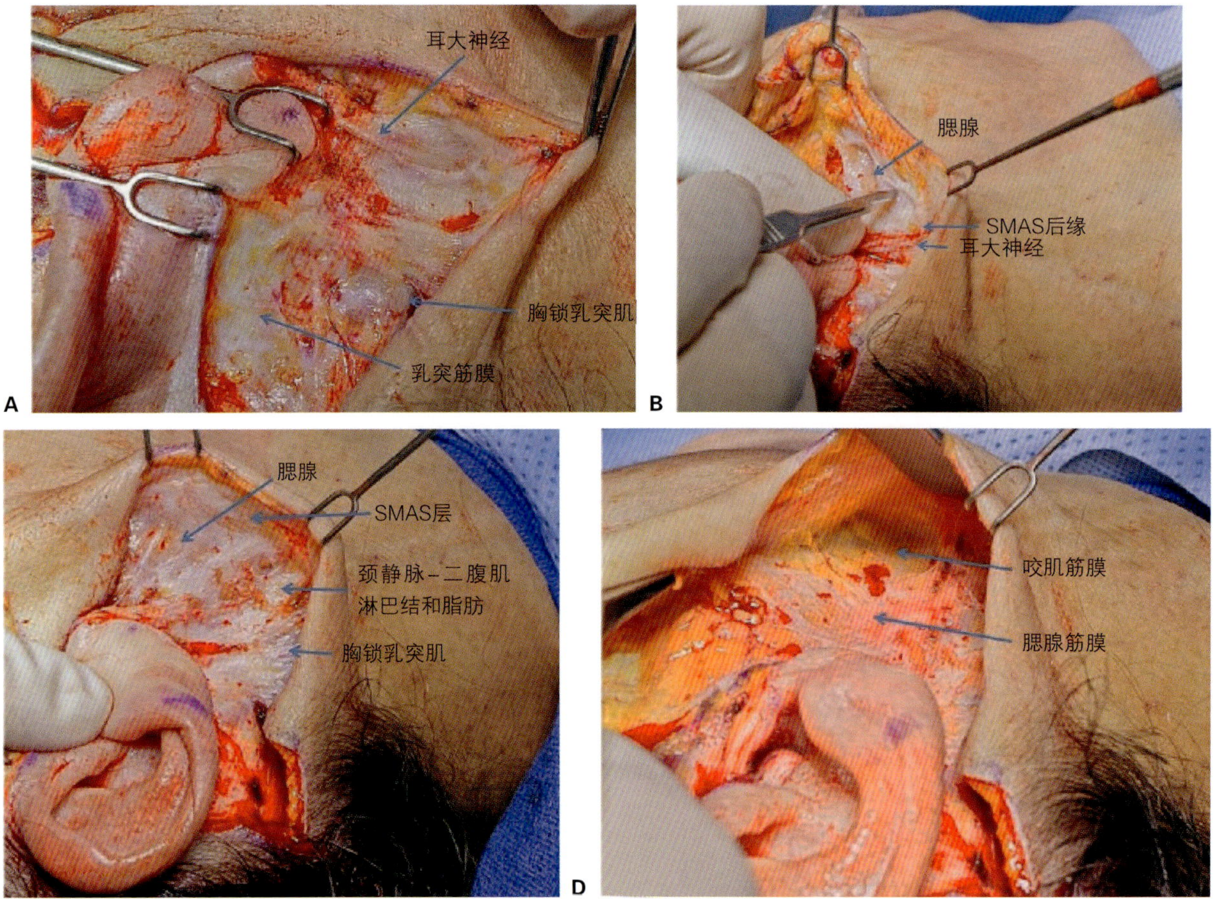

图46-2 **A.** 颈部剥离，显露耳大神经。**B.** 在腮腺浅层掀起SMAS层组织，剥离范围向后方延伸。**C.** 显露腮腺筋膜及腮腺与胸锁乳突肌的交界区。**D.** 腮腺表面剥离完成，显露咬肌筋膜

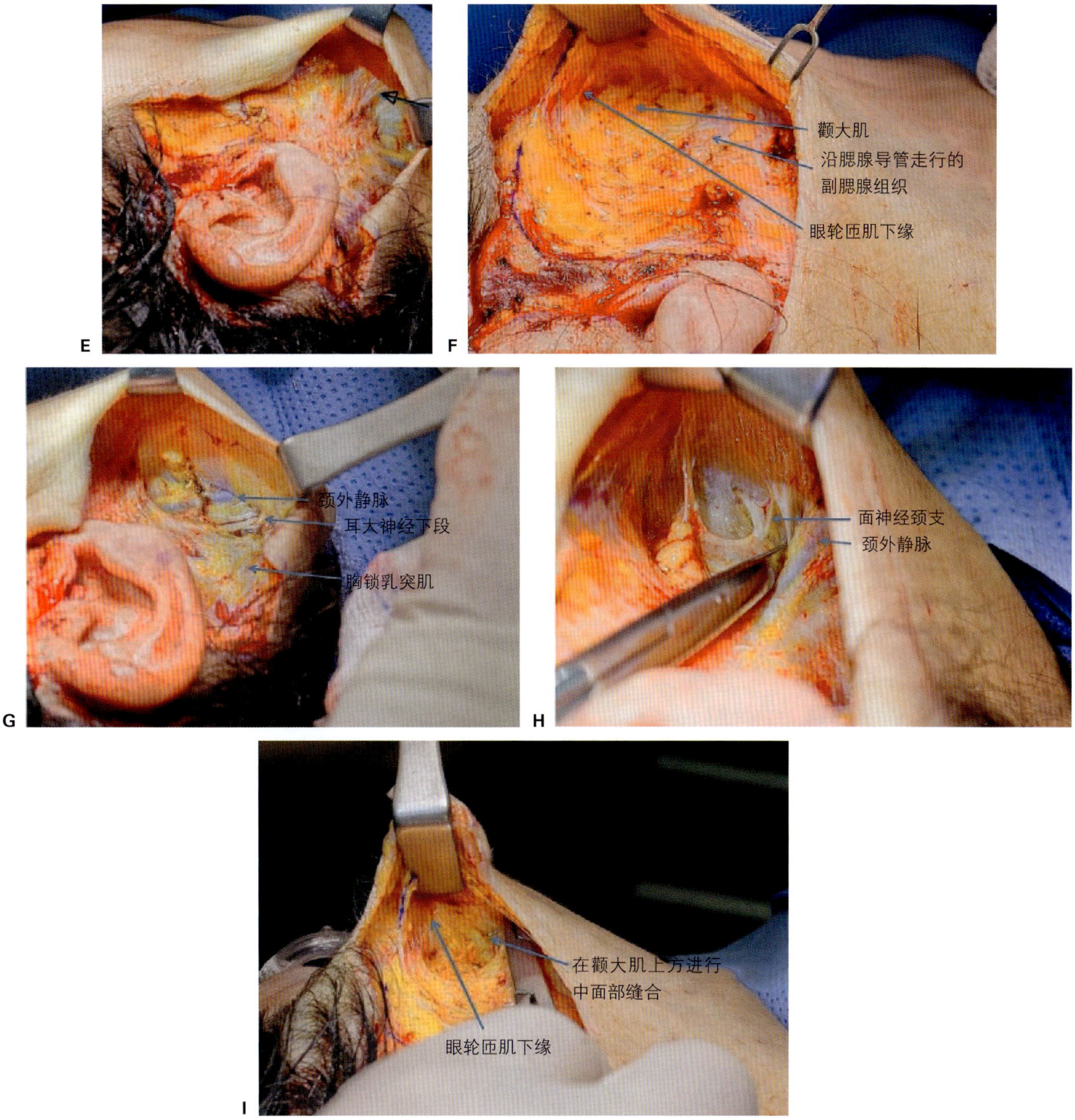

图46-2（续） **E.** 腮腺表面及其后缘剥离完成后外观。箭头指示腮腺前缘分布的支持韧带。**F.** 在中面部行SMAS下剥离，显露颧大肌和眼轮匝肌下缘。**G.** SMAS下剥离延伸至颈部，在下方剥离SMAS后缘，显露颈外静脉和耳大神经下段。**H.** SMAS下剥离延伸到颈部后外观，可见在腮腺前下缘分布的胶原纤维附着（支持韧带）。**I.** 显露由腮腺前下缘发出的面神经颈支，并可见其由颈阔肌深层进入肌肉处

- 应用吸脂管可以进行颈部皮下广泛剥离，其下方可达胸骨切迹处。通过这一过程，可以松解皮肤与颈阔肌的附着。在没有颏下脂肪堆积时，也可以进行这一操作（**图46-3I**）。
- 在对侧面颈部进行相同步骤的操作。

操作步骤

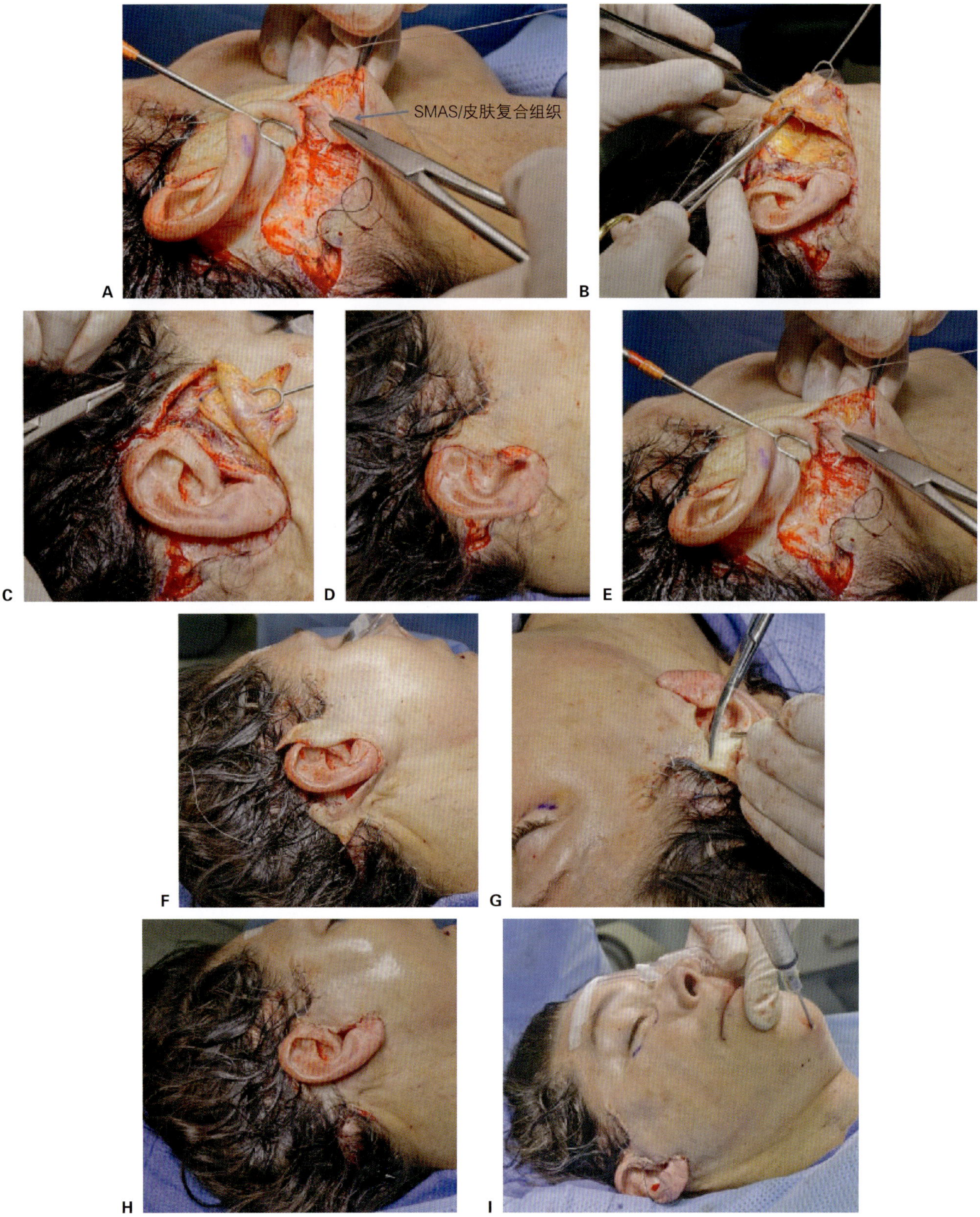

图46-3 **A.** 在颧大肌上水平缝合，缝合组织包括眼轮匝肌下缘和颧颊部脂肪组织。**B.** 将SMAS瓣上外侧部分向上提拉后缝合。**C.** 缝合固定点位于耳轮上缘前方。**D.** 将皮瓣向后上方向旋转，修剪皮瓣，在鬓角处闭合切口。**E.** 将耳后SMAS皮肤作为整体向后上方提拉，缝合固定于乳突筋膜。**F.** 耳后SMAS层缝合后外观，修剪耳后皮瓣，皮肤层缝合时先沿后发际线处开始。**G.** 沿耳轮和耳屏修剪耳前皮瓣。无张力下缝合皮肤层。**H.** 皮肤缝合完成后外观。**I.** 在已缝合一侧进行颏下吸脂，先用刀尖造口，然后插入吸脂管

要点与难点

掀起颧颊部皮肤	■ 对于鱼尾纹较为明显者，剥离范围可以超过眼轮匝肌，达到眶缘。
中面部SMAS剥离	■ 对于中面部下垂较轻者，剥离范围可以止于颧部后缘，以减轻术后肿胀，避免剥离的高风险区。
颈部SMAS剥离	■ 根据颈部松弛程度确定颈部剥离范围，同时在耳垂周围需要牵拉全部SMAS层组织，以便于更好地闭合。
止血	■ 在闭合切口前要多次止血，以防止术后血肿。
切口闭合	■ 由SMAS层组织承担所有提拉后产生的张力，皮肤层闭合时要完全无张力。

术后注意事项

- 术后可以放置引流管，但是作者认为术后没有必要放置引流管。术后容易有液体积聚的部位是耳后区，为此可以在耳后区增加数针缝合，将颈部皮瓣与乳突区缝合固定，减少无效腔。其作用类似于制作棉被时中间区域连续缝线的效果。
- 术后头部额外垫枕，或者在头部对应的床垫处增加软垫，目的是使头部抬高。
- 头部包扎过夜，以便于通过敷料吸收切口区渗液和渗血。术后次日可以洗头和清洗术区。然后在切口表面涂以油膏，每天2次。术后7天拆线。耳前可以用可吸收线缝合。

治疗效果

- 术后3个月时可以显示最终效果。此时所有肿胀已基本消退，组织又会开始松弛。术后仍然会有衰老的情况，但是过程会有所减慢。
- 在通常情况下，术前面颈部存在的松弛下垂问题术后可以纠正80%左右。其具体效果与患者自身皮肤和SMAS层组织的弹性、质地等因素有关。
- 约有5%～10%的患者术前老化松弛较为明显，皮肤质地较差，术后对治疗结果可能不完全满意。此类患者在首次面部提升术后2年内就可能需要进行再次手术治疗。

并发症

- 最常见的并发症是血肿，发生率为1%左右，通常在术后24h内发生。常见原因是术后血压不稳定，这种情况在老年患者中较为多见。术前应用可乐定有一定的预防作用，但是不能完全保证血压的稳定。
- 感染较为少见，可见于切口裂开部位。术后切口清洁换药可以预防感染的发生。
- 偶见耳后皮缘坏死，通过创口换药可以治愈。其原因是进行SMAS下剥离后，由于其表面的皮肤层也进行了剥离，其血液循环可能受到影响。
- 虽然面神经存在损伤的风险，但是在作者治疗的患者中从未发生过神经永久性损伤情况。在作者早期的临床实践中，面神经颈支麻痹（假性下颌缘支麻痹）的发生率为1/200，但是在最近的10年时间里颈支损伤发生率明显降低。在作者的超过1500例此类手术患者中，有一例患者因热作用造成颊支损伤，另有一例患者造成额支损伤。所有面神经麻痹患者手术2～3个月后症状会逐渐消失。

参考文献

[1] Saulis AS, Lautenschlager EP, Mustoe TA. Biomechanical and visco-elastic properties of skin, SMAS, and composite flaps as they pertain to rhytidectomy. *Plast Reconstr Surg*. 2002;110:590-598.

[2] Mustoe TA, Rawlani V, Zimmerman H. Modified deep plane rhytid- ectomy with lateral approach to the neck: an alternative to submental incision and dissection. *Plast Reconstr Surg*. 2011;127:357-370.

[3] Rawlani V, Mustoe TA. The staged facelift: addressing the biome-chanical limitations of the primary facelift. *Plast Reconstr Surg*. 2012; 130(6):1305-1314.

47 单纯颈部上提术

Isolated Neck Lift

Alan Matarasso and Sammy Sinno

概述

- 颈部老化在近40岁时即可出现。
- 下颌缘上方和下方皮肤质地的差异可造成颈部老化。颈部老化可先于面部老化发生，从而成为患者焦虑的主要原因。
- 随着医学的发展，近年来出现了许多治疗颈部老化的方法，包括颈部上提术、微创手术（颏下成形术和吸脂术），以及根据适应证和治疗目标所采用的非手术治疗方法。
- 单纯颈部上提术是治疗颈部老化最有效的方法。

相关解剖

- 颈部年轻态的常见特征有：下颌边界清晰，双下颌不明显，舌骨下区凹陷，可见甲状软骨隆起，胸锁乳突肌（SCM）边界清晰，颏颈角105°～120°（图47–1）。
- 颈部衰老后，颈阔肌内侧部分支持韧带变得薄弱，导致颈阔肌内侧缘变短，形成条索样改变。同时，颈阔肌前或颈阔肌下脂肪堆积，皮肤松弛伴质地改变，二腹肌增生，颌下腺肥大和/或下垂。
- 临床上需要根据关键解剖标志的评估结果和治疗目标确定个体化治疗方案。

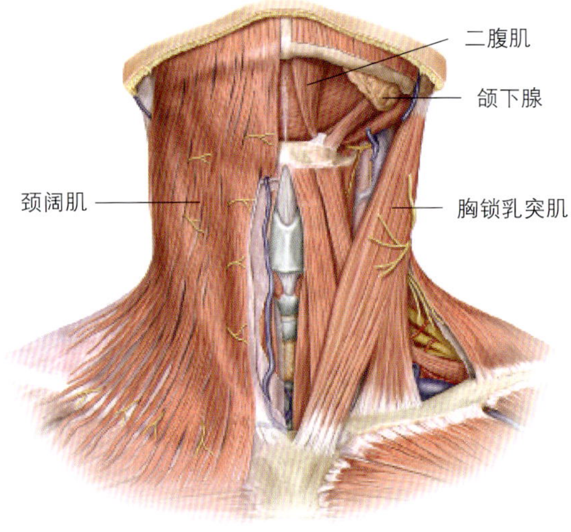

图47–1 颈部相关解剖

病史与查体

- 单纯颈部上提术的最佳适应证是仅需要解决颈部年轻化，而无须进行面部上提术的患者。
- 在与患者进行术前沟通时，必须评估患者的治疗目的和期望值，并使其与术者的评估结果和治疗计划相一致。此外，需要讨论可以提高颈部手术效果的其他治疗方法如隆颏术、颊脂垫去除术、颌下腺手术、改善皮肤质量的治疗、中面部相关治疗等。
- 在进行患者评估和讨论手术方案时，应该向患者进行详细的说明，以便更好地选择解决颈部各种软组织结构老化的手术方法。
- 针对颈部老化较为严重的患者，颈部提升治疗时需要进行吸脂、颏下成形、皮下广泛剥离、皮瓣掀起及皮肤切除手术。
- 针对颈部老化较轻的患者，可以采用微创的手术方法，常用颈部吸脂术或包括吸脂和颈阔肌成形的颏下成形术。
- 其他分别用于改善颈部皮肤、脂肪和肌肉外观的非手术治疗方法有超声刀（Ulthera、Mesa、AZ）及其他以能量作用为基本原理的“紧致”系统、去氧胆酸注射溶脂（Allergan、Weston、FL）、肉毒毒素注射（Allergan、Weston、FL），其治疗效果与外科手术不同。

影像学检查

- 除术前常规照相外，无须进行其他影像学检查。

治疗过程

术前设计

- 传统颈部上提术的改善范围包括下颌缘至锁骨的区域。
- 注意观察皮肤的质和量。
- 如果患者希望同时改善下颌和颈部区域，需进行"扩大的"颈部上提术。可以在改善颈部外观的同时，改善下颌部外观。手术时需要将颈部上提术的切口向耳屏方向延长，提升下颌部皮肤，收紧SMAS层组织，并进行下颌吸脂术。

体位

- 患者取仰卧位。

术前准备

- 单纯颈部上提术在全身麻醉下进行。
- 围手术期应用抗生素，使用TED防血栓压力袜或间歇性气压装置防止下肢血栓形成。
- 在双侧鼻孔涂抗生素药膏，在双侧外耳道置入碘伏棉球。

操作步骤

单纯颈部上提术

- 用1∶1000肾上腺素1mL、1%利多卡因100mL和生理盐水200mL配制的局部麻醉液行术区局部浸润麻醉。
- 麻醉生效后，开始进行针对皮下脂肪的吸脂术。颈部吸脂使用管径为2.4mm的Mercedes吸脂管，下颌吸脂使用管径为1～8mm的Mercedes吸脂管。可以辅助应用铲式尖端的吸脂管。
- 吸脂完成后，如果需要进行颈阔肌成形，则在颏下皱褶的上方或下方做颏下切口，进行颏下成形术。
- 对颈部皮肤进行广泛的潜行剥离。在剥离过程中应用带光纤的牵开器，助手在皮肤上施加反向力辅助分离。
- 确定颈阔肌内侧条索。对于颈阔肌前有多余的松弛或肥厚的条索者，去除一条多余的颈阔肌。
- 在去除颈阔肌条索后，分离显露肌肉下脂肪，必要时去除部分脂肪组织。可以采用直接切除的方法去除少量脂肪组织，之后用球形尖端电凝处理脂肪断端。
- 之后继续处置颈阔肌。针对中线区颈阔肌的修复有多种方法。常用3-0 Mersilene线（Ethicon，San Lorenzo，PR）间断缝合肌肉（**图47-2A**）。
- 颈前部操作完成后，转动患者头部，在颈部右侧切开。在直视下用面部除皱术专用剪刀锐性剥离皮下组织。从一侧至另一侧完全剥离颈部皮下组织，两侧剥离区在颏下部位相连通。
- 对颈阔肌的外侧边界进行定位和评估。
  - 如果颈阔肌松弛或有多余组织，则在距离下颌角

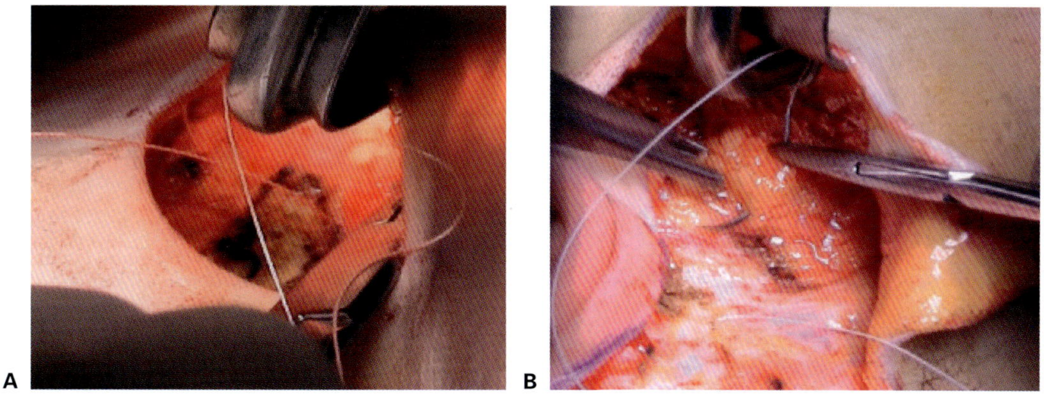

图47-2 **A.** 颈阔肌内侧缘的折叠缝合。**B.** 将颈阔肌外侧缘缝合至胸锁乳突肌筋膜

操作步骤

下缘3～4cm处进行锐性和钝性剥离。在后部切断肌肉，并用3-0 Mersilene线将肌肉缝合至胸锁乳突肌（SCM）筋膜，同时避免在中线处产生过大的张力。

- 在其余情况下，将颈阔肌重叠缝合至胸锁乳突肌筋膜，一般缝合3～4针，可以同时作用于浅表肌肉腱膜系统（SMAS）下部，改善下颌部外观（**图47-2B**）。

- 以电凝彻底止血。切口内放置经碘伏浸泡的Jackson-Pratt引流管，引流管经切口引出，可靠固定。
- 充分上提和移动颈部皮瓣后，去除多余的皮肤，修整皮缘，并注意保持发际线形态良好。
- 用皮钉闭合毛发生长区切口。用可吸收线采用半包埋的方式闭合毛发生长区与耳后区之间的切口。
- 用3-0尼龙线闭合耳后皱褶处切口。用5-0尼龙线闭合耳前切口（在进行扩大的颈部提升术时）。
- 在闭合颈部两侧切口后，对于颏下区再进行一次彻底地止血。之后用5-0 Prolene线缝合皮下层，用5-0尼龙线（Ethicon，San Lorenzo，PR）间断缝合皮肤，从而分层闭合颏下切口。
- 切口表面涂以抗生素药膏。表面覆盖由纱布和SurgiNet（Won Industry，Gyeonggi-do，Korea）构成的三层面部除皱专用敷料。

要点与难点

颈部老化	■ 颈部老化常与面部老化同时存在，并且可能表现得更早或更为明显。 ■ 颈部老化是颈部皮肤、颈阔肌和脂肪发生变化的结果。其他结构（如二腹肌和颌下腺）也可导致颈部老化。 ■ 非手术治疗方法针对特定的组织层，也具有改善颈部老化的作用。 ■ 对于皮肤状况良好的患者，吸脂术和颏下成形术可有显著疗效。 ■ 颈部上提术是颈部老化最有效的治疗方法。
对颈阔肌内侧的处置	■ 在颈阔肌内侧去除多余肌肉组织后，在中线处进行修复。修复完成后，外形类似于埃非尔铁塔。 ■ 从后部切断颈阔肌的位置位于环状软骨水平。 ■ 舌骨筋膜是一种强韧的组织，合理应用后可以减少颈阔肌条索复发。
对颈阔肌外侧的处置	■ 如果颈阔肌松弛或有多余组织，则在距离下颌角下缘3～4cm处进行剥离。在后部切断肌肉，并将肌肉缝合至胸锁乳突肌（SCM）筋膜。 ■ 在其余情况下，将颈阔肌重叠缝合至胸锁乳突肌筋膜，一般缝合3～4针，同时作用于SMAS下部，改善下颌部外观。

术后注意事项

- 颈部应保持于半伸位，以避免皮瓣缺血。
- 术后第1天更换敷料，拔除引流管，缝线表面涂以抗生素药膏。通过引流通道挤出渗出的液体。
- 术后10天内拆除皮钉和缝线。
- 通常从术后2～6周逐渐恢复正常活动。在此期间，应避免过度日晒或进行面部非手术治疗。
- 术后瘢痕可通过按摩和超声治疗等加以缓解，随着时间的推移会逐渐消退。

治疗效果

- 单纯颈部上提术适用于不需要或不希望同时进行中面部治疗的患者。通过对解剖结构的分析和个性化手术方案的实施，可以达到最佳的美学效果（**图47-3**）。同时，正确的患者筛选和术前沟通也是治疗满意的保证。

并发症

- 并发症情况会随着所进行的操作而有所变化。最常

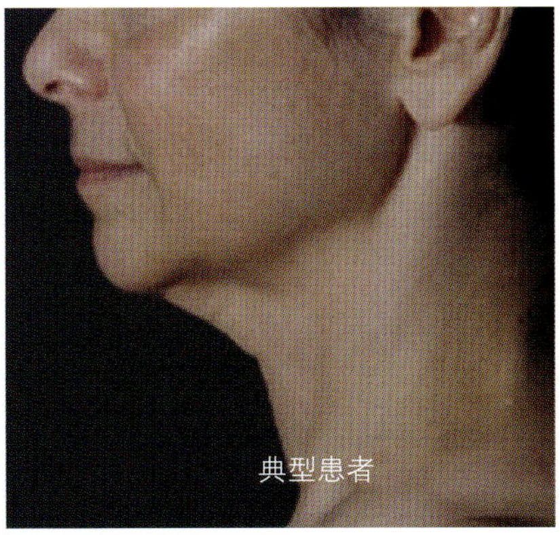

A

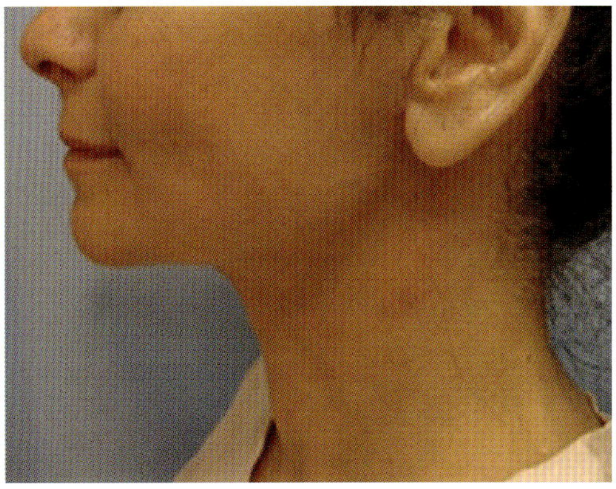
B

图47–3 单纯颈部上提术患者手术前后的照片。**A.** 术前外观。**B.** 术后外观，可见颈部外观得到了明显的改善

见的并发症是血清肿和血肿。

- 皮肤坏死情况罕见，但是一旦发生，后果较为严重。在这种情况下，作者通常将二甲基亚砜或硝酸甘油药膏应用于皮肤坏死区周围。
- 颈部上提术中面神经损伤较面部提升术更为少见，但也可能发生。如果术中颈阔肌折叠时破坏了肌肉，则有可能损伤下颌缘支和颈支。这种情况常见于二次手术中。在去除位于下颌骨下方、颏下切口外侧的脂肪时，也可能损伤面神经分支。

参考文献

[1] Matarasso A. Managing the components of the aging neck: from liposuc- tion to submentalplasty, to neck lift. Clin Plast Surg. 2014;41(1):85-98.

[2] de Castro CC, Aboudib JH Jr, Roxo AC. Updating the concepts on neck lift and lower third of the face. Plast Reconstr Surg. 2012;130(1):199-205.

[3] Feldman JJ. Neck lift my way: an update. Plast Reconstr Surg. 2014; 134(6):1173-1183.

[4] de Souza Pinto EB. Importance of cervicomental complex treatment in rhytidoplasty. Aesthetic Plastic Surg. 1981;5(1):69-75.

48 颈阔肌下颈部上提术

Subplatysmal Neck Lifting

Dino Elyassnia and Timothy Marten

概述

- 一个漂亮的颈部是有吸引力外观的重要组成部分。
- 美观的颈部曲线体现出年轻、健康和充满活力的感觉，代表着性感和美丽（**图48-1**）。
- 颈部外观的改善几乎对于每一位寻求面部年轻化的患者来说都是非常重要的。面部上提手术的结果在很大程度上受到颈部手术结果的影响。
- 传统的颈部上提技术不能很好地解决颏下部位老化的问题。在大多数情况下，仅局限于颈阔肌前脂肪切除术或耳后皮肤切除术，常无法达到最佳的效果。颈阔肌深层结构的问题对于颈部衰老起着重要作用，因此，如果希望获得最理想的效果，需要进行有针对性的治疗（**图48-2**）。

相关解剖

- 了解脂肪在颏颈部的分布特点非常重要。颈部脂肪分布于3个不同的层次，分别是颈阔肌前脂肪、颈阔肌下脂肪和二腹肌间脂肪。
- 颈阔肌下脂肪一般较为明显，位于颈部中央区域，呈三角形，底部位于舌骨，尖端接近颏部（**图48-8A**）。三角形脂肪组织的两条边沿两条二腹肌走行。二腹肌间脂肪较深，位于与二腹肌前腹相切的平面之间及其深层。
- 颌下腺（SMG）是一个粉红色或褐色的腺体结构，呈分叶状，表面覆盖着光滑的包膜。位于固定的空间内，内侧是二腹肌前腹，外侧是下颌骨下缘，深层是下颌舌骨肌。浅叶和深叶被下颌舌骨肌所分开。
- 重要的血管和神经结构均位于腺体包膜外，因此包膜内分离较为安全。面神经下颌缘支位于颌下腺的外上方。面动脉和面静脉与腺体毗邻，面静脉位于腺体浅层走行，面动脉位于腺体深层走行。在腺体浅叶中央区域后部，可见由面动脉分支发出的腺体内穿支动脉。

病史与查体

- 术者必须在术前确定患者颈部存在问题的解剖基础，并有针对性地制定合理的手术计划加以纠正。这些均影响着颈部治疗的效果。
- 需要了解既往颈部美容治疗史，包括颈部上提手术史和颈部微创治疗史（如热玛吉治疗、超声刀治疗、脱氧胆酸注射等）。
- 询问患者干口史和干燥综合征病史，这两种疾病是颌下腺切除的相对禁忌证。
- 分别在颏下—颈部处于休息位或颈阔肌收缩位时对其进行检查，以评估静态和动态的颈部外观和条索。在进行动态检查时，请患者“将下颌向前移

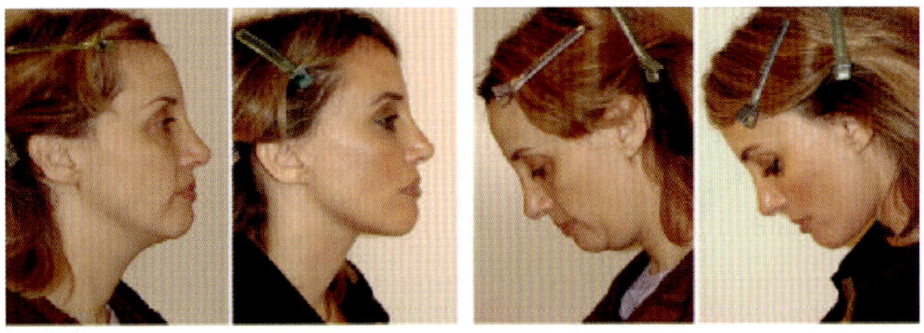

图48-1 接受颈部上提术患者手术前后外观。漂亮的颈部曲线体现出年轻、健康、性感和美丽的感觉。患者还接受了面部上提术、额部整形术、眼睑成形术和脂肪移植术

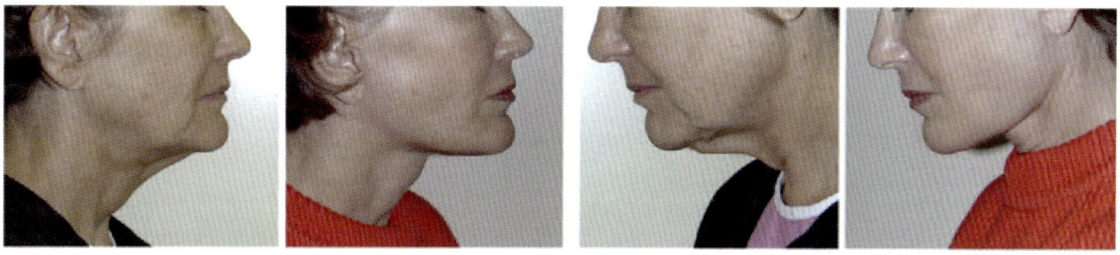

图48-2 接受颈部上提术患者手术前后外观。患者术前照片显示，颈阔肌松弛，颈阔肌下脂肪过多，颌下腺增大突出，二腹肌肥大。单纯去除皮下脂肪和收紧皮肤无法解决上述问题，不能产生如图所示的手术改善后外观

动，并收紧颈部”。如果颈部是软性条索，在做上述运动后，条索外形通常变化不明显，主要的问题是皮肤或颈阔肌松弛。如果是硬性条索，在下颌向前并收紧颈部后，条索会变得更为紧张或变得更为明显，表明有颈阔肌功能亢进的问题（**图48-3**）。

- 分别在颈阔肌收缩和放松的状态下触摸颈部，也可以用来评估颈部脂肪的准确位置。颈阔肌前脂肪通常手感较软，在颈阔肌收缩时位置变化不明显。颈阔肌下脂肪通常手感较硬，在颈阔肌收缩时会明显向上方移动（**图48-4**）。
- 在颌下三角区可以触摸到颌下腺，质地较韧，表面光滑，移动性良好。曾经接受过面部上提术的患者由于切除了较多的脂肪组织，因此颌下腺突出通常较为明显。对于首次进行面颈部上提术的患者，颌下腺可能较为隐蔽，必须通过触诊以确定其大小和切除的必要性（**图48-5**）。
- 部分患者二腹肌前腹宽大、增厚，表现为颏下旁正中区臃肿。这种情况常见于曾接受过中面部上提术的患者，与脂肪组织大量切除有关（**图48-6**）。但是对于首次治疗的患者，术前很难准确评估其大小，需要在手术中决定对于该肌肉的具体处置方式。

影像学检查

- 一般来说，面部年轻化手术前不需要进行放射线片检查。
- 所有患者均需要进行标准化术前照相，对于术前所做的标记也需要进行拍照。
- 术前打印这些照片，并在手术当日张贴在手术室，使术者在手术中可以见到这些照片，以辅助指导术中操作。

非手术治疗

- 针对颈部的某个问题可以采用一些非手术治疗方法。
- 肉毒毒素类神经调节剂注射可以用于治疗动态颈阔肌条索。有文献报告表明，应用这种方法可以部分减小颌下腺的体积，但是效果并不确定。
- 脱氧胆酸（Kybella）是一种最近被批准用于减少颏下脂肪的注射类药物。同样，冷冻溶脂也已被批准用于类似的治疗。目前，尚不清楚这些治疗是单纯作用于皮下脂肪，还是同时影响颈阔肌下脂肪组织。如果只是明显地减少皮下脂肪，则对于大多数需要进行面颈部上提术的典型患者并不适合。因此，就像颏下吸脂术一样，这些较新的治疗方法仅

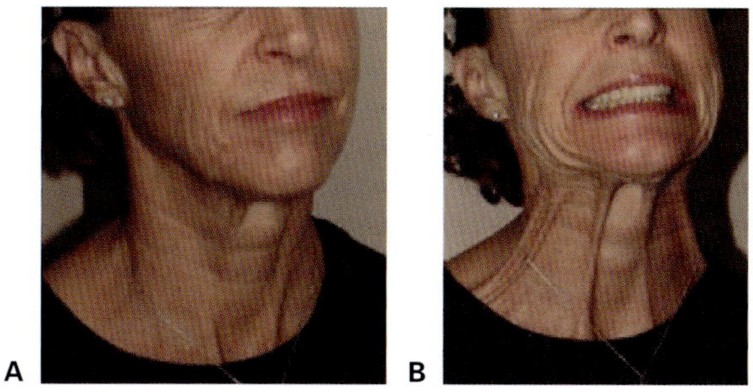

图48-3 对颏下—颈部进行动态评估，分别在静态时（**A**）和颈阔肌收缩时（**B**）进行观察。颈部表现出的条形颈阔肌不规则外观通常称为“颈阔肌条索”

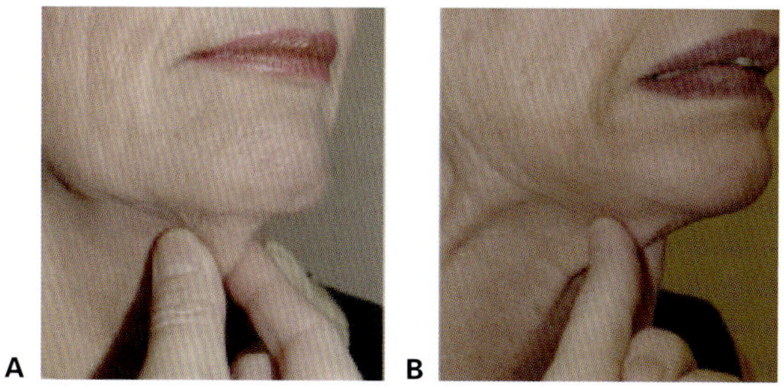

图48-4 评估颏下—颈部脂肪位置的方法。**A.** 在面颈部处于静态休息位时用两手指轻捏住颏下脂肪。**B.** 请患者做收紧颈阔肌的动作，如果检查者所捏住的脂肪结构向上方移动，提示该脂肪为颈阔肌下脂肪。如果脂肪结构位置无明显变化，提示该脂肪为颈阔肌前脂肪

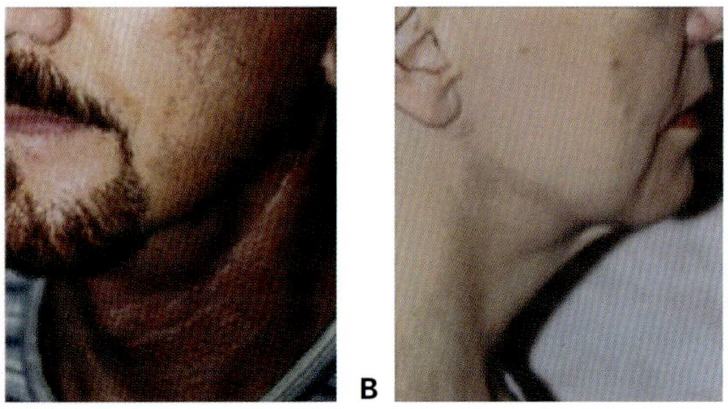

图48-5 颌下腺明显突出的表现。颌下腺通常位于颌下腺三角区，在同侧二腹肌前腹的外侧。**A.** 该患者曾接受面部上提术和颏下吸脂术，现表现为颌下腺明显外突。其既往手术使颌下腺突出更为明显。**B.** 该患者曾接受"周末快速恢复型颈部上提术"，因术中切除大量脂肪组织，术后颌下腺明显外突

适用于较为年轻的患者，主要针对其颏下区存在的不连续性皮下脂肪过多而进行治疗。

治疗过程

- 传统的颈部上提术主要有颈阔肌前脂肪去除术、皮肤切除术和颈阔肌成形术，并不能充分解决颏下区衰老的问题。对于许多患者来说，颈阔肌下脂肪堆积、颌下腺增大和二腹肌肥大是影响颈部外形的主要原因，必须进行有效的治疗。
- 除了特殊情况或较为年轻的患者外，多数患者的颈部脂肪均集中在颈阔肌下，而需要去除的颈阔肌前脂肪通常较少。随着年龄的增长，脂肪组织通常会从颈阔肌前转移到颈阔肌下。为了保持颈部柔顺的外观，必须保留一定量的皮下脂肪。
- 颌下腺增大通常会导致颈部变得臃肿、圆钝，或者出现生长肿物样外观。如果去除多余的颈部脂肪、收紧颈阔肌，并去除多余的皮肤后，颌下腺就会向下方突出，突出的方向位于与同侧二腹肌和下颌下缘相切的平面上。因此，需要进行腺体缩小术，通过颏下切口将增大外突的部分予以切除。

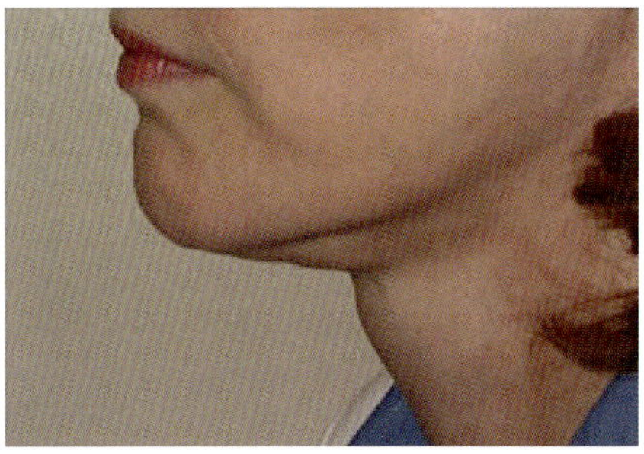

图48-6 二腹肌前腹明显突出的患者，该患者曾接受面颈部上提术。面颈部提升后效果良好，但是由于二腹肌前腹肥大，在颏下旁正中区出现线形臃肿，影响了整体效果。对于首次治疗的患者，由于该肌肉常被颈部脂肪和松弛的颈阔肌所覆盖，因此术前很难准确评估其大小

- 有关颌下腺切除的作用和风险，需要在术前与患者进行充分沟通。须告知患者，进行这种手术会延长颏下手术时间，并且有术后出血、涎液肿、唾液瘘和口干症等风险。同时须告知患者，术中仅切除较为突出的腺体部分，大部分腺体将予以保留。
- 在完成颈阔肌下脂肪和颌下腺治疗后，需要对二腹肌前腹进行评估。如果术中发现二腹肌前腹肥大突出，应行肌肉次全切除术。如果对于该肌肉肥大突出状况纠正不足，会导致术后颏下臃肿，外观不佳。

术前准备

- 对于所有患者均需要进行详细的术前体检，有严重系统性疾病患者必须经内科医生会诊。
- 术前2周内避免应用有可能增加出血风险的药物或营养品。
- 大部分颈部上提术是在麻醉师采用深度镇静麻醉后进行的，辅助应用喉罩气道通气。患者处于深度镇静状态，但是仍然保持自主呼吸，不影响气道通气。
- 灵活地应用喉罩气道通气特别适用于颈部手术。这个装置与呼吸通路一起可以单独进行铺巾，便于在术中调整和转动左右侧颈部，易于进行颏下区操作。

体位

- 患者取仰卧位，以1：750苯扎氯铵对整个头皮、面部、耳部、鼻部、颈部、肩部和上胸部进行外科消毒。铺无菌巾，显露头面部和位于锁骨上的颈部。手术时患者不应佩戴头巾或头带。

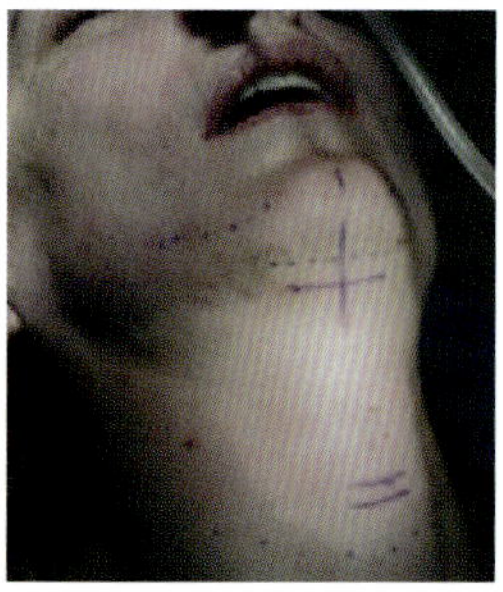

图48-7 颏下切口设计。面颈部上提术中采用的颏下切口（实线）位于颏下皱褶（虚线）后方，大致位于颏部和舌骨连线中间的位置，通常在颏下皱褶后方1.5cm处

- 如上所述，呼吸通路与患者分开进行铺巾。

入路

- 无论是单独进行颈部上提术还是与面部上提术联合进行，均采用颏下切口进入颈阔肌下间隙。
- 颏下切口在颏下皱褶的后方，大致位于颏部和舌骨连线中间的位置。通常距离颏下皱褶1～2cm，长度为3～3.5cm（**图48-7**）。只要当皮瓣向上移位后，切口仍然隐藏在下颌骨下方，就可以适当延长切口。
- 将切口置于颏下皱褶后方的优点是，可以更方便地进入颏下区，避免形成“女巫嘴”畸形外观，而且保证切口愈合后瘢痕不明显。

操作步骤

剥离和掀起皮瓣

- 首先，以含1：200 000肾上腺素的0.25%丁哌卡因行颈部感觉神经阻滞麻醉，目的是降低颈部对刺激的反应程度。之后以同样方法行颏下切口皮下浸润麻醉。
- 以含1：100 000肾上腺素的0.1%利多卡因行颈部皮下浸润麻醉。在耳垂或下颌缘下方以尖刀做小切口，在颈部和颏部皮下层通过管径为1.6mm的多孔钝头液体注射管注入麻醉液。如果皮下组织已进行了充分地浸润麻醉，则颈阔肌下不需要直接进行浸润麻醉。
- 颏下切口设计方法如上所述。术者应站在患者头侧，切开皮肤后，用Metzenbaum剪刀进行颈部和颏部皮下层剥离。助手使用一对10mm双齿皮肤拉钩拉开皮肤边缘，以便于进行剥离。
- 皮下剥离时将大部分的颈阔肌前脂肪留在颈阔肌表面，以便于手术后期进行脂肪切除和修整。同时，与面部上提术中的皮瓣相比，颈部皮瓣应保留稍厚的脂肪层，以避免出现颏下区域过硬或去除过度的现象。
- 反向剥离颏下部皮下组织，充分松解颏下皱褶处和颏下支持韧带。操作过程中可能出血较多。继续向下方和外侧进行皮下剥离。在采用扩大的颈部上提术或联合进行面部上提术时，需要将颏下部皮下剥离区与经耳后切口的外侧皮下剥离区相连通。在进行外侧皮下剥离时，必须小心操作避免损伤耳大神经。

切除颈部脂肪

- 在颈部所切除的脂肪应大部分以颈阔肌下脂肪为主（**图48-8**）。用Metzenbaum组织剪分离位于颈阔肌内侧缘之间的筋膜组织，锐钝结合由肌肉边缘进入肌肉下间隙。助手用皮肤拉钩牵拉或用Allis钳夹持肌肉边缘，充分显露肌肉下间隙组织。
- 在颈阔肌下层和二腹肌前腹部之间进行横向剥离，此区域血管分布相对较少。由于从颈阔肌下表面切除脂肪在技术上更为困难，因此，在剥离过程中颈阔肌下脂肪应尽可能地保留在颈部深层结构的表面，而不是随颈阔肌瓣一起掀起，以便于进行颈阔肌下脂肪的去除。
- 在颈部处于正中位或轻度弯曲的情况下，以与二腹肌前腹相切的平面作为切除颈阔肌下脂肪的标志。理论上，位于该平面浅层的所有脂肪均应该去除。如果脂肪切除是在颈部过深的情况下进行，则可能切除过多。任何位于该平面深层的脂肪（二腹肌间脂肪）均应予以保留，避免彻底清除颈部深层脂肪的做法，否则将导致颏下区明显凹陷。
- 如果存在较大的颌下腺或二腹肌前腹，并且不准备对其进行治疗，则必须相对保守地去除颈阔肌下脂肪，以避免这些问题的加重。此外，不能随意去除舌骨前区域的纤维脂肪组织，这一点对于女性患者尤为重要，以避免喉部突出，出现男性化表现。
- 在去除颈阔肌下脂肪时，应该随时注意颈部的外形。通常使用加长型Bovie电刀和吸引器（用来吸烟）来完成操作。
- 一般情况下，最好保持皮下脂肪层不变，直到所有其他操作完成，包括SMAS筋膜层的上提操作（在同期进行面部上提术时）。对于典型的需要进行面部或颈部上提的患者，在大多数情况下并不需要切除皮下脂肪，或者仅需要切除很少的一部分皮下脂肪。如果需要去除浅层皮下脂肪，可以在颈部深层脂肪去除后、在关闭切口前，在直视下使用组织剪或小的吸脂管（开放吸脂）完成操作。

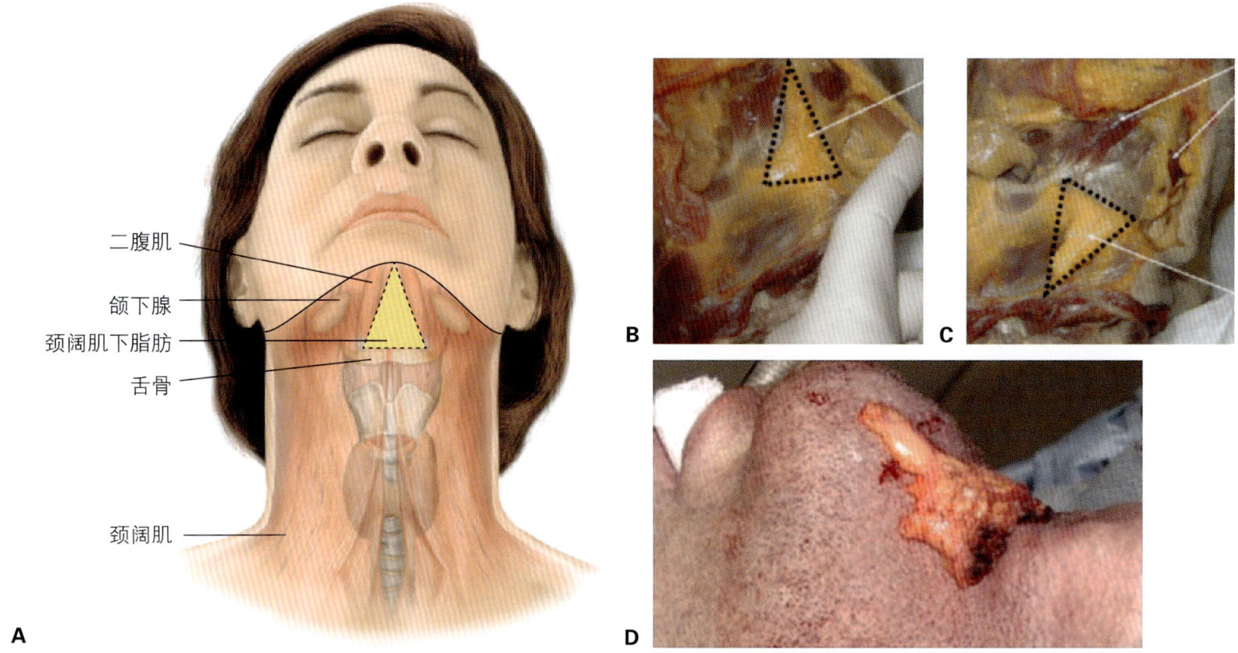

图48-8 颈阔肌下脂肪。**A.** 图示三角形颈阔肌下脂肪的位置和形状。该脂肪位于颏下间隙，尖端指向颏部，基底接近舌骨。**B.** 解剖显示颈阔肌下脂肪。箭头指示区域为颈阔肌下脂肪。掀起颈阔肌左右侧边缘，清晰显露颏下间隙。颈阔肌下脂肪垫在右上方覆盖二腹肌，三角形的左下方也是三角形的基底处是舌骨。**C.** 解剖显示颈阔肌下脂肪。上方两个箭头指示区域为左、右侧二腹肌的前腹，下方箭头指示区域为颈阔肌下脂肪垫。该脂肪垫已被掀起，并向下翻转，但与基底组织保持附着关系。舌骨清晰可见，恰好位于左、右侧二腹肌之间的肌间隙内。在上方两个箭头之间可见少量颈部深层脂肪组织。**D.** 术中显示颈阔肌下脂肪，该脂肪覆盖颏下间隙，术中予以去除。手术时，颏部朝向上方，颈部转向图中的右侧

切除部分颌下腺

- 当在二腹肌前腹表面进行颈阔肌下剥离时，会遇到突出的颌下腺。该腺体为粉红色或褐色，表面有光滑的包膜覆盖（**图48-9**）。
- 切开腺体内下方表面的包膜，切开位置位于二腹肌前腹外侧。切开包膜后可以见到呈明显分叶状的腺体组织。夹持腺体下方部分，很容易将其与包膜内的邻近组织分离，使用剪刀进行钝性分离。
- 操作时最为关键的步骤是彻底分离腺体组织，并保证在切除腺体的同时有效控制出血。虽然所有重要的结构均在包膜之外，但是在包膜外上方有面静脉和面神经下颌缘支走行，分离腺体时要特别注意。
- 腺体分离完成后，夹持腺体的下方部分，向下方和内侧轻拉，使其离开颌下腺窝，并远离邻近的结构。使用加长型电刀在直视下由内侧向外侧切除腺体多余的部分。切除腺体的多余部分时，以与同侧下颌缘和二腹肌前腹相切的平面为参考，对于该平面下方突出的腺体组织予以切除。通常情况下，最初切除腺体时要相对保守，并根据需要逐步切除腺体。不能完全切除腺体，否则将导致颌下区凹陷或

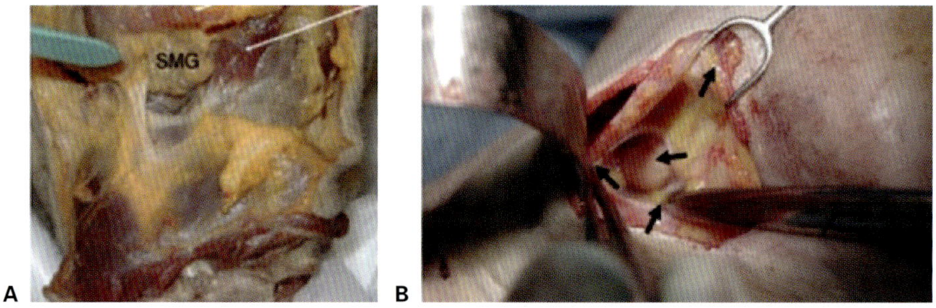

图48-9 颌下腺部分切除的操作步骤。**A.** 解剖显示颌下腺三角。切除腺体（SMG）的多余部分时，以与同侧下颌缘（上方小箭头）和二腹肌前腹（下方箭头）相切的平面为参考，对于该平面下方突出的腺体组织予以切除。**B.** 术中显露颌下腺。颏下切口位于颏下皱褶后方约1cm处。剥离颈部皮下组织。掀起右侧颈阔肌，并用加长型皮拉钩和可变形拉钩牵拉。在同侧二腹肌前腹外侧可见腺体组织（图中剪刀尖端正好置于二腹肌表面）。已于腺体内下方切开包膜，钝性分离腺体组织

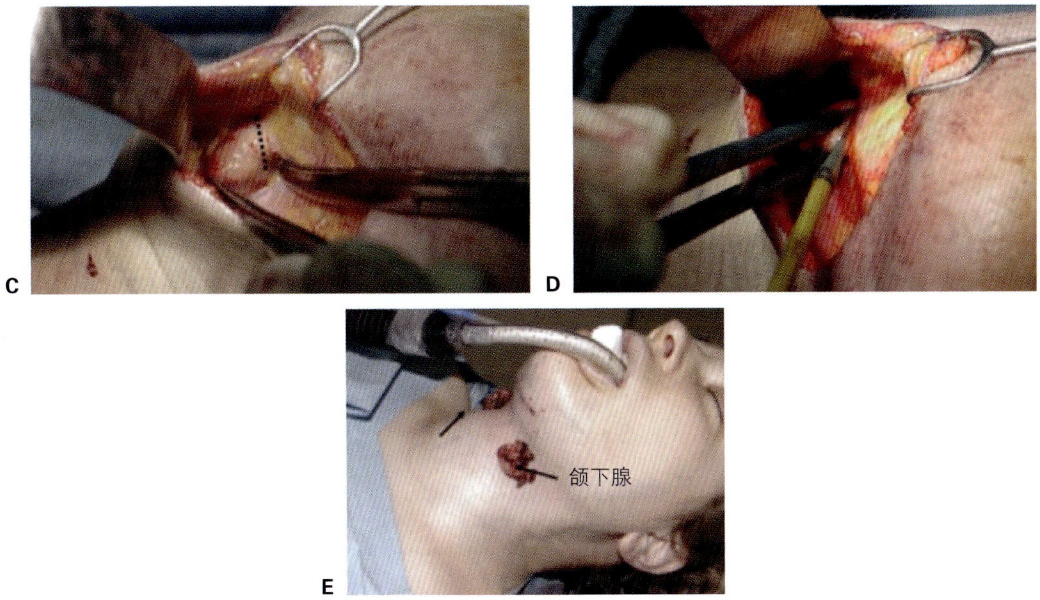

图48-9（续） **C.** 在颌下腺部分切除之前。已完成腺体分离，并将其向下方轻拉。虚线显示腺体部分切除时切口的位置。**D.** 在颌下腺部分切除之前。以与同侧下颌缘和二腹肌前腹相切的平面为参考，对于该平面下方突出的腺体组织予以电刀切除。**E.** 颈部上提术后即刻外观，术中同时进行了颌下腺部分切除，图中显示了所切除的颌下腺组织

其他面部外观异常，并可能在术后出现口干的症状。

- 进行这项操作时需要适当的器械和操作辅助人员。常用的器械有加长型电刀、配有长绝缘套的手术镊、配有光纤的头灯、长拉钩和吸引器。同时需要两名助手进行创口牵拉和传递器械。如果需要使用吸引器吸烟，则在遇到出血的情况下需要使用另一个吸引器。
- 如前所述，在未做好充分准备的情况下，慎行颌下腺部分切除。由于腺体切除时经常会遇到腺体内血管，因此很容易发生大量出血。当切除腺体组织较多时，这些血管更容易被伤及。在通常情况下，出血会发生在腺体切开后的两侧。控制出血的最好方法是用电凝来回快速烧灼引起出血的血管的两端。如果出血快速，不易控制，可以先用手术镊夹紧腺体断端，之后仔细分离血管，用电凝封闭血管断端。在少数情况下，以上述方法均不能控制出血，可以采用纱布填塞压迫颌下腺窝，按压数分钟。
- 颌下腺部分切除完成后，缝合关闭腺体断端和腺体包膜切口。但是不需要过于紧密地缝合，也没有必要过度烧灼腺体断端，否则会导致长时间的水肿。
- 在颈阔肌下放置引流管数天。最好先进行颈阔肌成形，然后在颈阔肌上造孔，在颈阔肌深层置入引流管。其目的是避免在颈阔肌成形时误缝引流管。

切除部分二腹肌前腹

- 行颏下切口切开，剥离显露颈阔肌下间隙，掀起颈阔肌，根据需要切除颈阔肌下脂肪和突出的颌下腺组织，之后在直视下进行二腹肌前腹部分切除。
- 切除多余肌肉有2种常用方法：一是切线位条形肌肉切除法，二是肌肉分离后切除法。虽然2种方法均安全有效，但是在大多数情况下，第1种方法更为简单。
- 进行切线位条形肌肉切除时，使用手术镊夹住肌腹表面多余的部分，用Metzenbaum剪刀或电刀沿肌肉长轴纵向切除条形肌肉。切除时由颏部附近肌肉起点处开始，向外侧舌骨方向进行。切除完成一次后重新评估肌肉外形，如未达到效果则重复切除，直到完全去除突出的肌肉、获得最佳外形为止。
- 进行肌肉分离后切除时，先进行多余肌肉的测量评估，之后在肌肉中段合适的位置用扁桃体钳分离肌肉。分离肌肉时，先插入扁桃体钳尖端，之后钳尖分开，分离肌肉纤维，并沿肌肉纤维长轴方向逐渐扩大分离范围，位于扁桃体钳表面的肌肉部分是需要去除的部分。用剪刀或电刀在肌肉中段切断扁桃体钳表面的肌肉组织，然后分别向颏部或舌骨方向切除这些肌肉组织（**图48-10**）。常见的切除量为肌肉厚度的一半或略少。

操作步骤

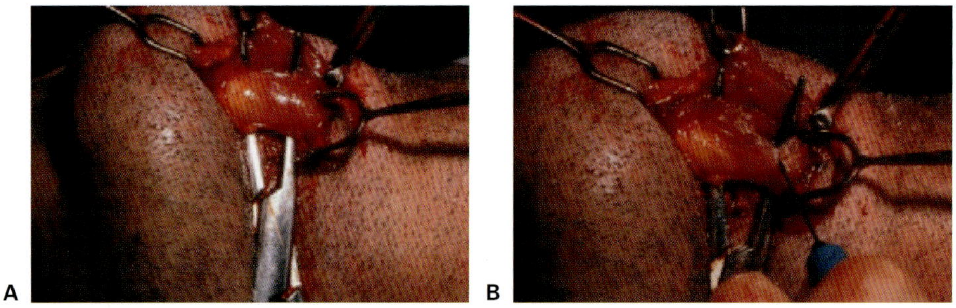

图48-10 二腹肌前腹部分切除时采用的肌肉分离后切除法。**A.** 先进行多余肌肉的测量评估，之后在肌肉中段合适的位置用扁桃体钳分离肌肉。分离肌肉时，先插入扁桃体钳尖端，之后钳尖分开，分离肌肉纤维，并沿肌肉纤维长轴方向逐渐扩大分离范围（图片显示患者右侧二腹肌分离时的情况，患者颏部位于图片的左上角，颈部位于图片的右侧）。**B.** 位于扁桃体钳表面的肌肉部分是需要去除的部分。用剪刀或电刀在肌肉中段切断扁桃体钳表面的肌肉组织，然后分别向颏部或舌骨方向切除这些肌肉组织。切除完成后，重新观察颈部外形，必要时重新进行上述操作，直至对外形满意为止

前颈阔肌成形和颈阔肌切开术

- 前颈阔肌形成术是将两侧肌肉内侧缘在中线区缝合，缝合范围由颏部至甲状软骨，缝合方式为单层或双层缝合。如果存在多余的肌肉，则在缝合前在中线区进行肌肉修整，使肌肉边缘平滑对位（**图48-11**）。
- 通常用锥形针带3-0Vicryl线或Mersilene线行间断缝合。不建议采用连续缝合，以免产生“钱包线样”效果，导致术后在中线区形成颈部条索。用间断缝合初步拉拢两侧的肌肉组织，必要时可以辅助连续缝合。打结张力适度，但不能过紧。
- 当同时进行面部和颈部上提术时，要先进行颧颊部SMAS瓣悬吊，之后再进行前颈阔肌成形术，目的是更好地纠正下颌部松弛下垂。如果拟进行耳后移位皮瓣操作，则应在前颈阔肌成形术后进行，以免两侧颈阔肌内侧缘无法在中线处对合。
- 必要时可在颈阔肌成形术后进行颈阔肌切开术（**图48-12**）。
- 颈阔肌切开术应该在环状软骨水平位置以下进行。此处肌肉较薄，出血量较少，术后肌肉切缘不易察觉。此外，肌肉切开后可以保持颏部与颈部的平滑过渡，并避免了下唇功能障碍。
- 颈阔肌切开时最好由颏下切口进入，切开线位于颈阔肌成形时缝合的最低处。用手术镊夹住肌肉内侧缘，并将其从颈深筋膜处提起。以“少量多次”的蚕食样方式用Metzenbaum剪剪开肌肉。剪开肌肉后，通常会显露其深层1cm或更宽的深筋膜组织。在每次剪开前，用剪刀尖轻轻剥离，将肌肉与其下方的颈深筋膜分离，便于肌肉充分松解。颈阔肌切开范围向外侧和稍上方延伸。
- 如果拟进行全颈阔肌切开，则肌肉外侧大部分的切开要通过耳后切口完成。在完成外侧切开后，逐渐与内侧切开线相延续。
- 在闭合皮肤前，放置2个引流管。其中1个引流管置于颈阔肌下层，另外1个引流管置于皮下层。如果在手术结束时出现明显的渗出，或者在男性患者中，可以考虑在皮下层增加引流管的数量。

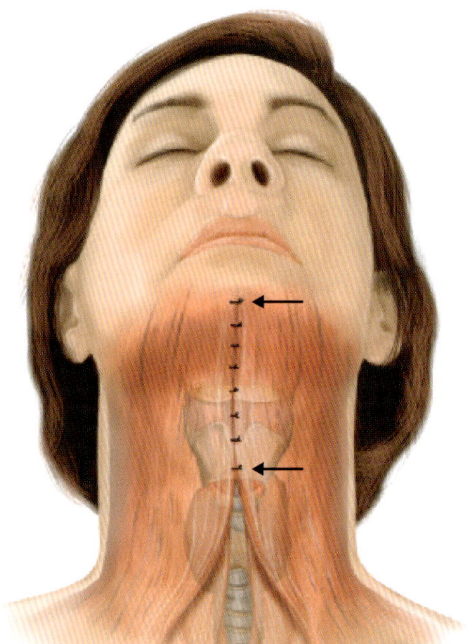

图48-11 前颈阔肌成形术。由颏部至甲状软骨水平（箭头所示）缝合分离的颈阔肌，可以加强颏下区和颈部的支持力。但是对于颈阔肌条索没有治疗效果

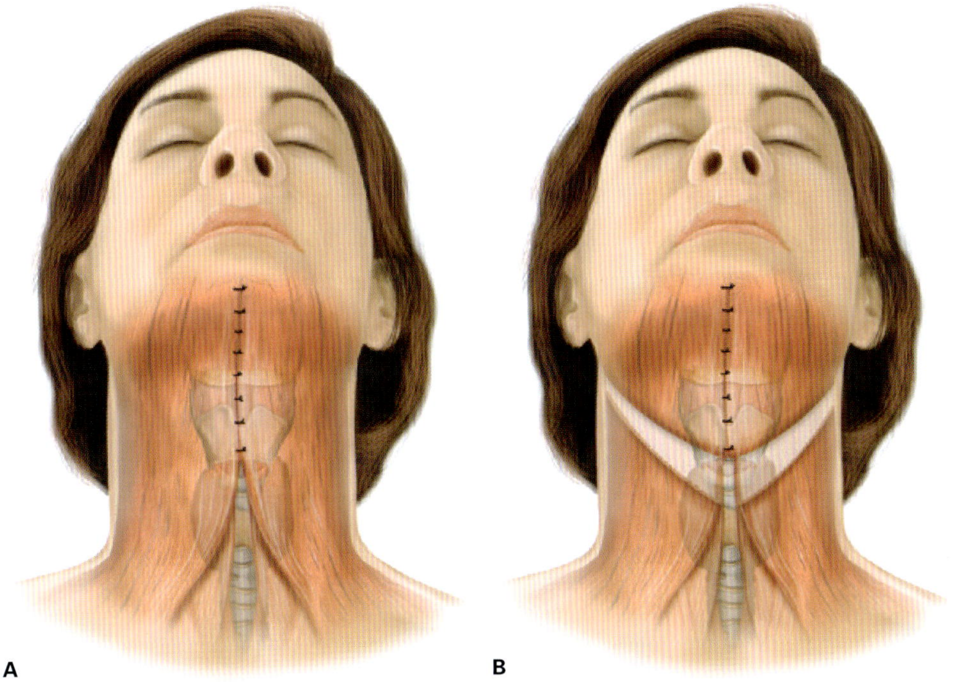

图48–12 全颈阔肌切开术。该手术不仅可以纠正颈前和颈外侧条索，而且有助于改善下颌缘外观。但是对于仅有颈前条索的患者，采用部分颈阔肌切开术即可。**A.** 前颈阔肌成形术后，尚未进行全颈阔肌切开术。**B.** 全颈阔肌切开术完成后。在前颈阔肌成形术后进行颈阔肌切开更为简单，也更为有效

要点与难点	
皮下脂肪	■ 这层脂肪组织对于保持颈部柔软光滑的外观非常重要。在大多数情况下，如果能够恰当地解决深层的组织结构问题，则只需要去除很少的皮下脂肪组织。
颈阔肌下脂肪	■ 颈阔肌下脂肪去除后，会使颌下腺和二腹肌变得更为明显。因此，术者应该为同期处理这3个问题做好准备。
颌下腺部分切除	■ 在颌下腺部分切除前充分游离腺体非常重要。这将大大简化切除操作，并可以更好地控制出血量。
二腹肌肥大	■ 在大多数情况下，术者是在手术中在其他深层问题解决之后，决定是否进行二腹肌的处置。
前颈阔肌成形术	■ 当深层问题得到充分解决后，不需要在过大的张力下缝合颈阔肌。在切除多余的颈阔肌后，两侧颈阔肌内侧缘单层自然对合即可。
恢复时间	■ 该术式术后肿胀和硬化的时间相对较长，对此，术前须向患者充分告知。

术后注意事项

- 手术后术区无须敷料覆盖。术后敷料包扎有可能影响皮瓣血运，使患者感到不舒服，并且影响对切口和术区的观察。
- 术后患者睡觉时取平躺位，不垫枕头，或者应用一个小的圆柱形颈圈。这种姿势保证颈部具有较大的伸展角度，避免了颈部屈曲压迫皮瓣，也减少了对颈部淋巴回流的影响。建议患者在坐位时采取“肘部支在膝盖上”的姿势，以保证足够大的颏颈角。
- 术后可以正常进食，但是在术后几周内避免食用过甜、过咸、过酸或过干的食物。这一点对于接受颌下腺部分切除术的患者尤为重要。
- 颈部引流管通常要放置4～5天，有助于加快水肿、瘀斑和硬结的消退。
- 术后需要7～10天恢复，如果同时进行了面部上提术或其他相关手术，恢复时间会相应延长。

治疗效果

- 参见典型案例照片（**图48–1**、**图48–2**，**图48–13～图48–15**）。

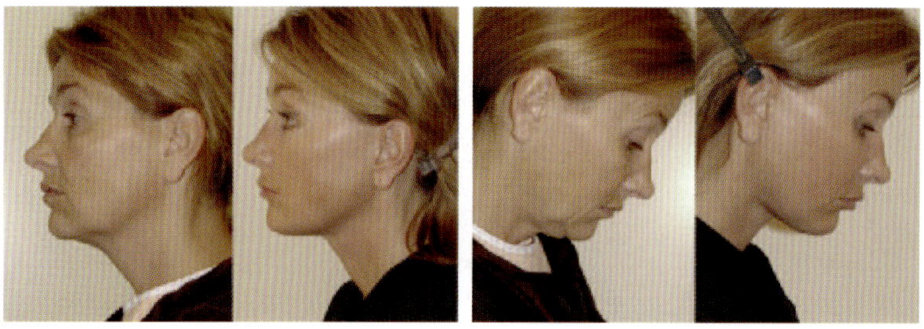

治疗前 治疗后 治疗前 治疗后

图48-13 46岁女性，手术前后照片，此次手术之前未曾行面部手术治疗。术前患者俯视位时可以观察到颏下-颈部交界区圆钝，伴有“双下巴”的颏颈部外观。触诊时发现，在颏下三角外侧有一个坚韧的可移动性肿块，判断为颌下腺增大。术前有“舌骨过低”的表现。患者接受了面部上提术、颈部上提术、前额上提术、下睑成形术和面部脂肪移植术。颈部提升术包括颈阔肌下脂肪切除、颌下腺部分切除、二腹肌前腹部分切除、前颈阔肌成形和全颈阔肌切开。术后照片显示术后11个月时的外观，呈现出充满魅力的年轻态颈部曲线，在俯视时曲线依然很美。手术之后舌骨的异常位置和“双下巴”情况均得到了纠正

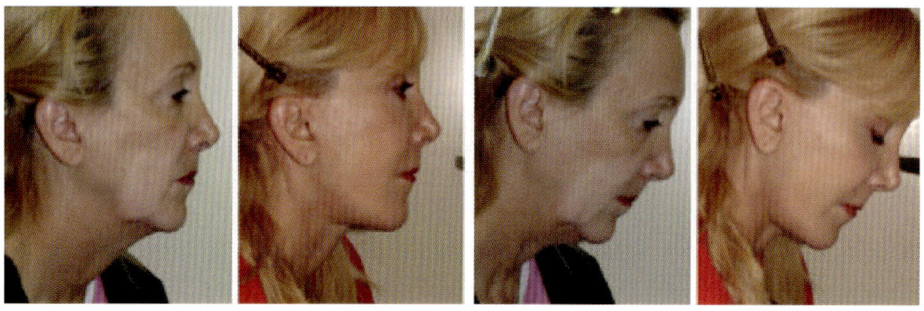

治疗前 治疗后 治疗前 治疗后

图48-14 55岁女性，手术前后照片，此次手术之前曾接受由其他医生操作的睑成形术和口周化学剥脱治疗。术前可见颏下-颈部交界区圆钝，伴有“双下巴”的颏颈部外观。触诊时发现颌下腺增大，颈部皮下脂肪无明显减少。患者接受了面部上提术、颈部上提术、前额上提术、上下睑成形术、口周磨削术和面部脂肪移植术。颈部提升术包括颈阔肌下脂肪切除、颌下腺部分切除、二腹肌前腹部分切除、前颈阔肌成形和全颈阔肌切开。术后照片显示术后1年零4个月时的外观，呈现出年轻的颈部曲线。通过松解颏下支持韧带、处理颏部与颏下脂肪，使“双下巴”情况得到了纠正

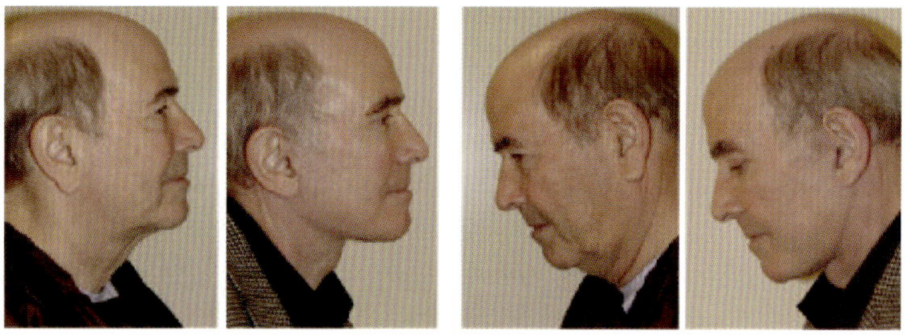

治疗前 治疗后 治疗前 治疗后

图48-15 68岁男性，手术前后照片，此次手术之前未曾行面部手术治疗。术前患者俯视位时可以观察到颏下-颈部交界区圆钝，伴有“双下巴”的颏颈部外观。颌下腺增大，颈部皮下脂肪无明显减少，这一点是老年患者的共有特点。患者接受了面部上提术、颈部上提术、前额上提术、上下睑成形术、面部脂肪移植术和耳垂缩小术。颈部上提术包括颈阔肌下脂肪切除、颌下腺部分切除、二腹肌前腹部分切除、前颈阔肌成形和全颈阔肌切开。术后照片显示术后1年零9个月时的外观，呈现出年轻的下颌部和颈部曲线，在俯视时曲线依然很好，具有典型的年轻态男性特点

并发症

- 颈阔肌下面部提升术相关的并发症与其他面部和颈部提升术相同（可以参见第44章）。
- 术后可导致暂时性颈阔肌功能障碍，可能与面神经颈支功能受损有关。表现为不对称性降下唇功能受限，一般在3个月内恢复。
- 在过去的20年时间里，作者在临床上未发现颌下腺切除后引起严重的并发症，如血清瘤形成、唾液瘘、味觉出汗征等。

参考文献

[1] Marten TJ. Treatment of the full, obtuse neck. *Aesthet Surg J*. 2005; 25(4 suppl):387-397.

[2] Marten TJ. Cervical contouring in facelift. *Aesthet Surg J*. 2002; 22(6 suppl):541-548.

49

短瘢痕面部上提术

Indications and Techniques for Short-Scar Face-Lift

Steven M. Levine and Daniel C. Baker

概述

- 手术是纠正衰老所导致的面部下垂和松弛的标准治疗方法。
- 短瘢痕面部上提术是指完全采用耳前切口所进行的面部上提手术。
- 在多数情况下，切口线绕过耳垂，进入颅耳沟，但是没有横向切口，也不进入发际线内。

相关解剖

- 与该手术有关的解剖部位是耳垂和颅耳沟。

病史与查体

- 除了面颈部上提术常规病史询问和体征检查外，要特别注意患者是否有明显的颈部松弛情况。
- 短瘢痕面部上提术不能纠正颈部松弛，特别是颈下部的松弛。也就是说，短瘢痕面部上提术适用于希望改善下颌缘和中面部形态且颈部无明显松弛者。

治疗过程

- 手术应在标准手术室进行。
- 手术可以在局部麻醉下进行，也可以在镇静辅助的局部麻醉或全麻下进行。

术前设计

- 在手术前，术者需要确定不进行颈部提升即可达到令患者满意的面部改善效果。

体位

- 患者取仰卧位。
- 床头略抬高。
- 术者行坐位操作，以保持最佳的操作稳定性。

入路

- 采取耳前切口入路或耳屏内切口入路。
- 用含肾上腺素的局部麻醉液行皮下浸润麻醉，在皮下层剥离后掀起皮瓣。
- 采用各种方法处理浅表肌肉筋膜系统（SMAS）。

操作步骤

短瘢痕面部上提术

- 皮肤切口止于耳垂根部，不需要从耳垂部剥离颈部皮肤。
- 剥离皮下组织形成皮瓣（**图49–1A**）。
- 掀起皮瓣，可以通过SMAS提升、SMAS切除或SMAS折叠处理SMAS层组织。
- 皮瓣上提、修剪，并在无张力下缝合（**图49–1B**）。
- 放置引流管（可根据术者的习惯确定是否放置引流管）。

操作步骤

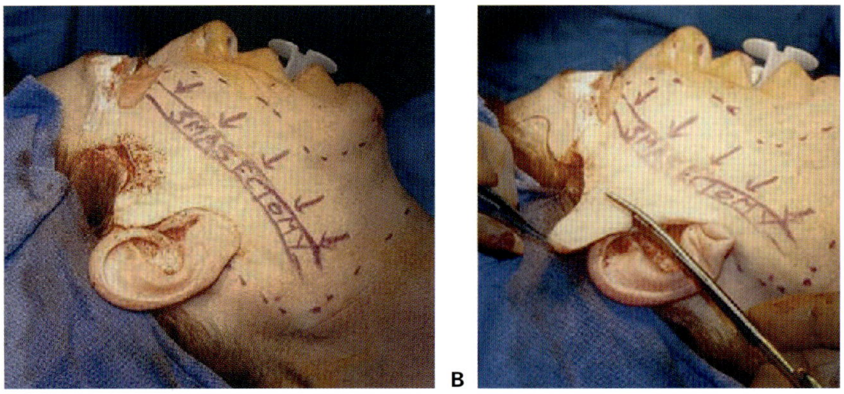

A B

图49-1 **A.** 标记耳屏前切口和皮肤剥离范围。切口可以延伸至颅耳沟处。对于该患者计划进行SMAS切除术。**B.** SMAS切除术操作完成后，皮瓣向上旋转，去除过多的皮瓣

扩大的短瘢痕面部上提术

- 皮肤切口延伸至颅耳沟。
- 与单纯短瘢痕面部上提术相比，采取这种方法可以对颈部进行更大范围地处理。
- 剥离皮下组织形成皮瓣。
- 掀起皮瓣，可以通过SMAS提升、SMAS切除或SMAS折叠处理SMAS层组织。
- 皮瓣上提、修剪，并在无张力下缝合。
- 当缝合皮瓣时，过耳垂、颈部皮肤和深层筋膜进行三点缝合，将耳垂固定在适当的位置，避免形成“精灵耳”样外观。
  - 不需要在颅耳沟处进行减张缝合。
- 如果颈部存在皮肤松弛情况，耳后缝合后可能形成局部突起或褶皱（**图49-2**）。
- 间断精细缝合皮肤层。
- 耳后皱褶在术后6周内会逐渐消失。
- 放置引流管（可根据术者的习惯确定是否放置引流管）。

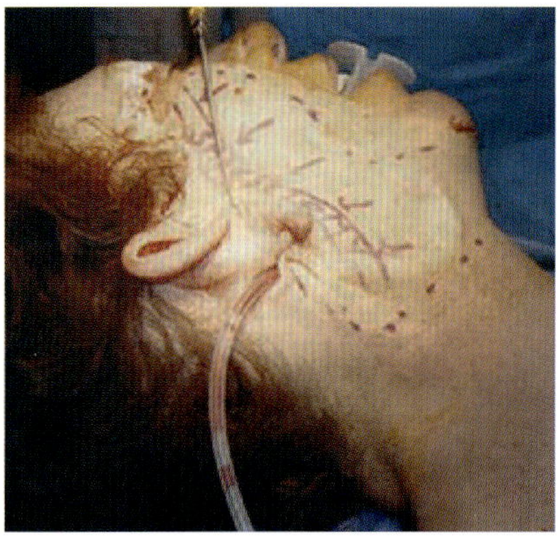

图49-2 患者表现为颈部轻中度松弛，缝合后局部有可能形成褶皱，术后6周内后会逐渐消失

要点与难点

手术入路	■ 为了获得更好的效果，在必要时可以将短瘢痕面部上提术改为常规切口面部上提术。 ■ 术前须就手术方案进行充分沟通，包括可能更改手术方式。
皮瓣修剪	■ 对于耳垂下方的皮瓣不要进行过多修剪。在耳垂下方不能有过大的张力，这一点比在常规面部上提术中还要重要。

术后注意事项

- 术后冰敷可以减轻肿胀。
- 术后严格控制血压。
- 术后2周内不要举重物或弯腰。
- 作者通常术后行面部和/或颈部加压包扎4～6h，但不能超过24h。
- 术后48h拔除引流管。
- 术者须在术后次日清晨看望患者，并在术后1周内进行数次随访。
- 术后1周拆除缝线。
- 必要时可在耳后皮下组织内注射小剂量类固醇类药物，以软化皱褶处组织。

治疗效果

- 如果适应证选择得当，短瘢痕面部上提术可以达到较为理想的下颌缘塑形、中面部提升以及颈部紧致的效果（**图49–3**）。

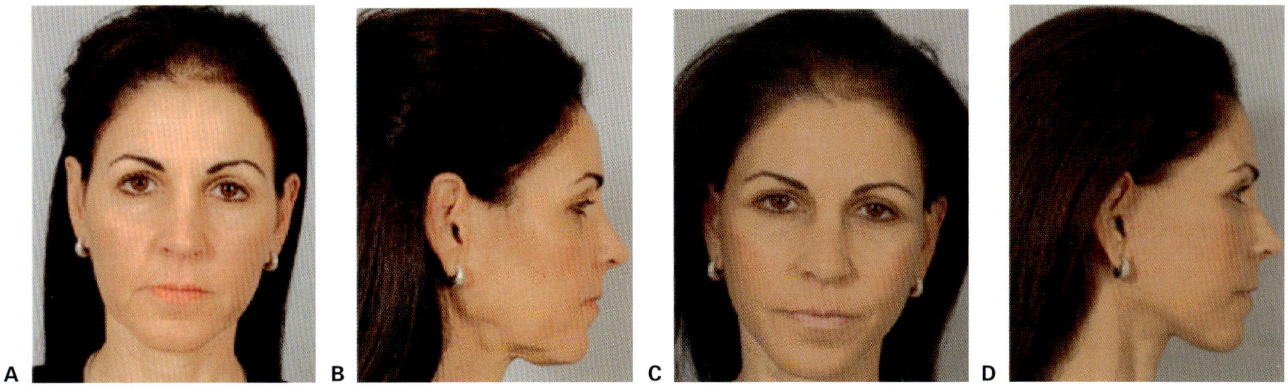

图49–3 **A**、**B**. 接受短瘢痕面部上提术患者的手术前照片。**C**、**D**. 接受短瘢痕面部上提术患者的手术后照片。术后患者下颌周围和下颌缘外形明显得到改善

并发症

- 淤青和血肿是最常见的并发症。
- 男性患者血肿发生率是女性的2倍。
- 如果皮瓣修剪过多或没有完全缝合至耳垂和筋膜上，会形成“精灵耳”样外观。

参考文献

[1] Baker DC. Lateral SMASectomy, plication and short scar facelifts:indications and techniques. *Clin Plast Surg*. 2008;35(4):533–550, vi.doi:10.1016/j.cps.2008.06.003.

50 颊脂垫去除术

Indications and Techniques for Buccal Fat Pad Excision

Alan Matarasso and Sammy Sinno

概述

- 颊脂垫在婴儿期面部较为突出，具有辅助颊部吮吸的功能。
- 在一般情况下，随着面部逐渐发育成熟，颊脂垫变得不明显。但是在一些成年人中，颊脂垫依然非常明显，并且是面部呈现“圆脸”的主要原因。
- 一个具有魅力、富有棱角的年轻的面部，通常颧部较为丰满，而颧下部有一定的凹度。
- 由于颊脂垫位于面部肌肉之间，因此不易发生萎缩。

相关解剖

- 颊脂垫呈星形，并向四个方向扩展。
- 颊脂垫位于咬肌深层、颊肌浅层，紧贴颊咽筋膜。
- 在上颌第二磨牙水平，当腮腺导管走行至腮腺乳头处时，穿过颊脂垫（**图50–1**）。
- 颊脂垫向前扩展至咬肌前缘。如果面部上提术进行皮下剥离或面部吸脂时操作过于粗暴，有可能在这一部位附近造成颊脂垫组织外突，形成“假性颊脂垫疝”。
- 颊脂垫向后扩展至下颌角区深部。
- 颊脂垫向上扩展至颞肌及其筋膜深层。
- 颊脂垫向上还可以沿颧骨扩展，直至眶外侧壁。

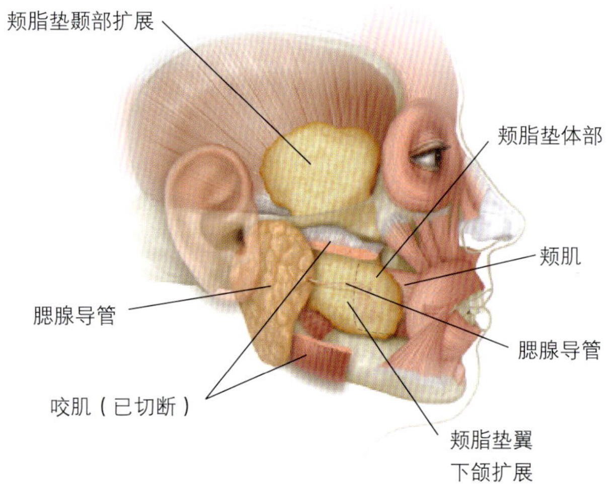

图50–1 颊脂垫周围解剖

病史与查体

- 颊脂垫是面部呈现“圆脸”的一个原因，在一些人中颊脂垫的存在使颧骨下凹消失。这一特征在颊部内下方最为明显，这也是颊脂垫切除术所希望改善的部位。
- 颊脂垫位于下颌骨上方，鼻唇沟后方，与下颌区有明显的分界。
- 与正常颊脂垫相比，假性疝出的颊部脂肪组织轻压后会明显变小。

影像学检查

- 查体时可以触及颊脂垫，呈包块样，质地中等，有搏动性，带有一些颜色。可以在术前进行磁共振检查。

治疗过程

术前设计

- 颊脂垫去除术可以单独进行，也可以与其他面部手术同期进行。后者更为常见。
- 适应证是面部过于饱满者或者面部外形过圆者。
- 手术通常采用口内切口，并且在其他操作（如面部提升术）之前完成，目的是降低感染和面神经损伤的风险。

体位

- 患者取仰卧位，头部固定，充分显露术区。

入路

- 为了避免在面部做切口，同时降低损伤神经的可能性，颊脂垫去除术通常采用口内切口。

操作步骤

颊脂垫去除术

- 用含1∶100 000肾上腺素的1%利多卡因2～3mL行颊部黏膜下浸润麻醉，麻醉范围为上颌第1至第2磨牙区（**图50–2A**）。
- 用Caldwell–Luc拉钩牵拉显露颊部。
- 在上颌第1至第2磨牙对应的颊黏膜区做长约2.5cm的黏膜切口（**图50–2B**）。
- 注意保留前庭沟下方一条黏膜组织完整，以利于切口愈合（**图50–2C**）。
  - 向外侧牵拉颊黏膜乳头，操作时避免损伤这一结构。
- 由口外向口内轻压，使脂肪垫组织向黏膜切口外疝出。
- 切开颊咽筋膜，用剪刀进行分离。
- 用Adson–Brown钳钳夹脂肪垫组织，用止血钳轻柔地进行分离（**图50–2D**）。
- 钳夹脂肪疝出的部分，切除过多的脂肪组织。注意仅切除疝出的脂肪部分，避免脂肪切除过多。否则会造成颊部凹陷，这一点对于假性颊脂垫疝患者尤为重要。
- 操作时注意避免过度牵拉，以免改变正常的解剖关系。
- 注意避免电凝误伤唇部，可以用手指牵拉加以保护，之后用电凝处理脂肪残端。
- 用含有肾上腺素的利多卡因生理盐水液浸湿纱布，填塞切口处。以相同方法进行对侧手术。
- 注意保持两侧切除量的一致，以保证两侧的对称性（**图50–2E**）。
- 用电凝彻底止血（**图50–2F**）。
- 用5–0铬肠线间断缝合黏膜切口。

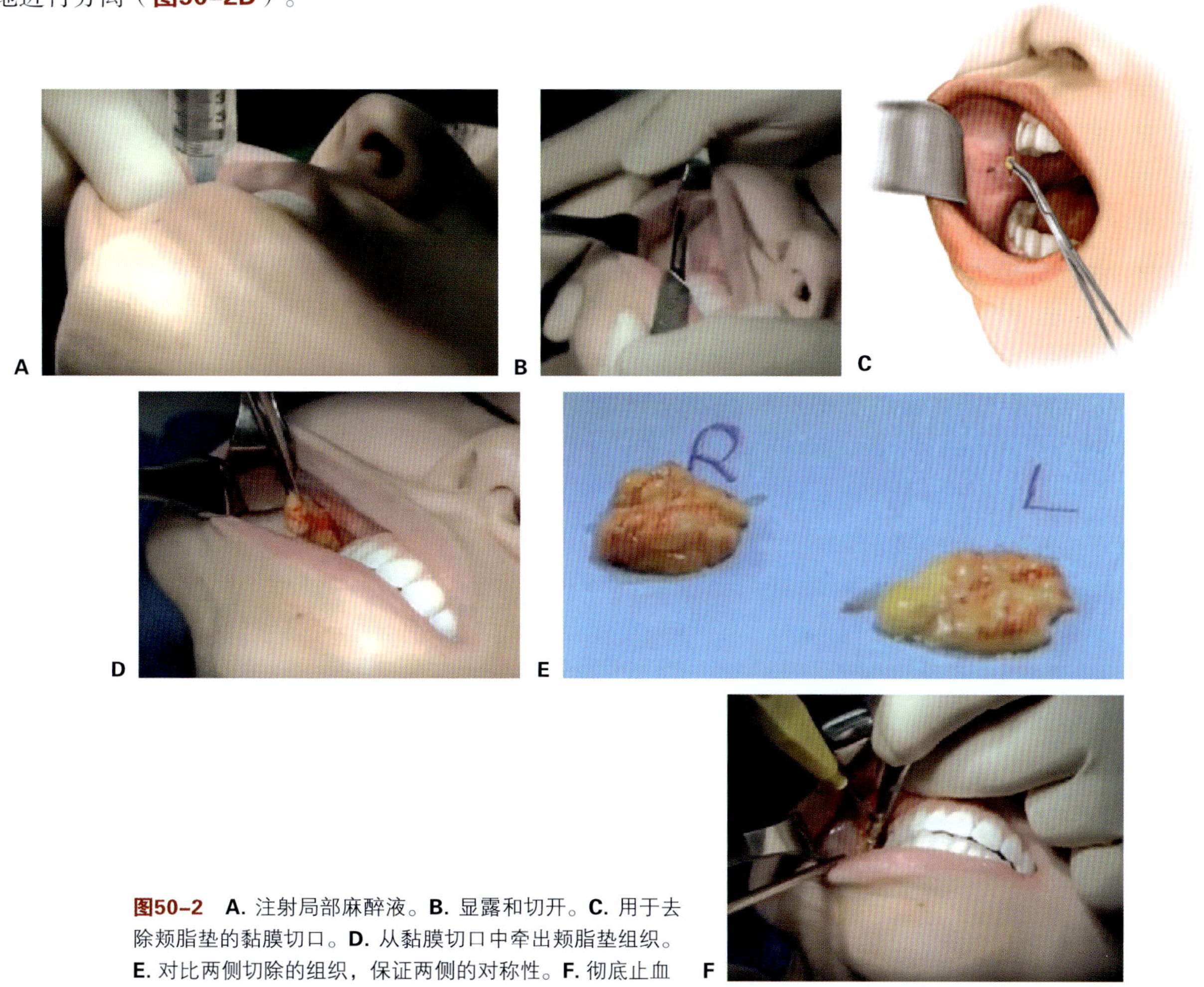

图50–2 A. 注射局部麻醉液。B. 显露和切开。C. 用于去除颊脂垫的黏膜切口。D. 从黏膜切口中牵出颊脂垫组织。E. 对比两侧切除的组织，保证两侧的对称性。F. 彻底止血

要点与难点

美观效果	■ 颊脂垫是面部呈现“圆脸”的一个原因，在一些人中颊脂垫的存在使颧骨下凹消失。 ■ 与正常颊脂垫相比，假性疝出的颊部脂肪组织轻压后会明显变小。
操作次序	■ 手术通常采用是在其他操作（如面部上提术）之前完成，目的是降低感染和面神经损伤的风险。
技术细节	■ 注意避免损伤颊黏膜乳头，操作过程中保证这一结构处于直视下。 ■ 避免脂肪切除过多，否则会造成颊部凹陷。 ■ 避免过度牵拉，以免改变正常的解剖关系。避免矫正过度。
术后并发症	■ 深部小血肿有可能转变为较硬的颊部包块，一般随时间延长会逐渐消失。 ■ 术中过多地进行剥离、探查或止血等操作，有可能导致颊部长时间变硬和肿胀，并无液体积聚或感染征象。对此可以进行局部按摩或超声治疗。

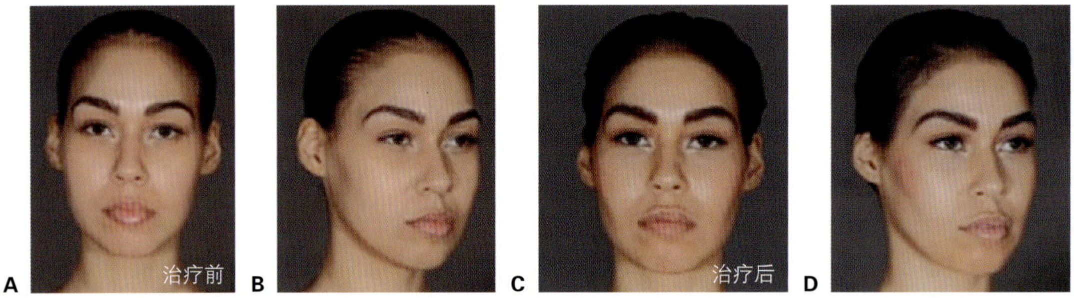

图50–3 接受颊脂垫去除术的患者。**A**、**B**. 术前外观。**C**、**D**. 术后外观

术后注意事项

- 铬肠线可自行溶解后脱落。
- 在术后切口愈合期间，注意保持口腔卫生，可以用稀释的过氧化氢液漱口。
- 恢复期建议增加张闭口运动。

治疗效果

- 颊脂垫去除术可以用于改善中面部的比例，手术安全有效（**图50–3**）。
- 可以同期进行其他手术，如面部除皱术，使整个面部呈现更为年轻化的外观。
- 单独进行这一手术可以使面部更有棱角，更有立体感。

并发症

- 矫正过度。
- 矫正不足。
- 颊黏膜乳头损伤。
- 面神经损伤。
- 切口裂开。

参考文献

[1] Matarasso A. Buccal fat pad excision: aesthetic improvement of the midface. Ann Plast Surg. 1991;26(5):413-418.

[2] Bansal V, Bansal A, Mowar A, Gupta S. Ultrasonography for the volumetric analysis of the buccal fat pad as an interposition material for the management of ankylosis of the temporomandibular joint in adolescent patients. Br J Oral Maxillofac Surg. 2015;53(9):820-825.

[3] Matarasso A. Pseudoherniation of the buccal fat pad: a new clinical syndrome. Plast Reconstr Surg. 2003;112(6):1716-1718.

[4] Matarasso A. Pseudoherniation of the buccal fat pad: a new clinical syndrome. Plast Reconstr Surg. 1997;100(3):723-730.

[5] Matarasso A. Managing the buccal fat pad. Aesthet Surg J. 2006;26(3): 330-336.

51 非手术颏下和颈部塑形（脱氧胆酸或微聚焦超声治疗）

Nonsurgical Neck Contouring Using Deoxycholic Acid or Microfocused Ultrasound

Lawrence S. Bass

概述

- 颏下臃肿是由于脂肪过多造成的，导致颏下呈隆起的外观。
- 常伴有皮肤松弛，有明显的多余皮肤。
- 脱氧胆酸（DOCA）是一种能够破坏细胞膜并乳化脂肪的胆酸盐。人工合成的DOCA可用于减少颏下脂肪，减轻颏下臃肿，美国食品与药品监督管理局（FDA）已批准其临床应用。
- 微聚焦超声（MFUS）治疗是一种利用超声波进行诊断或治疗的技术。诊断用超声可以对靶组织成像，治疗用超声可以对治疗区产生凝固效应。应用超声治疗时，可以在皮下特定的深度产生相互分开的凝固点。声波以能量柱的形式发出，以低能量密度穿过皮肤，在皮下特定的深度形成具有一定形状和大小的高能量聚集区。设备每次击发可以产生由25个相互分开的凝固点所组成的作用区。
- 应用不同频率的超声探头可以达到不同的治疗深度。不同设备在每个作用区的总能量有所不同。

相关解剖

- 颏下区前界为下颌下缘，后界为舌骨，外侧界为下颌下缘或下颌骨体部。
- 这个部位的脂肪位于皮下层或颈阔肌下层。
- 颈部衰老的表现有皮肤明显松弛或冗余、颈阔肌条索明显、皮肤表面显著改变。
- 松弛表现有下颌区组织明显松垂、下颌缘不清晰、颈部皮肤松垂、伴有或不伴有颈阔肌条索。
- 皮肤表面改变有颈部横纹、皮肤干皱、质地粗糙、弹性降低等光老化性表现（均可以使用MFUS进行治疗）。

病史与查体

- 由于DOCA注射和MFUS治疗属于微创治疗方法，因此治疗前须详细了解美容需求和期望值，这是获得满意效果的保证。
- 须详细记录既往的美容手术和治疗史。尽管对于有美容手术或治疗史的患者也经常进行DOCA注射或MFUS治疗，但是对于反复操作或操作范围较大患者的安全性和对治疗效果的影响，目前尚无文献报道。
- 治疗前要对每层相关组织结构的位置和大小的改变充分检查评估，并加以记录。
- 观察下颌区、下颌缘和颏下区皮肤松垂的程度和位置，观察甲状软骨下组织松垂的程度，后者需要单独加以解决。
- 观察并记录肉眼可见的下颌区、颏下区和侧颈部多余皮下脂肪的分布情况。
- 颈阔肌分离是患者经常希望解决的症状，也是手术最常需要处理的问题。应注意分离的距离和垂直方向上分离的程度。
- 由于在查体时不能确定颈阔肌下层多余的脂肪量，因此有可能影响DOCA注射后的改善效果，因为该方法主要针对皮下脂肪发挥作用。

影像学检查

- 治疗前无须进行放射影像学检查。

鉴别诊断

- 皮肤松弛。
- 皮下脂肪过多。
- 颈阔肌下脂肪过多。

- 颈阔肌分离。
- 皮肤皱纹。

手术治疗

- 对于颈部脂肪组织过多且不伴有皮肤冗余者，常规采用脂肪抽吸术进行治疗。在皮肤轻度松弛的情况下，目前出现越来越多的配合吸脂手术的能量设备，可以使衰老造成的皮肤松弛得以收紧和提升。
- 对于下颌和颈部皮肤明显松弛造成的较为严重的衰老问题，常规采用面部上提术、颈部上提术和颏下成形术等手术加以解决，但是存在切口较长、恢复时间较长和费用较高等问题。
- 近年来出现了使用微创埋线技术（线雕）进行面部和颈部组织提升的方法，并且可以刺激胶原再生，临床上也有应用。

非手术治疗

- DOCA注射针对的是颏下区皮下脂肪。也可以用于减少颈前至下颌骨及胸锁乳突肌前部位的皮下脂肪组织。
- 根据脂肪多余的程度确定治疗次数，一般需要进行2～6次治疗。每次治疗均以固定间距注射，注射点位不超过50个。
- 多余脂肪量决定治疗的次数。治疗间隔时间至少1个月。
- 尽管对于面积较大的颈部也可以进行治疗，但是较为理想的适应证是患者脂肪多余量为轻度至中度。一般2～3次为1个疗程，每次注射点位不超过20个。
- 下颌区是DOCA注射治疗的禁忌部位，主要考虑到可能会造成面神经下颌缘支的损伤。但是在理论上，下颌缘支走行于颈阔肌深层，不容易造成损伤。至今尚没有关于此部位治疗安全性的临床经验报道，也缺乏相关的治疗指南。
- FDA已批准MFUS用于在无创条件下提升下颌和颈部软组织。颈部横纹和甲状软骨下皮肤松弛等问题也可以得到缓解。
- MFUS治疗的理想适应证是皮肤质量良好、伴有轻度多余皮肤且没有明显超重者。
- 经MFUS治疗一次后，可在3～6个月内形成新的胶原，并产生皮肤提升效果。如果患者希望效果更为明显，可以进行多次重复治疗。
- 联合应用DOCA注射和MFUS治疗可以更好地纠正颈部轻度至中度的衰老症状。目前，还没有关于联合治疗的文献报道。

术前设计

- 首先要确定DOCA注射治疗的范围，以便计算治疗所需的药量和费用。在治疗前须向患者告知治疗满意或基本满意所需的治疗次数。
- 告知DOCA注射治疗后所需的恢复时间，以避免影响工作和社交活动。
- MFUS治疗前须评估治疗范围、治疗深度和能量作用线的数量。标准治疗方案为能量作用线之间的间隔3mm，但是在临床上大多数操作者会根据治疗部位的严重程度来调整能量作用线的数量。

体位

- 操作时患者采取仰卧位、半坐卧位或端坐位。具体体位取决于操作者的习惯。在采取端坐位时由于治疗探头装置内的液体会发生倒流，影响操作，因此在这一体位下较难进行颏下区MFUS治疗。

入路

- DOCA治疗时，用30g注射针头将DOCA注射至皮下脂肪中层。
- MFUS治疗时，皮肤表面涂抹超声用凝胶，之后使用MFUS探头将能量经皮传送至皮肤深层。

操作步骤

脱氧胆酸注射

- 标记下颌下缘。在距离下颌缘下1cm处做标记，两线之间为面神经下颌缘支走行位置，须注意加以保护。标记胸锁乳突肌前缘、甲状软骨、舌骨和颏下皱褶的位置，这些均为重要的解剖标志（**图51-1**）。
- 再次触摸脂肪组织所在区域，标记外侧边界，以确定治疗区域。
- 治疗区域的前上界为颏下皱褶，后下界为舌骨。评估后确定两侧界线需要根据临床医生的经验，这也是有效治疗的关键之一。
- 在治疗区域皮下脂肪层行局部麻醉浸润，以减少患者术中和术后的不适感。一般使用5mL含肾上腺素的1%利多卡因。
- 在皮肤表面画出临时网格标记，以保证适当的注射间距。在皮肤表面贴上塑料薄膜，在适度压力下作用15s后，去除表面覆盖的贴膜，皮肤上会印上标记网格。这种网格式标记可以确保注射保持适当的剂量和密度，这种效果在无标记下操作时则很难做到。

- 不需要的注射点可以采用异丙醇擦掉。根据保留的注射点可以计算出注射所需的剂量。
- 每个1mL注射器注射5个位点。使用30g注射针头，每个点位注射0.2mL药液。在网格线交叉点旁的皮肤处注射，以避免形成异常文身。注射深度为皮下脂肪层中间，而不是皮内层或颈阔肌下层。每次注射时捏起皮肤，以便在正确的层次进行注射。
- 注射完成后使用异丙醇擦除标记线，在治疗部位行冷敷治疗。

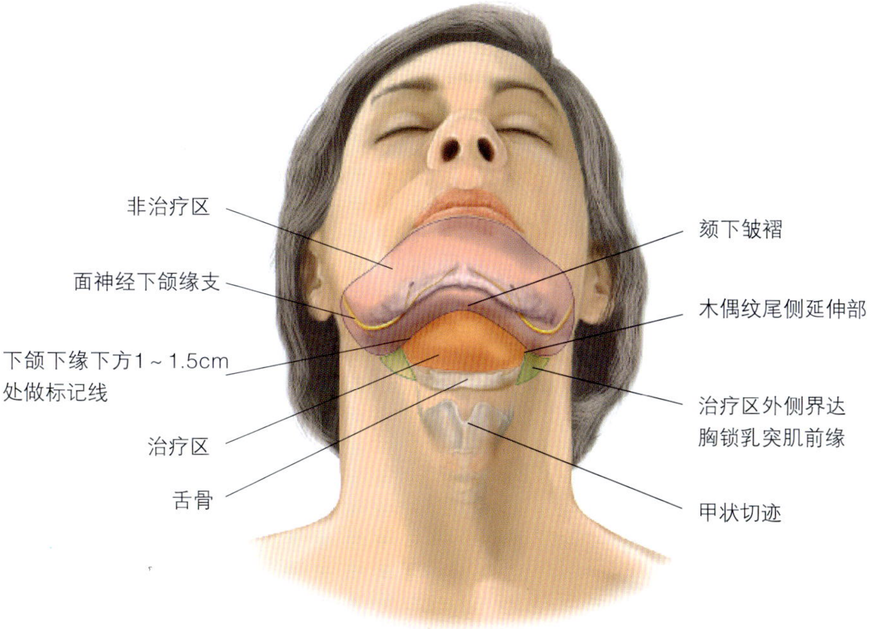

图51-1 脱氧胆酸注射前标记示意图

微聚焦超声治疗

- 微聚焦超声的声波以能量柱的形式发出，能量柱要覆盖全部治疗区域，并且可以提前进行标记。
- 将超声凝胶涂于超声治疗探头表面。先用深层治疗探头，再用浅层治疗探头。
- 将治疗探头放置于柱状治疗区表面，观察超声图像，确保治疗探头与组织充分接触。治疗线可以提示能量所到达的深度，如SMAS层、颈阔肌层或真皮深层（**图51-2**）。
- 在确定治疗探头的位置，并确保治疗探头与皮肤可靠接触后，启动设备，释放超声能量，在所选择的深度上形成微加热区（MTZ）。
- 然后将治疗探头移动3mm或适当的距离到达邻近的治疗线。同法操作，直至完成全部柱形治疗区的能量发射。
- 深层治疗探头操作结束后，应用浅层治疗探头再操作一遍。治疗通常采用2层或3层进行。聚焦深度为4.5mm的治疗探头可以作用于SMAS层或颈阔肌层，聚焦深度为3mm的治疗探头可以作用于皮肤与皮下的交界层，聚焦深度为1.5mm的治疗探头可以作用于更为浅表的层次或部位，如颈部横纹。

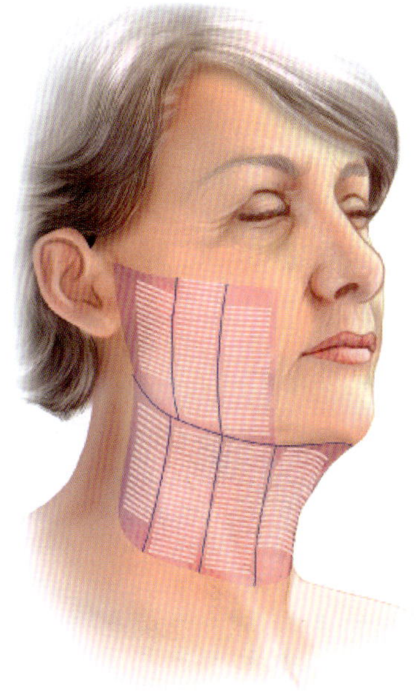

图51-2 应用超声能量进行临床MFUS治疗

要点与难点

注射技术	■ 注射深度为皮下脂肪层中间，以避免药物对皮肤浅层或深层解剖结构造成不良的影响。用非注射手捏起皮肤，以便更为精准地注射至适宜的层次。
避免下颌缘支损伤	■ 在外侧接近于颈部区域进行注射时，要注意避开面神经下颌缘支。通常将下颌缘下超过1cm作为安全注射的标准。 ■ 既往曾接受过面部整形手术的患者，神经走行的位置会有所改变，需要特别注意。
颌下区脂肪注射	■ 尽管针对颌下区脂肪的注射也可能产生很好的效果，但是为了保证面神经下颌缘支的安全，在说明书中这一部位的应用未被允许。实际上，注射的深度通常位于颈阔肌浅层，而有关神经是否在这一层次走行以及何时穿出肌肉尚不清楚。到目前为止，未完全确定说明书中的规定是否有临床依据。
注射点间隔距离	■ 注射DOCA时建议使用生产厂家提供的网格式标记，以确保恰当的注射剂量和间隔距离。注射点之间间隔距离过小，可能导致组织坏死。注射点之间间隔距离过大，可能影响治疗效果。
药物稀释	■ 生产厂家提供的DOCA浓度为10mg/mL，注射前不需要进行稀释。每个注射点位注射药物2mL（2mg）。药物稀释或减量注射均会导致治疗效果不佳。
MFUS治疗前皮肤准备	■ 为了便于手在皮肤表面上滑动，应避免化浓妆。男性治疗前须剃胡须。
MFUS治疗计划	■ 根据面部大小调整MFUS标准化模板，根据衰老严重程度确定治疗行数。
治疗探头的选择	■ 根据需要治疗的解剖结构的深度选择治疗探头。聚焦深度为4.5mm的治疗探头可以作用于SMAS层或颈阔肌层，聚焦深度为3mm的治疗探头可以作用于皮肤与皮下的交界层。
治疗行数	■ 为了获得明显的提升效果，一般在面颈部行数设定为400～700行，维持或序贯治疗行数为200～300行。
保持凝胶的厚度	■ 由于治疗探头与皮肤之间的凝胶层过薄，操作时需要维持适度的压力。必要时可以添加凝胶，这样做比刻意保持探头与皮肤之间凝胶的厚度更为方便快捷。
针对突出部位的操作	■ 在胸锁乳突肌内侧等较为突出的部位进行操作时，治疗探头特别容易与皮肤接触不良，容易造成水疱和瘢痕增生。
眼周区	■ 治疗范围不能超过眶下缘，以免造成眼球意外暴露和损伤。

术后注意事项

- 治疗后当日冷敷和口服非甾体类抗炎药物（NSAIDs），可减少治疗后的不适感。
- 为了减轻DOCA注射后的肿胀程度，可以使用抗组胺药、NSAIDs和头套。但是对于这些措施的具体作用尚无文献支持。

治疗效果

- 采用20个点位注射DOCA后，可见颏下区轮廓明显改善（**图51-3**）。对于颏下区脂肪更为明显者，需要加大注射剂量和注射范围，可以产生更为明显、更为持久的改善效果（**图51-4**）。一般治疗后皮肤松弛程度不会加重，偶见松弛状况得到改善的患者。目前对此问题尚未见研究报道，因此尚不明确改善程度和松弛度的关系（**图51-5**）。

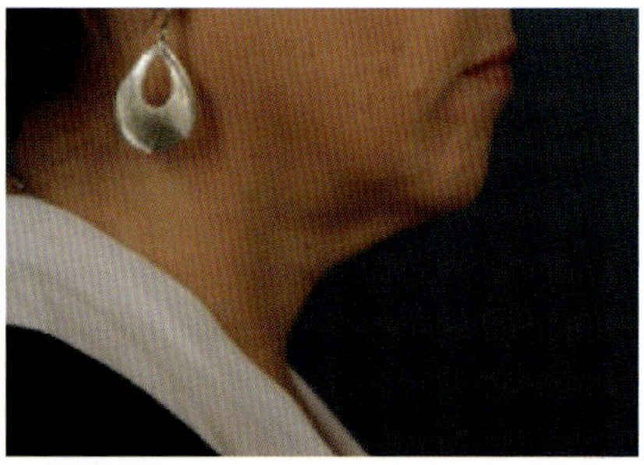

A

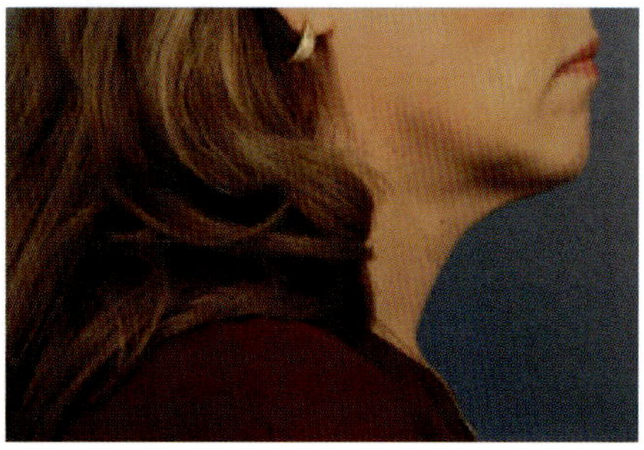

B

图51-3 52岁女性患者，接受一次DOCA治疗，20个注射点位。**A.** 治疗前外观。**B.** 治疗后2个月外观

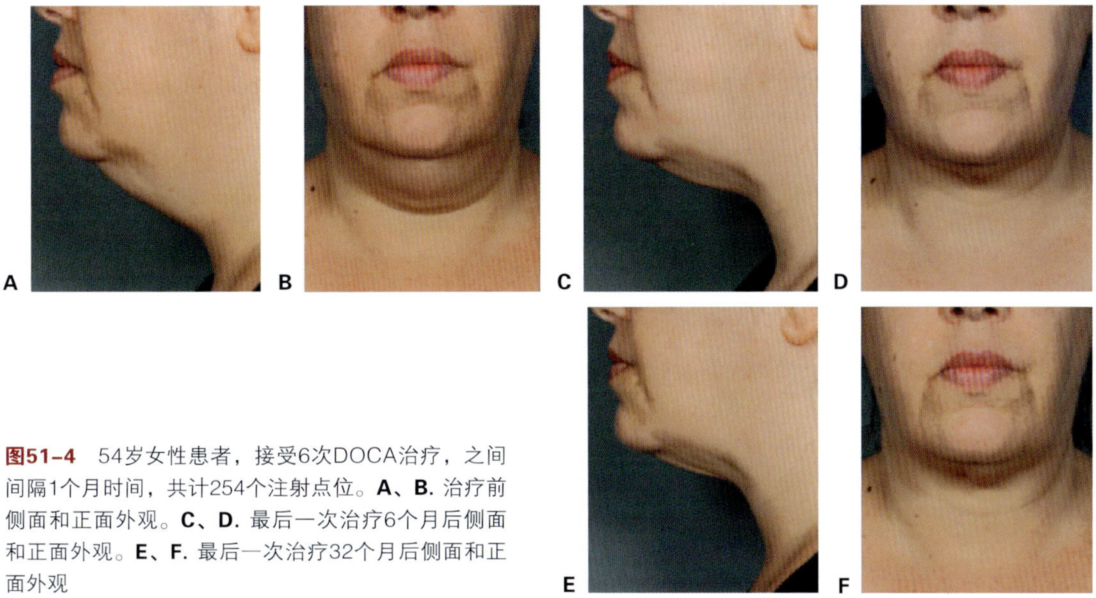

图51-4 54岁女性患者，接受6次DOCA治疗，之间间隔1个月时间，共计254个注射点位。**A、B.** 治疗前侧面和正面外观。**C、D.** 最后一次治疗6个月后侧面和正面外观。**E、F.** 最后一次治疗32个月后侧面和正面外观

- 据一项研究报道，在DOCA治疗2次后55%的患者改善超过一个级别，4次治疗后75%的患者改善超过了一个级别。4.3%的患者出现下颌缘支麻痹症状，数月后自行恢复。
- MFUS主要用于改善颈部软组织松弛，收紧下颌区和下颌缘周围软组织（**图51-6**）。对于效果明显者，可以进行多次治疗，以达到更好的效果，并维持疗效（**图51-7**）。
- 一项前瞻性研究报道，有93例患者接受MFUS基础治疗（治疗行数为250～300行）。治疗90天后检测结果发现，主观松弛改善率为63.6%，客观松弛改善率为58.1%。BMI指数>30的患者中超过一半的患者无明显效果。
- 另一项研究显示，MFUS治疗180天后的改善率为67%。关于改善率的结果多个研究报道较为一致。

并发症

DOCA注射

- 淤青。
- 水肿。

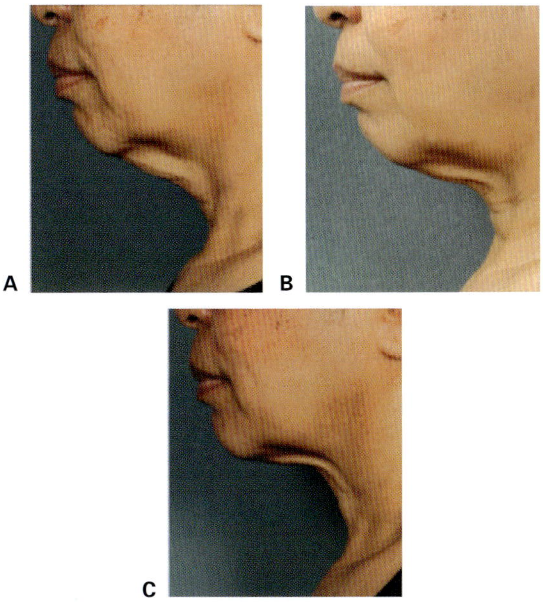

图51-5 64岁女性患者，接受6次DOCA治疗，时间间隔1个月，共计139个注射点位。**A.** 治疗前侧面外观。**B.** 最后一次治疗6个月后侧面外观。**C.** 最后一次治疗32个月后侧面外观

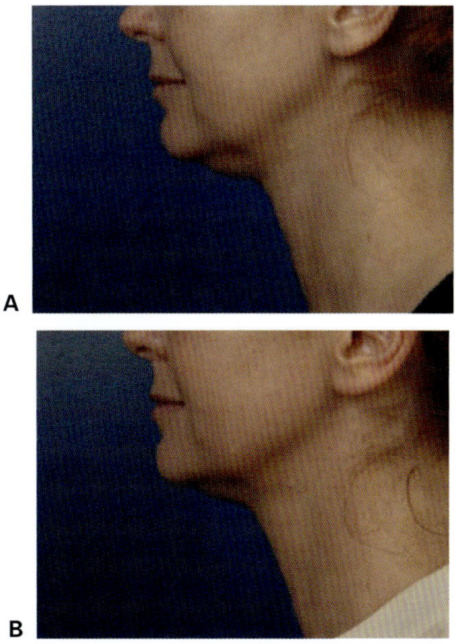

图51-6 41岁女性患者。**A.** 治疗前外观。**B.** 单次MFUS治疗13个月后外观

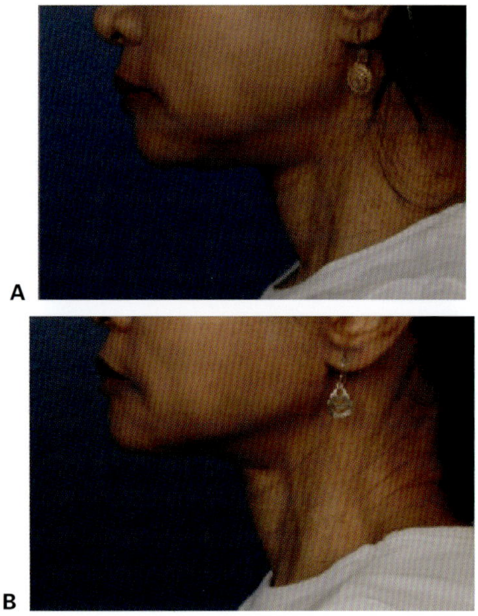

图51-7 53岁女性患者。**A.** 53岁时治疗前外观。**B.** 55岁时外观，接受2次MFUS治疗，此照片为第2次治疗13个月后外观

- 疼痛。
- 麻木。
- 红斑。
- 局部变硬。
- 感觉异常。
- 结节形成。
- 瘙痒。
- 吞咽困难。
- 面神经损伤。
- 皮肤坏死。
- 瘢痕。

MFUS治疗

- 红斑。
- 淤青。
- 白色或红色团块。
- 水疱。
- 瘢痕。
- 麻木。
- 面神经损伤。

参考文献

[1] Rotunda AM. Injectable treatments for adipose tissue: terminology, mechanism, and tissue interaction. *Lasers Surg Med*. 2009;41:714-720.

[2] Dayan SH, Humphrey S, Jones DH, et al. Overview of ATX0191 (deoxycholic acid injection): a nonsurgical approach for reduction of submental fat. *Dermatol Surg*. 2016;42:S263-S270.

[3] Dover JS, Kenkel JM, Carruthers A, et al. Management of patient expe- rience with ATX-101 (deoxycholic acid injection) for reduction of sub- mental fat. *Dermatol Surg*. 2016;42:S288-S299.

[4] Jones DH, Carruthers J, Joseph JH, et al. Refine-1, a multicenter, ran- domized, double-blind, placebo-controlled, phase 3 trial with ATX- 101, an injectable drug for submental fat reduction. *Dermatol Surg*. 2016;42:38-49.

[5] Oni G, Hoxworth R, Teotia S, et al. Evaluation of a microfocused ultra- sound system for improving skin laxity and tightening in the lower face. *Aesthet Surg J*. 2014;34:1099-1110.

[6] Fabi SG, Goldman MP. Retrospective evaluation of micro-focused ultrasound for lifting and tightening the face and neck. *Dermatol Surg*. 2014;40:569-575.

第11部分　鼻整形

52

矫正驼峰鼻和鼻尖宽大的闭合鼻整形术

Indications and Technique for Closed Rhinoplasty in Patients With Dorsal Hump and Wide Tip

Barış Çakır and Ali Teoman Tellioğlu

概述

- 鼻尖宽大的患者一般鼻穹隆和外侧脚较宽。
- 鼻孔和外侧脚之间的距离一般较窄。
- 鼻背部软骨和鼻骨过度肥大，导致鼻梁上突，影响美观。

相关解剖

- 鼻部由活动部分和非活动部分构成。
- 鼻部的活动部分由下外侧软骨构成。
- 鼻部的非活动部分包括鼻中隔、上外侧软骨、上颌骨和鼻骨（**图52-1**）。
- 活动的鼻尖通过Pitanguy韧带和悬韧带与鼻中隔和上外侧软骨相连。鼻尖可以在韧带的牵拉下做上下移动。
- Pitanguy韧带和悬韧带是由鼻尖上方浅表肌肉腱膜系统（SMAS）增厚形成的。这些韧带是SMAS筋膜的一部分，有着重要的功能。

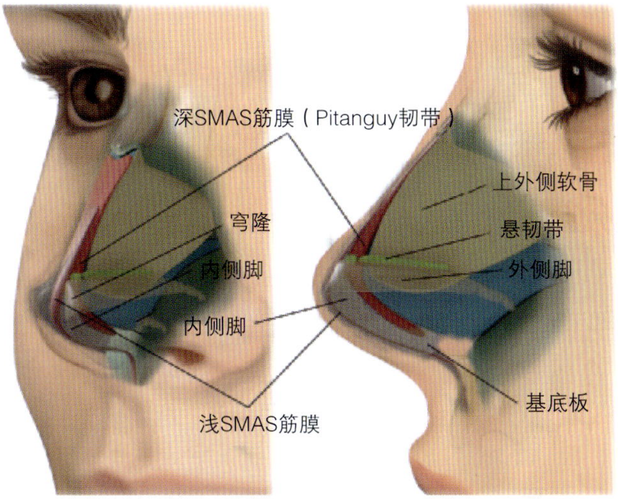

图52-1　鼻部由活动部分和非活动部分构成。鼻部的活动部分由下外侧软骨构成。鼻部的非活动部分包括鼻中隔、上外侧软骨、上颌骨和鼻骨

- 保持和修复这些韧带结构对于保证鼻部的突度、活动度和外观至关重要。

发病机制

- 构成鼻部支架的骨和软骨结构紧密相连。
- 许多患者有鼻部外伤史。此类患者一般犁骨较大，伴有偏曲。
- 从理论上讲，鼻中隔肥大将使上外侧软骨向前移位，并使内侧脚向尾侧移位。
- 上外侧软骨牵拉外侧脚头侧缘向前，使外侧脚发生偏曲。
- 鼻中隔软骨向前突出，导致穹隆部向尾侧移位。
- 外侧脚变长，小叶变短。由于外侧脚在鼻尖部更为明显，因此鼻尖变宽。
- 外侧脚凸出及其倾斜角度的改变导致鼻尖变宽、变圆（**图52-2**）。

病史与查体

- 通常由于鼻部与面部的形态不协调，鼻部内部结构比例不佳，影响鼻部美观而来诊。
- 患者通常主诉鼻尖过大、鼻梁外观不佳。
- 视诊（肉眼观察和分析最为重要，可以借助照片做出更为准确的诊断）：
  - 鼻尖较宽。
  - 小叶通常较短。
  - 外侧脚一般明显凸出，长而宽。
  - 外侧脚的头侧缘比尾侧缘更靠前。
  - 鼻中隔背侧和鼻骨肥大。
  - 由于鼻中隔向前推动鼻尖作用增加，当患者做笑的动作时，鼻尖会向前下方移动，鼻尖突度增加。

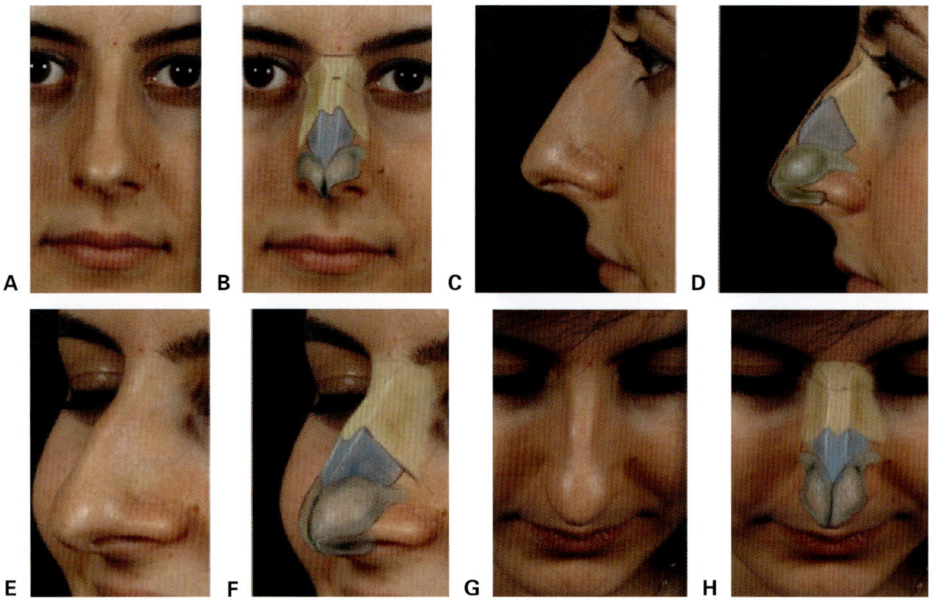

图52-2 A～H. 小叶较短，外侧脚较长。由于外侧脚在鼻尖处较为明显，鼻尖显得较宽。由于外侧脚凸出及其倾斜角度的改变，导致鼻尖变宽、变圆

- 触诊：
  - 皮肤的厚度直接影响手术效果。韧性较好的软骨和较薄的皮肤更有助于获得较好的手术效果。可以通过触摸鼻部皮肤和借助光源检查鼻尖内部情况，充分了解鼻部软组织和软骨的情况。

影像学检查

- 术前需进行鼻部标准照相，体位包括正位、基底位、头顶位、侧位和斜侧位。可以通过患者微笑时的侧位照片，观察和记录鼻尖的活动情况。
- 准备中等质量的单反相机，选择100mm或105mm焦距的定焦镜头。为每位患者建立详细、标准的照片档案。
- 进行特写照相时鼻尖会显得更宽。为了客观地记录鼻尖的变化情况，拍摄照片时须使用固定的焦距。
- 最好采用黑色或蓝色的背景。黑色背景没有阴影，视觉效果更好，但是可能无法显示患者头发。蓝色背景更适合做科研项目时采用。
- 光线变化会影响拍摄照片的效果。配置一对标准的补光灯。为了保障照片的一致性，患者、医生、照相设备需固定在同一位置，可以在地面上距离背景墙1～2m处用圆圈标记照相的位置。
- 照明条件：可以通过照片中眼部反光点的强度确定照明条件是否一致。如果手术前后照片的光线不一致，就很难进行准确比较。
- 鱼眼效应：如果术前照片呈现鱼眼效应，则可能看不见耳郭。如果手术前后照片焦距不等，也无法进行准确的比较。

治疗过程

- 早期的鼻整形以闭合式手术为主。但是由于开放式鼻整形技术可以更好地进行切除和重建等操作，因此近年来更为流行。
- 由于闭合式手术常采用软骨间入路，术者无法看到鼻尖软骨，可控性较差，尤其对于经验不足的医生操作更为困难，因此应用越来越少。
- 由于开放式鼻整形术相对简单，容易学习，容易操作，近年来得到了广泛应用。
- 虽然开放式鼻整形术操作可控性好，但是术后容易发生局部变硬、麻木等并发症。
- 为了将开放式鼻整形术可控性好，与闭合式鼻整形术愈合快的优点相结合，出现了“开放式鼻整形术联合鼻内入路”的手术方式，作者将其称为“保存式鼻整形术（preservation rhinoplasty）”。

术前设计

- 手术前要根据侧位照片进行分析和设计。
- 通过术前与患者共同进行分析和设计，充分了解患者的诉求。

操作步骤

- 选择一侧作为手术切口入路。如果术者是右利手，切口设计在右侧；如果术者是左利手，切口设计在左侧。
- 在鼻中隔角处由背侧软骨膜下进入，向头侧剥离至鼻骨背侧。剥离时使用Daniel–Cakirl钝性软骨膜剥离器较为适合。
- 由上外侧软骨膜下进入，向尾侧分离，直至卷轴区（**图52–3**）。

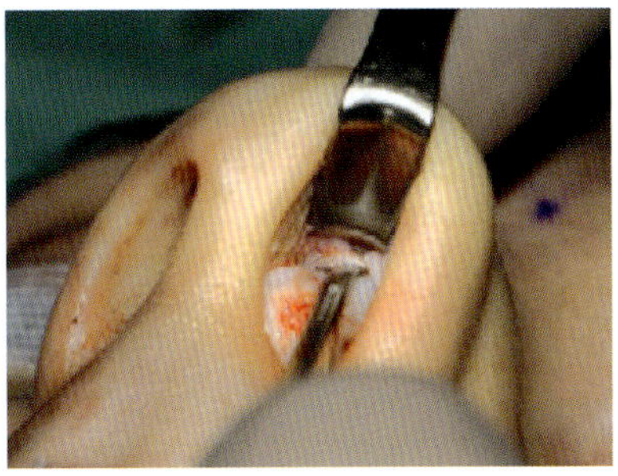

图52–3 由上外侧软骨膜下进入，向尾侧分离，直至卷轴区

- 如果外侧脚尾侧软骨较长，在做软骨间切口时，可以将外侧脚尾侧缘2～3mm的软骨保留，不做剥离，称为“自体鼻缘瓣”。
- 做软骨下切口，直至穹隆和内侧脚处。
- 由外侧脚转折处开始，在软骨膜下剥离下外侧软骨（**图52–4**）。
- 用拉钩向外侧牵拉穹隆部，剥离穹隆部组织。在软骨膜下剥离内侧脚，直至基底板水平。剥离时采用Daniel–Cakirl钝性软骨膜剥离器较为适合（**图52–5**）。
- 将上述两个剥离区在卷轴区相连接，显露鼻骨尾侧缘。
- 使用骨膜剥离器由鼻骨尾侧缘进入，在骨膜下进行剥离。
- 在鼻骨和上颌骨表面进行骨膜下剥离。剥离时使用Daniel–Cakirl钝性软骨膜剥离器较为适合。
- 将骨膜下剥离区在中线附近相连接。
- 从上外侧软骨尾侧缘开始，在软骨膜下剥离内鼻阀黏膜。

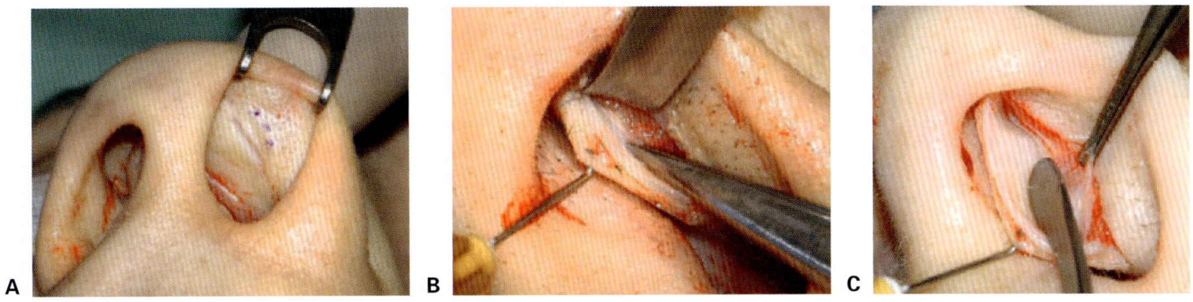

图52–4 **A～C.** 由外侧脚转折处开始，在软骨膜下剥离下外侧软骨

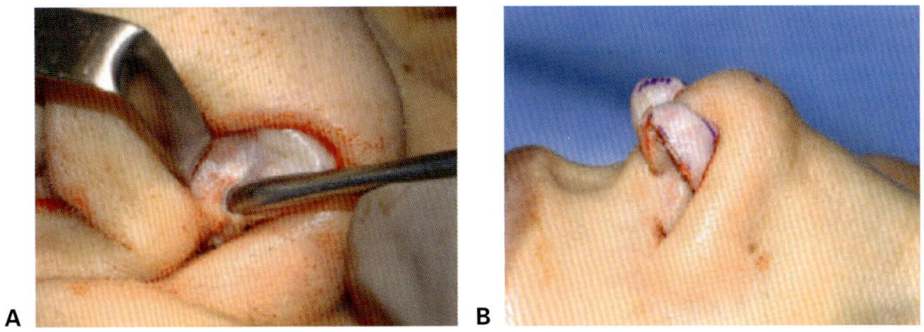

图52–5 **A、B.** 用拉钩向外侧牵拉穹隆部，剥离穹隆部组织。在软骨膜下剥离内侧脚，直至基底板水平。剥离时使用Daniel–Cakirl钝性软骨膜剥离器较为适合

操作步骤

鼻背整形

- 以软骨复合物的形式切除鼻背部隆起的部分（图52-6A、B）。
- 用咬骨钳去除左、右侧隆起的鼻骨（图52-6C，D）。
- 如果鼻根过高，用骨锉进行修整。用这种方法可以在不引起眉间区肿胀的情况下适当降低鼻根部高度。
- 用骨锉、乳突钻或锉刀处理骨表面，使外观对称。
- 采用外侧截骨或外侧截骨联合内侧斜形与横形截骨，形成骨瓣，并向中线方向移位（图52-6E、F）。在鼻尖手术后进行此项操作，可以减少术后肿胀。

鼻尖手术

- 将鼻尖部浅SMAS层与深SMAS层进行剥离，鼻翼软骨穹隆部从两侧鼻孔处露出。
- 确定外侧脚的适宜长度，并去除多余的部分。
- 采用过软骨穹隆头侧的缝合重塑其形态（图52-7A、B）。
- 术者从两侧鼻孔拉出鼻翼软骨穹隆，助手用拉钩将软骨拉至靠中线一侧。
- 缝合左、右侧穹隆之间的软组织，使穹隆部可靠连接，并保持两侧穹隆部平衡（图52-7C、D）。
- 8字缝合有助于保持两侧穹隆部的平整对称。
- 用缝线将支架移植物固定于两侧内侧脚和中间脚之间。穿过穹隆的U形缝合可以固定支架移植物的顶端，保持其位置的稳定。
- 使用6-0 PDS缝线缝合鼻小柱断点、小叶以及鼻小柱（图52-7E）。
- 将浅SMAS层组织置于内侧脚与中间脚之间，同时将下外侧软骨复位。

鼻背重建

- 将切除下来的软骨复合物进行塑形，作为扩展移植物移植（图52-8A～D）。
- 修复悬韧带（图52-8E、F）。
- 用6-0 Monocryl线缝合黏膜。
- 更多详细信息，请参阅关于“美容鼻中隔整形术”的相关图书。

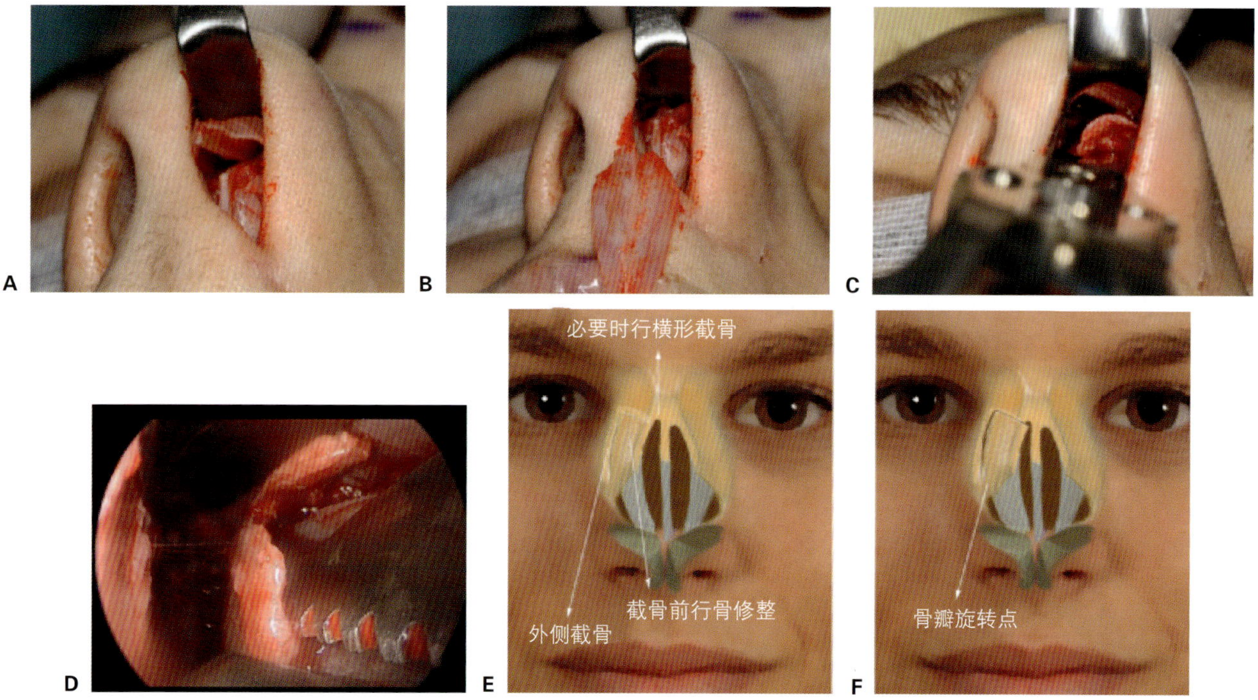

图52-6 A、B. 以软骨复合物的形式切除鼻背部隆起的部分。C、D. 用咬骨钳去除左、右侧隆起的鼻骨。E、F. 采用外侧截骨或外侧截骨联合内侧斜形与横形截骨，形成骨瓣，并向中线方向移位

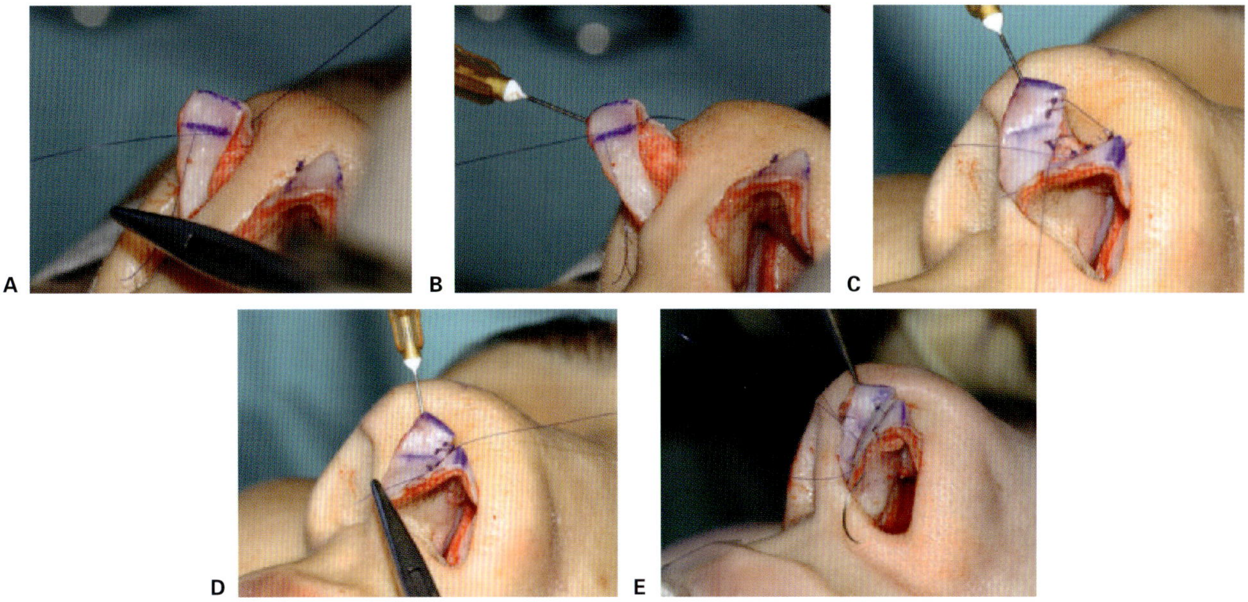

图52-7 A、B. 采用过软骨穹隆头侧的缝合重新塑形。C、D. 缝合左、右侧穹隆之间的软组织，使穹隆部可靠连接，并保持两侧穹隆部平衡。E. 使用6-0 PDS缝线缝合鼻小柱断点、小叶以及鼻小柱

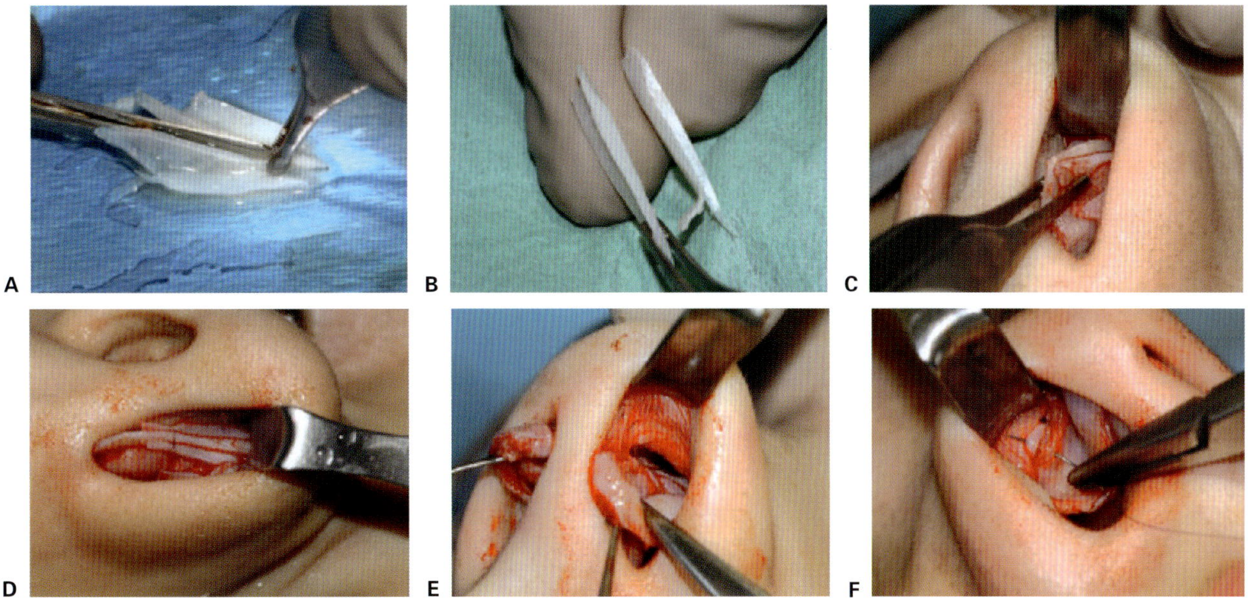

图52-8 A～D. 将切除下来的软骨复合物进行塑形，作为扩展移植物移植。E、F. 修复悬韧带

要点与难点

截骨术禁忌证	■ 如果对鼻背部已进行了大范围的剥离，则禁止进行侧方截骨，以避免鼻背部出现塌陷。截骨时通常使用2mm骨凿从皮肤切口或鼻缘切口置入。
剥离	■ 在软骨膜下剥离减少了软组织损伤和逐渐变薄的风险，有助于保护悬韧带。软骨较厚的部位较容易进入软骨膜下平面。充分的剥离是手术成功的关键。
中线区Pitanguy韧带	■ 闭合式手术不影响鼻小柱旁的Pitanguy韧带。这一点对于控制鼻尖上皮肤有益处。
淤青、肿胀问题	■ 术后放置引流管，放置位置在鼻骨，以减轻术后肿胀。
照相	■ 借助术前照相结果，设计术中旋转、前突和切除的方案。增加鼻尖旋转度和突度，填充鼻根部组织，均能减少鼻背部组织的切除量。术前照片可以防止术者切除过多。
头灯	■ 为了完成闭合式鼻整形术，必须配备头灯。为了能够看清较深的剥离部位，术者需要佩戴适合自己的头灯。

术后注意事项

- 用胶带轻轻固定鼻背，避免挤压鼻尖。如果胶带向尾侧挤压鼻尖，将破坏鼻尖软骨的位置。
- 采用热塑夹板外固定。由于该夹板防水，因此患者可以每天洗澡。
- 在眼部下方粘贴胶带，有助于减少术后肿胀和淤青。
- 患者可在手术完成3～4h后离院。
- 术后冷敷可以减轻肿胀。如果进行较大范围剥离后放置了引流管，则无须冷敷。
- 术后患者睡觉时保持头高位。
- 术后口服对乙酰氨基酚+可待因止痛。
- 为减轻骨水肿，可在术后第5～10天服用双氯芬酸钾。
- 术前可预防性使用抗生素，之后不需要使用抗生素。
- 鼻腔用盐水冲洗10天。
- 术后2～4天去除鼻腔内塑形用硅胶支撑物。
- 术后10天去除外固定夹板及胶带。之后不需要再粘贴胶带。

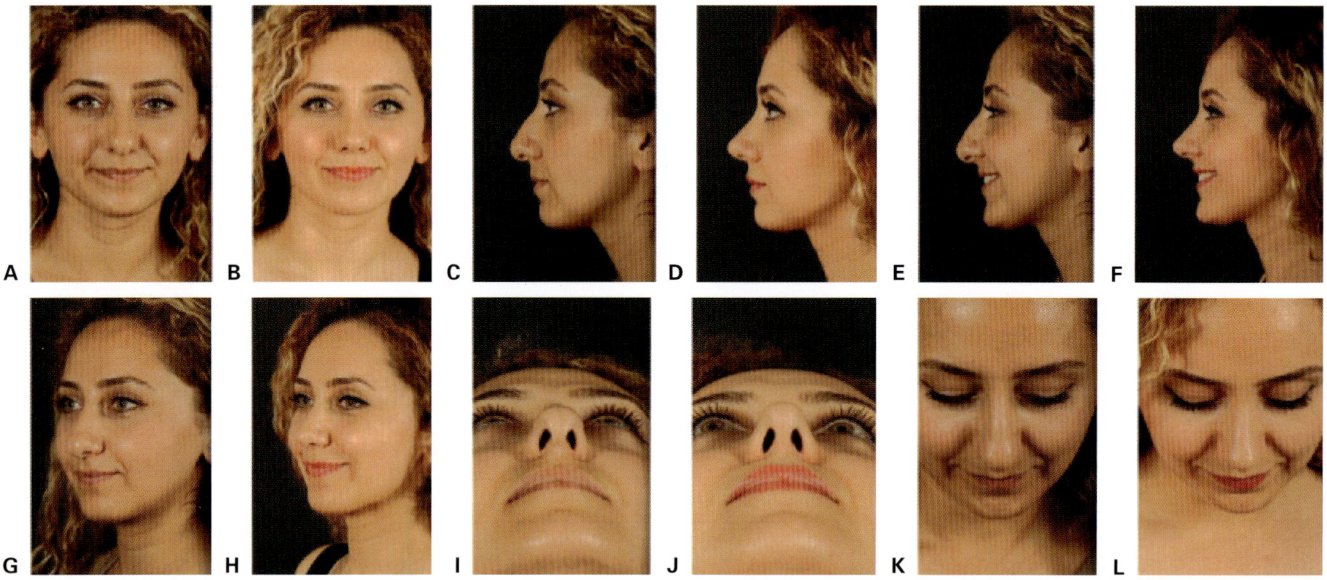

图52-9 A～L. 患者实例。术前和手术1年后的效果

治疗效果

- 在过去的10多年里，作者进行了大约2000例鼻整形手术。
- 有5%的患者需要进行修复手术。随着经验的增加，修复手术的比例逐渐减少。
- 修复的原因包括鼻尖旋转不足、鼻背残余驼峰以及外观不对称等。
- 在最初的3年里，作者采用开放式鼻整形术，发现术后出现鼻尖畸形的情况较为多见。
- 此后的7年里，作者采用闭合式鼻整形术。通过保持Pitanguy韧带的完整性，增加了对鼻尖上方皮肤的保护。
- 在过去的4年里，作者采用斜形截骨而不是外侧截骨，并在内眦水平移动鼻骨。应用这种方法后鼻骨不全骨折发生减少，影响呼吸的案例显著降低。
- **图52-9**显示一例驼峰鼻合并球形鼻尖的案例手术前后的变化情况。

并发症

- 鼻背部形态不规则。
- 鼻尖旋转不佳。
- 鼻尖突度不佳。
- 鼻尖不对称。
- 出血。
- 感染。

参考文献

[1] Cakır B, Oreroğlu AR, Daniel RK. Surface aesthetics in tip rhinoplasty: a step-by-step guide. *Aesthet Surg J*. 2014;34(6):941-955.

矫正穹隆中部狭窄的闭合鼻整形术

Indications and Technique for Treating the Narrow Midvault in Closed Rhinoplasty

Shruti C. Tannan, Jeffrey R. Claiborne, and Mark B. Constantian

53

概述

- 有关穹隆中部狭窄的概念有解剖定义和功能定义两种。
- 在解剖学上，穹隆中部狭窄是指软骨穹隆中部空间较鼻腔上1/3或下1/3处减少25%或更多。
- 在功能上，穹隆中部狭窄是指内鼻阀处组织结构支撑不足。

相关解剖

- 穹隆中部由成对的上外侧软骨（ULC）及靠近鼻背的鼻中隔构成。
- 在上方，ULC向鼻骨下段延伸约5mm，此部位称为键石区（keystone area）。
- 在外侧，ULC通过梨状韧带附着于骨性梨状孔。
- 在下方，ULC与下外侧软骨相连，两者的交界区称为卷轴区（scroll area）。
- 在美学上，穹隆中部是鼻腔由上方较狭窄的鼻骨部向下延伸至较宽大的鼻腔基底部的过渡部位。
- 在中线区，ULC与鼻中隔软骨相连，在横截面上呈“T”形，形成一定的夹角，此区域称为内鼻阀（**图53-1**和**图53-2**）。
    - 内鼻阀内界为鼻中隔，外界为ULC，下界为下鼻甲。
    - 内鼻阀是鼻通气道中最狭窄的部位，因此也是气流阻力最大的部位。
- 穹隆中部是内鼻阀的关键部位，其宽度和稳定性由以下3个因素决定：
    - 鼻骨穹隆的宽度。
    - 中部穹隆顶的高度和宽度。

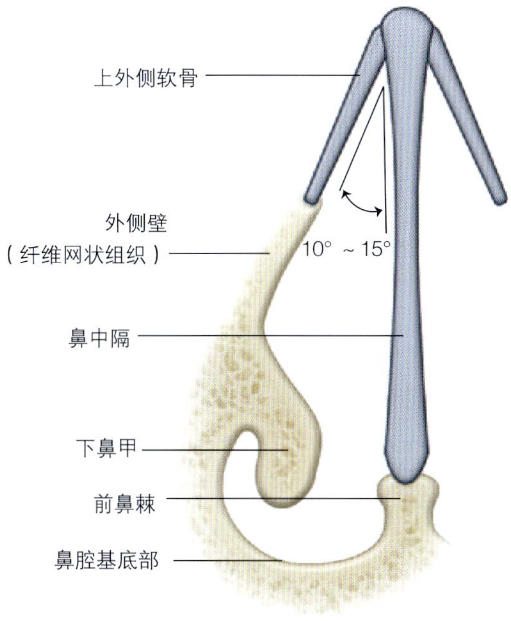

图53-1 内鼻阀

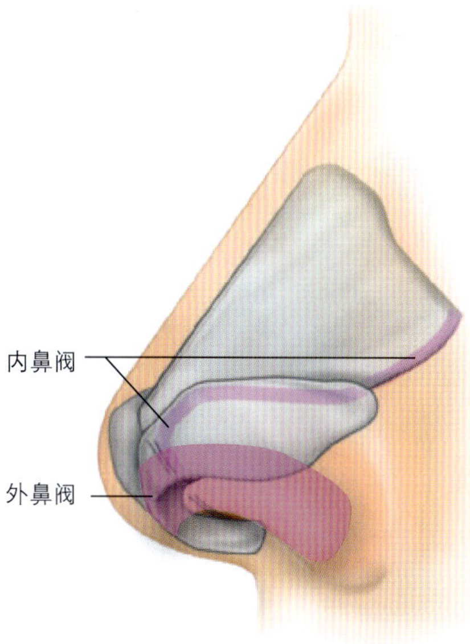

图53-2 鼻阀结构

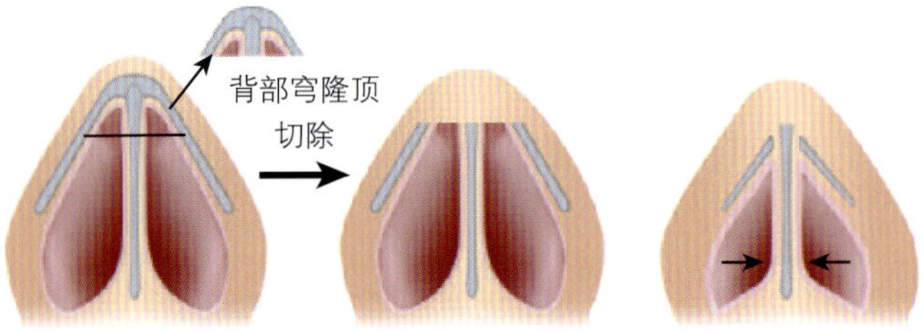

图53-3 医源性穹隆中部塌陷的病理生理机制

- 软组织的硬度。

发病机制和自然转归

- 根据Poiseuille定律和Venturi法则，当空气进入狭窄的内鼻阀区域时，气流速度增加，对于鼻腔侧壁的透膜压力也相应增加。就像小溪的流水一样，当通过较为狭窄的通道时，水流速度就会变快。此外，根据Bernoulli原理，随着气流的增加，腔内压力降低，使得内鼻阀在较低压力下存在塌陷的风险。
- 根据Poiseuille定律，气流量与半径的四次方呈正比。因此，穹隆中部空间微小的变化将对鼻腔气流产生显著的影响。
- 穹隆中部空间减小或内鼻阀结构不完整均会增加患者鼻腔气流阻塞的风险。
- 在驼峰鼻矫正切除驼峰时，如果穹隆顶切除超过2mm，就会导致这个关键的区域不稳定，使得上外侧软骨向内侧塌陷，产生特征性的"倒V"畸形，并导致内鼻阀处通气阻塞（**图53-3**）。
- 减少鼻背部驼峰结构、开放穹隆顶和内鼻阀功能不全将使术后通气减少50%。
- 穹隆中部和内鼻阀在3种特定情况下存在不稳定的风险：
  - 穹隆中部先天性狭窄。
  - 鼻骨较短，因此ULC（构成内鼻阀）和下外侧软骨外侧脚（构成外鼻阀）在鼻腔侧壁支撑中的作用更大。
  - 手术切除穹隆顶超过2mm，在大多数患者中将开放软骨穹隆的顶部。
- 二次鼻整形术最常见的原因是既往手术造成的医源性畸形。
- 38%的首次鼻整形患者和87%的二次鼻整形患者术前存在穹隆中部狭窄。
- 有学者对1991—2008年间接受气道阻塞手术的600名患者进行了研究，平均随访时间为27个月。研究得出如下结果：
  - 尽管有2/3的患者是二次鼻整形术患者，但是经过一次针对鼻中隔和鼻阀的手术，可以纠正95%以上的气道阻塞。
  - 鼻中隔成形术改善了同侧阻塞的气流，但是对鼻腔总通气量没有影响。
  - 采用背部移植物和撑开移植物进行内鼻阀重建，可以使鼻腔通气量增加1倍。
  - 背部移植物和撑开移植物在增加鼻腔通气量方面同样有效。
  - 外鼻阀重建使鼻腔通气量增加1倍。
  - 在内鼻阀和外鼻阀重建后，鼻腔通气量得到最大程度的改善（通气量增加到原来的4倍）。
  - 与单独的鼻阀手术相比，额外的鼻中隔成形术没有提供任何临床益处。
  - 在单侧鼻通气障碍的患者中观察到，45%的病例鼻中隔偏向非阻塞侧，由此可见，鼻阀阻塞在产生通气阻塞症状中的重要性。
  - 在384名二次鼻整形术患者中，94%的患者曾接受满意的鼻中隔成形术，但是仍有通气阻塞的症状。对于该组患者，单独进行一次鼻阀重建手术后，97%的患者气道阻塞症状得到明显改善。
  - 对于初次和二次鼻整形术患者进行分层分析后发现，共检查8个阻塞部位，其中有6个部位初次鼻整形患者的改善程度等于或超过二次鼻整形术患者的改善程度。
  - 在初次鼻整形术患者中，鼻阀阻塞的发生率是鼻中隔阻塞的4倍；在二次鼻整形术患者中，鼻阀阻塞的发生率是单纯鼻中隔阻塞的12倍。
  - 对于600名患者进行分层分析后发现，术后观察期超过12个月的患者改善效果最为明显。结果表明，随着术后水肿的消退，鼻腔通气道逐渐扩大。
  - 通过在安静和用力吸气时测量通气量，可以量化鼻腔侧壁的强度。可以通过背侧移植物、撑开移植物或鼻翼移植物提高其强度。
- 以上研究表明，修复内鼻阀结构可以使通气量增加1倍，医源性内鼻阀损伤可以减少50%的通气量。这一结论也被近期许多研究所证实。

病史与查体

- 以下4项解剖学特征将使患者术后发生不良预后的风险增加，术前需特别注意：
  - 鼻根低平或鼻背低平。
  - 鼻尖突度不足。
  - 穹隆中部狭窄。
  - 鼻翼软骨错位。
- 在以上4种表现中，穹隆中部狭窄和鼻翼软骨错位（外侧脚向头侧旋转）分别影响内鼻阀和外鼻阀结构，因此会影响通气状况。
- 查体中发现的鼻中隔或鼻甲阻塞，通常与患者的症状无关。
- 患者经常在鼻中隔或鼻甲明显阻塞侧感觉呼吸通畅性更好，表明鼻中隔或鼻甲阻塞并不是气道功能障碍的全部原因。
  - 约有80%的受检者存在鼻中隔偏曲，但只有一小部分患者表现出通气受阻的症状。
- 鼻中隔无偏曲或已成功接受鼻中隔成形术和鼻甲切除术的患者仍然可能有持续的鼻通气阻塞的症状。
- 病史：
  - 按照一定顺序询问患者病史：首先询问有无气道阻塞症状，之后探讨美观问题。
  - 许多患者已经习惯于鼻腔通气不畅的状态，并且可能忘记在鼻部创伤或手术之前通气顺畅的感觉，对此医生要更为直接地询问。
  - 要重点询问既往的创伤史，因为未愈合的鼻中隔骨折线可能延伸至鼻背部鼻中隔边缘，影响背侧支柱结构的稳定性。
  - 如果近期有创伤史（一般为3个月内），应推迟鼻整形手术，直至骨折完全愈合、水肿完全消退，以便于更为准确地判断鼻部外观。
  - 询问周期性或季节性气道阻塞史（包括哪一侧气道阻塞更为严重）、鼻部外伤史、季节性过敏史、鼻炎史、化脓性鼻窦炎史、打鼾情况、鼻出血史、鼻窦性头痛史、经常性流涕史，以及患者曾接受过哪些非手术治疗。
  - 通气情况较差的二次鼻整形术患者通常会长期使用类固醇或血管收缩剂，必须在手术前确认并停用。
  - 必须了解患者的工作环境、吸烟史或饮酒史（均可能导致鼻塞加重），并了解患者的可卡因应用史。
- 鼻阀检查：观察患者呼吸时的鼻部状况。
  - 吸气时鼻侧壁塌陷非常常见。如果发生这种情况，须明确产生的原因（既往手术造成、内在结构薄弱、软骨错位等）。
  - 采用改良Cottle法比较两侧鼻腔的通气量。即使在鼻中隔偏曲的情况下，牵拉鼻侧壁也可以打开气道，因此这种检查方法特异性较差。在进行针对鼻阀的手术之前，必须确认阻塞是由鼻阀引起的。
    - 使用浸有1%盐酸丁卡因的棉签支撑鼻阀的塌陷区域。对鼻阀功能不全的患者应用后会发现其气道大小明显增加，据此可以保证鼻阀修复手术后产生改善气道的效果。
  - 特别要注意评估是否存在鼻中隔偏曲，因为驼峰的存在有可能掩盖鼻中隔偏曲的症状。在手术过程中，驼峰去除后会使得偏曲变得严重，鼻部会突然变得不对称。当存在严重的鼻中隔偏曲时，术者需要准备好单侧或不对称性放置撑开移植物。在畸形矫正过程中，必须随时注意可能出现的新的畸形。
- 鼻甲：
  - 鼻甲所引起的阻塞通常是鼻通气阻塞的次要原因。
  - 由于鼻甲具有空气加温和加湿的功能，因此应该保守性地进行鼻甲切除。
  - 由于大多数鼻甲肥大是由于骨性结构（而非黏膜性结构）过度生长引起的，因此对大多数患者须进行鼻甲压低和截骨手术。除特异性鼻炎患者外，如果对鼻中隔和鼻阀等引起气道阻塞的原因纠正后，鼻甲一般不会显得过于肥大。

影像学检查

- 准确的照片资料对于保证术前沟通、制定手术计划和指导术中操作均具有重要作用。
- 照片须包括全头面部照片、正面特写照片、2个斜侧位照片（左、右侧有可能有所不同，特别是对于存在鼻部不对称的患者）、2个侧位照片和仰位照片。
- 采用人像专用焦距镜头（90～105mm），背景为中等暗色，保证光线充足，以便准确拍摄面部外观和轮廓。

- 采用带有伞灯或壁挂式闪光灯的拍摄系统，其效果优于相机上的闪光灯，可以更为均匀地照亮面部，提供背光，并充分照亮面部和头发。

治疗过程

- 对于绝大多数功能性鼻畸形只需通过两种手术方法中的一种即可进行矫正。第1种是针对内鼻阀阻塞的撑开移植物或背侧移植物，第2种是针对外鼻阀阻塞的鼻翼移植物。对于大多数患者，每种手术至少可以使通气量增加1倍。如果操作得当，这3种方法均能得到良好的效果。
- 对于出现鼻塞和/或穹隆中部狭窄的患者，必须放置撑开移植物或背侧移植物以支撑鼻侧壁。
- 一些外科医生喜欢采用自撑开移植物或将一部分ULC向内折叠后形成撑开瓣，但是其治疗内鼻阀塌陷的有效性尚不明确。
- 其他用于治疗穹隆中部狭窄方法还有撑开瓣技术、张力缝合技术、蝶形移植物等。对于这些方法的长期效果目前尚缺乏确切的结论。已有证据表明，张力缝合技术效果不佳。张力缝合技术在原理上存在问题，即在穹隆中部产生桶状效应是非生理性的。在吸气（肺泡打开）和呼气（O_2和CO_2发生交换）过程中，鼻腔气道需要可变性阻力，即鼻腔侧壁具有一定的可移动性。应用张力缝合技术后，穹隆中部位置固定、持续开放，缺少了这种必要的移动度。已有大量文献证实，撑开移植物在预防和纠正穹隆中部塌陷方面具有良好的长期效果。

术前设计

- 术前设计时的错误假设：在鼻缩小整形术实施过程中，有两种错误的假设常导致不满意的效果。
  - 第1种错误假设：鼻部软组织具有无限的收缩能力，可以适应其所覆盖的任何形状的骨骼。
    - 鼻部皮肤的收缩能力与其质量、厚度和术前分布特点有关，而不一定完全依赖于手术缩小后骨骼的形状。皮肤收缩的方向和程度与其深层骨骼的体积和外形有关。如果不能完全收缩至与骨骼大小相适应，将造成鼻尖上区畸形。
  - 第2种错误假设：鼻部骨骼的改变仅造成区域性变化。
    - 应用这种假设的一种情况是在行鼻背部整形术时，为了纠正鼻背形态，从鼻根至鼻尖做直线形切除。采用这种方法的理论依据是，去除鼻背部组织只会影响鼻背部高度。但是实际上，鼻部骨软骨结构变化并不是独立存在的，而是会对本区域之外的结构产生综合性影响。鼻背部组织切除后，会影响鼻部宽度和长度、鼻基底部大小、穹隆中部支撑情况、鼻翼缘外形和鼻小柱位置。同样，鼻翼软骨减少会影响鼻尖支撑力、鼻尖突度、鼻长度、鼻翼缘外形和外鼻阀支撑力。这些结构上的相互依赖关系超过了区域性的范围。为了术前合理地制定计划、术中有效地调整鼻部外形、保证术后效果以及纠正继发畸形，充分认识到这种相互作用至关重要。
- 术前无法预测的一个最重要的因素是可用于移植的软骨的状况和质量。异体材料的优点在于术前可以知道移植物的相关情况。但是到目前为止，自体移植物的长期效果和基本特性仍优于市场上销售的所有异体材料。
- 鼻背部需要直且光滑的移植物，最理想的移植物是鼻中隔软骨，也可以采用自体肋软骨。
- 在设计放置移植物时，术者须根据术前评估结果确定需要扩大的部位，并根据手术切口设计放置移植物的部位。在软骨穹隆顶切除后，应用撑开移植物支撑内鼻阀。并可以通过放置移植物，纠正操作过程中产生的不平衡。
- 移植物放置后建立了新的鼻部平衡，形成单独采用鼻缩小操作所无法达到的鼻部外观。术后鼻部结构平衡，在愈合过程中不易变形，有利于术者更好地控制手术结果。

体位及准备

- 手术通常在全身麻醉下进行。
- 患者取仰卧位，手术台处于头低脚高10° ~ 15° 位置，以减少出血。
- 应用含1∶100 000肾上腺素的甲哌卡因行局部阻滞麻醉。甲哌卡因具有更长的镇痛作用时间和内在的血管收缩特性。
- 剃除鼻毛，使用聚维酮碘溶液彻底清洁鼻部表皮和鼻腔。

- 将浸有4%可卡因溶液的纱条置入双侧鼻道中。

手术入路

- 鼻内入路鼻整形术是围绕皮肤表皮变化而设计的一种手术方式，可以根据皮肤表皮变化和气道功能改善所需的程度有针对性地调整支架结构。
- 通过鼻内入路仅显露需要矫正的解剖部位，这些部位与治疗效果直接相关。该方法的优点是不涉及其他鼻部区域，减少医源性损伤的可能。这种方法符合整形外科的一个基本原则——首先不要引起伤害。如果术中暴露了不必要的区域，则会使其面临术后出现问题的风险。
- 皮肤呈套状移动、鼻部平衡状态的调整、缩小和增大效果的达成，均是通过准确观察无切口的鼻部外观而实现的。鼻部外观是患者所能看到的，因此也最为重要。
- 软组织对鼻部外观起到50%的决定作用。如果术者不能准确评估鼻部皮肤状况，将会失去一半有助于手术成功的关键信息。
- 通过鼻内小切口进行手术，并通过鼻部外观来确定操作进程，可以简化操作，并减少移植物固定的需要。应用这种方法可以采用颗粒状移植物，这一点在开放式手术中是极为困难或者无法完成的。

操作步骤

鼻内入路

- 首选单侧或双侧软骨间切口。切口从上外侧软骨的尾侧端反折处的侧方延伸到鼻中隔角周围。仅进行功能矫正时，只需做一个单侧软骨间切口，用于显露鼻中隔角（**图53-4**）。
- 使用Joseph剪和宽Cottle骨膜剥离器将软组织从骨表层和上方软骨穹隆表层剥离。如果不进行鼻骨整形，则无须剥离鼻骨表层软组织。
- 如果不需要做贯穿切口，则软骨间切口止于鼻中隔黏膜的前、中1/3交界处。如果鼻中隔尾端需要缩短，则切口可以向前鼻棘延伸。

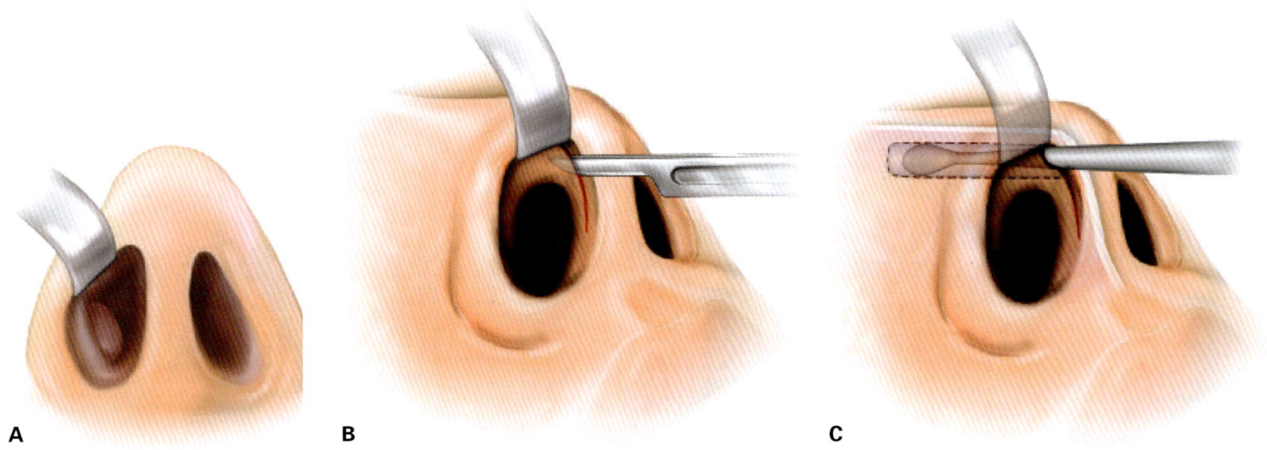

图53-4 **A ~ C.** 鼻内入路，形成撑开移植物放置的隧道。注意保持黏骨膜缘与鼻中隔前缘之间的附着，以防止移植物移位

制备撑开移植物隧道

- 在鼻中隔成形术之前制备撑开移植物放置所需要的隧道。首先在黏软骨膜深层进行局部浸润麻醉，以便于进行隧道的分离。
- 以鼻中隔角为参考，在每侧黏软骨膜下方切开软骨，使用Cottle软骨膜剥离器的尖头进行剥离后形成隧道（**图53-4**）。
- 每个隧道必须沿着鼻中隔背侧边缘走行，并且向上达到每侧鼻骨的尾端缘下方。注意在鼻中隔前缘保留一部分黏软骨膜附着。通过这一完整的附着，形成一个袋状结构，用于固定撑开移植物，避免移植物旋转或移位。如果操作得当，移植物植入后可以有效地改善通气状况，并且基本上无须再次手术。

操作步骤

鼻中隔成形术

- 在进行鼻中隔成形术时，通常首先采用Killian切口切开鼻中隔表面黏软骨膜，而不是首先在背侧缘做切口。鼻中隔软骨切除后，在背侧保留宽15～20mm的未切除的完整软骨，在尾端保留宽约15mm的未切除的完整软骨，以保证鼻中隔的稳定性，并便于撑开移植物的植入隧道（**图53-5**）。
- 不要采用开放式鼻整形的方法进行单纯以改善功能为目的的操作（包括鼻中隔成形、下鼻甲压低和截骨、放置撑开移植物、放置鼻翼缘移植物等），因为开放式鼻整形容易导致医源性鼻畸形，而且也并不是必须在分离鼻尖结构后才能显露鼻中隔和内鼻阀等结构。通过软骨间切口可以很方便地放置撑开移植物；通过Killian切口可以进行鼻中隔成形术；通过鼻前庭短切口可以放置鼻翼缘移植物，以支撑解剖学上不稳定的区域。
- 不要过多剥离背侧或尾侧鼻中隔表面的黏软骨膜，不仅为了保持其稳定性，而且在实验兔模型中已经证实，过多剥离将导致鼻中隔纤维化，并减少软骨细胞数量。这一结论对于人类鼻中隔同样具有参考意义。
- 如果鼻中隔曾受过创伤，即使是已经很长时间的陈旧性损伤，也应该非常小心地进入鼻中隔区域，并仔细检查原骨折情况。如果鼻中隔前缘曾发生过骨折，将会影响背侧支柱的稳定性。如果术者无法确定鼻中隔的支撑能力，最好避免同期进行鼻中隔成形术和双侧鼻骨截骨术，或者推迟进行双侧鼻骨截骨术。
- 在临床上，对于曾经受到过严重创伤的鼻部，极少需要进行双侧鼻骨截骨术。通常在骨折严重侧进行单侧鼻骨截骨术即可达到良好的对称性，其效果往往优于采用双侧截骨者。
- 在进行鼻中隔成形术时，首先在鼻中隔表面黏软骨膜处做Killian切口，该切口位于鼻中隔尾侧缘上方（头侧）15mm处。术者使用Freer剥离器的尖头进行剥离，之后换为钝头进行剥离，剥离层次位于黏软骨膜深层。术者另一只手使用Frazier吸引器进行辅助，向后剥离至筛骨垂直板，并达到骨性结构表层。
- 在一侧鼻中隔黏软骨膜剥离完成后，在黏软骨膜切口所对应的鼻中隔软骨部位用剥离器尖头划透软骨，在对侧进行黏软骨膜下剥离。
- 在鼻中隔软骨与犁骨交界处，软骨膜和骨膜纤维相互交织，因此剥离时较为困难。骨膜纤维较为强韧，因此可以先在上颌骨和犁骨表层进行黏骨膜剥离，再向头侧分离黏软骨膜，以减少黏软骨膜撕裂的风险。
- 第一个鼻中隔切口位于鼻中隔背侧缘下方15～20mm处，使用带有一定角度的Knight鼻中隔剪剪开鼻中隔软骨和筛窦。在实施剪开操作前，确保鼻中隔剪位于黏软骨膜瓣深层。之后在平行于第1个软骨切口下方8～10mm处做第2个软骨切口。使用Killian鼻中隔软骨钳钳夹软骨，该软骨的三面已经游离，稍加扭曲，使其头端的筛骨骨折后与软骨分离，鼻中隔软骨可整块取出。采用这种方法通常可以获得长为25～30mm的第1个鼻中隔软骨移植物，该软骨移植物是最平、最厚且最长的鼻中隔软骨，非常适合作为鼻背移植物。
- 使用Cottle软骨膜剥离器尖头继续向后方及尾端剥离。位于犁骨凹沟处的鼻中隔软骨通常可以通过使用窄骨凿，并借助轻微的摆动而分离。如果仍有阻塞的情况或需要额外软骨作为移植物材料，可以使用窄骨凿和鼻中隔钳去除筛骨垂直板或额外的犁骨。注意操作尽量在直视下完成。
- 在偏斜较为严重的部位，黏软骨膜瓣撕裂常不可避免。因此术者应更加谨慎地操作，如发生撕裂应给予修复。

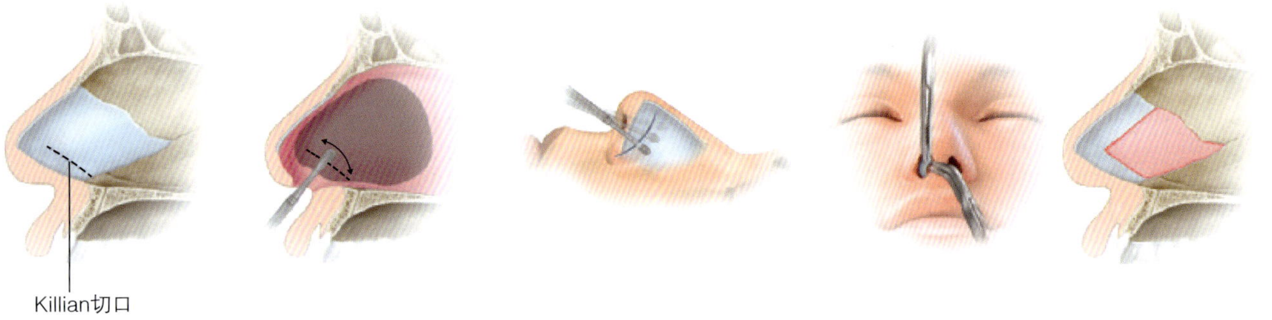

图53-5 鼻中隔成形术

放置撑开移植物

- 在一般情况下，鼻中隔软骨可以提供较为理想的撑开移植物，也可以使用肋软骨、耳软骨、筛骨或犁骨。
- 撑开移植物应在鼻上1/3和下1/3之间提供支撑区，必须跨越鼻骨至鼻中隔角。
- 放置撑开移植物后，可以使用单个4-0可吸收缝线在鼻中隔角处予以缝合固定，以避免其向尾端滑动。
- 放置撑开移植物后，从外观和触诊上，穹隆中部的宽度和外形均应表现出良好的稳定性和对称性。这也是闭合鼻整形术的优点之一，即通过皮肤表面所呈现的外观可以指导术者调整手术操作。

要点与难点

发病机制	■ 穹隆中部和内鼻阀在3种特定情况下存在不稳定的风险：①当穹隆中部先天性狭窄时；②当鼻骨较短时，此时大部分侧壁结构仅由软骨支撑；③手术切除鼻背超过2mm时。
术前设计	■ 所有手术的关键点都可以在术前根据鼻部外观进行设计。 根据每个解剖学特点直接做出诊断，并相应地设计出用于矫正的操作。整体分析设计完成后，可以在术前制定出个性化鼻整形手术策略。 ■ 虽然手术目的是争取实现解剖学的重建，但是必须兼顾功能方面的重建以及患者自身的美观需求。 ■ 内鼻阀重建后大多数患者的通气量增加至少1倍。
手术入路	■ 手术效果取决于术后鼻部的外观和功能，这是由鼻部软组织和支撑结构决定的。 ■ 采用鼻内入路可以更好地评估软组织和支撑结构，因为采用这种方法时约有50%的软组织结构未受到干扰或损伤。

术后注意事项

- 鼻中隔或鼻甲手术后，用杆菌肽/莫匹罗星软膏浸渍的油纱布填充鼻腔。
- 保证鼻腔内的油纱布堵塞力量适度，以防鼻骨或移植物发生移位。
- 在每侧鼻通气道底部放置18号导管，以辅助呼吸，均衡中耳压力。
- 术后第1周鼻腔填塞时口服抗生素。
- 术后采用多层方式进行固定。先用纸胶布在鼻背、鼻尖和面颊部粘贴固定，然后在其上粘贴一层布胶布，用以初步塑形。在其外面覆盖几层润湿的石膏夹板，石膏厚约5cm，并用布胶布固定。石膏夹板必须精确塑形，同时不能夹太紧，以防止鼻尖缺血。在术后须经常观察鼻尖部颜色，如发现异常情况须及时剪开鼻尖部胶布、取出鼻腔填塞物或去除鼻外固定夹板。
- 术后第6～7天取出鼻腔填塞物，去除鼻外固定夹板。此时鼻内黏膜衬里已经愈合，鼻黏膜分泌黏液，因此取出鼻腔填塞物时常无明显疼痛感。去除鼻外固定夹板后，鼻腔通气状况会即刻有明显的改善。
- 如果仅进行鼻中隔和鼻阀手术，术后会出现轻微肿胀。如果进行多部位鼻整形术，大多数患者在术后7天肿胀消退。除特殊情况外，患者一般在手术10天后可以恢复正常工作。术后1年内鼻部会轻度缩窄，但鼻背线将保持不变。
- 在术后2周内须根据需要进行门诊随访。来诊后清除鼻内堆积的分泌物，确保维持良好的外观，并向患者告知之后可能发生的变化。术后2周内避免剧烈运动，以防止术后出血。手术后须逐渐增加运动量，一般6周后可以恢复正常运动和锻炼。

治疗效果（图53-6）

- 通过良好的术前设计和手术操作，采用鼻中隔和鼻阀手术可以纠正95%的气道阻塞患者的症状。
  - 治疗有效率包括原发鼻畸形和继发鼻畸形患者，其中一些患者因术前存在的畸形须进行多次手术。
  - 在原发性鼻整形患者中，采用撑开移植物均可以有效地增加通气量。在临床上通常不需要进行第二次手术。
- 在术后第1年内，通气状况将持续改善，提示随着水肿的消退气道将逐渐扩大。

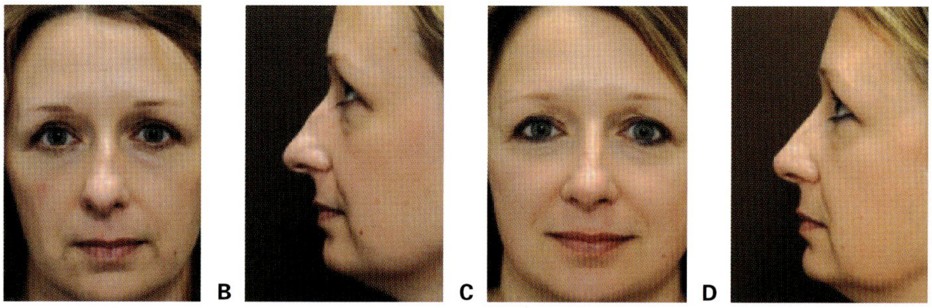

图53-6 A~D. 鼻中隔手术患者术前外观和术后外观

并发症

- 医源性气道阻塞：
  - 术后医源性气道阻塞最为常见，并且完全可以避免。术前对鼻中隔、鼻阀和鼻甲进行正确分析，并有针对性地进行治疗，将避免这一并发症的发生。
  - 大多数的术后气道阻塞是由于内鼻阀功能不全或鼻中隔成形不佳造成的，一般在鼻中隔后部或沿鼻底处残留阻塞部位。新出现的内鼻阀功能不全将使气道大小在术前的基础上减少50%。
  - 鼻甲切除不足、鼻小柱宽大和鼻孔狭窄有可能存在，但较为少见。
- 骨软骨性支架并发症：
  - 鼻骨穹隆尾侧缘的显露常被误认为是鼻部缩小不足造成的，而实际上却是穹隆中部塌陷的结果。在这种情况下，穹隆中部因过度切除而塌陷，骨性结构相对突出。
  - 当鼻背组织切除后，将显露已存在的明显的鼻中隔偏曲，并因此出现新的正面观不对称。只要术前或术中发现这一情况，术者即可以通过放置不对称性撑开移植物加以纠正，或采用鼻背移植物加以掩盖。
- 移植物并发症：
  - 对于经常进行隆鼻手术的外科医生来说，不良移植物是二次修复的最常见原因。
  - 撑开移植物可能过宽或过窄。
- 鼻中隔穿孔：
  - 在鼻中隔后部和下部，软骨膜与软骨贴附紧密，应仔细进行剥离，以减少鼻中隔穿孔的发生。如有穿孔和撕裂须进行修复，并在鼻腔填塞之前放置硅胶支撑物。
  - 即使是最好的外科医生，偶尔也会出现小的穿孔，大多数患者穿孔后并没有明显的症状。
  - 较小的穿孔表现为吹口哨声，而较大的穿孔则表现为结痂、鼻出血、鼻塞或鼻炎。
  - 鼻中隔穿孔修复难度较大，复发率较高。修复时通常需要对暴露的中隔组织进行清创，之后用局部黏软骨膜瓣覆盖。
- 鼻炎和空鼻综合征：
  - 长期阻塞的气道通气改善后，可能会出现暂时性鼻炎，并持续数周。
  - 鼻甲过度切除后可能导致持续性鼻炎，并且不易纠正。
- 鼻中隔塌陷：
  - 由于完整的鼻中隔对于正常的鼻梁外观、鼻长度、鼻基底支撑力、内鼻阀功能和上唇支撑均具有重要的作用，因此一旦鼻中隔软骨支撑丧失，将对鼻部支撑和气道产生多方面的影响。
  - 通过在术前确定是否存在未愈合或不稳定的鼻中隔骨折，并在背侧保留至少15mm宽的未分离的鼻中隔软骨和黏软骨膜，可以避免鼻中隔塌陷的发生。
  - 通过Killian切口进入鼻中隔较背侧切口更为安全。将黏软骨膜保留在L形支柱上而不进行剥离，可以防止软骨因过多暴露而发生软化，进而降低其支撑能力，并且可以使撑开移植物置入更为容易。
- 感染：
  - 一般来说，鼻整形术后细菌性感染较为少见。但是随着耐甲氧西林金黄色葡萄球菌作为一种群体获得性病原体的出现和增加，术后感染的情况越来越常见。在术前须常规进行MRSA培养，必要时术前应用莫匹罗星治疗。
  - 鼻腔填塞时使用抗生素治疗有可能降低鼻窦炎的发生率，其必要性尚未得到证实。

参考文献

[1] Constantian MB. What motivates secondary rhinoplasty? A study of 150 consecutive patients. *Plast Reconstr Surg*. 2012;130:667.

[2] Constantian MB, Clardy RB. The relative importance of septal and nasal valvular surgery in correcting airway obstruction in primary and secondary rhinoplasty. *Plast Reconstr Surg*. 1996;98:38.

[3] Grymer LF. Reduction rhinoplasty and nasal patency: change in the cross-sectional area of the nose evaluated by acoustic rhinometry. *Laryngoscope*. 1995;105(4 pt 1):429-431.

[4] Constantian MB. Four common anatomic variants that predispose to unfavorable rhinoplasty results: a study based on 150 consecutive sec- ondary rhinoplasties. *Plast Reconstr Surg*. 2000;105:316.

[5] Berger G, Hammel I, Berger R, et al. Histopathology of the inferior turbinate with compensatory hypertrophy in patients with deviated nasal septums. *Laryngoscope*. 2000;110:2100-2105.

[6] Saedi B, Amali A, Gharavis V, et al. Spreader flaps do not change early functional outcomes in reduction rhinoplasty: a randomized control trial. *Am J Rhinol Allergy*. 2014;28(10):70-74.

[7] Eren SB, Tugrul S, Ozucer B, et al. Autospreading spring flap technique for reconstruction of the middle vault. *Plast Reconstr Surg*. 2014;38(2):322-328.

[8] Geissler PJ, Roostaeian J, Lee MR, et al. Role of upper lateral cartilage tension spanning suture in restoring the dorsal aesthetic lines in rhino- plasty. *Plast Reconstr Surg*. 2014;133(1):7e-11e.

[9] Friedman O, Cook TA. Conchal cartilage butterfly graft in primary functional rhinoplasty. *Laryngoscope*. 2009;119(2):255-262.

[10] Jalali MM. Comparison of effects of spreader grafts and flaring sutures on nasal airway resistance in rhinoplasty. *Eur Arch Otorhinolaryngol*. 2015;272(9):2299-2303.

[11] Basaran K, Basat SO, Ozel A, et al. The effects of mucoperichondrial flap elevation on septal L-strut cartilage: a biomechanical and histologic analysis in a rabbit model. *Plast Reconstr Surg*. 2016;137(6):1784-1791.

54 调整鼻尖突度的闭合鼻整形术

Indications and Techniques for Increasing and Decreasing Tip Projection in Closed Rhinoplasty

Barış Çakır and Mithat Akan

概述

- 面部常用参考线之一是与瞳孔中点相交的垂线，即“瞳孔中线”。侧位观察时，瞳孔中线至鼻尖最高点的水平距离称为鼻尖突度（tip projection，TP）。
- 侧位观察时，瞳孔中线至鼻孔顶点的水平距离称为鼻孔顶点突度（nostril apex projection，NAP）。
- 侧位观察时，鼻孔顶点至鼻尖最高点的水平距离称为鼻小叶突度（lobule projection，LP）。
- NAP+LP=TP（**图54–1**）。
- 针对鼻部各结构单元进行检查和评估，将有助于实施正确的治疗。

相关解剖

- 下外侧软骨由基底板、内侧脚、中间脚、穹隆部和外侧脚组成。
- 下外侧软骨位于上唇、鼻中隔及上外侧软骨之上。
- Pitanguy韧带位于鼻中隔角与下外侧软骨穹隆部之间，厚度为2～4mm，使鼻尖部的突出部分具有一定的弹性（**图54–2**）。

发病机制

- 鼻尖突度（TP）=鼻孔顶点突度（NAP）+鼻小叶突度（LP）。
- 高NAP：鼻中隔前端和尾侧肥大、上颌骨前鼻棘肥大。
- 高LP：内侧脚和中间脚过长。
- 低NAP：上颌骨发育不全、基底板后缩、鼻中隔尾侧发育不全、鼻中隔成形术后鼻中隔尾侧切除过多。
- 低LP：内侧脚和中间脚过短。

病史与查体

- 如果前颌骨支撑力减弱，鼻唇角会变小，当拉起上唇时，会发现上颌前庭沟加深。

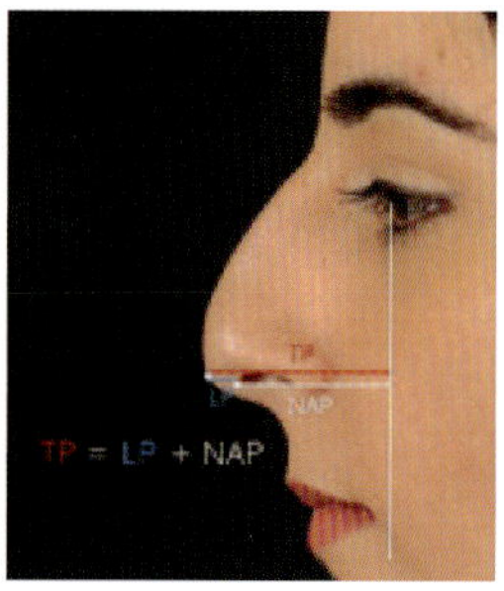

图54–1 鼻尖突度（TP）、鼻小叶突度（LP）、鼻孔顶点突度（NAP）

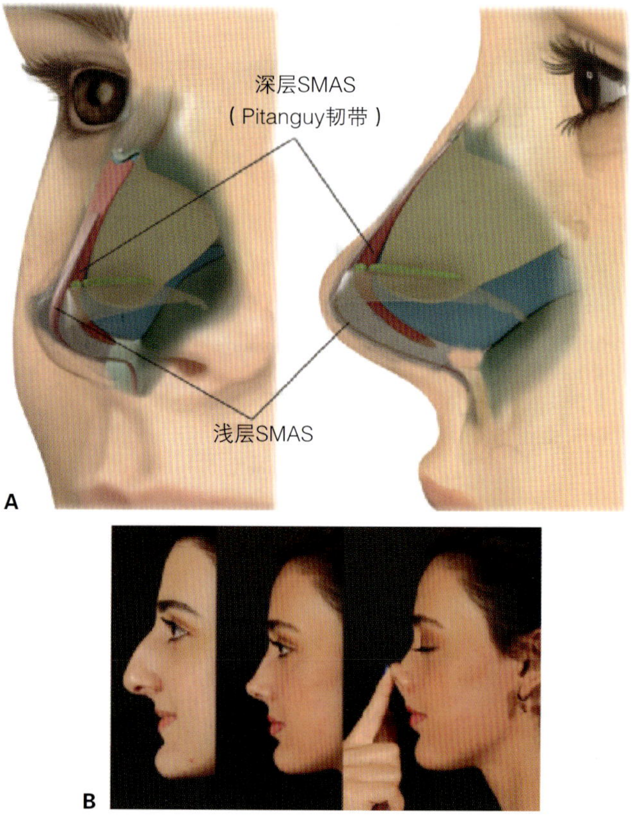

图54–2 **A、B.** Pitanguy韧带位于鼻中隔角与下外侧软骨穹隆部之间，厚度为2～4mm，使鼻尖部的突出部分具有一定的弹性

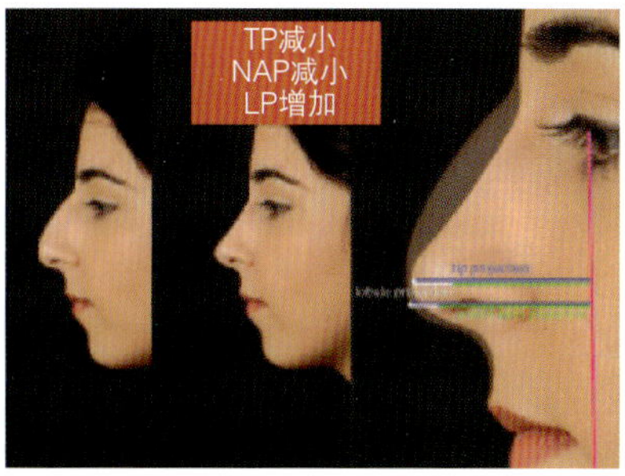

图54-3 将原鼻部照片对比度降为50%，将TP、LP和NAP改变后得到的照片与原鼻部照片相叠加，即可观察到鼻部外观可能发生的改变

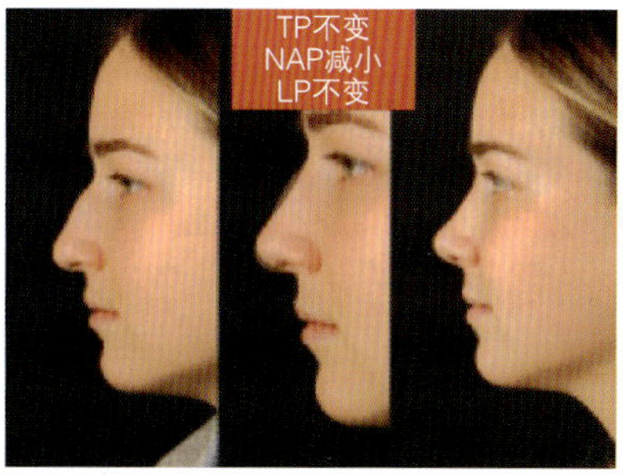

图54-4 如果患者的LP正常，则高TP多与高NAP有关。图中患者手术前后LP没有变化，术后NAP减小引起TP增加。手术3个月后的照片与术前模拟效果接近

- 可以通过按压鼻尖了解鼻部支撑力的大小。
- 上颌骨明显后缩的患者很难具有理想的鼻尖突度。对于不想进行LeFort截骨术的患者，需要在前颌骨表层植入较大的长条形移植物，或者应用有一定强度的长鼻小柱支撑移植物。
- 值得注意的是，在鼻尖突度明显增大的患者中，鼻中隔尾侧和背侧均有肥大表现。
- 鼻中隔肥大可引起鼻小柱悬垂、唇部紧绷、鼻基底板宽大。
- 当鼻中隔肥大时，由于鼻中隔比正常位置时前推鼻基底板更为明显，所以鼻降肌处更为紧张，在患者说话时鼻尖活动度更大。
- 须注意鼻尖部皮肤的厚度。

影像学检查

- 标准照相体位有正位、鼻基底位、俯视位、侧位和斜侧位。拍摄患者微笑时的侧面照片可以提供有关鼻尖动态特点的信息。
- 术前照相有利于更好地分析存在的问题，并有针对性地设计治疗方案。
- 将原鼻部照片对比度降为50%，将TP、LP和NAP改变后得到的照片与原鼻部照片相叠加，即可观察到鼻部外观可能发生的变化（**图54-3**）。

治疗过程

- 治疗需要直接针对存在的问题进行操作。

术前设计

- 须仔细观察鼻尖对患者面部表情的作用程度。在患者说话时要注意观察鼻部运动情况。如果降鼻肌运动较为活跃，应当注意。
- 如果患者的LP正常，则高TP多与高NAP有关（**图54-4**）。
- 患者可能有正常的TP、过大的NAP和过小的LP。为了确保TP的稳定性，须在增大LP的同时，以相同量减小NAP（**图54-5**）。
- TP较小可能既与过小的NAP有关，又与过小的LP有关。鼻尖突度体现出在水平方向上鼻尖软骨的长度。下垂的鼻尖发生旋转也会增加其突度（**图54-6**）。
- 在皮肤层较厚时，鼻尖突度的维持需要得到更有力地支撑。

手术入路

- 采用双侧软骨下切口和单侧贯穿切口即可完成手术。

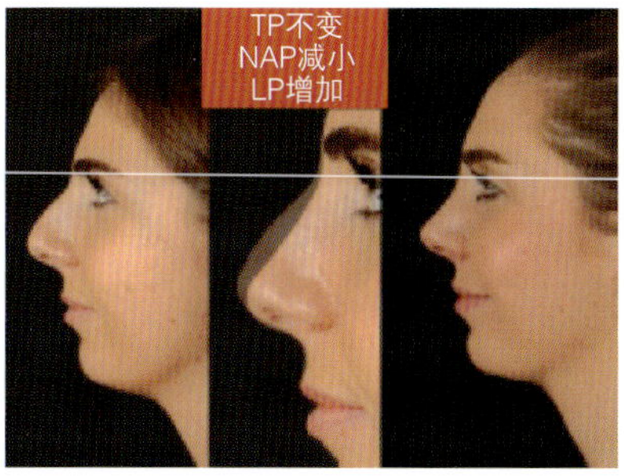

图54-5 患者有正常的TP、过大的NAP和过小的LP。为了确保TP的稳定性，须在增大LP的同时，以相同量减小NAP

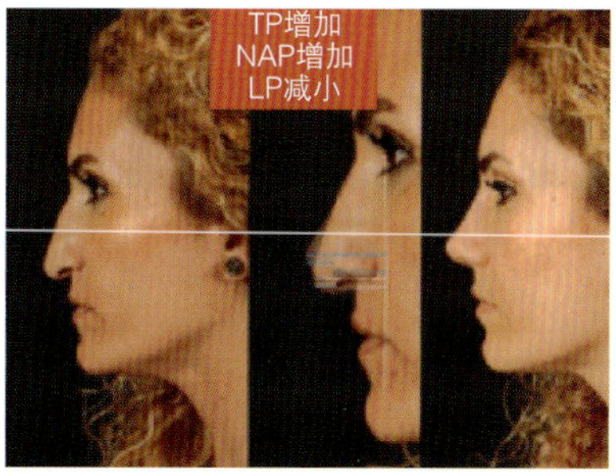

图54-6 TP较小可能既与过小的NAP有关，又与过小的LP有关。鼻尖突度体现出在水平方向上鼻尖软骨的长度。下垂的鼻尖发生旋转也会增加其突度

操作步骤

降低鼻孔顶点突度

- 下列各手术方法均可以降低鼻尖突度（TP）。可以按顺序逐个应用各种方法，直至获得所需的突度。
- 在鼻中隔左、右侧软骨膜下平面剥离其尾侧端（**图54-7A**）。
- 如果单纯剥离效果不佳，可以切除鼻中隔尾侧端过多的部分。如果希望缩短鼻部长度或需要较大程度的旋转，建议采用这种方法。应用上述两种方法可以解决大部分过高的TP问题（**图54-7B**）。
- 如果上述方法不能达到理想效果，可进行上颌前鼻棘尾侧骨膜下剥离。
- 如果效果仍不理想，可增大前鼻棘外侧剥离范围。
- 如果效果仍不理想，则可行前鼻棘切除术。切除后鼻尖突度将显著降低（**图54-7C**）。
- 在极为少见的病例中，采用以上方法仍然有可能未达到理想的效果，则可以切除前鼻棘处更多的上颌骨骨质，并去除鼻中隔与前鼻棘连接处多余的骨膜与软骨膜。
- 只要减小突度3～5mm，就可以显著降低降鼻肌的张力。因此，在降鼻肌功能活跃的患者中，只要突度降低充分，就不需要再进行额外的肌肉切除术。
- 为了减小NAP，需要缩短外侧脚。如果鼻小叶较短，在进行外侧脚手术缩短外侧脚的同时，还要延长鼻小叶结构。
- 如果鼻小叶较为美观，可以剥离外侧脚，并采用鼻孔区重叠的方法使之缩短。
- 在鼻部突度降低、长度也缩短的患者中，鼻中隔黏膜可能会有多余部分。在这种情况下，可以进行保守性梭形黏膜切除术（**图54-7D**）。

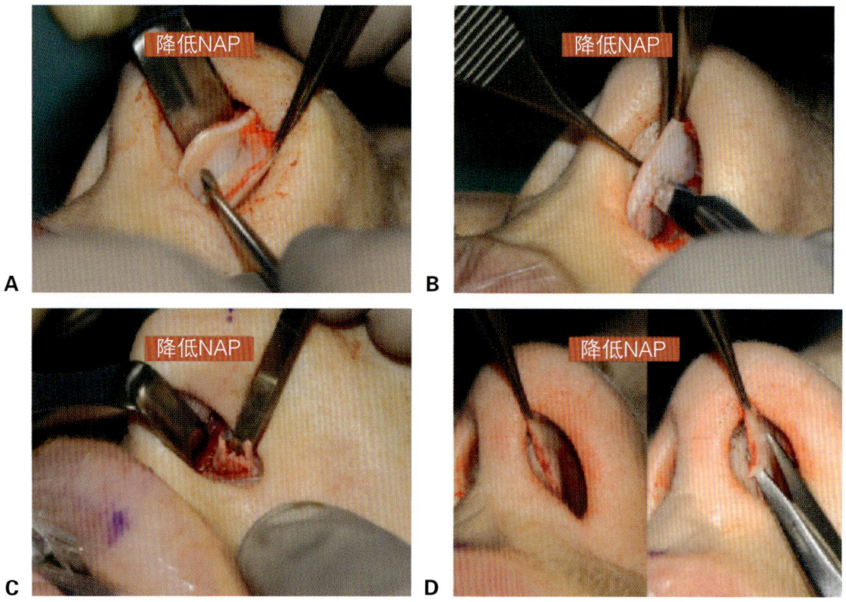

图54-7 **A.** 在鼻中隔左、右侧软骨膜下平面剥离其尾侧端。**B.** 如果单纯剥离效果不佳，可以切除鼻中隔尾侧端过多的部分。**C.** 切除前鼻棘后鼻尖突度将显著降低。**D.** 在鼻部突度降低、长度也缩短的患者中，鼻中隔黏膜可能会有多余部分，可以进行保守性梭形黏膜切除术

降低鼻小叶突度

- 纠正鼻小叶过长最有效的方法是内侧脚折叠术（**图54-8**）。
- 该方法最适合的部位是鼻小柱拐角处。
- 从鼻小柱拐角处向尾侧后方做斜行切口，以增大接触面积。
- 剥离软骨表面2～3mm的黏膜，以便于进行软骨折叠。
- 将内侧脚折叠于中间脚下方，形成2～3mm的重叠区，用6-0 PDS线进行缝合。
- 软骨折叠量一般不需要7～8mm。如果确实需要，则可以采用2～4mm切除与3～4mm折叠的联合应用。在通过外侧脚移位术缩短长外侧脚的情况下，如果鼻小叶突度（LP）过大，则折叠量可能超过4～5mm。
- 内侧脚折叠是治疗鼻小柱悬垂最有效的方法。

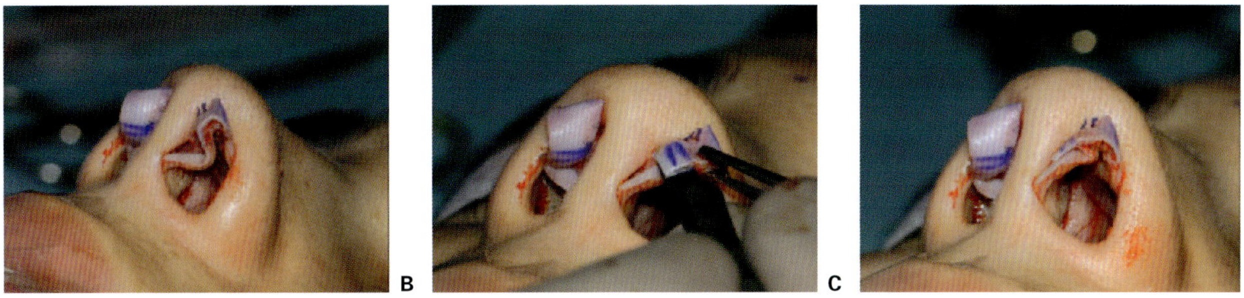

A B C

图54-8 A～C. 纠正鼻小叶过长最有效的方法是内侧脚折叠

增加鼻小叶突度

- 增加鼻小叶突度的最佳方法是外侧脚移位术（图54-9A～F）。LP增加量与多边形小叶软骨长度的增加量一致。
- 外侧脚移位术还可以增加旋转度。鼻小叶较短者通常需要较大程度的旋转度。
- 在闭合鼻整形术中，Pitanguy韧带和卷轴区韧带均得到很好的保护，只有5%～10%的患者需要鼻尖移植物（图54-9A）。如果外侧脚移位后即使达到了足够的旋转度，LP增加仍不理想，则可以使用鼻尖移植物。
- 如果韧带结构未得到很好的保护，穹隆下缓冲消失，穹隆部会向鼻中隔塌陷。Pitanguy韧带会后退至鼻尖软骨上皮肤深层，填充于鼻尖上区。根据鼻尖和鼻尖上区增加的高度进行判断，TP可能显得不够充分。当Pitanguy韧带保护不佳时，由于因此丧失了3～4mm的突度，通常需要鼻尖移植物（图54-9G～I）。
- 如果外侧脚移位后鼻小叶延长过多，可以通过内侧脚折叠来进行调整。
- 通过外侧脚移位延长鼻小叶后，有可能需要移植支撑物。
- 对于1～2mm的LP，可以在鼻尖处植入极小的游离移植物。在闭合黏膜后，将小的移植物置于穹隆软骨上方和穹隆软骨之间。
- 对于2～3mm的LP，需要较大的鼻尖移植物。鼻尖移植物设计成类似于回旋镖的形状，置于鼻尖上方，有助于使鼻尖获得适宜的突度（图54-9J）。

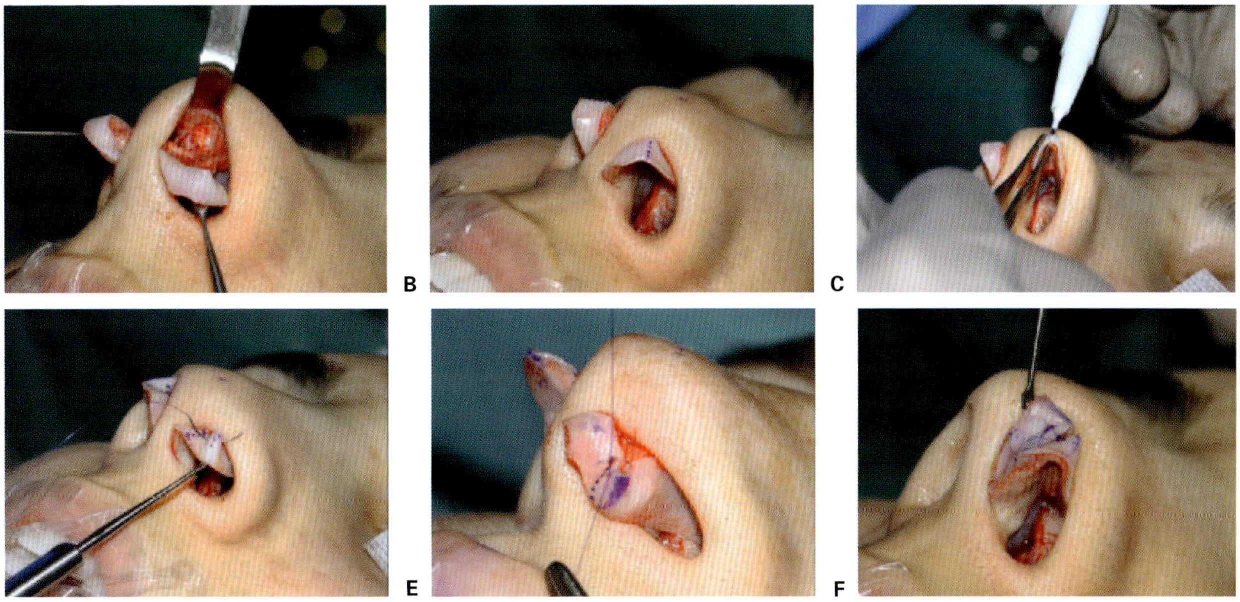

A B C D E F

图54-9 A～F. 外侧脚移位操作

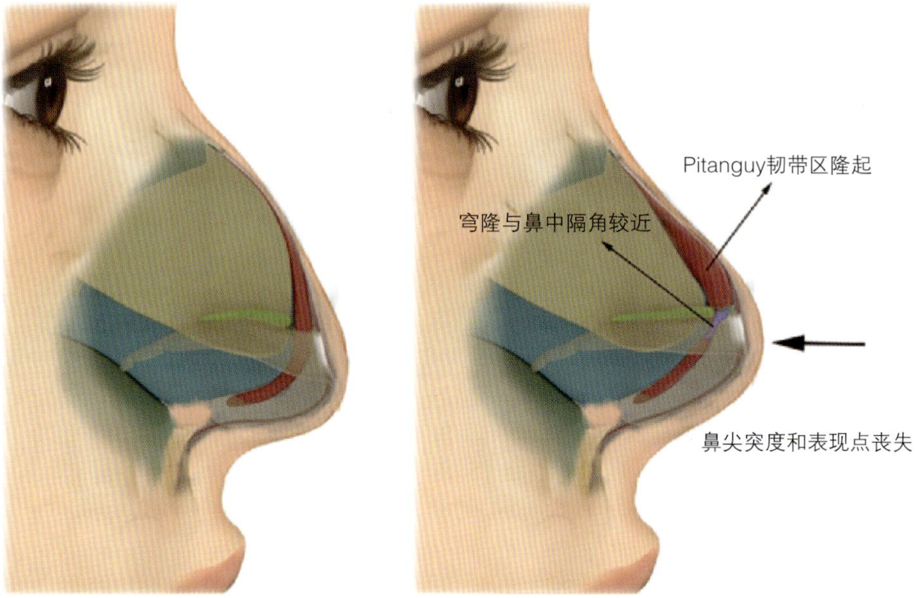

G

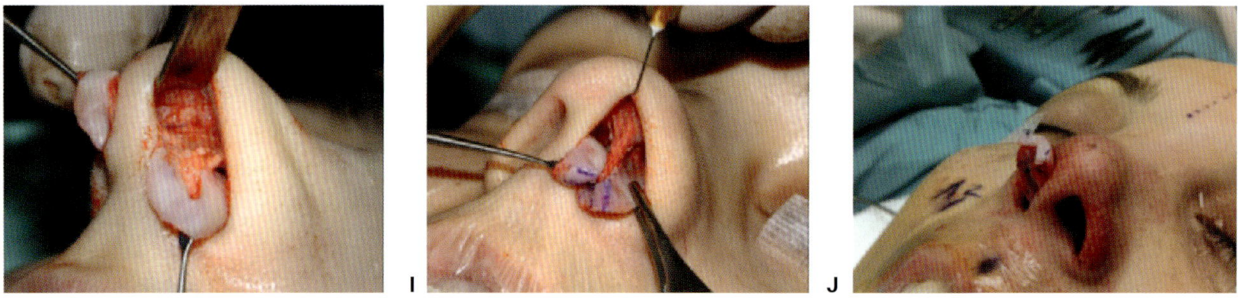

H I J

图54-9（续） **G～I.** 如果韧带结构未得到很好的保护，穹隆下缓冲消失，穹隆部会向鼻中隔塌陷。Pitanguy韧带会后退至鼻尖软骨上皮肤深层，填充于鼻尖上区。根据鼻尖和鼻尖上区增加的高度进行判断，TP可能显得不够充分。当Pitanguy韧带保护不佳时，由于因此丧失了3～4mm的突度，通常需要鼻尖移植物。**J.** 对于2～3mm的LP，需要较大的鼻尖移植物。鼻尖移植物设计成类似于回旋镖的形状，置于鼻尖上方，有助于使鼻尖获得适宜的突度

增加鼻孔顶点突度

- 如果鼻基底板较宽，通过缝合使其缩窄可以增加TP 1～2mm（**图54-10A～G**）。
- 如果上颌骨前方低平，则可以在进行骨膜下剥离后，在此处填充碎软骨（**图54-10H、I**）。
- 对于鼻尖下垂复发的患者，采用上颌骨前部填充是一种有效的矫正方法。
- 增加鼻尖突度最有效的方法是采用长的支撑移植物，使其延伸至上颌骨，并将其固定于穹隆部的间隙内（**图54-10J～M**）。
- 操作时由助手向前牵拉软骨穹隆部，更便于固定支撑移植物。
- 增加NAP的同时，也会增加旋转度。

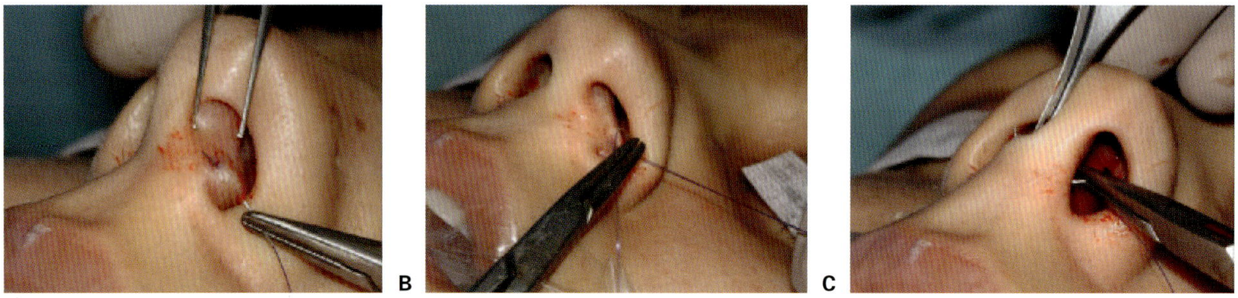

A B C

图54-10 **A～G.** 如果鼻基底板较宽，通过缝合使其缩窄可以增加TP 1～2mm

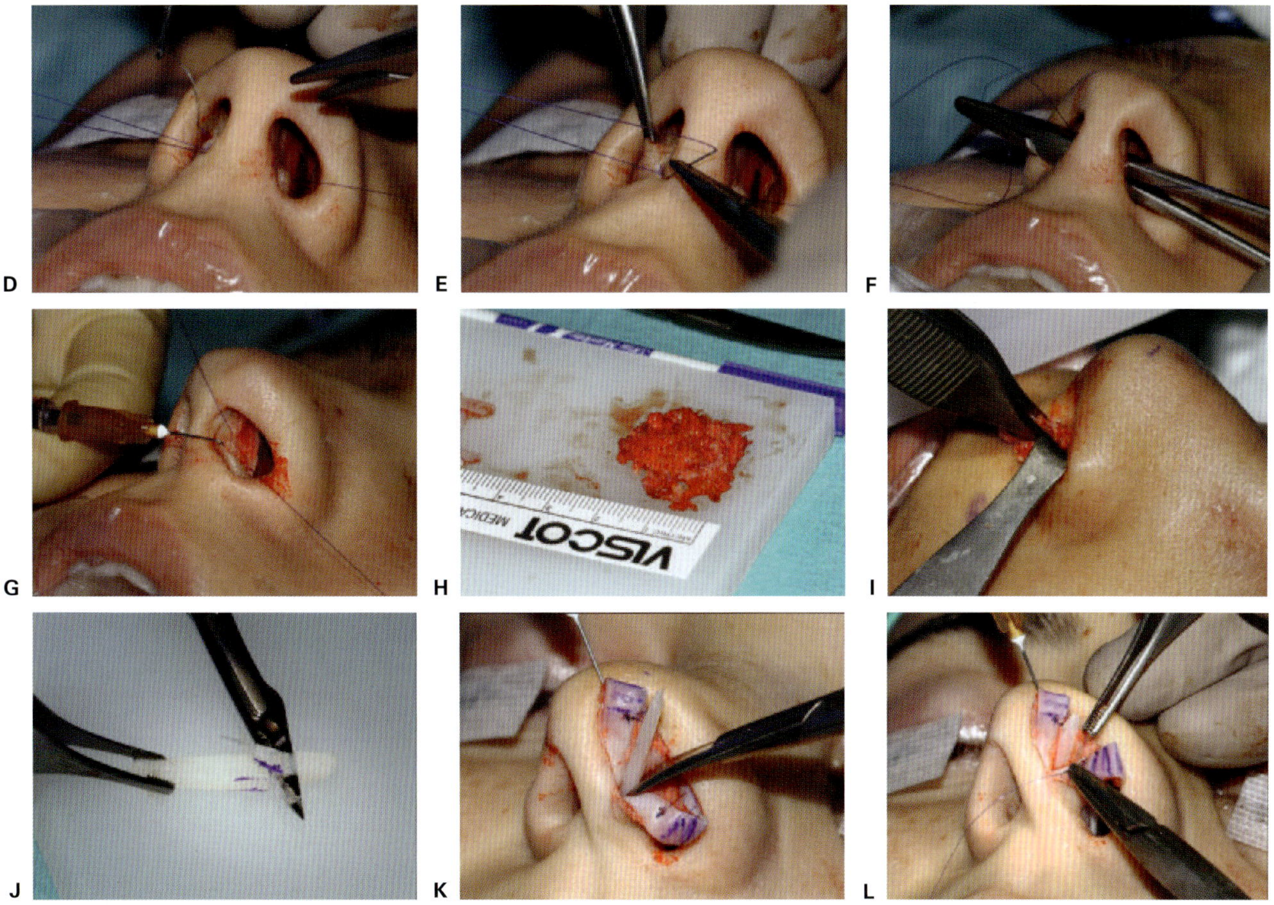

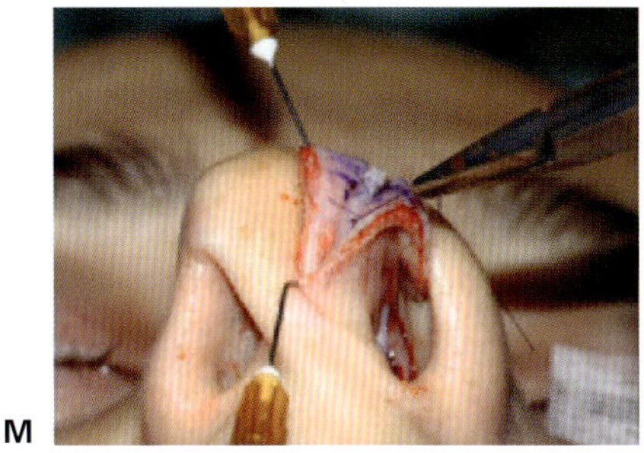

图54-10（续） **H、I.** 如果上颌骨前方低平，则可以在进行骨膜下剥离后，在此处填充碎软骨。**J～M.** 增加鼻尖突度最有效的方法是采用长的支撑移植物，使其延伸至上颌骨，并将其固定于穹隆部的间隙内

要点与难点

外侧脚移位	■ 外侧脚每移位1mm，旋转度会相应改变6°～8°。因外侧脚移位而获得的旋转度呈对数关系发生变化。
下外侧软骨切开	■ 对于鼻部较为宽大者，有可能需要在某个部位切开下外侧软骨。切开时中间脚是最安全的部位。
突度与旋转度的关系	■ 减小鼻尖突度的技术也可能减小鼻尖旋转度。为此有必要相应地缩短外侧脚。
鼻尖突度分析	■ 通过分析NAP和LP来调整TP会使治疗更为准确。

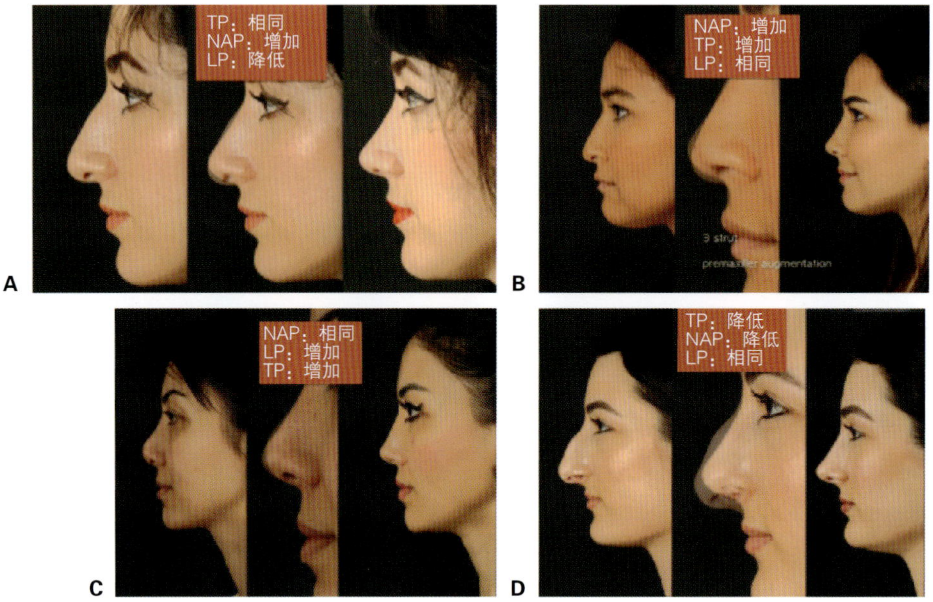

图54-11 **A～D.** 典型病例照片

术后注意事项

- 术后鼻部周围粘贴胶带塑形，注意不要挤压鼻尖。如果胶带向尾侧挤压鼻尖，可能会使鼻尖软骨错位。
- 术后采用热塑性夹板进行固定，该材料具有防水性，因此患者术后每天均可以沐浴。
- 在眼部下方应用胶带可以减轻肿胀和淤血。
- 患者可于术后3～4h离院。
- 一般在进行广泛的剥离后留置引流管，不需要常规冷敷。在肿胀明显的情况下可以使用冷敷。
- 患者在床上休息时保持头部抬高。
- 术后口服含可待因的对乙酰氨基酚止痛。
- 为了防止骨组织水肿，可以在术后第5～10天口服双氯芬酸钾。
- 术前预防性应用抗生素，术后无须使用抗生素。
- 术后用生理盐水冲洗鼻腔10天。
- 术后2～4天去除鼻腔内硅胶支撑物。
- 术后10天后去除鼻固定夹板。一般情况下不再使用胶带粘贴固定。

治疗效果

- 典型病例照片见**图54-11**。

并发症

- 旋转度缺失。
- 突度缺失。
- 鼻尖不对称。
- 出血。
- 感染。

参考文献

[1] Cakır B, Oreroğlu AR, Daniel RK. Surface aesthetics in tip rhinoplasty: a step-by-step guide. *Aesthet Surg J.* 2014;34(6):941-955.

55

调整鼻尖旋转度的闭合鼻整形术和鼻整形麻醉

Techniques for Controlling Tip Rotation in Closed Rhinoplasty and Rhinoplasty Anesthesia

Barış Çakır and Mustafa Özgön

概述

- 鼻尖下垂是鼻整形常见的适应证之一。

相关解剖

- 以下解剖结构影响鼻尖的旋转度：
  - 上颌骨。
  - 鼻小柱。
  - 鼻翼软骨外侧脚。
  - 鼻中隔软骨尾侧端。
  - 上外侧软骨尾侧端。
  - Pitanguy韧带、卷轴韧带和穹顶间韧带。
- 上述解剖结构必须具有正确的尺寸，以确保鼻尖位置的正常（**图55-1**）。

发病机制

- 导致鼻尖下垂的最常见的原因是“鼻尖张力过大”。鼻中隔软骨向尾侧延伸过长，鼻尖部软骨在中间脚处弯曲，影响软骨穹隆的形态。
- 鼻中隔软骨推动基底板向前。
- 由于笑时口周降肌和口轮匝肌处于紧张状态，因此鼻尖下垂会加重。
- 由于鼻翼软骨中间脚参与鼻尖穹隆的形成，因此在鼻尖下垂时，中间脚较长、较宽且弧度较大。
- 外伤或鼻中隔尾侧端切除会影响鼻尖突度，也会造成鼻尖旋转度减小。

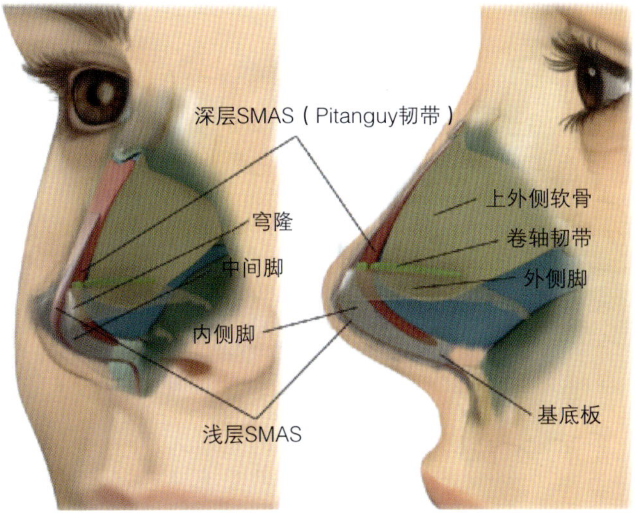

图55-1 解剖

自然情况

- 鼻尖具有一定的旋转度和突度，并具有较大的弹性。
- 鼻尖变化可以显示出面部微小的表情变化。说话时鼻尖僵硬是鼻整形术后出现的不良外观之一。
- 鼻尖的活动性很重要，以保证患者可以面朝下俯卧和正常接吻。
- 鼻中隔延长移植物和舌状沟槽法均可以改变鼻尖的突度和旋转度，但是鼻尖可能会失去柔软性。
- 鼻尖部韧带与鼻尖的旋转度和突度有关，特别是Pitanguy韧带（**图55-2**）。

病史与查体

- 患者常见的主诉是“鼻尖过度下垂”。
- 鼻唇角较小。

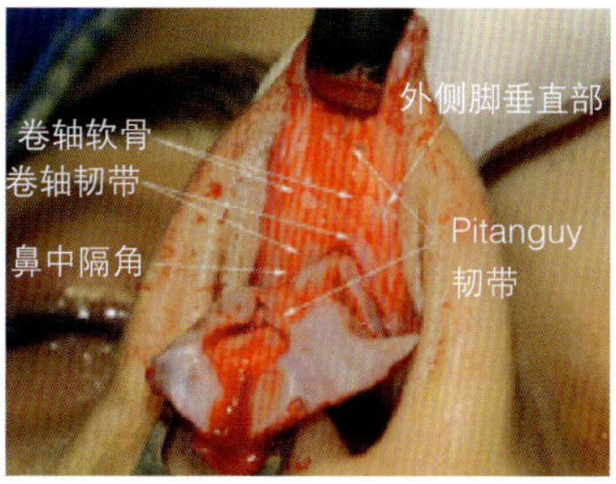

图55-2 Pitanguy韧带和卷轴韧带的解剖

- 患者的皮肤类型具有重要的临床意义。皮肤较厚和微笑时鼻尖过度下垂的患者，更容易使旋转度过小。

影像学

- 标准照相体位有正位、基底位、头顶位、侧位和斜侧位。侧位时微笑的照片有助于了解鼻尖的灵活性。拍摄一张漂亮的鼻部照片，将其旋转90°，然后在这种角度下进行观察，将有助于在手术过程中正确判断鼻尖的旋转度。

非手术治疗

- 填充物和肉毒毒素可用于调整鼻基底形态。但是不能代替鼻整形手术。

手术治疗

- 调整鼻尖旋转度的方法有多种，可以改变内侧脚与鼻中隔的连接方式。
    - 可以将内侧脚缝合于鼻中隔，称为舌状沟槽法。
    - 可以使用不可吸收缝线从内侧脚缝合到鼻中隔，称为旋转度控制性缝合。
    - 通过鼻中隔延长移植物可以稳定旋转度。
- 上述方法有可能导致鼻尖变硬。
- 当进行减小鼻尖突度的操作时，与上唇降肌相连的基底板的位置会发生后移。由于肌肉的移动量减少，其功能会有所减弱。通常情况下，为了减小鼻尖突度，只需在软骨膜下平面分离鼻中隔尾侧端即可。
- 为了调整旋转度，必须缩短鼻翼软骨外侧脚、上外侧软骨和鼻中隔软骨尾侧端。
- 通过外侧脚移位术可以缩短外侧脚，增加鼻小叶突度。
- 如果未曾进行过调整鼻尖突度的操作，则外侧脚移位术不能调整鼻尖突度。如果曾进行过调整鼻尖突度的操作，则外侧脚移位术可以恢复部分减小的鼻尖突度。

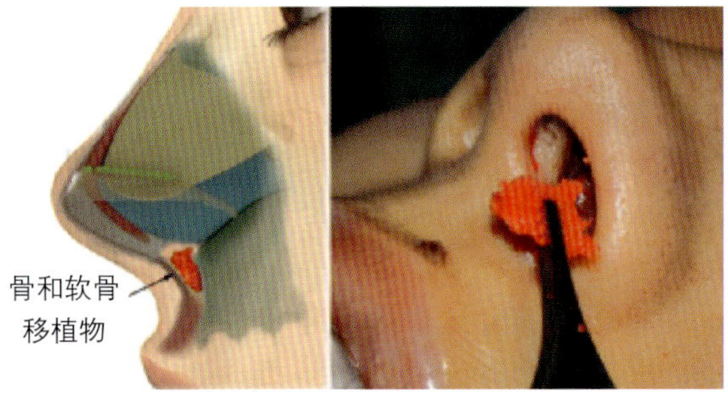

图55-3 使用软骨和骨移植物进行上颌骨前部填充

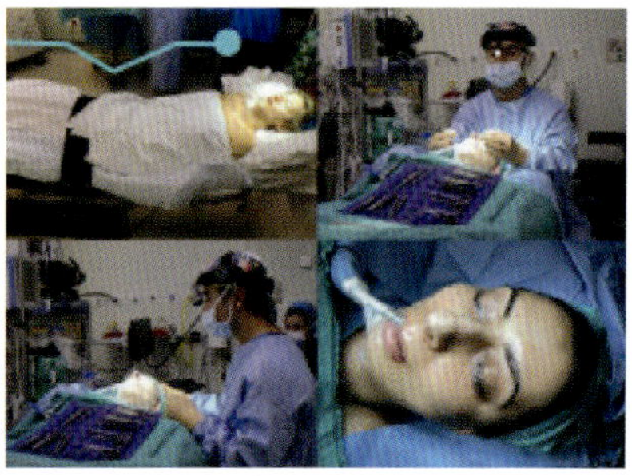

图55-4 术中患者体位

- 外侧脚移位术的基本作用是增加鼻尖的旋转度。
- 支撑移植物对于加强鼻小柱的支撑力很重要。对于鼻小柱支撑力较弱的患者，可以放置2~3个支撑移植物。鼻尖突度减小会导致旋转度也减小。
- 上颌骨支撑不足的患者很难获得足够的鼻尖旋转度和突度。因此，需要在上颌前部填充软骨和进行骨移植（**图55-3**）。
- 对于皮肤较厚的患者，需要选择一个较长且较为结实的软骨作为支撑移植物，并使用5-0 Prolene线进行鼻中隔-鼻小柱缝合，缝线要穿过内侧脚或支撑移植物。

体位

- 患者取头低脚高位，腰部伸展，颈部过伸20°~30°，并与地面平行。采取这种体位，可以降低颅内压，并减少术中出血。注意保持头部始终与地面平行，以避免判断旋转度时产生误差。
- 患者取仰卧位，头下垫枕，手臂置于腹部，腿下垫硅胶垫，避免脚跟压在手术台上。用手术单包裹手臂，暴露胸部或以手术单覆盖身体。
- 在手术室内，麻醉装置置于患者的一侧，与患者头部相邻，并呈45°角，以便于术者在头部进行操作，并观察术区的对称性（**图55-4**）。如果外科医生是右利手，麻醉装置置于患者的左侧。

麻醉

- 目标：确保患者在鼻整形手术中的安全性，减少术中出血，消除患者疼痛感，防止患者恶心和寒战（尤其是在术后阶段）。
- 麻醉前准备：门诊患者一般为成年人，较为年轻。在手术前1天完成全血细胞计数、凝血检查、肝炎标志物和心电图等检查。手术当天在术前评估室进行心电图、血氧饱和度、NIBP、体温等检查，并记录基线值。建立静脉通道，输注液体，液体配方为：250mL 0.9%生理盐水+1g头孢美他唑+100mg曲马多+45.5mg马来酸苯那敏。

- 应用第一代头孢菌素预防感染。
- 鼻腔内应用盐酸伪麻黄碱鼻喷雾剂，以收缩鼻黏膜血管。
- 作为术前用药，静脉注射1mg咪达唑仑+10mg甲氧氯普胺+50mg雷尼替丁+40mg甲强龙。通过输液泵以40μg/h的速率输注右美托咪定。
- 上述准备工作完成后，将患者送入手术室，连接心电和血氧监测设备。
- 注射异丙酚（50mg/h）和瑞芬太尼（250μg/h）。静脉注射2%利多卡因60mg+芬太尼50μg。应用罗库溴铵5mg后开始计时。应用异丙酚150mg之后，再应用罗库溴铵25mg。可以再次应用芬太尼50μg和异丙酚50mg。
- 在睫毛反射消失后，用多黏菌素B眼药膏涂布睑结膜囊，用1cm透明胶带保护眼部。3min后，用7.0螺旋管进行气管插管。球囊压力设置为25cmH_2O（1cmH_2O≈98Pa）。在操作过程中，持续测量球囊压力。可以将球囊与一个850psi（1psi≈6.895kPa）压力计相连（延长线为120cm），以便进行小的调整，使其压力保持在（25±5）cmH_2O。
- 气管插管深度为距离口唇21～23cm处，并在距离上唇1cm处固定，以不牵拉上唇变形为标准（术者为左利手时置于右侧）。使用2cm长的Hypafix胶带固定，以Ω形缠绕在通气管周围。在延长管的帮助下，将气管插管以半封闭回路的方式连接到麻醉装置上。在容积控制模式下，呼吸支持由44%氧气+50%一氧化氮+6%地氟醚完成，ET-CO_2为30mmHg（VT为8～10mL/kg，f为10～12/min，新鲜气体流量为2L/min；1mmHg=133.322Pa）。
- 用16G橙色吸引管检查口腔和胃部。之后开始手术。
- 30min后，给予对乙酰氨基酚1g。
- 在手术开始1h后，将右美托咪定输注量调整为20μg/h，此后，每半小时剂量减少一半，直到第2h后减为0。

局部麻醉

- 局部麻醉液配方为：丁哌卡因5mL+2%利多卡因5mL+0.9%生理盐水9mL+1/4浓度肾上腺素1mL（肾上腺素浓度为1∶800 000）。同时制备稀释1倍的局部麻醉液（上述液体2mL+生理盐水2mL）。用3mL局部麻醉液行鼻部周围浸润麻醉，用2mL稀释1倍的局部麻醉液行鼻中隔黏膜下浸润麻醉。局部麻醉后等待10min。局部麻醉一般不会导致QT间期明显延长或其他心律失常，ET-CO_2的增加量不应超过10%。由于局部麻醉药中含有肾上腺素，因此应用后有可能增加ET-CO_2，并引起心电图中QT间期的延长，这些表现是暂停局部麻醉的早期预警信号，可以通过增加呼吸机上的分钟容积来确保正常呼吸。

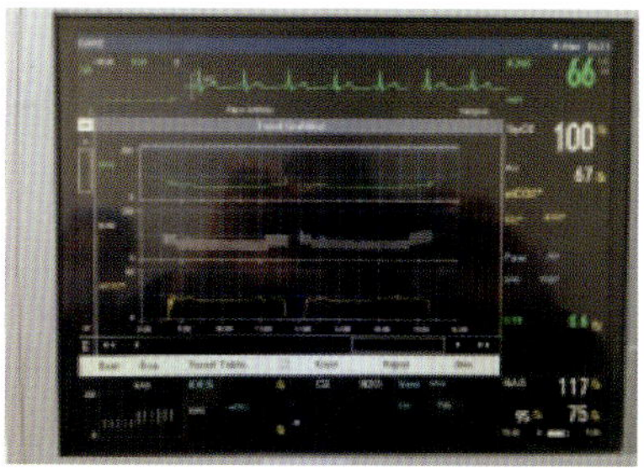

图55-5 术中患者观察指标稳定

- 待收缩压降至90mmHg以下后再注射局部麻醉液。如果鼻腔黏膜下注入局部麻醉液后血压超过100～110mmHg，则肾上腺素无法达到最佳的血管收缩效果。
- 在手术过程中一般不需要再进行特殊的干预。在手术时，不应将所有患者的血流动力学参数均设置在相同的固定数值上，关键是确保患者的脉搏和血压正常，以便于在不出血的情况下完成手术（**图55-5**）。
- 根据术者的反馈和患者的血流动力学指标变化情况，可在手术开始1h后减少输注的液体量。
- 在手术接近结束时（术者开始放置硅胶夹板），关闭氧化亚氮和地氟醚。给予100%氧气后，改为给予44%氧气+56%空气。
- 静脉注射地塞米松8mg和昂丹司琼4mg。
- 手术完成后，在使用绷带之前，用18G绿色吸引管抽吸口腔和胃部。停止输注异丙酚。
- 当进行绷带包扎时，患者接触冷水后有时会睁开眼睛。如果患者能够按照医生指令完成各种动作（张口、伸舌等），即可拔除气管插管，并用简易面罩以5～6L/min的速度给氧。如果患者在此阶段没有醒来，医务人员需要等待，直到患者可以按照医生指令完成各种动作。等待时间一般不超过20min。在患者有意识并且能够充分地进行自主呼吸后，需要在手术室再观察5min，然后转移到术后恢复室。

操作步骤

■ 保护Pitanguy韧带，调整鼻尖旋转度，并保持其弹性

- 在后端做贯穿切口，保持鼻中隔尾侧端软骨膜与Pitanguy韧带相连。
- 将1mm的鼻中隔尾侧端软骨保留在软骨膜上，以便于之后的缝合。
- 术者把持鼻中隔尾侧端，通过旋转鼻尖确定鼻中隔尾侧端的切除量，去除多余部分（**图55-6A**）。
- 根据所需的突度和旋转度，使用5-0 PDS线将与Pitanguy韧带相连的软骨膜和1mm软骨瓣与鼻中隔前部缝合3～5针（**图55-6B**）。

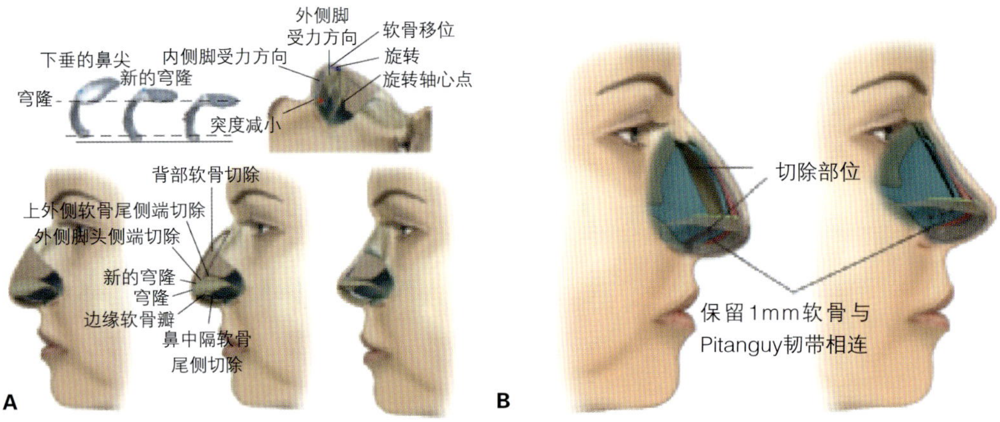

图55-6 **A.** 为调整旋转度切除部分鼻中隔软骨。**B.** 切除鼻中隔软骨尾侧部，将与Pitanguy韧带相连的软骨膜和1mm软骨瓣与鼻中隔前部进行缝合

■ 缩短长的外侧脚

- 修整鼻尖软骨，完成鼻尖塑形。
- 将外侧脚缩短至正常的长度。
- 对于小叶较短、穹隆较低的患者，缩短外侧脚的最好方法是外侧脚移位术（**图55-7**）。
- 外侧脚头侧端切除也可以增加旋转度，但是其效果不如缩短外侧脚。

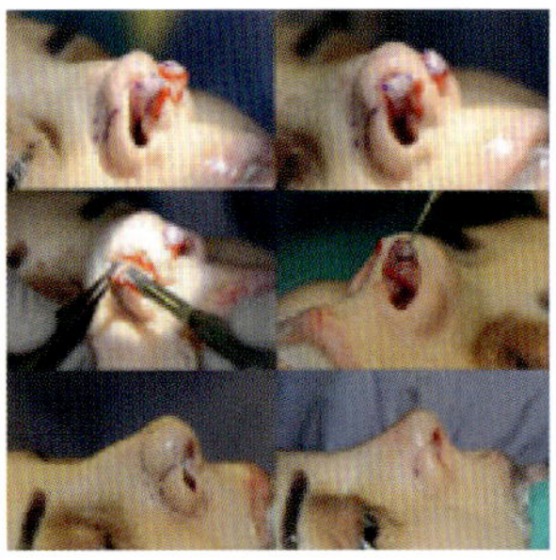

图55-7 外侧脚移位术（移位术后小叶过长，因此进行了内侧脚重叠术）

■ 缩短长的上外侧软骨

- 在达到所需的鼻尖位置后，再次检查上外侧软骨的尾侧端。如果有多余的部分，均应予以切除（**图55-6A和图55-8**）。
- 在修复卷轴韧带时，可以缝合1针穿过上外侧软骨。

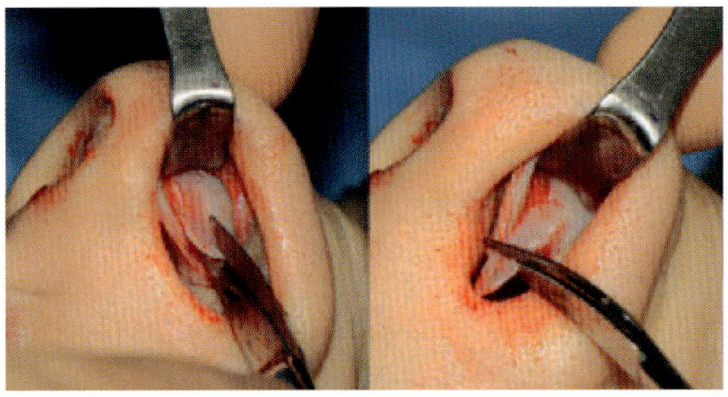

图55-8 切除上外侧软骨尾侧端

■ 鼻尖旋转度调整后注意保持鼻尖的突度

- 再次检查鼻尖的硬度。调整后的鼻尖应该具有一定的移动度，而且用手指按压时应该有足够的支撑力。如果支撑力不足，则应植入支撑移植物。
- 对于修复病例、复发性鼻尖旋转度异常和突度过小的患者，应考虑进行上颌骨前部填充。

要点与难点

突度	■ 突度减小会导致旋转度减小。因此，应在手术结束时再次检查鼻尖的支撑情况。
皮肤	■ 皮肤较厚者更容易发生鼻部旋转度过小。鼻尖突度需要得到良好的支撑。为此，术中一般过度旋转1～2mm。
旋转度过小	■ 旋转度过小的常见原因有外侧脚过长、上外侧软骨过长、鼻尖支撑不足。
麻醉过程的细节	■ 患者的安全是最重要的。 ■ 麻醉和手术团队之间的协调合作会影响手术的结果。 ■ 术前20min使用鼻喷雾剂，有助于减少鼻中隔手术的出血量。 ■ 本章介绍了采用多模式镇痛、多模式预防恶心、联合应用H1+H2受体阻滞以及一氧化氮参与的综合性全身麻醉（Noah pudding麻醉）。 ■ 术前应用α2受体激动剂（右美托咪定）。 ■ 未使用β受体阻滞剂和硝化甘油。 ■ 局部麻醉时分梯度给予肾上腺素，并且给药时间超过10min。术者应该积极创造适合于手术的条件，而不是单纯被动地等待。 ■ 持续监测气管插管球囊内的压力，并将其保持在不会损害气管黏膜的水平。 ■ 手术结束后，在患者仍处于全麻状态时，进行口腔和咽腔抽吸清理，并保证胃部处于排空状态。 ■ 唤醒患者的位置和条件与麻醉诱导时相同。 ■ 在手术过程中，手术室可以播放轻音乐。

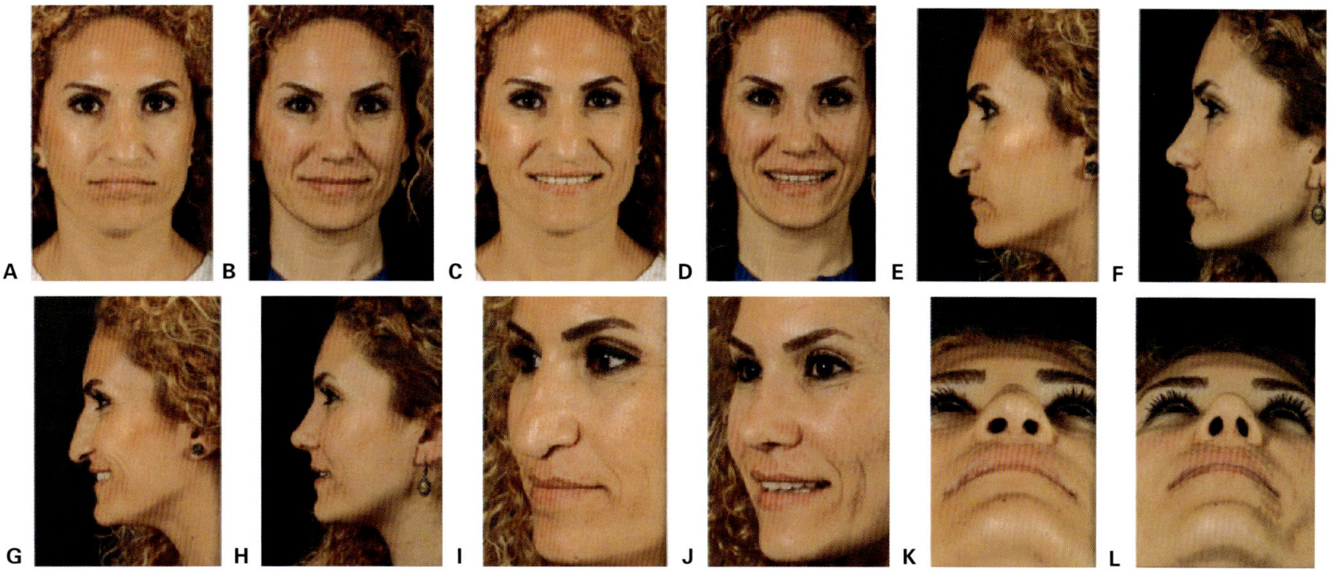

图55–9 **A**、**B**. 调整鼻尖旋转度的典型案例。3个月后外观，手术前后正面外观。**C**、**D**. 手术前后微笑时正面外观。**E**、**F**. 手术前后侧面外观。**G**、**H**. 手术前后微笑时侧面外观。**I**、**J**. 手术前后斜侧位外观。**K**、**L**. 手术前后基底位外观

术后注意事项

- 术后第一个小时患者在床上休息。1h后，患者可以喝水。如果患者没有恶心感，可以吃三明治、喝果汁，然后在床上再休息1h。如果患者没有其他不适的感觉，就可以坐起来，并逐渐活动。如果全身状况良好，就可以拔除静脉输液。建议患者在术后第一个24h内不要饮酒或开车。患者离院至上车过程中应通过轮椅进行转送。

治疗效果

- 参见调整鼻尖旋转度的典型案例（**图55–9**）。

并发症

- 旋转不足。
- 旋转过度。

参考文献

[1] Cakır B, Oreroğlu AR, Daniel RK. Surface aesthetics in tip rhinoplasty: a step-by-step guide. *Aesthet Surg J*. 2014;34(6):941-955.

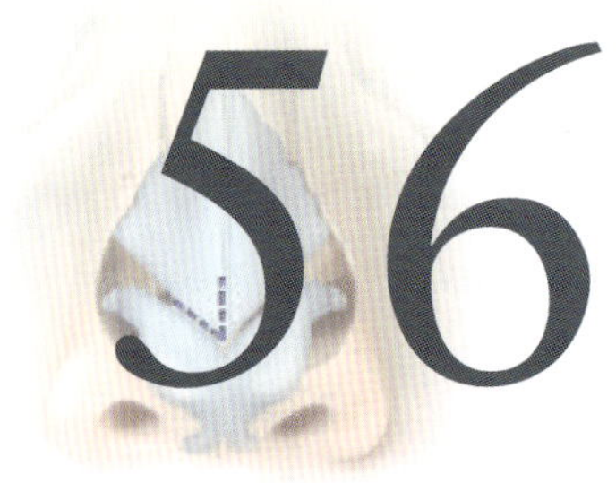

56

针对不同种族特点的闭合鼻整形术

Technique for Ethnic Rhinoplasty by the Closed Technique

Shruti C. Tannan, Clayton Crantford, and Mark B. Constantian

概述

- 应用闭合鼻整形术能够做到尽可能充分地满足患者的审美和功能需求，同时不增加手术切口带来的新的畸形。
- 具有不同种族特点的鼻整形术是指非北欧人种患者的鼻部手术，其效果与特定的种族背景有关。同时，在临床实践中，种族差异也有个体化因素。无论患者的种族如何，最重要的是尽可能达到患者的整形目标。为此，需要综合考虑患者的种族特点、家庭史、个人偏好等。
- 有些患者可能希望保留其独特的家庭、种族或个人特征，而有些患者却可能希望改变某些特征。外科医生必须详细了解患者的个性化期望值，以防止其对术后效果不满意。
- 与患者就其预期的目标和期望的效果进行充分讨论，是每个鼻整形手术过程中最为关键的步骤。
- 在制定和实施手术计划的原则方面，不同种族之间没有区别。因此，针对不同种族特点的闭合鼻整形术在许多方面与常规鼻整形术相同。
- 手术效果在满足患者需要的同时，还应该保持其个人的特征。
- 二次鼻整形手术最常见的原因之一是失去了家族、种族或个人的鼻部特征。例如，外科医生可能准备要去除鼻背部驼峰，但是患者却喜欢将驼峰鼻作为自己独有的特征加以保留。像这样的关键问题，在术前必须进行充分讨论和沟通。
- 必须与患者详细地讨论具体的整形目标。闭合鼻整形术可以保证医生在手术台上即刻观察到术后的效果。因此，可以更好地设定目标，并实施手术。
- 有些患者希望保留其鼻部的某些特征，这些特征可能是遗传学特征的一部分，而另一些患者则可能希望改变这些特征。在术前，外科医生要与患者进行认真的讨论和沟通，使其充分了解手术计划。

相关解剖

- 虽然不同种族之间鼻部有较大的差别，但是也有一些共同的特征和特点。重要的是要提前发现鼻部的特点，并以此为根据进行充分的术前分析和讨论。手术计划需要达到患者满意的整形效果的同时，保留患者独有的特征。
- 具有下述4种解剖学特征的患者更容易发生术后效果不佳，术前应加以注意：
  - 鼻根或鼻背过低：
    - 鼻背部的长度和高度及其与鼻下部大小的平衡性，决定了鼻部比例是否美观。过低的鼻根或鼻背部的头侧起始点常位于平视位时上睫毛缘水平位置。
    - 鼻根起始处较低、鼻部长度较短时，鼻基底会相对较宽。为此，必须部分或整体抬高鼻背，以达到与鼻基底的平衡。对于皮肤较厚的患者，软组织收缩程度较小，因此这种方法较为适合。
    - 同时，鼻背部长度也必须与鼻基底大小相平衡。对于鼻基底较窄的患者（如一些亚洲人鼻部），鼻根起始点应低于上睫毛缘水平位置。种族特点和患者偏好是两个需要重点考虑的因素，另一个重要因素是鼻部各部位的比例关系。
  - 鼻尖突度不足：
    - 鼻尖突度主要受软骨强度的影响，而不是皮肤及皮下软组织体积所决定的，特别是受鼻翼软骨中间脚长度的影响最大。笔直的鼻部侧面轮廓线需要有足够的鼻尖突度，而且鼻尖的支撑力不受鼻背部高度的影响。
- 鼻尖突度不足时鼻尖软骨在鼻中隔软骨前角处常无足够的突出。鼻尖突度正常者无须增加支撑结构，鼻尖突度不足者需要增加足够的支撑结构。
- 患者可能有较宽的鼻基底，但是鼻尖突度仍然不足。鼻下部过大、不平衡者鼻尖突度也可能存在不足。
- 对于鼻尖突度的错误判断，可能导致鼻背组织切除过多、鼻尖上部畸形或软组织收缩后畸形。

- 穹隆中部狭窄：
  - 穹隆中部狭窄提示内鼻阀功能不全。
  - 进行驼峰鼻顶部软骨切除后穹隆中部会变得狭窄，将使气道通气状况恶化。在鼻背驼峰切除过程中即使仅切除2mm的顶部软骨，也可能使支撑穹隆中部稳定性的结构受到破坏，穹隆中部向鼻中隔软骨前角处塌陷，内鼻阀处气流减小，并产生典型的“倒V形”畸形。
  - 在大多数患者中，通过撑开移植物或进行背侧移植物移植可以改善功能不全的内鼻阀功能，可以使平均鼻通气量增加1倍。
- 鼻翼软骨位置异常：
  - 鼻翼软骨外侧脚头侧旋转异常，其长轴指向内侧角，而不是指向外侧角。
  - 在外侧脚头侧位置异常时，如果按照通常的位置进行鼻内软骨间切口，会导致软骨异常损伤。在这种情况下，应该切断整个异常旋转的外侧脚，而不应仅仅分开头侧部分。
  - 在大多数情况下，外侧脚位置异常会导致对外鼻阀支撑不足（除方形鼻尖或球形鼻尖外），还会引起外鼻阀功能不全。
  - 针对外侧脚头侧旋转异常进行治疗时需要切除和替换相关结构，重新定位外侧脚以支撑外鼻阀，必要时使用自体移植物支撑外鼻阀塌陷部位。
  - 矫正外鼻阀功能不全后平均鼻通气量可增加1倍。

病史与查体

- 患者病史：
  - 患者气道情况和美观问题。
  - 患者鼻部外伤史。
  - 患者气道阻塞情况。
- 内鼻检查：
  - 鼻阀功能检查。
  - 鼻中隔情况检查。
  - 鼻甲情况检查。
- 外鼻检查：
  - 软骨大小和质地检查。
  - 骨性穹隆长度检查。
  - 鼻侧壁硬度检查。
  - 皮肤厚度和软组织分布特点：
    - 皮肤的厚度将影响软组织缩小的程度，增大或稳定移植物的效果。软组织分布特点将影响鼻部最终的大小和比例。
  - 鼻部整体外形：
    - 包括鼻部宽度、长度，鼻梁外形、鼻尖形状、鼻孔大小，鼻小柱与上唇的位置关系，以及任何不对称的情况。

影像学检查

- 现有的基于影像的软件系统有助于外科医生和患者之间的良好沟通。但是软件仅能提供一个模拟的影像分析，并不能保证与术后效果完全一致。只有在患者的解剖学和生物学条件允许的情况下进行合理的操作，才能达到适当的结构和外形的改变，成像分析才能符合实际效果。

治疗过程

- 针对不同种族特点所进行的闭合鼻整形术，其目标与其他鼻整形术相同：在不产生新畸形的前提下，尽可能地实现患者的美观和功能需求。
- 针对不同种族特点的闭合鼻整形术有许多优点。
- 闭合鼻整形术中解剖分离较少，对于鼻部表面结构无干扰，这一点决定了50%的最终效果。
- 在闭合鼻整形术过程中，针对软组织的操作较少，鼻背和鼻尖的皮肤不会离开术前的位置，因此手术可以更准确地控制鼻尖的外形。

- 通过闭合鼻整形术很容易将鼻尖移植物放置在准确的位置上，而且不需要进行过多的缝合。由于可以可靠地控制软组织腔隙，因此可以放置不同厚度和性质的多个移植物，用以实现特定的美学目标。这一点在开放式手术中很难实现。
- 在应用闭合鼻整形术时，由于不必将内侧脚与所附着的鼻小柱处的皮肤进行分离，鼻尖突度也不会受到影响，因此可以不必使用鼻小柱支撑移植物。
- 有关手术切口的变化很少，减少了与切口有关的术后不良反应的发生，大大降低了发生医源性畸形的可能性。
- 闭合鼻整形术相较于开放式鼻整形术，可以避免一些异常情况的发生：鼻小柱增大、鼻小柱变窄、鼻翼缘突出、鼻翼软骨变形等。
- 应用闭合鼻整形术后，即使对于最疑难的病例，也能将术后异常发生率降到最低，因此应用这种方法没有过多的禁忌证。

术前设计

- 术前的内鼻检查和外鼻检查非常重要。
- 应特别注意鼻阀、鼻中隔、鼻甲和基本的鼻部美学结构。
- 首先确定是否有上述4种特殊解剖学情况，以便将针对性治疗纳入手术计划中。
- 术前必须拍摄照片。
- 与患者共同确定治疗目标，告知患者可能发生的并发症和治疗方法。
- 在进行鼻整形设计时有3个软组织指标必须考虑在内：皮肤厚度、皮肤分布特点和鼻尖小叶外形。
- 所有一次或二次鼻整形术均可以通过使用以下移植物中的一种或多种加以解决：①鼻根移植物、撑开移植物、鼻尖移植物；②鼻背移植物、鼻尖移植物；③鼻翼侧方移植物。
  - 外科医生只需要掌握常用的4种移植物就能够解决大多数的鼻部问题（鼻根移植物与鼻背移植物是相同的移植物，只是长度不同）。
  - 除此之外，还需要掌握的技术有针对上颌后缩的上颌骨前部增大术、用于纠正不对称的鼻侧壁移植物技术、治疗鼻翼退缩的复合移植物技术等。
  - 通过使用上述4种移植方式和两种策略，可以解决大多数鼻部美观和通气问题，这使外科医生更容易掌握这项技术。

体位

- 患者取仰卧位，手臂和腿部垫枕，膝部略屈曲。手术台呈10° ~ 15° 的反向Trendelenburg位，以减少出血。

入路

- 闭合鼻整形术。
- 鼻整形手术较其他美容手术更容易提供个性化手术方案，而且闭合式手术常常是实现这一目标的关键。

操作步骤

- 针对不同种族特点的闭合鼻整形术的过程与常规闭合鼻整形术过程相似。
- 治疗的关键是在达到患者的期望和目标的同时，不产生与患者遗传特征相矛盾的结果，避免形成明显的不美观的“整形后外观”。

骨组织剥离

- 首选单侧或双侧软骨间切口入路。
- 相关闭合性鼻整形术显露方法参见第53章。

操作步骤

鼻背部组织切除

- 在直视下使用锋利的锉刀进行骨性穹隆复位，通过观察外观来判断复位效果。
- 使用11号刀片切除鼻中隔背侧缘，操作之前将刀片尖端去除，以免损伤鼻背部皮肤（**图56–1**）。
- 切除鼻中隔背侧缘后，鼻背部皮肤表面在视诊和触诊时均表现为非常平滑。
  - 注意避免在鼻背中部出现凹陷和不连续的情况，这种现象被称为“鼻背中部凹陷”，其原因是鼻背侧组织切除过多，超出了软组织收缩的范围。
  - 针对“鼻背中部凹陷”的治疗方法是在凹陷处放置一个较薄的背侧移植物，移植物体积大小不能超过切除的组织量。

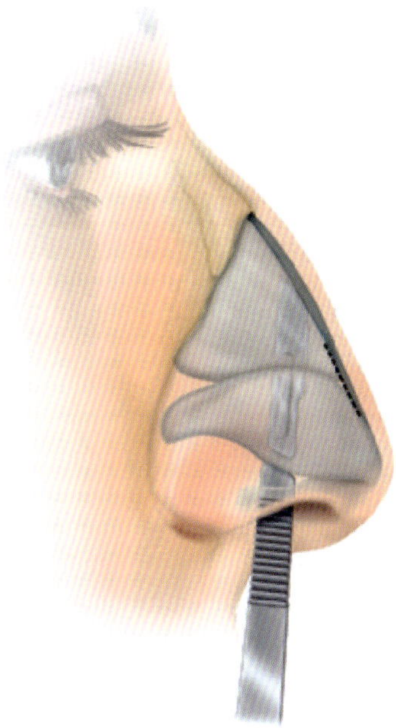

图56–1 使用11号刀片切除鼻中隔背侧缘，操作之前将刀片尖端去除，以免损伤鼻背部皮肤

鼻棘–鼻中隔软骨尾侧缘处理

- 做贯通切口，评估鼻中隔软骨尾侧缘和鼻棘的状况，根据实际情况切除软骨尾侧端或部分鼻棘，以调整鼻小柱与鼻孔边缘、鼻长度、鼻下轮廓和上唇的关系（**图56–2**）。
- 如果鼻唇角与上唇关系符合要求，则无须做贯通切口，也无须对鼻中隔尾侧缘或鼻棘进行调整。
- 避免过度切除，即使1～2mm的差别都会使正常的鼻小柱位置变成异常的后缩位置。

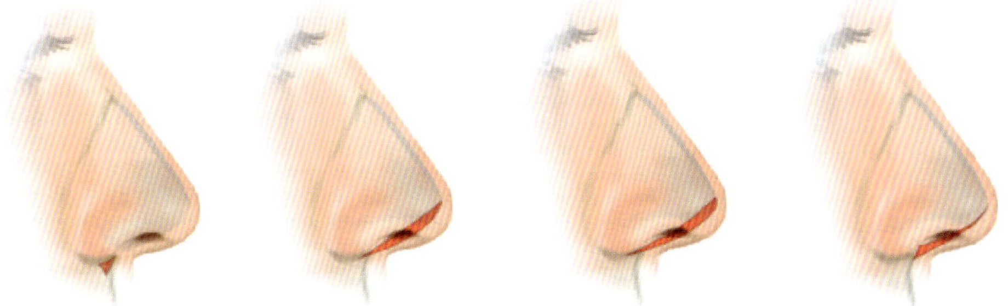

A 仅进行鼻棘缩小　B 鼻中隔尾侧缘缩小，未行缩短　C 鼻中隔尾侧缘缩小、缩短　D 鼻中隔尾侧缘缩小、延长

图56–2 A～D. 根据临床需要采用不同的方法处理鼻棘和鼻中隔尾侧缘

鼻翼软骨切除

- 对于鼻翼软骨外侧脚头侧无变形的旋转错位可以通过软骨间切口进行有针对性的矫正。一般切除量为2～3mm，外侧脚余下部分宽为8～10mm。
- 在外侧行垂直楔形切除可以缩小鼻穹隆。
- 对于扭曲或弯曲严重的“方形”或“球形”鼻尖必须进行更多的分离和调整。首先要将鼻翼软骨与前庭和表面覆盖的皮肤进行分离，之后进行以下操作中的一种：①切除部分软骨，并修整软骨整体外形，使之变得扁平；②切除部分软骨，植入鼻中隔软骨或耳郭软骨移植物；③设计内侧蒂皮瓣，并将其旋转到鼻翼缘，纠正软组织三角或鼻翼外侧区的变形或凹陷。
  - 大多数“方形”或“球形”鼻尖同时存在错位问

操作步骤

题，因此，不仅有美观问题，还伴有功能异常，应该同时加以纠正。

- 采用外侧脚剥离、软骨穹隆切除或拱状鼻翼软骨整体分离后，鼻尖突度均会降低。因此，需要植入鼻尖移植物以重建鼻小叶。
- 为了避免鼻前庭狭窄和医源性气道阻塞，不应切除鼻衬里。

上外侧软骨处理和鼻部缩短

- 使用单齿拉钩将上外侧软骨尾侧端向下牵拉，显露尾侧端边缘，用Joseph剪在黏膜下切除软骨。
- 注意保留上外侧软骨后缘，并使之与外侧脚相邻，避免切除黏膜。
- 可以采用许多方法缩短鼻部长度，其缩短效果由强至弱依次为鼻背部切除、鼻中隔尾侧切除、鼻翼软骨外侧脚头侧缘切除、上外侧软骨尾侧缘前部切除（**图56–3**）。
- 通常不需要额外进行缩短鼻部长度的操作，只有在进行较明显的鼻部缩短手术时才进行上述操作。

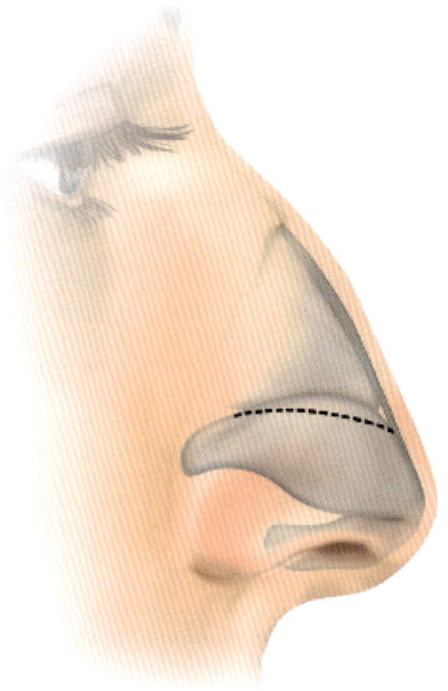

图56–3 切除外侧脚头侧部分

鼻中隔成形术和植入撑开移植物

- 应在进行鼻中隔成形术之前植入撑开移植物。
- 有关鼻中隔成形术和植入撑开移植物的详细操作参见第53章。

鼻甲切除

- 对于大多数患者只需要进行鼻甲压断和外骨折即可。
- 对于严重异常的患者，需要进行鼻甲切除。切除后使用活检钳修剪鼻甲前缘，切除后可以使鼻甲至鼻中隔或鼻底的间隙至少增加3mm。
- 要尽量保守切除，一旦切除过度则很难纠正。

移植物植入和创口闭合

- 根据植入腔隙大小和上外侧软骨长度修剪撑开移植物，并注意通过调整移植物宽度和外形来实现鼻部对称性。
- 鼻背部和鼻根部的皮肤最薄，即使有轻微的不适合或不对称也很容易显露出来。因此，鼻背部和鼻根部移植物必须与欠缺组织的外形和被覆软组织的情况完全匹配。在手术中必须保证在软组织覆盖移植物后，无论是视诊还是触诊均达到满意的效果。
- 应用鼻尖移植物的重要原则是：①移植物长度必须达到移植的目的；②移植物材料和外形必须与被覆软组织相匹配。
- 对于鼻翼软骨外形尚可但是需要改善其结构清晰度者，可以应用多种软组织移植物进行移植。
- 对于鼻尖结构不清晰、支撑力不足者，需要植入较硬的软骨或骨组织移植物，目的是增加鼻尖突度、改善鼻尖旋转度。如果单独应用鼻尖移植物，术后外观可能看起来不够自然，并且可能显得鼻尖太尖。为此，可以将硬度略低的软骨移植物置于上述移植物的前方，以重新形成一个正常的小叶结构。
- 按以上次序植入移植物后，用5–0普通肠线缝合切口，缝合后更好地保持了移植物的位置。

操作步骤

截骨

- 应用前端带有保护的骨凿进行外侧截骨。从鼻腔内开始，截骨线起于梨状孔附近，向上止于鼻根附近。截骨后可以缩窄鼻上1/3的宽度。
  - 虽然骨性穹隆较宽且低平，但是如果准备进行隆鼻治疗，或者鼻骨较短，鼻上1/3已较狭窄，则无须进行截骨（**图56-4**）。
- 轻压头侧骨组织连接处，使之发生青枝骨折，之后对骨性锥体结构进行重新塑形。

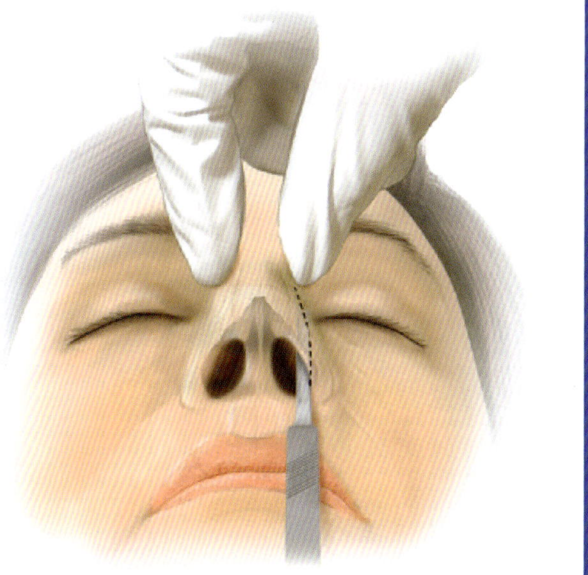

图56-4 由鼻腔内插入前端带有保护的4mm弯骨凿进行截骨操作。截骨线起于梨状孔附近，截骨线指向内眦方向

鼻翼楔形切除术

- 必要时在鼻翼沟处做外切口，切口线位于鼻翼沟稍外侧，注意保持这一鼻部重要标志结构的完整性。
  - 注意鼻翼有外部和前庭部两个表面，可以单独处理，也可以联合处理，即：可以单独缩小鼻翼小叶而不改变鼻孔大小，也可以同时缩小鼻翼小叶和鼻孔。
- 注意在接近鼻底部进行组织切开时，在内侧保留一个小的皮瓣，以保证闭合后组织平滑对位，无凹沟等情况的发生。用6–0尼龙线进行缝合，术后5天拆线。

要点与难点

有关种族特色鼻整形	■ 从技术层面分析，针对种族特点的闭合鼻整形术与常规鼻整形术相近。无论是哪一种族（斯拉夫人或非裔美国人），对于皮肤覆盖组织较厚的低鼻和鼻基底过宽者，治疗方法相同。 ■ 针对希望保留的或是希望改变的种族特点，术者与患者在术前要进行充分沟通。 ■ 每一个种族的特点均是术前设计的参考，但是每一位患者所特有的鼻部外形以及其个性化美容需求更为重要。每一位患者都有其独有的特点，其影响往往超过了种族特征。
有关手术入路	■ 闭合鼻整形术并不意味着盲视下进行手术。在思维方式方面，闭合鼻整形术与开放鼻整形术的区别，类似于吸脂术与腹壁整形术的区别。 ■ 闭合鼻整形术需要术者采用较小的切口，根据术中看到的外形和触到的表面情况进行术中判断。这样做最大的优点是术者可以更为准确地控制术后效果，有益于患者。 ■ 畸形难度和病例难度越大，就越应该采用闭合鼻整形术。这种方法可以限制切口大小，限制剥离范围，对鼻部组织形成最小限度的损伤，从而将并发症发生率降至最低。

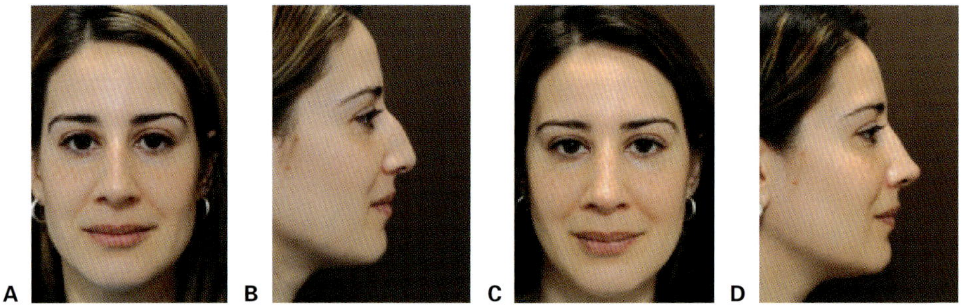

图56-5 患者是一位有希腊血统的年轻女性。她认为自己的种族特征是鼻背部的凸度，并希望术后仍然保留这一特征。手术方法包括鼻背部缩小、软骨穹隆顶部切除、撑开移植物植入（保证鼻阀功能）、鼻尖移植物植入（增加鼻尖突度），术中注意保持鼻部高度。**A**、**B**. 术前外观。**C**、**D**. 术后2年外观

术后注意事项

- 所有接受鼻中隔成形术或移植物植入的患者均需要放置鼻内支撑物。依次采用鼻内支撑物、胶带和石膏夹板固定1周，此时移植物和骨组织结构已基本稳定，可以去除鼻内支撑物，此时已没有疼痛或出血的症状。
- 在术后早期和1年内，请患者经常复查，记录术后变化情况。

治疗效果

- 在经过术前充分沟通后，一般均可以在功能和美观上获得令人满意的效果，并且可以按照患者的期望保留其种族特征（**图56-5**）。
- 由于只需要掌握4种移植方法，因此只要术者有一定的临床经验，一般不需要再次进行修复手术。

并发症

- 骨组织问题。
- 软组织问题。
- 移植物问题。
- 外形不对称。
- 只要应用上述手术设计和操作方法，就可以减少以下并发症的发生：
  - 医源性气道阻塞。
  - 术中及术后出血。
  - 鼻中隔穿孔。
  - 鼻炎。
  - 鼻部循环问题。
  - 感染。
  - 鼻中隔塌陷。
  - 鼻部发红。
  - 外观与种族特征不一致。
- 由于基本的解剖结构没有受到过多的影响，也没有过多的缝合线或支柱样结构，所以针对并发症的治疗较为简单、直接。
  - 可以取出鼻背移植物，也可以通过较小的二期手术进行调整。
  - 撑开移植物植入后，大多数患者均能实现鼻腔通气量的加倍。临床上通常不需要进行调整。
  - 鼻翼移植物植入后有可能发生弯曲，并表现为矫正不足或矫正过度。但是如果术前存在外鼻阀功能不全的情况，移植物植入后均能实现鼻腔通气量的加倍。
  - 鼻尖移植物植入后可能出现移植量不足、过量或不对称的情况。
  - 出现以上情况后，均可以通过小切口进行局部调整。

参考文献

[1] Constantian MB. What motivates secondary rhinoplasty? A study of 150 consecutive patients. Plast Reconstr Surg. 2012;130:667.
[2] Constantian MB. Four common anatomic variants that predispose to unfavorable rhinoplasty results: a study based on 150 consecutive secondary rhinoplasties. Plast Reconstr Surg. 2000;105:316.
[3] Constantian MD, Clardy RB. The relative importance of septal and nasal valvular surgery in correcting airway obstruction in primary and secondary rhinoplasty. Plast Reconstr Surg. 1996;98:38-54.
[4] Constantian MB. Functional effects of alar cartilage malposition. Ann Plast Surg. 1993;30:487.
[5] Constantian MB. Experience with a three-point method for planning rhinoplasty. Ann Plast Surg. 1993;30:1.
[6] Constantian MB. The mid-dorsal notch: an intraoperative guide to over- resection in secondary rhinoplasty. Plast Reconstr Surg. 1993;91:477.
[7] Constantian MB. The boxy nasal tip, the ball tip, and alar cartilage malposition: variations on a theme, a study in 200 consecutive primary and secondary rhinoplasty patients. Plast Reconstr Surg. 2005;116:268.

57 矫正驼峰鼻和鼻尖宽大的开放鼻整形术

Indications and Technique for Open Rhinoplasty in Patients With Dorsal Hump and Wide Tip

Charles H. Thorne and Sammy Sinno

概述

- 驼峰鼻是指鼻背部上1/3过度隆起。在正常情况下，从侧面观察鼻部外观时，鼻背部应处于鼻根至鼻尖的连线上（女性鼻背部可能位于该直线的略后方）。如果鼻背部位于该连线的前方则可称为“鼻背部驼峰”。
- 鼻尖宽大是指由各种不同类型下外侧软骨所形成的球状鼻尖，伴有鼻尖轮廓不清。

相关解剖

- 驼峰鼻隆起的部分既可以是软骨性的，也可以是骨性的。鼻骨和鼻中隔可能单独或同时过度增生，这些均可能导致驼峰鼻。
- 鼻尖宽大主要与下外侧软骨的位置和方向有关。Rohrich教授团队根据宽脚间角、宽穹隆以及两者兼有的情况将鼻尖宽大分为3类。鼻尖宽大或球状鼻尖也可能由于鼻尖分叉、外侧脚过大或过凸、下外侧软骨错位等原因造成。

病史与查体

- 驼峰鼻和鼻尖宽大是临床上最为常见的2个鼻部问题。
- 鼻背部触诊检查可见，驼峰部分可能是骨性的，也可能是软骨性的，或者两者兼有。
- 鼻尖部软骨的触诊对于判断下外侧软骨的完整性、位置和弹性等非常重要。

影像学检查

- 在鼻部手术前行CT检查有助于了解气道异常情况，但是在矫正驼峰鼻和鼻尖宽大患者之前，一般不必进行常规CT检查。

治疗过程

- 在进行任何鼻整形手术之前，都应该制定出一个清晰的手术计划。

术前设计

- 术前需要与患者进行充分的沟通，包括术后效果和恢复过程。术前拍摄照片，用于术前分析和术中手术参考。目前，作者尚未使用3D图像分析软件。

体位

- 患者取仰卧位，头部略后伸。

入路

- 采用开放切口可以更清晰地显示鼻背和鼻尖的畸形。

驼峰鼻矫正术

- 采用“倒V形”或“正V形”皮肤切口，两侧做软骨下切口（**图57-1A**）。
- 使用反向尖剪刀，在鼻软骨表面从尾侧向头侧分离皮肤和皮下组织（**图57-1B**）。在中线位置用Joseph骨膜剥离器剥离鼻骨骨膜（**图57-1C**）。
- 组织显露充分后，用15号刀片将上外侧软骨与鼻中隔软骨分离（**图57-1D**）。然后对引起鼻背部驼峰的解剖结构进行观察评估。
- 将上外侧软骨与鼻中隔软骨分离后，根据具体情况

操作步骤

进行处置：

- 驼峰为软骨性时，用11号刀片在鼻中隔软骨上进行划痕处理，之后用Swedish或Foman剪刀剪除过多的软骨性驼峰。
- 驼峰为骨性时，用骨锉去除骨性驼峰（**图57-1E**）。
- 将鼻部皮肤重新覆盖鼻骨，观察鼻部侧面形态，辅助应用局部触诊评估驼峰矫正是否到位。
- 用5-0 PDS线将上外侧软骨重新进行复位缝合，或在上外侧软骨和鼻中隔软骨之间植入撑开移植物，以调整鼻背部形态。

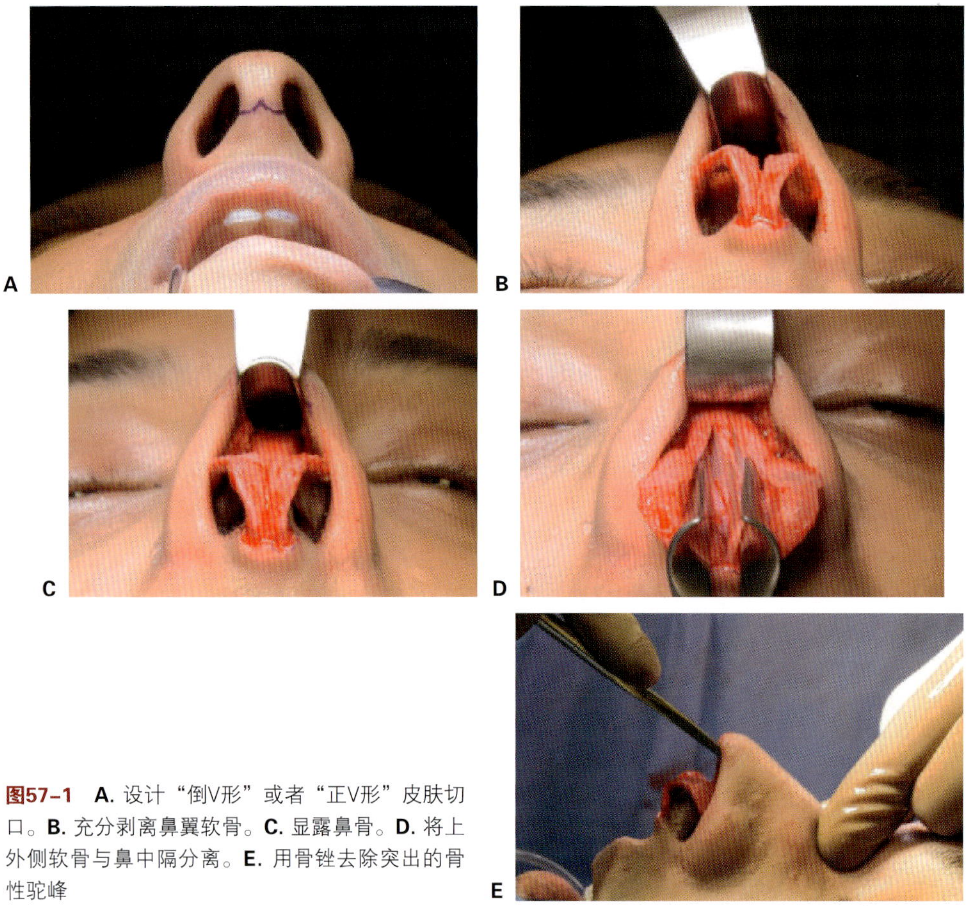

图57-1 **A.** 设计“倒V形”或者“正V形”皮肤切口。**B.** 充分剥离鼻翼软骨。**C.** 显露鼻骨。**D.** 将上外侧软骨与鼻中隔分离。**E.** 用骨锉去除突出的骨性驼峰

鼻尖宽大矫正术

- 矫正鼻尖宽大分为以下几个步骤：①标记需要修剪的鼻翼外侧脚头侧部分；②按标记划痕；③按设计去除外侧脚头侧部分，确保留下足够宽度的外侧脚软骨，一般宽度至少保留5mm（**图57-2A**）。
- 鼻尖部缝合对于矫正鼻尖宽大也有较大作用，一般用6-0 PDS线缝合。
- 穹隆内缝合也可以用来改善鼻尖的形态，并将错位的下外侧软骨固定于正确的平面中（**图57-2B~D**）。
- 穹隆间缝合是指从一侧穹隆缝合至另一侧穹隆，也可以在很大程度上改变鼻尖的形态。

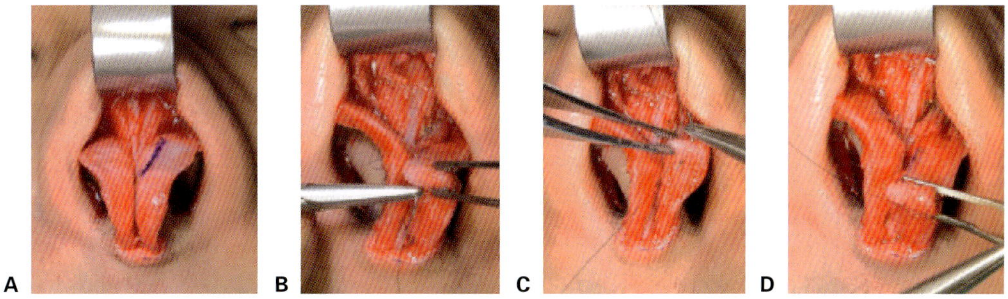

图57-2 **A.** 标记需要去除的外侧脚头侧部分。**B～D.** 穹隆内缝合

要点与难点

显露	■ 操作的关键是在软骨膜下和骨膜下进行平面剥离显露鼻部结构，以避免过多地出血，并保证有足够的软组织覆盖。
矫正驼峰	■ 逐步地去除驼峰，以防止去除过多。 ■ 避免上外侧软骨去除过多。 ■ 如果患者之前曾接受过鼻中隔成形术，则在去除驼峰时要非常谨慎，必须保证L形鼻中隔宽度为8～10mm。
截骨	■ 避免造成骨折，以防形成台阶样畸形。
针对鼻尖宽大	■ 分步骤改善鼻尖外形，依次进行外侧脚头侧修剪、穹隆内缝合和穹隆间缝合。

术后注意事项

- 术后使用胶带固定鼻部，并使用夹板外固定。
- 术后5天去除胶带、夹板和缝合线。
- 建议患者术后2周内睡觉时取仰卧位，头部抬高。
- 建议患者术后使用棉签蘸水和过氧化氢的混合液清洁鼻孔周围。

治疗效果

- 在所有鼻整形手术中，对于驼峰鼻和鼻尖宽大患者的矫正一般均可以获得较高的满意度。

并发症

- 术后可能存在矫正不足情况，为此，术前需要与患者进行充分沟通。

参考文献

[1] Rohrich RJ, Adams WP Jr. The boxy nasal tip: classification and management based on alar cartilage suturing techniques. *Plast Reconstr Surg*. 2001;107(7):1849-1863.

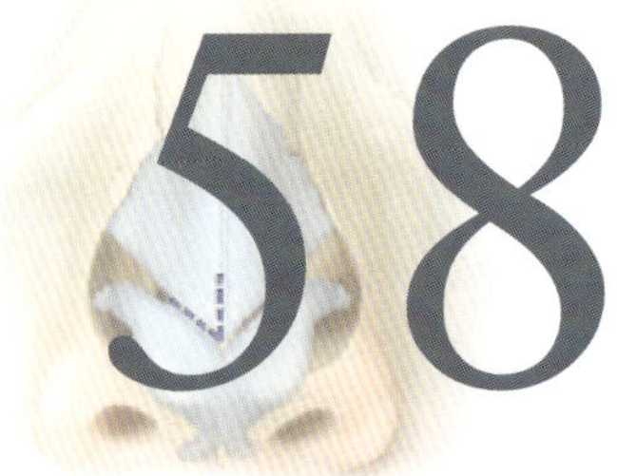

58 鼻穹隆中部狭窄矫正术

Treating the Narrow Midvault

Eric J. Culbertson and Jason Roostaeian

概述

- 正面观由眉部向鼻尖部走行的鼻背美学线是左右成对的柔和的曲线，从眉部内侧开始向下沿着鼻侧方弧度走行，止于鼻尖外侧过渡区。鼻部上1/3骨结构不规则，鼻部中1/3穹隆中部畸形，鼻部下1/3鼻尖偏曲或下外侧软骨不对称，均可能破坏鼻背美学线。修复鼻背美学线及其他鼻部美学特征，是取得理想的鼻整形手术效果的关键（**图58–1A**）。
- 穹隆中部狭窄不仅引起鼻部畸形（通常表现为倒“V”畸形），而且由于内鼻阀狭窄会导致通气功能障碍（**图58–1B**）。

相关解剖

- 鼻穹隆中部由成对的上外侧鼻翼软骨、软骨表面覆盖的软组织及皮肤、软骨内侧面黏膜组织等结构构成。键石区（keystone area），也称“K”区，在穹隆中部上方，位于上外侧鼻软骨与鼻骨交界处。卷轴区（scroll area）在穹隆中部下方，在此处，上外侧软骨与下外侧软骨由疏松的网状纤维结构相连接（**图58–2**）。
- 内鼻阀由上外侧软骨尾侧缘、鼻中隔、下鼻甲骨头部和梨状孔构成。在鼻呼吸时，鼻腔气道阻力占总气道阻力50%以上。内鼻阀是鼻腔通气道中横截面积最小的部位。在正常情况下，鼻中隔与上外侧鼻软骨之间的角度为10°～15°（**图58–3A**）。当角度小于正常值时，将引起鼻腔通气阻塞（**图58–3B**）。

发病机制

- 鼻穹隆中部狭窄是鼻整形术后常见的并发症，特别好发于驼峰鼻矫正术后。在切除部分鼻软骨成分时经常会破坏鼻中隔与上外侧鼻软骨之间作为整体的相互附着的结构。软骨切除后会引起穹隆顶部开放畸形，上外侧鼻软骨塌陷，内鼻阀角度变小，形成倒“V”畸形，引起鼻腔通气受阻。通常情况下，上述症状在术后几个月甚至几年后逐渐加重。
- 在鼻骨短、皮肤薄、软骨较薄者的鼻穹隆中部狭窄发生率较高。
- 鼻下部肿瘤切除和外伤后瘢痕挛缩会引起内鼻阀异常。
- 在正常情况下，鼻外侧软组织和鼻外侧肌具有防止鼻阀塌陷的作用，特别在吸气时作用最大。在面神

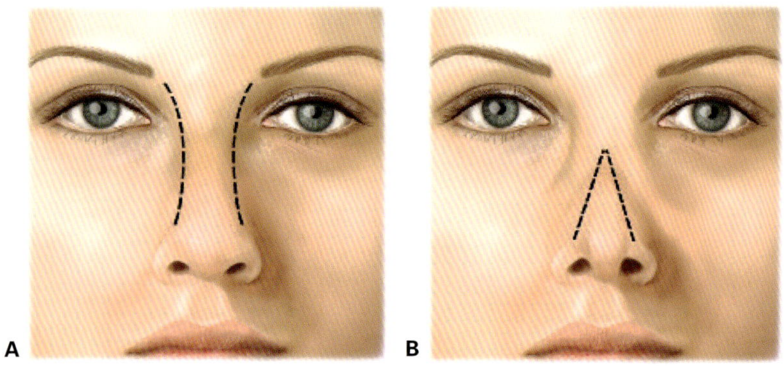

图58–1 **A.** 由眉部向鼻尖部走行的鼻背美学线是左右成对的柔和的曲线，从眉部内侧开始向下走行，止于鼻尖外侧过渡区。**B.** 穹隆中部狭窄破坏了鼻背美学线，鼻部呈现明显的倒“V”畸形

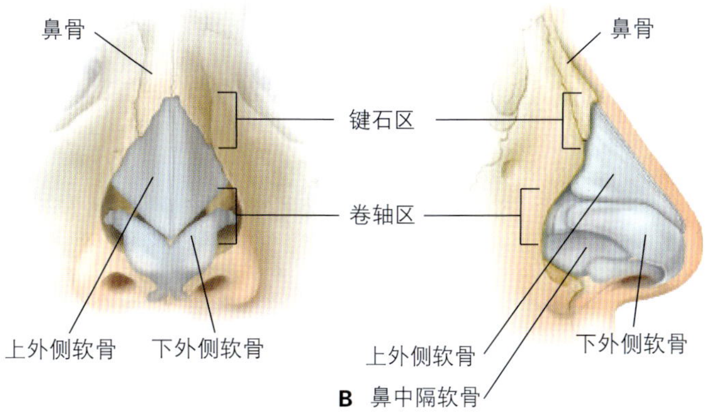

图58-2 正常鼻部解剖

经麻痹后，鼻外侧软组织下垂，肌力丧失，进而导致鼻内阀和鼻外阀塌陷。

- 随着年龄的增长，上外侧软骨与下外侧软骨之间的附着会减弱，导致老年性鼻尖下垂，鼻内阀变窄。

病史与查体

- 详细收集鼻部相关病史，特别是鼻腔阻塞的症状、鼻部过敏史、鼻部外伤史、鼻部手术史等。清楚每位患者所希望解决的美容问题和想要达到的目标，并清晰地阐明和界定。
- 所有患者都须进行全面的鼻内和鼻外的检查。
- 观察上外侧鼻软骨的对称性。如果出现倒“V”畸形，往往提示有上外侧软骨的塌陷。
- 进行Cottle鼻部测试。基本做法是，将与鼻侧壁相连的颊部向外侧移位，目的是使内鼻阀增宽，之后观察是否可以改善鼻腔通气情况。应用棉签由鼻腔内抬高上外侧软骨，也可以改善鼻穹隆中度狭窄患者的通气状况。还要评估吸气时内鼻阀的通畅情况。
- 应用鼻镜检查鼻中隔畸形和下鼻甲肥大情况。
- 标准照片包括正位照片、侧斜位照片和鼻基底位照片。

影像学检查

- 在诊断和治疗过程中一般不需要进行影像学检查，但是可以将其作为一种辅助手段用于评估气道动力学。在吸气和呼气时使用鼻腔压力计测量可以评估鼻腔气流阻力和通畅情况。鼻腔声反射测量通过鼻孔的声波反射，评估鼻孔横截面积和鼻腔体积，进而量化鼻腔阻塞情况。

治疗过程

- 手术的主要目的是矫正由于内鼻阀狭窄所引起的功能性气道阻塞的症状。
- 术前要与患者就美观问题和治疗目的进行充分讨论，特别是关于恢复鼻部对称性和鼻背美学线的问题。
- Jack Sheen首次报道，通过鼻内入路使用撑开移植物重建内鼻阀顶部，并开放内鼻阀结构。撑开移植物置入时可选择鼻内入路或开放鼻整形术。之后有采用上外侧软骨作为自体撑开移植物或自体组织瓣的报道，从而避免移植软骨。

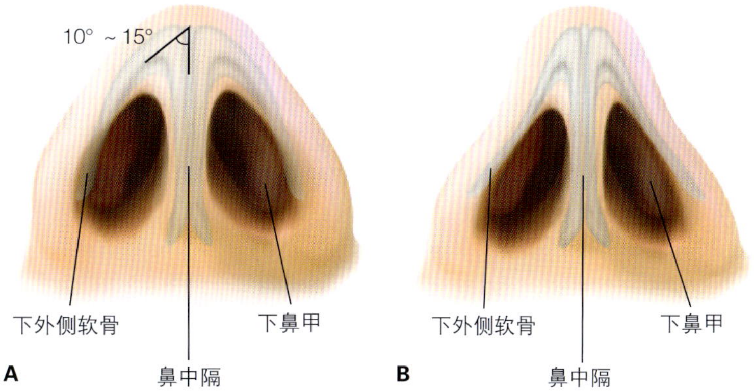

图58-3 正常鼻穹隆中部解剖。**A.** 在正常情况下，鼻中隔与上外侧鼻软骨之间的角度为10° ~15° 。**B.** 该角度越小，鼻穹隆中部越狭窄，越易引起内鼻阀处通气阻塞

术前准备

- 在设计手术方案时，最重要的是仔细观察术前照片，并与患者共同讨论，明确治疗目的。同时需要回顾既往手术史，了解既往鼻部外伤程度及涉及的组织结构，确定可以使用的鼻中隔和其他软骨移植物（耳软骨、肋软骨）的情况。需告知患者可能需要从其他部位切取软骨，如耳软骨或肋软骨。

体位

- 患者取仰卧位，双臂固定于身体侧面。
- 采用经口腔直角气管内插管，气管插管位于中线位置并距离鼻部较远。注意保证上唇和鼻部的形态未受插管的影响。
- 必要时修剪鼻毛。
- 使用含1：100 000肾上腺素的1%利多卡因进行局部浸润麻醉。麻醉部位包括鼻腔侧壁、鼻小柱，并在鼻孔内沿下外侧软骨进行浸润麻醉（**图58-4**）。
- 将经羟甲唑啉或4%可卡因浸透的脱脂棉置于两侧鼻孔内。
- 咽腔填塞，防止血液进入胃部。

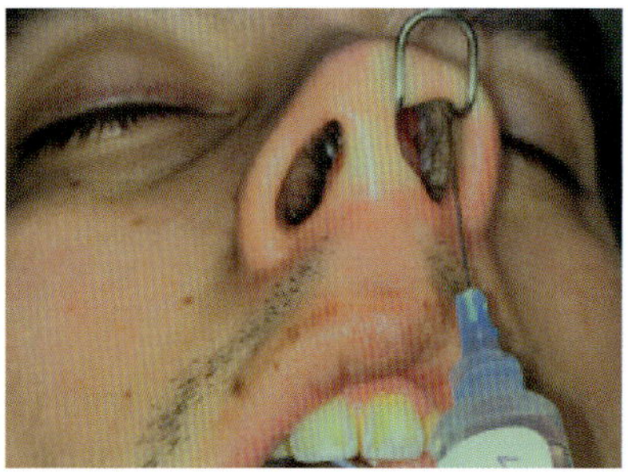

图58-4 麻醉部位包括鼻腔侧壁、鼻小柱，并在鼻孔内沿下外侧软骨进行浸润麻醉

- 用碘伏行面部消毒。
- 无菌巾包头，面部铺单。

入路

- 鼻穹隆中部狭窄矫正术可以采用开放入路，也可以采用闭合入路（鼻内入路）。具体方式取决于所采用的手术技术、既往手术或外伤情况、治疗目标等因素。
- 撑开移植物可以采用自体软骨，也可以采用自体撑开组织瓣，均可以纠正鼻背部组织支撑缺乏，恢复鼻背部正常的外观。如进行软骨移植，可采用肋软骨或耳软骨。

操作步骤

开放入路撑开移植物植入术

- 消毒和铺单后，取出鼻孔内堵塞的脱脂棉。
- 在接近鼻小柱中间的鼻小柱最窄处设计鸥翼状或阶梯状的切口线，沿鼻小柱侧缘延伸至鼻孔。
- 使用15号刀片沿切口线切开皮肤至皮下层。
- 两侧做软骨下切口（**图58-5A**）。
- 将以上两切口相连。
- 使用精细的虹膜剪或Converse剪进一步剥离鼻小柱切口，注意避免损伤内侧脚。
- 使用剪刀将鼻尖从下外侧软骨处剥离出来，并继续剥离，剥离区经过上外侧软骨至骨性鼻背（**图58-5B**）。
- 使用虹膜剪或15号刀片在鼻中隔前角处将上外侧软骨与鼻中隔软骨分离。切开鼻中隔两侧的黏软骨膜至软骨表面（**图58-5C**）。
- 使用Cottle剥离器剥离鼻中隔两侧的黏软骨膜瓣

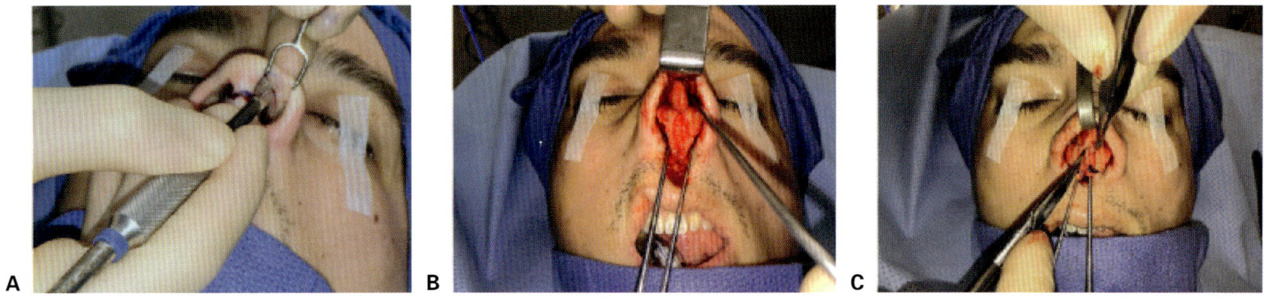

图58-5 **A.** 做鼻小柱切口和外侧软骨下切口，之后将切口相连。**B.** 将鼻尖从下外侧软骨处剥离出来，并继续剥离，剥离区经过上外侧软骨至骨性鼻背。**C.** 将上外侧软骨与鼻中隔软骨分离。切开鼻中隔两侧的黏软骨膜至软骨表面

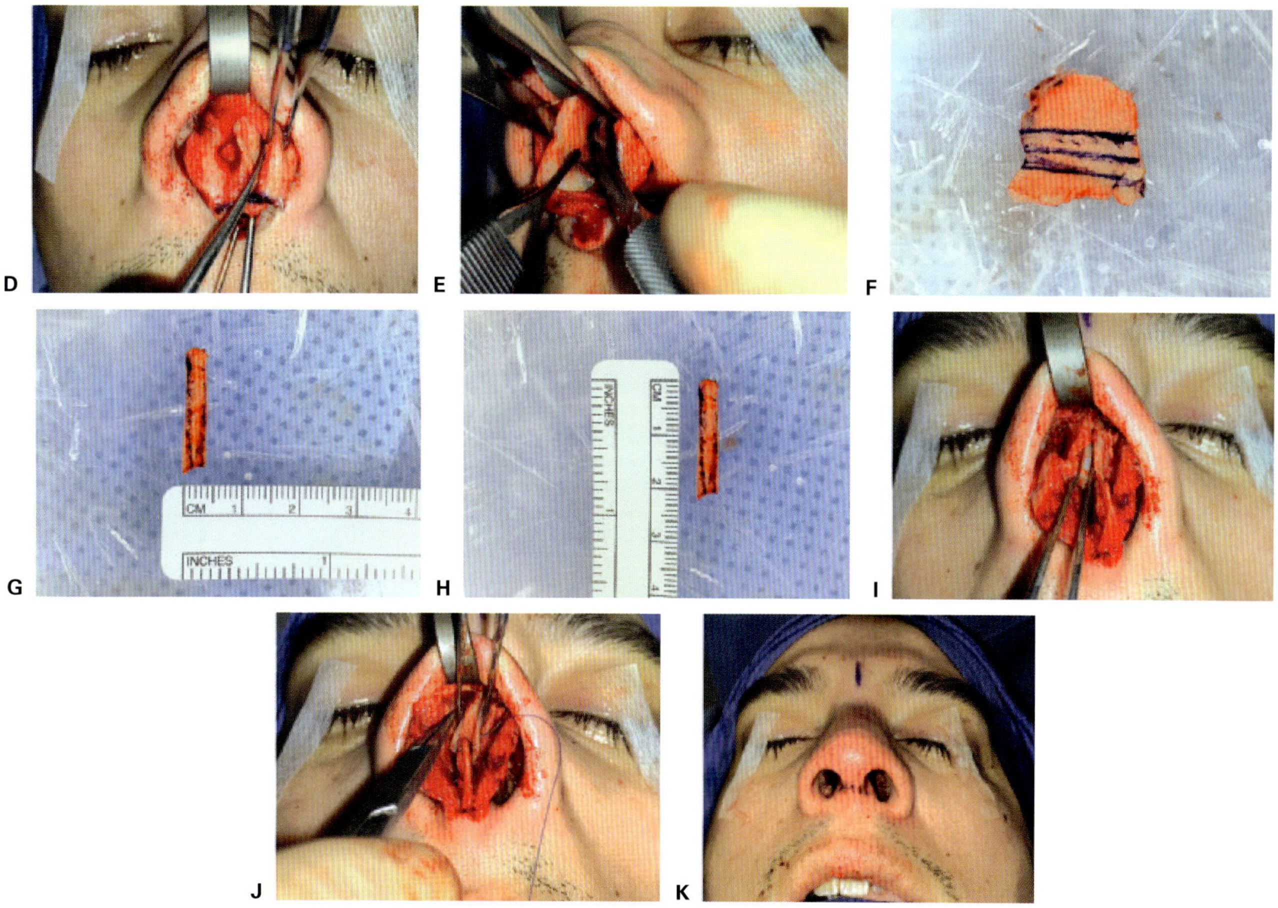

图58-5（续） **D.** 剥离鼻中隔两侧的黏软骨瓣。**E.** 切取适当的鼻中隔软骨，在背侧和尾侧各保留宽1～1.5mm的鼻中隔软骨。**F.** 设计撑开移植物。**G.** 撑开移植物厚度为1～3mm，宽度为3～5mm。**H.** 撑开移植物长度为15～30mm。**I.** 将撑开移植物放置于鼻中隔上方，下方恰好止于略低于上外侧软骨下缘水平。**J.** 缝线穿过一侧移植物、鼻中隔和另一侧移植物。间断缝合2～3针。**K.** 用6-0 Prolence线间断缝合鼻小柱处的皮肤切口，用5-0铬肠线间断缝合黏膜处软骨下切口

（**图58-5D**）。

- 使用15号刀片由远端向近端完全松解黏软骨膜，将上外侧软骨的近端部分与鼻中隔分开，注意使用Converse拉钩保护鼻部皮肤。
- 切取适当的鼻中隔软骨，可以作为撑开移植物及其他作用的移植物，并且纠正明显的鼻中隔偏曲。注意在背侧和尾侧各保留宽1～1.5mm的鼻中隔软骨，起到支撑作用（**图58-5E**）。
- 根据患者的解剖特点和需要矫正的程度设计撑开移植物。移植物通常厚度为1～3mm，宽度为3～5mm，长度为15～30mm（**图58-5F～H**）。
- 将撑开移植物放置于鼻中隔上方、上外侧软骨下方。上方起于鼻骨-软骨交界区上方、鼻骨下方，止于上外侧软骨的尾侧端（**图58-5I**）。
- 用5-0 PDS缝线固定撑开移植物。缝线穿过一侧移植物、鼻中隔和另一侧移植物。间断缝合2～3针（**图58-5J**）。
- 将上外侧软骨覆盖在撑开移植物表面，并在中线处重新与鼻中隔软骨相连，用5-0PDS线缝合固定2～3针。
- 用4-0肠线褥式缝合鼻中隔黏软骨膜瓣，闭合切取鼻中隔软骨后形成的无效腔。
- 彻底冲洗鼻腔，充分止血，复位鼻部皮肤。
- 用6-0 Prolence线间断缝合鼻小柱处的皮肤切口，用5-0铬肠线间断缝合黏膜处软骨下的切口（**图58-5K**）。
- 每侧鼻孔内各放置一个鼻内夹板，用3-0 Prolene线将鼻内夹板与鼻中隔褥式缝合固定一针。
- 鼻背部粘贴胶带，以减轻术后肿胀。
- 去除咽腔填塞，拔除气管插管。经鼻插入胃管，用以抽吸胃内容物，清除胃内积聚的血液。
- 在上唇放置胡须形纱布，以吸收鼻部渗出液。

操作步骤

闭合入路（鼻内入路）撑开移植物植入术

- 体位和术前准备同上。
- 消毒和铺单后，取出鼻孔内堵塞的脱脂棉。
- 使用15号刀片，在黏软骨膜处做Killian切口，该切口距离鼻中隔尾侧缘1～1.5cm处向头侧延伸，或在鼻中隔尾侧缘做半贯穿切口（**图58-6A**）。
- 使用Cottle剥离器进行鼻中隔两侧黏软骨膜下剥离，保留鼻背处约1cm范围的软组织附着，以利于后期置入撑开移植物（**图58-6B**）。
- 使用15号刀片或Freer刀垂直切入鼻中隔，注意保护对侧黏软骨膜。
- 在对侧黏软骨膜下剥离，同时也需注意保留鼻背处约1cm范围的软组织附着（**图58-6C**）。
- 使用15号刀片或Freer刀切取鼻中隔软骨，注意保留背侧和尾侧宽度至少为1cm的鼻中隔软骨，形成L形支柱结构。

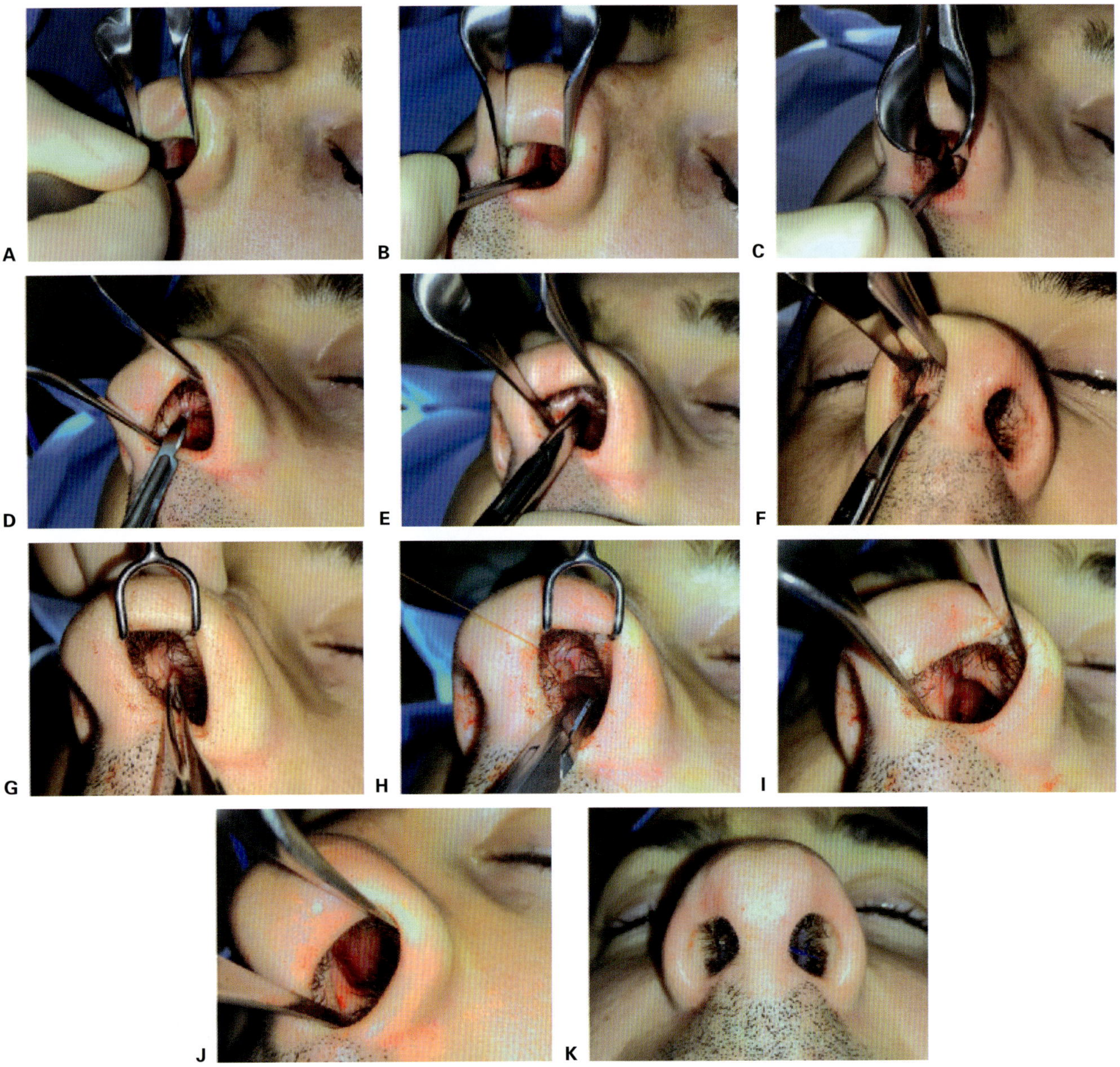

图58-6 **A.** 在黏软骨膜处做Killian切口，该切口距离鼻中隔尾侧缘1～1.5cm处向头侧延伸。**B.** 使用Cottle剥离器进行鼻中隔两侧黏软骨膜下剥离，保留鼻背处约1cm范围的软组织附着，以利于后期置入撑开移植物。**C.** 在对侧黏膜软骨下切开，并保留尾部附着组织，以利于置入撑开移植物。**D.** 在对侧黏软骨膜下剥离，同时也需注意保留鼻背处约1cm范围的软组织附着。**E.** 沿着上外侧软骨下方的鼻中隔背侧剥离，直至鼻骨水平，形成一个宽3～5mm的腔隙，用于置入撑开移植物。**F.** 对侧操作相同。**G.** 置入撑开移植物。**H.** 在移植物尾侧段与鼻中隔之间进行水平褥式缝合固定。**I.** 缝合撑开移植物表面的黏膜。**J.** 褥式缝合鼻中隔黏软骨膜瓣，闭合切取鼻中隔软骨后形成的无效腔。**K.** 每侧鼻孔内各放置一个鼻内夹板，并与鼻中隔进行褥式缝合固定

- 使用切取的鼻中隔软骨制备撑开移植物，根据植入单侧或双侧制备1个或2个撑开移植物。
- 根据患者的解剖特点和需要矫正的程度设计撑开移植物。移植物通常厚度为1～3mm，宽度为3～5mm，长度为15～30mm。
- 用15号刀片切开内鼻阀处黏膜，在两侧鼻中隔与上外侧软骨之间形成黏软骨膜下间隙（**图58-6D**）。
- 在这个平面和之前鼻中隔剥离时均保持鼻中隔与黏软骨膜良好的附着，以形成软骨置入腔隙的支持结构。
- 使用精细的虹膜剪沿着上外侧软骨下方的鼻中隔背侧剥离，直至鼻骨水平，形成一个宽3～5mm的腔隙，用于置入撑开移植物。对侧操作相同（**图58-6E、F**）。
- 每侧腔隙内植入撑开移植物，在移植物尾侧段与鼻中隔之间用4-0铬肠线进行水平褥式缝合固定（**图58-6G、H**）。
- 使用5-0铬肠线缝合关闭移植物表面的黏膜（**图58-6I**）。
- 用4-0肠线褥式缝合鼻中隔黏软骨膜瓣，闭合切取鼻中隔软骨后形成的无效腔（**图58-6J**）。
- 每侧鼻孔内各放置一个鼻内夹板，用3-0 Prolene线将鼻内夹板与鼻中隔褥式缝合固定一针（**图58-6K**）。
- 去除咽腔填塞，拔除气管插管。经鼻插入胃管，用以抽吸胃内容物，清除胃内积聚的血液。
- 在上唇放置胡须形纱布，以吸收鼻部渗出液。

自体撑开组织瓣

- 体位和消毒铺单同上。
- 采取开放入路，掀起鼻尖部和鼻背皮肤，显露上外侧软骨、下外侧软骨及鼻中隔。
- 使用15号刀片将上外侧软骨与鼻中隔分离，切开鼻中隔表面的黏软骨膜。
- 使用Cottle剥离器剥离鼻中隔两侧的黏软骨膜瓣。
- 使用5-0 PDS线在上外侧软骨尾侧端由下至上缝合，使上外侧软骨上缘发生折叠，起到撑开组织瓣的作用（**图58-7**）。
- 冲洗鼻腔，彻底止血，复位皮肤。
- 用6-0 Prolence线间断缝合鼻小柱处的皮肤切口，用5-0铬肠线间断缝合黏膜处软骨下切口。
- 鼻背部粘贴胶带，以减轻术后肿胀。
- 去除咽腔填塞，拔除气管插管。经鼻插入胃管，用以抽吸胃内容物，清除胃内积聚的血液。
- 在上唇放置胡须形纱布，以吸收鼻部渗出液。

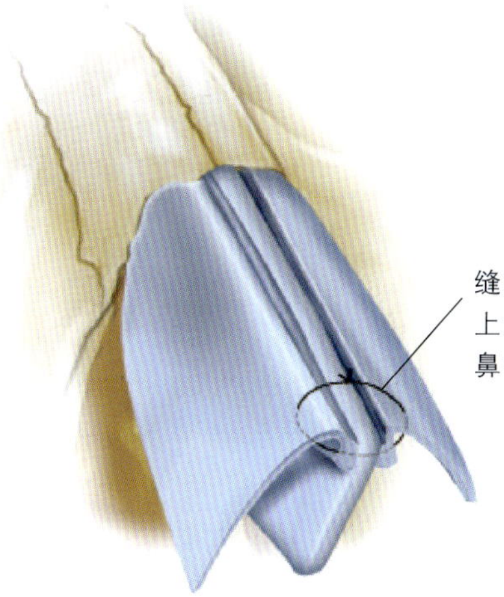

图58-7 在上外侧软骨尾侧端由下至上缝合，使上外侧软骨上缘发生折叠，起到撑开组织瓣的作用

要点与难点

术前准备	■ 术前需与患者就手术目的和相关风险进行充分沟通，以确保患者有合理的期望值。
操作技术	■ 开放入路可以更好地控制撑开移植物的位置，调整鼻部结构，特别是鼻尖的精细化塑形。 ■ 闭合入路特别适合于鼻部较长、较直且皮肤较薄者。 ■ 为了尽量避免鼻背部过宽和可触及移植物，须将撑开移植物放置于上外侧软骨下。 ■ 为了尽量避免鼻背部过宽和可触及移植物，须将撑开移植物放置于自体撑开组织瓣移植所不能充分矫正的鼻背偏曲处，必要时需进行撑开移植物移植。
术后体位	■ 请患者术后避免侧卧，以防加重单侧肿胀，并增加鼻部歪斜的风险。
预防性应用	■ 撑开移植物可以预防性应用于驼峰鼻矫正术中，特别适用于骨-软骨连接处位置较高或上外侧软骨较为薄弱的患者。对于此类患者，往往不适合单纯进行鼻骨顶开放后的处置。 ■ 在驼峰鼻矫正术中，沿鼻背方向在上外侧软骨处进行预防性贯穿缝合，可以达到很好地修复穹隆中部的效果，进而避免应用撑开移植物。

术后注意事项

- 该手术为门诊手术。
- 遵循鼻整形术后常规。
- 术后应用油膏和生理盐水处理鼻腔，保持鼻黏膜湿润。
- 术后1周去除鼻内和鼻外的固定用夹板。
- 一些患者术后鼻部肿胀有可能持续1年左右的时间。

治疗效果

- 正确应用上述治疗方法将获得良好的鼻部功能及外观的改善。手术医生需要应用最为擅长的手术方法，以达到持续稳定的效果。

并发症

- 撑开移植物放置后有可能增宽鼻穹隆和/或鼻尖，这种情况可能是医患双方期望的效果，也可能并不是。采用自体撑开组织瓣时更容易发生这种情况。
- 其他可能发生的短期和长期并发症包括感染、血肿、鼻部不对称、鼻中隔穿孔、鼻阻塞症状加重、瘢痕、鼻出血/结痂、空鼻症、长期肿胀（持续1年以上）等。

参考文献

[1] Rohrich RJ, Muzaffar AR, Janis JE. Component dorsal hump reduc- tion: the importance of maintaining dorsal aesthetic lines in rhinoplasty. *Plast Reconstr Surg*. 2004;114(5 suppl):1298-1308.

[2] Sheen JH. Spreader graft: a method of reconstructing the roof of the middle nasal vault following rhinoplasty. *Plast Reconstr Surg*. 1984;73(2 suppl):230-239.

[3] Howard BK, Rohrich RJ. Understanding the nasal airway: principles and practice. *Plast Reconstr Surg*. 2002;109(3 suppl):1128-1146; quiz 1145-1226.

[4] Rohrich RJ, Ahmad J. A practical approach to rhinoplasty. *Plast Reconstr Surg*. 2016;137(4 suppl):725e-746e.

[5] Aziz T, Biron VL, Ansari K, Flores-Mir C. Measurement tools for the diagnosis of nasal septal deviation: a systematic review. *J Otolaryngol Head Neck Surg*. 2014;43:11.

[6] Roostaeian J, Unger JG, Lee MR, et al. Reconstitution of the nasal dorsum following component dorsal reduction in primary rhinoplasty. *Plast Reconstr Surg*. 2014;133(3 suppl):509-518.

[7] Hassanpour SE, Heidari A, Moosavizadeh SM, et al. Comparison of aesthetic and functional outcomes of spreader graft and autospreader flap in rhinoplasty. *World J Plast Surg*. 2016;5(2 suppl):133-138.

[8] Erickson B, Hurowitz R, Jeffery C, et al. Acoustic rhinometry and video endoscopic scoring to evaluate postoperative outcomes in endonasal spreader graft surgery with septoplasty and turbinoplasty for nasal valve collapse. *J Otolaryngol Head Neck Surg*. 2016;45:2.

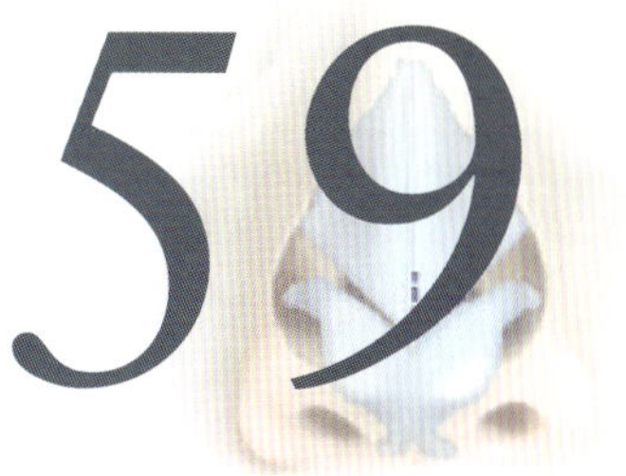

调整鼻尖突度的开放鼻整形术

Indications and Technique for Increasing and Decreasing Tip Projection in Open Rhinoplasty

David A. Sieber and C. Spencer Cochran

概述

- 确定鼻尖突度正常与否的方法有多种。
  - 作者常用的方法是观察鼻尖突度与上唇长度是否一致。上唇长度是指由唇红缘至鼻小柱基底的长度。在正常情况下，上唇长度与鼻小柱基底至鼻尖表现点的距离相同。这种方法并不适用于所有患者，而是仅适用于上唇长度正常者（**图59-1A**）。
  - 另一种方法是做三条垂线，分别经过鼻尖表现点、上唇缘和鼻翼沟。三条线之间的距离分别为*A*和*B*。在鼻尖突度较为理想的情况下，*A*线长度约为*AB*长度的50%～60%（**图59-1B**）。
  - 三角边比例法：做3条直线形成一个三角形。第一条线由鼻根点至鼻翼沟（*A*），第二条线由鼻根点至鼻尖表现点（*B*），第三条线由鼻翼沟至鼻尖表现点（*C*）。较为理想的*C*与*B*的长度比值为0.55～0.6（**图59-1C**）。

相关解剖

- 鼻尖突度由以下多个相互联系的鼻部结构所决定。
  - 外侧脚的长度和强度。
  - 内侧脚的长度和强度。
  - 鼻中隔角。
  - 内侧脚底部至鼻中隔尾侧的纤维附着。
  - 在卷轴区上外侧软骨与下外侧软骨的纤维附着。
  - 位于穹隆头侧缘的穹隆间韧带。
  - 鼻部皮肤和软组织覆盖情况（属于鼻尖的限制性因素）。

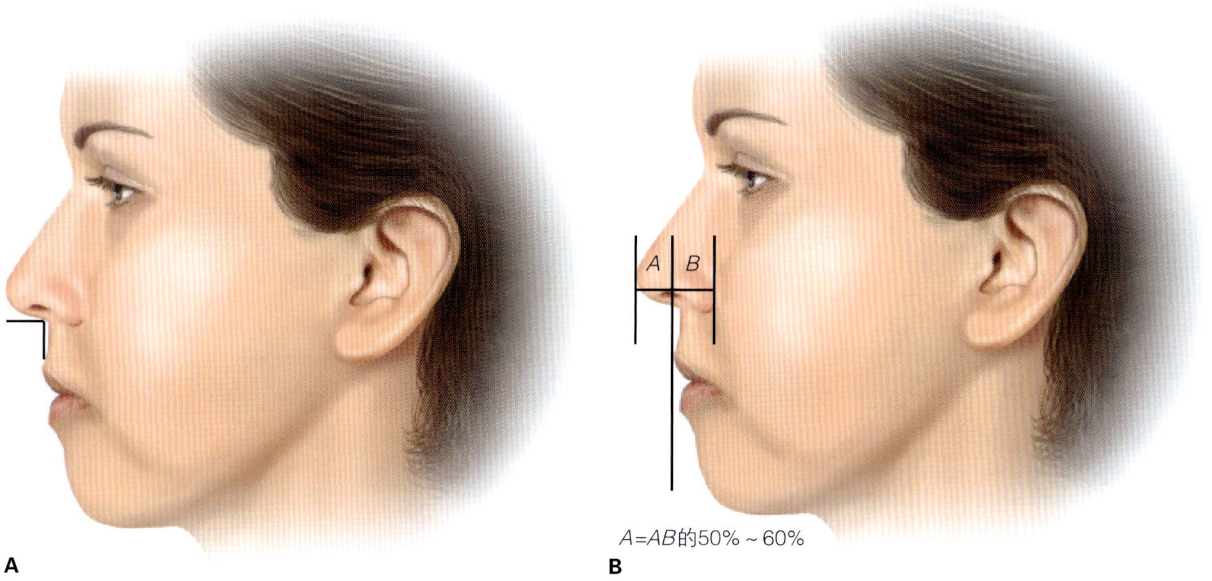

图59-1 A～C. 确定鼻尖突度是否正常的常用方法

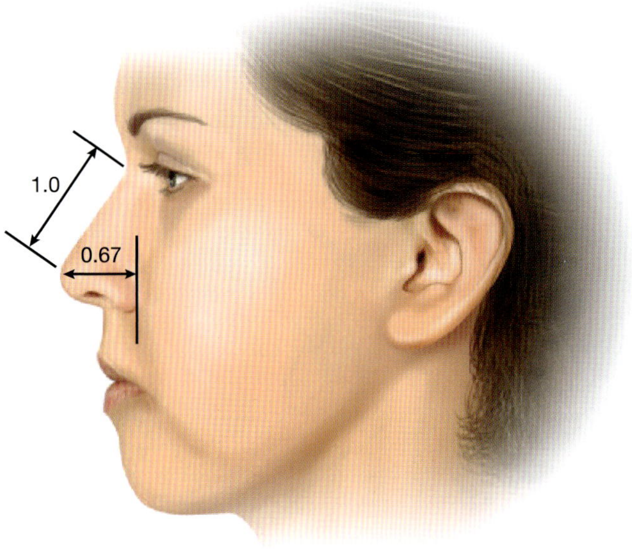

C

图59-1（续）

发病机制

- 鼻尖过突常由于鼻部多个解剖结构异常所引起，如鼻中隔角过于突出，内侧脚或外侧脚过长、强度过大等。
- 同样，鼻尖突度过小或不足常见的原因包括鼻中隔角过于薄弱，内侧脚或外侧脚过短、强度不足等。
- 临床上常见的鼻尖突度不足好发于一期鼻整形术后。由于手术设计不合理，未进行鼻小柱支撑移植物移植，也未进行鼻尖部缝合操作，导致在软组织被覆结构收缩后鼻尖失去支撑而突度降低。
- 可以采用三脚架结构来理解影响鼻尖突度的相关因素（**图59-2**）。通过调整三脚架的3个支柱，就可以调整鼻尖的突度，同时可以调整鼻尖的旋转度。
- 正确调整三脚架的每个支柱，对于长期保持鼻尖突度有重要的作用。常用方法包括：
  - 鼻小柱支撑移植物：形成鼻尖部的基础，保持鼻尖突度，防止鼻尖变形。
  - 应用鼻翼塑形延伸移植物。
  - 应用鼻背撑开移植物。

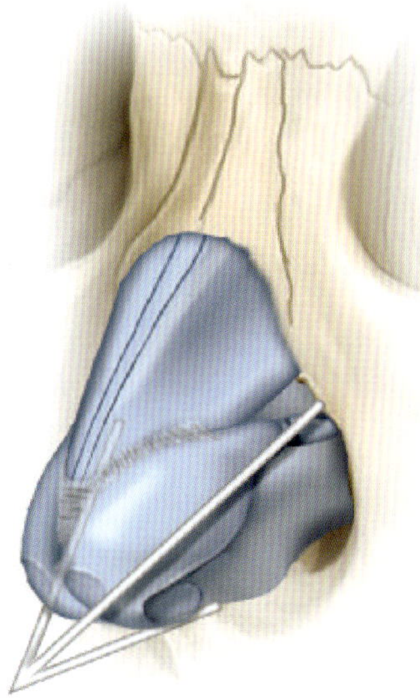

图59-2 鼻尖突度的维持由3个相互独立的结构所决定，类似于三脚架样结构的3个支柱。3个支柱分别是2个成对的外侧脚和1个鼻小柱/内侧脚

病史与查体

- 一期鼻整形患者常见的症状是自觉鼻部过于明显，或者不喜欢鼻部侧面的外观。
- 二期鼻整形患者常见的症状是自觉鼻部过短，并且感觉鼻部越来越小。
- 可以采用前文所介绍的方法判断鼻尖是过于突出，还是突度明显不足。

影像学检查

- 术前须进行标准照相，并可以进行Vectra（Canfield，Parsippany，NJ）影像采集和分析。目的是便于更好地分析术前解剖学特点，并与患者就手术效果进行充分的沟通。

非手术治疗

- 外科医生主张应用透明质酸等软组织填充剂进行鼻部非手术方法填充塑形，但是作者不主张在鼻尖部进行填充剂注射。其原因是鼻尖部注射容易引起血管堵塞或栓塞，并且损伤周围血管网，导致不可逆的皮肤坏死。

手术治疗

- 调整鼻尖突度的手术需要进行周密的计划，并按步骤进行。重要的步骤包括：
  - 确定鼻尖过突或不足的原因。
  - 逐步纠正病因。
  - 根据术前设计和术中发现重塑理想的鼻尖突度。
  - 重新调整三脚架的3个支柱结构。

术前设计

- 结合术前照片与患者进行充分的沟通，保证患者有合理的期望值，并确保通过手术可以达到预期的效果。

体位

- 患者取仰卧位。
- 采用气管插管，全麻。
- 用含1：100 000肾上腺素的1%利多卡因5mL行鼻小柱处和切口区浸润麻醉。
- 将浸有羟甲唑啉的棉球置于双侧鼻孔内止血。
- 消毒、铺无菌单。

入路

- 所有改变鼻尖突度的操作最好通过开放鼻整形术进行，以便更好地调整鼻尖的位置和支撑结构。
- 鼻尖突度受多个因素影响，因此需要分阶段逐步解决。
- 当所有上述所提到的因素调整后，须将软组织被覆结构复位，之后重新评估鼻尖部突度。

操作步骤

鼻部切开

- 做鼻小柱横向切口，在鼻小柱最窄处呈倒“V”畸形。切口向鼻小柱两侧延伸，止于内侧脚的中间部分。
- 掀起鼻尖部和鼻背部软组织被覆结构，显露骨软骨支架结构。
- 从外侧脚至梨状孔处广泛剥离软组织被覆结构。采用开放入路进行软组织剥离后，鼻尖部变得不稳定，并且呈现一定量的突度降低。
- 根据实际情况进行鼻背部修整，之后进行鼻尖部调整操作。

剥离下外侧软骨

- 分离外侧脚与上外侧软骨之间的韧带附着，分离连接鼻中隔角与穹隆头侧缘的横向悬韧带。
- 悬韧带分离后，如果患者鼻中隔角突出，需要对鼻中隔软骨背侧下部进行仔细的修整塑形，以避免鼻背部在鼻尖上区过度突出，形成“鹦鹉嘴”样畸形。
- 如果需要进一步降低鼻尖突度，则松解内侧脚基底与鼻中隔尾侧端的纤维附着。
- 在中线区分离下外侧软骨，掀起鼻中隔尾端两侧黏骨膜瓣，掀瓣区起于中隔角，延伸至前鼻棘周围。
- 这些操作将鼻尖突度降低2～3mm。
- 如果上述影响因素均已纠正，而鼻尖降低的效果仍不理想，则需要进行内侧脚和/或外侧脚长度和强度的调整。

彻底分离下外侧软骨

- 用含肾上腺素的1%利多卡因1.5mL行双侧穹隆、外侧脚、内侧脚处浸润麻醉，同时产生液压分离的作用，使前庭处黏膜与下方的下外侧软骨分离。
- 必要时用15号刀片去除外侧脚头侧部分，以纠正软骨头侧过宽的情况，注意保留宽度至少为6mm的软骨结构。
- 使用成角Converse剪将前庭黏膜与软骨分开。
- 注意在剥离过程中保持黏膜的完整性，防止撕裂黏膜。

操作步骤

- 下外侧软骨头侧和尾侧缘均须彻底与黏膜附着分离。
- 黏膜剥离范围从下外侧脚外侧1/3至内侧脚下1/3。软骨的最内侧和最外侧仍保留一部分黏膜附着，以避免软骨发生撕脱。
- 以上操作完成后，下外侧软骨完全分离出来，并呈现出连续的绶带样外观（**图59–3**）。

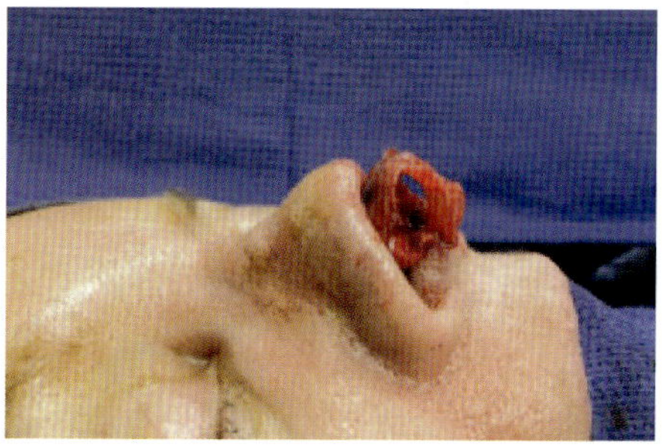

图59–3 下外侧软骨与前庭黏膜完全分离后的外观。下外侧软骨呈现出连续的绶带样外观

确定鼻尖突度

- 将绶带样的下外侧软骨分为外侧脚、中间脚和内侧脚3个部分，分别进行调整。
- 首先要确定新穹隆的位置。
- 以下3个因素决定新穹隆的位置：
  - 鼻部长度。
  - 鼻尖旋转度。
  - 鼻尖突度。
- 如果将下外侧软骨的穹隆部由内侧（尾侧）移至外侧（头侧），则鼻部长度和鼻尖突度会减小，而鼻尖旋转度会增加（**图59–4**）。
- 需要特别注意的是，在形成新穹隆时，如果增加鼻尖旋转度，就会减小鼻尖突度，并可能在新的内侧脚处产生多余的软骨。

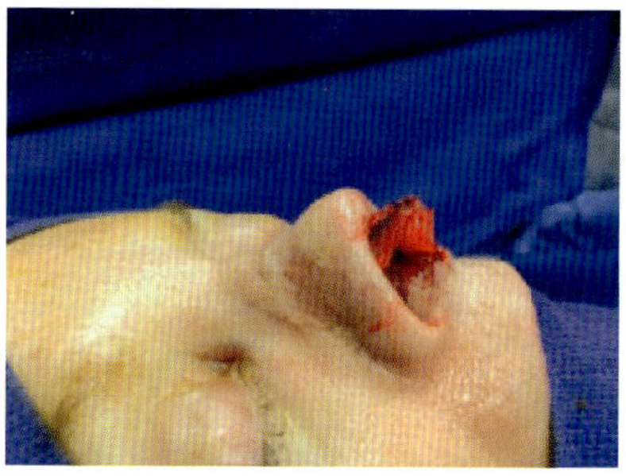

图59–4 形成新穹隆，鼻尖突度减小，鼻尖旋转度增加。在内侧脚处产生多余的软骨

- 同样，如果新的穹隆部沿外侧脚向内侧（尾侧）移位，则鼻尖突度会有所增加，而鼻尖旋转度会减小，鼻部长度也会增加。

重新支撑鼻尖

- 作者（CSC）主张在鼻整形手术中常规使用鼻小柱支撑移植物。
- 在中线部位使用成角Converse剪向鼻中隔尾侧缘方向分离，形成软组织腔隙。注意在鼻小柱支撑移植物与鼻中隔软骨之间保留部分软组织，以避免术后出现软骨摩擦音（**图59–5A**）。
- 鼻小柱支撑移植物的长度决定鼻尖的突度，软组织腔隙所形成的移植物角度决定了鼻尖的旋转度（**图59–5B**）。
- 使用5–0 PDS线将内侧脚与鼻小柱支撑移植物进行水平褥式缝合。将线结置于内侧脚与移植物之间，以避免术后触及线结。
- 新穹隆位置确定后，使用一根5–0 PDS线由新穹隆缝合至鼻小柱支撑移植物。缝线的位置具体是在穹隆的尾侧还是头侧，将影响穹隆部敞开的角度。在通常情况下，缝线位于穹隆部头侧1/3的位置。
- 在对侧做相同的缝合。
- 之后进行第三处缝合。缝线由一侧穹隆的头侧部分，穿过鼻小柱支撑移植物的头侧端，再穿过对侧穹隆部分。
- 此时需要对内侧脚出现的多余的软骨进行评估（**图59–5C**）。
- 如果多余的软骨较少，形成较小的软骨弯曲，则可以将其折叠后，用5–0 PDS线采用水平褥式缝合的方式与支撑移植物缝合固定。
- 如果多余的软骨较多，形成较大的软骨弯曲，单纯缝合无法纠正，则需要切除多余的软骨部分。
- 切除内侧脚多余软骨时，须将软骨切缘置于软组织三角内。软骨切缘可以是切缘对切缘的方式，也可以是近端部分覆盖在远端部分上方。如果软骨末端位置过于靠后，术后将在鼻小柱上形成可见的嵴样

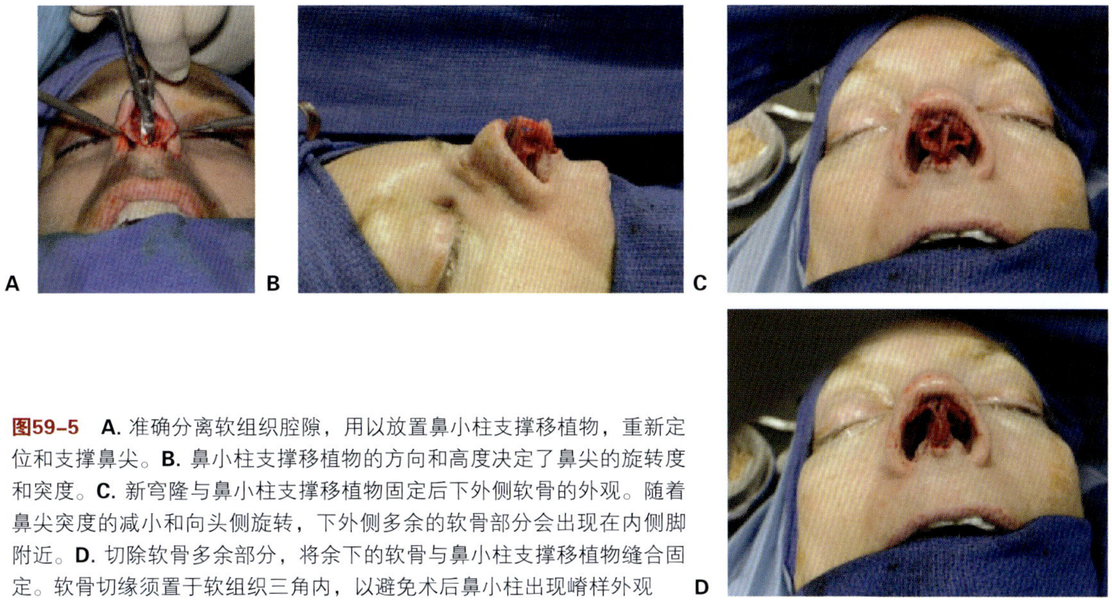

图59-5 A. 准确分离软组织腔隙，用以放置鼻小柱支撑移植物，重新定位和支撑鼻尖。B. 鼻小柱支撑移植物的方向和高度决定了鼻尖的旋转度和突度。C. 新穹隆与鼻小柱支撑移植物固定后下外侧软骨的外观。随着鼻尖突度的减小和向头侧旋转，下外侧多余的软骨部分会出现在内侧脚附近。D. 切除软骨多余部分，将余下的软骨与鼻小柱支撑移植物缝合固定。软骨切缘须置于软组织三角内，以避免术后鼻小柱出现嵴样外观

外观。

- 之后进行2～3个水平褥式缝合，将软骨头侧、尾侧、远端、近端边缘与鼻小柱支撑移植物缝合固定（**图59-5D**）。未做可靠缝合，也会在术后出现嵴样外观。
- 这一操作将增加鼻尖突度，并且支撑可靠，保证了长期的效果。
- 软组织复位，缝合关闭鼻前庭和鼻小柱处切口。

要点与难点

难点	■ 只有皮肤能够随着软骨支架进行充分的收缩，才能充分显示鼻尖部的特点。因此，皮肤厚度是鼻尖降低的限制性因素。
难点	■ 改变外侧脚或内侧脚均可能影响鼻尖的旋转度。
难点	■ 需要注意有无鼻翼基底过宽的情况，并做好鼻翼基底切除的准备。
要点	■ 能增加鼻尖突度的因素较多，确切地去除这些因素将有助于可靠地降低鼻尖突度。
要点	■ 当彻底松解韧带和纤维附着后，鼻尖部的支撑主要来自下外侧脚的长度和强度。特别是在开放性鼻整形术时，皮肤支撑的因素已经完全去除的情况下更是如此。

术后注意事项

- 鼻部术后常规应用无菌胶带固定，其中一个胶带固定在鼻尖下部位，以保持新鼻尖的位置。
- 鼻背部放置Denver夹板固定。
- 术后7天去除无菌胶带和Denver夹板。

治疗效果

- 应用上述方法进行鼻尖整形后的典型案例见**图59-6、图59-7**。

并发症

- 由于该手术属于鼻尖重塑手术，因此需要再次通过手术纠正的最常见的并发症是鼻尖部扭曲和变形，常由于瘢痕异常增生所引起。常用的矫正方法是松解导致鼻尖变形的软组织覆盖和软骨结构，之后采取上述方法再次进行调整。
- 术中须进行外侧脚强度的评估。如果强度较差，且未进行适当的加强，则术后可以发生外鼻阀塌陷。常用的加强方法包括应用外侧脚支撑移植物和鼻翼

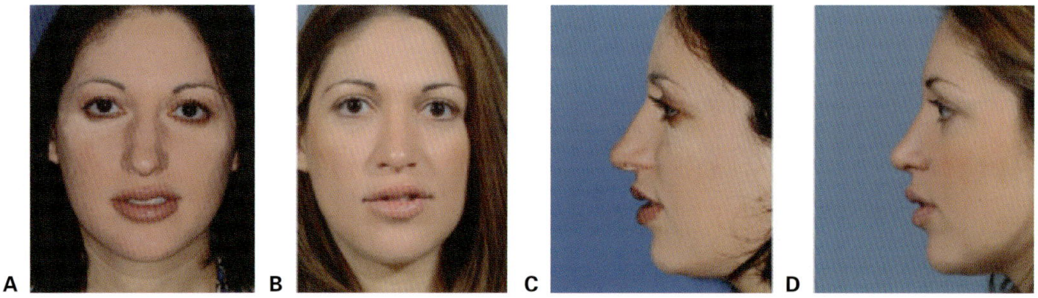

图59-6 **A、B.** 27岁女性，采用开放鼻整形术降低鼻尖突度。术前和术后1年正面外观。**C、D.** 术前和术后1年侧面外观

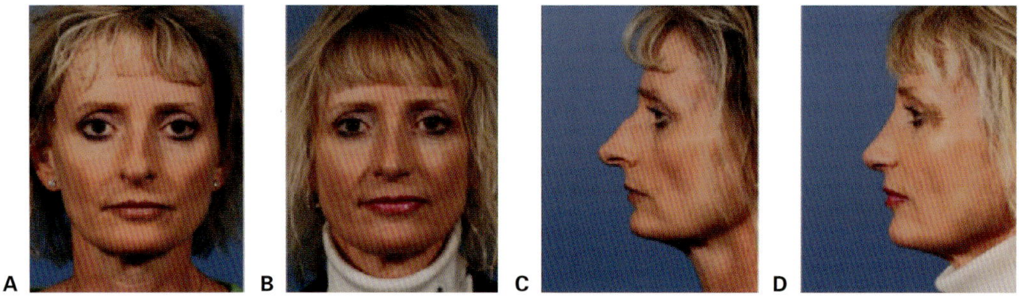

图59-7 **A、B.** 48岁女性，采用开放鼻整形术降低鼻尖突度。术前和术后1年正面外观。**C、D.** 术前和术后1年侧面外观

外形延展移植物。

- 鼻尖降低后鼻翼基底有可能显得过宽，术中可能需要进行鼻翼基底部分切除，以达到更好的美观效果。在术前需要就此情况与患者进行充分的沟通。

参考文献

[1] Johnson CM Jr, Godin MS. The tension nose: open structure rhinoplasty approach. *Plast Reconstr Surg*. 1995;95:43.

[2] Petroff MA, McCollough EG, Hom D, Anderson JR. Nasal tip pro- jection: quantitative changes following rhinoplasty. *Arch Otolaryngol Head Neck Surg*. 1995;117:783.

[3] Rich JS, Friedman WH, Pearlman SJ. The effects of lower lateral car- tilage excision on nasal tip projection. *Arch Otolaryngol Head Neck Surg*. 1991;117:56.

[4] Tardy ME Jr, Walter MA, Patt BS. The overprojecting nose: anatomic component analysis and repair. *Facial Plast Surg*. 1993;9:306.

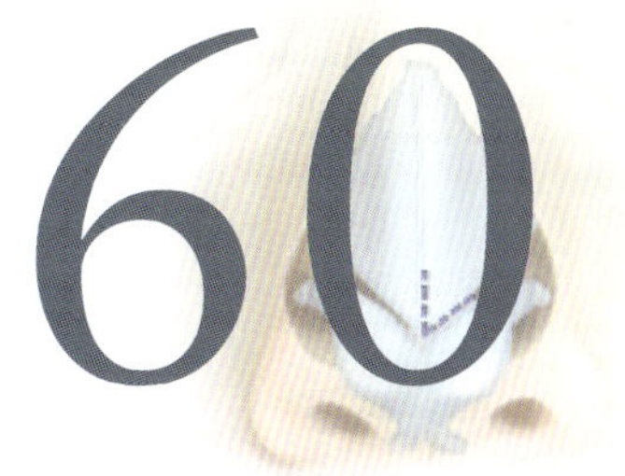

调整鼻尖旋转度的开放鼻整形术

Techniques for Controlling Tip Rotation in Open Rhinoplasty

Nicolas Tabbal and Geo N. Tabbal

概述

- 评估鼻尖旋转度的方法有很多种，最常用的方法是通过鼻唇角进行评估。其测量方法是测量两条线的夹角，一条线是过鼻孔最前部和最后部的连线，另一条线是与水平面垂直的垂线（**图60-1**）。鼻尖旋转度影响鼻部的长度，增加鼻尖旋转度（鼻唇角增大）会缩短鼻部长度，减少鼻尖旋转度（鼻唇角减小）会增加鼻部长度。
- 理想的鼻唇角标准为：女性95°～110°，男性90°～95°。同时，理想的鼻唇角标准也受文化、种族及其他因素的影响。
- 增加鼻尖旋转度需要鼻尖向头侧旋转，继而鼻根至鼻尖表现点之间的距离减小，鼻唇角增大，鼻部长度缩短。
- 鼻尖旋转度减少后，鼻根至鼻尖表现点之间的距离增加，鼻唇角减小，鼻部长度增加。

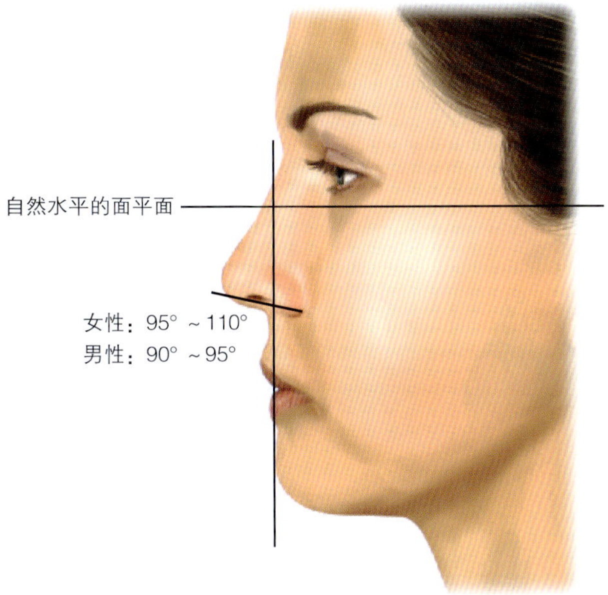

图60-1　通过测量鼻唇角评估鼻尖旋转度

相关解剖

- 影响鼻尖位置的因素包括：软骨支架与皮肤被覆结构的关系、上下软骨之间的纤维附着、梨状孔处下外侧软骨（LLCs）的毗邻结构、鼻中隔尾侧端的突出情况、内侧脚和鼻中隔尾侧端位置及附着结构、上外侧软骨的长度、鼻中隔前角的位置等。

病史与查体

- 确定治疗计划前需要进行详细的鼻外部情况检查，并使用鼻窥器及光源进行鼻内部结构评估。
  - 对鼻尖部采用冲击触诊法可以了解鼻尖的支撑情况。
  - 对于皮肤厚度的评估将有助于确定达到预期效果所需的软骨修整的程度。
- 术前医学摄影应采用鼻整形术前标准片位，包括正位、侧位（轮廓位）、基底位和斜侧位。
- 许多患者提出，在做面部表情运动时鼻尖部会出现降低的情况。有文献认为，出现这种情况是由于降鼻中隔肌作用的结果（**图60-2**）。最近有研究提出

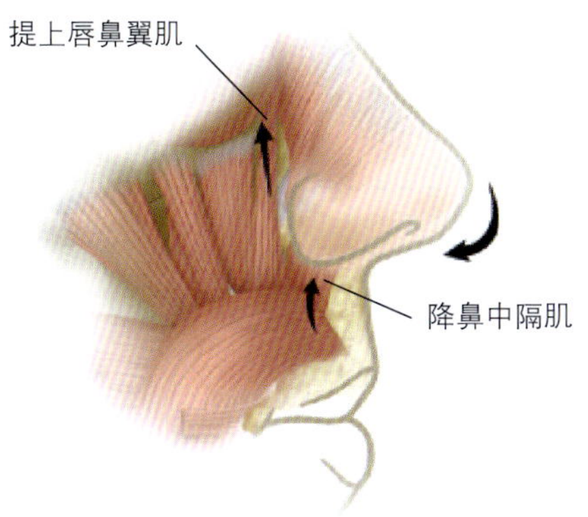

图60-2　在做面部表情运动时，降鼻中隔肌向下牵拉鼻尖

了相反的观点，认为在微笑时鼻尖并未发生明显的移动，而是鼻翼基底部向头侧移动，从而形成鼻尖向下方移动的假象。

影像学检查

- 标准的2D医学摄影对于术前全面分析、术中正确决策和术后准确评估均是非常必要的。除此之外，术者可以辅助应用图像分析和预测系统与患者就期望达到的术后效果进行充分的沟通。

治疗过程

- 任何外科手术过程中的第一步均是正确的诊断，这一点对于鼻整形术尤为重要。
- 术前必须针对患者的期望值和手术的局限性进行充分的沟通。术后鼻部外观不可能与患者所期望的完全相同。

术前设计

- 在局部麻醉之前，进行更彻底的鼻内检查，以确定手术计划是否正确，是否可行。

体位

- 患者取仰卧位，头顶恰好位于手术床一端略外侧。
- 在气管插管或喉罩全麻满意后，将上下睑用胶带暂时闭合，注意胶带位置位于眼睑外侧，避免影响手术。
- 咽腔填塞。
- 在鼻窥器和头灯的辅助下，将浸泡过甲氧唑啉的脱脂棉球放置在两个鼻孔中。鼻整形术中一般不使用可卡因。
- 鼻部骨性结构周围应用含肾上腺素的局部麻醉剂进行局部浸润麻醉。

入路

- 关于采用开放入路还是闭合入路目前仍存在争论。使用开放入路进行鼻尖部的所有手术均更为容易，并且对于大多数外科医生来说操作更为准确。采用这种入路时，显露得更好，更容易将鼻尖固定在所需的位置上，并且能够将其更好地保持在适当的位置上。
- 当鼻尖旋转度改变程度不大时，可以采用闭合入路进行手术。但是同时需要做好准备，如果采用闭合入路无法调整鼻尖旋转度或突度至所需的程度，则必须改为开放入路。

操作步骤

皮下层剥离

- 鼻尖部软骨与皮肤之间的附着限制了鼻尖的旋转，因此无论是采用开放入路还是闭合入路，在切开皮肤后均需要在皮下层进行有效的剥离。

卷轴区分离

- 在外侧脚与上外侧软骨之间分离纤维样附着物，有时是软骨样附着物，并且可以去除部分外侧脚头侧部分，这一点对于调整鼻尖旋转度非常重要。如果没有进行头侧软骨去除，则需要进行软骨间切开，或进行卷轴区分离。如果希望对鼻尖旋转度进行较大的调整，则在外侧脚头侧去除之处，还要进行软骨间切开，目的是最大限度地松解外侧脚。同样，分离内侧脚与鼻中隔尾侧之间的附着对于调整鼻尖旋转度也非常重要（**图60-3A**）。
- 在鼻尖过度旋转时，可以将外侧脚与邻近的软骨分离（**图60-3B**）。通常需要应用外侧脚支撑移植物，不仅可以延长外侧脚，而且可以稳定鼻尖旋转度调整后的结构，防止鼻尖支撑丧失和可能发生的鼻翼缘塌陷（**图60-3C、D**）。

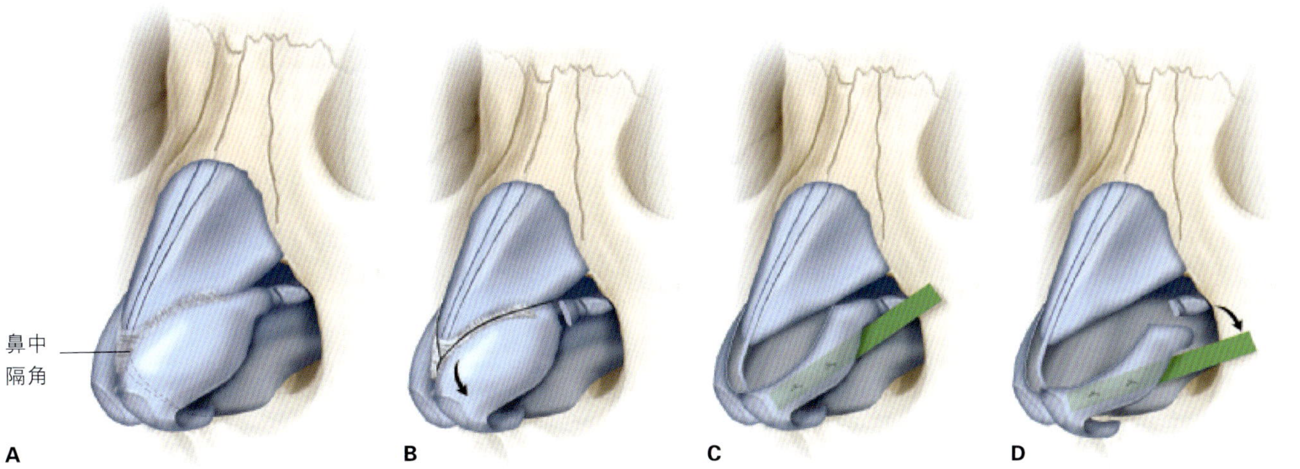

图60-3 **A.** 分离上外侧软骨与外侧脚之间、内侧脚与鼻中隔之间的附着，以便于鼻尖部获得足够的旋转度。**B.** 将外侧脚与邻近的软骨分离。**C**、**D.** 应用外侧脚支撑移植物，防止鼻尖支撑丧失和可能发生的鼻翼缘塌陷

放置外侧脚支撑移植物

- 放置外侧脚支撑移植物可以向上或向下调整鼻尖部旋转度。使用移植物后，可以重新调整鼻尖的位置，并且可以增加外侧脚的强度。注意根据所设计的鼻尖移动方向分离移植物置入所需的腔隙（**图60-4**）。

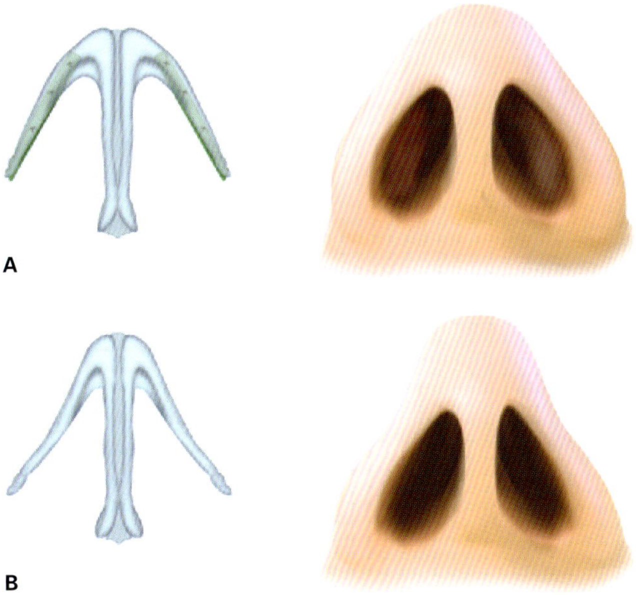

图60-4 **A**、**B.** 放置外侧脚支撑移植物不仅可以增加外侧脚的强度，而且可以通过调整移植物的方向和腔隙的位置，增大或缩小鼻尖的旋转度

切除部分鼻中隔

- 如果希望将鼻尖向头侧旋转，可以切除鼻中隔软骨前部和鼻中隔角。如果希望减小鼻尖的旋转度或延长鼻部，则可以切除尾侧部分鼻中隔软骨（**图60-5**）。事实上，这两种操作效果有限。因此近年来在实际操作中，一般需要应用扩展移植物或尾侧鼻中隔扩展移植物，特别是对于希望延长鼻部的案例更是如此。

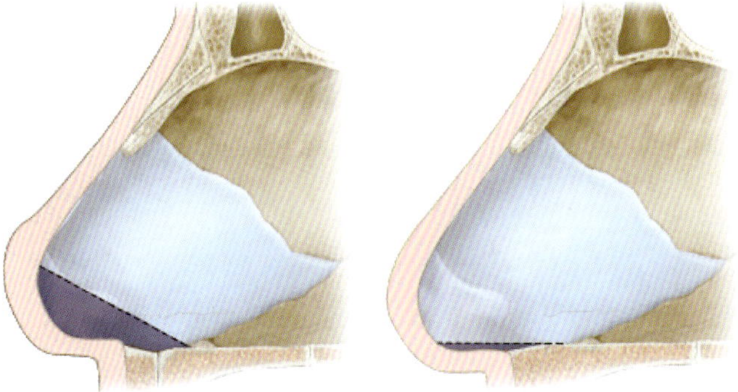

图60-5 切除部分尾侧鼻中隔前部将增加鼻尖的旋转度，切除鼻中隔下部将使鼻尖反向旋转

操作步骤

缝合

- 有多种悬吊缝合技术可以辅助鼻尖旋转，但是这些方法对于改变鼻尖旋转度的效果较为有限。同时，缝合后可以为较为薄弱的鼻尖复合体提供支撑，这是缝合的继发效果，也是可以预期的效果。
- 进行内侧脚-鼻中隔软骨缝合或内侧脚-鼻小柱支撑移植物缝合，可以缩小鼻尖的突度，或缩小鼻尖的旋转度。如果在鼻中隔软骨尾侧更靠前的位置上缝合，会起到向上旋转鼻尖和增加尖端突度的作用（**图60-6A、B**）。
- 调整鼻尖旋转度的缝合可以向头侧旋转鼻尖部，同时回缩鼻小柱，并改善鼻尖外形。
- 在中间脚穹隆部进行水平褥式缝合（通常称为穹隆间缝合）后，中间脚会有所缩短，因此可以轻度减小鼻尖旋转度（**图60-6C**）。
- 如果在充分剥离鼻中隔软骨尾侧端后，将内侧脚头侧缘与之缝合，则鼻尖部会向头侧旋转，鼻部长度缩短。

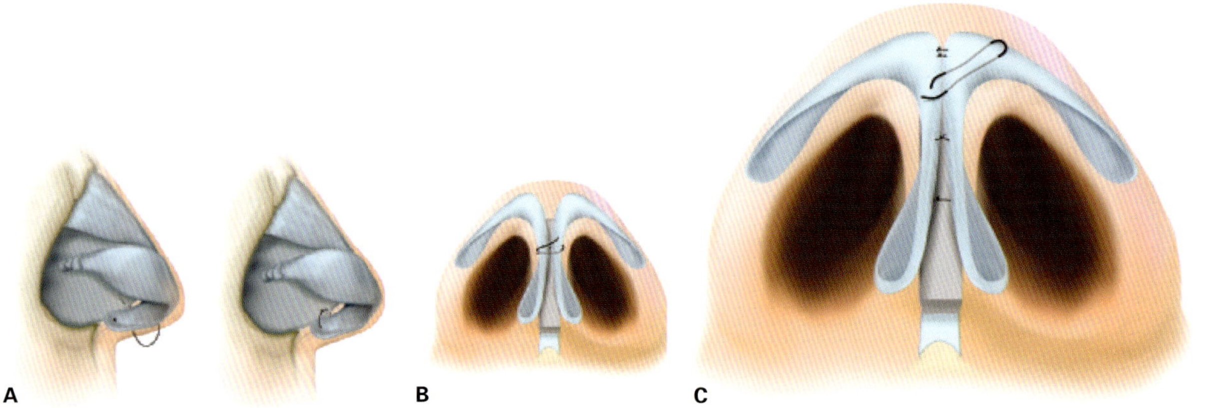

图60-6 **A.** 内侧脚-鼻中隔软骨缝合。**B.** 内侧脚-鼻小柱支撑移植物缝合。**C.** 穹隆间缝合轻度减小鼻尖旋转度

放置鼻小柱支撑移植物

- 常规放置鼻小柱支撑移植物是调整鼻尖突度和旋转度的有效方法。
  - 鼻小柱支撑移植物常取自自体软骨，要求外形较直，且有一定的强度。常用鼻中隔软骨。
  - 使用皮肤拉钩轻拉内侧脚向前，形成一定的鼻尖突度，在左、右内侧脚之间分离移植物放置所需的间隙，间隙由鼻尖向内侧脚延伸，恰好位于前鼻棘上方水平。
  - 使用25G针头暂时性固定移植物，之后进行缝合固定（**图60-7**）。

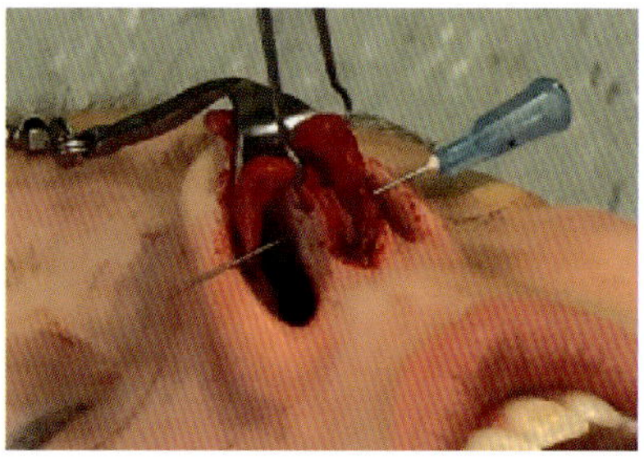

图60-7 使用皮肤拉钩轻拉内侧脚向前，使用25G针头暂时性固定鼻小柱支撑移植物，调整鼻尖的突度和旋转度至所需的效果

舌状沟槽技术

- 直接将内侧脚缝合于鼻中隔尾侧称为舌状沟槽技术。该技术是最为简单，也是最为有效的调整鼻尖旋转度的方法（**图60-8**）。这种方法最适用于鼻部较长患者希望向头侧旋转鼻尖，以缩短鼻部的情况。这种方法目前并未得到充分的应用。

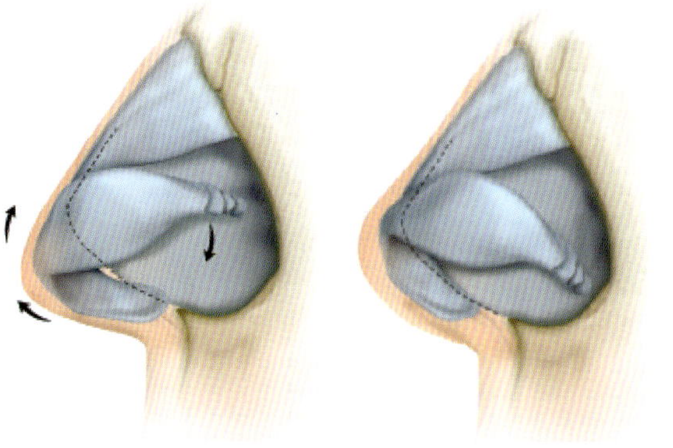

图60-8 采用舌状沟槽技术将内侧脚缝合至鼻中隔软骨上，可以调整鼻尖的旋转度

使用软骨移植物

- 放置软骨移植物，并与鼻中隔软骨固定，可以增大或缩小鼻尖的旋转度。具体效果与移植物的形状、长度和位置有关。Byrd等最先介绍了3种鼻中隔扩展移植物，均固定于较为稳定的鼻中隔尾侧端，3种移植物的区别仅在于其与鼻中隔固定的部位有所不同：
  - 成对的扩展移植物，放置于上外侧软骨与鼻中隔软骨的交界处。
  - 成对的方形移植物，放置于与鼻中隔L形支柱的尾侧和背侧呈对角线的方向上。
  - 第三种是直接的扩展移植物，放置于鼻中隔前角处，采用8字缝合法固定（**图60-9**）。

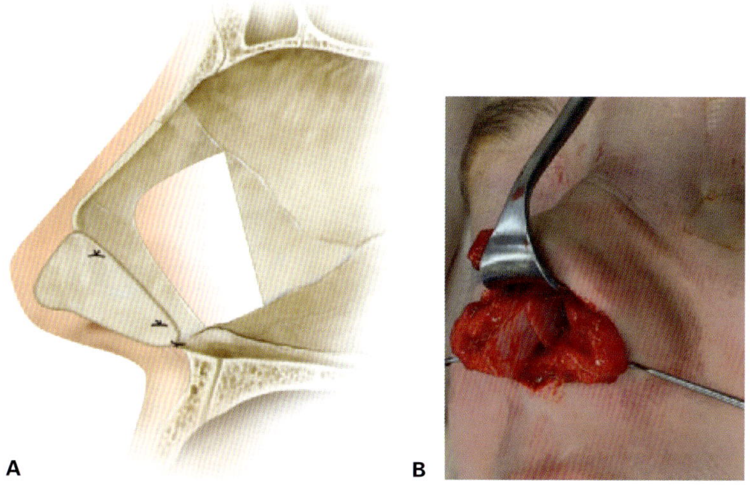

图60-9 A、B. 鼻中隔扩展移植物可以用于调整鼻尖旋转度，具体是增大或还是缩小旋转度与移植物的形状、长度和位置有关

要点与难点

与患者沟通	■ 鼻整形手术成功的关键步骤是术者与患者之间有效而清晰的沟通。在这一过程中，术者需要充分了解患者的治疗目的，在此基础上，术者要帮助患者设定合理的期望值
鼻部分析	■ 术前须通过准确而全面的分析获得有关畸形的正确诊断
手术技术	■ 根据患者的解剖结构特点可以了解鼻部畸形的病因，继而可以选择一种恰当的手术矫正方案，并最大限度地减少不必要的后遗症 ■ 通过以下操作可以实现鼻尖旋转度的增大或缩小：皮肤剥离、卷轴区分离、鼻中隔部分切除、舌状沟槽技术、软骨移植和缝合技术

术后注意事项

- 在手术结束时，将鼻部涂上Mastisol，之后仔细地贴上胶带。胶带本身涂上Mastisol，使用夹板辅助固位。术后5天去除鼻夹板。如果采用开放入路，术后5天拆除鼻小柱处缝线。较长时间的粘贴胶带并不会增加效果的稳定性，因此应该避免。鼻尖部注射曲安奈德可能有助于加快肿胀消退的速度，但是效果常无法预测。注射曲安奈德后可能使皮肤变薄，因此注射时要相对保守。

治疗效果

- 增大鼻尖旋转度的手术更容易进行，与缩小鼻尖旋转度或延长鼻部长度的手术相比，效果也更为确定。对此应向患者充分告知。

并发症

- 医源性鼻尖支撑力的丧失以及继发的鼻尖突度的丧失，是一种常见的严重的并发症，临床上应当尽可能避免。应当首选可逆性的结构增加的方式调整鼻尖的旋转度，而不是通过不可逆的破坏性手术。治疗的核心目的是重建鼻尖的支撑结构。

参考文献

[1] Byrd HS, Burt JD, Andochick S, et al. Septal extension grafts: a method of controlling tip projection shape. Plast Reconstr Surg. 1997;100:999.

[2] Rohrich RJ, Kurkjian TJ, Hoxworth RE, et al. The effect of the colu- mellar strut graft on nasal tip position in primary rhinoplasty. Plast Reconstr Surg. 2012;130:926.

[3] Guyuron BG, Varghai A. Lengthening the nose with a tongue and groove technique. Plast Reconstr Surg. 2003;111:4.

针对不同种族特点的开放鼻整形术

Technique for Ethnic Rhinoplasty Using the Open Approach

Dean M. Toriumi and Jeffrey T. Steitz

概述

- 不同种族之间鼻部形态存在较大的差异，其中包含鼻部外形和解剖学上的差异。关于所有解剖学上存在的差异并不在本章所介绍的内容之内。本章将介绍非洲裔和亚裔鼻整形术的基本特点，以及如何通过开放手术进行结构调整来重塑鼻部的形态。
- 本章所提到的“不同种族”主要指非洲裔和亚裔。同时，本章所介绍的整形技术同样适用于皮肤较厚的梅斯蒂索人（欧洲移民与印第安族混血儿）。许多其他种族的鼻部也有着显著不同的解剖学特点，但是在本章不做特殊介绍。
- 许多非洲裔和亚裔患者鼻部不够突出，鼻翼基底较宽，鼻尖轮廓不清晰，而且皮肤常较厚。鼻背部常低平、较宽，正面观鼻背不明显。有些患者虽然鼻根部较低，但是鼻背部仍然有驼峰样隆起。针对以上这些不同的形态特点需要采用不同的处理方法。
- 在通常情况下，大多数非洲裔和亚裔患者需要进行隆鼻操作，同时撑起较厚的鼻部被覆皮肤，进而改善鼻部外观。操作时要进行软骨移植，撑起并拉伸较厚的皮肤，侧面观时鼻部变高，正面观时鼻背部变得明显。

相关解剖

- 非洲裔和亚裔人的鼻部解剖结构存在个体差异。但是大多数人皮下组织较厚，特别是在鼻部的下半部尤为明显。下外侧软骨常较薄弱，因此调整和维持鼻尖突度较为困难。
- 鼻中隔常较短，并且较为薄弱，尾侧端突出常不明显，导致鼻尖支撑不足。因此，植入支撑结构对于改善外观和功能至关重要。
- 在正常情况下，从双侧鼻翼缘至鼻尖下小叶呈现“飞翔的海鸥”样外观（**图61–1**）。而在非洲裔和亚裔人中，由于鼻小柱退缩、鼻翼小叶相对下垂，因此许多人表现出与正常外观相反的情况（**图61–2**）。纠正鼻小柱退缩时需要在鼻中隔尾侧端放置较大的扩展移植物，下推鼻小柱和鼻尖下小叶，从而恢复“飞翔的海鸥”样外观。放置移植物后将使鼻小柱/鼻尖下小叶或中间结构向下方移动，从而改善鼻翼与鼻尖下小叶之间的关系。
- 非洲裔和亚裔人鼻翼基底常较宽，导致鼻部上1/3与下1/3的宽度不协调。因此，在进行外侧截骨术时应

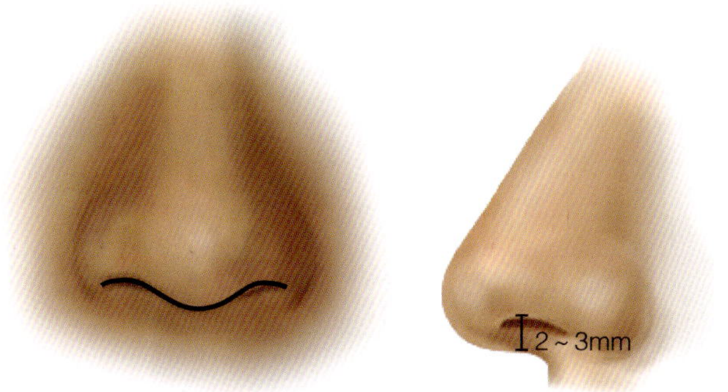

图61–1 正面观从双侧鼻翼缘至鼻尖下小叶呈现“飞翔的海鸥”样外观。侧面观鼻小柱显露长度为2～3mm

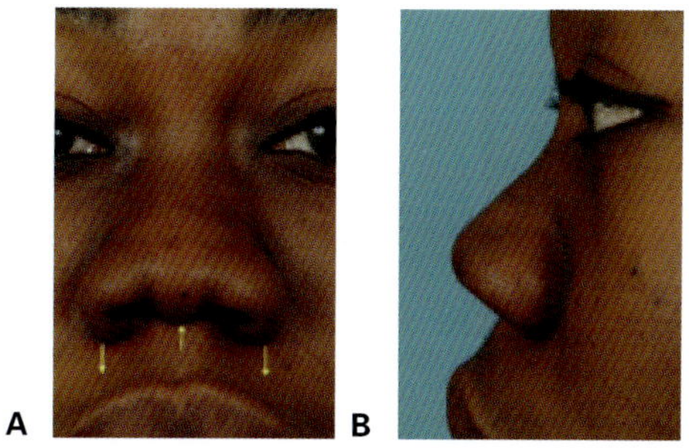

图61–2 一名非洲裔患者，由于鼻小柱退缩、鼻翼小叶相对下垂，因此表现出与正常“飞翔的海鸥”样外观相反的情况。**A.** 正面观鼻翼向下突出，位置低于鼻小柱/鼻尖下小叶。**B.** 侧面观鼻小柱未显露

避免使鼻部上1/3过度狭窄，以防加剧鼻部上1/3与下1/3之间在宽度上有不平衡。

病史与查体

- 术前须评估鼻尖的支撑力和鼻中隔尾侧端的突出情况。
- 鼻腔内检查应在充分照明的情况下使用鼻窥镜进行，最好使用内镜设备，以评估鼻中隔和下鼻甲的情况。观察患者吸气时的状况，确定患者是否有鼻腔侧壁薄弱，这种情况在非洲裔和亚裔人中较为少见。
- 与患者讨论手术的主要目的，确定他们主要想要矫正的畸形。
- 必须向患者指出其鼻尖支撑力不足的状况，以及与正常的“飞翔的海鸥”样外观相反的情况。
- 术前进行计算机成像分析非常重要，应该在大多数患者中使用。这种方法将有助于术者更好地明确患者的治疗目标，并且向患者介绍相关的问题。应用这一方法还有助于确保术者的手术目标与患者保持一致。
- 必须向患者说明鼻部支撑力较弱和被覆皮肤较厚对于手术效果的影响。
- 对于非洲裔和亚裔人进行鼻整形术的关键是通过鼻背移植物改善鼻部侧面形态，通过放置鼻中隔尾侧移植物以及盾牌形移植物撑起较厚的皮肤，并且在侧面形成缩窄的效果。通过拉伸鼻部皮肤，尤其是鼻尖部皮肤，可以使鼻部轮廓清晰，并且使鼻部缩窄。以上效果对于术者和患者均较难理解，但是有一点是容易理解的，就是皮肤较厚的人即使进行了鼻部缩小手术，其外观也不会变美，除非其皮肤也能随之收缩。临床上常见的一种比较典型的情况是，鼻部下1/3的皮肤较厚，术后没有发生明显的收缩，形成了“鹦鹉嘴”畸形，鼻尖部较宽，有瘢痕，鼻尖复合体不够突出。
- 增加鼻背上部高度可以改善鼻部侧面外观，并与明显增厚的鼻尖上皮肤的突出情况相匹配，从而形成更为笔直的鼻背外观（**图61-3**）。

治疗过程

- 手术最好在全麻下进行。气管插管后，注意保护呼吸道通畅，避免血液接触声带，防止喉头痉挛。在鼻中隔或鼻甲手术过程中，保护呼吸道尤为重要。
- 使用含1∶100 000肾上腺素的1%利多卡因进行鼻部浸润麻醉，以减少局部出血。在手术操作开始前至少10min，沿鼻中隔、切口边缘、鼻背部和穹隆中部以及鼻尖部位注射麻醉剂，以达到最佳的收缩血管的效果。

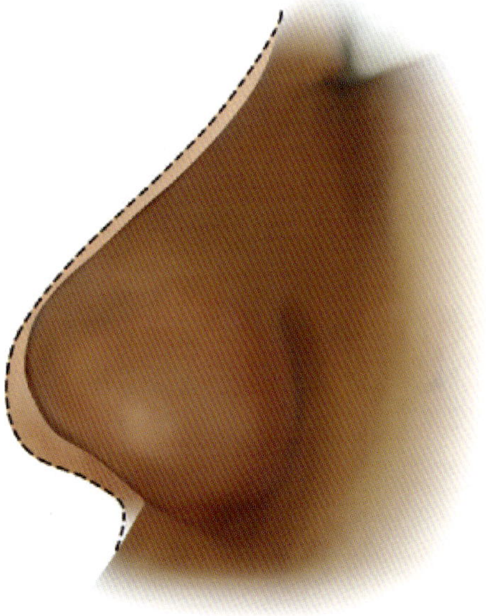

图61-3 通过隆鼻术，侧面观鼻背上部高度得到抬高，并与明显增厚的鼻尖上皮肤的突出情况相匹配，从而形成更为笔直的鼻背线

操作步骤

切取软骨

- 可以切取耳郭软骨，但这不是理想的软骨移植物。因为耳郭软骨与肋软骨相比质地较软，且强度较小，所以通常不适用于隆鼻手术。如果需切取耳郭软骨，首选耳后入路切口，以避免影响耳郭外形或引起耳郭位置的改变。
- 在大多数非洲裔和亚裔人中，常需要较大量的软骨移植物。临床上首选肋软骨，一般可以通过长约11mm的小切口切取肋软骨（**图61-4**）。但是建议在肋软骨切取经验较少时采用更长的切口，以保证手术的安全。
- 第6或第7肋软骨是较为理想的软骨移植材料。如果需要较长的鼻背移植物，最好使用第7肋软骨，因为此肋软骨更直且更长。第6肋软骨往往有一个弯曲，从而缩短了直段软骨的长度，而直段软骨是隆鼻时常用的软骨移植物。如果要同期进行隆鼻和鼻基底填充，则须同时切取两根肋软骨。

- 肋软骨膜也应一同切取，以便于保护软骨，并可用于将移植的软骨固定在鼻骨上。在应用过程中，肋软骨膜作为一种中间移植物，可以将其缝合在鼻背移植物的深面。在鼻背部使用3mm直骨凿进行锉平或开槽操作，然后将带有软骨膜的肋软骨放置在鼻背上，软骨膜将把鼻背移植物紧密地贴合在鼻背上。

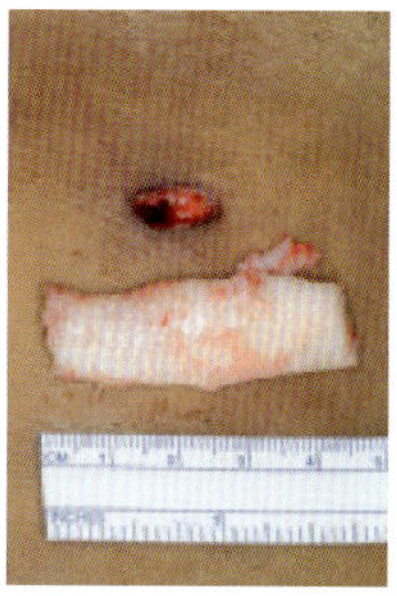

图61-4 通过长约11mm的皮肤切口切取4.5cm长的肋软骨

开放入路

- 在鼻小柱中段水平做一个倒“V”形切口（**图61-5A**）。切口的具体位置可以根据手术的目的进行相应的调整。对于大部分患者，手术的目的是为了增加鼻尖的突度。
- 将鼻小柱切口与沿鼻翼软骨外侧脚尾侧走行的双侧皮缘切口相连。
- 从鼻翼软骨内侧脚处掀起鼻小柱皮瓣，注意避免损伤鼻小柱皮瓣。
- 鼻小柱皮瓣掀起时，可以在真皮下血管网层深面进行剥离，在鼻尖区和鼻尖上区的软骨表面保留纤维脂肪组织，然后可以切除这些组织（**图61-5B、C**）。

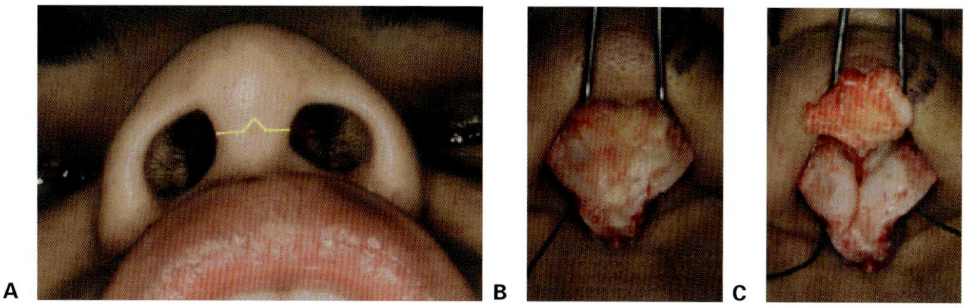

图61-5 **A.** 位于鼻小柱中段的倒“V”形切口线设计（图中黄线）。**B.** 患者皮肤较厚，鼻小柱皮瓣掀起后，下外侧软骨表面可见纤维脂肪组织。**C.** 从软骨表面切除纤维脂肪组织后的外观

显露鼻中隔

- 在内侧脚之间进行分离，以显露鼻中隔尾侧端。在通常情况下，向头侧分离的距离要比高加索患者更长（**图61-6**）。在显露鼻中隔尾侧端后，进行黏软骨膜下剥离，掀起黏软骨膜瓣。
- 可以同期进行鼻中隔偏曲的矫正，切取的鼻中隔软骨可用作软骨移植物。大多数非洲裔和亚裔人可以切取的鼻中隔软骨较少。

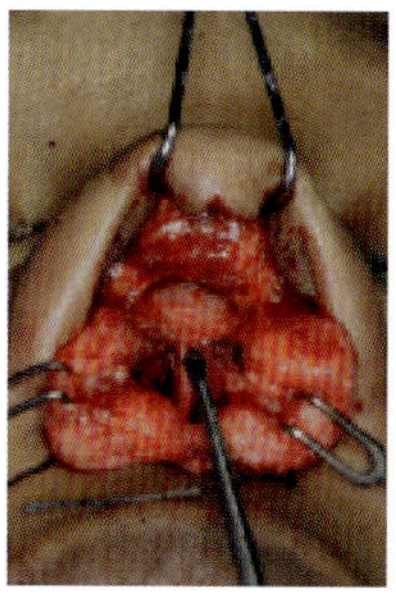

图61-6 显露中隔软骨尾侧端，掀起两侧黏软骨膜瓣。注意鼻中隔向头侧回缩的距离较长

调整鼻背部

- 大多数患者需要进行鼻背部隆鼻操作。有关肋软骨隆鼻的主要内容将在其他章节中详细介绍。
- 许多患者需要通过隆鼻抬高较低平的鼻根部。当应用较小的移植物进行鼻根部抬高时，可以采用经皮切口，软骨移植后缝合固定（**图61-7A～C**）。
- 如果需要进行较小程度的鼻背部抬高，可以使用鼻中隔软骨。采用软组织（肋软骨膜、颞筋膜等）包裹软骨移植物将有助于掩盖移植物的边缘，使过渡更为自然（**图61-7D～E**）。

操作步骤

- 需要较大的鼻背移植物时，常采用肋软骨移植。操作时可以将肋软骨膜缝合于移植物深层组织上，以达到加强固定的效果（**图61-7F**）。使用3mm直骨凿在鼻骨上开槽后，将软骨移植物放置在鼻背上。软骨膜骨化后将使鼻背移植物与鼻骨之间形成坚固的连接。具体固定方法将在第66章中详细介绍。

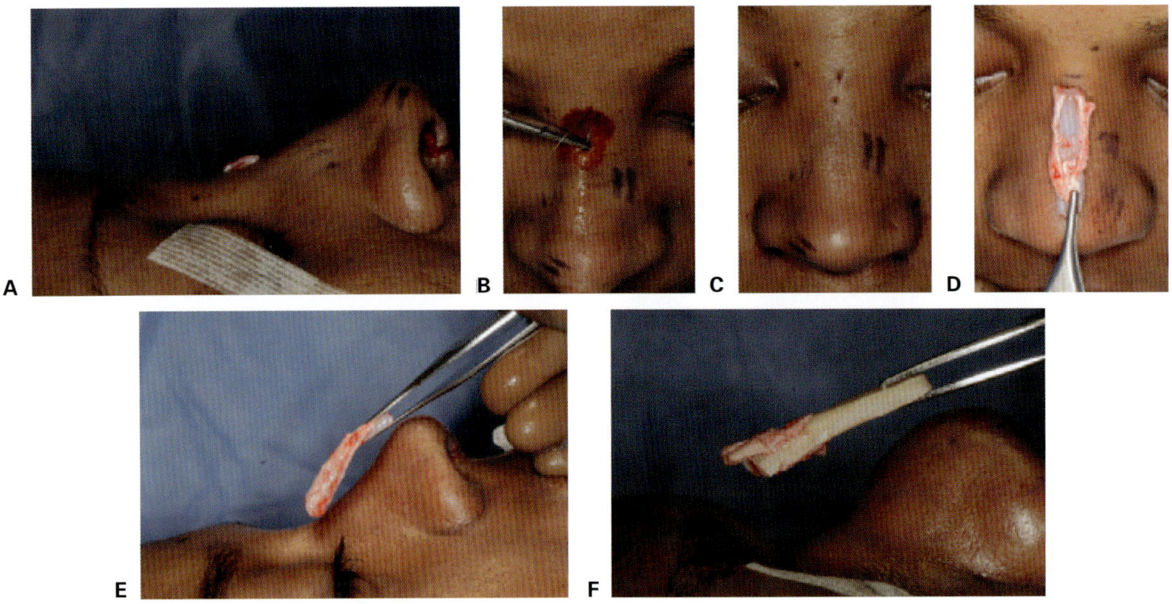

图61-7 **A.** 鼻根部软骨移植物。**B.** 使用6-0 Monocryl缝线经皮缝合固定鼻根移植物。**C.** 鼻根部移植物经皮缝合固定后的外观。**D.** 如果需要进行较小程度的鼻背部抬高，可以使用鼻中隔软骨。以肋软骨膜缝合包裹鼻中隔软骨，掩盖移植物的边缘，使过渡更为自然。**E.** 侧面观可见软骨膜包裹了鼻背软骨移植物的边缘。**F.** 如果需要进行较大程度的鼻背部抬高，常采用肋软骨移植。使用3mm直骨凿在鼻骨上开槽后，将肋软骨移植物放置在鼻背上。将肋软骨膜缝合到软骨移植物深面，并放置在鼻骨上。软骨膜骨化后将使鼻背移植物与鼻骨之间形成坚固的连接

调整穹隆中部

- 大多数患者不需要进行针对驼峰鼻的鼻缩小术。因此，除非存在鼻背偏曲，一般不需要打开鼻穹隆中部。将扩展移植物放置在黏软骨膜下间隙内，用以稳定鼻中隔背侧。扩展移植物向尾侧延伸，可以稳定鼻中隔尾侧延伸移植物。
- 使用窄Cottle剥离器分离黏软骨膜下间隙形成隧道。剥离器在黏软骨膜下层次向上剥离，直至鼻骨（**图61-8**）。
- 当隧道形成后，将移植物塑形后放置于隧道内。塑

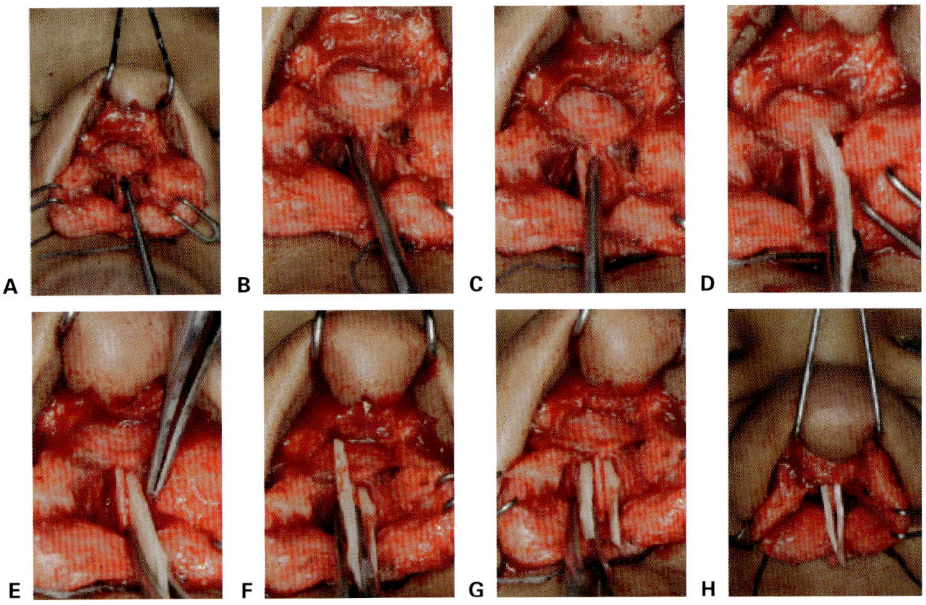

图61-8 将扩展移植物放置于黏软骨膜下隧道内。**A.** 使用Cottle剥离器剥离形成隧道。**B.** 制备右侧隧道。**C.** 制备左侧隧道。**D.** 左侧扩展移植物准备插入隧道内。**E.** 左侧扩展移植物已就位。**F.** 右侧扩展移植物。**G.** 两侧扩展移植物均已就位。**H.** 两侧扩展移植物就位后的外观

形后的软骨移植物应紧密地贴合于黏软骨膜下间隙内。扩展移植物末端超过鼻中隔尾侧端，可以用来稳定鼻中隔尾侧延伸移植物。

- 使用单股5-0 PDS缝线将扩展移植物固定于鼻中隔软骨处，缝线贯穿两侧扩展移植物和鼻中隔软骨。

稳定鼻基底

- 鼻中隔尾侧延伸移植物可以稳定鼻基底。在通常情况下，延伸移植物在前缘略宽（**图61-9A～D**）。延伸移植物在前部靠扩展移植物延长部分进行固定，下部可以与鼻中隔软骨之间放置薄软骨条辅助固定。使用5-0 PDS线缝合固定。
- 延伸移植物固定后，使用SC-1针带4-0线将内侧脚固定于延伸移植物上。向前牵拉内侧脚和鼻小柱，可以增大鼻唇角，增加鼻尖突度（**图61-9E～G**）。之后使用5-0 PDS缝线将两侧内侧脚与鼻中隔尾侧端缝合固定。

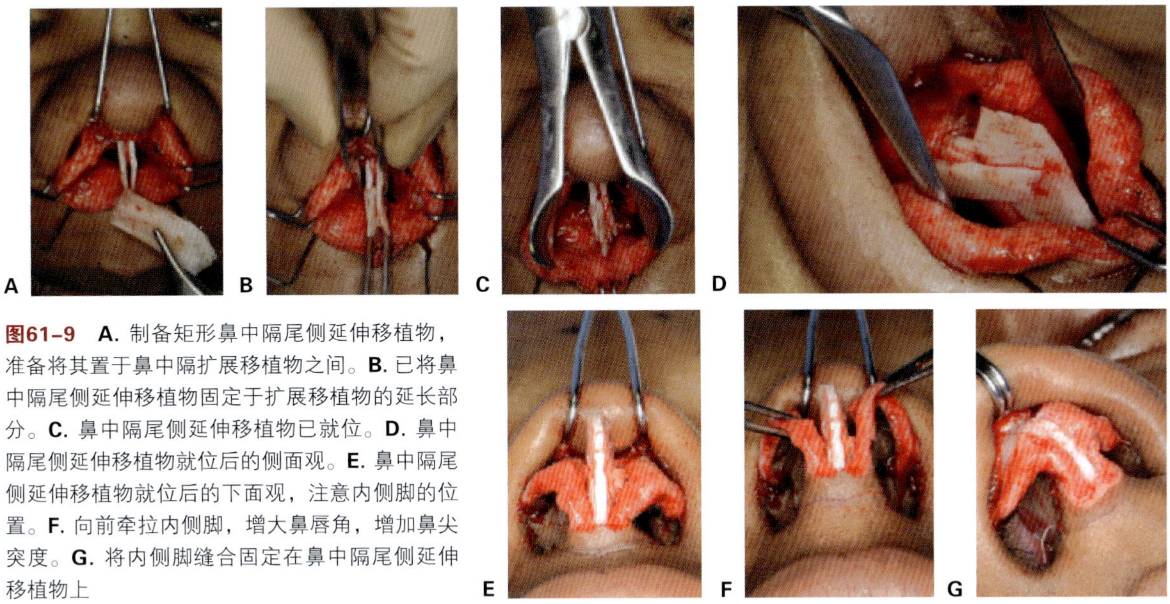

图61-9 **A.** 制备矩形鼻中隔尾侧延伸移植物，准备将其置于鼻中隔扩展移植物之间。**B.** 已将鼻中隔尾侧延伸移植物固定于扩展移植物的延长部分。**C.** 鼻中隔尾侧延伸移植物已就位。**D.** 鼻中隔尾侧延伸移植物就位后的侧面观。**E.** 鼻中隔尾侧延伸移植物就位后的下面观，注意内侧脚的位置。**F.** 向前牵拉内侧脚，增大鼻唇角，增加鼻尖突度。**G.** 将内侧脚缝合固定在鼻中隔尾侧延伸移植物上

调整鼻尖

- 鼻尖的轮廓和清晰度由鼻尖小叶所决定。在大多数非洲裔和亚裔人中，需在鼻穹隆上方放置鼻尖移植物，目的是改善鼻尖突度和清晰度。通常置入鼻尖移植物即可改变鼻尖小叶的外形，因此很少需要进行额外的缩小外侧脚的操作。此外，外侧脚较为薄弱，任何缩小的手术操作都可能导致鼻尖结构的削弱。
- 一般采用上方覆盖（onlay）的方式将鼻尖移植物放置在鼻穹隆上，并进行水平缝合（**图61-10A、B**）。这些鼻尖移植物通常是较软的软骨，使用6-0 Monocryl线在鼻穹隆上缝合两针。
- 大部分皮肤较厚的患者需要使用盾牌形鼻尖移植物。在这些病例中，如果盾牌形移植物在鼻穹隆上延伸超过2mm，但不超过3mm，则一般需要在其后方放置一个支持移植物，用来稳定该移植物，防止其向头侧旋转（**图61-10C～E**）。这种支持移植物可以防止鼻尖小叶过度旋转。
- 如果盾牌形移植物超出鼻穹隆大于3mm，则需辅助应用外侧脚移植物使其稳定。这些移植物要与中线呈45°角，并缝合在盾牌形移植物的后表面，用以稳定盾牌形移植物，防止其向头侧旋转（**图61-10F～H**）。该外侧脚移植物与放置在外侧脚下方、外侧脚和前庭皮肤之间的外侧脚支撑移植物不同。外侧脚移植物放置在外侧脚上方，用于稳定盾牌形鼻尖移植物。

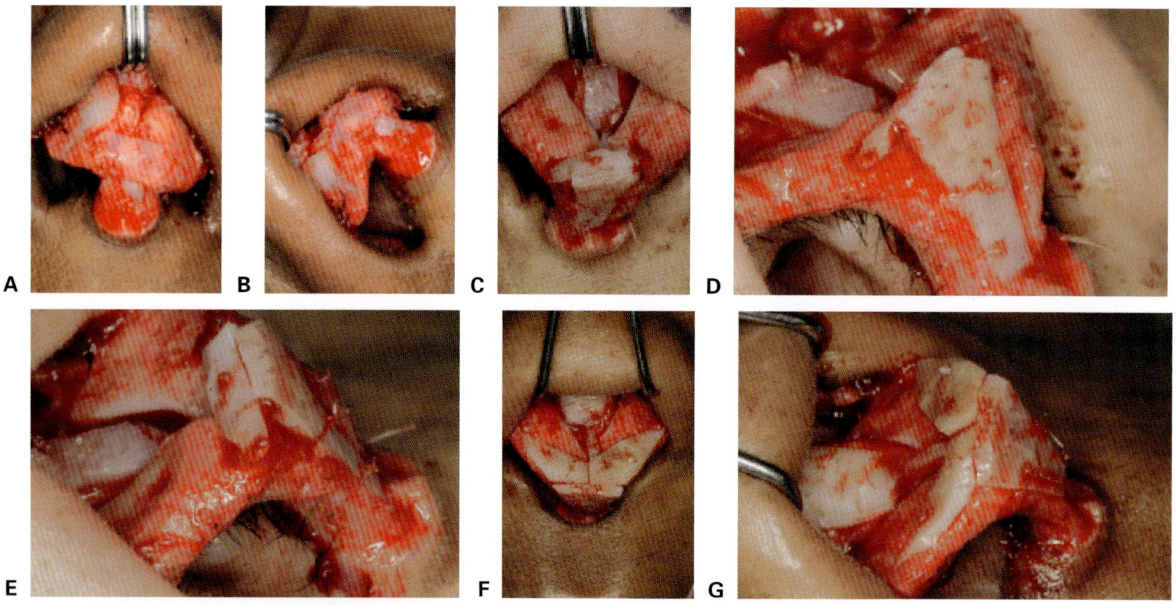

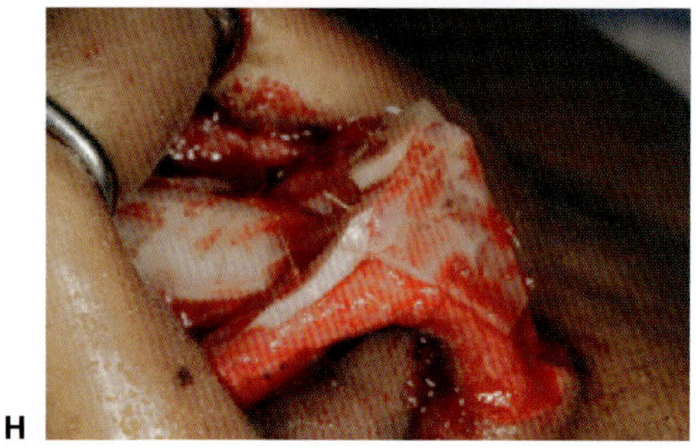

图61-10 A. 鼻尖移植物采用上方覆盖的方式放置，并缝合在穹隆上方。B. 鼻尖移植物的侧面观。C. 盾牌形鼻尖移植物及缝合在后方辅助其稳定的支持移植物。D. 侧面观。E. 注意支持移植物位于盾牌形鼻尖移植物后方，并向两侧延伸。F. 从上方观察盾牌形鼻尖移植物外观，可见外脚移植物位于其后表面，起到辅助稳定的作用。G. 侧面观可见外侧脚移植物的角度。H. 注意盾牌形鼻尖移植物的外观

鼻翼缘移植物

- 在一些患者放置盾牌形移植物及稳定其位置的支持移植物或双侧外侧脚移植物后，需要更为自然的过渡，以避免有手术痕迹。在这种情况下，可以放置鼻翼缘移植物。通常使用6–0 Monocryl线将鼻翼缘移植物缝合到盾牌形鼻尖移植物的外侧缘（**图61–11A～F**）。然后，沿鼻翼缘切口将鼻翼缘移植物放置到鼻翼缘腔隙内。放置鼻翼缘移植物时先在移

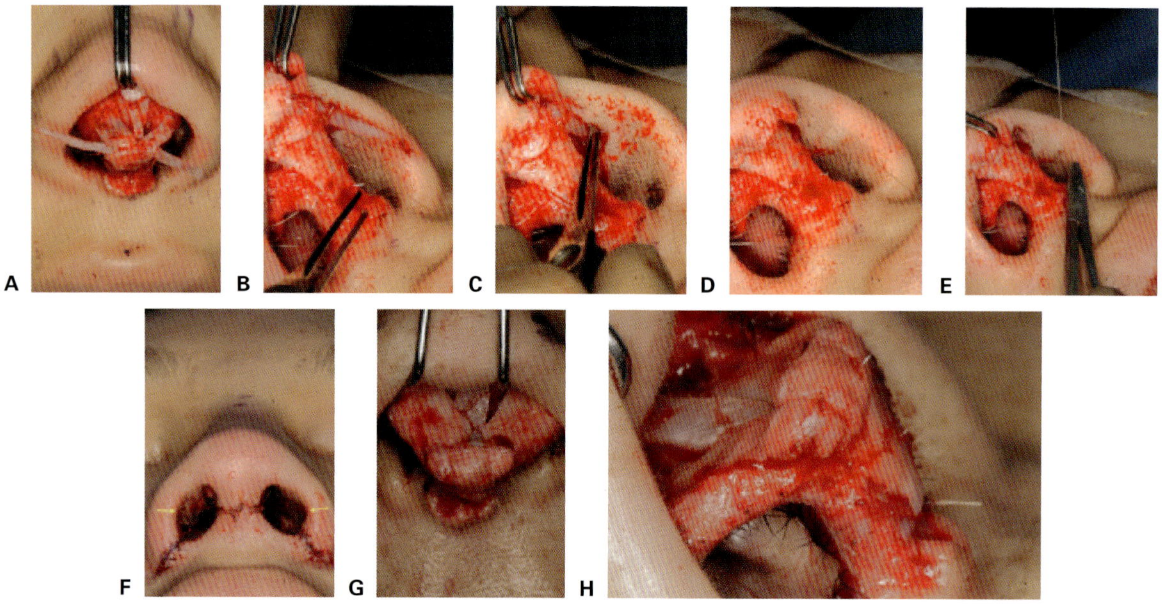

图61–11 A.将鼻翼缘移植物缝合到盾牌形鼻尖移植物的外侧缘。B. 将导引线缝合在鼻翼缘移植物的末端。C. 沿鼻翼缘切口将鼻翼缘移植物放置到鼻翼缘腔隙内。D. 牵拉导引线将鼻翼缘移植物就位。E. 将导引线在前庭皮肤上打结。F. 手术结束时基底位的外观，图中黄色箭头指示在前庭皮肤上的线结。G. 将肋软骨膜缝合在盾牌形鼻尖移植物的前缘，以使过渡更为自然。H. 软骨膜包裹鼻尖移植物的侧面观

植物末端缝导引线，然后将导引线缝合至鼻翼缘腔隙的最深处，牵拉导引线将鼻翼缘移植物就位，导引线穿出后在皮肤上打结，在去除外固定物时拆除导引缝线。采用这种方法可以防止鼻翼缘移植物错位。

- 如果需要更多的自然过渡效果，可以使用6-0 Monocryl线将软组织（瘢痕组织、筋膜或肋软骨膜）缝合在鼻穹隆上（**图61-11G、H**）。

调整鼻翼基底

- 必要时可以通过鼻翼基底外侧切除术来缩小鼻孔并缩窄鼻基底。在大多数患者中，均需要进行鼻翼基底外侧切除术，以减小鼻翼外扩的程度（**图61-12A～C**）。对于鼻孔较大者，需要进行鼻翼基底外侧和内侧联合切除术（**图61-12D～K**）。此时需将切口由鼻孔外延长到鼻孔内，并位于鼻槛上。切口具体的设计取决于鼻孔的大小和鼻翼外扩的程度。
- 在切除组织后，使用6-0 Monocryl线缝合皮下层，使鼻孔处切缘接近。使用7-0尼龙线垂直褥式缝合皮肤切缘，辅助使用6-0快速可吸收线间断缝合皮肤切缘。

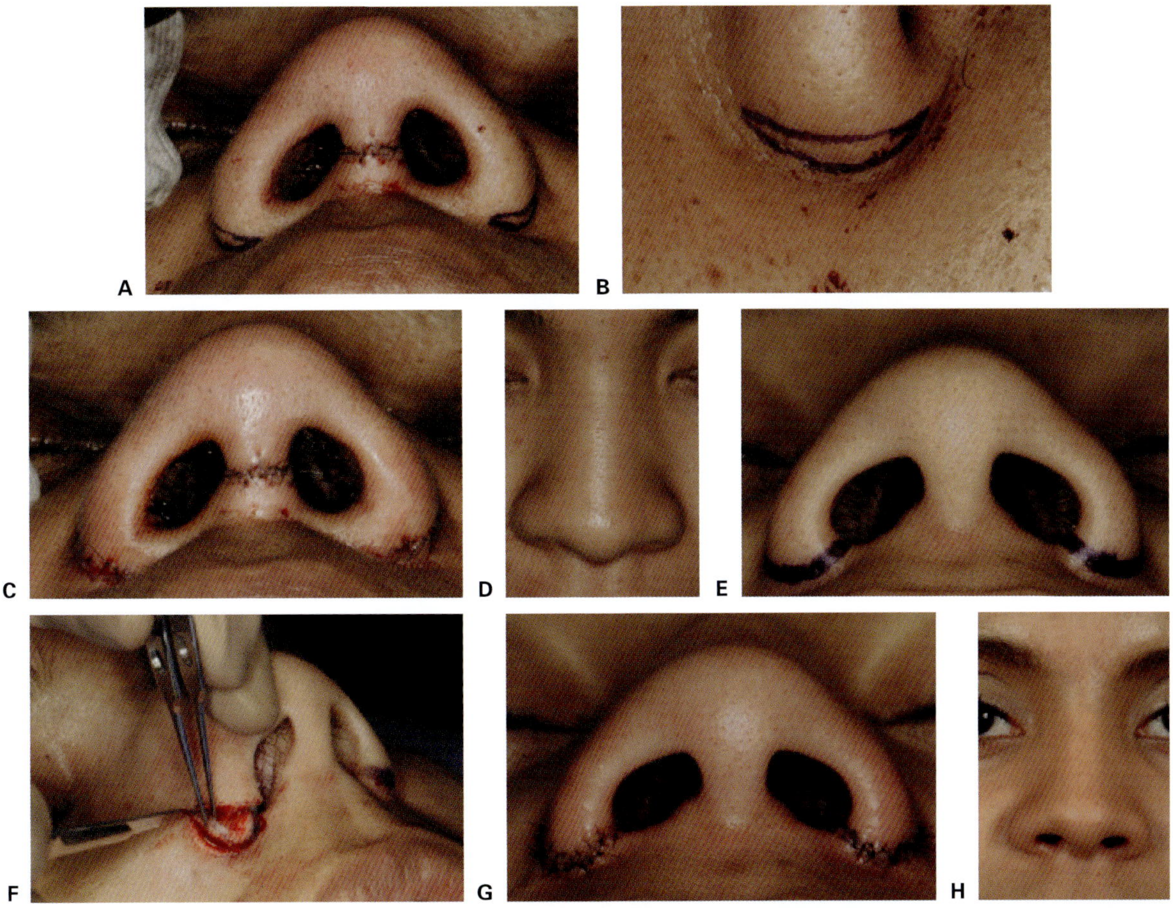

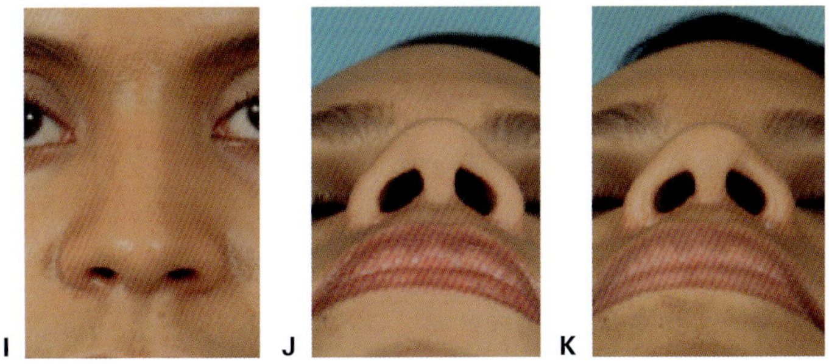

图61-12 **A.** 鼻翼基底外侧切除术切口线的设计，目的是减小鼻翼外扩的程度。**B.** 切口线位于鼻翼沟之上，使皮缘缝合后适当外翻。**C.** 鼻翼基底外侧切除完成后的外观。**D.** 术前正面观显示鼻翼基底较宽。**E.** 采用内外侧联合切口，目的是缩小鼻孔的大小和缩小鼻翼外扩的程度。**F.** 切除皮肤。**G.** 鼻翼基底缩小完成后的外观。**H.** 术前近处正面观。**I.** 术后1年近处正面观。**J.** 术前基底位外观。**K.** 术后基底位外观

收紧鼻基底

- 在一些患者中，单纯手术切除后鼻基底可能缩窄不足。在这种情况下，可以在鼻基底处缝合收紧线以进一步缩小鼻基底的宽度（**图61-13A**）。使用3-0 Mersilene线从一侧鼻翼基底切除点连续缝合至对侧，拉紧缝线后可缩窄鼻基底（**图61-13B～E**）。当缝线穿过皮肤时，可在缝线周围保留一些纤维组织，作为中间组织，用以防止缝线切割撕裂组织。

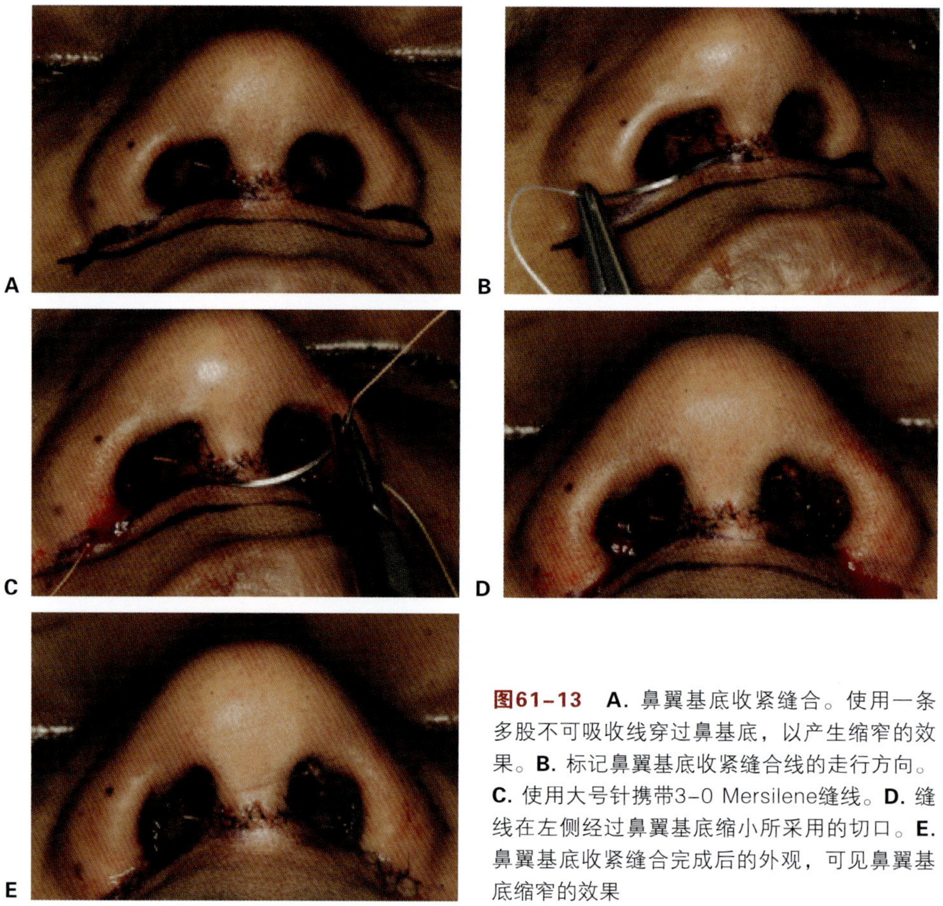

图61-13 **A.** 鼻翼基底收紧缝合。使用一条多股不可吸收线穿过鼻基底，以产生缩窄的效果。**B.** 标记鼻翼基底收紧缝合线的走行方向。**C.** 使用大号针携带3-0 Mersilene缝线。**D.** 缝线在左侧经过鼻翼基底缩小所采用的切口。**E.** 鼻翼基底收紧缝合完成后的外观，可见鼻翼基底缩窄的效果

要点与难点	
切口设计	■ 避免鼻小柱切口过高或过低。注意切口远离软组织三角区。
移植材料	■ 切取足够量的软骨进行移植，以避免产生不理想的效果。
鼻背	■ 避免鼻骨过度狭窄，防止造成鼻部上1/3和下1/3的不平衡。
对于特殊种族患者鼻部调整的要点	■ 尽量避免对这些患者进行鼻部结构缩小的操作，大部分患者需要采用软骨移植物进行鼻部结构增大，并相应地增大鼻部表面皮肤面积，同时需要稳定鼻基底。
稳定鼻基底	■ 确保鼻基底足够稳定。在大多数病例中，仅采用鼻小柱支撑移植物是不够的。
调整鼻尖	■ 如果放置了盾牌形鼻尖移植物，需要应用支持移植物、外侧脚移植物或鼻翼缘移植物，以确保其保持足够的稳定。
调整鼻翼基底	■ 在进行鼻翼基底缩小时，应避免切除过度。

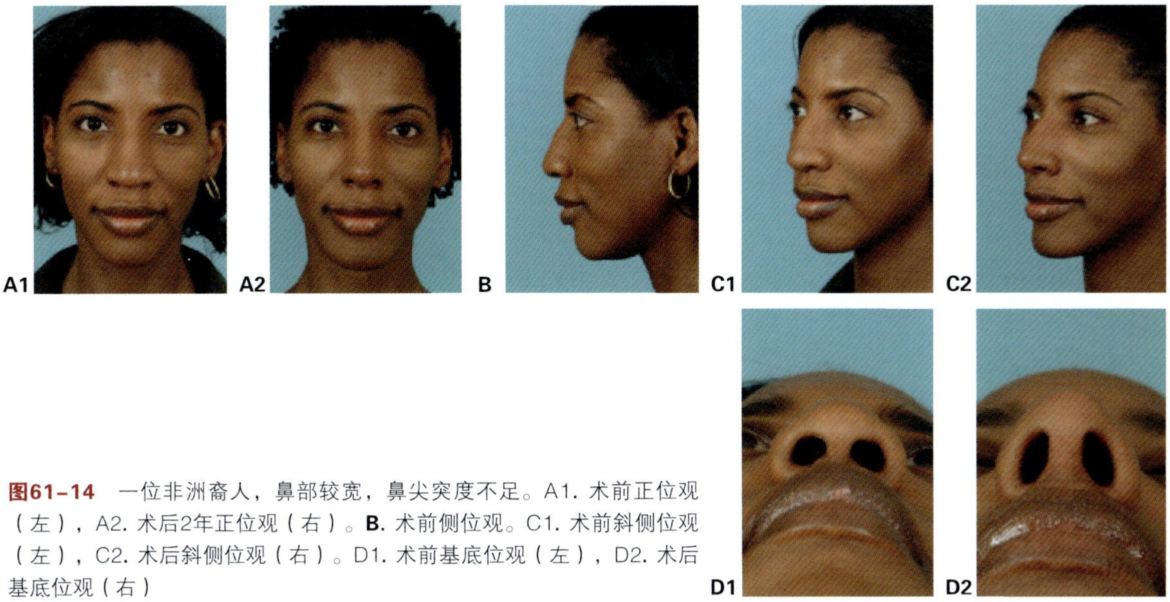

图61-14 一位非洲裔人，鼻部较宽，鼻尖突度不足。A1. 术前正位观（左），A2. 术后2年正位观（右）。**B.** 术前侧位观。C1. 术前斜侧位观（左），C2. 术后斜侧位观（右）。D1. 术前基底位观（左），D2. 术后基底位观（右）

术后注意事项

- 术后无须进行鼻腔填塞。使用4-0可吸收线连续褥缝合鼻中隔皮瓣。
- 手术7天后去除鼻外固定夹板。
- 术后避免食用含盐过多的食物，以减轻水肿。
- 可在鼻尖软组织处注射曲安奈德（10mg/mL），以减轻水肿并防止瘢痕形成。注射可在术后1个月开始，每3个月注射1次。

治疗效果

- 采用结构性软骨移植后可以达到改善鼻尖清晰度和轮廓的效果（**图61-14**）。

并发症

- 感染较为少见，但是在移植软骨较多时可能会发生。
- 可能发生的并发症包括鼻外形不对称、鼻部偏斜和外形不规则。
- 如果使用肋软骨，可能会发生软骨弯曲。
- 鼻尖突度丧失或长时间的鼻尖水肿可能会导致术后"鹦鹉嘴"畸形。
- 如果鼻基底不够稳定，术后可能会出现鼻尖突度减小。
- 随着时间的推移，盾牌形鼻尖移植物可能会显现出外形。

参考文献

[1] REFERENCES
[2] Gunter JP, Rohrich RJ, Friedman RM. Classification and correction of alar-columellar discrepancies in rhinoplasty. *Plast Reconstr Surg.* 1996;97(3):643-648.
[3] Toriumi DM. Caudal septal extension graft for correction of the retracted columella. *Oper Tech Otolaryngol Head Neck Surg.* 1995;6(4): 311-318.
[4] Toriumi DM, Pero CD. Asian rhinoplasty. *Clin Plast Surg.* 2010;37(2): 335-352.
[5] Toriumi DM. Discussion: use of autologous costal cartilage in Asian rhinoplasty. *Plast Reconstr Surg.* 2012;130(6):1349-1350.
[6] Bahman Guyuron MD, Amin Varghai BS. Lengthening the nose with a tongue-and-groove technique. *Plast Reconstr Surg.* 2003;111(4): 1533-1539.
[7] Toriumi DM. Structure approach in rhinoplasty. *Facial Plast Surg Clin North Am.* 2002;10(1):1-22.
[8] Toriumi DM. New concepts in nasal tip contouring. *Arch Facial Plast Surg.* 2006;8:156-185.

62 歪鼻矫正术

Technique for Treating the Crooked Nose

Ali Totonchi, Navid Pourtaheri, and Bahman Guyuron

概述

- 歪鼻畸形是指鼻部中线结构的一部分从头侧向尾侧或从前部偏离面部中线。

相关解剖

- 歪鼻畸形涉及鼻部一个或多个组成部位的歪斜或不对称，包括鼻骨、上外侧软骨、下外侧软骨、鼻中隔和前鼻棘。

发病机制

- 引起歪鼻畸形的病因有可卡因滥用、感染、肿瘤、先天性缺陷、发育不良，以及手术导致的创伤、塌陷或瘢痕。
- 歪鼻畸形会影响鼻腔气道畅通和鼻窦引流，引起鼻窦炎或偏头痛。

病史与查体

- 须全面了解患者的既往病史，包括曾经接受过的鼻部和面部整形美容与修复重建史。
- 须了解患者鼻部外伤、气道症状、过敏情况、鼻窦炎症状和头痛病史。
  - 歪鼻可能与鼻窦感染、鼻窦源性头痛和偏头痛、鼻部气道阻塞有关。评估这些情况并在术后随访，以观察这些症状的变化，将有助于衡量手术的益处，其临床意义超出了美学意义。
  - 持续发生的单侧鼻部气道阻塞，或者患者在安静和深度吸气时发生气道阻塞，则可能是机械性气道受损。常见于鼻甲肥大、鼻中隔或鼻部偏曲、内鼻阀或外鼻阀功能不全，均需要进行手术矫正。周期性鼻塞是一种生理性或偶发性的病理性改变，常无法通过手术得到改善。
- 术前须了解患者是否应用可能导致出血的药物（如阿司匹林和NSAIDs），是否有影响伤口愈合的不良习惯（如吸烟、饮食不佳、使用类固醇）。术前与患者充分讨论这些因素及其可能对术后效果的影响，将有助于改善患者的依从性。
  - 术前应评估和调整患者的期望值，并重视患者自身的因素对于治疗效果的影响。
- 体格检查须包括面部分析，评估面部整体的对称性、咬合平面的倾斜度、鼻部与面部其他部位的协调性，以及颏部位置情况。评估颏部位置时须参考两侧上中切牙之间中线、两侧下中切牙之间中线、唇部中线和上面部中线位置。
  - 标记鼻部中线时应该采用内眦间中线，而不是眉间中线。因为歪鼻患者经常有意地不对称地拔除一部分眉毛，这样会使偏斜的鼻部中线与调整后的眉部中线对齐。
  - 鼻部检查分析应分别观察每位患者鼻部的偏斜程度。须观察鼻骨的不对称性、鼻背尾侧偏斜情况（鼻中隔和上外侧软骨）、鼻基底偏斜情况（鼻中隔和下外侧软骨）。
  - 穹隆中部偏斜必然涉及鼻中隔前部偏斜，并且还可能涉及鼻中隔中部和后部偏斜。
  - 请患者头部上仰进行基底位观察，可以评估鼻小柱、鼻尖、鼻基底、鼻孔和鼻翼基部的偏斜或不对称性。俯视位可以更清楚地观察到外鼻偏斜的情况。评估鼻部偏斜最明显的位置是在患者大笑时从正面进行观察。
- 通过触诊对鼻部三维支架结构进行评估。
  - 可以触诊鼻骨、上外侧软骨、下外侧软骨、鼻中隔黏膜、鼻尖支撑结构、鼻中隔软骨尾侧部、前鼻棘。检查前鼻棘时用拇指和食指夹住鼻中隔软骨尾侧部，可以准确了解该结构在中线区的位置。

- 对额窦、筛窦和上颌窦进行叩诊，如患者有疼痛感，则提示相应鼻窦区有炎症反应。

- 为了评估鼻阀的功能状况和鼻部气道通畅情况，可以压闭患者的一侧鼻孔，请患者先正常吸气，然后深吸气。
  - 改良Cottle测试方法是：请患者平静地呼吸，测试者用棉签或鼻窥器撑起外鼻阀或内鼻阀。如果患者呼吸状况得到改善，则测试结果为阳性，表明存在外鼻阀或内鼻阀功能不全。
- 使用鼻窥器观察鼻腔内部结构，可以观察到鼻中隔偏曲，鼻甲肥大、粘连、穿孔、骨刺，以及鼻甲与鼻中隔之间的接触状态。
  - 从前后向或头尾向观察，鼻中隔偏曲可以呈倾斜状、C形或S形，或局部偏曲伴鼻中隔突起。当鼻中隔呈倾斜状时，通常鼻中隔没有偏曲，并且鼻中隔尾侧部常脱位到犁骨的一侧。这种类型的鼻中隔偏曲最为常见，其次是前后向C形偏曲。
  - 还应注意是否有结痂、脓疱、溃疡或息肉等情况。
  - 注意观察并记录鼻甲的颜色和大小。鼻甲黏膜苍白、湿软，提示可能患有过敏性鼻炎；鼻甲黏膜有红斑，提示可能有感染或炎症反应。
  - 对鼻甲的观察和分析有助于判断鼻甲肥大的状况，这种情况好发于鼻中隔偏曲或异常卷曲的同侧，使气流在鼻部形成湍流，导致空气流动异常。
  - 可以辅助应用0.25%去氧肾上腺素或1%硫酸麻黄碱进行鼻腔检查，使用时通过雾化喷雾系统或局部应用棉拭子进行检查。在应用前和应用后分别观察鼻阀功能和鼻内结构。
  - 后鼻镜检查对于有鼻气道阻塞症状的患者会有所帮助。
  - 使用0°或30°鼻内镜检查可以更好地实现后鼻道的可视化。

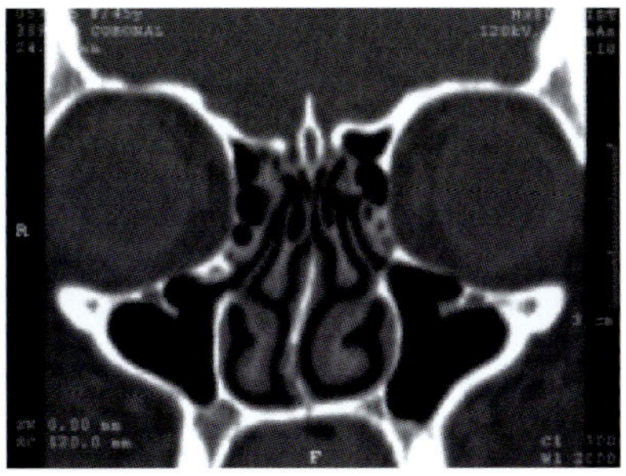

图62-1 冠状位CT图像显示鼻中隔偏曲和鼻甲不对称（转载自Guyuron B. Correcting deviated noses, septoplasty, and turbinectomy. in: Rhinoplasty. Philadelphia, PA: Elsevier; 2012:306.已经Elsevier许可）

影像学检查

- 应借助与真人等大的图片和影像测量分析，确认体格检查结果，并进行术前测量和手术计划，特别是针对期望改善外观的患者。
- 鼻腔和鼻旁窦计算机断层扫描（CT）不是常规检查，但是在发生以下情况时或对于某些患者会提供有价值的信息（**图62-1**）：
  - 患有鼻窦炎性头痛、鼻窦感染或偏头痛者。
  - 体格检查后偏曲程度不明确者。
  - CT图像可以清晰显示鼻骨、鼻中隔、鼻甲和可能导致鼻部偏斜的肿物。
  - CT检查可以显示出许多异常情况，如鼻中隔偏曲、后鼻窦炎、鼻甲肥大、鼻中隔肥大、Haller小室和接触点异常等。

治疗过程

- 歪鼻畸形常涉及多个部位的偏斜，成功的矫正手术需要完全消除所有的部位异常。
- 以下将根据歪鼻可能涉及的部位，分别介绍矫正治疗的手术技术。

术前设计

- 术前应用与真人等大的图像进行分析和测量，确定鼻部每个部位与中线的距离和两侧的差距，以便于纠正各部位的偏斜，并就手术计划更好地与患者进行沟通。通过术前的照片调整或模拟，可以展示预期的手术效果，有助于患者了解手术效果，并在签署"知情同意书"之前调整对手术的期望值。同时需要向患者强调，并不能保证完全实现模拟的术后效果或患者期望达到的效果。
- 如果需要进行软骨移植，供区的第一个部位选择是鼻中隔软骨。同时，还要向患者说明，需要准备第二个供区部位（如耳甲或肋软骨），第二个供区部位常在鼻中隔软骨变形、破损或数量不足，无法满足鼻畸形矫正需要的情况下应用。

体位

- 患者取仰卧位，双臂固定于身体两侧。
- 在行全身麻醉后，使用牙线或牙科钢丝将气管插管固定于第一前磨牙附近。
- 手术台与麻醉机呈90° 放置，以便于进行面部和鼻部的手术操作。
- 使用虹膜剪刀修剪鼻毛，使用棉签清洁鼻腔。
- 使用碘消毒液对患者全面部进行消毒。1～2min后，使用无菌生理盐水擦去碘消毒液。
- 铺无菌单，暴露区上至发际线，下至颏部。
- 这种暴露区方便术中随时观察鼻部中线与面部中线的关系，并且便于观察手术操作对上唇位置的影响。

入路

- 对于严重的歪鼻畸形矫正术，或同期进行其他鼻整形操作时，作者首选开放式手术方法。
- 在鼻部上1/3部位偏斜或骨性穹隆异常涉及鼻骨时，需要进行截骨操作。
- 穹隆中部偏斜涉及鼻中隔异常，并且在大多数情况下还涉及上外侧软骨。须将上外侧软骨与鼻中隔软骨分开，并且在行鼻中隔整形术和鼻骨截骨术后进行不同程度的修复。还需要辅助其他技术，如扩展移植物移植和/或鼻中隔旋转缝合等。
- 鼻部下1/3部位和鼻底偏斜涉及下外侧软骨，成功的矫正需要进行短侧延长、长侧缩短、重新塑形和/或使用软骨移植物。

操作步骤

局部麻醉

- 采用2次注射法行局部麻醉，可以达到确切性和持久性，并且有血管收缩作用。
  - 首先注射含1：200 000肾上腺素的1%利多卡因约10mL。
  - 如果需要行鼻甲切除术，则使用25号针行鼻甲区局部浸润麻醉。
  - 将浸满羟甲唑啉或去氧肾上腺素液的纱布尽可能深地向鼻腔头侧和后侧放置，以使这些注射麻醉难以到达的部位产生血管收缩的作用。
  - 须准确且有条理地进行注射麻醉。注射时由鼻根部软组织处进针，沿着鼻骨外侧面进行注射，之后是鼻骨内侧面、鼻基底、鼻小柱，沿着鼻骨的外侧和内侧面开始进入软组织，然后沿着鼻基部、鼻小柱、鼻背进行注射，最后注射至犁骨两侧尽可能深的鼻衬里处。
  - 几分钟后，使用含1：100 000肾上腺素的0.5%罗哌卡因约10mL，以相同的顺序进行再次注射。
  - 这种2次注射法首先使用含1：200 000肾上腺素的局部麻醉液，可以减少较高浓度的肾上腺素对全身的影响，防止患者产生高血压、心动过速或心律失常等不良反应。第2次注射时使用罗哌卡因，作用持续时间更长，可最大限度地减少术后早期的不适感和对镇痛药的需求。另外，在第1次注射后产生的血管收缩作用，可以使第2次注射后的局部麻醉效果更确切，且更持久。

鼻骨矫正

单侧鼻骨矫正

- 对于单侧鼻骨偏斜且不影响鼻腔通气者可以采用覆盖移植物方法进行矫正：
  - 可以使用鼻中隔软骨（效果最佳）、耳甲软骨（轻轻挤压后采用单层或双层移植）、粉碎的软骨、软组织（如真皮、筋膜、脂肪）等。
  - 采用软骨间切口显露要处理的鼻骨。
    - 使用Joseph骨膜剥离器剥离骨膜，形成小的分离间隙。
  - 将移植物经塑形后移植到骨膜下层。
  - 宽松地缝合切口，以利于渗出物排出。
- 如果鼻骨偏斜伴上外侧软骨向内侧移位，则可能损伤同侧内鼻阀功能，在这种情况下需要进行单侧外层骨折矫正。
  - 在梨状孔处做小的鼻前庭切口，使用Joseph骨膜剥离器剥离骨膜。
  - 可以采用从低位到低位的截骨和鼻骨外层骨折来重新定位鼻骨的位置。
  - 放置撑开移植物，防止鼻骨回到原位，操作方法如下：

- 在黏软骨膜处做一个长约3mm的切口，切口位于上外侧软骨和鼻中隔软骨交界处的尾侧前端。
- 剥离鼻中隔黏膜，剥离范围以可以在鼻中隔软骨与下外侧软骨之间放置撑开移植物为度。剥离范围一直延伸至鼻骨深层。
- 使用一片Surgicel，将其浸透杆菌肽软膏，折叠后放置于鼻骨与鼻中隔之间。此敷料术后留置于患者体内，可自行吸收。嘱患者术后口服抗生素。

双侧鼻骨偏斜矫正

- 通过双侧截骨和偏斜鼻骨重新定位方法，可以矫正双侧鼻骨偏斜：
  - 对于轻度偏离、没有穹隆中部偏斜或无内鼻阀功能障碍者，可以通过放置覆盖移植物进行矫正，无须进行截骨术。
  - 如果鼻骨偏斜伴有穹隆中部偏斜，则需同期进行鼻中隔成形术，同时将上外侧软骨与鼻中隔软骨分开。
  - 采用双侧独立截骨，由鼻骨内侧截骨开始（**图62-2**）：
    - 将4mm或6mm骨凿置于鼻骨内侧，使用骨锤轻轻敲击骨凿，向头侧凿开鼻骨。
    - 如果鼻骨过宽，无法与鼻中隔形成间隔，可以在单侧或双侧的内侧段楔形切除部分骨组织，以重新定位鼻骨。
  - 经皮前后向垂直截骨：
    - 触摸鼻骨头侧前缘，确定其与中线分开处，作为截骨起始处。
    - 做皮肤小切口，使用2mm骨凿经过皮肤和肌肉到达骨层，进行滑动截骨，避免损伤内眦动脉。
    - 截骨术在骨膜下层进行，采用多次间断凿骨推进的方式由前至后进行线性截骨。
  - 外侧截骨：
    - 用15号刀片在梨状孔附近的鼻前庭黏膜处做切口。
    - 使用Joseph骨膜剥离器剥离骨膜，注意控制剥离范围（防止过度剥离，以免术后出现眶周淤血）。
    - 使用有保护设计的骨凿从鼻骨与面骨交界处开始，在鼻骨深层进行截骨。截骨时使骨锤轻轻敲击凿开骨组织，注意避免形成台阶样不良截骨。
  - 在对侧再次操作完成截骨。
  - 指压鼻骨，使其重新定位。

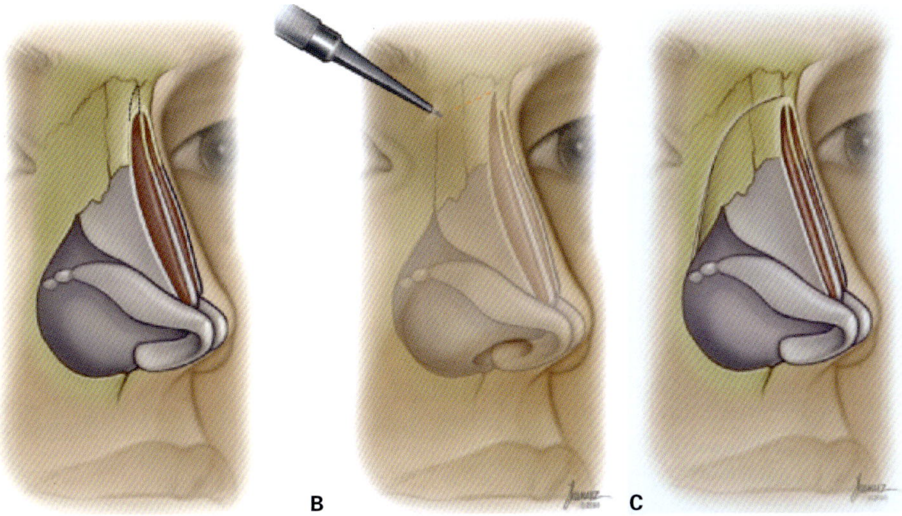

图62-2 鼻骨截骨术。**A.** 使用4mm或6mm骨凿进行内侧楔形截骨。**B.** 使用2mm骨凿经皮由前至后进行垂直截骨。**C.** 使用有保护设计的骨凿由鼻骨与面骨交界处开始，在鼻骨深层截骨（转自Guyuron B. Correcting deviated noses, septoplasty, and turbinectomy. in: Rhinoplasty. Philadelphia, PA: Elsevier; 2012:117-119. 已经Elsevier许可）

操作步骤

鼻中隔成形术

- 可以使用开放式切口，也可以采用左侧L形（Killian）切口等闭合式切口进行手术。
- 开放式入路：
  - 在将上外侧软骨与鼻中隔软骨分离后，剥离鼻中隔左侧黏软骨膜，剥离由尾侧中隔角开始。可能需要在前部黏软骨膜处做小切口，以便正确进入软骨膜下层。
  - 一旦进入正确的层次，就会看到发亮的软骨。使用骨膜剥离器的钝头端剥离形成黏软骨膜瓣。
  - 继续向后侧、头侧、尾侧进行剥离，直到剥离至四边形鼻中隔软骨与犁骨的交界处。在通常情况下，从鼻中隔软骨的后部尾侧开始剥离更容易操作且安全性更高，因为前部尾侧纤维附着较为紧密。
- 闭合式入路：
  - 在左侧黏软骨膜处（对于右利手医生）采用L形切口（Killian切口）进入软骨膜下层，剥离左侧黏软骨膜。
- 无论是采用开放式入路还是采用闭合式入路（Killian切口），之后的鼻中隔成形术操作方法相同。
- 使用骨膜剥离器的锐头端，在四边形鼻中隔软骨上做L形软骨切口，注意保留L形软骨支柱，支柱前部宽度至少为20mm，尾部宽度至少为10mm。
  - 该L形软骨支柱有助于长期保持鼻背部和鼻小柱支撑力，特别是在手术计划中重新定位鼻骨或调整上外侧软骨位置时尤为重要。
- 除L形支柱以外，去除不能用划痕法矫正的鼻中隔偏曲部分，即仅去除鼻中隔后部尾侧偏曲部分。如果需要较多的软骨作为移植物，则可以切取更多的鼻中隔软骨。
- 剥离L形切口头侧和尾侧黏软骨膜。使用鼻中隔剥离器的尖头端将鼻中隔软骨尾侧端与犁骨上颌突轻柔地分开。
- 使用鼻中隔剥离器的尖头端将鼻中隔软骨与筛骨垂直板分开。
- 鼻中隔软骨充分剥离后，使用Adson-Brown软骨钳切取软骨。
- 矫正骨性鼻中隔偏曲和骨刺：
  - 通常通过去除鼻中隔软骨的尾侧后部来矫正骨性鼻中隔偏曲和骨刺。骨刺一般位于犁骨、鼻中隔软骨和筛骨垂直板的交界处。
  - 如果在犁骨的上颌突或犁骨的其他部位存在偏曲，或者在鼻中隔一侧有骨刺，则必须使用咬骨钳剪去这些异常的骨组织。
  - 首先在呈凹形的鼻中隔一侧剥离黏软骨膜和骨膜，以防止黏软骨膜撕裂。如果发生撕裂，可以在鼻中隔成形术后再解决（见下文）。
- 前鼻棘（ANS）偏曲或突出：
  - 采用惯用手的拇指和食指触摸前鼻棘，评估其位置和大小。如果存在偏曲和突出，则可以行前鼻棘缩小术。如果仅存在偏曲，则可以使用2mm骨凿使其形成青枝骨折，之后进行重新定位。
- 如果保留的鼻中隔软骨的尾侧后部已错位至上颌突的一侧时，则有必要纠正这种鼻中隔倾斜（见下文）。
- 使用5-0 PDS线以8字缝合的方式将鼻中隔软骨固定至前鼻棘。缝线经过鼻中隔软骨后缝合至前鼻棘骨膜。
- 尽可能彻底地矫正犁骨和筛骨垂直板的偏曲部分，以完全消除鼻中隔后部存在的任何鼻中隔偏曲。
- 其他的鼻中隔成形方法取决于鼻中隔偏曲的类型。
- 矫正鼻中隔偏斜（**图62-3**）：

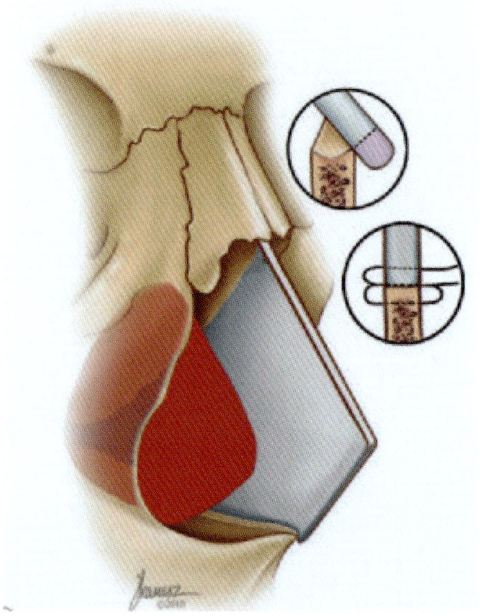

图62-3 鼻中隔偏斜的矫正。切除L形鼻中隔支柱尾侧端重叠和移位的部分，将鼻中隔软骨复位至中线位置，缝合固定。如果存在前鼻棘偏斜，需要在此之前进行纠正（转自Guyuron B. Correcting deviated noses, septoplasty, and turbinectomy. in: Rhinoplasty. Philadelphia, PA: Elsevier; 2012:316.）

- 使用骨膜剥离器剥离剩余的L形软骨的尾侧和头侧部分，这部分从梨状孔和前鼻棘开始剥离。
- 使用15号刀片切除多余的鼻中隔软骨尾侧后部重叠部分，软骨呈可旋转状态，可以自由地活动。
- 使用5-0 PDS线进行8字缝合，在中线处将复位后的鼻中隔与前鼻棘骨膜缝合固定。
- 在重新固定鼻中隔软骨之前，要确保前鼻棘处于中线的位置上，或已经过了中线的位置（如前所述）。

- 矫正C形或S形鼻中隔偏曲：
  - 如上所述去除鼻中隔软骨尾侧后部。
  - 必要时使用2mm骨凿在前鼻棘处形成青枝骨折，之后将其调整至中线位置。
  - 在鼻中隔软骨前侧和头侧1/3部位存在偏曲时，可以切除筛骨垂直板和L形鼻中隔软骨的一部分。
  - 在通常情况下，去除鼻中隔软骨后部和尾部后，将会形成旋转样软骨移位，软骨张力降低，弯曲度得到改善。
  - 如果仍然存在软骨弯曲，可以使用手术刀在软骨凹面上划痕加以矫正。
  - 针对C形或S形偏曲的划痕方法有所不同，具体差异如下：
    - 前后向C形偏曲：在鼻中隔软骨凹面上沿头尾方向划痕。
    - 头尾向C形偏曲：在鼻中隔软骨凹面上沿前后方向划痕。
    - 前后向S形偏离：在鼻中隔软骨的两面沿头尾方向划痕。
    - 头尾向S形偏曲：在鼻中隔软骨的两面沿前后方向划痕。
  - 由于划痕的最终效果有可能不确切，因此必须在双侧黏膜外放置固定物（Simple Stent，Supramed），贯穿缝合固定（**图62-4**）。这有助于在鼻中隔软骨愈合期间对软骨进行塑形，并进一步矫正可能残存的偏曲状况。

- 矫正黏膜软骨穿孔：
  - 如果单侧或双侧黏软骨膜意外撕裂，但是没有软骨穿孔，可以放置黏膜外固定物（Doyle或Simple），以防止粘连。
  - 如果双侧黏软骨膜撕裂伴软骨穿孔，则需要在黏软骨膜瓣之间放置一个直的鼻中隔软骨移植物、筛骨垂直板或PDS合成板，移植物直径需要超过穿孔面积。

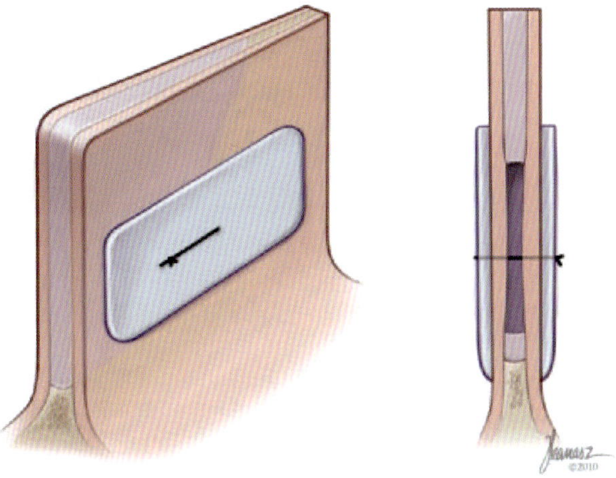

图62-4 鼻中隔支架。为了控制划痕效果，消除无效腔，在双侧黏膜外放置支架，贯穿缝合固定（转自Guyuron B. Correcting deviated noses, septoplasty, and turbinectomy. in: Rhinoplasty. Philadelphia, PA: Elsevier; 2012:322.）

- 矫正背侧尾部偏曲：
  - 经过上述鼻中隔成形操作后，如果在L形支柱背侧尾部仍然存在偏曲，通常沿着前鼻中隔尾部1/3处偏向一侧放置如下所述的扩展移植物，并可能需要进行鼻中隔旋转缝合。
  - 扩展移植物取自鼻中隔软骨或其他供区（如肋软骨），修剪成合适的形状。在鼻中隔软骨划痕后，沿背侧中隔软骨放置移植物，并使用5-0 PDS线水平褥式缝合（**图62-5**）。
  - 在放置扩展移植物后，进行鼻中隔旋转缝合（**图62-6**）。从鼻中隔前部需要移位的一侧，用5-0 PDS线穿过上外侧软骨的尾部，然后穿过扩展移植物和鼻中隔软骨，并进一步穿过另一侧上外侧软骨的尾部。然后将缝线以褥式缝合的方式再次穿过上外侧软骨、扩展移植物、鼻中隔软骨和另一侧上外侧软骨。
  - 缝线收紧打结后，由扩展移植物和鼻中隔软骨组成的复合移植物被拉向上外侧软骨方向，并且向缝线位置更偏向于头侧的一侧移位。
  - 缝线打结后逐渐收紧，直到鼻中隔软骨恰好位于中线上，中线位于双侧内眦连线中间，或者与双侧上中切牙之间中线对齐（需要上述两部位对称性良好）。

操作步骤

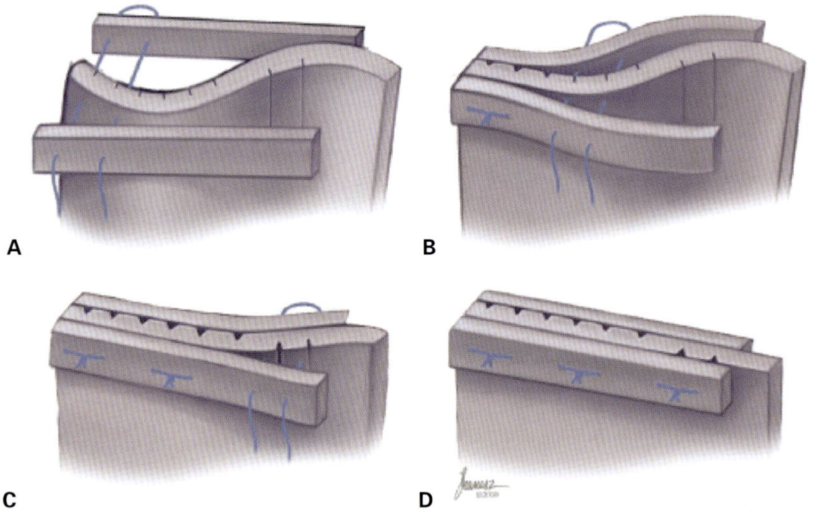

图62-5 A～D. 放置扩展移植物。在鼻中隔软骨划痕后，沿背侧中隔软骨放置双侧扩展移植物，缝合固定，以矫正残存的偏曲情况（转自Guyuron B. Correcting deviated noses, septoplasty, and turbinectomy. in: Rhinoplasty. Philadelphia, PA: Elsevier; 2012:322.）

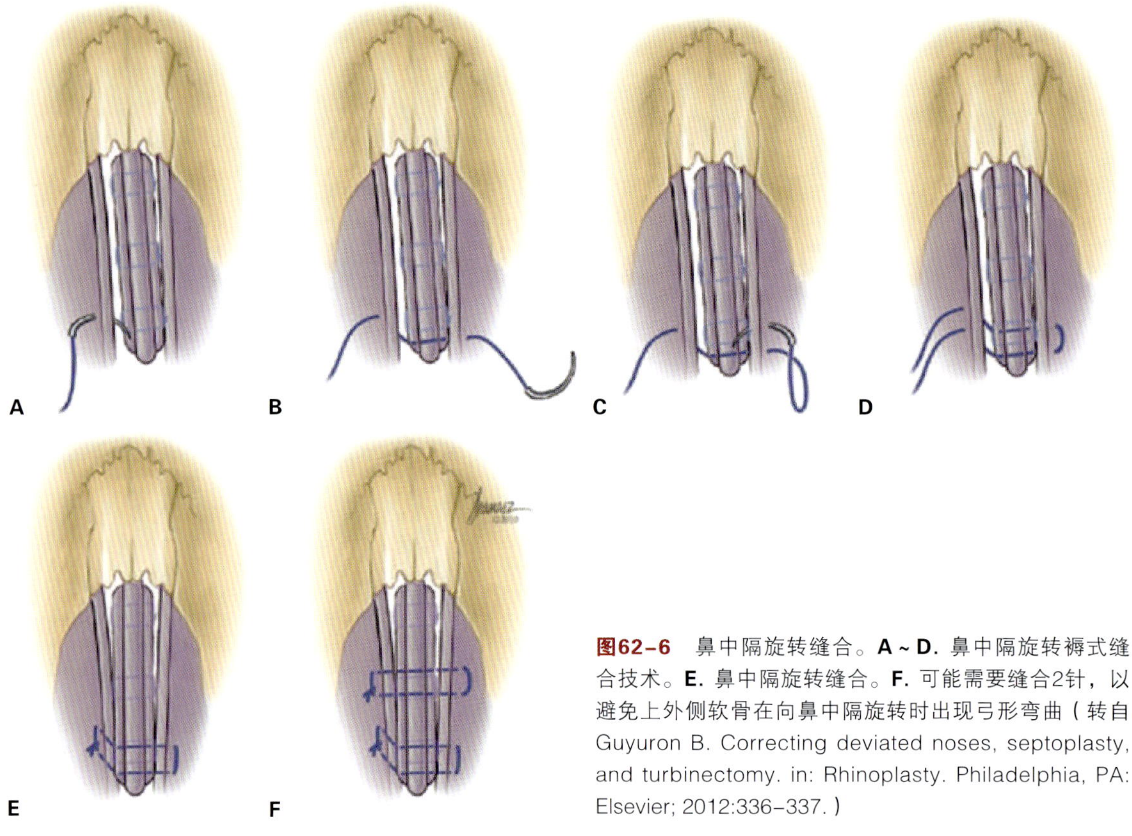

图62-6 鼻中隔旋转缝合。A～D. 鼻中隔旋转褥式缝合技术。E. 鼻中隔旋转缝合。F. 可能需要缝合2针，以避免上外侧软骨在向鼻中隔旋转时出现弓形弯曲（转自Guyuron B. Correcting deviated noses, septoplasty, and turbinectomy. in: Rhinoplasty. Philadelphia, PA: Elsevier; 2012:336-337.）

  - 可能需要缝合2针，以避免上外侧软骨在向鼻中隔旋转时出现弓形弯曲。
- 缩小鼻甲：
  - 进行鼻中隔塑形时需要同期缩小鼻甲，以保证鼻中隔位置正常，并防止鼻中隔偏曲矫正术后出现鼻通气道阻塞情况。
  - 部分鼻甲切除比黏膜下鼻甲完全切除更为适用，效果也更佳。这种方法可以切除增生的黏膜组织和深层的骨组织，同时保留正常大小的鼻甲。因此，与鼻甲完全切除相比，部分鼻甲切除术后并发症发生率更低，手术成功率更高。
  - 使用鼻甲剪刀在鼻甲的整个长度上均匀地剪去鼻甲内部组织，即可产生明显的效果。也可以使用微型清创器（XPS刀片）进行黏膜下切除，同时进行鼻甲折断处理，也有良好的效果。

- 如果存在鼻窦引流受阻或其他适应证（如引起偏头痛），可以行中鼻甲折断、部分或完全切除中鼻甲。
- 如果存在泡状鼻甲，可以通过去除鼻甲内侧壁，或者在极特殊情况下通过去除大部分鼻甲的操作方法来解决。

- 放置鼻中隔支架：
  - 在完成鼻中隔成形术后，将Doyle支架或Simple支架作为鼻中隔支架置于鼻中隔的两侧，并用4-0聚丙烯线对穿缝合固定（**图62-4**）。

矫正上外侧软骨

- 在鼻背穹隆中部偏斜时，首选开放式入路方法。
- 最为关键的步骤是将上外侧软骨与鼻中隔分开，之后在鼻中隔向中线推移及鼻骨重新定位后，观察上外侧软骨的对称性（**图62-7**）。
- 在对鼻中隔软骨进行重新塑形和定位时，可能需要使用Joseph刀对上外侧软骨的不同部位进行修整，之后放置扩展移植物后沿鼻中隔进行缝合（**图62-5**）。可以如上所述使用5-0 PDS线进行水平褥式缝合，或者进行鼻中隔旋转缝合（**图62-6**）。

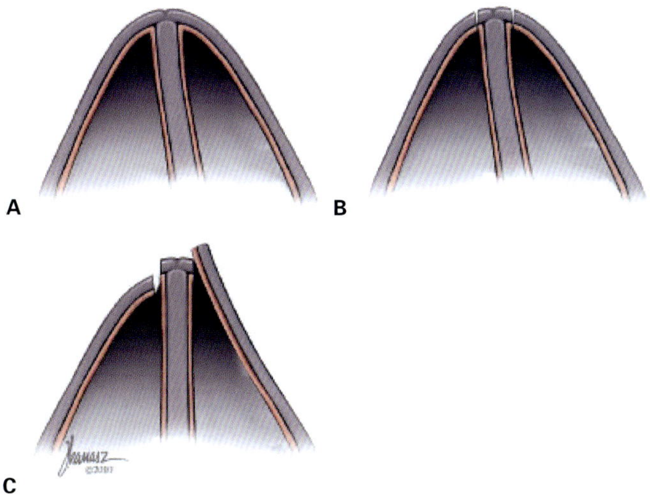

图62-7 在鼻中隔成形和鼻骨重新定位后对上外侧软骨进行差异化修整的重要性。**A.** 偏斜的鼻中隔软骨和上外侧软骨。**B**、**C.** 如果在鼻骨截骨和鼻中隔软骨重新定位之前进行上外侧软骨的修整，有可能导致两侧保留的上外侧软骨过量或不足（转自Guyuron B. Correcting deviated noses, septoplasty, and turbinectomy. in: Rhinoplasty. Philadelphia, PA: Elsevier; 2012:314.）

矫正下外侧软骨

- 可以使用开放式鼻整形的方法进行下外侧软骨的矫正。
- 如果鼻中隔尾侧有错位情况，则须在调整下外侧软骨长度前将其先行矫正。
- 采用三脚架原理确定每侧下外侧软骨适宜的长度，并与鼻中隔偏斜和鼻部突度矫正相适应。例如，如果鼻基底偏向左侧，则需要延长左下外侧软骨外侧脚或缩短右下外侧软骨外侧脚，具体采用哪种方法取决于鼻尖突度。当鼻尖突度较小时，须延长鼻基底偏斜侧同侧的外侧脚；当鼻尖突度较大时，须缩短鼻基底偏斜侧对侧的外侧脚。
- 如果需要缩短一侧的下外侧软骨，可以切除或重叠下外侧软骨外侧脚或内侧脚，然后根据情况放置Gunter外侧脚支撑物，用5-0 PDS线缝合固定（**图62-8**）。
- 如果需要延长一侧的下外侧软骨，可以分离、横断、延长外侧脚，之后放置Gunter外侧脚支撑物，用5-0 PDS线缝合固定（**图62-9**）。如果放置Gunter外侧脚支撑物，则须在双侧放置，以保持良好的对称性。
- 对下外侧软骨进行矫正后，将其固定在鼻小柱支撑移植物上，以保证其长期的稳定性。
- 再次检查鼻部穹隆和鼻背中线的外形和对称性。

操作步骤

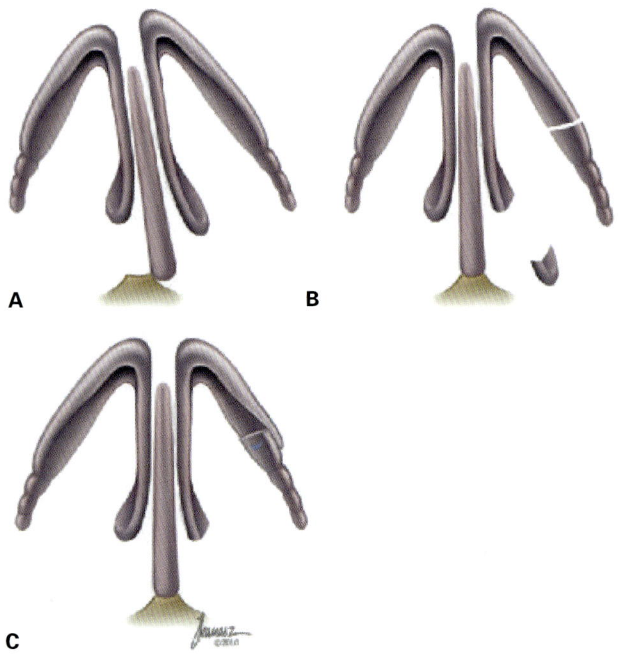

图62-8 鼻中隔偏斜矫正后进行下外侧软骨缩短。A、B.在鼻中隔偏斜矫正后，显露并移动下外侧软骨，根据需要切除或重叠一部分内侧脚。C. 基于三脚架理论，根据下外侧软骨偏斜方向对外侧脚进行重叠处理（转自Guyuron B. Correcting deviated noses, septoplasty, and turbinectomy. in: Rhinoplasty. Philadelphia, PA: Elsevier; 2012:341.）

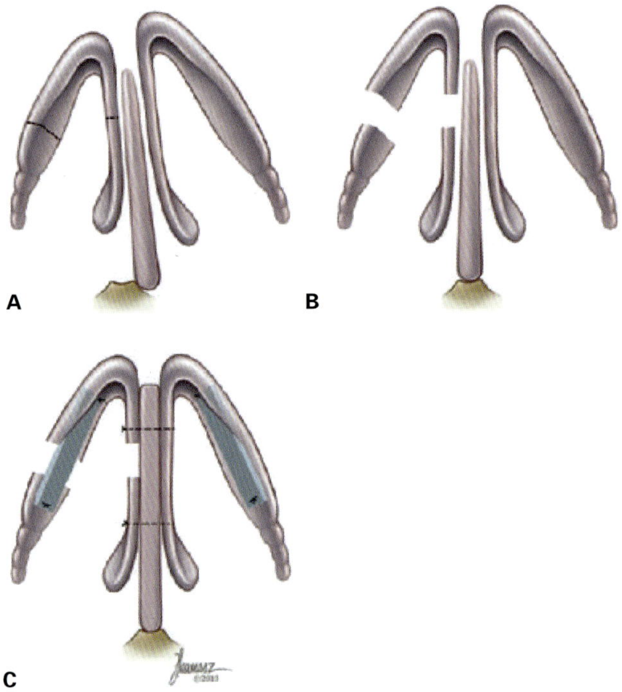

图62-9 鼻中隔偏斜矫正后进行下外侧软骨延长。A、B. 在鼻中隔偏斜矫正后，移动并前移下外侧软骨。C. 放置和固定外侧脚支撑物，并将下外侧软骨固定在鼻小柱支撑移植物上（转自Guyuron B. Correcting deviated noses, septoplasty, and turbinectomy. in: Rhinoplasty. Philadelphia, PA: Elsevier; 2012:342.）

要点与难点

术前检查	■ 术前要对面部、鼻部外形和内部结构仔细地进行检查和分析，包括之前进行的眉部外形的修整。在微笑状态下的全面部正面外观可以最清晰地显示鼻部偏斜情况。 ■ 术前检查不全面将导致偏斜矫正不彻底。
黏软骨膜撕裂	■ 在关闭切口之前必须发现所有存在的黏软骨膜撕裂部位。 ■ 如果未能及时发现双侧撕裂，将导致鼻中隔穿孔。
鼻甲缩小	■ 在手术过程中，在鼻中隔成形之前或之后，必须相对保守地进行鼻甲缩小。 ■ 未能在鼻中隔矫正侧进行鼻甲缩小，将导致鼻中隔偏斜复发。
修整上外侧软骨	■ 如果在鼻骨截骨和鼻中隔软骨重新定位之前进行上外侧软骨的修整，有可能导致保留的上外侧软骨一侧过量，另一侧不足。
外侧截骨时注意保护骨膜	■ 骨膜是防止血液向眶周组织扩散的屏障。 ■ 如果骨膜受损，将导致术后眶周严重淤血。

术后注意事项

- 关于鼻中隔支架：
  - 在鼻中隔成形术结束前，在鼻中隔两侧放置Doyle支架，并使用4-0聚丙烯线通过褥式贯穿缝合固定。Doyle支架可以进一步稳定鼻中隔，并有助于消除无效腔。术后3～8天取出支架，具体放置时间根据鼻中隔恢复情况、分离范围和操作方法而定。
  - 在鼻中隔进行划痕处理或双侧鼻中隔黏软骨膜穿孔放置黏膜外支架（Simple支架）后，应在术后2～3周取出支架。
  - 在鼻中隔支架应用期间嘱患者口服抗生素，以防止中毒性休克综合征。一般口服一代头孢菌素类药物。
- 关于术后包扎：
  - 使用Steri-Strips胶带横向粘贴于鼻背和鼻侧壁，向下至中面部。然后沿两侧鼻侧壁纵向粘贴胶带，胶带在鼻尖下方相连。粘贴胶带的目的是辅助维持鼻部新的形状，并消灭无效腔。
- 关于鼻夹板：
  - 如果进行了鼻骨截骨术，则在Steri-Strips胶带表面使用鼻夹板辅助固定，夹板由铝或热塑性材料制成。
  - 术后7～8天去除鼻夹板，通常在拆除Doyle支架后再去除鼻夹板，以防止鼻骨移位。
  - 术后可口服Medrol，以最大限度减轻截骨引起的肿胀和淤血。对于患有活动性痤疮或严重痤疮倾向的患者应避免使用皮质类固醇类药物。
  - 鼻骨截骨术后5周内应避免佩戴眼镜。
- 手术1天后可以洗澡，但应注意保持鼻部敷料干燥。
- 术后3周内避免剧烈运动，以防止鼻内出血。

治疗效果

- 治疗的目标是通过一次手术纠正所有鼻部偏斜问题。但是在临床实践中，即使是技术最成熟的外科医生，也可能需要二次手术才能获得最佳的效果。
- 在术前必须就二次手术的可能性充分告知所有接受鼻整形的患者，特别是对于鼻部明显偏斜的患者。

并发症

- 血肿。
- 持续的鼻出血。
- 感染。
- 移植物移植失败。
- 鼻背部塌陷：L形软骨支柱骨折或塌陷。
- 粘连：通过使用Doyle支架可以避免。
- 空鼻综合征：常由于下鼻甲切除过多导致。

63

长鼻矫正术

Technique for Treating the Long Nose

Michael R. Lee and Rod J. Rohrich

概述

- 长鼻是指鼻部长度超过了标准的长度。有很多原因可能导致鼻部过长，下文将做详细讨论。
- 鼻部长度是指从鼻根到鼻尖最高点的距离。理想的鼻部长度是中面部高度（眉至鼻下点距离）的0.67倍。
- 鼻部突度是指从鼻翼沟到鼻尖最高点的距离。理想的鼻部突度是鼻部长度的0.67倍。
- 鼻部旋转度由鼻唇角决定。从侧面观察，鼻唇角是两条线的夹角。第一条线是过鼻孔长轴的直线，第二条线是沿上唇最前方走行的直线。在正常情况下，女性鼻唇角为90° ~ 110°，男性为90° ~ 95°。鼻尖过度上旋会增大鼻唇角，相反则会使鼻唇角变小，后者常表现为长鼻。

相关解剖

- 多种解剖结构与鼻部过长有关，如鼻根和鼻骨、鼻中隔背侧和尾侧、成对的鼻软骨。鼻部过长可能由单一因素引起，但是在通常情况下是由多种因素造成的（**图63-1**）。
- 鼻部皮肤和黏膜覆盖着骨和软骨组织。骨和软骨之间附着软组织。这些结构决定鼻尖的位置。
- 鼻尖支持结构可以分为主要支持结构和次要支持结构。主要支持结构包括以下结构之间的纤维连接：上外侧软骨与下外侧软骨之间（卷轴韧带）、外侧脚与梨状孔之间、内侧脚与鼻中隔尾侧之间、穹隆尖端之间。次要支持结构包括以下结构之间的纤维连接：鼻翼软骨与鼻背软骨之间、鼻翼软骨与被覆皮肤之间、鼻中隔黏膜。

发病机制

- 鼻部过长的常见原因有先天性发育异常、外伤、医源性损伤、衰老等。先天性发育异常会导致组织容量过大。外伤会导致骨或软骨发生移位、异常增生等改变。医源性损伤常使鼻尖支持结构重建异常而造成长鼻。衰老会导致鼻尖突度降低，中面部容量减少，从而形成长鼻外观。
- 鼻下点位置异常、根尖周围发育不良、中面部过短、小颏等外观，可以给人以鼻部过长的错觉。
- 鼻根过高，上外侧软骨、下外侧软骨、鼻中隔发育过度和（或）鼻尖突度过小等可能导致真性长鼻。

病史与查体

- 患者的常见主诉是鼻部的外观相对于面部来说显得

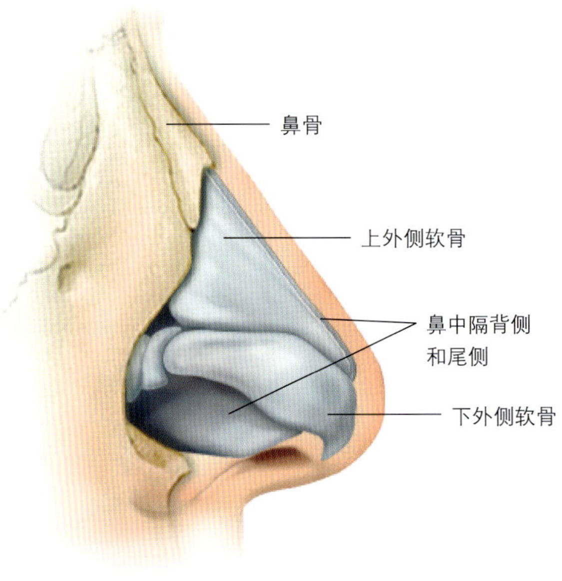

图63-1 图示鼻部结构。多种解剖结构与鼻部过长有关，如鼻根和鼻骨、鼻中隔背侧和尾侧、成对的鼻软骨

过大、过长。鼻部是面部的中心，鼻部过长会破坏面部的协调性。

- 患者鼻部可能伴有骨性或者软骨性驼峰。鼻小柱可能明显突出、下垂，通常是由于鼻中隔尾侧过长造成的。患者还会自觉鼻尖下垂明显，常由于支持结构缺失所引起。
- 查体时首先要观察面部宽度和垂直向高度。这一步骤非常重要，因为手术的目标是构建一个与面部整体相协调的鼻部。如果面部和鼻部的比例与正常标准存在明显的偏差，则需要考虑手术治疗。
- 采用所有鼻整形术的常规观察角度评估鼻部外形，重点观察引起鼻部过长的部位。考虑到鼻部是一个可活动性的部位，所以需要在患者静止、活动和呼吸状态下分别进行观察。
- 正面观察可以评估鼻部的对称性和笔直性，这两个性质均与鼻背审美线有关。明显的鼻部驼峰将会破坏鼻背审美线。
  - 同时观察鼻尖的位置和清晰度。
- 侧位和斜侧位观察在长鼻评估中非常重要。首先观察鼻根部，鼻根部过高可能导致鼻部过长，而鼻根部过低则可能导致鼻部呈现过度突出的外观。之后观察鼻背部，确定是否存在鼻背部隆起（驼峰）或者不平整。上外侧软骨和（或）鼻中隔软骨背侧的过度发育会导致鼻背部隆起。在远端过度生长的鼻中隔尾侧端，可以使下外侧软骨向下方移位。下外侧软骨的过度生长使鼻尖偏向尾侧。鼻中隔尾侧端的过度生长，也会破坏鼻翼与鼻小柱的关系，形成鼻小柱下垂的外观。
- 基底位观察可以用来进一步分析长鼻患者的情况。下外侧软骨生长过度将导致鼻尖背侧过于丰满，从而破坏了理想的鼻小柱与鼻尖的2：1的比例。观察基底位审美线（BALs），下外侧软骨发育过度和内侧脚错位可能引起该标志线走行异常。

影像学检查

- 3D成像非常有意义，有助于术者和患者之间更好地进行术前沟通。目前的模拟软件可以很好地预测术后的变化，包括去除驼峰、增加鼻部旋转度、减小鼻部突度等。
- 术前成像分析还可以向患者展示进行颏成形术或者中面部填充术之后的效果，生动展现如何使面部整体变得更为协调。

治疗过程

- 手术最好采用开放式鼻整形入路，以便于术者在直视下处理鼻根、上外侧软骨、鼻中隔和下外侧软骨。在进行直视下进行操作，可以更好地做出诊断，并采取相应的治疗。

术前设计

- 术前需要与所有的鼻整形患者进行全面的设计和沟通。良好的术前沟通是治疗成功的重要保证。在沟通中请患者充分表达自己所期望发生的改变，术者要对患者所期望达到的术后效果是否可以实现加以详细说明。此外，患者可能并不希望完全解决其关于长鼻的所有问题，因此需要就每一个患者希望改变的问题进行详细的讨论。术前讨论的结果将有助于制定一个理想的手术方案。

体位

- 患者取仰卧位，行气管插管全身麻醉。患者头部顶端恰好刚刚超出手术台（**图63-2**）。头部抬高15°，以减轻术区的静脉淤血。轻柔地进行咽部填塞，并在手术结束时去除填塞纱布。术区注射含肾上腺素的局部麻醉药。

入路

- 长鼻的治疗主要包括缩小过大的鼻部支持结构和建立足够的鼻尖支撑。掀起鼻部覆盖的皮肤软组织后，显露鼻骨和软骨结构。直视结合触诊辅助下，确定软骨的大小和完整性。
- 评估鼻部各结构之间的关系。鼻中隔背侧过度发育

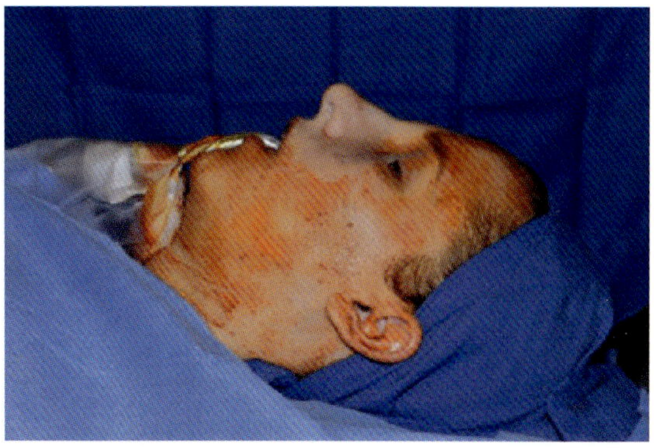

图63-2 鼻整形患者的术中体位

可能伴有过度或正常发育的上外侧软骨。上外侧软骨过度发育可能使过度或正常发育的下外侧软骨向尾侧端移位。鼻中隔尾侧过度发育也可以使过度或正常发育的下外侧软骨向尾侧移位。应用开放式手术入路方法可以准确地检查每个结构，以确定最适合的手术方案。

操作步骤

缩小鼻背驼峰

- 鼻背驼峰缩小术可用于解决造成鼻部过长的多个因素。这些因素包括鼻根过高、鼻中隔背侧过度发育、和（或）上外侧软骨过度发育。
- 分离至鼻中隔前角：
  - 掀起双侧黏膜瓣，暴露鼻中隔软骨。
  - 使用骨膜剥离器剥离上外侧软骨内侧的黏膜（**图63–3A**）。
  - 这种剥离方法可以减少剥离上外侧软骨与鼻中隔背侧时可能造成的黏膜损伤。之后使用手术刀或剪刀剥离上外侧软骨与鼻中隔背侧。
- 使用短剪刀剪去鼻中隔软骨过度发育的部分。
- 使用骨锉锉低过高的鼻根部，并锉平可能存在的骨性驼峰。如果存在上外侧软骨发育过度，使用剪刀进行修整。
- 采用上外侧软骨脚张力分散缝合重建背部结构（**图63–3B**）。

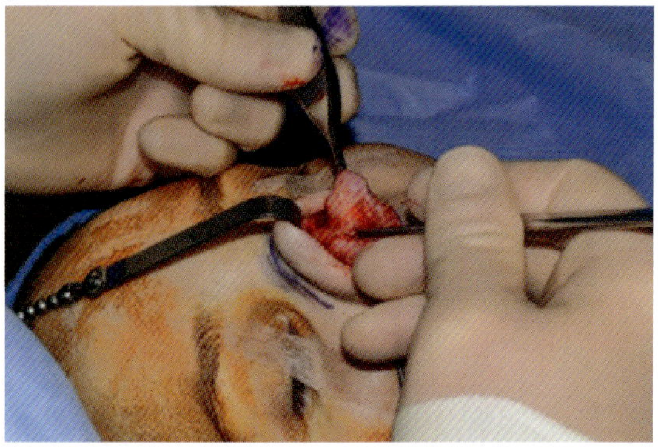

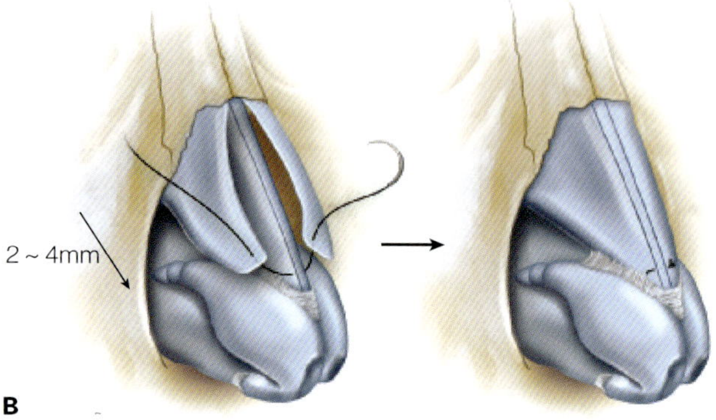

图63–3 **A.** 鼻背驼峰缩小术。剥离上外侧软骨内侧和鼻中隔的黏膜，避免剥离这些结构时造成黏膜损伤。**B.** 上外侧软骨张力分散缝合。缝合后前推上外侧软骨，并将其固定在鼻中隔。采用这种方法可以重建穹隆中部，并使鼻背部变得平滑

缩小鼻中隔尾侧端

- 进一步剥离鼻中隔黏膜瓣，显露鼻中隔尾侧端（**图63–4A**）。
- 用剪刀剪去多余的鼻中隔尾侧端部位。
- 在行长鼻矫正术时，通常在鼻中隔尾侧端去除三角形软骨，以增加鼻尖的旋转度（**图63–4B**）。

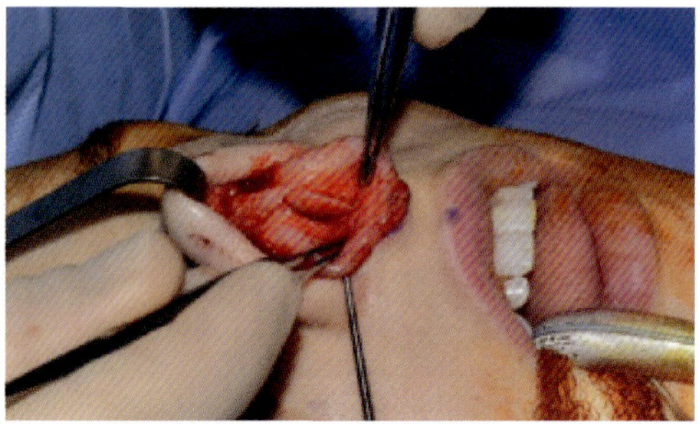

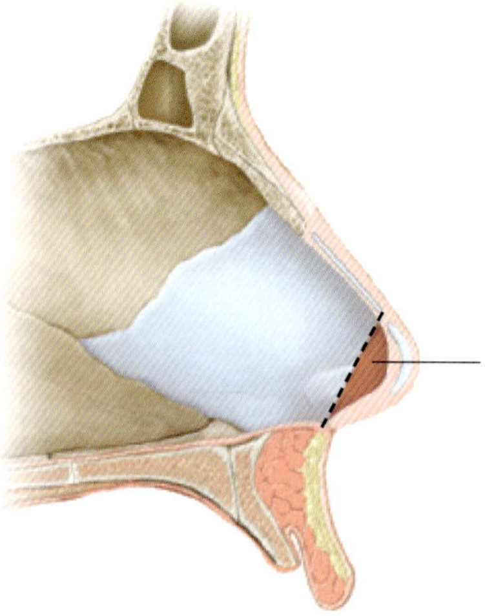

图63–4 **A.** 采用开放式入路显露鼻中隔尾侧端。**B.** 在鼻中隔尾侧端去除三角形软骨，以增加鼻尖的旋转度

操作步骤

缩小下外侧软骨

- 对于过多的下外侧软骨可以通过头侧修剪的方法加以改善（**图63-5A**）。
- 在长鼻矫正术中，通常需要剥离作为鼻尖主要支撑结构之一的卷轴韧带，向上方旋转鼻尖（**图63-5B**）。

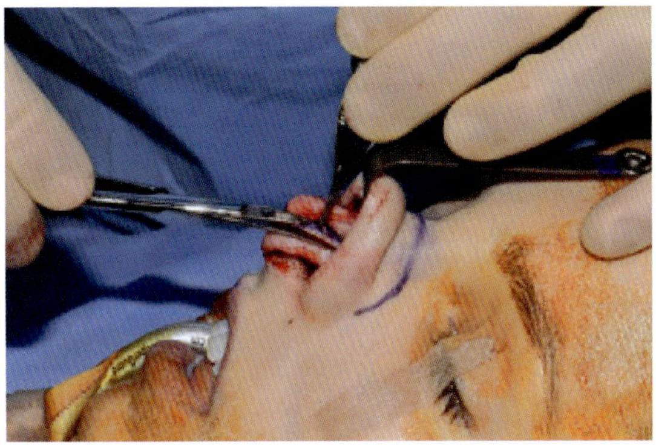

A

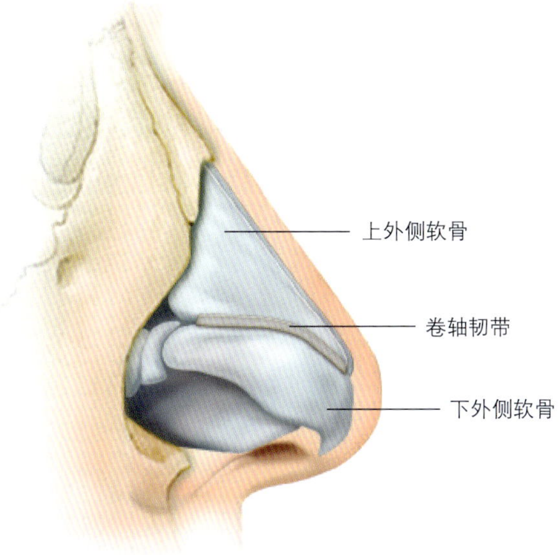

B

图63-5 **A.** 对下外侧软骨头侧进行修剪可以缩小其体积，并增加鼻尖旋转度。**B.** 常须剥离卷轴韧带，以使下外侧软骨向头侧旋转

支撑和固定鼻尖

- 鼻背高度确定后，调整鼻尖至理想的位置，并加以支撑和固定。通常需要放置鼻小柱支撑移植物，并进行鼻尖缝合（**图63-6A**）。
- 放置鼻翼轮廓移植物，增加下1/3部位的支撑力（**图63-6B**）。

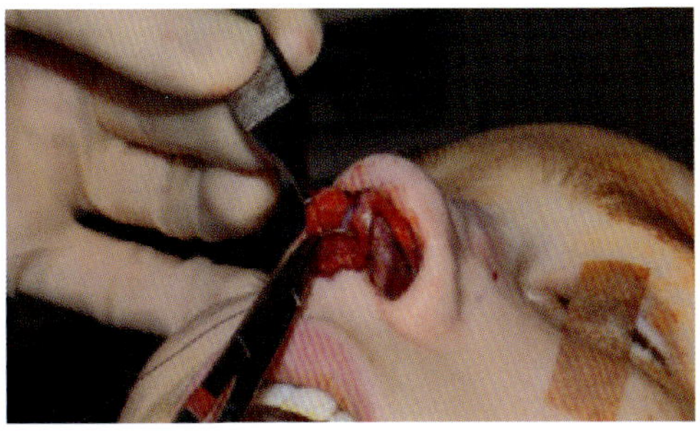

A

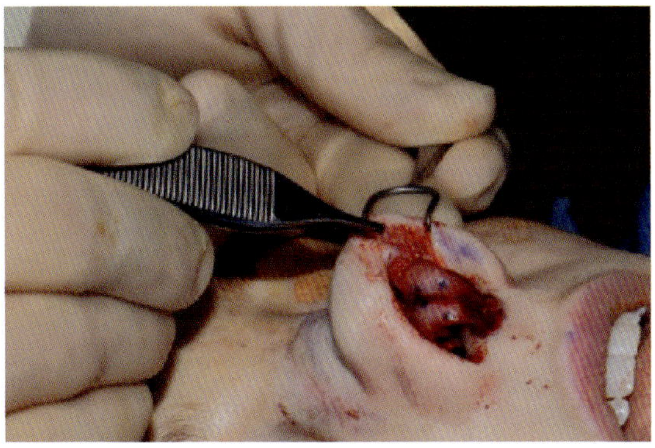

B

图63-6 **A.** 放置鼻小柱支撑移植物和缝合鼻尖可以增加鼻尖的稳定性。**B.** 在鼻翼缘放置鼻翼轮廓移植物

其他辅助操作

- 如果伴有上颌骨发育不良引起的鼻基底后缩，通常需要进行填充剂注射或脂肪移植。隆颏或颏成形术是改善颏部外形的常规方法。

要点与难点

面部分析	■ 在进行鼻整形手术前，必须进行全面的面部分析。最终的目标是实现鼻部与面部的协调性。
相关解剖因素	■ 必须掌握造成长鼻的解剖因素（骨和软骨结构、鼻尖支撑结构等）。
鼻尖支撑结构	■ 掌握主要和次要的鼻尖支撑结构是鼻尖调整和定位的关键。
手术入路	■ 开放式入路为术中探查以及骨和软骨的治疗提供了更好的手术视野。

术后注意事项

- 术后须进行鼻部加压包扎。粘贴胶带可以更好地支撑鼻尖，并减轻其术后肿胀，还须应用鼻夹板。术后7天拆除鼻小柱处缝线，同时去除鼻夹板和鼻部胶带。术后进行鼻内生理盐水冲洗，切口处外涂抗生素软膏。切口愈合后，外用抗瘢痕增生药物6 ~ 12个月。

治疗效果

- 长鼻矫正术效果明显。鼻部软组织过厚者会影响术后的效果，必须在术前向患者说明。术前必须考虑到所有可能影响手术效果的因素，否则将会导致产生患者不满意的效果。

并发症

- 注意保证切除软骨适量，以避免产生继发畸形。如果破坏了上外侧软骨与鼻骨和（或）鼻中隔的联系，会导致穹隆中部塌陷。外侧脚去除过量，鼻尖支撑不足，将导致鼻部塌陷和（或）其他鼻翼问题。上述问题均会导致鼻部出现外观和功能的问题。

参考文献

[1] Lee MR, Geissler P, Cochran S, et al. Decreasing nasal tip projection in rhinoplasty. *Plast Reconstr Surg*. 2014;134:41e.

[2] Rohrich RJ, Hollier LH, Janis J, Kim J. Rhinoplasty with advancing age. *Plast Reconstr Surg*. 2004;114:1936.

[3] Lee MR, Malafa M, Roostaeian J, et al. Soft tissue composition of the columella and potential relevance in rhinoplasty. *Plast Reconstr Surg*. 2014;134:621.

[4] Lee MR, Tabbal G, Kurkjian J, et al. Classifying columellar deformities in rhinoplasty. *Plast Reconstr Surg*. 2014;133:464e.

[5] Rohrich RJ, Lee MR. External approach for secondary rhinoplasty—advances over the last twenty-five years. *Plast Reconstr Surg*. 2013;131:404.

[6] Rohrich RJ, Muzaffar AR, Janis J. Component dorsal hump reduction: the importance of maintaining dorsal aesthetic lines in rhinoplasty. *Plast Reconstr Surg*. 2004;114:1298.

[7] Roostaeian J, Unger JG, Lee MR, et al. Reconstruction of the nasal dorsum following component dorsal reduction in primary rhinoplasty. *Plast Reconstr Surg*. 2014;133:509.

64

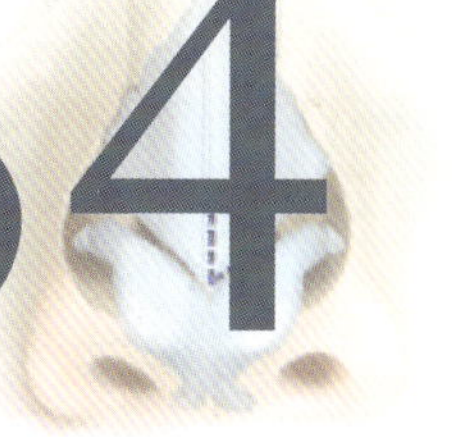

短鼻矫正术

Technique for Treating the Short Nose

Nicholas Lahar and Jason Roostaeian

概述

- 短鼻是指鼻尖过度向上倾斜，导致鼻部呈现短缩的外观。通常的特征性表现为从鼻额角到鼻尖表现点之间的距离较短、鼻尖旋转度过大和鼻唇角增大。其他常见的表现有鼻背长度较短、鼻孔显露过多、鼻尖向头侧过度旋转、鼻根低平、上唇过长。必须根据其他面部特征来评估鼻部的具体问题，同时要参考公认的面部标准测量结果（见下文）。

相关解剖

- 从解剖结构看，鼻部由成对的鼻骨、上外侧软骨和下外侧软骨组成。鼻中隔为鼻背部的高度和突度提供了重要的支撑。

发病机制

- 鼻尖突度主要依赖于下外侧软骨的支撑。在下外侧软骨支撑较差的情况下，鼻尖支撑主要依赖于鼻中隔软骨。其他支撑结构包括上外侧软骨与下外侧软骨之间的软骨间韧带、在梨状孔边缘延伸的外侧脚复合体、穹隆间韧带、内侧脚与鼻中隔之间的附着组织。
- 短鼻畸形可能是先天性的，也可能是后天形成的。
- 后天形成的原因有医源性损伤、外伤、化学因素（如可卡因）、自身免疫性疾病和感染等。
- 肿瘤切除或鼻下部创伤可继发瘢痕挛缩，继而使鼻尖扭曲和后缩。

病史与查体

- 须详细了解患者鼻部病史，特别是有关鼻部阻塞、过敏、外伤和手术的病史及症状。治疗前应明确患者期望达到的效果和治疗目标。
- 须进行全面的鼻外部和鼻腔检查。
- 应特别注意评估面部的协调性，侧面观面部上、中、下1/3部位的关系，鼻额角，鼻尖表现点，鼻部长度，鼻唇角，鼻孔显露量等问题。
- 通过触诊和检查，确定是否有典型的临床表现，如鼻软骨缺乏、骨/软骨支撑力减弱或存在骨折、瘢痕增生、软组织挛缩等。
- 根据鼻部与其他面部结构的关系，评估面部的协调性。
- 有公认的鼻部长度和鼻唇角正常值标准，可用于诊断和评估。
  - 鼻部长度通常约为中面部高度（由眶上缘到鼻基底）的2/3。
  - 理想的鼻部长度为：鼻部长度：鼻部突度=5：3。
- 理想的鼻唇沟角度：
  - 女性：95°～105°。
  - 男性：90°～95°。
- 鼻小柱在鼻翼缘以下前突3～4mm。在侧面观时，理想的鼻小柱–鼻翼关系形成一个对称的椭圆形外观，并被连接鼻孔最前端和最后端的连线平分。
- 从美观和皮肤质地方面评估鼻翼和软组织。
- 使用鼻镜检查鼻中隔和下鼻甲，确定可能存在的异常情况。
- 所有患者均须拍摄标准照片，包括正位照片、侧位照片、斜侧位照片和基底位照片。
- 评估鼻中隔软骨和其他可能的软骨供区（耳郭、肋软骨等），特别是对于曾行过鼻部手术者更为重要。
- 优先考虑较硬、较直的软骨作为鼻背和鼻小柱支撑移植物。

影像学

- 如果单纯需要矫正短鼻畸形，一般不需要进行特殊的影像学检查。
- 鼻部X线检查有助于了解鼻部曾受过的外伤情况和鼻骨的对称性。
- 如果在询问患者病史之后，需要进一步评估鼻骨、鼻中隔偏曲、鼻甲、鼻窦等情况，可以进行计算机断层扫描（CT）成像检查。

治疗过程

- 短鼻矫正的主要目的是增加鼻根至鼻尖的长度。在通常情况下，需要增加鼻尖突度，减小鼻尖旋转度和鼻唇角。
- 如果有其他治疗目的（如改善功能），也应加以考虑，并相应地制定手术计划。

术前设计

- 须在术前与患者讨论手术的风险、疗效和预期效果。
- 须考虑软组织覆盖情况及其整体顺应性、既往手术史、既往鼻部外伤史、手术涉及的部位、可以使用的软骨移植物（鼻中隔、耳郭、肋软骨等）。告知患者可能需要从其他供区（例如耳部或胸部）切取软骨。在存在软组织严重挛缩的情况下，术前须沟通对术后效果的影响，以正确设定期望值，并提前采取增加皮肤顺应性的措施，如向下方按摩等手法。
- 鼻部延长的基本原则：
  - 精确评估鼻部长度缺少量。
  - 准确识别缺失的组织部位。
  - 充分松解软组织覆盖组织。
  - 纠正皮肤、黏膜、支架的异常，恢复鼻部长度。
  - 保持鼻部气道通畅。

体位

- 患者取仰卧位，双臂并拢于两侧，头部位于手术床的最顶端。
- 采用经口直角气管插管，插管在中线区远离鼻部，妥善固定，保证不影响上唇和鼻部外形。
- 必要时修剪鼻毛。
- 在每侧鼻孔内放置羟甲唑啉或4%可卡因浸泡过的棉球。
- 使用含1∶100 000肾上腺素的1%利多卡因进行局部浸润麻醉，注射部位为鼻侧壁、鼻小柱、鼻孔内和下外侧软骨表面。
- 为了防止胃部出血，须进行咽腔填塞。
- 使用碘伏消毒面部。
- 包头，铺无菌单。

入路

- 鼻内入路方法适用于简单的鼻尖矫正。一般须采用开放式入路方法，特别是在鼻尖支撑不足或需要进行更复杂的鼻尖成形操作时。

操作步骤

放置鼻尖盾牌形移植物

- 适应证：鼻尖下小叶或鼻小柱不足引起的轻度短缩。
- 基本原理：软骨移植物放置在下外侧软骨所在的鼻尖部，以增加鼻部长度，改善鼻部外形。
- 在鼻小柱最窄点处做海鸥翼状或阶梯状切口（**图64-1A**）。
- 在下外侧软骨尾侧缘所处的鼻孔边缘做切口，并与内侧鼻小柱切口相连（**图64-1B**）。
- 使用精细的虹膜剪或Converse剪完成鼻小柱切口，注意避免损伤内侧脚（**图64-1C、D**）。
- 使用锐利的双齿拉钩牵拉皮肤，从鼻小柱切口和下外侧软骨处掀起鼻部皮瓣。
- 使用15号刀片从鼻中隔尾侧缘头1～1.5cm处切开黏软骨膜（Killian切口），保留下外侧软骨。
- 使用Cottle剥离器进行黏软骨膜下剥离。
- 使用15号刀片或旋转刀切取鼻中隔软骨，注意在背侧和尾侧保留至少1cm软骨，形成L形鼻中隔软骨支柱。
- 将切取的鼻中隔软骨塑形成盾牌形鼻尖移植物。
- 将盾牌形鼻尖移植物放置在适合的位置上，以增加鼻尖突度和鼻部长度。用6-0聚乳酸线（Vicryl）缝

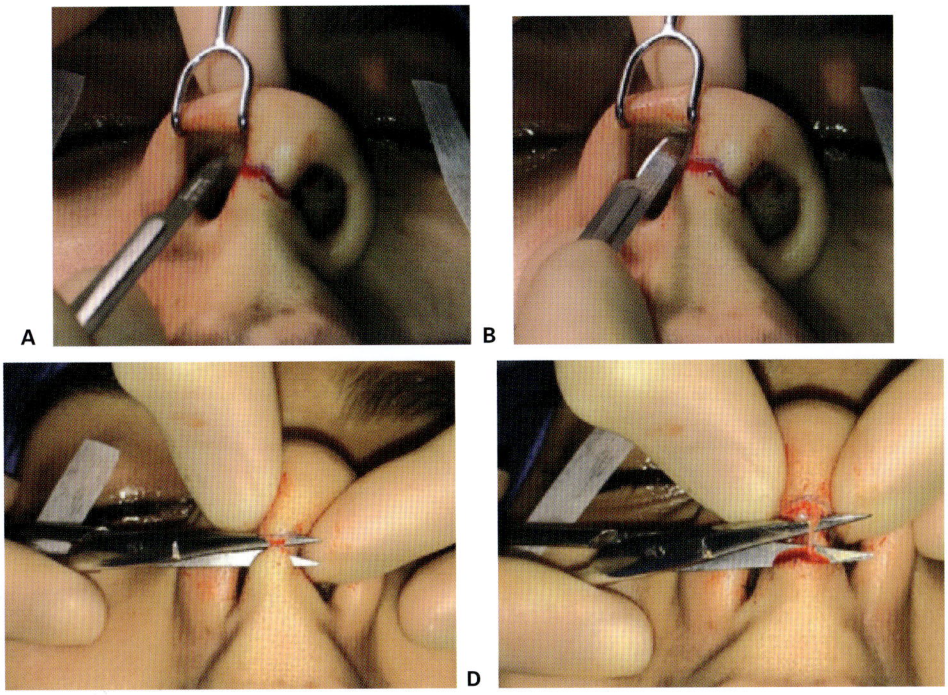

图64-1 A. 做横行鼻小柱切口，注意防止损伤内侧脚。B. 在下外侧软骨下缘做软骨下切口。C、D. 完成鼻小柱切口

合固定。根据患者增加鼻部长度和突度的需要调整移植物的位置。

- 根据术前设计进行其他功能和美观上调整。
- 将鼻部皮瓣复位，用5-0铬肠线缝合鼻内切口，用6-0聚丙烯线缝合鼻小柱切口。
- 鼻背部用胶带粘贴固定，以减轻术后肿胀，并辅助鼻尖的塑形，以利于鼻尖外形的维持。
- 取出咽腔填塞纱布，拔出气管插管。插入胃管，抽吸胃内容物，去除胃内积聚的血液。
- 在上唇部放置胡须样纱布敷料，以吸收鼻腔分泌物。
- 在中面部使用冰袋冰敷，以减轻术后肿胀。

放置鼻中隔延伸移植物

- 适应证：中等程度的鼻部长度不足。
- 采用更为稳定的移植物纠正鼻部长度不足。
- 在鼻小柱最窄处做海鸥翼状或阶梯状切口。
- 在下外侧软骨尾侧缘所处的鼻孔边缘做切口，并与内侧鼻小柱切口相连。
- 使用精细的虹膜剪或Converse剪做鼻小柱切口，注意避免损伤内侧脚。
- 使用精细的虹膜剪或Converse剪掀起鼻部皮瓣。注意将软骨膜保持在下外侧软骨上（**图64-2A**）。
- 锐性切开软骨间韧带附着，切开下外侧软骨，显露鼻中隔（**图64-2B**）。
- 使用锐利的拉钩将下外侧软骨向两侧牵拉，在鼻中隔背侧做切口。
- 使用Cottle剥离器进行双侧鼻中隔黏软骨膜下剥离。
- 使用15号刀片或旋转刀切取鼻中隔软骨，注意在背侧和尾侧保留至少1cm软骨，形成L形鼻中隔软骨支柱（**图64-2C、D**）。
- 将切取的鼻中隔软骨塑形后形成鼻中隔延伸移植物（**图64-2E、F**）。
- 为了确保鼻中隔延伸移植物处于中线位置，通常需要放置两个小的移植物。也可以根据鼻中隔软骨移植物和L形支柱本身的弧度，将移植物置于鼻中隔的右侧，关键是确保鼻尖位于中线的位置。
- 使用多根5-0 PDS线将延伸移植物固定到鼻中隔前角/尾部（**图64-2G、H**）。
- 如果需要增加鼻尖突度，可以将下外侧软骨穹隆部

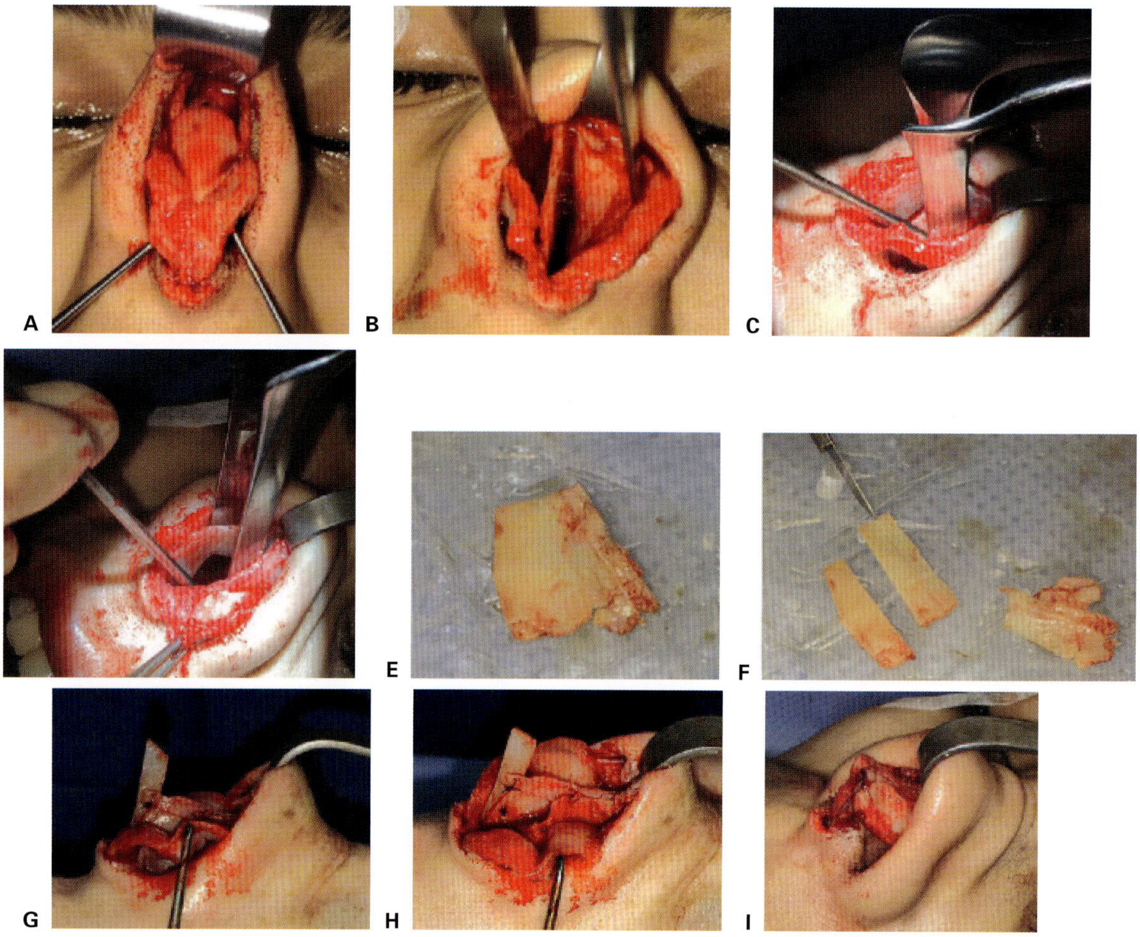

图64-2 **A.** 在软骨膜上水平掀起鼻部软组织，显露下外侧软骨、上外侧软骨和鼻背。**B.** 分离下外侧软骨处的软骨间韧带，显露鼻中隔，在鼻中隔处掀起黏软骨膜，显露整个鼻中隔软骨。**C**、**D.** 切取鼻中隔软骨作为各种软骨移植物，在背侧和尾侧保留至少1cm软骨，形成L形鼻中隔软骨支柱。**E**、**F.** 对切取的鼻中隔软骨进行修剪塑形，可制作成延伸移植物、扩展移植物或鼻尖移植物。**G**、**H.** 对延伸移植物进行塑形后，固定在鼻中隔软骨尾部。**I.** 下外侧软骨固定到延伸移植物上

前推，并固定到延伸移植物上（**图64-2I**）。

- 当鼻部延长后，必须确保软组织可以覆盖具有新长度的支架。在鼻背部和鼻侧部进行更广泛的软组织皮下剥离，将有助于更充分地推进皮瓣。
- 使用4-0肠线褥式缝合黏软骨膜瓣，以封闭鼻中隔软骨切取后形成的无效腔。
- 用5-0铬肠线缝合鼻内切口，用6-0聚丙烯线缝合鼻小柱切口。
- 每个鼻孔内放置鼻内夹板，使用3-0 Prolene线穿过鼻中隔进行褥式缝合固定。
- 取出咽腔填塞纱布，拔出气管插管。插入胃管，抽吸胃内容物，去除胃内积聚的血液。
- 在上唇部放置胡须样纱布敷料，以吸收鼻腔分泌物。
- 在中面部使用冰袋冰敷，以减轻术后肿胀。

舌状沟槽技术

- 适应证：中度至重度的鼻长度不足。
- 采用更为稳定的移植物纠正鼻部长度不足。
- 在鼻小柱最窄处做海鸥翼状或阶梯状切口。
- 在下外侧软骨尾侧缘所处的鼻孔边缘做切口，并与内侧鼻小柱切口相连。
- 使用精细的虹膜剪或Converse剪完成鼻小柱切口，注意避免损伤内侧脚。
- 使用精细的虹膜剪或Converse剪掀起鼻部皮瓣。
- 锐性切开软骨间韧带附着，切开下外侧软骨，显露鼻中隔。
- 使用锐利的拉钩将下外侧软骨向两侧牵拉，在鼻中隔背侧做切口。
- 使用Cottle剥离器进行双侧鼻中隔黏软骨膜下

剥离。

- 使用15号刀片由前向后切取鼻中隔软骨，注意在背侧和尾侧保留至少1cm软骨，形成L形鼻中隔软骨支柱。
- 将切取的软骨与骨性中隔剥离，从术区取出。
- 对切取的鼻中隔软骨进行修剪塑形，形成鼻中隔延伸移植物和鼻小柱支撑移植物。
- 根据实际需要选择使用两个鼻中隔移植物延长鼻部长度，例如，如果鼻部长度欠缺3mm，则鼻中隔延伸移植物需要超过3mm。
- 沿鼻中隔背侧放置鼻中隔移植物，向前下方超过鼻中隔边缘，根据鼻部欠缺的长度确定移植物超出的长度（**图64-3**）。
- 鼻中隔移植物的宽度取决于鼻中隔背侧的宽度。可以适当地削薄移植物，以形成最后的背侧宽度。根据患者的实际情况，可能需要进行鼻骨截骨术以缩窄鼻背。
- 用5-0 PDS线或Vicryl线将双侧移植物固定在鼻中隔背侧。

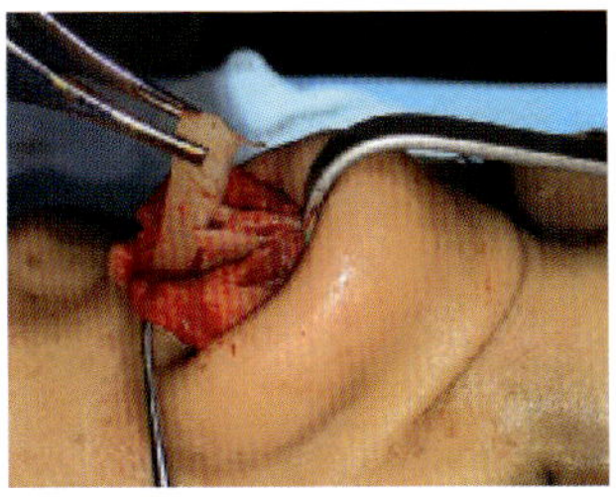

图64-3 将鼻小柱支撑移植物固定在两个鼻中隔软骨扩展移植物之间，以形成一个稳定的结构，以实现鼻部的延长

- 使用鼻中隔软骨制备鼻小柱支撑移植物。
  - 支撑移植物的宽度等于内侧脚宽度加上鼻部需要延长的长度（欠缺的长度）。
- 将鼻小柱支撑移植物置于双侧扩展移植物之间，相互重叠放置。对鼻小柱支撑移植物与鼻中隔尾部和扩展移植物进行双重固定，达到增加鼻部长度和突度的目的。
- 根据需要可以利于鼻小柱支撑移植物将内侧脚向前、向尾侧移位，以增加鼻尖突出。使用5-0 PDS线或Vicryl线将内侧脚缝合并固定到鼻小柱支撑移植物上。
- 进行鼻尖区下外侧软骨塑形（如采用穹隆内缝合、穹隆间缝合等）。
- 当鼻部延长后，必须确保软组织可以覆盖具有新长度的支架。在鼻背部和鼻侧部进行更广泛的软组织皮下剥离将有助于更充分地推进皮瓣。
- 使用4-0肠线褥式缝合黏软骨膜瓣，以封闭鼻中隔软骨切取后形成的无效腔。
- 用5-0铬肠线缝合鼻内切口，用6-0聚丙烯线缝合鼻小柱切口。
- 每个鼻孔内放置鼻内夹板，使用3-0 Prolene线穿过鼻中隔进行褥式缝合固定。
- 取出咽腔填塞纱布，拔出气管插管。插入胃管，抽吸胃内容物，去除胃内积聚的血液。
- 在上唇部放置胡须样纱布敷料，以吸收鼻腔分泌物。
- 在中面部使用冰袋冰敷，以减轻术后肿胀。

操作步骤

要点与难点

术前沟通	■ 应与患者就手术的目标和风险进行详细的讨论，以确保合理的期望值。
技术要点	■ 需要对鼻部皮肤进行较大范围的剥离，以使皮肤能够重新覆盖在软骨支架上。 ■ 鼻小柱支撑移植物或鼻中隔延伸移植物不应超过穹隆部/鼻尖部表现点。 ■ 当鼻中隔支撑软骨不足时，鼻中隔延伸移植物需要较小的软骨量。如果鼻部延长导致鼻翼过度后缩，则可以通过外侧脚支撑移植物或鼻翼缘移植物来加强下外侧软骨。 ■ 注意防止鼻扩展移植物引起鼻部过宽，有可能沿着背部支撑物呈现过宽和过高的外观。
术后处置	■ 术后避免侧卧，以防止加重一侧肿胀，减少术后歪斜的可能。

术后注意事项

- 手术通常在门诊进行。
- 采用鼻整形术后常规护理。
- 鼻腔使用软膏和生理盐水喷鼻剂，以保持鼻黏膜湿润。
- 术后1周去除鼻外和鼻腔内夹板。
- 术后肿胀期可能延长，某些患者可能需要1年时间，肿胀才能完全消退。

治疗效果

- 采用上述技术可以实现鼻部功能和外观的改善。术者通过应用自己最熟练的手术方法可以达到最佳的效果，也是最稳定的效果。

并发症

- 可能发生的短期和长期并发症有感染、血肿、鼻部不对称、鼻中隔穿孔、鼻部阻塞加重、瘢痕增生、鼻出血/结痂、软骨暴露、长期肿胀（可能持续长达1年时间）等。

参考文献

[1] Gunter JP, Rohrich RJ. Lengthening the aesthetically short nose. *Plast Reconstr Surg*. 1989;83(5):793-800.
[2] Katira K, Guyuron B. Contemporary techniques for effective nasal lengthening. *Facial Plast Surg Clin North Am*. 2015;23:81-91.
[3] Howard BK, Rohrich RJ. Understanding the nasal airway: principles and practice. *Plast Reconstr Surg*. 2002;109(3):1128-1146.
[4] Rohrich RJ, Ahmad J. A practical approach to rhinoplasty. *Plast Reconstr Surg*. 2016;137(4):725e-746e.
[5] Guyuron B, Varghai A. Lengthening the nose with a tongue-and-groove technique. *Plast Reconstr Surg*. 2003;111(4):1533-1539.
[6] Gruber RP. Lengthening the short nose. *Plast Reconstr Surg*. 1993;91(7): 1252-1258.
[7] Çakır B, Öreroğlu AR, Daniel RK. Surface aesthetics in tip rhinoplasty: a step-by-step guide. *Aesthet Surg J*. 2014;34(6):941-955.
[8] Erickson B, Hurowitz R, Jeffery C, et al. Acoustic rhinometry and video endoscopic scoring to evaluate postoperative outcomes in endonasal spreader graft surgery with septoplasty and turbinoplasty for nasal valve collapse. *J Otolaryngol Head Neck Surg*. 2016;45:2.

65

肋软骨隆鼻术

Technique for Dorsal Augmentation Using Costal Cartilage Graft

Dean M. Toriumi

概述

- 鼻背低平是指鼻梁高度/突度不足。
- 鼻背低平者正面观鼻背较宽、较平，鼻侧壁阴影不足。
- 亚洲患者鼻背高度不足较为常见，对此需要进行隆鼻术来增加鼻高度。
- 鼻背高度不足可能与鼻尖突度过大有关。临床上需要注意鼻背高度和鼻尖突度之间的协调性。

相关解剖

- 鼻背低平者的解剖特点因人而异。
- 在亚洲患者中，鼻背低平、宽大者较为常见（**图65-1**）。
- 亚洲患者的鼻根起始点也较低（鼻部起点较低）。
- 亚洲患者鼻中隔软骨较小、较薄，常无法提供足够的软骨移植物用于隆鼻。
- 一些患者为先天性鼻背过低。
- 外伤可导致鼻背低平或鞍鼻畸形。
- 大多数鞍鼻畸形患者存在鼻穹隆中部缺陷，而骨性结构通常是正常的。许多患者在鞍鼻部位上方呈现向背侧凸出。

病史与查体

- 记录患者所有外伤史和手术史。
- 记录患者所有既往使用移植物移植手术史。
- 检查有无鼻中隔偏曲或骨折。
- 鼻背低平的亚洲患者往往同时存在鼻尖突度不足。
- 询问患者有无填充物注射史。

治疗过程

麻醉

- 手术最好在全身麻醉下进行。气管插管可以更好地保护气道，避免血液进入咽喉部引起喉痉挛。如果在鼻中隔或鼻甲部位操作时，更应注意保护气道。
- 使用含1：100 000肾上腺素的1%利多卡因进行局部浸润麻醉，有助于更好地止血。依次进行局部麻醉的部位有鼻中隔、切口线周围、鼻背部、鼻穹隆中部、鼻尖。局部麻醉10min后开始手术，以便于局部麻醉药物的血管收缩作用开始起效。

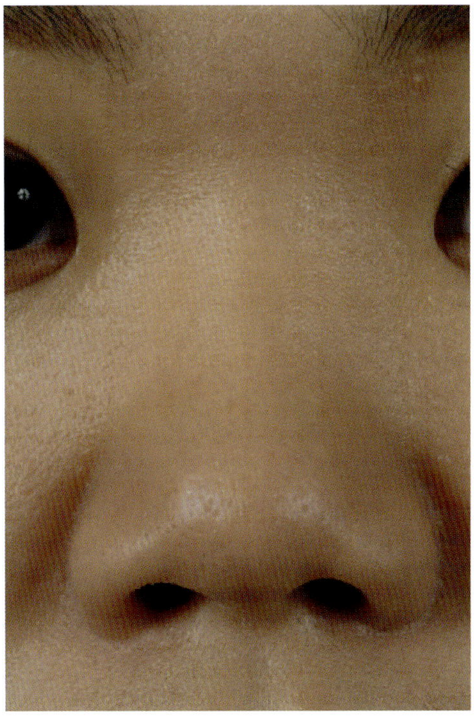

图65-1 亚洲患者，鼻背较低，鼻侧壁阴影消失，鼻背平坦

操作步骤

切取肋软骨

- 可以做小切口切取肋软骨，术后局部影响较小。一般在胸部做11mm的切口，即可切取长度和宽度均满足隆鼻需求的肋软骨。
  - 在术者经验不足时可以适当延长切口，以保证手术安全。
  - 刚开始手术时可以做3cm长的切口，随着对胸壁解剖的深入了解，以及切取肋软骨经验的积累，手术切口可以逐渐缩短。
- 避免切开肌肉层：
  - 最好钝性剥离肌肉组织。
  - 确保肋骨切取后可以将肌肉层组织重新缝合至原位，以便为胸廓提供良好的结构支持。
- 切取肋软骨时连同肋软骨膜一并切取，肋软骨膜可用作边缘修饰物，或用作软组织移植物。
- 第7肋软骨较长，而且较直，是最适合于隆鼻的软骨材料，并且是软骨需求量较大时的最佳选择（**图65-2A、B**）。
  - 第5肋软骨弯曲度较大，不适合在软骨需求量较大时作为隆鼻材料。
  - 第6肋软骨相对较直，但是存在分叉，可以适用于使隆鼻的较直的部分缩短。
  - 第7肋软骨比第6肋软骨位置更浅，因此更适合做较小的切口进行切取。
- 使用Freer剥离器将第7肋软骨与第6和第8肋软骨锐性剥离，剥离深层软骨膜。
  - 通常需要取3.5～4.5cm长的肋软骨。
- 肋软骨切取后，进行Valsalva试验，观察有无胸膜撕裂。
  - 如果有胸膜破裂，可以在闭合过程中放置红色橡胶引流管，切口封闭后扩张胸部，之后拔除引流管。
- 第7肋软骨多位于膈以下，发生气胸的可能性较小。在切取第7肋软骨内侧时，可能会位于膈上方。

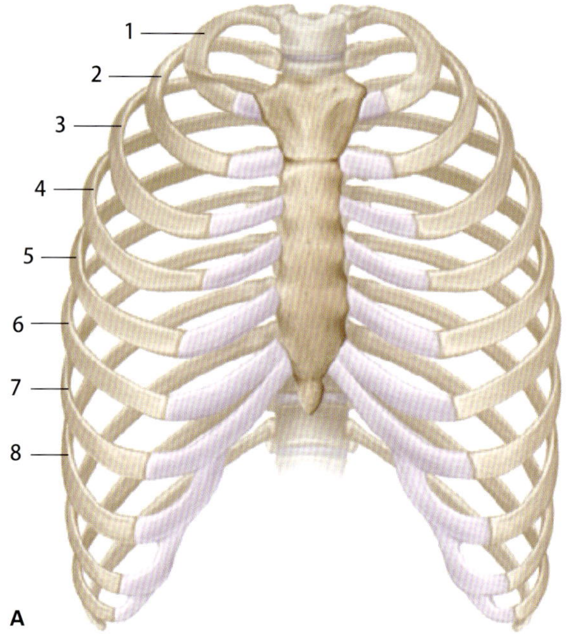

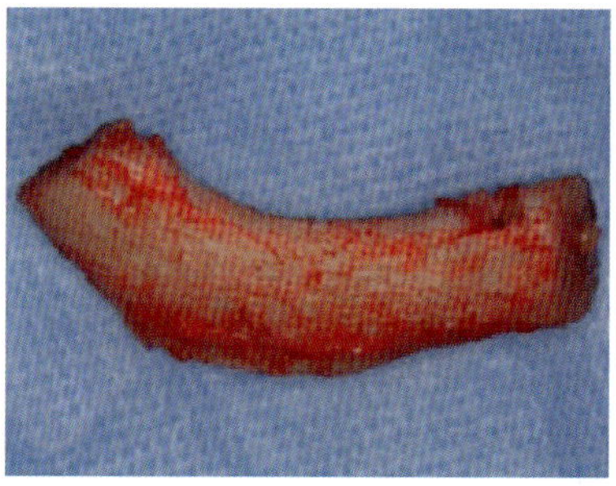

图65-2 **A.** 胸壁结构及肋软骨解剖示意图。第7肋软骨比第5和6肋软骨更长且更直。第6肋软骨在乳房下水平有一分叉。**B.** 切取的肋软骨

准备和雕刻软骨移植物

- 将取出的肋软骨切割成3片（**图65-3A**），观察每片软骨的弧度。
  - 如果需要的鼻背支架较厚，则需要削薄外层的肋软骨，以增加中间肋软骨的厚度（**图65-3B**）。在这种情况下，一般使用中间肋软骨作为鼻背移植物。
- 如果中间肋软骨质地较软（类似于梨的外硬内软的特点），应用后容易发生扭曲变形。在这种情况下，应尽可能选用外层肋软骨作为移植物。

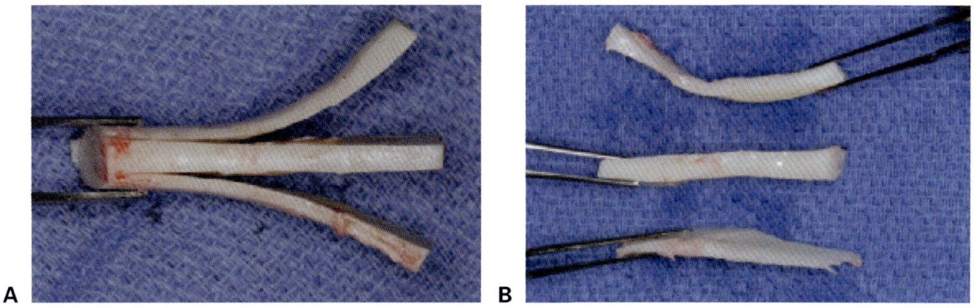

图65-3 A. 将较年轻患者的肋软骨分成3片，观察每片肋软骨的弧度。B. 在需要较厚的移植物时，可以将软骨中间部分适当加厚，以获得更厚的鼻背移植物

- 如果只能使用这样的肋软骨进行隆鼻操作，建议将两层较薄的肋软骨叠放后缝合在一起，形成多层移植物用于隆鼻。这样可以大大降低扭曲变形的可能性。
- 鼻背移植物一般雕刻成中间宽、两端窄的舟状（**图65-4A**）。
  - 软骨雕刻时注意保留适当的厚度，同时注意不能过窄，前后向可以略有弧度（**图65-4B**）。
  - 放置软骨移植物时注意凹面向下朝向鼻背，以防止软骨移植物上翘，导致鼻根和鼻尖过于突出。
- 由于术后随时间延长有可能发生组织挛缩，鼻背也随之看上去变窄，因此软骨移植物一般要比理想的宽度稍宽。
  - 如果将肋软骨膜缝合固定在软骨移植物的侧面，宽度会相应增加，对此因素需要加以考虑。肋软骨膜可以起到修饰的作用，使移植物过渡更为自然，防止移植物侧缘过于明显（**图65-5A、B**）。
  - 肋软骨膜覆盖肋软骨侧面，并且覆盖范围超过软骨移植物与鼻背的连接区（**图65-5C**）。
  - 由于肋软骨膜位于软骨移植物与鼻背之间，软骨膜可以形成新骨，从而在软骨移植物与鼻背之间形成骨桥。
- 将一条软骨膜缝合固定到软骨移植物的下表面，恰好位于上方鼻骨的表面（**图65-5C**和**图65-6**）。
  - 采用5-0 PDS线连续缝合的方法将软骨膜缝合到软骨移植物的下表面。注意调整软骨膜的方向，使原来朝向软骨的内侧面改为朝向鼻骨。
  - 肋软骨膜位于骨与软骨的交界区，会逐渐骨化，可以在软骨移植物与鼻背之间形成骨性结合。这种骨化和骨性结合一般在术后1个月内形成。
- 使用窄骨锉处理鼻骨表面，或在与软骨移植物贴合的骨性穹隆处形成多个骨孔。使用较窄的骨锉，避免背部腔隙过宽（**图65-7**）。
  - 使用2mm直骨凿在鼻骨上形成8～10个骨孔。显露松质骨，使带有软骨膜的软骨移植物与鼻骨加速骨化。
  - 骨化一般在术后一个月内逐渐形成。骨化完成后，鼻背移植物就会固定下来，不易发生移位。这种固定效果可以防止移植物弯曲或变形。
- 为了将带有软骨膜的肋骨移植物骨化，并固定在鼻背上，必须制备一个紧密贴合的骨膜下腔隙，以使移植物紧贴在鼻骨上。
  - 手术开始时先使用Joseph骨膜剥离器将骨膜与鼻骨剥离，注意形成一个相对狭窄的腔隙，以确保移植物插入骨膜下腔隙后能够与鼻骨紧密结合。

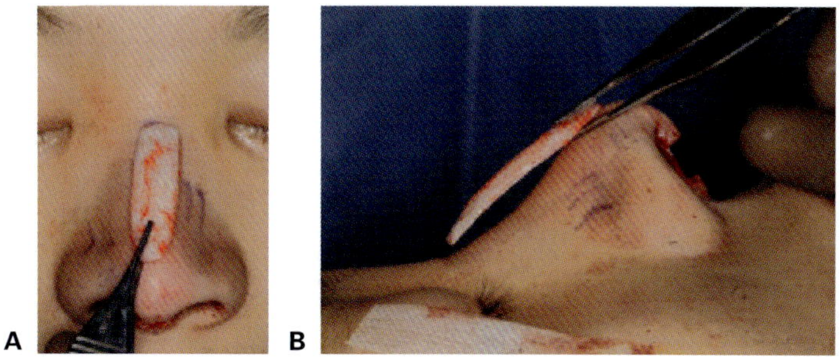

图65-4 鼻背软骨移植物的形状。A. 鼻背移植物一般雕刻成舟状，向下逐渐变窄。B. 放置软骨移植物时注意凹面向下朝向鼻背

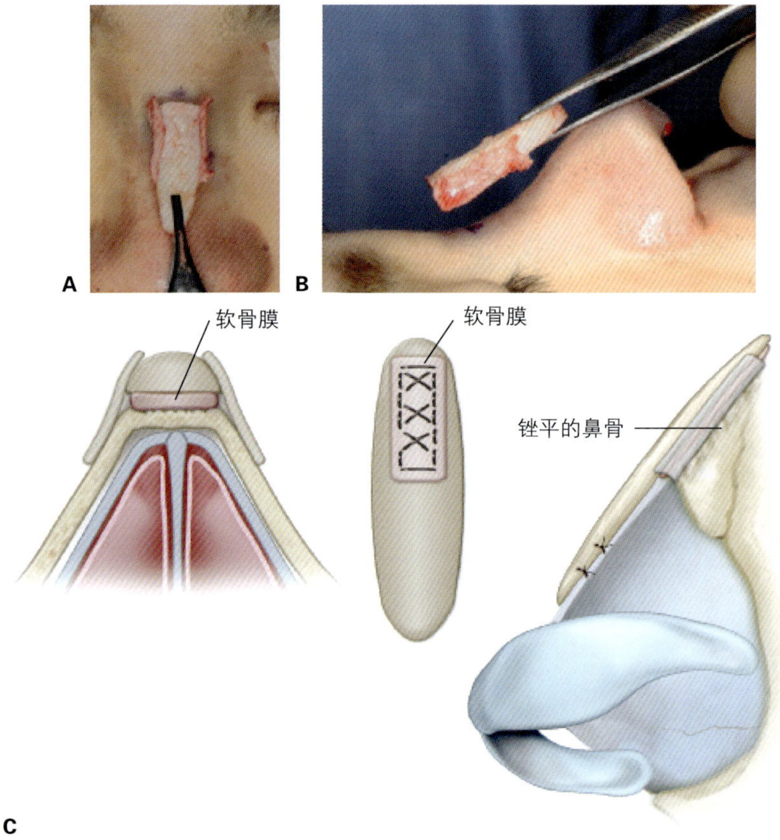

图65-5 带有软骨膜的鼻背软骨移植物。**A.** 软骨膜缝合至移植物的侧面。**B.** 带有软骨膜的软骨移植物的侧面观。**C.** 软骨膜缝合至软骨移植物的下表面，将两者共同置于较为紧密的骨膜下腔隙中，使软骨移植物紧贴鼻骨，软骨膜位于软骨移植物的两侧

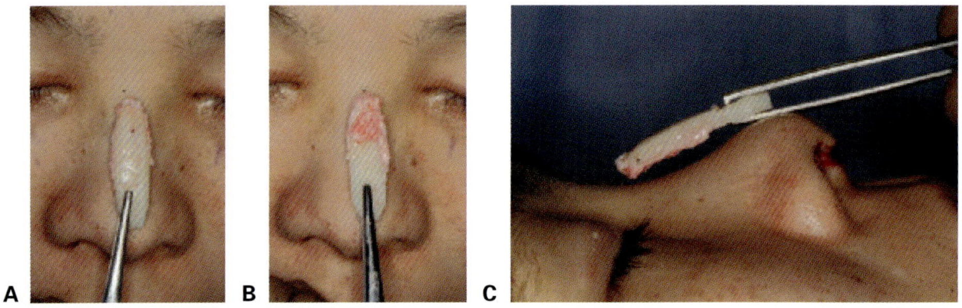

图65-6 带有软骨膜的鼻背软骨移植物。**A.** 将鼻背软骨移植物置于鼻背。**B.** 将软骨膜缝合至软骨移植物的下表面。**C.** 软骨移植物的凹面朝向鼻背

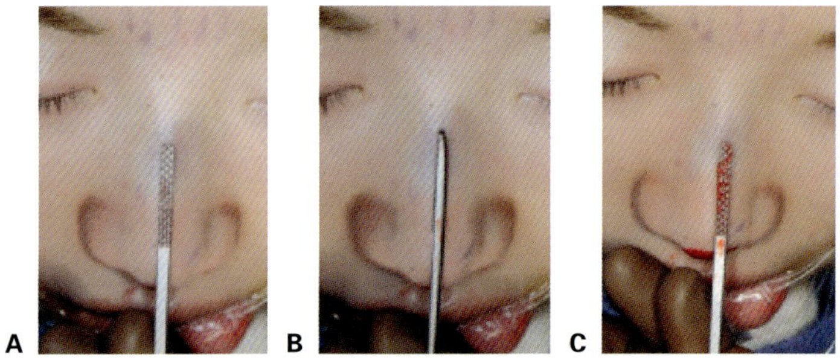

图65-7 使用骨锉处理鼻背。**A.** 使用窄骨锉处理鼻骨，使其表面变得粗糙。**B.** 窄骨锉侧面观。**C.** 经窄骨锉处理后可见骨锉上有碎骨屑

穿骨缝合或克氏针固定

- 在需要先去除原有的移植物或畸形较为严重时，骨膜下腔隙常不够紧密。在这种情况下，须进行穿骨缝合固定，将带有软骨膜的软骨移植物与鼻骨穹隆缝合固定（**图65-8**）。
  - 在鼻背侧面做针刺口，其位置位于内眦水平略下方，鼻背起始处的下方4～5mm处（**图65-9**）。
  - 使用16G针穿刺造口，注意保证两侧针刺口在同一水平穿过鼻部骨架。
    - 注意穿过鼻背的通道应位于鼻内黏膜上方。可以先行鼻内黏膜剥离，以保证16G针顺利穿过，且不损伤鼻内黏膜（**图65-8**）。
  - 在穿刺操作时注意保护眼部，防止意外损伤。
- 使用16G针头穿过鼻背形成通道后，将携带4-0 PDS线的缝合针穿过16号针头的针管中，16号针头退针后可以使缝线经过鼻背部后穿出皮外。缝针由缝线穿出孔再次进入，绕过鼻背移植物上表面后向对侧走行。缝线由对侧皮肤穿刺口引出、打结，使带有软骨膜的鼻背软骨移植物紧贴在鼻背上。
  - 这种肋软骨移植物、肋软骨膜及其深层已造孔处理的骨组织的紧密贴合，可以保证鼻背移植物与鼻背牢固地固定在一起。

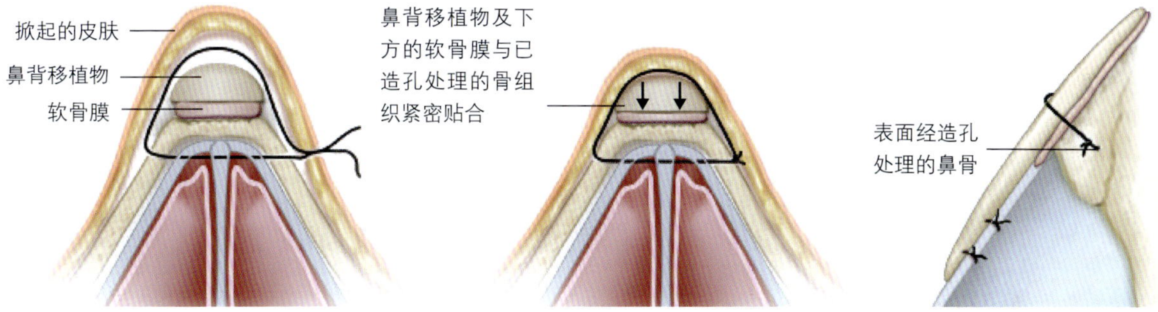

图65-8 穿过鼻背的通道应位于鼻内黏膜上方。缝线穿过鼻背部，并绕过鼻背移植物表面，使软骨移植物与鼻骨背侧紧密贴合

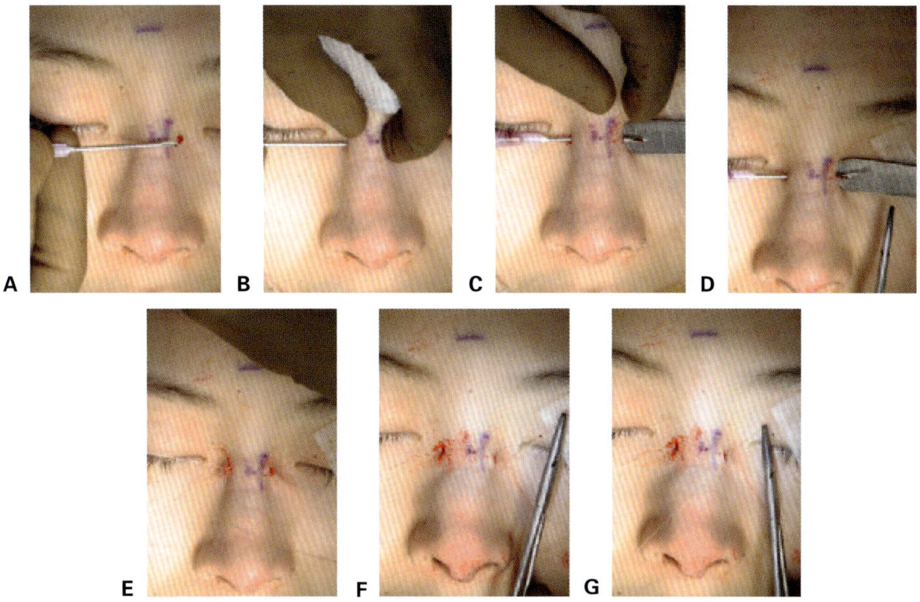

图65-9 采用穿骨缝合法维持软骨移植物位置的稳定。**A.** 用16号针头在鼻背穿刺，并最终完全穿过鼻背部。图示针头为拟穿过的位置。**B.** 在鼻背部侧面做针刺口，使用16号针头由针刺口进入，旋转钻孔后穿过鼻背部。**C.** 针头从对侧穿出，注意保护眼部。**D.** 将携带4-0 PDS线的缝合针穿过16号针头的针管中，16号针头退针后使缝线经过鼻背部后穿出皮外。**E.** 缝线穿过鼻背部。**F.** 缝针由缝线穿出孔再次进入，绕过鼻背移植物上表面后向对侧走行。缝线由对侧皮肤穿刺口引出。**G.** 缝线打结，使带有软骨膜的鼻背软骨移植物紧贴在经造孔处理的鼻背上

操作步骤

- 在鼻背腔隙过大，而且因鼻背部过低而无法进行穿骨缝合时，可以使用0.45克氏针进行固定。克氏针经鼻背上方皮肤做小切口进入，经过鼻背移植物上段后穿入鼻背（**图65-10**）。克氏针仅需穿过下方骨组织3～4mm深。
  - 术后克氏针保留7天，之后可以采用止血钳或持针器轻柔地拔出。穿针口几天后会自行愈合，在鼻背部仅留下极小的瘢痕。
- 对于大多数患者来说，携带软骨膜的鼻背移植物与鼻背的交界区在21天左右会发生骨化。术后1个月时鼻背移植物将很难移位。

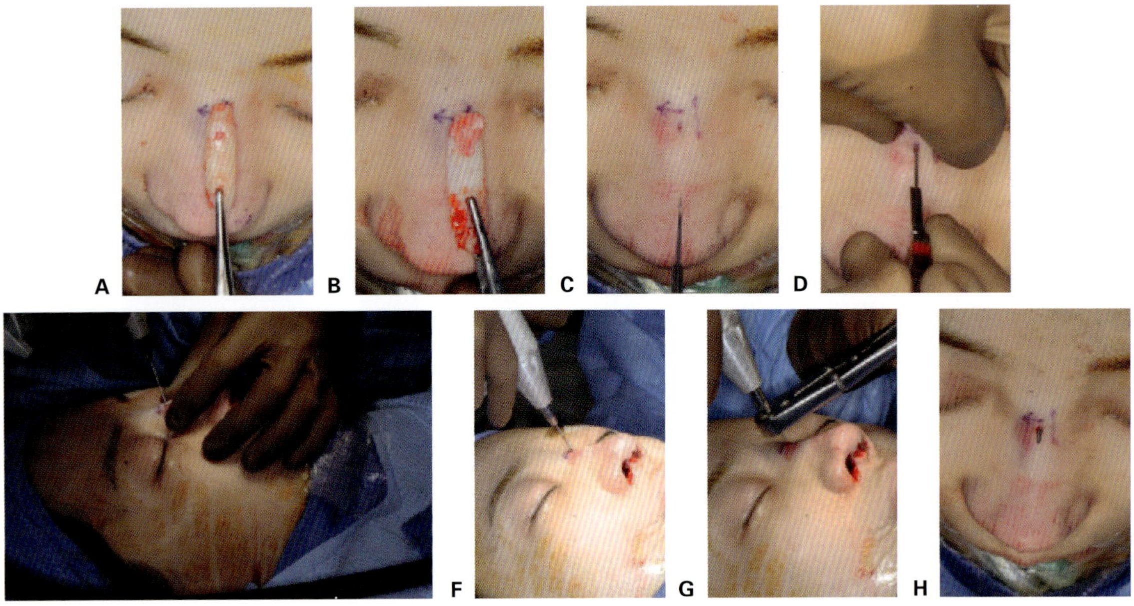

图65-10 使用克氏针固定鼻背移植物。**A.** 拟在鼻背表面放置的舟状鼻背移植物。**B.** 将软骨膜缝合至鼻背移植物的下表面。**C.** 鼻背移植物就位，拟使用0.45克氏针辅助固定。**D.** 在鼻背移植物表面皮肤上做一个小切口。**E.** 将克氏针穿过鼻背移植物，然后穿入鼻背4mm深。**F.** 克氏针就位。**G.** 用克氏钳剪去多余的克氏针。**H.** 克氏针固定完毕

要点与难点

隆鼻移植物的选择	■ 耳郭软骨量不足。肋软骨体积较大，可以塑形成更大体积的鼻背移植物。
切取肋软骨	■ 需要选择合适位置的肋软骨，以确保足够的软骨量。对于需要软骨量较大的患者来说，长而直的第7肋软骨最为理想。
切取肋软骨膜	■ 从肋骨表面切取肋软骨膜。
肋软骨移植物弯曲的处理	■ 在对软骨塑形时注意观察其弯曲度。夹板式软骨移植物可以防止其进一步弯曲，多层复合软骨效果较好。
鼻背移植物固定	■ 将肋软骨膜缝合到鼻背移植物的下表面，用2mm骨凿在骨性鼻背表面造孔，之后将携带软骨膜的鼻背移植物置于鼻背上方。
用于放置鼻背移植物的腔隙	■ 制备一个紧致而狭窄的骨膜下腔隙，使携带软骨膜的鼻背移植物紧密地贴合在鼻骨上。
鼻背移植物塑形	■ 鼻背移植物塑形为舟状，凹面朝向鼻骨。
其他固定鼻背移植物的方法	■ 如果放置鼻背移植物的腔隙不够紧密，需考虑穿骨缝合固定。

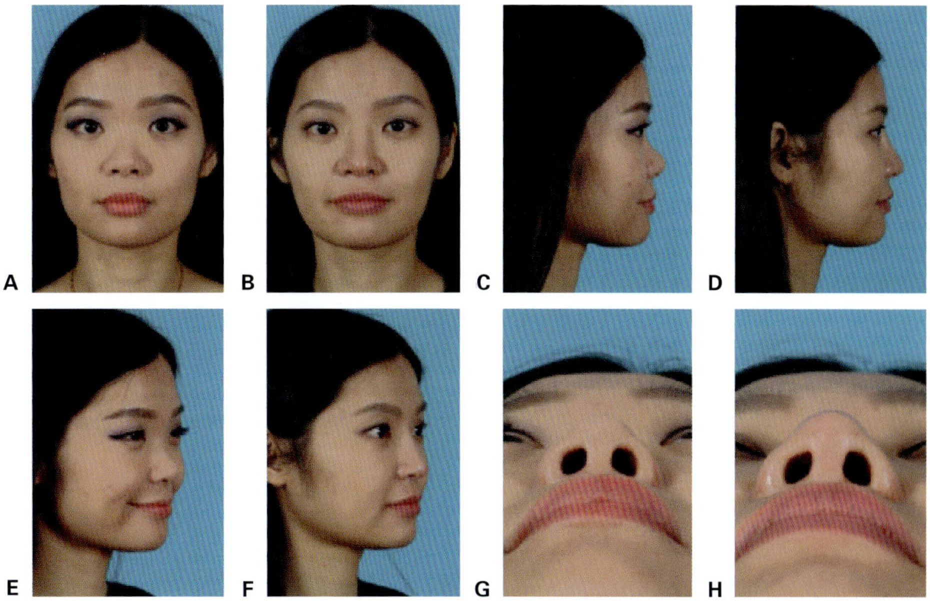

图65-11 亚洲患者，接受肋软骨移植隆鼻术。**A.** 术前正位观。**B.** 术后正位观。**C.** 术前侧位观。**D.** 术后侧位观。**E.** 术前斜侧位观。**F.** 术后斜侧位观。**G.** 术前基底位观。**H.** 术后基底位观

术后注意事项

- 术后无须放置鼻腔填塞物。采用4-0肠线连续毯边缝合关闭切口。
- 术后7天去除外固定物。
- 术后嘱患者低盐饮食，以减轻术后肿胀。

治疗效果

- 使用携带肋软骨膜的肋软骨隆鼻，并经辅助固定后远期效果良好。术后鼻部歪斜发生率较低，鼻背形态自然（**图65-11**）。

并发症

- 感染较为少见，软骨移植物体积较大时容易发生感染。
- 软骨移植物可能发生变形或移位，采取预防措施可以降低其发生率。
- 切取肋软骨时有发生气胸的风险。
- 软骨吸收较为少见。
- 如果软骨移植物体积不合适，可能会出现矫正不足或矫正过度的情况。
- 如果鼻背部皮肤变薄或发生挛缩，可能会使鼻背移植物外露。

参考文献

[1] Toriumi DM, Pero CD. Asian rhinoplasty. *Clin Plast Surg*. 2010; 37(2):335-352.
[2] Toriumi DM. Discussion: use of autologous costal cartilage in Asian rhinoplasty. *Plast Reconstr Surg*. 2012;130(6):1349-1350.
[3] Toriumi DM. Caudal septal extension graft for correction of the retracted columella. *Op Tech Otol Head Neck Surg*. 1995;6(4):311-318.
[4] Toriumi DM, Swartout B. Asian rhinoplasty. *Facial Plast Surg Clin North Am*. 2007;15(3):293-307.

66

人工材料隆鼻术

Technique for Dorsal Augmentation Using Alloplastic Material

Man-Koon Suh and Nguyen Phan Tu Dung

概述

- 鼻背低平是亚洲人鼻部的主要特征之一，所以隆鼻术是亚洲鼻整形术中最常规的手术之一。
- 在亚洲，外科医生在鼻整形术中对于假体材料的选择明显不同于其他国家。
  - 在欧洲，外科医生更喜欢采用自体组织进行隆鼻，因为其具有较高的安全性。但是自体组织隆鼻同时也存在许多缺点：
    - 在美观方面患者满意度较差。
    - 容易形成供区瘢痕。
    - 自体组织吸收可能导致鼻背高度降低或出现外观不规则。
    - 与移植假体相比，手术操作更为复杂。
  - 因此，应用假体移植仍然是亚洲隆鼻整形的首选方法。
- 与欧洲人鼻部解剖特点不同，亚洲人鼻部的软组织与纤维组织较厚，假体移植后不容易被看出曾接受过手术治疗。选择正确的术式及高质量的假体可以将术后并发症的发生率降到最低。

相关解剖

- 亚洲人鼻部结构特点如**图66–1**所示。
- 假体隆鼻仅适用于鼻背部。鼻尖部整形须通过其他技术完成（包括缝合技术和软骨移植）。鼻根至鼻尖上区是假体移植的安全区（**图66–2**）。
- 应避免假体过度延长至鼻尖部，否则将导致鼻尖部皮肤变薄、变红或假体暴露。

病史与查体

- 在术前必须检查以下内容：
  - 是否存在面部不对称。
  - 是否存在鼻长轴偏斜。
  - 是否存在鼻尖和鼻孔不对称及其原因。
  - 鼻背部皮肤的特点，包括质地、颜色，以及是否存在任何皮肤问题，如可见静脉或存在毛细血管扩张的情况。
- 在术前术者必须确定以下内容：
  - 术后鼻背的高度。
  - 鼻背侧面外观是笔直还是略有弯曲。

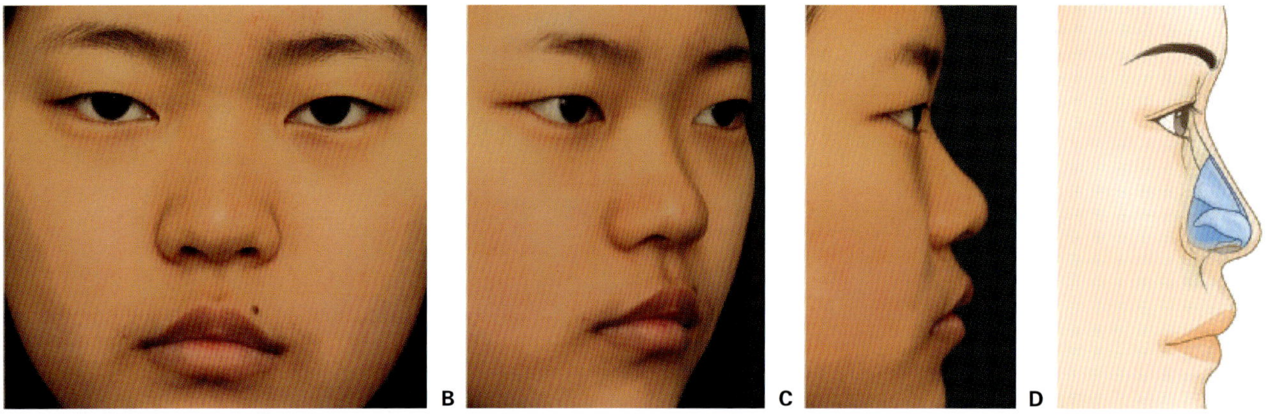

A B C D

图66–1 **A～D.** 亚洲人鼻部特征有鼻背低、鼻部短、鼻骨低平、鼻翼软骨小且强度不足（版权由Man Koon Suh，MD. 所有）

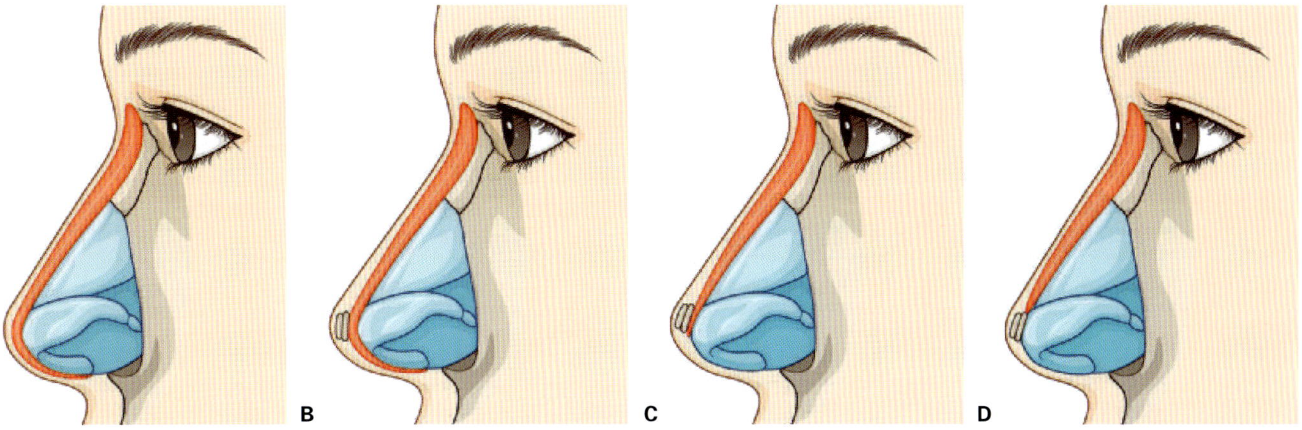

图66-2 4种亚洲隆鼻背和隆鼻尖手术示意图。**A.** 仅使用L形假体隆鼻背和隆鼻尖。**B.** L形假体联合鼻尖部软骨移植。**C.** 长Ⅰ形假体联合鼻尖部软骨移植。**D.** 短Ⅰ形假体联合鼻翼部软骨移植，这种方法是亚洲鼻整形术中最适合的术式（版权由Man Koon Suh，MD.所有）

- 隆鼻背使用的假体类型。
- 隆鼻尖使用的软骨类型。

治疗过程

- 针对亚洲人的隆鼻移植物一般选择自体组织或假体。
- 如果鼻背部皮肤过薄，建议采用自体组织进行移植。
  - 可以采用真皮脂肪移植或颞筋膜包裹碎软骨移植。
  - 对于鼻部皮肤过薄者，进行肋软骨移植后可能容易显现出软骨移植物的外形，并可能需要进行二次修复。
- 如果鼻背部皮肤薄厚正常，采用假体移植较为安全，可以获得较为美观的鼻部外观。

术前设计

假体选择

- 每种移植物均存在其优缺点。隆鼻时最常采用硅胶和e-PTFE（膨体聚四氟乙烯），也可使用其他产品，如Medpor。
  - 硅胶假体的特点：
    - 假体高度不会随着时间推移而发生变化。
    - 可以形成包膜。
    - 长期移植后，假体表面钙化发生率高于e-PTFE。
  - e-PTFE特点：
    - 假体内部存在微孔，允许组织向其内部生长。因此，假体移植后不易发生移位，并且无包膜形成。
    - 钙化发生率低于硅胶假体。
    - 术后迟发性自发性血肿发生率也较低。
    - 术后假体高度可降低约5% ~ 20%。因此，较难预测术后鼻部高度。由于组织可以向假体内生长，因此与硅胶假体相比，e-PTFE假体移植后很难被取出。
- 临床应用时选择硅胶假体还是e-PTFE假体，在很大程度上取决于术者的个人偏好和临床经验。选择硅胶假体是因为随着时间的推移假体不会发生形态改变，并且鼻部高度的可预测性好。e-PTFE假体可用于以下情况：
  - 包膜挛缩导致鼻部挛缩。
  - 包膜增生导致鼻背增宽。
  - 骨膜较薄的患者（骨膜较薄的患者假体移植后易发生移位，e-PTFE假体与鼻骨及其邻近组织黏附性较好，假体不易发生移位）。
  - 硅胶假体表面出现钙化的情况。
  - 对硅胶假体出现排异反应。
  - 硅胶假体包膜内出现迟发性自发性血肿
- 鼻背部皮肤较薄者不适合使用e-PTFE假体。
  - 将e-PTFE假体移植到皮肤较薄者的鼻背后，较薄的皮肤会紧贴在假体上，而且没有包膜形成，从而使假体边缘突出。
- 硅胶假体有I形（船形）和L形两种类型（**图66-3**）。
  - I形假体主要用于增高鼻背部，而L形假体则可以同时增高鼻背部和鼻尖部。
  - 不建议使用L形假体，使用该类型假体后容易出现

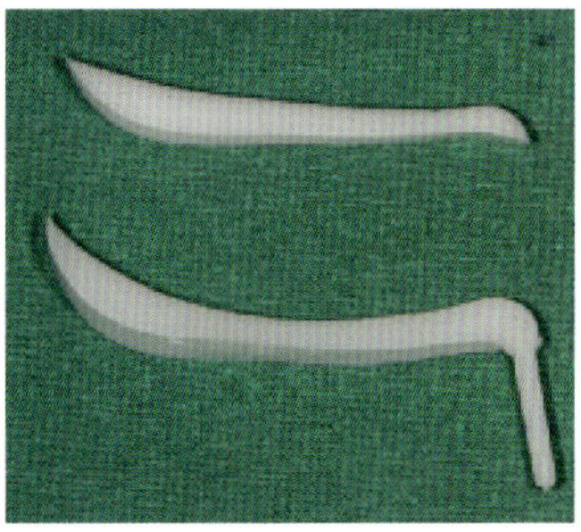

图66-3 Ⅰ形（船形）和L形硅胶假体

鼻尖变硬、鼻尖皮肤变薄、假体穿透鼻尖外露等情况。

假体设计

- 请患者直视前方，在鼻部标记假体移植的起点和止点（**图66-4A、B**）。
  - 对于欧洲人来说，假体移植的起点最好与重睑线高度保持一致。但是对于亚洲人来说，假体移植的起点应与睫毛缘高度保持一致，这样术后鼻部外观会更为自然。
  - 对于前额突出的患者来说，假体移植的起始点要高一些。前额越突出，假体移植的起始点的位置就越高。相反，患者前额越平，假体移植的起点越低。
- 假体止点不应延伸至鼻尖，而应止于鼻尖上部。一般而言，假体的总长度为35～45mm。
  - 假体不应进入鼻尖区域，必须通过移植软骨达到隆鼻尖的目的（**图66-4C**）。
- 如果亚洲人的鼻根像欧洲人一样高挺，会使面部呈现较凶狠状态。从额部至鼻根呈现自然的线条更符合亚洲人的面部特点。
- 女性的鼻尖应略高于鼻背线，从而形成自然的鼻尖上转折区。因此可以通过软骨移植来达到隆鼻尖的目的。对于男性来说，从侧面观鼻背到鼻尖连线应该是一条直线（**图66-4D、E**）。

入路

- 可以采用鼻内入路或开放式入路方法进行隆鼻术。
- 对于需进行鼻尖整形的患者，需采用开放式入路方法。鼻内入路方法适用于单纯假体隆鼻术，鼻内入路方法一般在鼻翼下缘做切口。

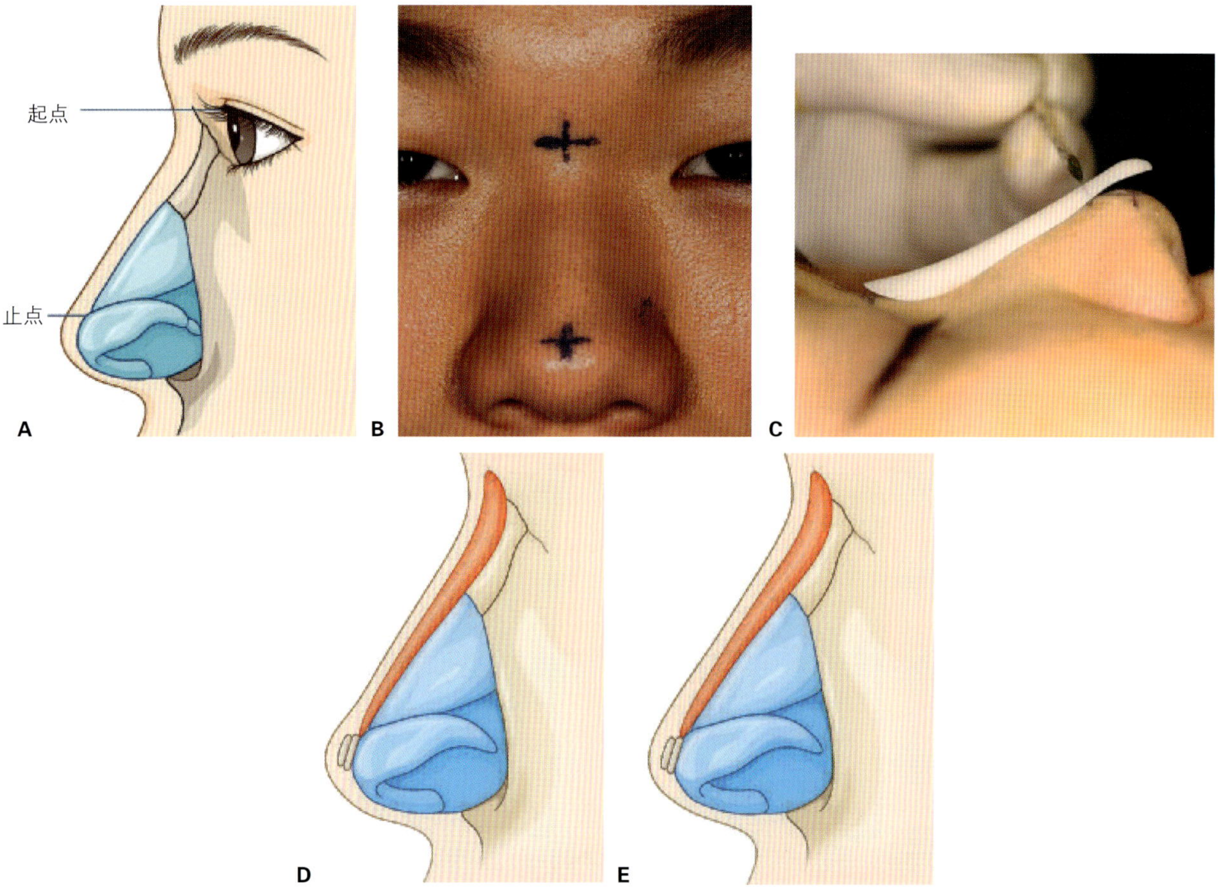

图66-4 A. 鼻背假体移植的起点和止点。B. 术前标记。C. 适当缩短假体，调整其止点，通常该止点位于鼻尖表现点上方3～5mm的位置。D.女性鼻背线略上翘，鼻尖略高，并存在鼻尖上转折区。E. 男性鼻背线是一条直线（A、D、E. 版权由Man Koon-suh，MD.所有）

假体塑形

- 术前须准备好各种形状和高度的假体（**图66-5A**）。
- 以前，厂家仅生产块状e-PTFE假体，需要术者将其塑形成适合的鼻部移植物的形状（**图66-5B**）。近年来出现了预制成各种形状的e-PTFE假体，使术中塑形更为方便（**图66-5C**）。e-PTFE假体的塑形过程与硅胶假体相似。

塑形过程

- 术者根据患者的鼻部外形和希望达到的鼻部形态选择最为适合的假体。
- 假体移植的起始点应置于鼻部所标记的起始点上。之后标记假体移植的止点（**图66-6A、B**）。
- 切除假体移植止点的多余部位，将假体末端削薄（**图66-6C、D**）。
- 塑形假体的基底面，尽可能使其弯曲度与鼻背弧度保持一致（**图66-6E、F**）。
- 具体塑形假体的方法取决于外科医生的个人经验。对于一位初学者来说，使用11号手术刀片较为适合，同时须准备多个刀片，以便随时更换变钝的刀片。

塑形注意事项

- 假体有多种宽度，从8～12mm不等。虽然亚洲人最常采用的假体宽度为10mm，但假体最终的宽度是由患者鼻骨的宽度所决定的。
- 在硅胶假体的软硬度选择方面，较软的假体移植后可以更好地贴附在鼻骨上，不易发生移位。
- 假体基底面的形状应该是弯曲的或是凹形的，以利

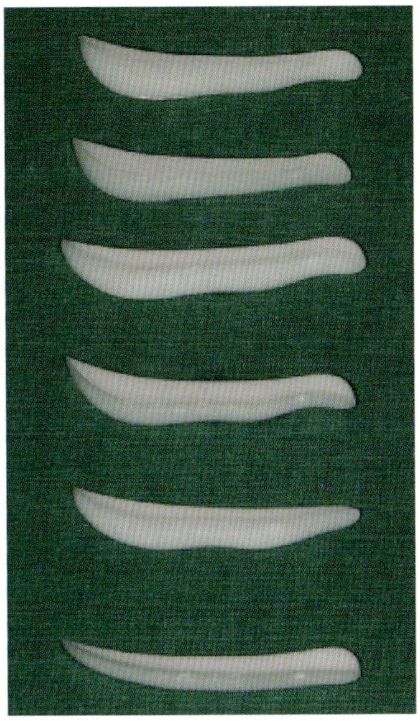
A

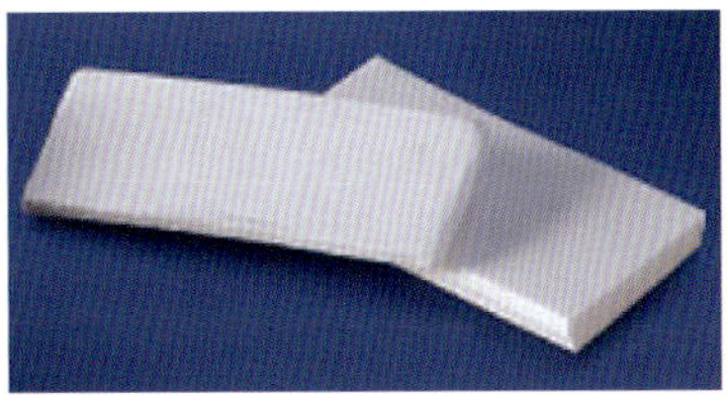
B

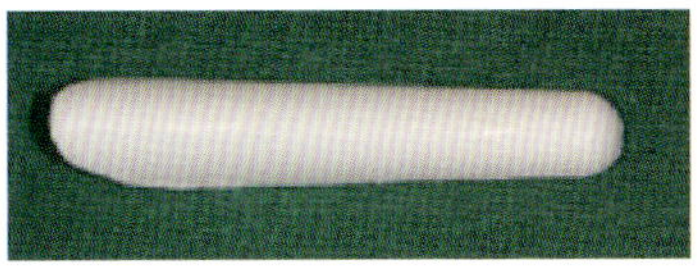
C

图66-5 **A.** 各种形状的硅胶假体。**B.** 块状e-PTFE假体，可根据需要塑形成各种形状。**C.** 预制成各种形状的e-PTFE假体

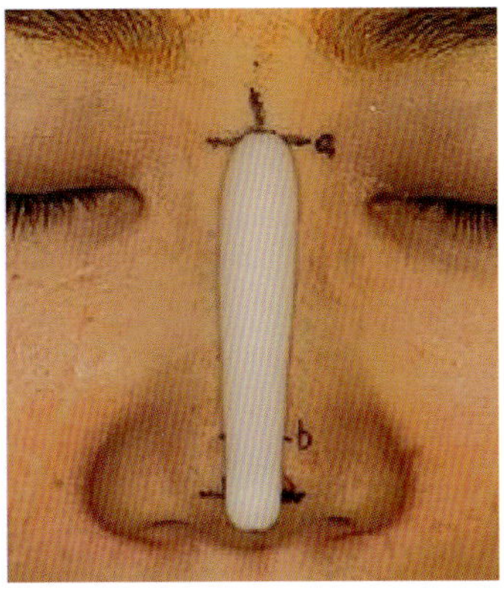
A

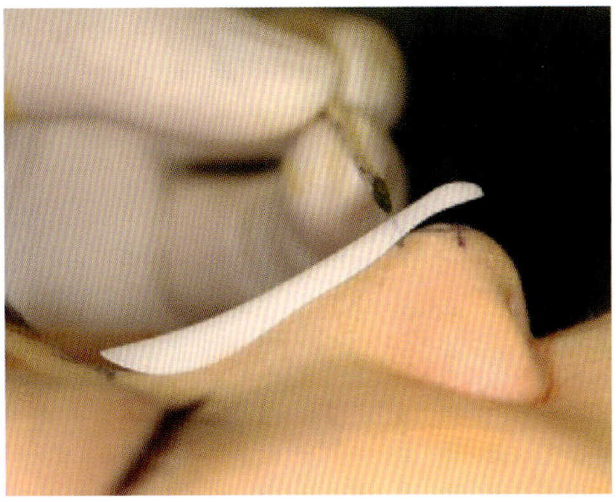
B

图66-6 硅胶假体雕刻。**A、B.** 根据术前标记移植硅胶假体

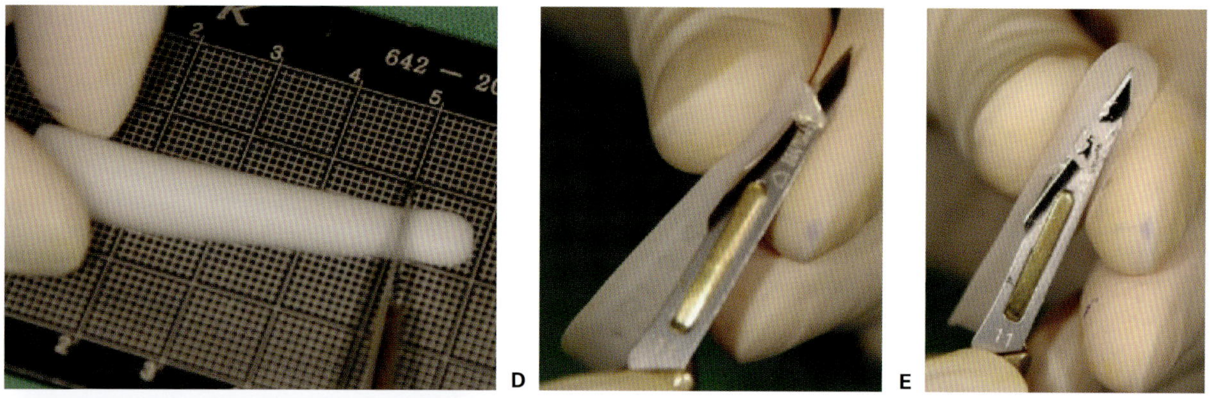

C D E

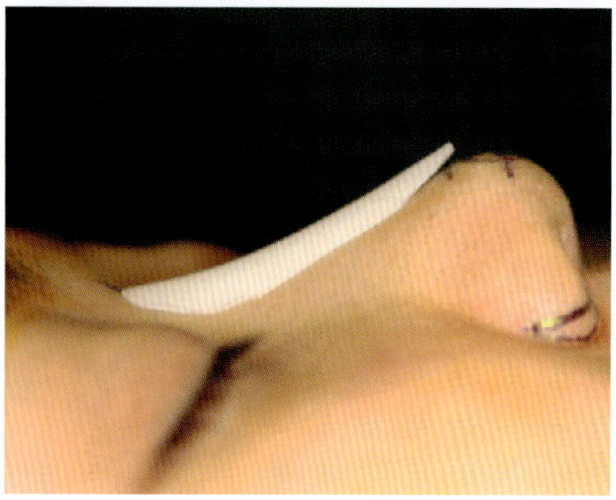

F

图66-6（续） **C.** 缩短假体。**D.** 假体末端削薄处理。**E.** 根据患者鼻背部形态塑形假体基底面。**F.** 假体塑形完成后外观

于更好地附着在鼻骨上，使假体移植后不易发生移位。

- 假体末端要进行削薄处理。
  - 假体末端过厚将引起包膜挛缩，导致鼻部皮肤凹陷。
- 作者不建议对硅胶假体进行开口或打孔处理。

切开

- 针对仅需要进行简单的隆鼻背和隆鼻尖操作的患者，可以采用鼻内入路方法。在这种情况下，建议采用软骨下切口入路方法（**图66-7A**）。
- 在内侧脚下缘、鼻小柱中间附近，起于鼻小柱缘内侧2～3mm处做切口（**图66-7B**）。
  - 一旦切口到达穹隆区，须改变方向，并沿内侧脚下缘向外侧移动（**图66-7C**）。
  - 将鼻翼缘从内向外翻转，显露外侧脚下缘。
  - 切口位于鼻翼缘内侧较深处（**图66-7D**）。避免沿鼻翼边缘做切口，这样做易导致鼻孔变形。
- 在需要进行鼻尖整形等其他手术时，须做开放式鼻

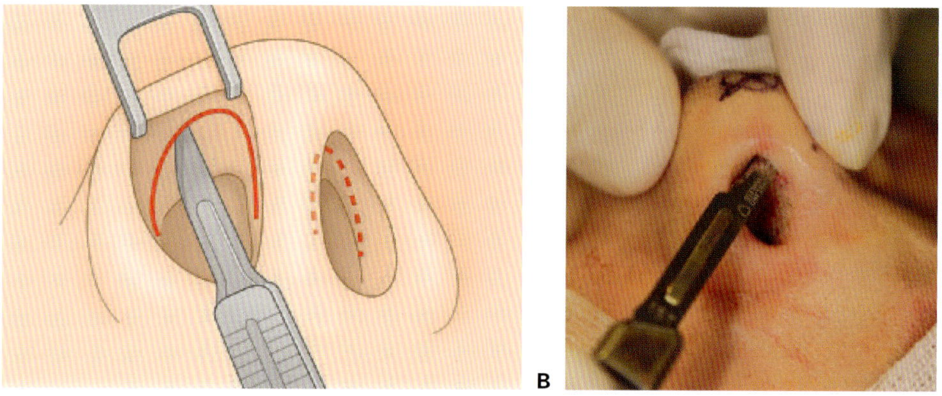

A B

图66-7 **A～D.** 鼻翼缘内切口（版权由Man Koon Suh，MD所有）

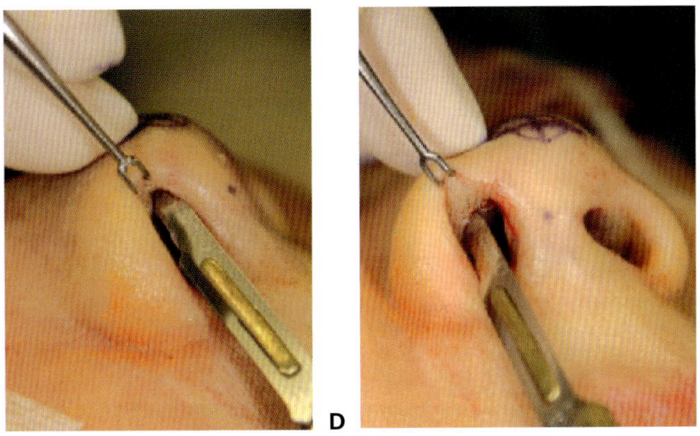

图66-7（续） C D

整形切口。

- 在制备假体移植腔隙后，假体容易发生移位。当术者通过右侧切口制备假体移植腔隙时，鼻根部的腔隙容易偏向左侧。因此，为了制备一个对称的腔隙，需要在两侧进行切开。

制备假体移植腔隙

- 假体移植腔隙是指用于放置假体的腔隙。制备一个直的、对称的假体移植腔隙，对于鼻整形术来说是至关重要的步骤。
- 分离平面为软骨膜上层和骨膜下层。在下外侧软骨和上外侧软骨处，分离平面位于软骨膜浅层。在鼻骨处，分离平面位于骨膜深层。
  - 使用Metzenbaum剪分离下外侧软骨和上外侧软骨处的假体移植腔隙，确保有足够厚度的皮肤软组织覆盖。
- 假体应放置于骨膜下层，以防止假体移动或移位，并且可以降低假体的可见度。
  - 使用Joseph刀在鼻骨下缘上方约1mm处横向切开骨膜。使用Joseph骨膜剥离器剥离骨膜。
  - 剥离骨膜时采取每次少量剥离、循序渐进的方式，而不是采取每次大面积剥离骨膜的方式，从避免损伤骨膜。在术者操作熟练之后，只需使用骨膜剥离器即可剥离骨膜，而无须使用手术刀切开骨膜。
- 通过对侧切口进行同样的剥离，形成一个对称的假体移植腔隙（**图66-8**）。
- 许多外科医生习惯将假体移植腔隙的体积制备成与假体的体积完全相同，但作者建议，假体移植腔隙可以略大于假体体积。
  - 理论上，假体与移植腔隙精确地紧密贴合，可以防止假体移位，但是临床制备的移植腔隙实际上无法保证左、右两侧体积完全相同。因此，如果移植腔隙直径略大于假体宽度，在假体移植后如果出现移位时，可以在体外进行手法纠正。
  - 术后10～14天假体形成包膜，假体将固定在腔隙

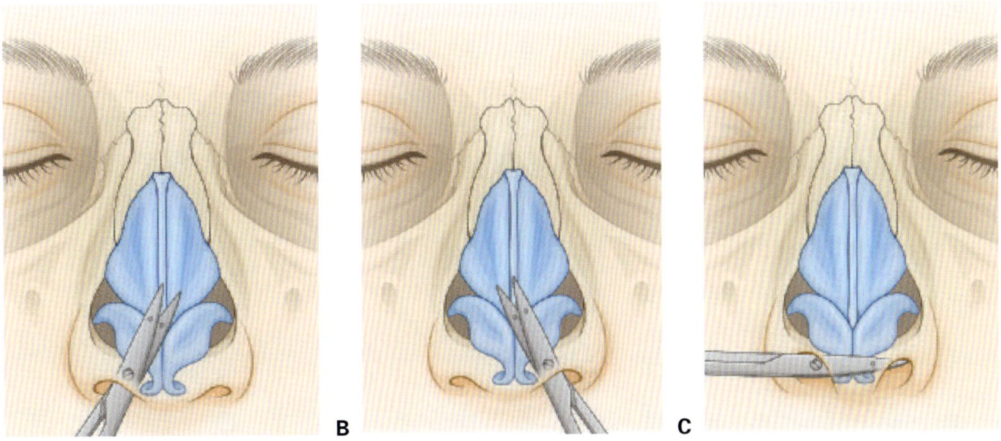

A B C

图66-8 A～C. 剥离鼻尖和上外侧软骨浅层

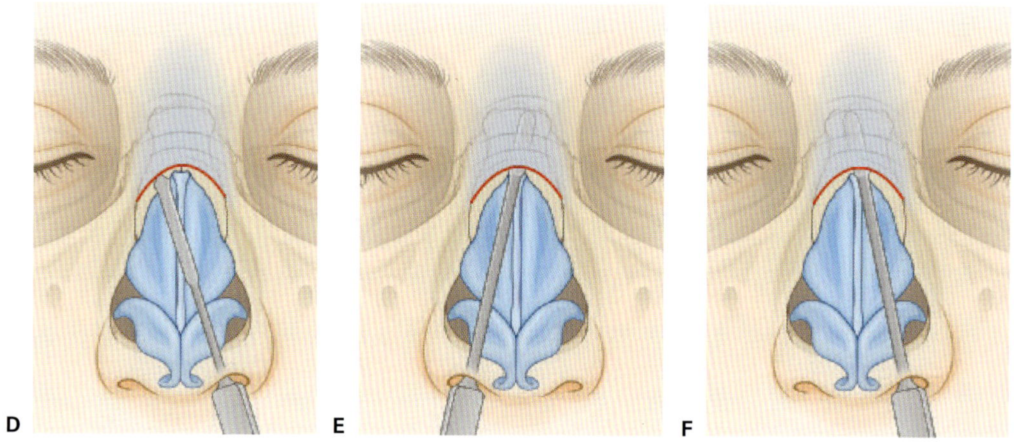

图66-8（续） D～F. 进行骨膜下剥离（版权由Man Koon Suh，MD所有）

中。如果假体移植后出现偏斜，可以在这段时间内通过手法调整其位置加以纠正。

- 在鼻背本身存在不直或两侧倾斜度不一致的情况时（如鼻背向一侧偏斜），如果在假体塑形过程中没有针对这种情况进行调整，假体移植后就会发生偏斜。

e-PTFE假体的预处理

- 与硅胶假体不同，e-PTFE假体内含有直径为25～40μm的孔隙。细菌体积比孔隙要小，所以可以通过这些孔隙进入并留在e-PTFE假体内。巨噬细胞体积比孔隙大，所以无法进入e-PTFE假体的孔隙内，无法发挥吞噬细菌的作用。因此，需要对假体进行预处理以预防感染。
- 为了预防感染，必须严格进行无菌操作，并且注意去除手套上的滑石粉等粉末状物质。
- 采用聚维酮碘和抗生素的液体混合物假体。如果仅将e-PTFE假体浸泡在聚维酮碘和抗生素混合液中，并不能很好地对假体孔隙进行消毒。必须使用负压将消毒液挤入孔隙内。
- 作者采用的方法是，将假体放入注射器内，并吸入10mL聚维酮碘与抗生素的混合液。可通过拉动注射器尾杆（连同注射器的活塞）施加负压，使溶液浸入假体孔隙中（**图66-9**）。

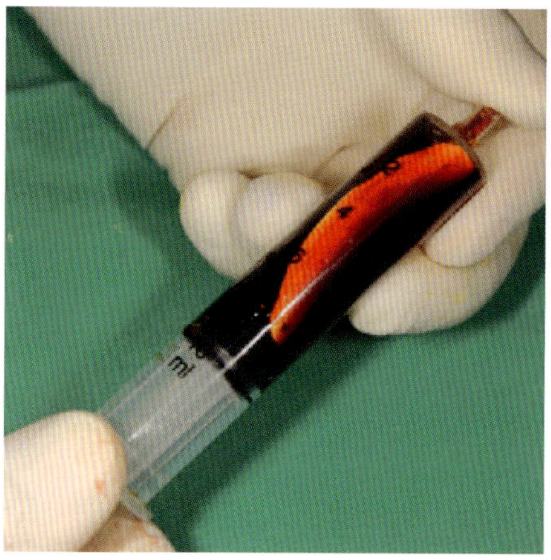

图66-9 使用负压对e-PTFE假体进行预处理

移植假体

- 假体移植到前应用聚维酮碘和抗生素的混合溶液清洗假体内部孔隙，有助于预防感染。
- 当假体移植到腔隙时，应确保其位于腔隙的正中位置，避免向一侧偏斜（**图66-10A**）。
- 移植硅胶假体较容易，但是移植e-PTFE假体有一定的难度。
  - 在移植较软的e-PTFE假体时，假体容易被挤压变形，或者形成无效腔导致感染的概率增加。不建议采用强推的方法移植e-PTFE假体，可以采用缝线牵拉的方法移植假体（**图66-10B**）。应用这种方法还有助于保持假体位置居中。
  - 通常不需要固定假体的远端。当假体有移位倾向时，可以将假体远端缝合到鼻中隔角或鼻翼软骨上（**图66-10C**）。

A 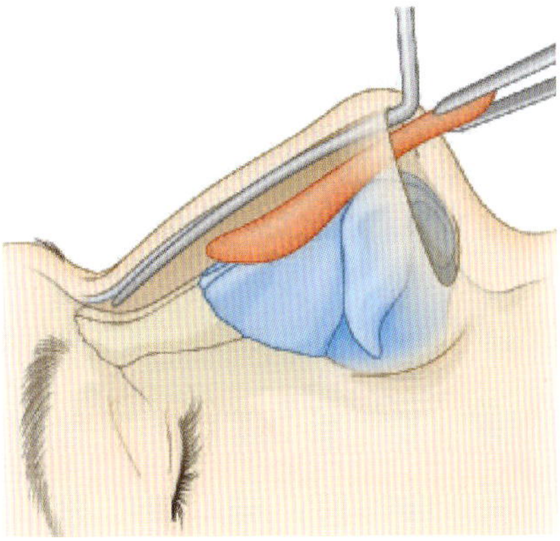

B 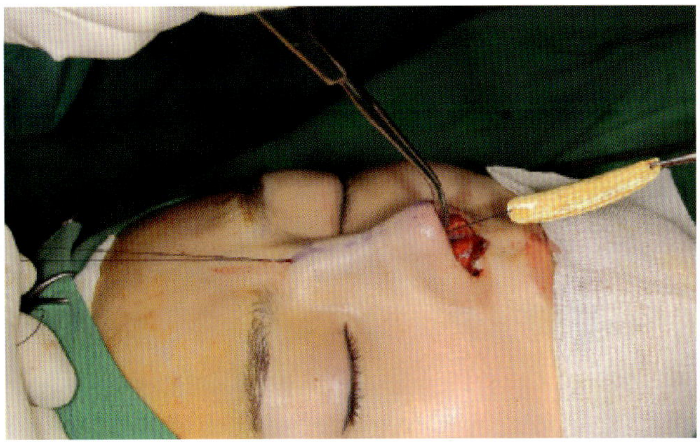

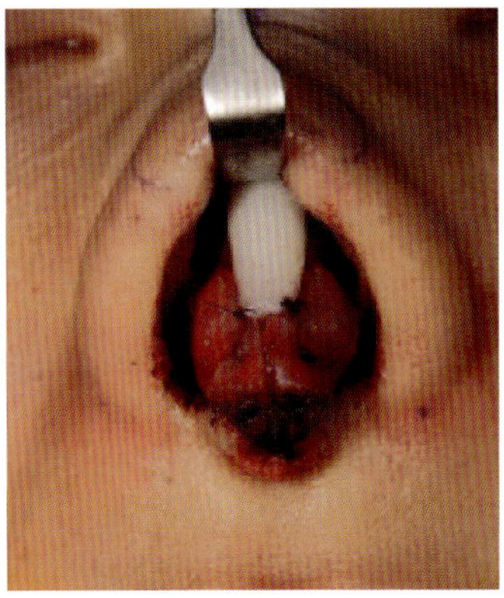
C

图66-10 **A.** 硅胶假体移植方法。**B.** e-PTFE假体的牵拉方法。**C.** 硅胶假体尖端固定于鼻翼软骨上（版权由Man Koon Suh，MD所有）

处理鼻尖上区

- 理论上，女性患者应该在鼻尖上区有一个转折点，从鼻背过渡到鼻尖时会有一个轻微向上弯曲的弧度。
- 形成自然的鼻尖上区需要2个要素：
  - 足够的鼻尖突度。
  - 防止鼻尖上区隆起。
- 为了防止鼻尖上区隆起，应将假体远端削薄处理。
- 鼻尖上区隆起可能出现在下述情况中：鼻尖突度不足、鼻尖上区软组织过厚且未在假体移植前进行纠正、假体远端过厚。须根据情况进行相应的处理。
- 如果鼻背部假体远端较薄，同时在鼻尖部移植软骨移植物，由于两者存在较大的高度差，可能会形成鼻尖上沟（**图66-11A**）。
  - 对于皮肤较厚者鼻尖上沟通常表现不明显。但是在关闭切口之前，须用手触摸确认是否存在鼻尖上沟。
- 如果术者发现存在鼻尖上沟的情况，可以通过在鼻尖上区放置真皮或软骨的方法加以解决（**图66-11B～E**）。移植的组织应放置在皮肤与假体远端之间。

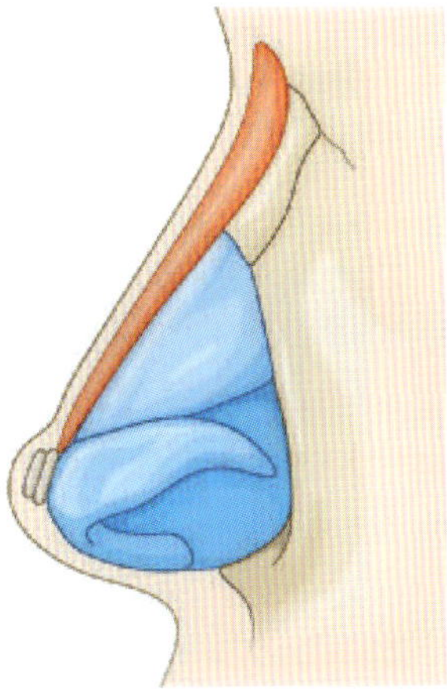
A

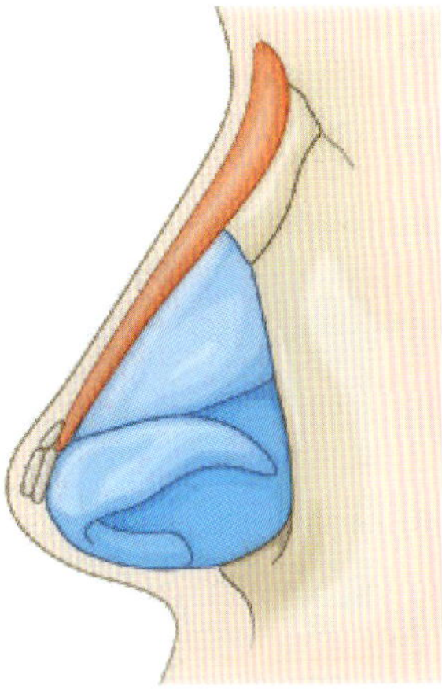
B

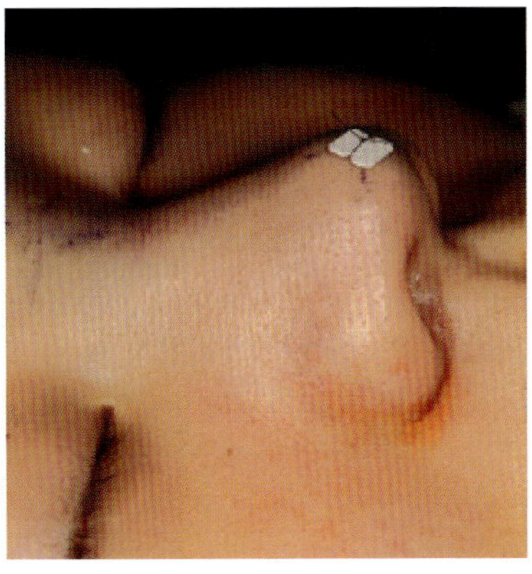
C

图66-11 **A.** 假体远端与鼻尖软骨移植物之间呈现沟状形态。**B.** 假体远端与鼻尖移植物之间放置真皮或软骨移植物，可以纠正鼻尖上沟的情况。**C.** 鼻尖上区出现沟状形态

操作步骤

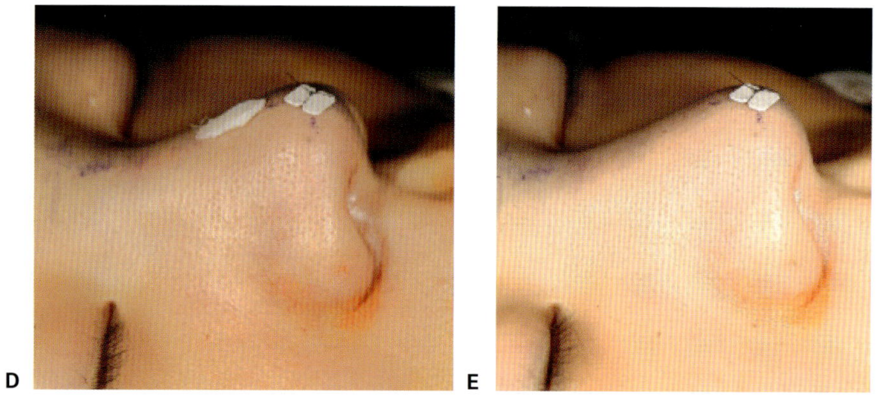

图66-11（续） D. 在鼻尖上沟处放置软骨移植物。E. 放置软骨移植物后鼻尖上沟消失（版权由Man Koon Suh，MD所有）

移植颞筋膜或同种异体真皮覆盖的假体

- 如果患者鼻背部皮肤较薄，为了降低假体移植后的可见程度，可以采用颞筋膜或同种异体真皮覆盖假体。
- 颞筋膜易于切取，且不会在供区留下明显的瘢痕。可以切取颞浅筋膜或颞深筋膜，作者通常采用颞深筋膜。
- 在局部麻醉下颞筋膜切取较为容易，切口通常位于颞嵴与耳郭上缘根部之间（**图66-12A**）。
- 切口长度为3cm，位于耳郭上缘根部前1cm、上3cm处。术中应注意避免损伤颞浅血管。
  - 分离颞浅筋膜后可见较有光泽的颞深筋膜。切开颞深筋膜，剥离颞深筋膜与颞肌表层（**图66-12B**），缝合创口（**图66-12C**）。
- 对假体基底面进行塑形，使其弧度与鼻背保持一致。假体除基底面外，其余各面均以颞筋膜覆盖。
  - 沿假体边缘修剪筋膜，使用可吸收缝合线将筋膜固定在假体上（**图66-12D**）。
- 采用同种异体脱细胞真皮替代颞筋膜，也可以获得相同的效果。

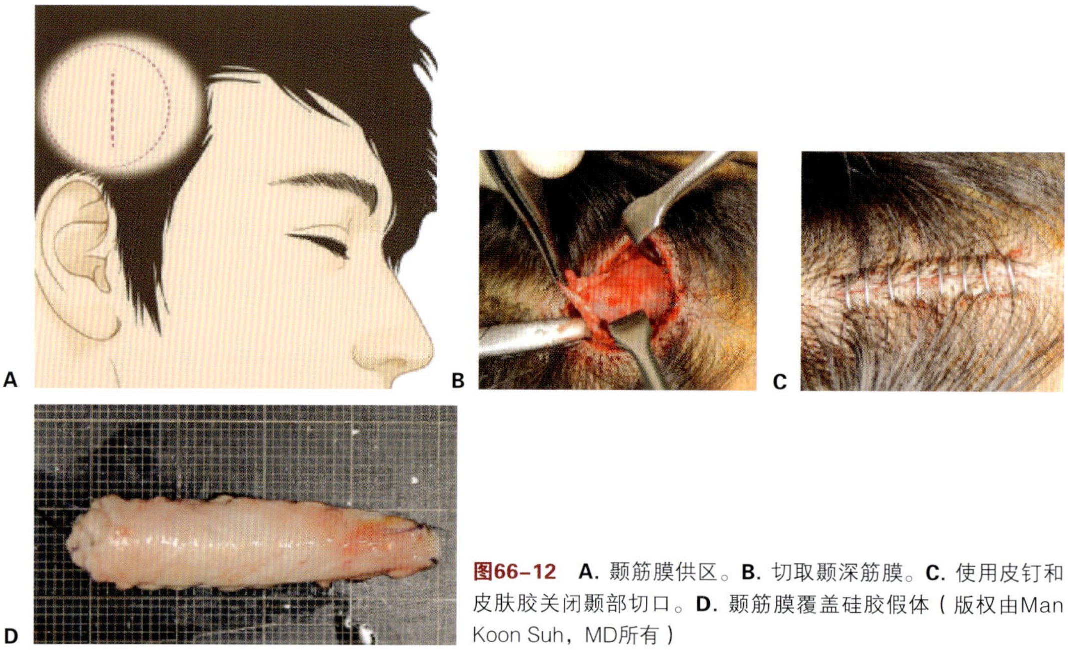

图66-12 A. 颞筋膜供区。B. 切取颞深筋膜。C. 使用皮钉和皮肤胶关闭颞部切口。D. 颞筋膜覆盖硅胶假体（版权由Man Koon Suh，MD所有）

缝合与外固定

- 使用可吸收线缝合鼻内切口。
- 使用纸胶带进行鼻背部粘贴固定（Joseph包扎法）（图66-13A）。纸胶带粘贴固定时从鼻根部开始，依次向尾侧逐步粘贴。
- 使用AquaSplint材料进行鼻外固定。上述粘贴和固定方法有助于减轻术后肿胀（图66-13B、C）。

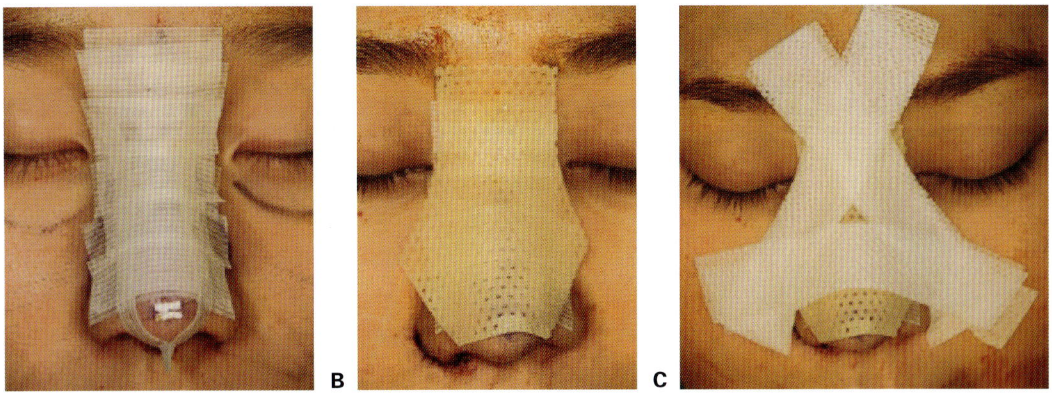

A B C

图66-13　A. Joseph包扎法。B、C. AquaSplint材料鼻外固定

纠正假体偏斜

- 如果术后2～3周出现假体偏斜情况，此时已难以使用手法纠正，可以采取以下方法进行手术矫正。
- 硅胶假体偏斜：
  - 在假体偏斜侧的对侧做一个小的鼻翼缘内切口。
  - 使用D型刀或剪刀沿假体后包膜外侧缘进行单侧包膜松解（图66-14）。
  - 在包膜松解区外侧制备一个小的腔隙，以便于调整假体位置。
  - 采用手法纠正假体位置后，依次行纸胶带粘贴和AquaSplint材料鼻外固定。
- e-PTFE假体偏斜：
  - 做鼻内切口，用剥离器剥离假体与上外侧软骨及鼻骨。
  - 将假体调整至适合的位置。

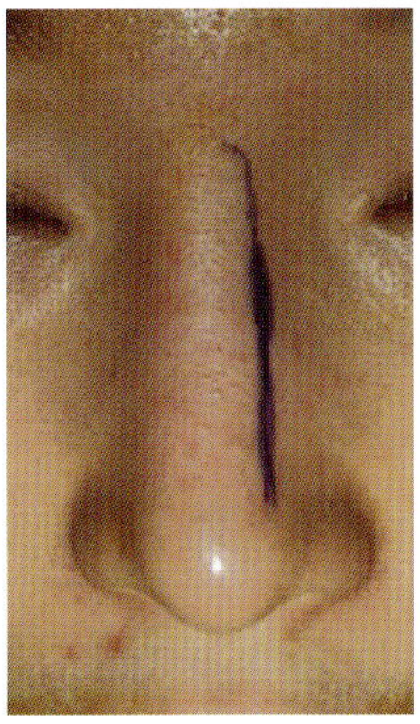

图66-14　单侧包膜松解术前设计

要点与难点

适合假体移植的患者	■ 皮肤较厚的鼻背低平者。
移植位置	■ 从睫毛缘水平至鼻尖略上方。 ■ 腔隙位置：位于骨膜下层、软骨膜上层。 ■ 腔隙直径：略大于假体的宽度。
对于皮肤较薄者	■ 建议采用自体真皮移植或碎软骨移植，尽量不采用假体移植。 ■ 采用假体移植者，假体移植前须用筋膜或真皮覆盖假体。 ■ 皮肤较薄者使用e-PTFE假体时，与使用硅胶假体相比，并不能降低假体的可见程度。 ■ 皮肤较薄者使用e-PTFE假体时，由于无包膜形成，所以假体两侧边缘有时会更明显。

要点与难点（续）

鼻尖上区的处理	■ 为了防止鼻尖上区隆起，应将假体远端削薄处理，并且保证鼻尖具有足够的突度。 ■ 如果在移植物远端与软骨移植物之间出现鼻尖上沟的情况，可以通过放置真皮或软骨的方法加以解决。
硅胶假体的塑形	■ 许多外科医生在硅胶假体基底面做多个部分切割处理，目的是增加假体与鼻额区鼻骨的接触面，增加黏附性（**图66-15A**）。但是在这样操作之后，会导致假体后包膜离厚不均，容易产生迟发性自发性血肿。而且由于假体表面积增加，感染的概率也随之增大，因此应该尽可能避免使用这种操作方法。 ■ 还有些医生习惯在假体上制备几个小孔，目的是防止假体移位（**图66-15B**）。但是这样操作之后，可能使鼻背部皮肤凹陷，假体孔洞处可能加重包膜挛缩，孔洞内线样包膜容易发生撕裂，进而发生迟发性自发性血肿，因此也应尽可能避免使用这种操作方法。

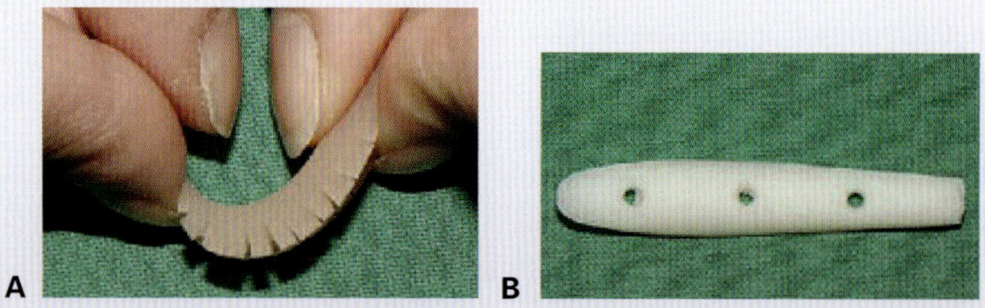

图66-15 **A.** 不建议在硅胶假体基底面做多个部分切割处理。**B.** 也不建议在硅胶假体上制备多个小孔

术后注意事项

- 术后4～5天取下纸胶带和AquaSplint材料鼻外固定装置。
- 术后2周内应反复确认假体是否存在偏斜。
- 术后2周内可以通过手法纠正偏斜的假体。

并发症

- 早期并发症：
  - 假体偏斜。
  - 血肿。
  - 感染。
- 后期并发症：
  - 鼻背部皮肤变薄导致假体可见（**图66-16A**）。
  - 鼻背部皮肤发红。
  - 包膜挛缩导致两侧鼻尖上翻或两侧假体可见（**图66-16B**）。
  - 延迟性自发性血肿（**图66-16C**）。
  - 假体表面钙化或假体包膜内表面钙化。
  - 假体穿出鼻尖皮肤或前庭黏膜外露（**图66-16D～I**）。

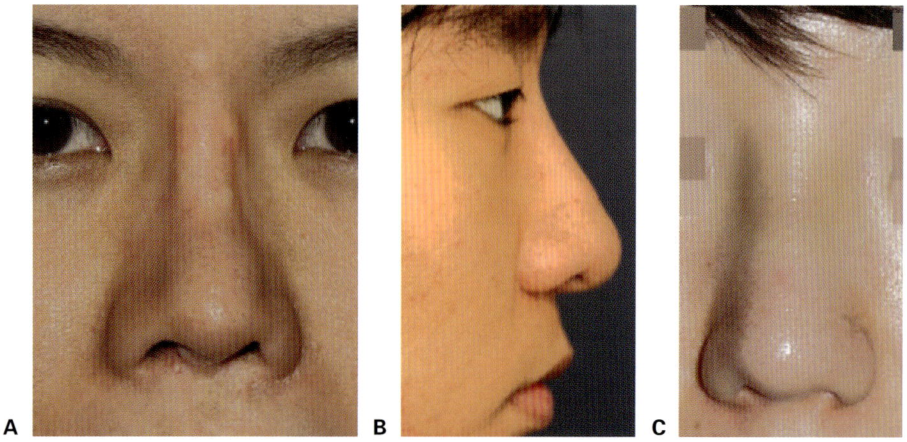

图66-16 **A.** 患者鼻背部皮肤较薄，导致假体可见，由于移植物有部分被吸收，所以鼻背移植物移植区皮肤表面出现凹凸不平。**B.** 在较厚的移植物尖端出现包膜挛缩，导致出现鼻尖上沟情况。**C.** 由于对硅胶假体进行了多个部分切割处理，在术后3年出现迟发生自发性血肿。L形假体或鼻背长假体移植后可能发生的并发症有鼻尖皮肤变薄（**D、E**）、鼻部挛缩伴有鼻尖皮肤发红（**F、G**）和假体穿出鼻尖皮肤外露（**H、I**）

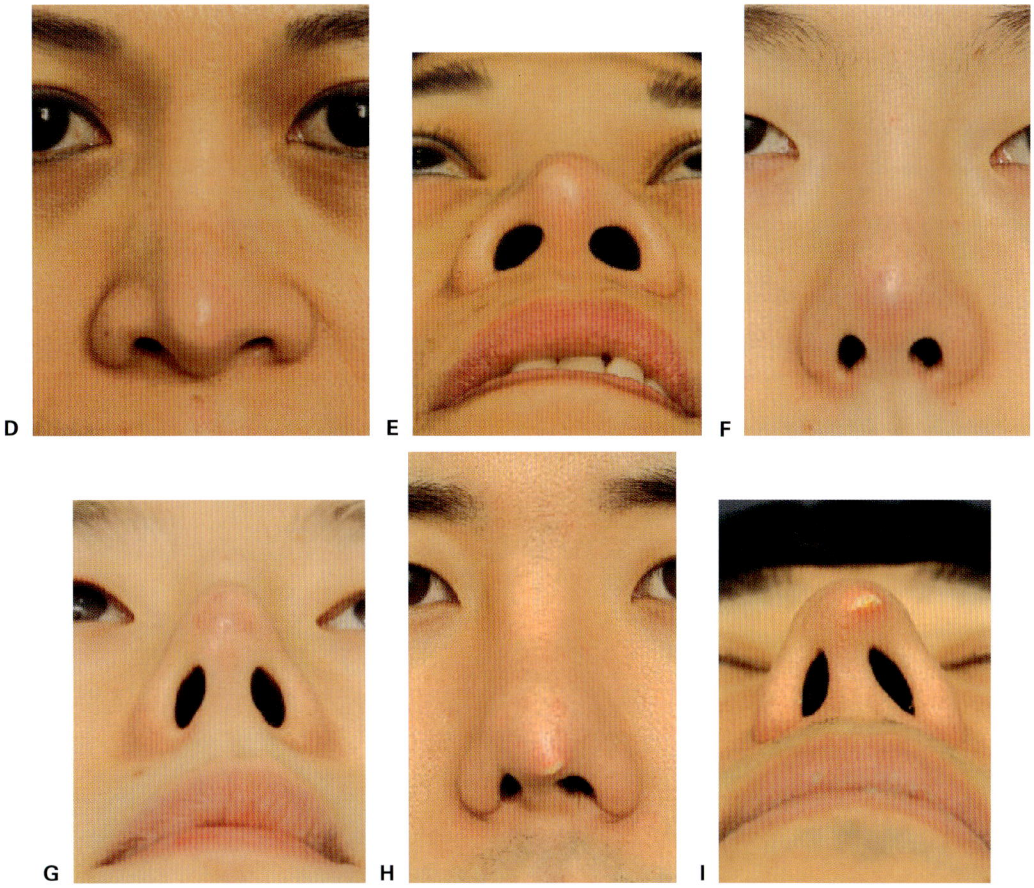

图66-16（续）

参考文献

[1] Tham C, Lai YL, Weng CJ, Chen YR. Silicone augmentation rhinoplasty in an oriental population. *Ann Plast Surg.* 2005;54:1-5.

[2] Deva AK, Merten S, Chang L. Silicone in nasal augmentation rhinoplasty: a decade of clinical experience. *Plast Reconstr Surg.* 1998;102:1230-1237.

[3] Godin MS, Walderman SR, Johnson CM. Nasal augmentation using Gore-Tex: a 10-year experience. *Arch Facial Plast Surg.* 1999;1: 118-121.

[4] Jung YG, Kim HY, Dhong HJ, et al. Ultrasonographic monitoring of implant thickness after augmentation rhinoplasty with expanded polytetrafluoroethylene. *Am J Rhinol Allergy.* 2009;23:105-110.

67

筋膜包裹碎软骨隆鼻术1

Diced Cartilage in Fascia Graft for Dorsal Augmentation in Rhinoplasty

Aaron M. Kosins and Rollin K. Daniel

概述

- 隆鼻术是指使用自体移植物、异体移植物或人工移植物进行鼻背抬高的鼻整形手术。
- 筋膜包裹碎软骨隆鼻术是指将自体软骨（取自鼻中隔软骨、耳软骨或肋软骨）切成小块后，将碎软骨包裹在颞深筋膜中共同移植抬高鼻背。本章介绍的内容是对Daniel和Calvert最初所提出的技术方法的改良。

相关解剖

- 正常或“理想”的鼻背表现为从鼻根到鼻尖呈现平滑的过渡。对于男性来说，鼻背部通常为一条平滑的直线。对于女性来说，理想的鼻背线高于鼻根与鼻尖连线2mm。鼻背高度不足者（鼻背低平）鼻背线明显位于鼻根与鼻尖连线的后方。
- 理想的鼻背标准可能有所不同，必须确定患者的实际偏好。

发病机制

- 鼻背低平的原因有先天性、遗传性、创伤性、医源性（既往手术造成）等因素。许多患者天生鼻背低平，许多种族出现鼻背低平者众多（例如亚洲人）。
- 鼻部外伤会导致鼻中隔塌陷，造成鼻背低平或“鞍鼻畸形”。
- 鼻整形术后鼻背低平最常见的原因是鼻背组织去除过多和鼻中隔切除过量。

病史与查体

- 对于无鼻部既往手术史者，诊断常较为明确，主要基于体格检查结果。从侧面评估患者，观察鼻根与鼻尖的关系。根据理想的鼻背线位置确定鼻背是否存在低平的情况。
- 对于有鼻部既往手术史者，须明确引起鼻背低平的原因。除正常体检外，还须拍摄照片，并在侧位照片上标记出理想的鼻根–鼻尖连线的位置。须进行全面的鼻镜检查，观察鼻中隔的形态和完整性。患者的既往的手术记录有助于医生正确的诊断，并制定合理的手术计划。

影像学检查

- 除存在严重的创伤或鼻部发育不对称性偏斜（ADDN）外，一般无须进行CT扫描检查。CT检查可用于评估鼻骨、鼻中隔、上颌骨高度以及泡状鼻甲。

鉴别诊断

- 通过体格检查、鼻镜观察和既往手术记录，可以确定鼻背低平的原因。

非手术治疗

- 理论上可以注射透明质酸进行隆鼻。但是作者并不建议采用这种治疗方法，因为注射效果有限，并且医生需要有丰富的经验，而且每年至少要进行2次重复性治疗。

手术治疗

- 对于鼻背低平患者，作者常规采用筋膜包裹碎软骨的方法进行隆鼻手术。手术时间取决于患者的年龄（患者年龄应大于14岁）和既往手术的时间。建议在既往鼻部手术至少1年后再进行二次手术。

术前设计

- 在术前和手术当天要与患者就手术风险、术后效果和患者期望达到的效果等内容进行充分的沟通。手术风险包括出血、感染、鼻中隔穿孔、鼻背不对称、移植区长期肿胀（超过6周）和美观问题等。切取颞深筋膜时要在颞部做切口，术后可能引起局部脱发和瘢痕增生。如果需切取耳软骨或肋软骨，也须向患者充分告知相应的风险。

体位

- 患者取仰卧位，对头发、头部和颈部进行消毒，铺无菌单。

入路

- 设计颞部切口线，切口线由耳郭最上方向颞部毛发区走行。切口线呈V形，以避免损伤颞浅动脉（**图67–1**）。

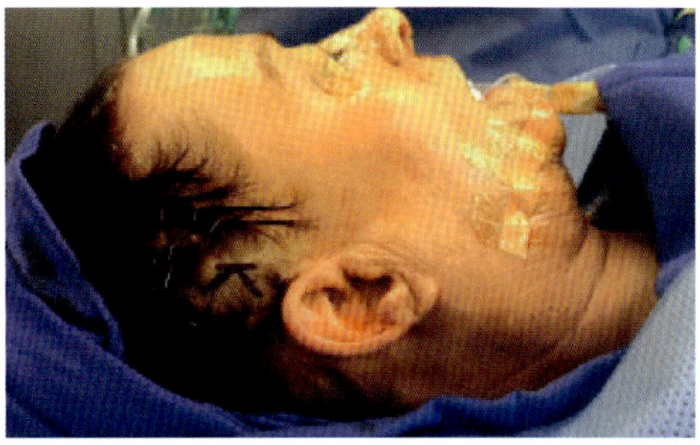

图67–1 设计颞部V形切口用于切取颞深筋膜

操作步骤

切取颞深筋膜

- 设计并标记V形切口线，在切口线皮下注射含肾上腺素1%的利多卡因5mL。
- 沿切口线切开皮肤，仔细剥离，小心使用电凝技术，避免损伤毛囊。
- 向下剥离至颞浅筋膜层，确定颞浅筋膜后将其切开。
- 用剪刀剥离颞浅筋膜下疏松的组织，直到显露呈亮白色的颞深筋膜（**图67–2**）。
- 使用拉钩充分显露手术部位，用15号手术刀切取4cm×3cm的颞深筋膜。注意避免损伤深层的颞肌。在4点钟或5点钟方向位置上，颞深筋膜下总是有一条明显的血管走行。
- 拉拢缝合颞浅筋膜，使用皮钉钉合颞部皮肤。

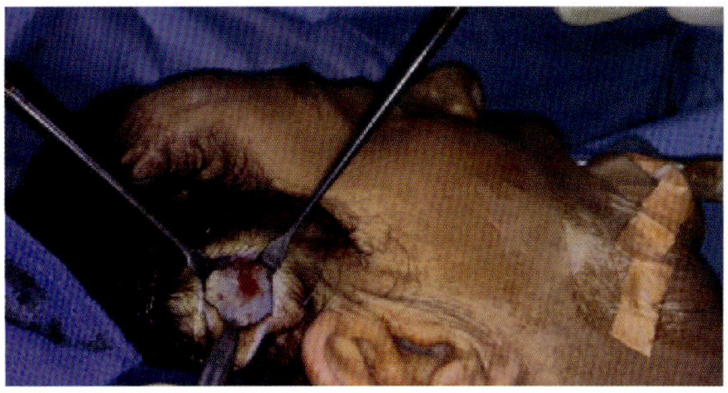

图67–2 切开皮肤，剥离并切开颞浅筋膜，用剪刀切取呈亮白色的颞深筋膜

筋膜包裹碎软骨移植

- 根据术区长度确定筋膜移植物的长度，筋膜移植物宽度为20mm。折叠筋膜组织，形成10mm宽的筋膜套。用一根4–0铬肠线在一侧连续缝合筋膜套。两根带直针的4–0肠线缝合在筋膜移植物的近端，以便引导移植物到达鼻根部位。
- 在常用供区切取软骨，使用10号刀片或取皮刀片将其切成细小的碎软骨，每块碎软骨为边长小于1mm的立方体。
- 将切碎的软骨块置于结核菌素注射器中，然后注射到筋膜套中。软骨需要切得很细小，以便以最小的阻力进行注射。注射前碎软骨不能含有过多的液体成分。
- 将碎软骨注入筋膜套内。碎软骨注入完成后，在手术台上进行塑形，使鼻部达到适合的高度。
- 在4–0肠线辅助下进行移植物移植，远端达鼻根部，用4–0肠线进行远端固定。如果需要切除部分软骨，可以从远端游离端取出软骨，然后再进行移植物塑形。
- 在关闭切口后，鼻外放置Denver夹板固定6～7天。在术后2周内可以对移植物进行重新塑形。有时为了防止移植物移位，可以在移植物移植后经皮缝合固定。
- 典型案例见**图67–3**。

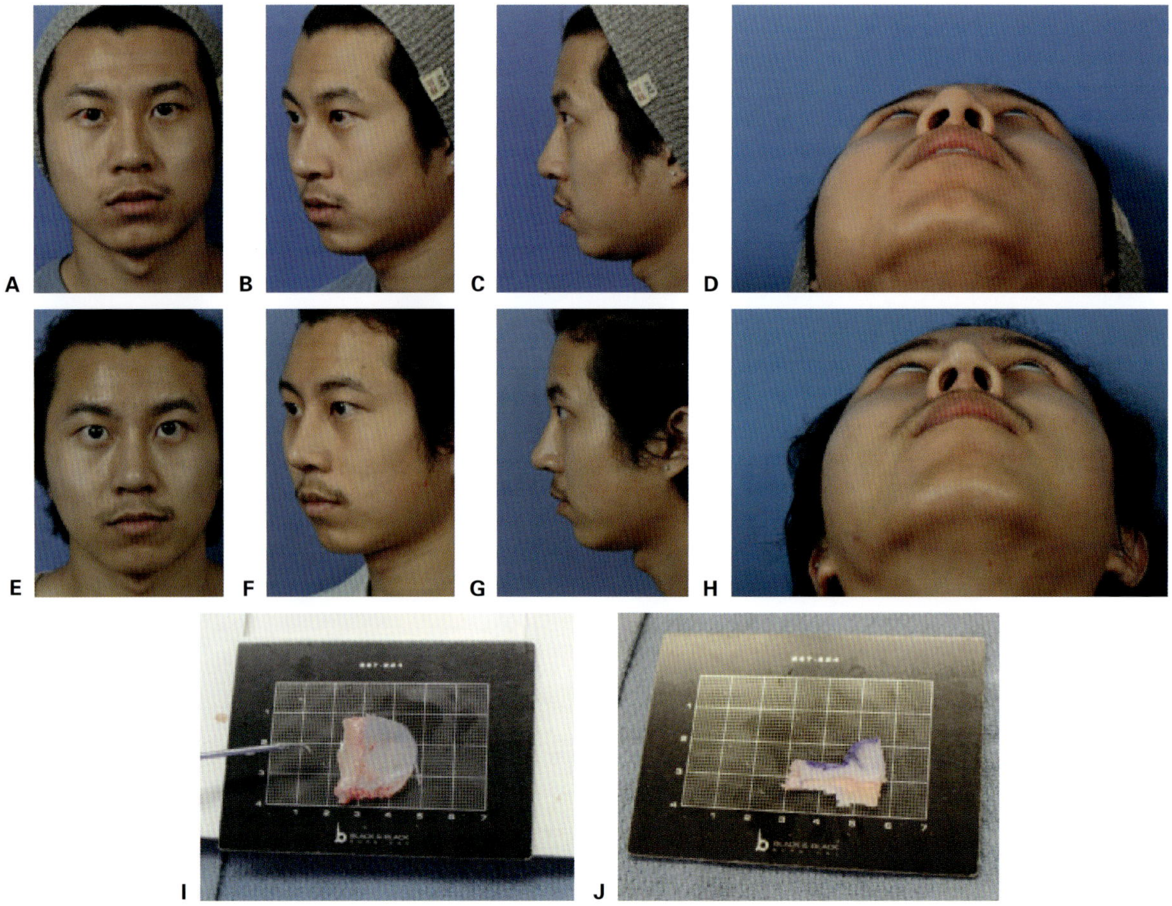

图67-3 患者术前（A～D）和术后13个月（E～H）的正位、斜侧位、侧位和基底位照片。要求患者抬高鼻背部，并采用筋膜包裹碎软骨的方法，将直径为0.6mm的碎软骨块置于筋膜套内。**I.** 使用Piezo刀切取大块鼻中隔和筛骨的垂直板。用15号刀片切碎软骨，用Piezo骨锯在直视下锯开筛骨。**J.** 通过在鼻中隔和鼻小柱处移植“战斧”形移植物来调整鼻尖突度，该移植物放置在鼻中隔尾侧部右侧，以增加鼻部长度，并调整鼻尖的突度和旋转度。同期在额部注射15mL脂肪

要点与难点

不要过度填充移植物，鼻背的高度应按实际需要的尺寸设计。	
移植物移植到体内后较难调整形态。 最好塑形一个较平的移植物，之后移植这种移植物。	■ 改变移植物的厚度会导致鼻背皮肤凹凸不平。
避免使用体积过大的移植物。	
保证筋膜的宽度。	
制备的移植物腔隙不要过大。	■ 过度剥离后移植物容易发生移位。如果出现移位的情况，可以使用透明质酸酶固定移植物，必要时需要进行鼻部修复手术。

术后注意事项

- 在通常情况下，开放式鼻整形术后鼻部肿胀期为3周，整个恢复期需要1年左右的时间。
- 当采用筋膜包裹碎软骨的方法进行隆鼻手术时，术后肿胀会持续6～8周。
- 去除鼻外Denver夹板后，在夜间使用胶带粘贴包扎3周，以减轻局部肿胀。术后6周内嘱患者不能戴眼镜。
- 必须充分告知患者，术后不能对移植物进行重新塑形或按摩。

并发症

- 筋膜包裹碎软骨隆鼻术术后感染发生率低于1%，治疗时使用多西环素100mg，每天2次，持续1周。发生感染时需要进行综合的抗感染治疗。
- 移植物移位。可以尝试使用透明质酸酶固定移植物位置，但是通常情况下需要进行手术干预。
- 矫正不足。
- 矫正过度。
- 如果碎软骨体积过大，可能会在皮肤表面触到软骨块。

参考文献

[1] Daniel RK, Calvert JW. Diced cartilage grafts in rhinoplasty. *Plast Reconstr Surg*. 2004;113(7):2156-2171.

[2] Daniel RK. Diced cartilage grafts in rhinoplasty surgery. *Plast Reconstr Surg*. 2008;112(6):1883-1891.

[3] Daniel RK, Sajadian A. Secondary rhinoplasty: management of the overresected dorsum. *Facial Plast Surg*. 2012;28(4):417-426.

68

筋膜包裹碎软骨隆鼻术2

Indication and Technique for Diced Cartilage and Fascia Grafting in Rhinoplasty

Ashkan Ghavami

概述

- 关于鼻背和鼻根增高的隆鼻术有较多争议。
- 常用的移植物包含人工移植物，其中包括硅胶、Gore-Tex和PTFE等。虽然这些移植物一直在全世界范围内流行，特别是在亚洲地区应用广泛，但是仍然只是自体移植物的替代品。最适合的自体软骨移植物有鼻中隔软骨、肋软骨和耳甲软骨。每种自体组织单独使用时在外形稳定性和长期效果方面均存在一些不足。
- Erol首先介绍了一种将碎软骨包裹在Surgicel材料中的方法，并称之为“土耳其微笑”，这种方法操作简单、并发症少，适合用于隆鼻手术。之后不久，Danial提出了采用自体颞筋膜包裹碎软骨的新方法（diced cartilage fascia graft，DCFG），目前这种方法已经成为许多外科医生的首选隆鼻方法。值得一提的是，切取颞顶筋膜用于鼻整形的方法最早由Guerrerosantos在1985年提出。
- 作者最常使用的自体移植物是耳甲软骨，同时肋软骨或鼻中隔软骨也经常使用。
- 采用筋膜包裹或覆盖软骨后可以使移植物贴合性更好，更容易形成光滑自然的外形。其他自体移植物应用后容易发生扭曲变形，术后经过一段时间可能出现外观凹凸不平，而正确应用DCFG技术之后，则可以避免这种情况。
- 这种技术也可以部分应用于鼻整形修复手术中。

相关解剖

- 在切取软骨时须注意解剖标志和操作细节，在获取软骨的同时，避免供区损伤或造成继发性畸形。
- 可以根据术者的个人习惯切取肋软骨、鼻中隔软骨和耳甲软骨。
- 切取耳甲软骨时，一般在耳后做切口。切取肋软骨时，一般采取第6或第7肋软骨，注意不能切取钙化的软骨，否则将造成切碎困难或无法切成小块。无论男性或女性患者，均可以在下皱襞做切口。
- 筋膜可以采用颞筋膜、乳突筋膜或腹直肌筋膜。
- 根据预期的外形和高度设定手术目标。放置的移植物起点位于鼻根处，向尾侧走行，止于鼻尖上部和鼻中隔前角部位。
- 在移植物与鼻骨移行处，注意保证与鼻骨曲线和上颌骨鼻突走行方向自然融合，以形成自然的鼻侧壁外形、流畅的鼻轮廓阴影区和高光区。

病史与查体

- 在社交媒体和自拍文化盛行的时代，特别需要在术前与患者进行充分沟通，确定患者希望达到的理想效果，并设定合理的手术预期。
- 还需要告知患者，术后存在不可预知的长期移植后的吸收问题。
- 作者对于吸收的观点是，与其他隆鼻手术后出现的移植物扭曲、外露、外形不自然、取出或修复等问题相比，采用DCFG技术进行移植后所发生的轻度至中度吸收的情况，是完全可以接受的。
- 采用标准的鼻整形术前照相和手术设计流程后，通过术前交流可以对患者期望的鼻背外形有充分的了解。之后的关注重点是鼻背的宽度和高度。如果鼻部某个部位需要进行特别的纠正，需要在照片上、示意图上或面部（使用生理盐水）做出标记，并模拟出治疗后的位置变化。

影像学检查

- 应用三维面部图像、二维面部图片或示意图，与患者就期望达到的鼻背高度和宽度进行更好的沟通。
- 术前与患者进行交流时，作者习惯应用已完成的典型案例照片进行讲解和说明。可以在打印的照片上标记手术设计方案，也可以在需要多次沟通时或在术前准备室中，应用3D图像进行详细分析和沟通。
- 对于近远期有鼻部外伤史、合并有鼻部气道阻塞或拟同期进行鼻窦手术的患者，进行X线或CT扫描检查，一般隆鼻手术无须进行这两项检查。
- 如果拟切取肋软骨，须进行肋软骨骨化程度的评估。具体评估方法可以采用检查室内局部麻醉下注射针穿刺的方法，在需要确切了解情况时可以进行CT扫描确定。

非手术治疗

- 作者认为，没有任何一种非手术方法可以达到与DCFG技术相似的长期效果。但是如果患者没有做好手术的思想准备，在手术前1年可以注射填充剂作为一种实用的替代方法临时应用，也可以说是为了“拖延时间”。在这种情况下，建议注射透明质酸，不建议使用其他填充剂。
- 使有非手术方法进行隆鼻治疗的主要问题是：由于鼻背宽度无法同期缩窄，因此治疗后正面观很难达到较为满意的效果。
- 适合注射填充剂而不是应用DCFG技术治疗的部位是鼻根部，特别是当患者对鼻部其他部位均较为满意时。在治疗前须向患者告知手术的优缺点，以及注射填充剂改善鼻根形态的时效性和对较小美容缺陷的适用性。
- 非手术注射隆鼻的最佳适应证是矫正鼻背部原有的，或一期及二期手术后残留的微小的外形缺陷。最常应用的是小分子、高交联度透明质酸，注射时需要注意预防血管并发症。

外科治疗

术前设计

- 应用DCFG技术进行隆鼻手术的术前设计：
  - 与患者就隆鼻的预期效果进行详细的沟通非常重要，沟通内容包括鼻背高度、鼻背宽度、鼻尖上部及其他鼻尖移行点至鼻背的位置等。
  - 可以进行上述的影像学检查和分析。
  - 如果患者同意，可以在诊室内进行鼻背部生理盐水注射，以模拟隆鼻后大致的侧面外观，这一步骤有利于确定最终的手术方案。
- 进行常规鼻整形术前评估，评估内容包括内鼻阀和外鼻阀结构的完整性、鼻气道的通畅性、Cottle试验、鼻镜检查（必要时）、软骨供区检查等。
  - 特别注意：鼻背高度增加、鼻锥体和鼻部穹隆中部缩窄均可能影响鼻通气功能。在未对影响气道通畅性的缺陷结构进行纠正时，如果鼻背高度增加，就有可能掩盖这些不足。应用DCFG技术会改变鼻部的宽度，有可能需要同期进行扩展移植物或扩展皮瓣移植。
- 在纠正鼻侧壁外形不佳或不对称时，DCFG技术并不能取代常规截骨手术。应用DCFG技术进行隆鼻或鼻部塑形时，DCFG移植物形成的平面结构必须稳定、对称，并且结构合理。
- 可以在手术当天进行术区标记，并且在打印的面部照片上也进行相应的标记。
- **图68–1**和**图68–2**显示DCFG移植物常规放置的位置。
- 供区：
  - 耳郭软骨：尽量避免在患者习惯睡眠侧切取耳郭软骨，通常将其对侧作为供区。如果患者伴有招风耳畸形，可以同期矫正，需要切取更多的耳郭软骨，需要在术前向患者充分告知。如果患者耳甲面积较小，则选取相对面积较大的一侧作为供区，或者切取双侧耳甲软骨。
  - 肋软骨：男女患者均可在下皱襞做切口。术者通常以自己习惯的长度设计小切口，切取第6或第7肋软骨。术前需向患者展示切口线设计的位置。
  - 筋膜：筋膜供区可以采用颞筋膜、乳突筋膜、腹直肌筋膜。当采用肋软骨进行移植时，作者一般同期采用腹直肌筋膜进行移植，该筋膜较厚，并且与肋软骨位于同一供区。如果因腹直肌筋膜过厚不适合作为鼻部覆盖组织时，可以采用颞筋膜。当采用耳郭软骨进行移植时，可以同期采用乳突后筋膜。如果乳突筋膜体积不足，不能完全覆盖软骨移植物，则可以通过发际线切口切取同

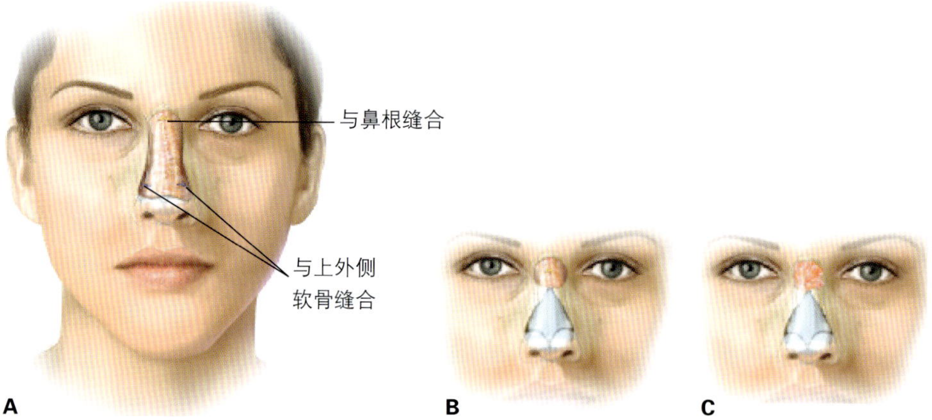

图68–1 **A.** 正面观显示DCFG移植物在鼻背部放置的正常位置。**B.** 特殊类型DCFG移植物：仅放置于鼻根部。**C.** 特殊类型DCFG移植物：由于鼻背部皮肤较厚，未使用筋膜组织

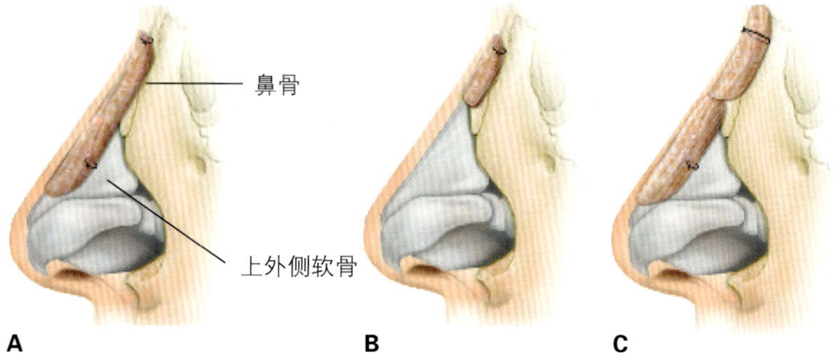

图68–2 **A.** 侧面观显示DCFG移植物隆鼻时的位置和缝合方法。**B.** 侧面观显示仅在鼻根部放置DCFG移植物。**C.** 特殊类型两段式DCFG移植物：头侧移植物经穿皮后与鼻背部皮肤缝合固定。尾侧移植物与软骨缝合固定

侧颞筋膜。

体位

- 患者取仰卧位，手术床采用反Trendelenburg位（头高脚低位），头部抬高30°～45°。
- 如果切取双侧耳甲软骨移植物，须对供区进行消毒和铺巾。
- 如果切取肋软骨移植物，须对供区进行消毒和铺巾，以便于术中应用。

入路

- 根据软骨供区的选择确定手术入路。
- 手术切口长度应尽可能短，并且尽可能隐蔽。
  - 耳软骨：做颅耳沟切口。
  - 肋软骨：做下皱襞切口。
  - 鼻中隔软骨：做常规鼻中隔切取切口（开放切口、Killian切口或贯穿切口）。
  - 筋膜：做乳突筋膜切口（在颅耳沟做切口）、颞筋膜切口（在发际线后做切口）、腹直肌筋膜切口（在下皱襞做切口）。

操作步骤

切取软骨（图68–3）

耳郭软骨

- 应用卡尺测量7mm高的耳甲软骨，并在耳郭前表面采用多点描记的方式进行标记。
- 行局部浸润麻醉，耳郭区消毒、铺巾，在颅耳沟处按切口设计线切开皮肤和皮下层，电凝止血，在软骨膜下平面进行锐性剥离，显露整个耳甲供区。
- 用2个25G针头按照耳郭前表面标记点由前至后穿透耳郭软骨，在耳甲软骨后表面连接2个穿刺孔，形成一段耳甲切取的标志线，连接多个短标志线形成耳甲供区切口线。采用这种方法可以避免应用亚甲蓝染色法所带来的创面蓝染的问题。

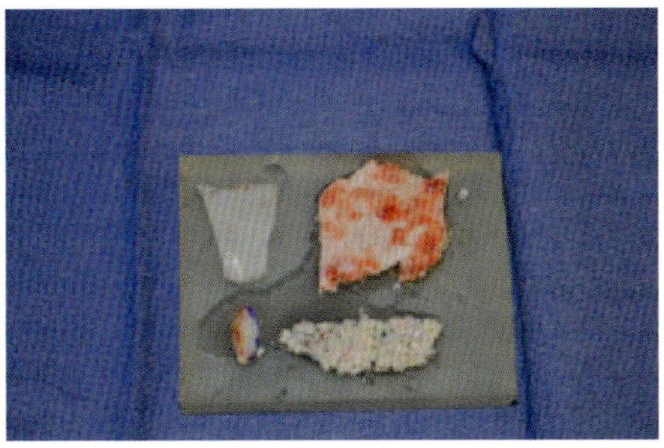

图68-3 DCFG组成：鼻中隔软骨、头侧缘软骨、颞深筋膜（4mm×6mm）和碎耳甲软骨

- 如果采用乳突筋膜进行移植，则向后剥离显露筋膜，向后上方继续剥离切取骨膜和乳突筋膜。乳突筋膜要进行削薄处理，应用时采用软骨移植物表面覆盖的方法，无须完全包裹。剥离时注意保护在后方走行的神经，术中还要注意彻底止血。
- 在耳郭后表面沿以上耳甲手术标志线切取耳甲软骨。以曲线形式切取耳甲，防止耳郭上脚变形。将切取后的筋膜和软骨置于生理盐水中暂时性保存。
- 修复皮肤表面的裂口。
- 分层进行缝合，用丝线或尼龙线缝合皮肤后打包，辅助应用Xeroform抗生素软膏。打包时需要进行良好的塑形，以消除耳甲切除后遗留的无效腔。

肋软骨

- 设计长度约为4cm的下皱襞切口。良好的显露有助于减少并发症的发生。
- 按切口线设计切开皮肤和皮下组织，向深层剥离各层组织达肋软骨表面。触摸肋软骨，采用针刺试验观察肋软骨软硬度和稳定性。纵向钝性剥离腹直肌筋膜和肌纤维，显露肋软骨。切取腹直肌筋膜的具体方法见下文。
- 沿肋软骨走行方向在肋软骨中央切开软骨膜。进行精细剥离，保持拟切取的肋软骨表面的软骨膜完整，这样在切取肋软骨之后，软骨膜与其周围的筋膜和肌肉组织共同形成在功能上较为坚固的结构，防止患者在术后深吸气时产生疼痛感。
- 医生在直视下，使用钝头剥离器进行软骨膜下剥离，使肋软骨后表面与软骨膜完全分离。在此操作过程中联合使用弯内镜用眉剥离器和Cottle剥离器较为适合。
- 使用10号刀片切取肋软骨，肋软骨切下后置于生理盐水中暂时保存。如果采用肋软骨制备支撑移植物或其他类型移植物，则需要在塑形成对称的软骨移植物后静置至少10min后再行移植。剩余的软骨用来形成碎软骨移植物。
- 在肋软骨供区周围皮下组织深层和切取肋软骨后形成的无效腔内注射长效局部麻醉药。作者习惯在无效腔内放置一个静脉留置针，注射局部麻醉药，在全麻拔管前拔除静脉留置针。许多医生常规使用止痛泵，作者发现并没有必要使用。采用可吸收线分层缝合供区，由深层至浅层依次为：软骨膜、腹直肌筋膜（如果切取了部分筋膜组织，可以进行拉拢缝合；如果确实无法完全闭合筋膜组织，可以进行跨越式缝合，使供区的肌肉和筋膜组织尽可能接近）、Scarpa筋膜、皮下深层、皮下层。
- 在通常情况下，切取的肋软骨除了作为DCFG移植物外，还需要制成支撑移植物、扩展移植物等。如果肋软骨仅用于制备DCFG移植物，其软骨量足够，无须再切取耳甲软骨。但是在许多情况下，特别是在鼻背部组织严重不足，或是进行复杂的鼻修复手术时，需要同时切取肋软骨和耳软骨，用于不同的矫正目标。

操作步骤

切碎软骨

- 将拟切碎的软骨置于硅胶垫上。使用10号或11号刀片将软骨切成足够细的碎软骨，以便于能够顺利通过注射器（无Luer锁扣装置）。也可以使用无菌剃须刀片切碎软骨。具体所需要的软骨大小由以下因素决定：隆鼻的高度和宽度、软骨硬度和记忆特性、鼻背皮肤的厚度等（**图68-4**）。

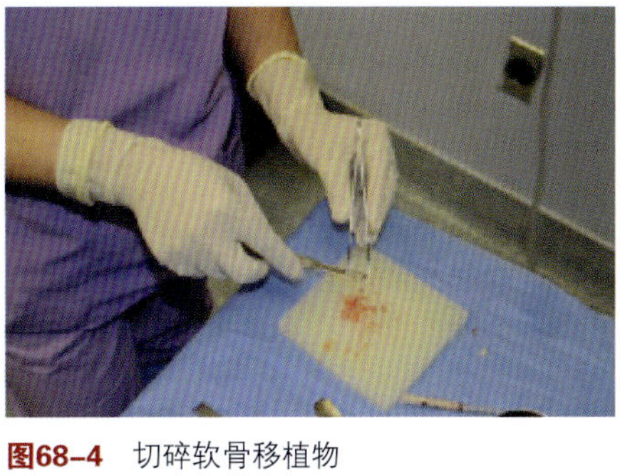

图68-4 切碎软骨移植物

操作步骤

- 对于皮肤较厚者抬高其鼻根时，可以仅使用碎软骨进行移植，而无须进行筋膜覆盖或筋膜包裹。软骨无须过细，否则会增加术后吸收率。采用筋膜覆盖或包裹可以避免碎软骨块在移植较长时间后显现软骨边缘，并且具有一定的组织增大效果，具体效果与筋膜（腹直肌筋膜、乳突筋膜或颞筋膜）厚度有关。
- 如果需要非常细的软骨，可以使用手动Ruben切碎机。这种切碎机有一个小的粉碎槌，制备的软骨不会过细，软骨大小合适，软硬度适中，因此优于其他类型的切碎机。需要特别注意的是，不能过度粉碎软骨。

切取颞筋膜

- 如果切取耳软骨，则可以将同侧颞部作为筋膜供区。
- 在颞部发际线后侧数厘米处做3cm长的切口。如果患者头发较为稀疏，切口须向后移（**图68–5**）。
- 注意保护毛囊，刀片向前倾斜，减少毛根横断，减轻对毛根的损伤。
- 局部注射含肾上腺素的局部麻醉药物，减少术中电凝的使用，也可以防止医源性秃发。
- 切开后分离进入帽状腱膜下、颞筋膜上平面，该层无血管分布。在白色的颞深筋膜纤维浅层进行钝性剥离，剥离范围在头侧起于颞嵴，并由眶上缘向哨兵静脉剥离，向切口后侧剥离3～5cm。
- 用记号笔标记出拟切取的矩形筋膜区，通常大小为5cm×7cm。使用11号或15号刀片沿标记线切开颞深筋膜，显露颞肌，提起筋膜，使用弯剪刀将筋膜与肌肉分离。

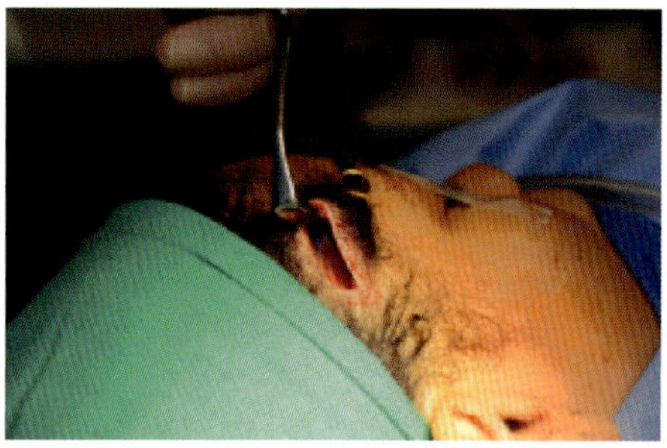

图68–5 切取颞筋膜

- 剔除筋膜表面可能带有的肌肉纤维和脂肪组织。
- 剥离过程中有可能损伤筋膜深层的血管，特别是在后下方和颞嵴尾侧。一旦损伤血管，需结扎血管，并减少对周围组织的损伤。
- 彻底止血，冲洗创口，闭合切口。采用三点分层缝合有助于消灭无效腔。采用皮钉钉合皮肤，或使用细的快吸收线连续缝合皮肤。一般无须放置引流管，也可以应用负压球进行引流。无须加压包扎。

包裹筋膜

- 筋膜包裹的方式有2种：
  - 注射器法（**图68–6**）：
    - 将碎软骨置于无锁扣的结核菌素试敏用注射器中。在注射器活塞的作用下，将碎软骨压成连续的块状，其间无中断和空气进入。将筋膜置于硅胶垫上，在2个角上用针头固定，之后将注射器置于筋膜上。
    - 使用可吸收线由近端向远端连续缝合筋膜，缝合接近完成时拔出固定用针头后继续缝合，使筋膜组织完全包裹注射器形成筋膜管样结构。将碎软骨注射至筋膜管内，缝合筋膜管近端开口。缝合完成后保持缝线与筋膜管的连接，以便于后期移植物移植和固定鼻根部皮肤。
  - 覆盖法：
    - 使用注射器。将碎软骨直接注射于筋膜中间位置（类似于制作煎饼的方法），筋膜包裹碎软骨，采用与注射器法相似的方法进行缝合。这种方法适用于对DCFG移植物强度要求不高的情况，如隆鼻需要的高度较小、隆鼻根、移植物精细塑形等。

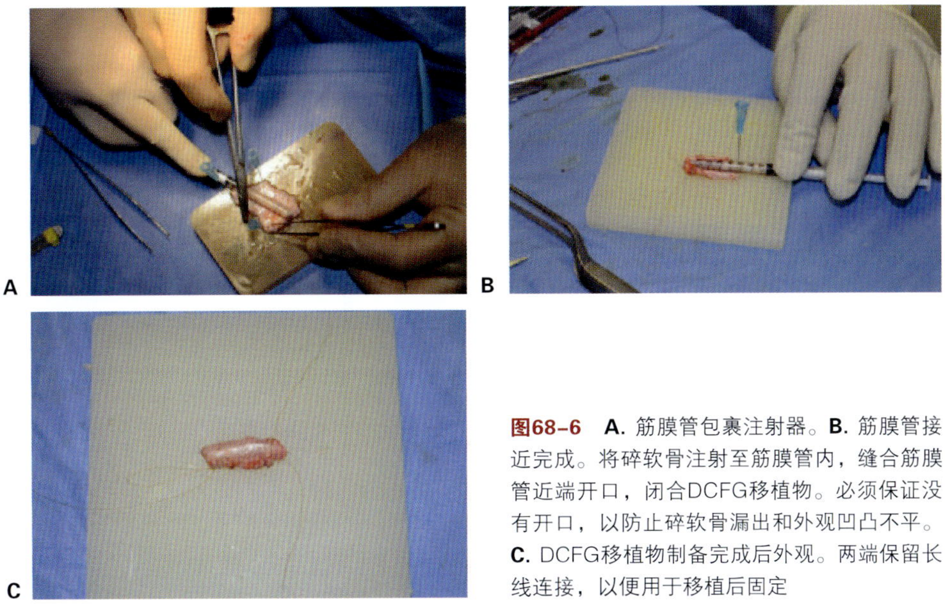

图68–6 **A.** 筋膜管包裹注射器。**B.** 筋膜管接近完成。将碎软骨注射至筋膜管内，缝合筋膜管近端开口，闭合DCFG移植物。必须保证没有开口，以防止碎软骨漏出和外观凹凸不平。**C.** DCFG移植物制备完成后外观。两端保留长线连接，以便用于移植后固定

移植DCFG

- 移植DCFG时采用开放式鼻整形入路或闭合式鼻内入路方法。采用闭合式入路时在软骨下或软骨间做切口。
- 借助与DCFG移植物连接的缝线将移植物引导至鼻根部，也就是在头侧拟抬高的起点处。如果有缩窄鼻骨的截骨操作，DCFG移植物移植须在此步骤之后进行。移植DCFG时，首先要制备移植腔隙，该腔隙位于鼻尖复合体至额鼻角/鼻根区的额骨处。然后将DCFG移植物滑入腔隙内。缝针穿过皮肤，移植物就位，缝线经皮缝合后打结形成环状。在术后6～7天在拆除鼻夹板时也同时拆除这一固定线（**图68–7**）。
- 不能过度剥离和松解DCFG移植腔隙的外侧，否则将导致鼻背外形过于圆钝。如果希望鼻部高度更高，则DCFG移植物需要包裹得更为紧密，移植腔隙要更窄，以使增容效果主要表现在背部抬高方面，而不是外侧增宽。
- 如果仅需要隆鼻根，则DCFG移植物可以缩短，但是仍须进行经皮表面缝合固定。
- DCFG移植物尾侧端必须缝合固定于前中隔角处，并且至少缝合2针。在通常情况下，上外侧软骨和鼻中隔也是很好的固定点。
- DCFG移植物移植后，必须对其进行进一步塑形，以达到所需的高度、宽度和外形。
- 特别需要注意的是，在完成后续的一期或二期鼻整形手术后，必须保证鼻部高度、鼻尖高度和鼻尖上转折点具有良好的平衡关系。根据鼻下部美观的需要，DCFG尾侧端可以超过下外侧软骨或穹隆部。
- 术后须应用鼻外夹板，以进一步维持DCFG移植物的高度和宽度。作者通常应用弹性夹板（Aquaplast），也可以应用其他材料制备鼻外夹板，只要不会使鼻部变得过窄就可以使用。在制备夹板时还要注意，不能有任何的不规则或偏斜，否则将会影响DCFG的外形和对称性。

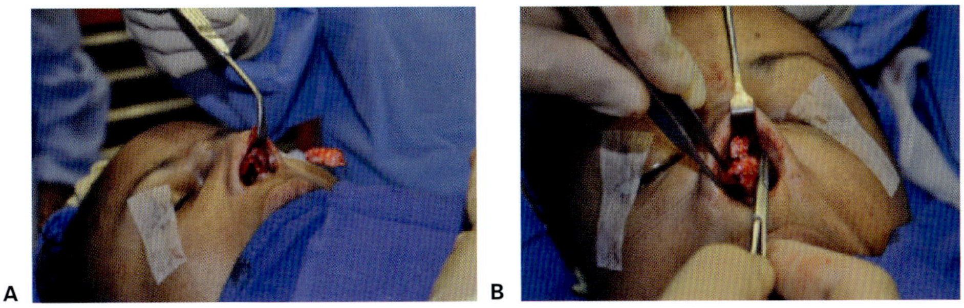

图68–7 **A.** 在5–0铬肠线牵引下将DCFG移植物就位，并用缝线固定于鼻根部皮肤。**B.** 在上外侧软骨处缝合固定2针（接近7点钟和5点钟方向的位置）

操作步骤

■ 与其他技术联合应用

- 图68-9所示的是常规肋软骨联合DCFG隆鼻的典型案例。
- 应用常规塑形技术，确保肋软骨移植物头侧部分与鼻骨良好地贴合。防止移植物向外侧或下方移位。
- 将DCFG移植物缝合在肋软骨移植物上方。采用上文所介绍的方法经皮固定移植物。一般采用细克氏针经皮穿过DCFG移植物和肋软骨移植物。术后在去除鼻夹板时拔出克氏针（**图68-8**）。
- 这种联合应用的方法使隆鼻的高度更高，侧面外形更好，并且过渡更为自然。

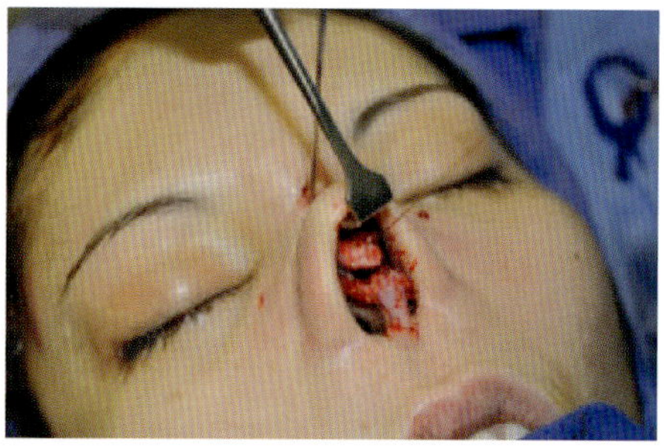

图68-8 在鼻背部移植肋软骨，在肋软骨上方移植DCFG移植物，克氏针穿过两移植物后固定于鼻根处鼻骨上。目的是更好地增加鼻部高度，改善鼻部外形，并防止鼻部偏斜。如图所示，克氏针已经穿过DCFG移植物和肋软骨。移植物尾侧至少缝合2针，将DCFG移植物与上外侧软骨固定在一起。为了更好地使DCFG移植物在鼻背尾侧端就位和塑形，可以再缝合一针进行固定。此图为图68-9所介绍的典型案例的术中图片

要点与难点	
鼻背正确高度的确定方法	■ 术前图片和/或3D图像分析。 ■ 术前与患者就鼻背高度进行讨论，确定合理的高度目标。 ■ 必要时可以采用生理盐水注射试验。
DCFG移植物形态的优化	■ 紧密的包裹和增加碎软骨量均可以提供更为坚固和体积更大的移植物。 ■ 避免鼻背部外侧腔隙过度分离。 ■ 对于皮肤较厚者，须增大每块碎软骨的体积。
固定方法	■ DCFG移植物头侧与鼻根部皮肤缝合固定。 ■ 尾侧采取三点固定（中心一点、外侧两点）。
早期形态不规则	■ 术后3周内可以在门诊进行形态调整。 ■ 对于小的鼻背部突起或骨刺样结构，在手术9个月后可以在局部麻醉下进行锉平处理。
单纯隆鼻根	■ 可以单纯应用碎软骨移植，但是要求软骨块要足够小，以免显露碎软骨外形。

术后注意事项

- 手术后3周内移植物形态具有可塑性，可以进行进一步塑形和调整，这是应用这种方法的优点之一。
- 如果发现有偏斜或外形不理想的情况，可以采用平稳、有力的加压手法对外形加以纠正，类似于塑形橡皮泥的手法。为了减少患者的疼痛感，必要时可行局部麻醉后操作。
- 术后6～7天去除鼻外夹板。
- 为了减轻局部肿胀，术后可以持续应用胶带粘贴鼻部。手术7天后去除鼻部夹板和鼻部粘贴的胶带，同时可以指导患者在夜间继续粘贴胶带，持续时间为7～21天。具体时间长短根据鼻外夹板去除后鼻部的肿胀情况而定。
- DCFG移植物初见效果和硬化需要3周左右的时间，大概需要3个月左右的时间才能呈现手术效果。
- 根据作者的经验，与其他大多数鼻整形手术一样，需要在手术后1年左右的时间才能准确评估术后的最终效果。
- 与所有的鼻整形手术一样，即使在手术1年之后，鼻部外形也还会发生变化，对此须向患者充分告知。

治疗效果

- 应用这种方法后患者的满意度较高。同时，满意度与术前仔细的评估有关，还与术前就鼻背部理想高度进行充分的交流和患者知情同意有关。

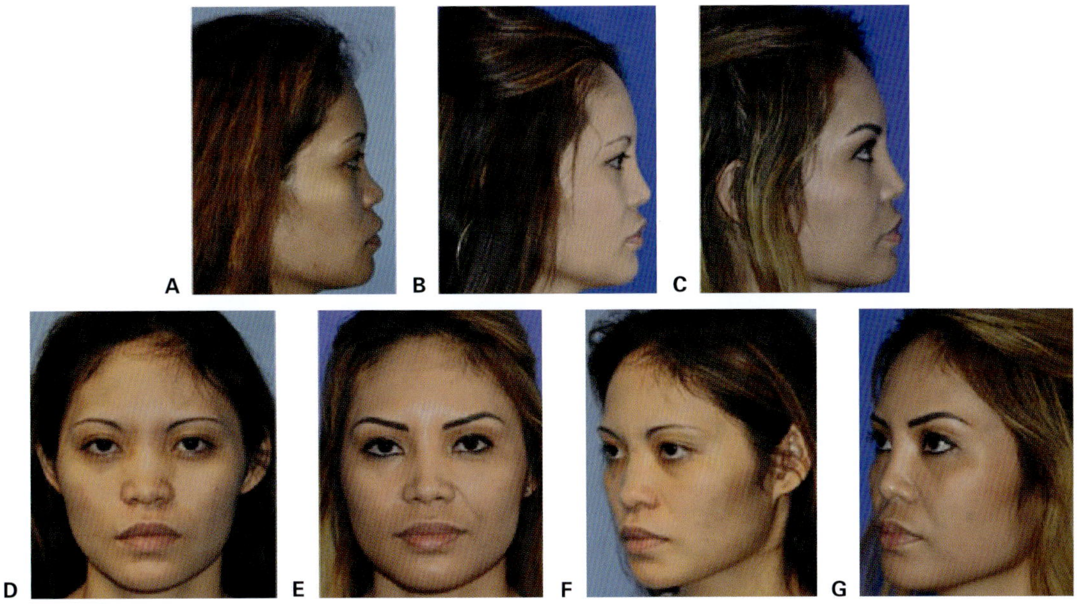

图68-9 亚洲患者一期鼻整形典型案例。采用肋软骨隆鼻联合应用DCFG移植，肋软骨和DCFG移植物均采用克氏针固定至鼻根部鼻骨处。术后7天去除鼻外夹板时，拔除克氏针。**A.** 术前侧位观。**B.** 术后1.5年侧位观。**C.** 术后5年侧位观，可以看出鼻背体积有一定的变化，软骨移植物高度略降低。**D.** 术前正位观。**E.** 术后5年正位观。**F.** 术后1.5年斜侧位观。**G.** 术后5年斜侧位观

- 在术前交流和手术设计时必须使患者具有合理的期望值。必须向患者强调，术后存在吸收的情况，需要经历一段较长的时间才能达到鼻背高度的稳定。同时也可以告知患者，术后需要修整的情况较为少见。
- 术前也需要向患者说明可以采取的其他方案及其不利之处。
- 在术后1年或更长时间的随访照片中均呈现出良好的鼻背轮廓线和鼻背高度（**图68-9**）。

并发症

- 术后并发症少见，一旦发生并发症，均可以通过闭合鼻整形的方法加以纠正。
- 在作者的临床病例中，未发生明显的DCFG移植物体积丧失。即使有个别病例发生少量的体积减小，但是患者也并未要求进行再次治疗。
- 有可能发生隆鼻高度过高，对此可以采用闭合鼻整形入路进行锐性修整或锉平处理。如果需要进行其他修整手术，可以采用开放鼻整形入路方法，术中根据需要去除部分DCFG移植物。
- 对于局部凹凸不平的情况，可以采用闭合鼻整形入路进行简单的锉平处理。
- 在术后一段时间内，DCFG移植物的外形会有肿胀和凹凸不平的情况，对此患者和术者均需要保持耐心。只有在经过几个月时间之后，鼻背部高度和宽度已基本稳定的情况下，如果仍存在外形或高度的问题，才在充分沟通的前提下准备进行二期修整术。
- 术后感染少见，作者在临床上无感染的病例。一旦出现感染，需嘱患者口服抗生素，采用局部引流，必要时取出移植物。目前，尚无因感染而取出DCFG移植物的病例报道。同时需要强调，在切取肋软骨和制备DCFG移植物的过程中，严格的无菌操作是至关重要的。
- 在临床上可以见到术后移植物表面皮肤发红的情况，通常无须进行特殊治疗，等待其自行消退。

参考文献

[1] Erol OO. The Turkish delight: a pliable graft for rhinoplasty. *Plast Reconstr Surg*. 2000;105:2229-2241.

[2] Daniel RK. Rhinoplasty: septal saddle nose deformity and composite reconstruction. *Plast Reconstr Surg*. 2007;119: 1029-1043.

[3] Daniel RK, Calvert JC. Diced cartilage in rhinoplasty surgery. *Plast Reconstr Surg*. 2004;113:2156-2171.

[4] Guerrerosantos J Temporoparietal free fascial grafts to the nose. *Plast Reconstr Surg*. 1985;76:328-329.

69 降鼻中隔肌修整术

Technique for Surgical Management of the Depressor Septi Nasi Muscle

Michael R. Lee, Sammy Sinno, and Rod J. Rohrich

概述

- 降鼻中隔肌为成对的结构，有可能引起鼻尖和/或鼻小柱形态异常。
- 鼻尖和/或鼻小柱动态畸形常与降鼻中隔肌运动有关。这种畸形的典型表现是做面部表情时鼻尖和/或鼻小柱下垂。
- 基底美学线由鼻小柱外侧缘形成。包括降鼻中隔肌在内的鼻小柱软组织过多将导致基底美学线异常。
- 缩小内侧脚基底板间距离是改善内侧脚基底结构和对称性的有效方法，也可以改善基底美学线的形态。

相关解剖

- 据相关文献报道，降鼻中隔肌解剖变异较大，特别表现在不同种族之间。
- 降鼻中隔肌纤维源自上颌骨骨膜和/或口轮匝肌。有些患者的肌纤维较细。
- 降鼻中隔肌纤维穿过鼻小柱，走行至内侧脚和鼻中隔。
- 鼻小柱的组织结构包括软骨（鼻中隔软骨和鼻翼软骨内侧脚尾侧）和软组织（肌肉纤维、成纤维细胞、胶原纤维、弹力纤维、脂肪细胞、神经血管结构）。穿过鼻小柱的肌纤维源自降鼻中隔肌和口轮匝肌。
- 鼻中隔尾侧端牢固地附着于上颌骨前鼻棘之上，降鼻中隔肌收缩不会引起其移位。鼻翼软骨内侧脚位于鼻中隔尾侧端两侧。降鼻中隔肌收缩时，有可能引起活动度较大的内侧脚发生移位。

病史与查体

- 患者常见的主诉是在做面部表情时出现鼻尖下垂、上唇变短、人中嵴横纹、鼻尖下区及鼻小柱下垂，基底位观察时出现鼻小柱增粗、鼻孔变形。
- 鼻部检查时采用鼻整形常规体位。首先进行静态观察，之后进行面部动态观察。面部动态观察动作包括微笑和说话。
- 正位观察用于评价鼻尖位置，包括静态和动态观察。观察确实发生鼻尖下垂，还是发生假性鼻尖下垂。在进行面部动态观察时，观察鼻尖与鼻翼和颊部的位置关系，可以区分这两种畸形。单独检查鼻尖形态，之后共同检查鼻翼和颊部形态。需要确定鼻尖确实发生下垂，还是由于鼻翼/颊部抬高后，鼻部下方位置变化引起鼻尖相对下移。后者为假性鼻尖下垂。观察鼻尖下小叶的丰满度和对称性。观察上唇是否过短，是否有横纹。
- 侧位观察可以了解在静态和动态时的鼻尖位置、鼻尖下结构和鼻翼–鼻小柱关系。在动态时观察鼻尖位置与鼻翼和颊部的关系。侧位时更便于单独观察鼻尖部在动态时的外形变化。观察鼻翼–鼻小柱关系，重点观察有无鼻翼后缩或鼻小柱下垂。降鼻中隔肌纤维附着在活动度较大的内侧脚，动态时的肌肉运动将引起鼻小柱变形。
- 基底位重点观察和确定鼻小柱畸形。可见4种类型的畸形，均与局部解剖异常有关。软骨和/或软组织过多或错位导致此部位形态异常，并导致基底美学线变形。在针对降鼻中隔肌进行治疗时，综合评价鼻基底形态，特别是鼻基底内侧（鼻小柱）形态。

影像学检查

- 诊断动态畸形时一般无须进行影像学检查。
- 3D图像分析有助于了解存在的动态畸形，并显示预期的治疗后效果。许多有上述症状的患者可以通过手术增加鼻尖旋转度，并通过移植鼻小柱支撑移植物稳定鼻尖。应用图像分析系统可以在术前展示出这些变化。
- 图像分析系统还可以展示出鼻翼-鼻小柱关系的变化情况。

治疗过程

- 正确的诊断是有效治疗的前提。降鼻中隔肌的治疗可以是针对静态问题，也可以是针对动态问题，或者针对两种问题均存在的情况。
- 鼻基底内侧构成静态基底美学线的外侧。肌肉体积过大时将影响鼻基底内侧的外观。手术治疗的重点是减小降鼻中隔肌及其邻近组织的体积。
- 需根据动态畸形的特点进行治疗。对于鼻尖下垂者，可以切断降鼻中隔肌，并通过移植移植物使鼻尖稳定。对于假性鼻尖下垂者，可以采取增加鼻尖旋转度和稳定性的方法。在上唇过短和/或有横纹时，需进行肌肉和黏膜的调整。

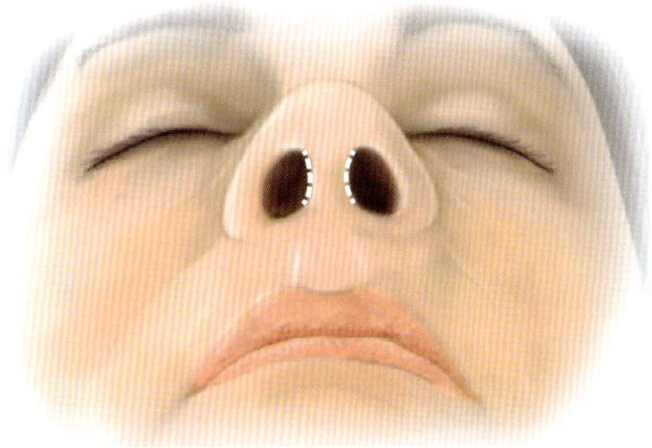

图69-1 基底美学线外观（图中虚线）。理想的基底美学线是一个平滑、轻度下凹的曲线，优美地连接着上唇和鼻尖。软组织过多或软骨错位均会破坏曲线的和谐形态

术前设计

- 术前要就患者主诉的问题进行详细的讨论。应向患者充分告知畸形矫正的局限性。虽然术中会采取所有可能的方法进行外观和功能上的改善，但是面部和鼻部是动态的器官，很难达到绝对的完美状态。
- 全麻后，在局部麻醉和消毒铺巾之前对鼻部进行再次检查。通过视诊和触诊对鼻尖和鼻小柱进行详细的检查。通过鼻尖部触诊可以了解鼻尖的支撑力和软骨的完整性。用两手指捏住鼻小柱并向左右两侧摆动，确定鼻中隔尾侧端的位置和软组织的体积大小。同时观察基底美学线的外形（**图69-1**）。

体位

- 患者取仰卧位，头部顶端恰好超过手术床边缘。头部抬高15°，以减少术区静脉血液回流。行气管插管全麻，咽腔填塞（术后取出）。切口线周围注射含肾上腺素的局部麻醉液（**图69-2**）。

入路

- 进行降鼻中隔修整手术时，虽然可以采用鼻内切口，但是作者习惯采用开放式鼻整形入路方式。鼻小柱贯穿切口可以更好地显露鼻尖和鼻小柱组织。如果进行上唇延长或纠正上唇横纹，则需要采取口内切口。根据拟解决的问题采取相应的操作方法（见下文）。

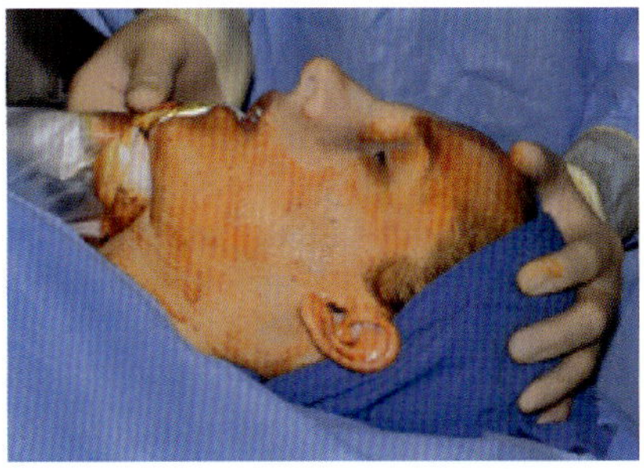

图69-2 患者术中体位和全麻后进行进一步检查

操作步骤

矫正鼻尖下垂

- 做鼻小柱贯穿切口，两侧做软骨下切口。掀起鼻部皮肤，剥离下外侧软骨表面的软组织（**图69-3**）。其间直接切断所有附着于内侧脚或中间脚的肌纤维。采用鼻小柱支撑移植物和鼻尖缝合支撑鼻尖。这些操作同时可以稳定鼻尖，纠正鼻尖动态畸形。对于上唇过短或有上唇横纹者，采用口内切口进行矫正。切开口内黏膜后，两侧肌肉组织交叉后，用4-0铬肠线缝合在一起。通常应用鼻翼移植物，目的是更好地支撑鼻翼。

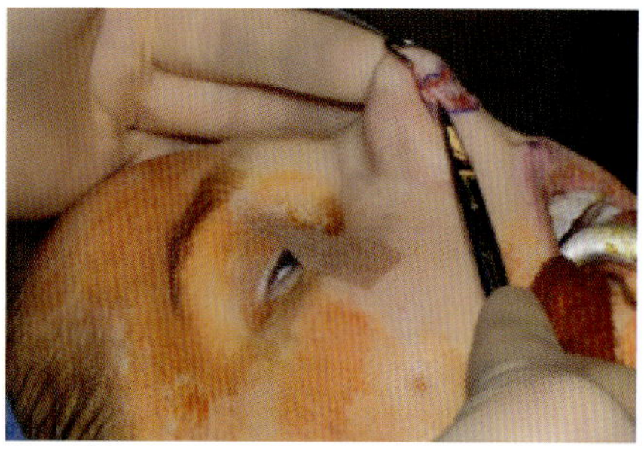

图69-3 采用鼻小柱贯穿切口直接显露鼻翼软骨内侧脚

矫正假性鼻尖下垂

- 切口设计同上。在此类患者中通常需要增加鼻尖的旋转度。松解卷轴韧带，矫正头侧软骨缘，放置鼻小柱支撑移植物，调整鼻尖位置，并加强鼻尖支撑力（**图69-4A、B**）。

A

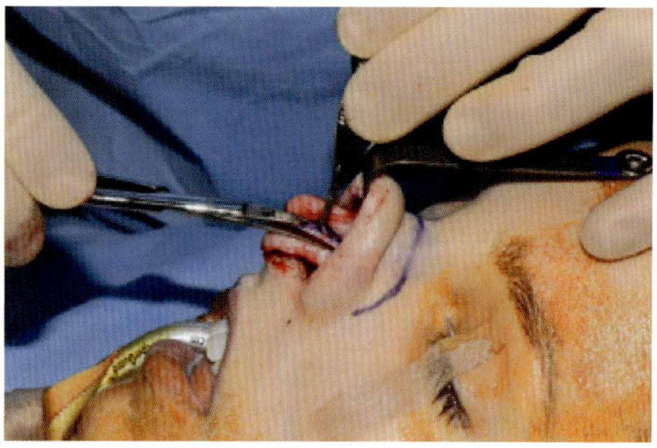

B

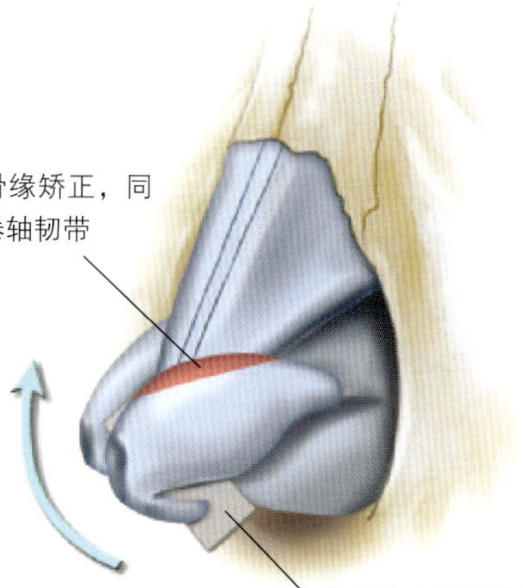

图69-4 **A.** 松解卷轴韧带。卷轴韧带松解后可以使鼻尖向上旋转。**B.** 显示鼻尖的受力情况。切断卷轴韧带（单独进行或合并）后，鼻尖向上方旋转，使用鼻小柱支撑移植物稳定鼻尖

矫正上唇过短/上唇横纹

- 以上唇系带为中心，在上唇前庭沟区做长约1cm的水平切口（**图69-5A**）。用细电刀切开，剥离黏膜下层组织，直至显露降下唇肌。在接近降下唇肌止点处（位于口轮匝肌或骨膜处）松解该肌肉。将两肌肉断端交叉后用4-0铬肠线进行缝合（**图69-5B**）。

A

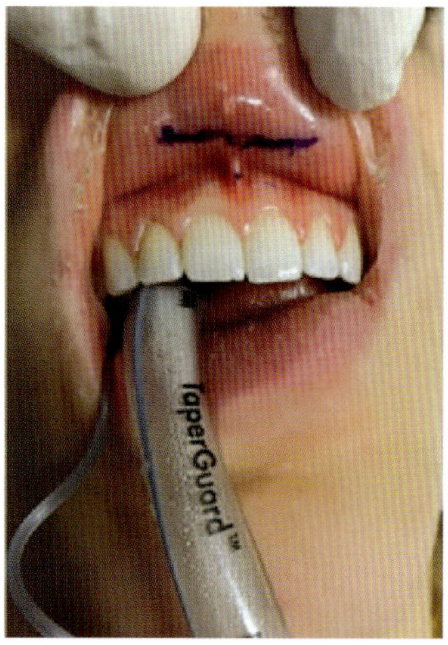

B

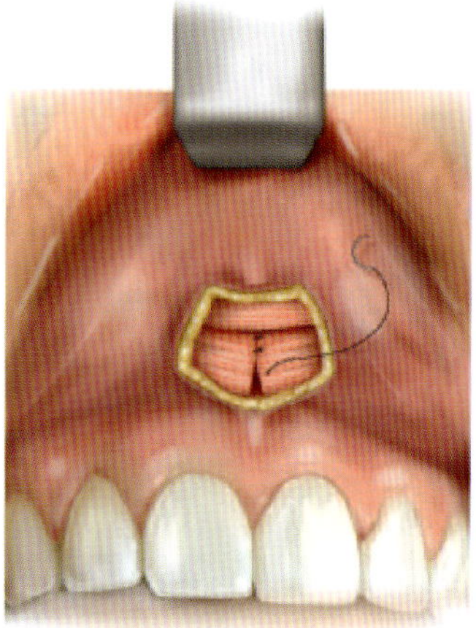

图69-5 **A.** 以上唇系带为中心，在上唇前庭沟区做水平切口，通过该切口可以显露降鼻中隔肌和口轮匝肌。**B.** 图示松解降下唇肌并进行缝合固定

矫正鼻小柱动态畸形

- 切口设计同上。切断分布于内侧脚表面或内侧脚之间的降鼻中隔肌纤维（**图69-6**）。切除2～3mm肌肉组织，以防止肌肉以瘢痕形式重新附着回原位。如果有鼻小柱后移的动态畸形，则需要去除所有走行至基底板附近的肌纤维。移植鼻小柱支撑移植物，稳定鼻尖位置，并稳定鼻小柱。

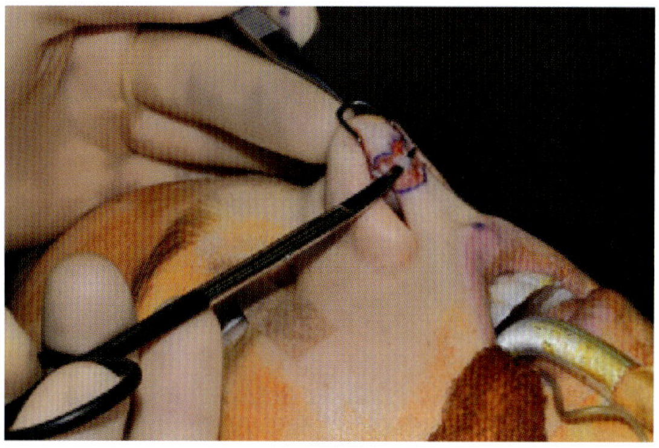

图69-6 穿过鼻小柱的降鼻中隔肌纤维。需要切除2～3mm肌肉组织，以防止动态畸形复发

矫正鼻小柱基底畸形

- 切除过多的降鼻中隔肌，形成美观的内鼻孔和基底美学线。采用开放式切口入路方式，很容易按照需要进行操作。如果基底板张开度过大，则需要进行内侧脚基底板缝合（MCFA）操作（**图69-7**）。在操作过程中下方过多的软组织会发生移位，进而影响鼻翼-鼻小柱的关系。切除过多的软组织可以避免这一问题的发生。

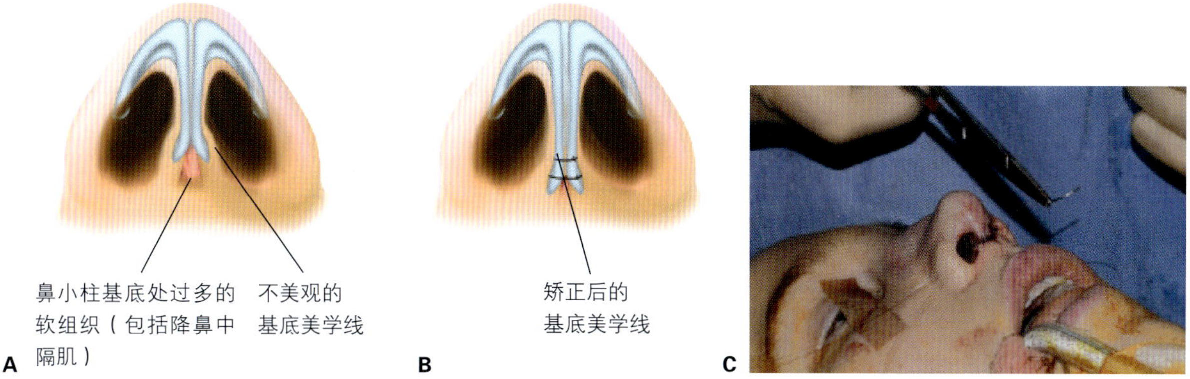

图69-7 **A.** 内侧脚基底板过度张开导致基底美学线形态不佳。**B.** 在进行内侧脚基底板缝合操作时，下方过多的软组织会发生移位，为此需要切除过多的软组织。**C.** 联合应用肠线和PDS线缝合组织

要点与难点

要点与难点	
与患者沟通	■ 术者与患者的良好沟通非常重要。了解患者的治疗目标对于鼻整形手术的成功至关重要。
正确的诊断	■ 正确的诊断是手术计划的前提。要在静态和动态情况下对面部和鼻部进行综合分析。
熟练掌握相关的解剖知识	■ 必须了解畸形发生的解剖学机制。基于解剖结构的分类系统有一定的作用。
操作方法	■ 在明确治疗目标和确定诊断后，须进行详细的手术计划。由于降鼻中隔肌畸形表现多样，因此必须明确畸形产生的原因。

术后注意事项

- 术后即刻对鼻部进行包扎固定。鼻部粘贴胶带，目的是稳定鼻尖，并减轻局部肿胀。同时使用鼻外固定支架。术后7天拆线，同时去除胶带和鼻外固定支架。之后开始鼻内生理盐水冲洗，切口处外用抗生素软膏。切口完全愈合后，使用抗瘢痕增生药物6～12个月。

治疗效果

- 关于针对降鼻中隔肌治疗的效果在相关文献中已有大量报道。对于鼻基底外观的影响报道较少。术后可见的效果有：鼻唇角增大、上唇延长、上唇纹改善、鼻基底缩窄、鼻尖动态下垂畸形消失。

并发症

- 术后并发症少见，可见暂时性上唇麻木、上唇不对称等。通常在术后2～3个月后自行好转。如果肌肉处理不彻底，术后可能发生畸形复发。

参考文献

[1] Rohrich RJ, Huynh B, Muzaffar AR, et al. Importance of the depressor septi nasi muscle in rhinoplasty: anatomic study and clinical applica- tion. *Plast Reconstr Surg*. 2000;105:375-383.
[2] Lee MR, Tabbal G, Kurkjian J, et al. Classifying columellar deformities in rhinoplasty. *Plast Reconstr Surg*. 2014;133:464e-470e.
[3] Geissler P, Lee MR, Unger J, et al. Reshaping the Medial Nostril and Columellar Base: Five-Step Medial Crural Footplate Approximation. *Plast Reconstr Surg*. 2013;132:553-557.
[4] Sinno S, Chang JB, Chaudhry A, et al. Anatomy and management of the depressor septi nasi muscle: a systematic review. *Plast Reconstr Surg*. 2014;134:134-135.
[5] Lee MR, Malafa M, Roostaeian J, et al. Soft tissue composition of the columella and potential relevance in rhinoplasty. *Plast Reconstr Surg*. 2014;134:621-625.
[6] Kosins AM, Lambros V, Daniel R. The plunging tip: analysis and surgi- cal treatment. *Aesthet Surg J*. 2015;35:367-377.
[7] Rohrich RJ, Liu RJ. Defining the infratip lobule in rhinoplasty: anat- omy, pathogenesis of abnormalities, and correction using an algorith- mic approach. *Plast Reconstr Surg*. 2012;130:1148-1158.

70

鼻翼塑形移植物

Alar Contour Grafts

Jacob G. Unger and Rod J. Rohrich

概述

- 在鼻整形手术中，鼻翼塑形移植物（ACG）是一种支撑性软骨移植物，一般沿鼻翼缘放置，常用于增强和强化鼻翼缘（**图70–1**）。
- ACG也被称为鼻翼缘移植物。
- 鼻翼后缩表现为鼻翼缘位置过高，正位观或侧位观时鼻翼缘在鼻孔长轴上方超过2mm。
- 鼻翼塌陷也是鼻翼缘的形态异常，在基底位观察时较为明显。其原因是下外侧软骨先天性偏向头侧，导致鼻翼缘前部支撑丧失，出现局部塌陷。这种畸形可能表现在静态状态下较为明显、动态状态下较为明显，或动态与静态状态下均较为明显。
- 鼻翼切迹表现为鼻翼椭圆形的外侧缘上出现锐角形形态异常。该异常可能向头侧延伸，也被称为“括号畸形”或“圆珠笔尖畸形”。

相关解剖

- 鼻翼缘移植物模拟鼻翼缘的形态，理想的鼻翼缘从侧面观呈现轻微弓状的平滑外形，垂直向的最高点位于鼻尖表现点与鼻小柱-鼻小叶夹角之间。同时，鼻翼高度不应超过鼻孔长轴2mm，也不应低于鼻孔长轴2mm。
- 鼻翼缘外表面由较厚的鼻下部皮肤构成，内表面由黏膜构成。
- 在通常情况下，下外侧软骨的外侧脚与鼻翼缘平行走行。下外侧软骨偏向头侧，进而引起鼻翼形态异常。下外侧软骨的走行方向决定软组织三角区鼻翼前部的外形。
- 鼻翼缘的后半部分围绕着鼻翼小叶，由纤维脂肪组织和较厚的皮肤组成。

病史与查体

- 术前对鼻部进行视诊和触诊，了解鼻翼存在的畸形情况。术前进行各种位置的标准照相，鼻部标准片体位有正位、侧位、基底位、3/4斜侧位。通过皮肤表面仔细观察下外侧软骨外侧脚的形态，确定是否偏纵向走行。如果存在这种情况，将增加鼻翼畸形

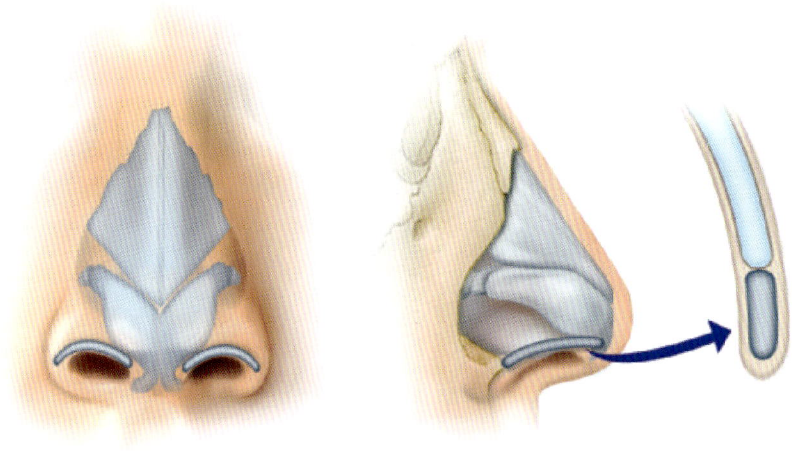

图70–1 鼻翼塑形移植物

的风险。

- 请患者用鼻部用力呼吸，观察动态情况下是否存在外鼻阀塌陷，是否存在鼻翼塌陷。

影像学检查

- 鼻翼塑形移植物应用之前一般无须进行影像学检查。
- 三维图像分析有助于术前设计和与患者进行充分的沟通。在应用计算机软件进行图像模拟分析时，要避免过度降低鼻翼的位置。图像模拟分析有助于患者了解鼻翼塑形移植物纠正鼻翼后缩或塌陷的原理，同时观察到鼻翼–鼻小柱关系的变化。

治疗过程

- 正确的诊断决定着治疗的准确性和有效性。如果由于既往手术造成黏膜组织严重缺损和挛缩，必须向患者充分告知。纠正这种情况较为困难，除了应用鼻翼塑形移植物之外，还需要进行黏膜移植。
- 对于鼻部无既往手术史者，静态或动态的鼻翼后缩、切迹、塌陷等问题均可以通过移植鼻翼塑形移植物后加以纠正。注意观察下外侧软骨的位置。如果下外侧软骨偏向头侧，则需要向下调整其位置，并且可能需要应用外侧脚支撑移植物或联合应用其他技术。

术前设计

- 术前需与患者就下外侧软骨的形状和鼻翼的位置进行充分的沟通。需向患者充分告知，虽然这一技术可以有效地矫正鼻翼位置和形态的异常，但也可能仅产生部分矫正的效果，并有可能出现两侧不对称的情况。
- 全麻后再次检查鼻翼形态，之后进行局部麻醉。将浸有羟甲唑啉的棉球放置于鼻孔内。检查时注意观察鼻内黏膜有无缺损或瘢痕，这些均可能造成鼻翼畸形。

体位

- 患者取仰卧位，行气管插管全麻。头部顶端恰好超过手术床边缘。可以使患者的头部和身体向术者一侧靠近。必要时或有需要时可以将头部抬高15°，以减少术区的静脉血液回流。

入路

- 可以采用内侧或外侧切口入路方式。作者习惯采用开放式切口由内向外进行移植。通过鼻小柱做贯穿切口和软骨下切口，可以直接显露术区，并更好地将移植物移植到合适的位置。也可以在黏膜侧鼻小叶基底范围内做鼻基底外侧放射状切口，但是采用这种方法时分离的角度较大，移植物移植的难度较高，移植的层次也较难确定。

操作步骤

开放式切口由内向外移植法（首选方法）

- 采用梯形鼻小柱贯穿切口和双侧软骨下切口，剥离皮下软组织。
- 由于ACG较薄，因此在操作完成之后、完全闭合切口之前移植ACG。目的是防止在进行其他操作时引起移植物移位或断裂。
- ACG供区首选鼻中隔软骨，可以在其他鼻整形操作的同期切取。在无法应用鼻中隔软骨时，也可以采用耳郭软骨或肋软骨作为供区。在剥离软组织时，用双齿钩牵拉软组织三角/鼻小柱区软组织，形成一定的张力，便于准确剥离。
- 使用尖端锐利的长Stevens组织剪在软骨下切口下方的前庭黏膜与皮肤之间进行剥离，制备移植ACG所需的腔隙。
- 移植腔隙的分离范围需向下达鼻翼小叶处，最后能够到达鼻翼基底。
- 制备的腔隙需确保ACG顺利移植。
- 移植ACG，进行鼻部皮肤复位。
- 修剪软骨移植物内侧的多余部分（**图70–2**，视频1）。

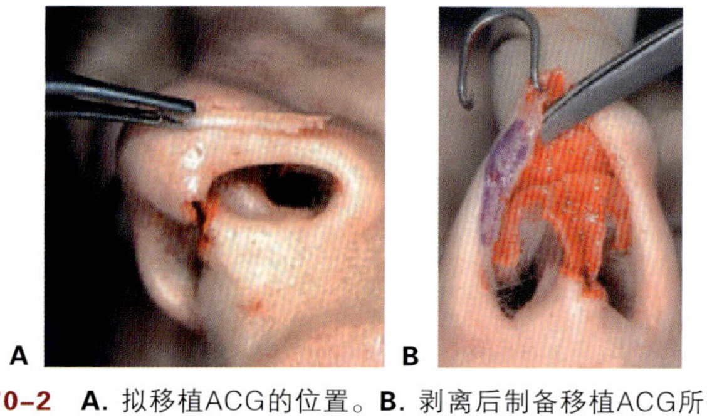

图70–2 **A.** 拟移植ACG的位置。**B.** 剥离后制备移植ACG所需的腔隙

操作步骤

开放式切口由外向内移植法

- 在鼻翼基底/鼻翼小叶范围内采用放射状切口移植ACG。
- 使用15号刀片在鼻基底黏膜处做0.5cm的切口。
- 将双齿拉钩置于鼻翼外侧缘，牵拉形成一定的张力，便于剥离制备移植ACG所需的腔隙。
- 使用Stevens组织剪由切口进入黏膜下组织，向软组织三角方向进行钝性剥离，直至在软组织三角部位、软骨下切口边缘位置可见剪刀的尖端。
- 由外向内移植ACG，修剪软骨外侧多余的部分。

闭合式切口法

- 这种方法在盲探下进行操作，容易发生移植物错位或不对称，需要术者有丰富的鼻整形经验。
- 在穹隆部处理下外侧软骨后，用Stevens或Converse组织剪在黏膜与皮肤之间进行剥离，在软组织三角外侧沿鼻翼缘制备腔隙。
  - 术者在操作过程中不断用两手指触摸和检查腔隙制备情况，以确保准确形成腔隙。
- 术者用手指触摸左右两侧的外侧处，确保组织剪尖端处于两侧相同的位置。
- 左右两侧以相同的方式移植ACG，修剪软骨内侧多余的部分。

要点与难点

防止术后不对称	■ 需要注意，虽然ACG体积不大（平均长度为1.5cm、平均宽度为2～3mm），但是两侧移植物大小、强度和形状仍应尽可能相同。如果两侧移植物大小和强度有差异，将导致鼻尖向强度较弱的一侧偏斜，或者术后出现鼻翼两侧不对称的情况。
防止鼻部皮肤穿孔	■ 在使用弯Stevens组织剪剥离时，注意尖端始终朝向黏膜方向。这样保证在剥离过程中，即使出现表面覆盖组织破裂，也是出现在黏膜侧。
防止移植物植入困难	■ 将移植物尖端修剪呈30°～45°角，以便于移植物可以轻松地移植到腔隙内。ACG强度较弱，避免暴力移植，否则将有可能引起移植物断裂。

术后注意事项

- 术后对鼻部进行正确的包扎固定。
  - 在软组织三角附近不做特殊缝合，以防止在鼻孔顶端形成泪滴样畸形。用浸有杆菌肽的1cm×1cm的外科纱布填塞支撑软组织三角区。
  - 在鼻部表面粘贴胶带，起到支持作用，并减轻术后肿胀。
  - 使用Denver鼻外夹板固定。在鼻中隔成形术后常规应用Doyle夹板。
- 术后7天拆线，同时去除鼻部夹板和皮肤表面胶带。
  - 拆线后用生理盐水冲洗鼻腔和切口周围局部外用抗生素软膏。
- 建议患者在术后两周内睡觉时头部略抬高，以减轻肿胀。
- 术后2周内避免擤鼻。
- 手术2周后开始轻微运动，手术4周后可以进行慢跑等运动，手术6周后可以进行健身运动，并可以进行瑜伽等含有低头运动的锻炼项目。

治疗效果

- 据大量文献报道，应用ACG后可以改善鼻翼位置，改善外鼻阀功能，并防止鼻翼术后畸形，如鼻翼塌陷、切迹、后缩等。

并发症

- 与ACG相关的并发症较少见。这种技术可以改善鼻翼外形，术后风险较小，并且可以降低各种并发症的发生。需特别注意避免两侧移植物不对称，以防引起鼻尖异常和鼻尖不对称。

参考文献

[1] Rohrich RJ, Raniere J Jr, Ha RY. The alar contour graft: correction and prevention of alar rim deformities in rhinoplasty. *Plast Reconstr Surg*. 2002;109(7):2495-2505.

[2] Unger JG et al. Alar contour grafts in rhinoplasty: a safe and reproducible way to refine alar contour aesthetics. *Plast Reconstr Surg*. 2016;137(1):52-61.

[3] Constantian MB. The boxy nasal tip, the ball tip, and alar cartilage malposition: variations on a theme—a study in 200 consecutive primary and secondary rhinoplasty patients. *Plast Reconstr Surg*. 2005;116(1): 268-281.

[4] Toriumi DM. New concepts in nasal tip contouring. *Arch Facial Plast Surg*. 2006;8(3):156-185.

[5] Guyuron B. Alar rim deformities. *Plast Reconstr Surg*. 2001;107(3): 856-863.

[6] Guyuron B, Bigdeli Y, and Sajjadian A, Dynamics of the alar rim graft. *Plast Reconstr Surg*. 2015;135(4):981-986.

71

鼻腔气道阻塞治疗技术

Techniques for Treating Nasal Airway Obstruction

Michael R. Lee

概述

- 鼻腔气道阻塞（NAO）可以通过病史询问和体格检查得以诊断。在需要进行鼻整形治疗前，均需进行鼻腔气道阻塞状况的评估。
- 外鼻阀位于鼻孔处。鼻翼构成其外侧部分，鼻小柱构成其内侧部分。此内外侧部分与软组织三角共同形成外鼻阀结构。
- 内鼻阀是由上外侧软骨尾端与鼻中隔背侧连接而成的。
- 鼻中隔分隔鼻腔，由骨性和软骨性结构所构成，支撑鼻背和鼻尖。
- 下鼻甲是成对的骨性结构，从鼻腔外侧壁向鼻腔内延伸。鼻甲可以调节鼻腔通气道的特性，黏膜表面有纤毛，可以起到清洁作用。

相关解剖

- NAO好发于以下4个部位：
  - 外鼻阀。
  - 内鼻阀。
  - 鼻中隔。
  - 下鼻甲。
- 掌握以上结构的解剖特点是治疗NAO的基础。
- 外鼻阀结构依赖于下外侧软骨和周围软组织的支撑。
  - 外侧的支撑依赖于鼻翼部的纤维脂肪组织和鼻翼外侧脚结构的完整性。
  - 内侧的支撑依赖于鼻中隔尾侧端、内侧脚和鼻小柱处软组织。
  - 常用鼻基底美学线（basal aesthetic lines，BALs）描述鼻小柱外侧缘的曲线形态。在正常情况下，该曲线为平滑的凹形，没有向鼻孔的突出（**图71–1A**）。
- 两侧上外侧软骨头侧由鼻骨支撑，外侧由上颌骨额突支撑，内侧由鼻中隔背侧支撑。
  - 在鼻整形手术中，外形与功能密切联系。在鼻中间解剖结构正常的情况下，鼻背部美学线（DALs）也通常较为理想。
  - 下外侧软骨尾侧端与鼻中隔背侧的连接处是内鼻阀的组成部分，也是NAO最常发生的部位。
  - 内鼻阀是最影响鼻气道通畅性的部位（**图71–1B**）。
- 鼻中隔为外鼻提供重要的支撑。
- 鼻中隔牢固地固定于上颌骨前鼻棘上，支撑着其上方的上外侧软骨和下外侧软骨。
- 鼻中隔背侧参与构成内鼻阀结构。
- 鼻中隔尾侧延伸超过前鼻棘，支撑着鼻基底内侧。
- 左、右内侧脚夹着鼻中隔尾侧端，并与鼻小柱软组织结构关系密切。
- 下鼻甲从鼻腔外侧壁向鼻腔内延伸。
  - 如果下鼻甲肥大，将使其位置过于靠近内鼻阀，导致相应的问题产生。
  - 虽然下鼻甲本身是一个骨性结构，但是其表面黏膜和鼻毛结构也影响鼻部功能。
  - 鼻毛结构处于活动之中，鼻腔的阻力也因此发生变化，从而直接影响鼻部通气状况。
  - 气道黏膜参与免疫功能，并且黏膜纤毛具有清洁作用。

鉴别诊断

- 外鼻阀狭窄/塌陷。
- 内鼻阀狭窄/塌陷。
- 鼻中隔偏曲。

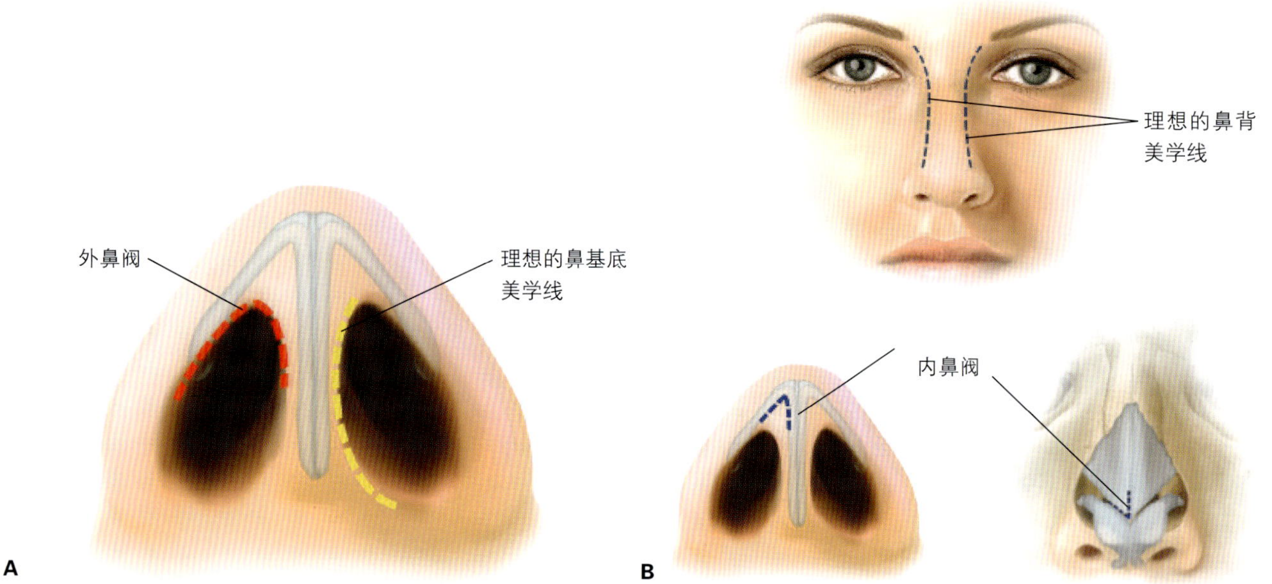

图71–1 **A.** 外鼻阀结构。鼻翼构成其外侧部分，鼻小柱构成其内侧部分，注意理想的鼻基底美学线的形态。**B.** 内鼻阀结构。上外侧软骨尾侧缘与鼻中隔软骨背侧连接处构成该结构，注意理想的鼻背美学线的形态

- 鼻中隔骨刺。
- 下鼻甲肥大。
- 鼻部肿物或息肉。

发病机制

- NAO可由先天性发育异常、外伤或医源性损伤所引起。衰老引起鼻部支撑结构和生理状态发生变化，也可能导致NAO。
- 鼻中隔外伤可按骨折类型进行分类。
  - 严重外伤可导致鼻中隔多处骨折，并且在上颌骨前鼻棘处发生移位。

病史与查体

- 对于NAO患者，需询问侧别、时间、病程、引起恶化或缓解的因素、属于常年或季节性反应、既往鼻部手术史或外伤史、相关症状等。
  - 如果出现渐进性病情恶化，并伴发鼻出血，则须考虑局部肿瘤的可能。
- 在进行鼻部通气道检查时，从鼻基底开始检查，并且在静息和呼吸状态下分别检查。
- 首先检查外鼻阀结构。
  - 观察鼻孔的通畅情况，确定是否有阻塞的情况。
  - 在静息状态时，外鼻孔（鼻翼软骨）应该是一个稳定的弧形结构。
  - 内鼻孔（鼻小柱外侧）应该展现出理想的鼻基底美学线（BALs）。
  - 外鼻阀狭窄可以由以上两个部位的阻塞所引起。
  - 在正常呼吸状态下观察以上结构是否发生塌陷，确定是否是引起通气道阻塞的原因。
- 在鼻镜辅助下进行内鼻阀检查。注意避免应用鼻镜后人为地造成内鼻阀增宽。
  - 在鼻腔黏膜处很容易观察到上外侧软骨尾侧缘。
  - 观察上外侧软骨尾侧缘与鼻中隔背侧连接处所形成的夹角。
    - 如果从基底位观察发现角度变小，提示存在内鼻阀狭窄。
  - 如果在正常呼吸状态下出现内鼻阀结构塌陷，也可能是患者出现NAO的原因。使用Cottle试验可以检查内鼻阀的通畅性。
- 从基底位开始进行鼻中隔检查。
  - 如果鼻中隔尾侧端向任何一侧偏斜，均会导致外鼻阀阻塞。
  - 通过触诊和鼻小柱指检均可以清晰地了解鼻中隔尾侧端所处的位置。
  - 在鼻镜辅助下进行鼻中隔背侧和体部的观察。
  - 确定鼻中隔背侧是否存在偏曲的情况。如果存在偏曲，也可能导致内鼻阀狭窄。
  - 观察鼻中隔体部形态，确定是否存在偏曲和骨

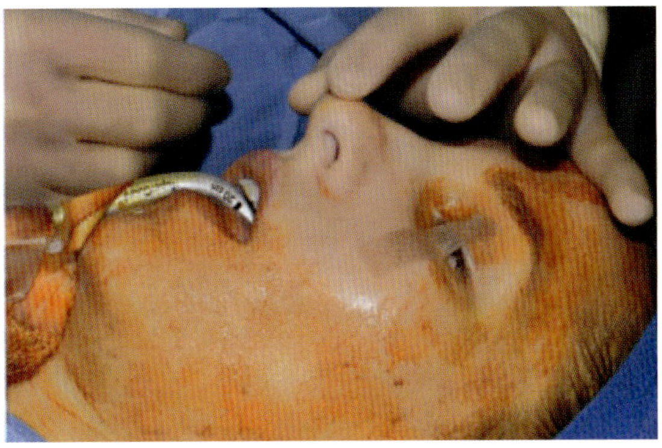

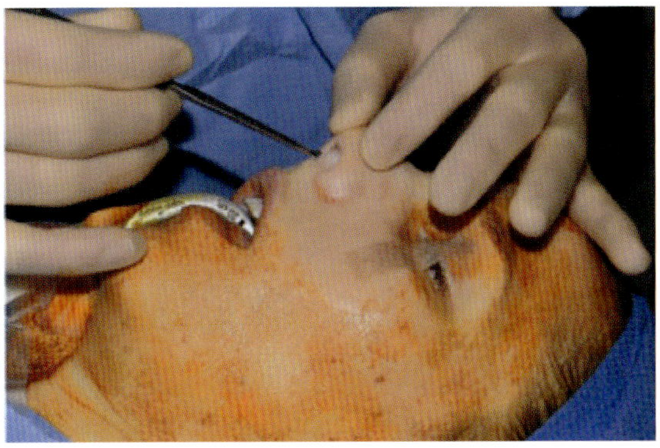

图71-2 A. 触诊检查鼻部，了解鼻尖部的支撑情况。B. 确定鼻中隔尾侧端的位置

刺，这些因素均可以导致NAO。

- 在鼻镜辅助下进行下鼻甲检查。
  - 注意其大小、位置和组织特点。
  - 如果下鼻甲体积肥大、表面潮红、分泌物过多，则可能与过敏反应有关。对于此类患者即使进行了下鼻甲缩小手术，症状也难以治愈。
  - 须准确记录下鼻甲肥大的位置，以便精准完成缩小手术。
- 局部应用羟甲唑啉（oxymetazoline），以观察鼻部对于缓解充血药物的反应。
  - 如果局部药物应用后症状缓解，可以尝试进行NAO的药物治疗。通常包括局部应用类固醇药物和常规鼻部清洗治疗。
- 鼻内检查时须注意排除导致NAO的罕见情况，如鼻部息肉、鼻部肿瘤等。

影像学检查

- 虽然通过X线和CT成像检查可以观察鼻中隔和鼻甲的位置和形态，但是一般不将影像学检查作为常规术前检查项目。主要根据病史和体格检查进行NAO的诊断。
- 如果考虑NAO是由鼻部息肉和肿瘤等其他原因引起的，则需要请相关专科医师会诊，并进行必要的影像学检查。

非手术治疗

- 如果怀疑是过敏原因导致的NAO，则可以考虑进行内科试验性治疗。
- 针对过敏性鼻炎者，需要远离过敏源，并用生理盐水冲洗鼻腔，在鼻腔内滴注类固醇药物，必要时辅助口服抗组胺药物。
  - 病情严重者可进行免疫治疗。
  - 需请耳鼻喉科医生会诊。
  - 药物治疗6周后再次评估患者病情的变化情况。
  - 如果仍然明显存在物理性阻塞的症状，则应考虑手术治疗。

手术治疗过程

- 术者应有条不紊地解决鼻部气道问题。
- 根据以上所介绍的方法通过术前检查确定需要解决的部位。
- 制订详细的手术计划，以解决所有存在的问题。
- 术前应充分意识到，手术操作可能造成医源性NAO，并避免这种情况的发生。

术前设计

- 诊断明确后，与患者就期望达到的效果进行详细的沟通。
  - 通过鼻中隔整形术可以有效地解决鼻阀、鼻中隔和鼻甲所造成的NAO。
  - 但是需要向患者告知，有许多可能引起NAO的生理性因素，导致术后NAO症状仍然长期存在。
- 在全麻起效后，再次仔细检查鼻部情况，之后再注射局部麻醉药物和消毒铺巾。
  - 检查鼻尖和鼻小柱的形态和活动度（图71-2A）。
  - 触摸鼻尖可以了解软骨支撑情况和软骨的完整性。
  - 从一侧向另一侧轻轻活动鼻小柱，可以了解鼻中隔尾端的位置和软组织的体积（图71-2B）。

体位

- 患者取仰卧位，气管插管全麻。
  - 头部最顶端的位置一般刚好超过手术床。
- 头部抬高15°，以减少术区的静脉回流（**图71-3**）。
- 轻柔地进行咽腔填塞，手术完成后去除咽腔填塞物。
- 切口周围局部注射含肾上腺素的利多卡因。

入路

- 可以采用开放式或闭合式鼻整形方法治疗NAO。
  - 闭合式手术常用于采用移植物改善鼻翼支撑、纠正鼻中隔体部偏斜、治疗下鼻甲肥大等情况。
  - 开放式手术可以更好地显露鼻中隔背侧和内鼻阀等手术部位。
- 以下介绍采用开放式手术纠正所有可能引起鼻部通气异常的方法。

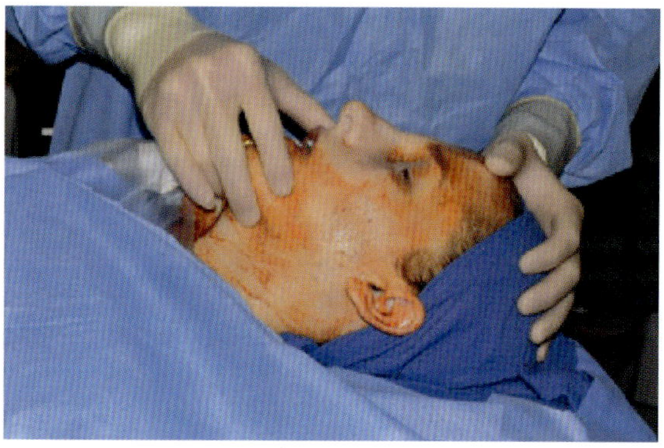

图71-3 鼻中隔整形术中患者的体位

操作步骤

鼻中隔整形术

- 采用贯穿鼻小柱的切口，并与两侧软骨下切口相连。掀起鼻部软组织，显露鼻部软骨和骨性结构。
- 分离显露鼻中隔前角。
- 在鼻中隔软骨和骨表面掀起黏膜瓣。
  - 剥离要紧贴鼻中隔表面进行，在这一层次内无血管分布。
- 在鼻中隔充分显露后，将上外侧软骨与鼻中隔背侧分开。
- 按术前计划缩小鼻中隔背侧或尾侧，之后进行鼻中隔体部软骨部分切除。
  - 鼻中隔软骨部分切除时，要保留宽度至少为1cm的L形软骨支柱，以保证鼻部的支撑力。
  - 在保留足够的L形软骨支柱的前提下，可以去除鼻中隔偏斜部分或其表面的骨刺（**图71-4A**）。
- Cottle剥离器不仅可以用来分离鼻中隔黏膜瓣，还可能用来分离鼻中隔软骨与骨的连接部位。
  - 鼻中隔软骨与骨的连接方式存在较多的解剖学变异。
- 标记拟切取的鼻中隔软骨，用手术刀切取鼻中隔软骨。
  - 切取的软骨可用于形成扩展移植物或鼻翼塑形移植物。
- 采用贯穿鼻中隔的编织缝合法将两侧鼻中隔黏膜瓣缝合在一起（**图71-4B**）。

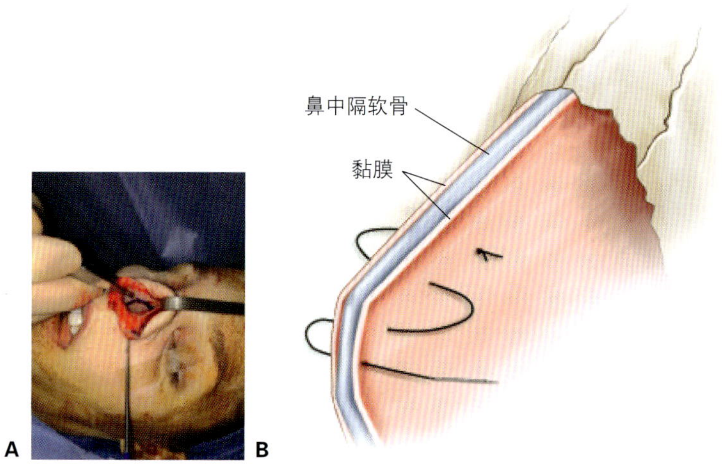

图71-4 **A.** 保留足够的鼻中隔支撑非常重要，并且需要确保鼻中隔尾端充分地固定于上颌骨前鼻棘。**B.** 采用编织缝合法将两侧鼻中隔黏膜瓣缝合在一起。在通常情况下，使用肠线直针进行缝合

内鼻阀修复

- 植入扩展移植物是纠正内鼻阀狭窄和塌陷的有效方法。
- 上外侧软骨与鼻中隔背侧分离后，很容易植入和固定移植物（**图71-5A**）。
- 移植物的长度要从鼻骨深面一直延伸至内鼻阀水平。在制备移植物时要测量所需的长度。
- 移植物的宽度通常为2～3mm，也要根据美观需要进行个性化设计。
- 为了避免增加鼻中部的宽度，可以将移植物位置靠下放置，使上外侧软骨覆盖在移植物上，并且可以与鼻中隔背侧相连接（**图71-5B**）。
- 放置位置确定后，应用6-0聚酯线缝合固定。

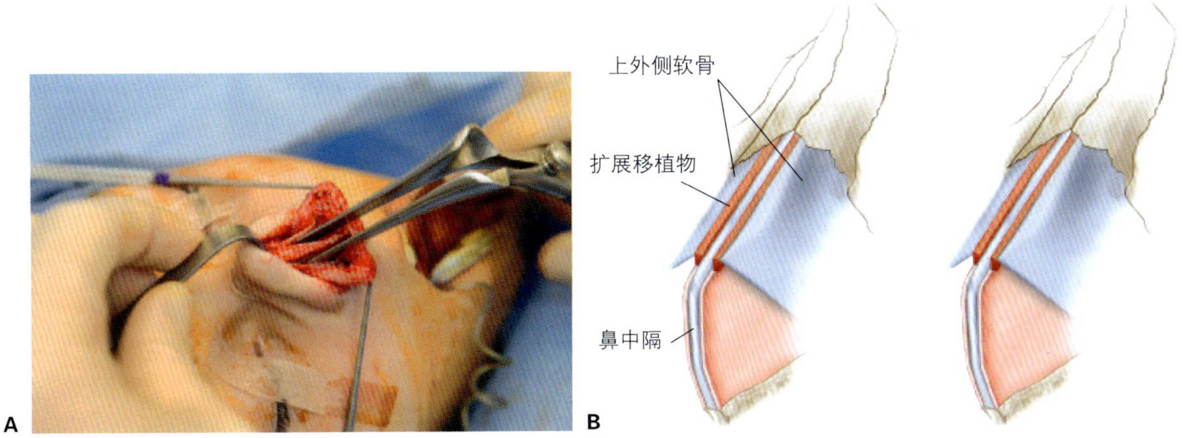

图71-5 **A.** 在内鼻阀处放置扩展移植物前，必须将上外侧软骨与鼻中隔背侧分离。治疗目的是增大内鼻阀角度，增加呼吸时的支撑力。**B.** 移植物的长度要从鼻骨深面一直延伸至内鼻阀水平。为了避免增加鼻中部的宽度，可以将移植物位置靠下放置

外鼻阀修复

- 外鼻阀修复的重点是加强鼻翼支撑力。
  - 可以采用多种软骨移植物。其中，鼻翼塑形移植物适用于大多数的情况。
  - 鼻翼塑形移植物通常宽度为2mm，长度为8～10mm。
- 用双齿皮钩小心牵拉鼻翼缘。
  - 应用眼科剪分离出移植腔隙，位置位于鼻翼缘头侧（**图71-6A**）。
- 修复外鼻阀前须对其存在的问题进行明确诊断。
  - 可能存在体积和/或位置异常的部位包括鼻中隔尾侧端、内侧脚、鼻小柱软组织等。

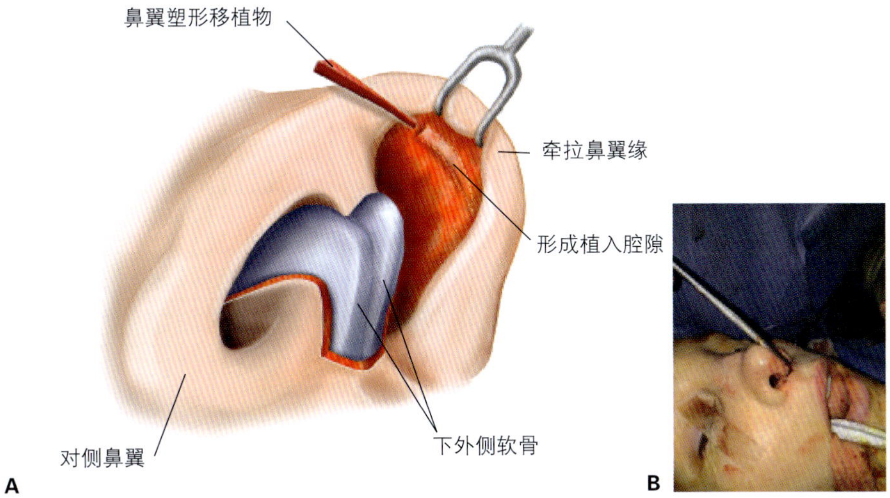

图71-6 **A.** 应用鼻塑形移植物是改善外鼻阀结构支撑的可靠方法。**B.** 采用MCFA治疗可以纠正鼻小柱基底部畸形，有助于扩大外鼻阀，并形成理想的鼻基底美学线

操作步骤

- 可以剥离鼻中隔软骨尾侧端周围的软组织，以进行详细的检查。
- 必要时通过切除部分鼻中隔可以纠正鼻中隔尾侧端偏斜。
  - 在不适于切除时，可以在软骨表面进行划痕处理，并采用加强缝合的方法使鼻中隔处于中间位置。
- 对于内侧脚基板异常张开的情况，可以应用内侧脚基板缝合（MCFA）进行纠正。
  - 进行MCFA操作时，先在基板张开处针刺形成进针口。
  - 然后使用聚二氧六环酮（PDO）线将左、右侧基板缝合靠近，之后闭合切口（**图71-6B**）。
- 掌握下外侧软骨的组织力学结构，对于调整内侧脚的形态和位置非常重要。

下鼻甲整形

- 治疗下鼻甲肥大的目的是减少组织量，同时保留其功能。
- 以手术刀在下鼻甲前表面做切口。
- 切口向后延伸，切口大小以可插入咬骨钳为度。
- 用骨膜剥离器剥离下鼻甲骨表面的黏膜。
- 去除引起鼻腔阻塞的骨组织及其他突起的组织。
- 局部冲洗，黏膜复位。
- 修剪黏膜瓣，对位缝合。
- 下鼻甲整形时通过黏膜下切除组织，减少下鼻甲体积，增加鼻通气量，同时保持鼻黏膜的功能。
- 使用剥离器向外侧拨动双侧下鼻甲，操作时动作要精准（**图71-7**）。

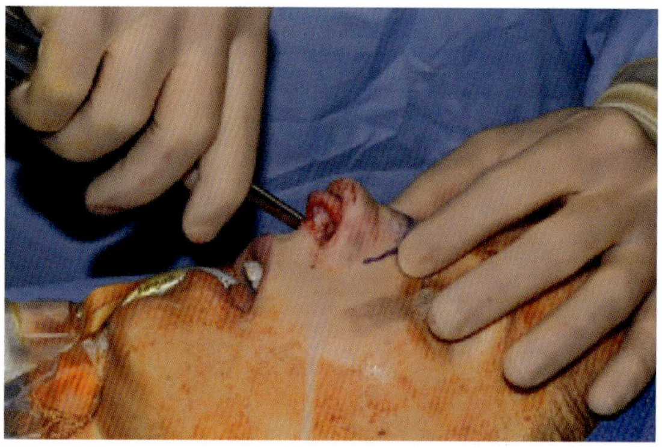

图71-7 去除下鼻甲多余的骨组织及其他突起的组织后，在良好的控制下完成下鼻甲整形

要点与难点	
相关解剖	■ 引起鼻腔阻塞的4个常见部位包括外鼻阀、内鼻阀、鼻中隔、下鼻甲。
正确诊断	■ 通过询问病史和查体确定NAO为结构性的、生理性的还是混合性的。
修复鼻阀的生理结构	■ 修复内鼻阀和外鼻阀时通常需要植入软骨移植物，以强化局部结构。
综合评估鼻中隔状况	■ 评估鼻中隔结构时需要注意鼻中隔背侧、尾侧和体部的情况。
下鼻甲手术的原理	■ 下鼻甲整形的目的是减少局部体积，同时保留其功能。

术后注意事项

- 鼻腔通气功能重建术后通常需要放置鼻内夹板和鼻外夹板。
- 鼻腔气道内夹板为内鼻阀和鼻中隔提供额外的支撑。此外，鼻内夹板还可以稳定向外侧移位的下鼻甲，防止新生创面之间发生粘连。
- 术后1周去除夹板，之后使用生理盐水进行鼻腔冲洗4周。

治疗效果

- 已有大量临床病例证实，应用扩展移植物和鼻翼塑形移植物可以有效治疗NAO。
- 鼻中隔整形术对于大多数鼻中隔偏曲病例有效。但是如果患者同时患有过敏性鼻炎，则效果不佳。

- 在黏膜下切除鼻甲的下鼻甲整形可以降低鼻腔阻力，并保持黏膜的功能。

并发症

- 通过移植物支撑矫正鼻阀狭窄，可能因移植物错位和其他异常情况导致手术效果不佳。
  - 这种情况的常见表现有：因扩展移植物异常而导致鼻背部形态不规则，因鼻翼塑形移植物异常而导致鼻翼/软组织三角形态不正常。
- 扩展移植物向下方错位可能阻塞鼻阀结构，从而导致NAO症状加重。
- 鼻中隔手术中如果损伤两侧黏膜组织可能导致穿孔。
- 如果术中形成的两个创面相互接触可能导致粘连。
- 鼻出血和复发也是可能发生的并发症。

参考文献

[1] Lee MR, Malafa M, Roostaeian J, et al. Soft tissue composition of the columella and potential relevance in rhinoplasty. *Plast Reconstr Surg*. 2014;134:621-625.

[2] Roostaeian J, Unger JG, Lee MR, et al. Reconstitution of the nasal dorsum following component dorsal reduction in primary rhinoplasty. *Plast Reconstr Surg*. 2014;133:509-518.

[3] Lee MR, Inman J, Callahan S, Ducic Y. Fracture patterns of the nasal septum. *Otolaryngol Head Neck Surg*. 2010;143:784.

[4] Unger JG, Roostaeian J, Small KH, et al. Alar contour grafts in rhino- plasty: a safe and reproducible way to refine alar contour aesthetics. *Plast Reconstr Surg*. 2015;137:52-61.

[5] Lee MR, Tabbal G, Kurkijan J, et al. Classifying columellar deformities in rhinoplasty. *Plast Reconstr Surg*. 2014;133:464e.

[6] Geissler P, Lee MR, Unger J, et al. Reshaping the medial nostril and columellar base: five-step medial crural footplate approximation. *Plast Reconstr Surg*. 2013;132:553-557.

[7] Lee MR, Geissmer P, Cochran S, et al. Decreasing nasal tip projection in rhinoplasty. *Plast Reconstr Surg*. 2014;134:41e-49e.

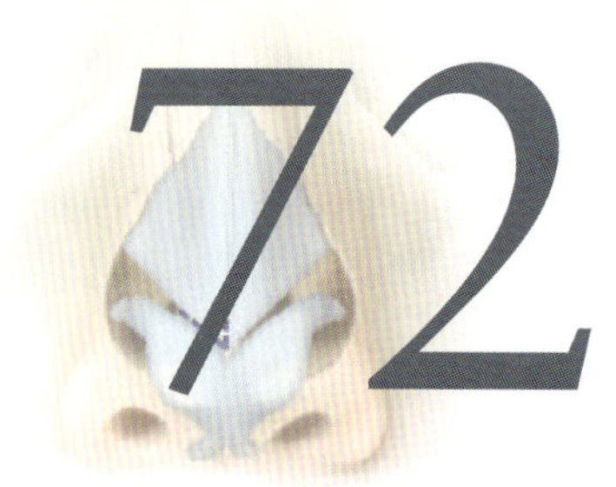

72

第12部分　假体植入法面部骨性轮廓增大术

假体隆颏术

Chin Augmentation With Implant

Daniel A. Cuzzone and Barry M. Zide

概述

- 颏部增大的方法包括通过下颌骨截骨进行颏成形术和通过植入自体移植物或异体材料进行隆颏术。本章主要介绍假体隆颏术。
- 颏部是决定下面部特征的关键部位，体现了面部的立体感。
- 在接受鼻整形的患者中，有20%～25%的患者同时希望矫正颏部过小的症状，目的是达到面部外观的协调。
- 假体隆颏术可以采用由多种不同材料制成的假体，每种假体有其各自的优点和不足（表72–1）。
- 截骨后进行颏部前移也可以达到颏部塑形的目的，相关优缺点不在本章介绍。

相关解剖

- 颏部是一个解剖学亚单位，可以分成唇下区和颏部组织垫区。
- 颏神经是下齿槽神经的终末支，来源于三叉神经第三支，支配下唇、颏部组织垫区和颏顶区（**图72–1A**，蓝色区）的感觉。还有一部分颏部的感觉支配来自分布于下颌舌骨肌的感觉神经（**图72–1A**，粉色区；**图72–1B**）。
- 颏孔的位置解剖变异较大（**图72–2**）。
- 解剖学研究显示，约有50%的成人颏孔位于下颌第二前磨牙的下方，约有25%的成人颏孔位于下颌第一前磨牙与第二前磨牙之间的位置下方，另有25%的成人颏孔位于下颌第二前磨牙远中下方。
- 颏孔通常位于牙槽嵴与下颌骨下缘连线的中点水平，距离下颌骨下缘为8～10mm，位于中线外侧2～3cm。
- 在下颌骨垂直向较短时，颏孔位置可能较低。
- 颏肌是成对的表情肌，收缩时上提颏部组织，并向下颌骨前表面压紧颏部组织，间接提升下唇（**图72–3**）。

发病机制

- 颏部短小可能因先天或后天的因素所造成。
  - 存在老化性颏部短小。
- 配戴义齿可能损伤颏肌起始点，导致软组织松垂和颏部突度减小。

病史与查体

- 详细询问病史和全面查体对于保证手术效果至关重要。需要特别注意了解患者的美学目标、既往面部手术史、正畸/正颌治疗史，并进行全面的面部检查。
- 对下面部进行细致的检查评估。
  - 下唇位置和外翻情况。

表72–1　假体的种类和特点

材料	商品名	组织界面	优点	缺点	并发症
聚二甲基硅氧烷	Silastic（硅橡胶）	纤维包裹	易雕刻、易放置、易取出	引起骨吸收（过高时）、血清肿、易外露	错位、外突、感染（可以挽救）
高密度多孔聚乙烯	MEDPOR，Su–Por	有限的组织长入	用途多样	去除困难，需要进行固定	错位、外突、感染（一旦发生，必须取出假体）

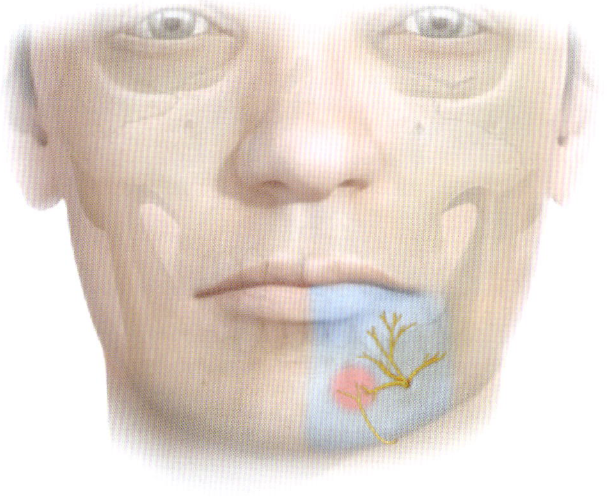

A

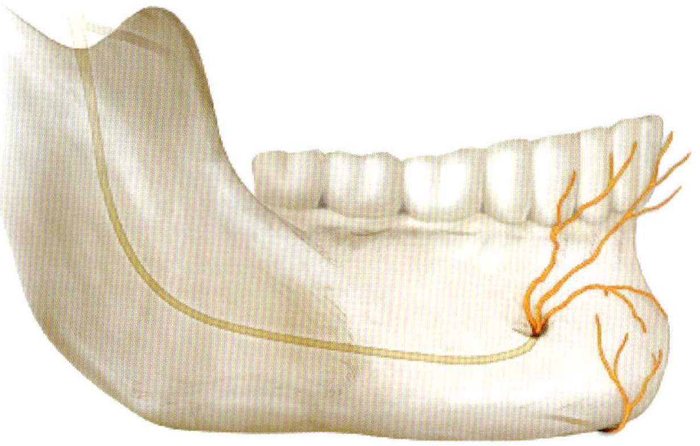

B

图72-1 **A.** 图示颏神经感觉支配区（蓝色区）和来自下颌舌骨肌神经的感觉支配区（粉色）。**B.** 主要支配下颌舌肌的神经也有分布于颏部的感觉神经分支（分布区为图中白色虚线圆圈所示的范围）

- 咬合情况。
- 在静态情况下颏部软组织垫的厚度（通常为9～14mm）。
- 颏唇沟的高度和深度。
- 在做笑的运动时颏部软组织垫的运动和变化情况（软组织垫可能变薄，也可能位置下降）。
- 颏联合狭窄的程度。

- 评估唇部的位置。
  - 在静息状态下，正常唇间隙不超过3.5mm。
  - 在静息状态下，下中切牙在下唇上显露高度为2～3mm。
  - 在静息状态下，上中切牙在上唇下显露高度男性最大为3.5mm，女性最大为5.5mm。

  评估下唇高度。

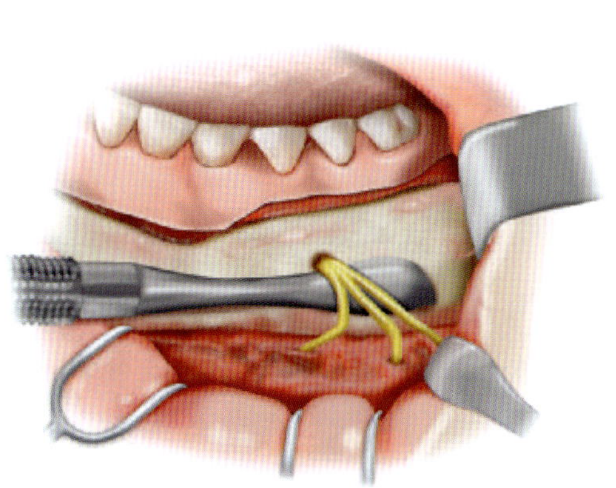

图72-2 颏神经由位于第二磨牙下方的下颌体部颏孔穿出

- 如果采用假体增加矢状面上的突度，也会使面部看上去变长。因此，如果颏部在矢状面上不足，而垂直方向上较长，则不适于植入假体。
- 观察皮肤软组织是否存在不平整的情况，并观察左、右颏部是否对称。
  - 如果既往有手术史、外伤史或面部病变史（如Bell面瘫），则可能出现皮肤凹坑。
  - 在静态和做表情运动时从正面和侧面进行观察评估。
- 如果颏联合部位过于狭窄，通常建议进行假体隆颏术，而不建议进行截骨前徙术。
- 评估牙齿咬合情况。
  - 下牙前突会引起下唇外翻，形成较为明显的颏唇沟。如果假体重直向过高，会加重这种情况。骨性深覆盖者咬合状态下面部较短，上颌牙齿会将下唇前推，出现同样的情况。

影像学检查

- 高清晰度术前照相非常重要，可以形成照片记录，并辅助术前设计。
- 照相采取正位和侧位，并在静息状态和微笑状态下分别照相。微笑状态下可以观察颏部软组织垫在动态下的位置变化情况。
- 二次修复手术前通常需要进行放射性影像检查。对于下颌骨较短的患者，为了确定颏孔的准确位置也

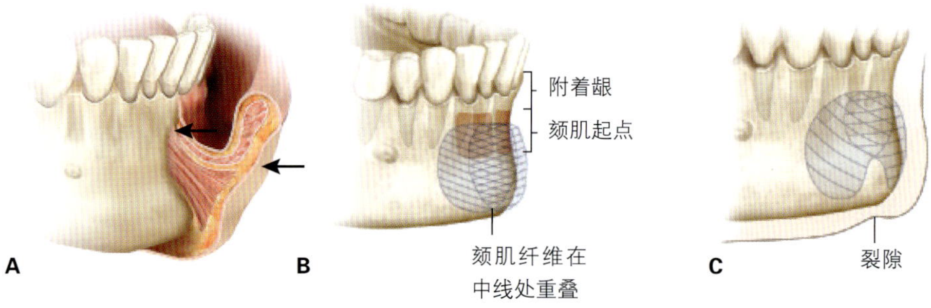

图72-3 **A.** 颏肌上部含有水平方向走行的肌纤维（图中箭头所指），有稳定下唇的作用。下方斜向纤维协助完成噘嘴的动作。**B.** 颏肌成对分布，收缩时上提和压紧下唇。**C.** 颏肌外形表现多样，可以是完全覆盖在骨表面，也可以呈分散覆盖，形成类似于肌肉裂隙样的外观

可能需要进行此类检查。为了观察之前手术固定物的位置，也需要进行该检查。

假体选择

- 在应用硅胶假体时，通常采用小到中型的假体，过大的假体容易造成较严重的组织侵蚀性破坏。

治疗过程

术前设计

- 根据术者的习惯，术前口服或静脉给予一次抗生素治疗。
- 假体隆颏术可以在口服镇静药物后采用局部麻醉，也可以在持续监护下采用静脉镇静麻醉。
- 术前2天开始使用Peridex，术前使用加入几滴辣薄荷油的甜菜碱（Betaline）进行口腔准备。

体位

- 患者取仰卧位，垫肩，使颈部处于前伸位。

入路

- 隆颏术可以采用口外颏下部皮肤切口入路，也可以采用口内前庭沟入路。
  - 植入多孔材料时切口长度需要2.5～3.5cm。
- 采用颏下切口可以更好地控制假体放置的位置，并且可以同期进行颈部操作。
- 采用口内切口可以避免皮肤表面遗留可见瘢痕，但是容易发生口内假体植入后两侧不对称，特别是使用硅胶假体时更容易出现这一问题。也可能发生植入位置不当，导致更严重的组织吸收。
  - 采用口内切口时植入假体难度更大。
  - 需要分两层闭合切口（肌肉层和黏膜层）。
  - 可以采用横向切口或纵向切口。
- 假体可以采用单独的一部分或分开的两部分的形式进行植入，后者通常为多孔材料假体。分成两部分的假体在设计上更为灵活，也可以更好地与患者颏部外形相适应。在通过口内切口放置多孔材料假体时，切口要足够长，术前需要做好口内消毒。

操作步骤

口外（颏下）切口隆颏术

标记

- 从颏部软组织垫区至颏下区标记面部中线。
- 在颏下皱褶处或其附近设计切口线，切口线长度为3.5cm（多孔聚乙烯假体）或1.5cm（**图72-4**）。
- 用含1：100 000肾上腺素的1%利多卡因行双侧下齿槽神经阻滞麻醉，麻醉液中可以加入丁哌卡因。
- 用含1：100 000肾上腺素的1%利多卡因与0.5%丁哌卡因的等比混合液行颏下切口周围和骨膜前间隙浸润麻醉。

多孔聚乙烯假体塑形

- 在等待局部麻醉起效期间，对假体进行塑形。
- 使用电转或手术刀修剪去除30%～50%的假体上部（**图72-5A、B**）。
  - Su-Por假体较软，更容易塑形。

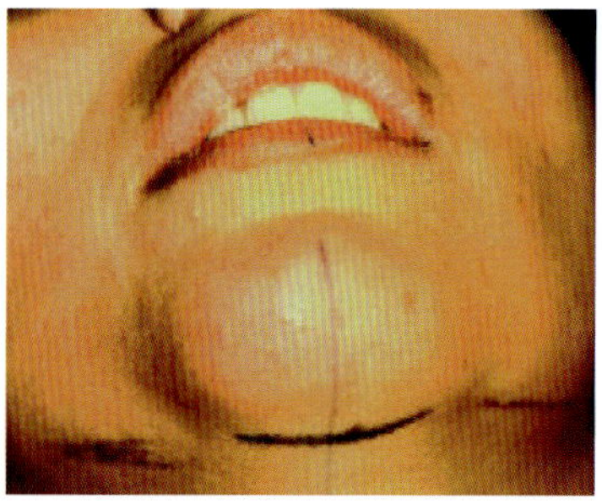

图72-4 从颏唇沟至舌骨水平标记面部中线，之后标志切口线

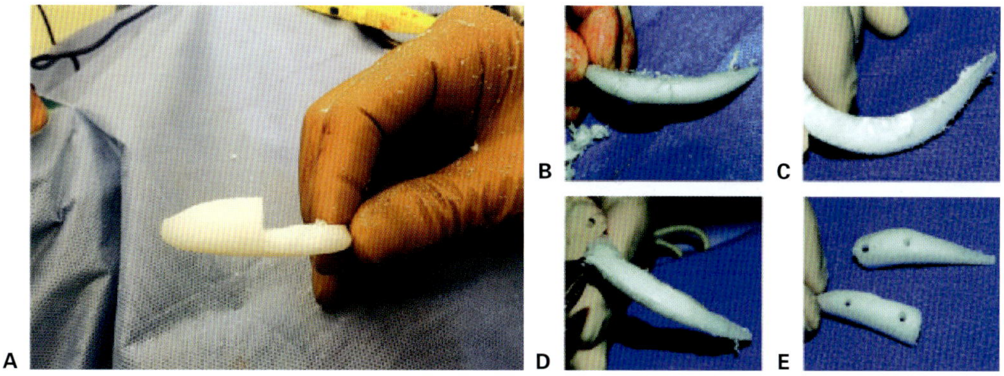

图72-5 **A、B.** 修剪去除30%～50%粗糙表面假体上部，使假体植入后仅在颏顶点附近增加突度。**C.** 对假体外侧部分进行修剪，并使其尾端逐渐呈锥形。**D.** 回到假体上部，使用电钻将假体上缘前部塑形成呈45°角的锥形。**E.** 将假体在中线处分成两半，在每侧假体上钻两个导向孔，第一个导向孔距离中线3～5mm，第二个导向孔位于第一个导向孔与假体尾端之间

- 根据需要对外侧翼状部分进行修剪，并使其尾端逐渐呈锥形（**图72-5C**）。
- 使用电钻将假体上缘前部塑形成呈45°角的锥形（**图72-5D**）。
- 将假体分成两半，在每侧假体上钻导向孔，该孔与中线距离为3～5mm（**图72-5E**）。
  - 可以在假体尾端与第一个导向孔之间钻第二个导向孔。

切开与显露

- 使用10号或15号刀片按颏下切口线设计切开皮肤及各软组织层，直达颏部下缘骨面。
- 在皮下层至骨膜层分离过程中通常使用针式电切进行操作，切开后显露双侧尖牙区之间的下颌骨下缘（**图72-6A**）。
- 使用骨膜剥离器剥离掀起骨膜，在剥离区的尾端，将剥离器抬起，进一步扩大剥离腔隙（**图72-6B**）。
- 向外侧进行骨膜下剥离时注意避免损伤颏神经血管束，在剥离过程中有可能见到该神经。向外侧剥离时由中线位开始。
- 进行对侧的剥离。
- 使用电刀、电钻、骨锉或无菌记号笔在颏顶点处标志中线位置（**图72-6C**）。

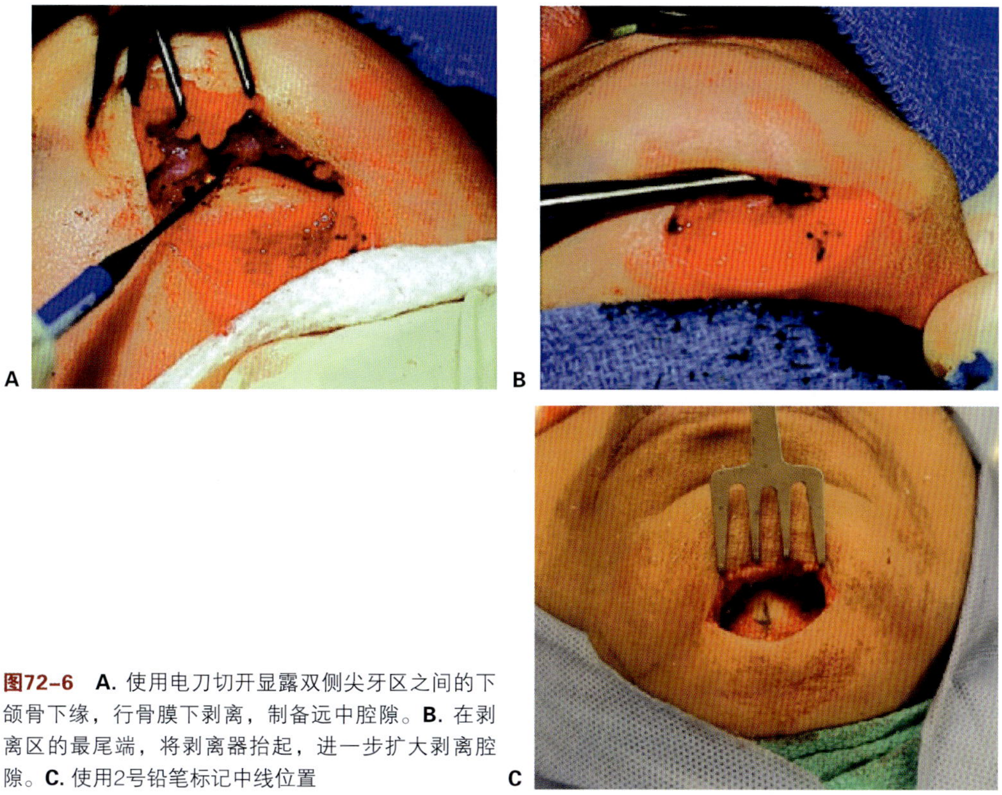

图72-6 **A.** 使用电刀切开显露双侧尖牙区之间的下颌骨下缘，行骨膜下剥离，制备远中腔隙。**B.** 在剥离区的最尾端，将剥离器抬起，进一步扩大剥离腔隙。**C.** 使用2号铅笔标记中线位置

操作步骤

假体植入

- 左、右侧假体分别植入相应的腔隙内，中间部分与颏顶点中线区对齐。
- 根据假体厚度选择延当的钛钉，向内侧固定假体。
  - 先将钛钉通过假体上的内侧导向孔，并钻入骨组织中。先不完全拧紧螺钉，以使外侧部分可以进行位置上的调整。
  - 外侧钛钉就位，将假体固定于下颌骨下缘。
  - 拧紧两个钛钉，使钛钉头低于假体表面，埋入假体之中（**图72-7A**）。
  - 先不拧紧内侧钛钉，可以更好地调整假体外侧的位置。
- 在对侧重复相同的操作（**图72-7B**）。
- 使用多孔聚乙烯假体时需放置引流管，并应用Canfield下颌罩。
- 使用硅胶假体时整块植入，并将假体与骨膜缝合固定。
  - 一些术者使用钛钉或克氏针固定硅胶假体，但是这样做有可能使假体发生断裂。
- 分肌肉、皮下和皮肤3层缝合切口。

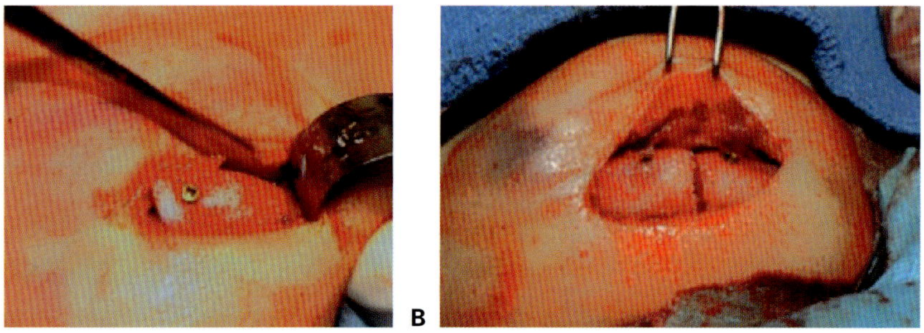

图72-7 **A.** 根据颏顶点处中线标记确定假体放置的中间位置。通过内侧导引孔钻孔后拧入钛钉。先不拧紧钛钉。显露假体外侧部分，调整其位置，使假体准确地沿下颌骨下缘排列。通过外侧导引孔钻骨孔后拧入钛钉。**B.** 拧紧两个钛钉，使钛钉头低于假体表面，埋入假体之中，以便于在必要时进行假体表面的进一步修整。在该图中，钛钉头尚未完全埋入假体之中

口内切口隆颏术

- 在颏顶点外标志中线的位置。
- 标志下颌骨下缘和两侧剥离的范围。
- 用含1：100 000肾上腺素的1%利多卡因行双侧下齿槽神经阻滞麻醉。
- 行下唇前庭沟区黏膜浸润麻醉，麻醉范围向颏顶点和两侧方向扩展。
- 用15号手术刀或针式电刀在下唇前庭沟唇侧以颏部中线为中心做2cm的横向切口或在中线上做2cm的纵向切口。
  - 注意在前庭沟唇侧保留至少4mm宽的黏膜组织，以便于闭合切口时进行双层缝合。
- 切开直达骨面，以便于术后颏肌的重新附着。
- 以骨膜剥离器行骨膜下剥离。
  - 在中线区剥离腔隙大小与假体接近，在其他区域，剥离腔隙略大于假体大小。
- 在假体上标记中线的位置，以保证植入后位置正确。
  - 将假体植入剥离后形成的腔隙中，通过下颌缘的形态确定假体的位置是否正确。
- 分层缝合肌肉和黏膜层。
- 颏部应用下颌罩制动。

要点与难点

美观问题	■ 关键在于达到下面部的平衡。
术前评估要点	■ 唇外翻情况。 ■ 咬合情况。 ■ 静态时颏部组织垫的厚度。 ■ 颏唇沟的深度和高度。 ■ 微笑时颏部组织垫的变化情况。
剥离过程	■ 掌握颏神经的解剖位置，骨膜下剥离时避免损伤该神经。
口外切口	■ 尽可能缩短横向切口的长度。
口内切口	■ 可以采用横向或纵向切口。 ■ 术中进行颏肌的重新悬吊。

术后注意事项

- 术后佩戴颏部弹力套3天。
- 如果应用多孔材料后放置引流管，术后1～2天拔管。
- 术后7天内进软食，术区进行冰袋冷敷，加强口腔卫生（可以应用Peridex漱口），睡觉时头部抬高。如果采用口内切口，术后36h内采用流食，之后逐渐转为正常饮食。
- 如果采用口内切口，应用Peridex漱口5天。
- 术后4～7天拆线，辅助应用Steri-Strip固定。
- 术后1周复诊，之后在手术后1个月、3个月、6个月和1年时复查。
- 术后询问患者是否有下唇麻木的症状。一旦有这种症状，一般在术后2～3周症状会逐渐改善。

治疗效果

- 假体隆颏术后颏部突度会明显改善，颏唇沟变得明显（**图72-8**）。
- 手术的目的还包括降低颏顶点的位置，但是颏唇沟不能过深。

并发症

- 术区感染：发生率为5%～7%。
  - 感染多与术后出血和切口闭合不良有关。如果使用硅胶假体，有可能得以挽救。
- 血肿：较为少见。
- 包膜挛缩：常见于硅胶假体植入术后。多孔聚乙烯材料与组织相容性更好，因此较少发生包膜挛缩。

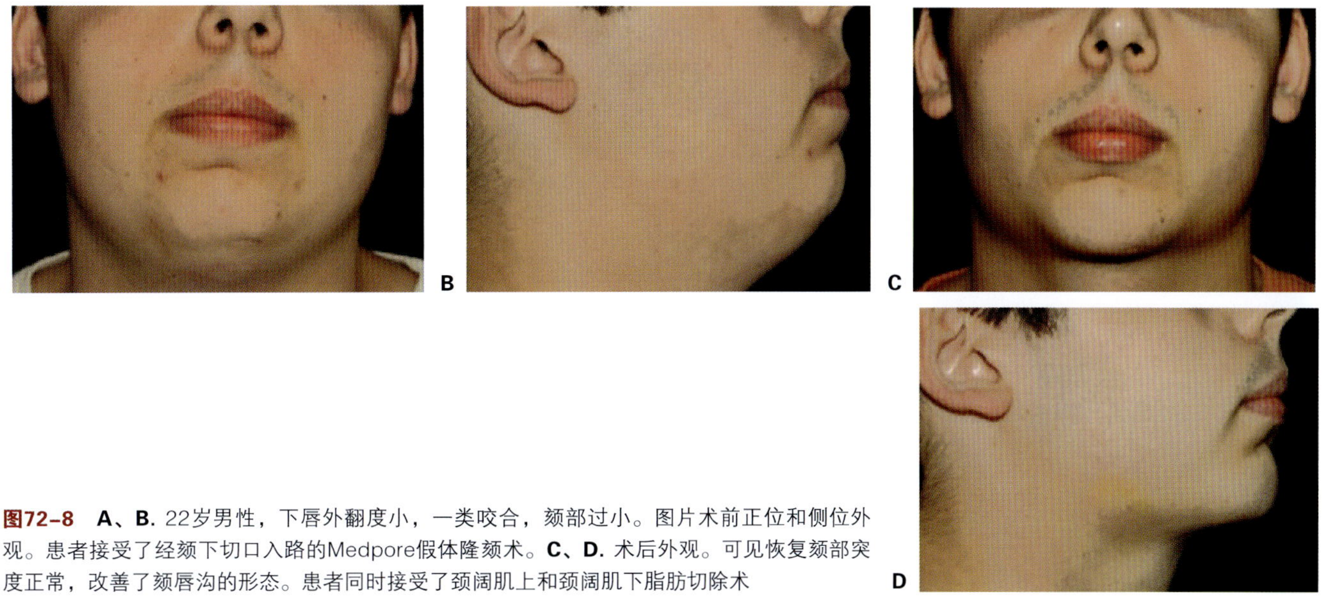

A B C D

图72-8 **A、B.** 22岁男性，下唇外翻度小，一类咬合，颏部过小。图片术前正位和侧位外观。患者接受了经颏下切口入路的Medpore假体隆颏术。**C、D.** 术后外观。可见恢复颏部突度正常，改善了颏唇沟的形态。患者同时接受了颈阔肌上和颈阔肌下脂肪切除术

一旦发生，需更换假体或采用颏部截骨成形术。

- 神经损伤：常表现为下唇麻木。其可能的原因包括术中牵拉神经、假体压迫神经或者神经被切断。
  - 一般在术后2～3周症状会明显改善。如果症状持续超过3周，需要进行手术探查，观察假体植入腔隙情况，重新修整假体外形，并需要直接观察神经的连续性。
  - 假体位置异常可能引起颏神经受压，导致出现麻木的症状。在这种情况下，需要重新调整假体的位置，或重新修整假体的外形。
- 颏部组织下垂：常由于颏肌受损后修复不足所引起，结果是颏部组织下垂、唇部下垂、流涎、下中切牙显露增多。这种情况多见于口内入路时。颏部组织垫下垂还可见于假体取出之后、腔隙分离过大时，以及假体磨除过多之后。包膜挛缩后可能形成球样外观。治疗时可能需要切除过多的颏下脂肪，并有可能需要对颏肌进行折叠或复位。
- 颏肌功能异常：表现为肌肉痉挛或颏部皮肤出现凹坑。注射肉毒毒素可以纠正颏肌异常引起的凹坑。
- 骨吸收：在假体植入处有可能发生骨吸收。
  - 在骨质较厚的下颌骨下缘处植入假体后骨吸收最为明显。
- 假体位置异常。

参考文献

[1] Warren SM, Spector JA, Zide BM. Chin surgery VII: the textured secured implant—a recipe for success. *Plast Reconstr Surg*. 2007;120:1378-1385.

[2] Zide BM, Pfeifer TM, Longaker MT. Chin surgery: I. Augmentation— the allures and the alerts. *Plast Reconstr Surg*. 1999;104:1843-1853.

[3] Sinno S, Zide BM. Chin ups and downs: avoiding bad results in chin reoperation. *Aesthet Surg J*. 2017;37:257-263.

[4] Aston SJ, Smith DM. Taking it on the chin: recognizing and accounting for lower face asymmetry in chin augmentation and genioplasty. *Plast Reconstr Surg*. 2015;135:1591-1595.

[5] Strauss RA, Abubaker AO. Genioplasty: a case for advancement oste- otomy. *J Oral Maxillofac Surg*. 2000;58:783-787.

[6] Zide BM. The mentalis muscle: an essential component of chin and lower lip position. *Plast Reconstr Surg*. 2000;105:1213-1215.

[7] Garfein ES, Zide BM. Chin ptosis: classification, anatomy, and correc- tion. *Craniomaxillofac Trauma Reconstr*. 2008;1:1-14.

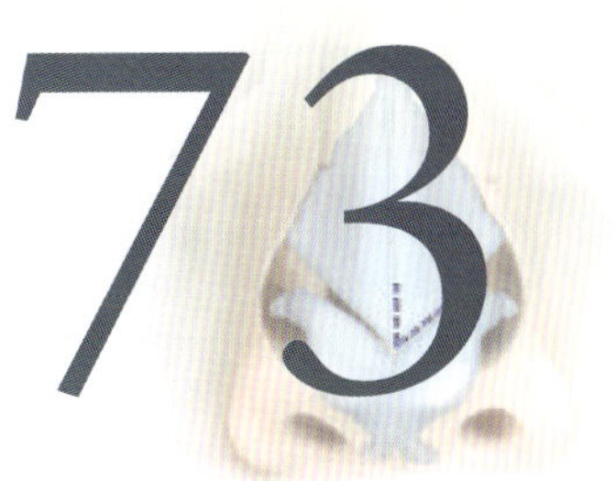

假体隆颧术

Techniques for Placing Malar Implants

Erez Dayan, Dev Vibhakar, and Michael J. Yaremchuk

概述

- 在各国文化中，颧部突出常被认为是面部年轻和有吸引力的特征。
- 颧部是面部一个可以运动的解剖部位，由深层骨组织、脂肪组织和面部表情肌所构成。
- 颧部外形呈半球形，由于在人体测量学和头影测量学上缺乏固定的标志，因此该部位的具体位置很大程度上由主观所决定。由于无法确定颧部“平均标准”或“正常标准”，因此在确定假体的形状、大小和位置时常有较大的难度。
- 隆颧术是针对颧部发育不良者通过植入异体材料的方法改善其外观的治疗方法。

相关解剖

- 骨组织。
- 颧突是颧部最为突出的部分。其凸面由外侧向内移行至眶下孔，下方移行至中面部颧弓处。
- 在颧部中间部位分布有颧面孔，有颧面神经和血管走行。
- 肌肉：
  - 中面部肌肉运动参与面部大多数表情的形成过程。这些肌肉包括颧大肌、颧小肌、提上唇肌和提口角肌。这些肌肉的主要作用是上提上唇部，在隆颧术中将从起始点剥离这些肌肉（**图73–1**）。
- 神经：
  - 眶下神经经眶下孔走行至上颌骨表面，走行位置位于提上唇肌下方、提口角肌上方。神经分支支配下睑、鼻外侧、大部分颊部和上唇部皮肤。此神经在手术中必须加以确定和保护。
  - 颧面神经经过颧骨外表面上分布的小骨孔。该神经支配上颊部一小部分皮肤的感觉。在隆颧术中一般会切断该神经。

发病机制

- 希望进行隆颧术者颧部通常在正常范围内，手术的目的是期望通过手术使颧部更为明显、更有立体感，或者与面部整形外形相协调。
- 研究表明，随着年龄的增长，中面部和下颌骨骨性支架结构发生后缩，因此通过植入异种材料增加支

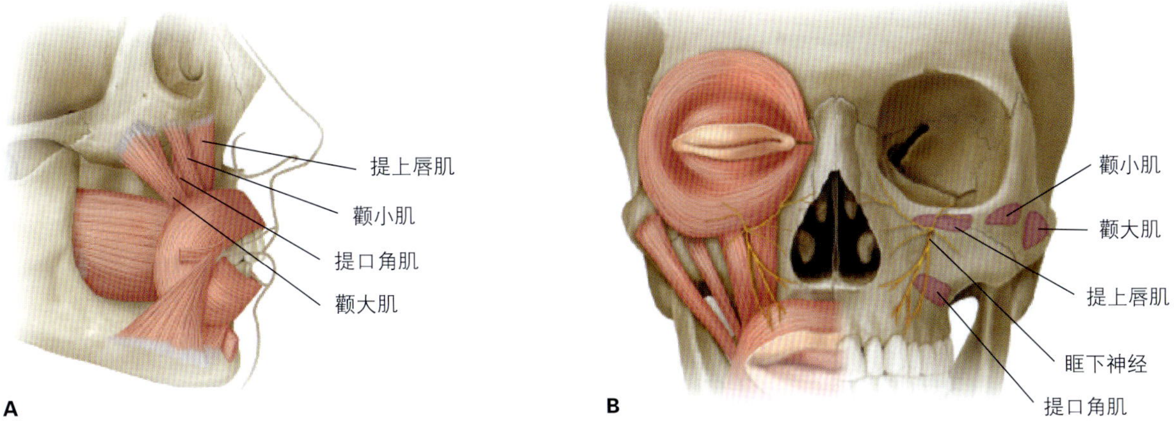

图73–1 **A、B.** 与隆颧术有关的面部肌肉和眶下神经

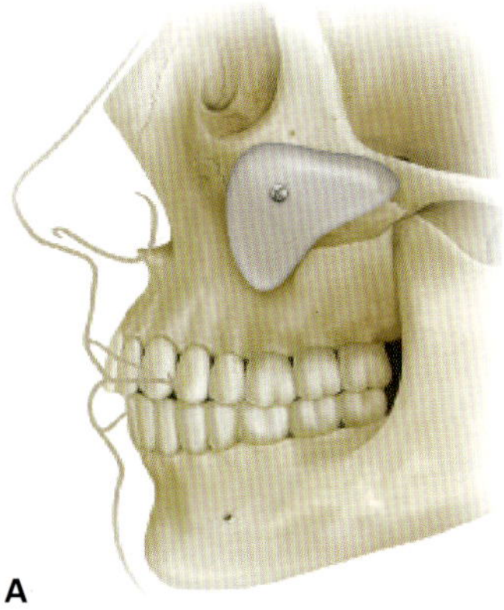

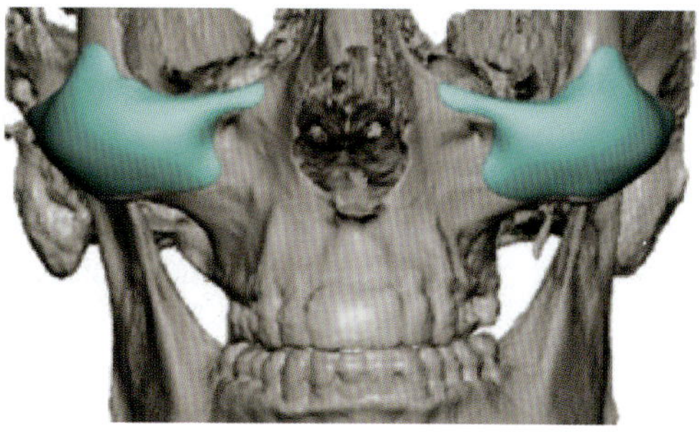

图73-2 A、B. 颧部假体植入的位置

架结构的体积，可以达到面部年轻化的目的。

- 颧部发育不良常为中面部缺陷的一部分，需要同时进行软组织评估和矫正。随着年龄的增长，中面部支持韧带力量减弱，软组织发生萎缩，导致颧部软组织复合体体积减小，位置下移。
- 在功能上，颧部突起的结构可以支撑表面的软组织，并且可能防止下睑发生组织下垂（**图73-2**）。
- 颅面畸形患者常有功能和外观上的异常，矫正时需要进行较大范围的截骨和骨结构复位操作，常不能仅采用假体隆颧术。但是对于咬合正常的骨组织缺乏的患者，由于假体隆颧术创伤较小，因此也是一个较为理想的选择。

病史与查体

- 查体时需分析面部的骨性结构和软组织结构，并考虑整体的平衡。须观察是否存在两侧不对称的情况，并加以标记。可以应用与实际等大的照片，与患者就外观上的困扰问题和治疗目标进行充分的沟通。
- 需了解的既往史包括免疫抑制治疗史、结缔组织病史、凝血障碍史、面部外伤史、面部假体金属固定物固定史等。还需要了解患者近期内面部注射肉毒毒素和填充物的情况，包括暂时性填充物和永久性填充物的注射史。
- 皮肤较薄、有放射治疗史、有鼻窦类病史者，不适于进行假体隆颧术。
- 患者有可能同时希望增大面部其他部位，如鼻部、眶周等。术者须准确评估颧部组织缺乏的程度，并正确判断颧部对于中面部整体协调性的影响。

影像学检查

- 在通常情况下，无须进行放射性影像学检查。植入假体的大小和位置主要根据术者对于外观的判断。
- 如果患者存在明显不对称的情况，CT检查可以提供多个平面的观察结果，并且可以进行三维重建，形成与实际等大的模型，还可以预制个性化假体。

非手术治疗

- 非手术治疗包括脂肪移植和生物合成填充物注射等方法。这些方法虽然可以在一定程度上修复软组织容量的缺失，但是在增加骨性突度方面作用有限。
- 面部衰老后，颧部的软组织和骨性结构均发生变化。根据患者的需求，这两种结构均可能需要进行修复，这样才能恢复更为年轻的外观。术者必须正确判断这两种结构对外观的影响。例如，如果患者实际上需要进行软组织填充，但是却增大了骨性结构，结果将导致颧部出现过度突出的外观。另一方面，如果实际上需要进行骨性结构的增大，但是却进行了脂肪填充或填充剂注射治疗，结果面部将过于球形化，缺乏足够的棱角。

外科治疗过程

术前设计

- 术前知情同意过程中交代的手术风险包括感染、假体外露、假体移位、两侧不对称、外形不理想、血肿、血清肿、感觉/运动神经损伤、麻醉风险等。
- 在麻醉之前，在患者处于坐位时与患者再次确定希望增大的部位，并在皮肤表面做标记。
- 作者习惯在经鼻气管插管全麻下进行手术。这种麻醉方式便于术中操作，并可以很好地保证呼吸道通畅。也可以采用镇静辅助下的局部麻醉。
- 可选择的假体包括硅胶假体和多孔聚乙烯材料

假体。

- 作者常用多孔聚乙烯材料假体进行隆颧术（**图73-3**）。该假体具有半灵活的特性，经螺钉固定后，可以与深面的骨组织很好地贴合。材料多孔的特性可以允许纤维血管长入材料内部，避免软组织包膜的形成。如果材料表面为光滑性结构，则经常会有包膜形成。
- 对假体进行适应的修剪，以避免压迫眶下神经。术中进行标记，以保证两侧假体对称性放置。

体位

- 患者取仰卧位，麻醉工作区与手术台呈垂直位放置，以保证最大的显露。

入路

- 可以采用口内切口、冠状切口或睑缘切口进行手术。
- 根据术者经验、假体大小、假体放置位置、既往手术史等因素选择手术切口入路。

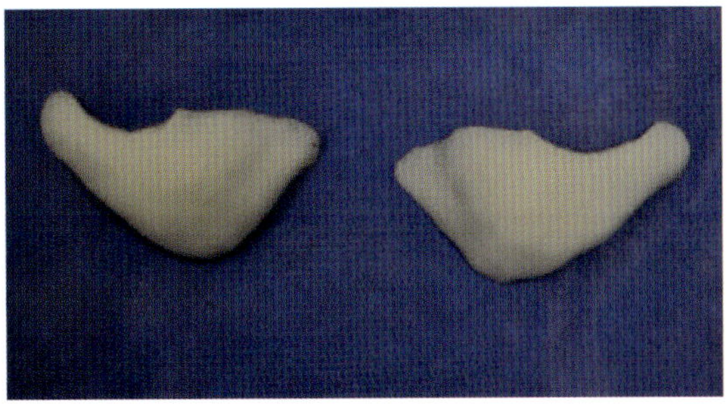

图73-3 颧部多孔聚乙烯材料假体

操作步骤

术前准备

- 用含1：100 000肾上腺素的经稀释的利多卡因行术区浸润麻醉，可以起到止痛作用，更为重要的是促进术中止血。之后进行常规消毒、铺巾。
- 在术前30min左右静脉滴注头孢菌素或环丙沙星。
- 手术前3天开始每日用0.12%葡萄糖酸氯己定漱口（包括手术当天）。

眶周入路

- 作者通常采用睑结膜切口眶隔后入路结合外眦切开入路完成手术（**图73-4A**）。
- 在拟放置假体的部位进行较大范围的骨膜下剥离，注意观察和保护眶下神经。
- 假体上有眶外侧缘和颧弓内侧的标记，有助于保证对称性地植入。
- 用钛钉固定假体，可以消除假体与骨组织之间的间隙（**图73-4B**）。一旦在两者之间出现间隙，将使颧部突度的增大量超出术前的预期。
- 睑结膜切口处软组织复位，缝合外眦部切口，分层缝合眶外侧壁表面的眼轮匝肌和皮肤。
- 为防止术后出现严重的结膜水肿，用5-0尼龙线行暂时性睑缘缝合，在水肿消退后拆除缝线。

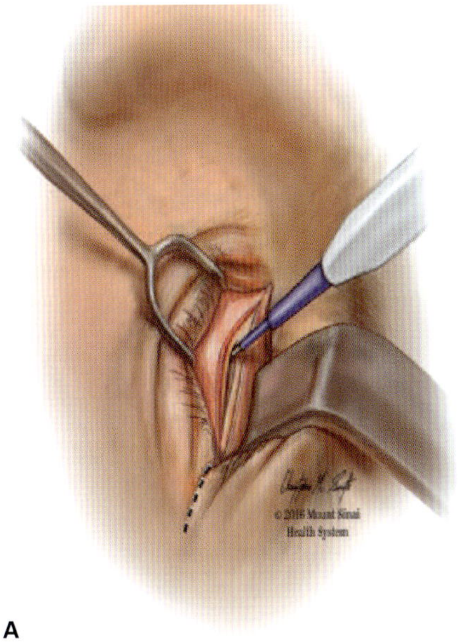

A

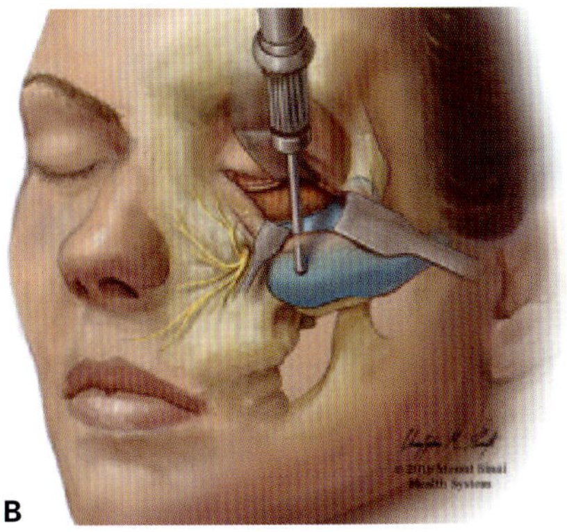

B

图73-4 **A.** 通过睑结膜切口植入颧部假体。**B.** 经下睑入路固定颧部假体，注意保护眶下神经

操作步骤

口内入路

切开前庭沟和骨膜下剥离

- 在上颌前庭沟处设计切口，注意切口距离前庭沟底有一定的距离，以便于假体植入后更好地闭合黏膜切口。
- 按切口线设计切开黏膜、黏膜下层、肌肉和骨膜，在上颌骨表面进行骨膜下剥离。
- 确定和保护眶下神经后，在颧突表面进行骨膜下剥离，向上达眶下缘，向后上达颧弓，并继续向上剥离，直到颧颞缝水平（**图73-5**）。
- 操作过程中注意减少出血，避免形成血肿，否则将导致延迟愈合和感染。

形成假体植入腔隙

- 通过骨膜下剥离后形成的腔隙应该能够看到重要的解剖学标志点，并且能够保证正确地放置假体。
- 形成的腔隙应略大于假体大小。
- 需要特别注意，如果假体延伸至颧弓，将明显增加中面部的宽度。
- 术中可以使用手术刀或高速电钻对假体外形进行调整，以更好地适应患者颧部外形的需要。
- 无菌热生理盐水（41℃/106℉）可以用来软化多孔聚乙烯假体，便于更好地进行塑形。

固定假体

- 确定假体位置满意后，用钛钉将假体固定于骨组织（**图73-6**）。
  - 钛钉穿透上颌窦不会引起临床症状。
- 在操作过程中始终保证可以观察到眶下神经与假体的位置关系。这样在术后即使出现神经支配区麻木的症状，也可以确定是由于术中神经受到牵拉所引起的，是暂时性的，而不是由于假体卡压神经所造成的永久性麻木。
- 用抗菌液冲洗创口。
- 用可吸收线全层间断缝合口内切口。

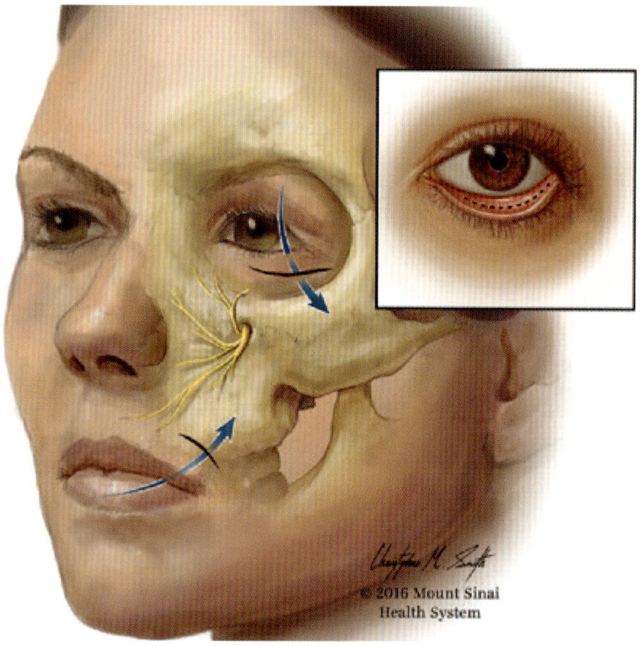

图73-5 假体隆颧术时采用的上前庭沟切口和下睑切口

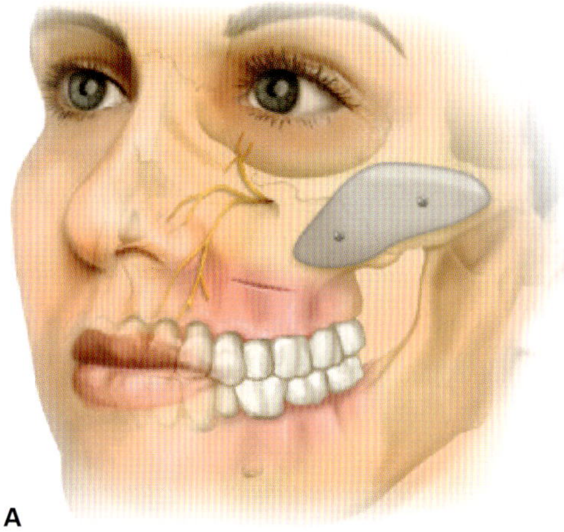

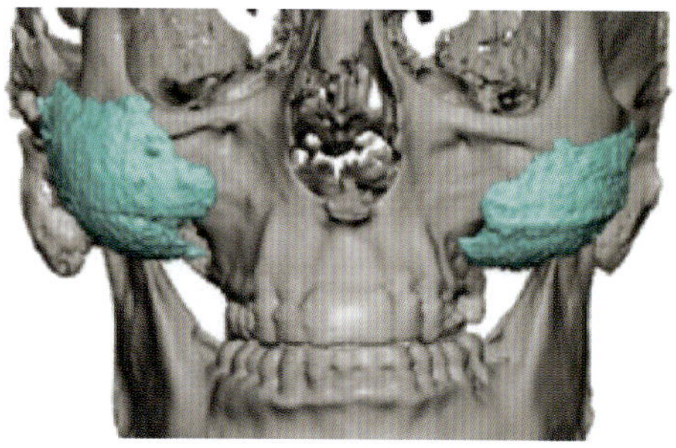

图73-6 **A.** 通过上前庭沟切口进行颧部假体钛钉固定。**B.** CT图像显示，假体植入后位置不够理想，两侧不对称，这种情况并不多见

要点与难点

患者选择	■ 假体隆颧术适用于颧部骨性缺失。其对于下睑皱纹或继发性眼袋等皮肤表面不平整的情况治疗效果有限。 ■ 隆颧术不能完成替代软组织填充术或悬吊术。
手术入路	■ 扩大的下睑切口可以实现直视下观察骨组织结构，从而保证对称性地植入假体。
假体选择和植入位置	■ 如果假体延伸至颧弓，将增加中面部的宽度。 ■ 对于中面部骨组织三维结构显露不充分，将可能导致假体位置异常、两侧不对称或眶下神经受压。 ■ 在眶下缘和颧弓处设定标志点将有助于保证两侧对称性地植入假体。
假体固定	■ 钛钉固定保证假体位置稳定。 ■ 钛钉将假体固定于后方的骨组织中，并可以消除假体与骨组织之间的间隙。一旦在两者之间出现间隙，将使颧部突度的增大量超出术前的预期。
防止两侧不对称	■ 防止两侧不对称的操作细节包括：保证假体植入区处于直视下，应用术中解剖位置标记点，钛钉可靠固定 ■ 由于颧部软组织覆盖较多，因此不对称程度较轻时常不影响美观。
血肿	■ 血肿后容易继发感染，因此应尽可能采取措施防止血肿的发生。

术后注意事项

- 如果术中放置了引流管（一般为10号French管），术后次日早晨即可拔除。术后可以采用绷带包扎，也可在术后次日早晨去除包扎。
- 术后口服抗生素7天。一般应用头孢氨苄，500mg，每8h一次。
- 如果采用口内切口，要在72h内进食软食。
- 每日增加口腔清洗，并仔细地刷牙。
- 术后2~3周内避免剧烈运动。
- 在排除血肿的前提下，如果有明显的水肿表现，可以采用标准的激素逐渐减量法治疗6天。
- 术后48~72h内局部冰敷，睡觉时垫3~4个枕头，使头部抬高超过30°角。
- 术后1周、2周、4周后复诊。之后在术后6个月和1年复诊。

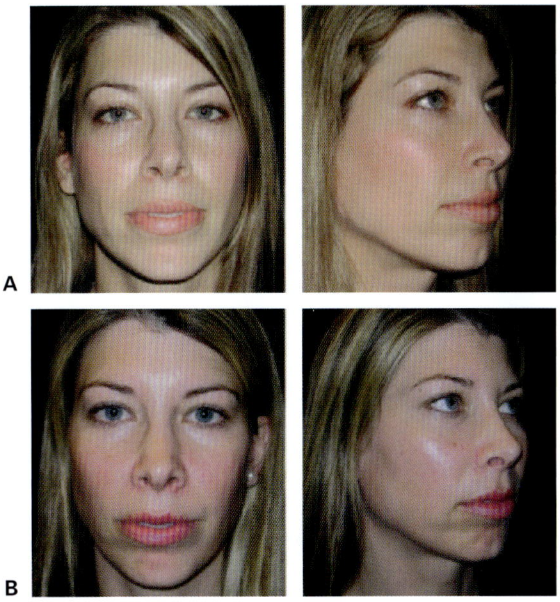

图73-7 假体隆颧术患者术前（A）和术后2年（B）的外观

治疗效果

- 在患者选择合理、手术操作正确的情况下，大多数患者均能得到满意的美容效果（**图73-7**、**图73-8**）。

并发症

- 如通过广泛地骨膜下显露、直视下操作、应用解剖标志点和钛钉固定等措施可以避免出现假体位置异常、两侧不对称、感觉功能受损等并发症。虽然文献中常有假体深面出现骨组织吸收并发症的报道，但是在隆颧术后很少见到这种现象的发生。
- 如果采用以上介绍的操作方法，假体植入后感染率较低（低于2%）。如果发生急性感染，需要取出假体。因为细菌会在假体表面形成生物膜，使抗生素效力和宿主抵抗力均降低。在这种情况下，抗生素治疗只能抑制感染的进展，却不能完全消除感染。
- 在作者的临床实践中未遇到晚期感染的病例（手术超过3个月以后发生的感染）。对于手术1个月以后发生的感染，其可能的机制是，在手术时存在少量细菌污染，但是术后短期内由于患者免疫力和术后

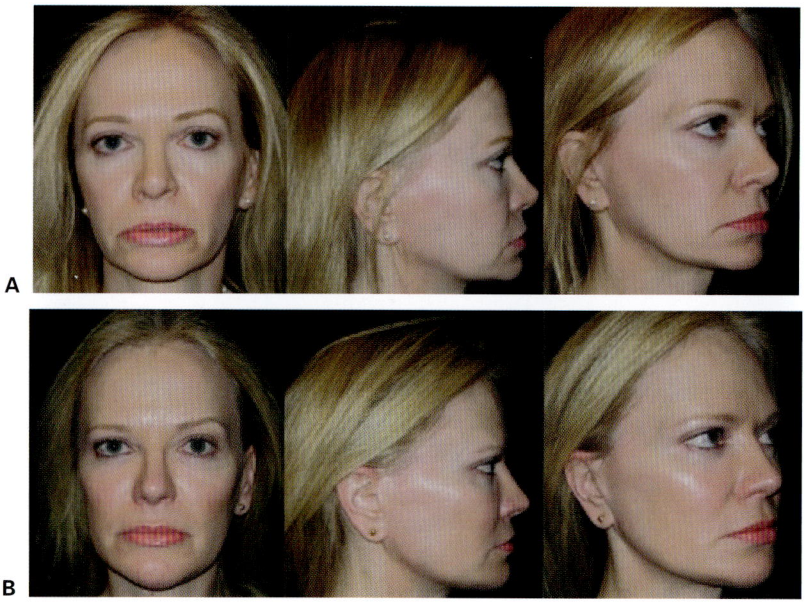

图73–8 假体隆颧、隆颏和隆下颌患者术前（A）和术后1年（B）的外观

抗生素的作用使细菌活性受到了抑制。经过一段时间后，在机体抵抗力低下时细菌活性增强，数量增多，进而表现出感染的症状。

参考文献

[1] Matros E, Momoh A, Yaremchuk MJ. The aging midfacial skeleton: Implications for rejuvenation and reconstruction using implants. Facial Plast Surg. 2009;25:252-259.

[2] Raschke R, Hazani R, Yaremchuk MJ. Identifying a safe zone for mid- face augmentation using anatomic landmarks for the infraorbital fora- men. *Aesthet Surg J*. 2013;33(1 suppl):13-18.

[3] Yaremchuk MJ, Doumit G, Thomas MA. Alloplastic augmentation of the facial skeleton: an occasional adjunct or alternative to orthognathic surgery. *Plast Reconstr Surg*. 2011;127:2021-2030.

[4] Shaw RB, Katzel EB, Koltz PF, et al. Aging facial skeleton: aes- thetic implications and rejuvenation strategies. *Plast Reconstr Surg*. 2011;127:374-383.

[5] Yaremchuk MJ. Secondary malar implant surgery. *Plast Reconstr Surg*. 2008;121:620.

74

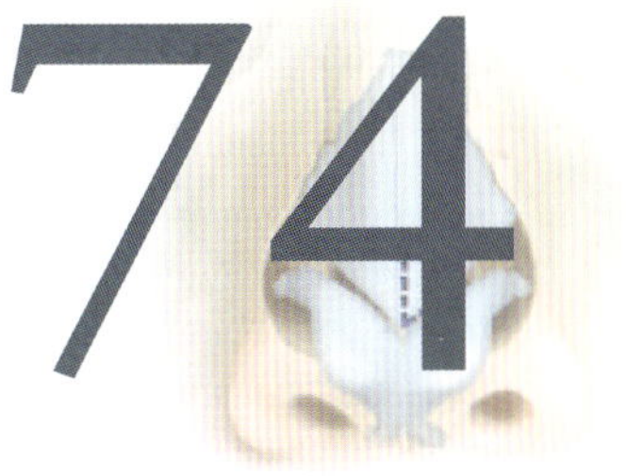

假体隆下颌术
Mandible Implants

Michael J. Yaremchuk, Dev Vibhakar, and Erez Dayan

概述

假体隆下颌术的目的是增加下颌体部、下颌角和下颌升支的体积。临床上进行该手术的患者在骨组织形态方面有以下3种情况。

- 骨组织体积正常。虽然大多数此类患者希望增加下颌骨体积，但是实际上患者下面部在水平方向上的大小处于正常范围内。这些患者希望下面部变得更宽，增加两侧下颌角之间的距离，或者希望下颌缘变得更为清晰、更有棱角。
- 骨组织体积不足。约有5%的美国人存在下颌骨体积不足的情况，并导致二类咬合问题。多数患者可以通过正畸治疗纠正咬合关系，但是骨组织体积不足依然存在。可以采用假体隆下颌术加以矫正。
- 既往手术导致结构发生改变。患者有下颌骨体积不足的病史，既往曾通过截骨和骨组织重排手术进行过二类咬合异常的矫正，但是手术效果不佳。术后外形不理想，截骨部位有组织重叠，下颌角和升支错位，而下颌角和升支对于外观非常重要。异种移植材料，特别是基于计算机图像处理后设计和制造的个性化假体，可以在这种情况下用于改善下颌骨的外形。

相关解剖

- 男性横向面部宽度大于女性，特别是在两侧下颌角间距上差别更大。
- 骨组织的解剖：
  - 在下颌骨各部分结构中，对于美观影响最大的部分是颏部和升支。颏部决定下面部在中线区的高度和突度。升支决定下面部的宽度（**图74–1A**）。
  - 颏孔处有颏神经穿出。其位置在近远中方向上位于两个下颌前磨牙牙根之间的下方，在垂直方向上位于正常牙列患者下颌骨垂直距离的中间位置（**图74–1B**）。
- 肌肉解剖（**图74–1C**）：
  - 4块主要调节下颌骨运动的咀嚼肌是咬肌、颞肌、翼内肌和翼外肌。在隆下颌术中涉及的咀嚼肌是咬肌，同时间接影响翼内肌，两者共同形成翼–咬肌悬韧带。
  - 隆下颌手术剥离过程中还涉及颊肌。该肌肉是颊部主要的肌肉，构成口腔外侧壁。
- 神经解剖（**图74–1B、C**）：
  - 下齿槽神经是下颌神经（V3）的分支。在下颌孔处进入下颌管，与下齿槽血管伴行。下颌孔位于下颌升支的舌侧面，横向位置位于下颌前缘与后缘连线的中点附近。在使用钛钉固定下颌假体时，必须注意下齿槽神经的走行位置。该神经终末支为颏神经，由颏孔处穿出，支配同侧下唇的感觉。

病史与查体

- 需了解的既往史包括面部骨组织损伤史、正畸治疗史、正颌手术史。
- 查体时须检查咬合情况、骨组织外形、下颌与其他面部结构的关系等。
- 可以应用与实际等大的正位和侧位照片，与患者就外观上的困扰问题和治疗目标进行充分的沟通。
- 应用假体样品和骨结构模型有助于模拟实际应用的过程，并观察假体植入后对外观的影响。

影像学检查

- 后前位和侧位头影测量片有助于选择最适合患者实

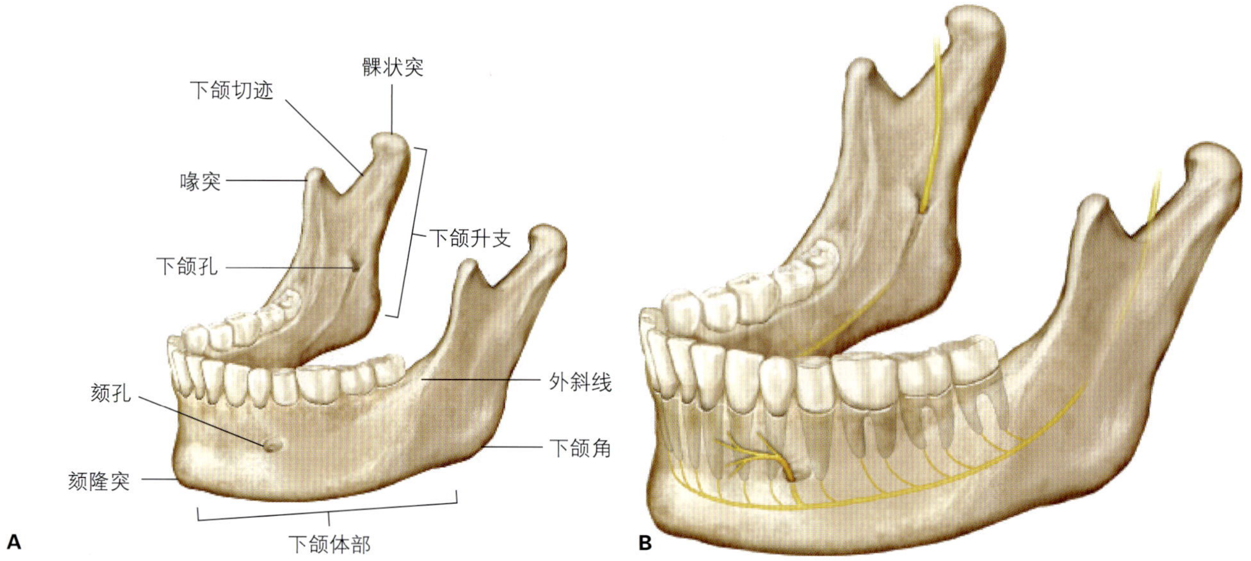

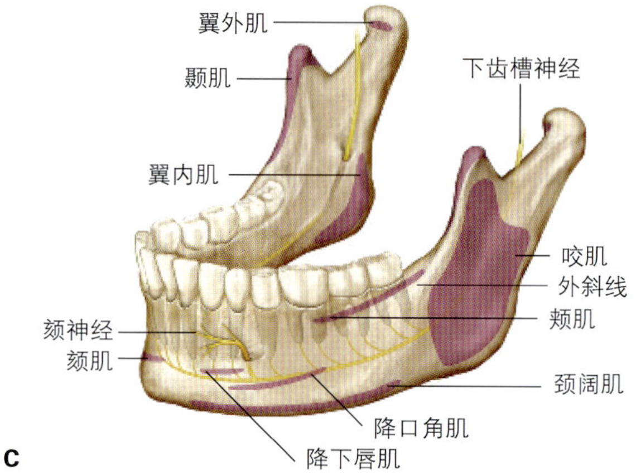

图74-1 A. 下颌骨解剖结构的名称及相互关系。**B.** 颏孔与牙列的关系。**C.** 下颌的肌肉解剖

际情况的假体。

- 三维CT成像检查后，基于所获得的数据可以制备与实际等大的模型，还可以预制个性化假体，特别适用于因先天因素、外伤、手术等原因造成的不对称畸形的矫正（**图74-2**）。

非手术治疗

- 非手术治疗包括脂肪移植和生物合成填充物注射等方法。这些方法也能够产生类似于骨组织增大的视觉效果，可以在一定程度上纠正骨组织容量不足的情况。
- 面部过多的软组织填充会增加软组织的体积，但是却会降低骨结构的清晰度。

外科治疗过程

术前设计

- 术前设计过程包括病史询问、查体、必要的影像学检查、共同分析患者的照片、观看患者偶像的照片等。

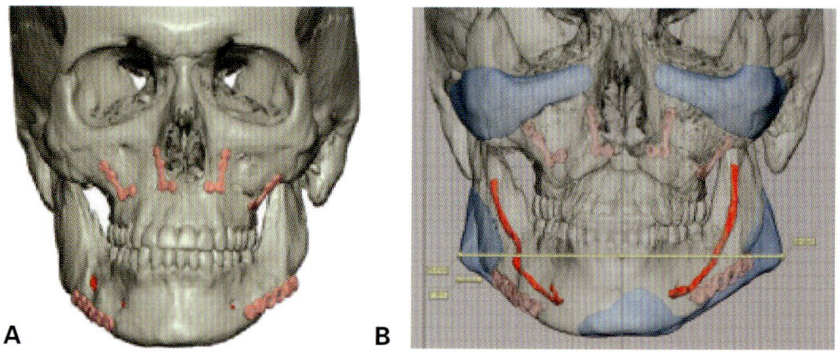

图74-2 A、B. 应用CT扫描数据预制个性化假体，矫正正颌手术后两侧不对称和不协调的外观

- 各种假体植入下颌后可以在3个方向上改变下颌的形状：双侧下颌角之间的宽度、升支的高度和下颌体的长度。同时，还可以改变下颌缘的倾斜度。
- 术前知情同意过程中交代的手术风险包括感染、假体外露、假体移位、两侧不对称、外形不理想、血肿、血清肿、感觉/运动神经损伤、麻醉风险等。
- 在麻醉诱导之前，在患者处于坐位时与患者再次确定希望增大的部位，并在皮肤表面做标记。
- 手术前3天开始每日用0.12%葡萄糖酸氯己定漱口（包括手术当天）。

体位

- 患者取仰卧位，麻醉工作区与手术台呈垂直关系放置，以保证最大的显露。

操作步骤

术前准备

- 用含1：100 000肾上腺素的经稀释的利多卡因行术区浸润麻醉，可以起到术后止痛和术中止血的作用。之后进行常规消毒、铺巾。
- 在术前30min左右静脉滴注抗生素。术后连续口服抗生素5天。
- 作者习惯在经鼻气管插管全麻下进行手术。这种麻醉方式便于术中操作，并可以很好地保证呼吸道通畅。也可以采用镇静辅助下的局部麻醉。
- 用碘伏消毒面部和口腔，咽腔填塞。

切开

- 通常在口内下颌前庭沟上方至少1cm处切开唇侧黏膜，显露下颌升支和体部（**图74-3A**）。
- 在骨膜下剥离，将下颌升支前部、下颌体部、下颌下缘与附着的软组织分离。注意防止撕裂翼-咬肌悬韧带。一旦发生撕裂，咬肌将发生卷曲，在升支中段出现不易觉察的肿胀区（**图74-3B**）。
- 如果同期行隆颏术，则通过颏下切口显露下颌骨前部（**图74-3C**）。
- 观察下齿槽神经走行方向，在使用钛钉固定假体时避免损伤神经（**图74-3D**）。
- 根据术前设计方案，使用手术刀或电钻对假体进行塑形，之后植入下颌部。

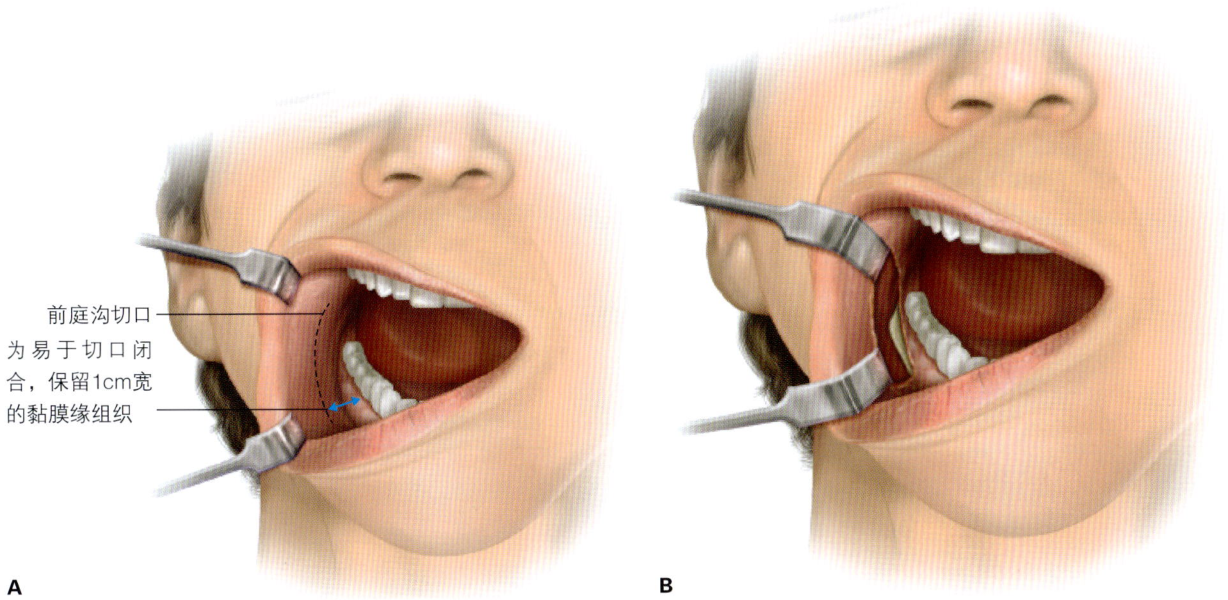

图74-3 **A.** 在口内下颌前庭沟上方至少1cm处切开唇侧黏膜，以获得最佳的显露。**B.** 在骨膜下剥离，将下颌升支前部、下颌体部与附着的软组织分离

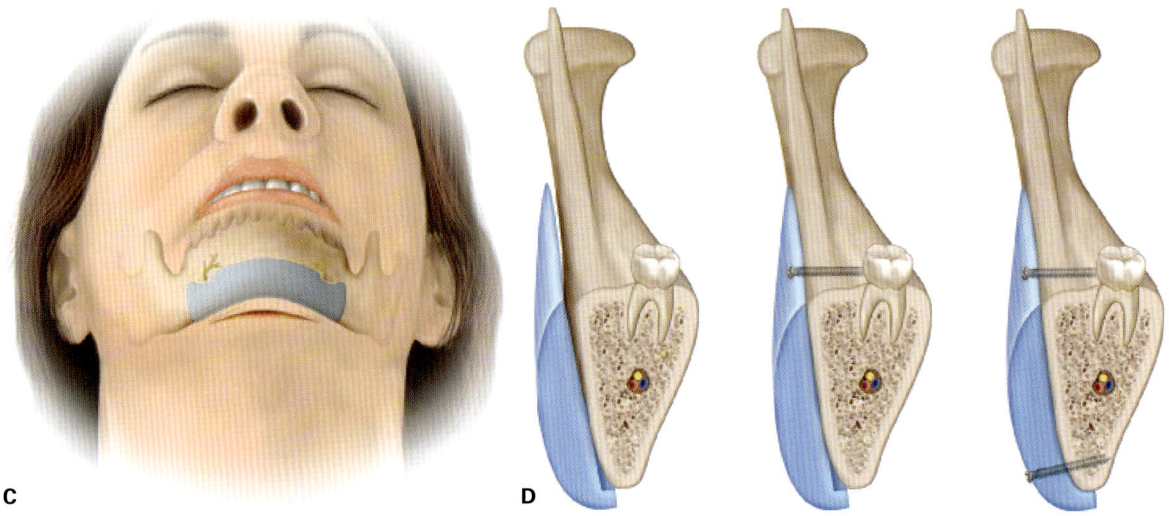

图74-3（续） C. 同期隆颏时做颏下切口。D. 观察下齿槽神经走行方向，在使用钛钉固定假体时避免损伤神经

假体就位和固定

- 假体上有关下缘和外侧缘的标识有助于术中假体正确就位（**图74-4A**）。
- 假体就位满意后，用钛钉将假体固定于下颌骨。
- 用手术钳固定假体与下颌骨的相对位置，在钛钉固定过程中保持假体位置的稳定（**图74-4B**）。
- 在口内钛钉固定时需要将软组织做足够范围的牵拉显露。
  - 受口内空间的限制，钛钉固定时要采取斜向走行固定。因此钛钉长度需要8～14mm。
  - 钛钉就位时要避开下齿槽神经走行的位置（**图74-4C**）。
- 如果采用口外入路进行钛钉固定，就需要在颈部皮肤处做针刺口后导入钛钉进行固定。
- 使用1～2个钛钉固定后，不仅可以固定假体的位置，而且可能消除假体后表面与下颌骨前表面之间的间隙（**图74-4D**）。
  - 假体与下颌骨之间存在间隙，将使增大效果超出预期量。
  - 如果下颌骨表面存在突起结构，也会在假体与下颌骨之间形成间隙。这种情况常见于下颌体部外斜线处。去除骨表面的突起结构，会使假体与下颌骨更好地贴合。

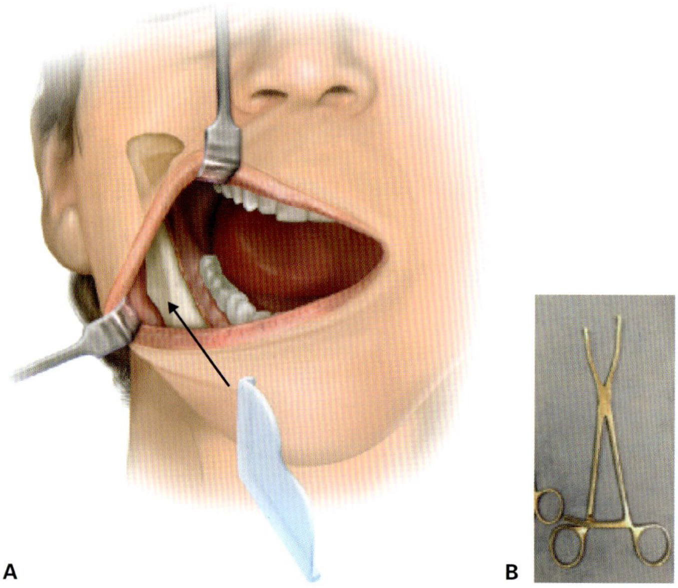

图74-4 A. 假体上有关下缘和外侧缘的标识有助于术中假体正确就位。B. 在钛钉就位过程中用于稳定假体和下颌骨相对位置的手术钳

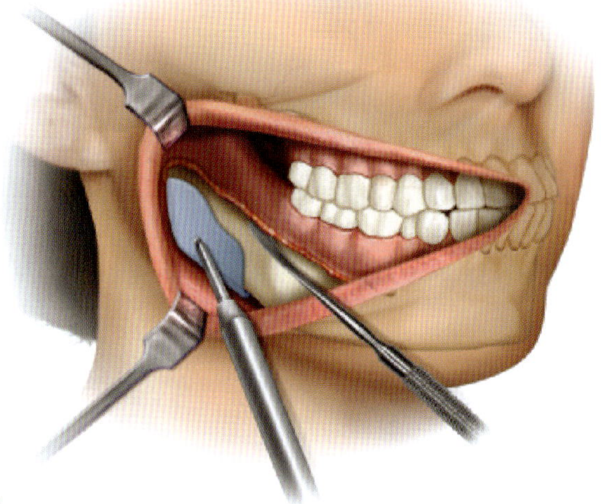

C

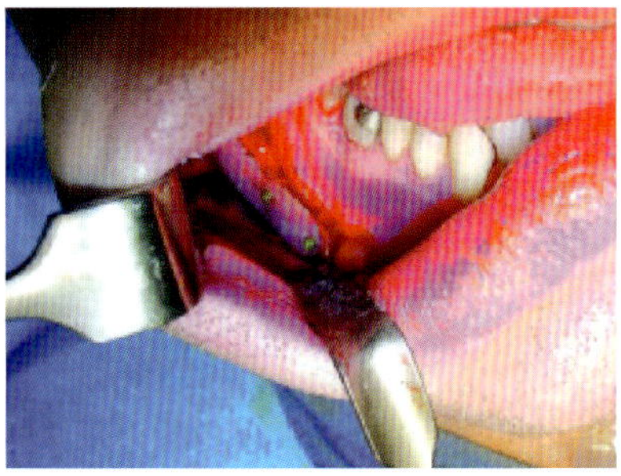

D

图74-4（续） **C.** 钛钉就位时要避开下齿槽神经走行的位置。**D.** 钛钉固定使假体与下颌骨紧密贴合，避免遗留间隙，防止体积过度增大

假体评估和再塑形

- 假体固定后，观察假体外形，再次对假体进行机械塑形，使假体与下颌骨过渡自然。

闭合切口

- 以抗菌液冲洗创口。
- 放置10号French圆形引流管，术后次日早晨拔除。
- 引流管由耳垂后皮肤引出（**图74-5**）。
- 用可吸收线分层缝合口内切口。

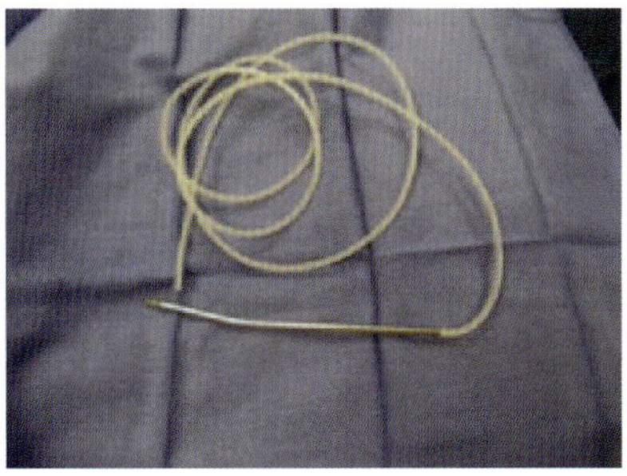

A

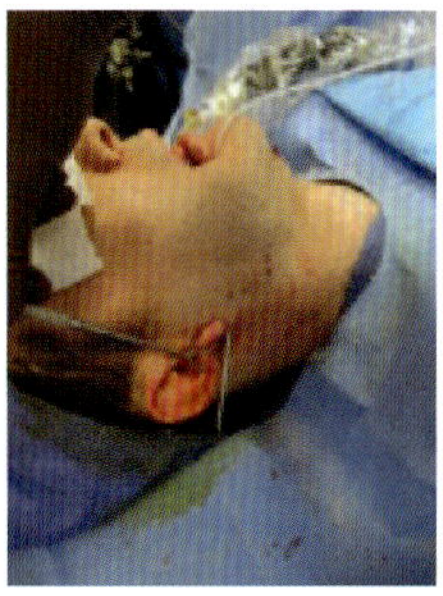

B

图74-5 **A**、**B.** 放置引流管，由耳垂后引出

要点与难点

手术入路	■ 口内入路可以快速且准确地放置下颌假体。
假体固定	■ 如果不采用钛钉将假体与下颌骨固定在一起，将导致两侧不对称或假体位置异常。 ■ 钛钉可以将假体后表面与下颌骨前表面贴合在一起，消除两者之间的间隙。如果假体与下颌骨之间存在间隙，将使增大效果超出预期量。
防止两侧不对称	■ 术后早期出现不对称的情况可能与局部肿胀有关，通常在1～2个月后好转。 ■ 由于表面覆盖的咬肌较厚，因此不对称程度较轻时常不影响美观。
假体修复手术	■ 显露两侧假体情况，观察是否存在假体位置的异常。

术后注意事项

- 术中常规放置引流管，术后次日早晨即可拔除。术后采用胶带包扎，也在术后次日早晨去除包扎（**图74–6**）。
- 术后口服抗生素7天。一般应用头孢氨苄，500mg，每8h一次。
- 因为口内有切口，所以在术后72h内要进食软食。术后2～3周内避免剧烈运动。
- 每日增加口腔清洗，并仔细地刷牙。
- 如果术后次日晨有明显的水肿表现，可以采用标准的激素逐渐减量法治疗6天。
- 术后48～72h内局部冰敷，睡觉时垫3～4个枕头，使头部抬高超过30°角。
- 术后1周、2周、4周后复诊。之后在术后6个月和1年复诊。

治疗效果

- 在患者选择合理、手术操作正确的情况下，大多数患者均能得到满意的美容效果（**图74–7～图74–9**）。

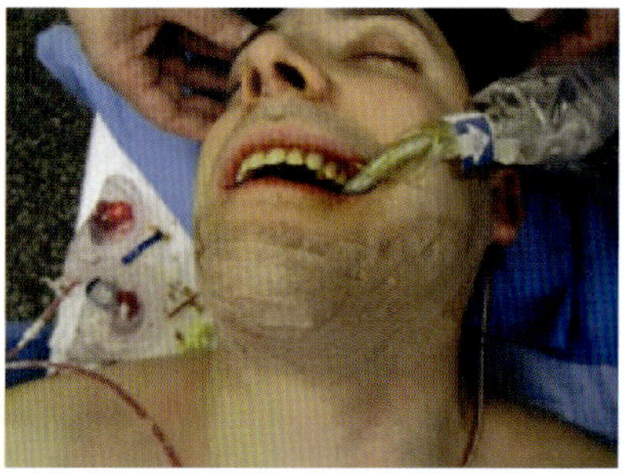

图74–6 术后采用胶带包扎

并发症

- 采用下述方法进行治疗后，并发症少见。
- 术后感觉或运动异常多为暂时性的。
- 术前注射含肾上腺素的局部麻醉液、彻底止血、放置引流等均有利于减少血肿发生的可能性。
- 良好的口腔卫生、术中可靠止血、严密缝合切口等均有利于降低感染发生的风险。
- 术中充分的骨膜下剥离、充分显露假体移植区、使用钛钉可靠固定等均有利于防止假体移位。

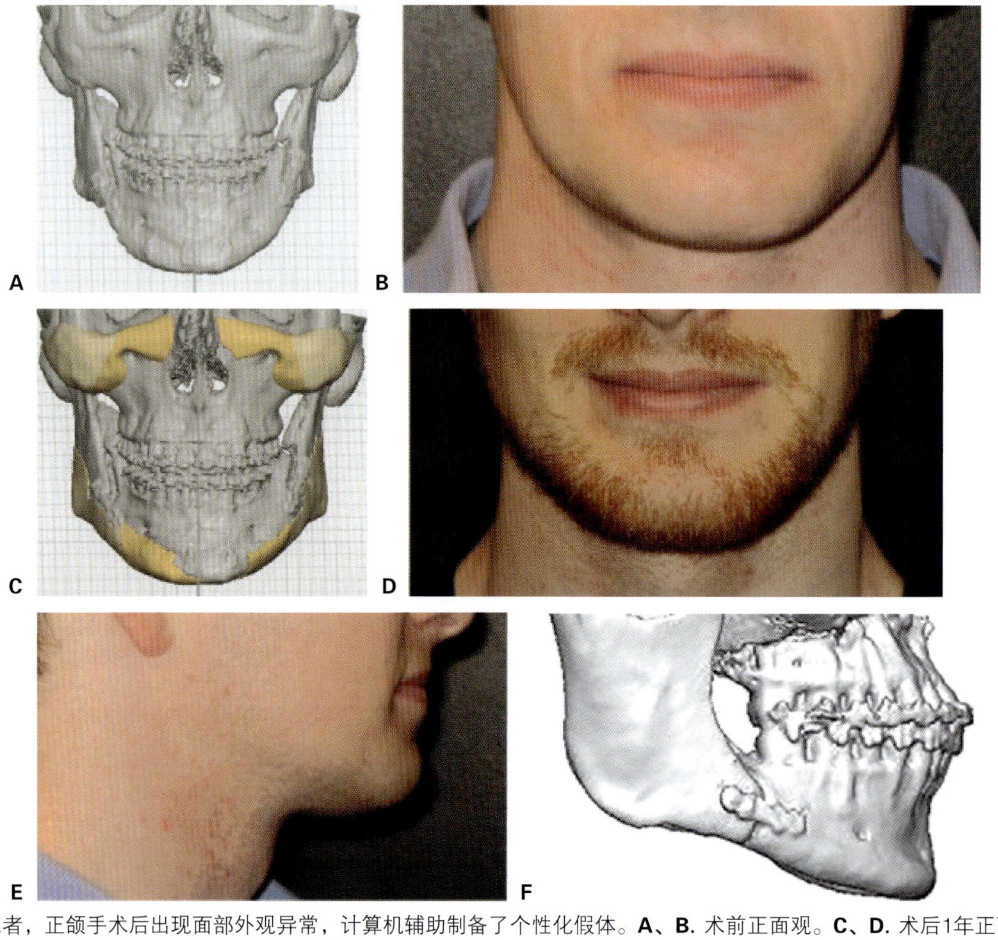

图74–7 男性患者，正颌手术后出现面部外观异常，计算机辅助制备了个性化假体。**A**、**B.** 术前正面观。**C**、**D.** 术后1年正面观。**E**、**F.** 术前侧面观。**G**、**H.** 术后1年侧面观

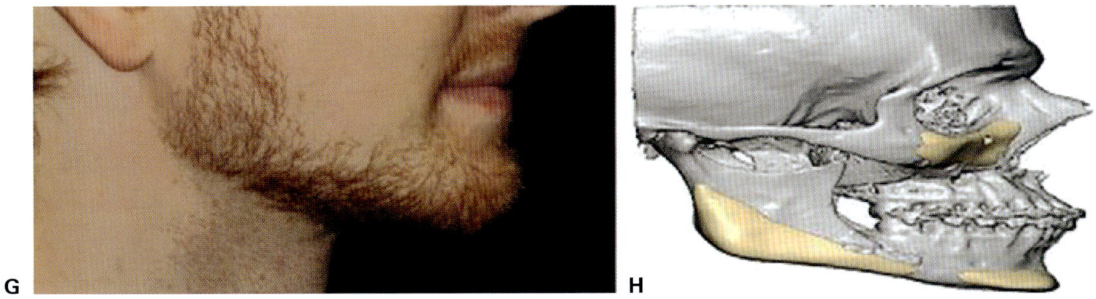

图74-7（续）

- 作者曾应用多孔材料进行了超过400例的假体隆下颌术，感染发生率约为1.5%。一旦发生感染，建议取出假体。虽然抗生素治疗可以暂时性抑制细菌的活性，但是材料表面的细菌生物膜将阻碍通过化学作用消除感染，因此需要取出假体。在感染完全消除3～6个月后，可以再次进行假体隆下颌术，也可以取得成功。

- 假体植入超过1年后发生的感染称为晚期感染。对此有相关文献报道（例如在拔牙后出现感染）。在作者的临床实践中未遇到晚期感染的病例。对于手术后几个月内发生的感染，其可能的机制是，在手术时存在少量细菌污染，但是术后短期内由于患者免疫力和术后抗生素的作用使细菌活性受到了抑制。

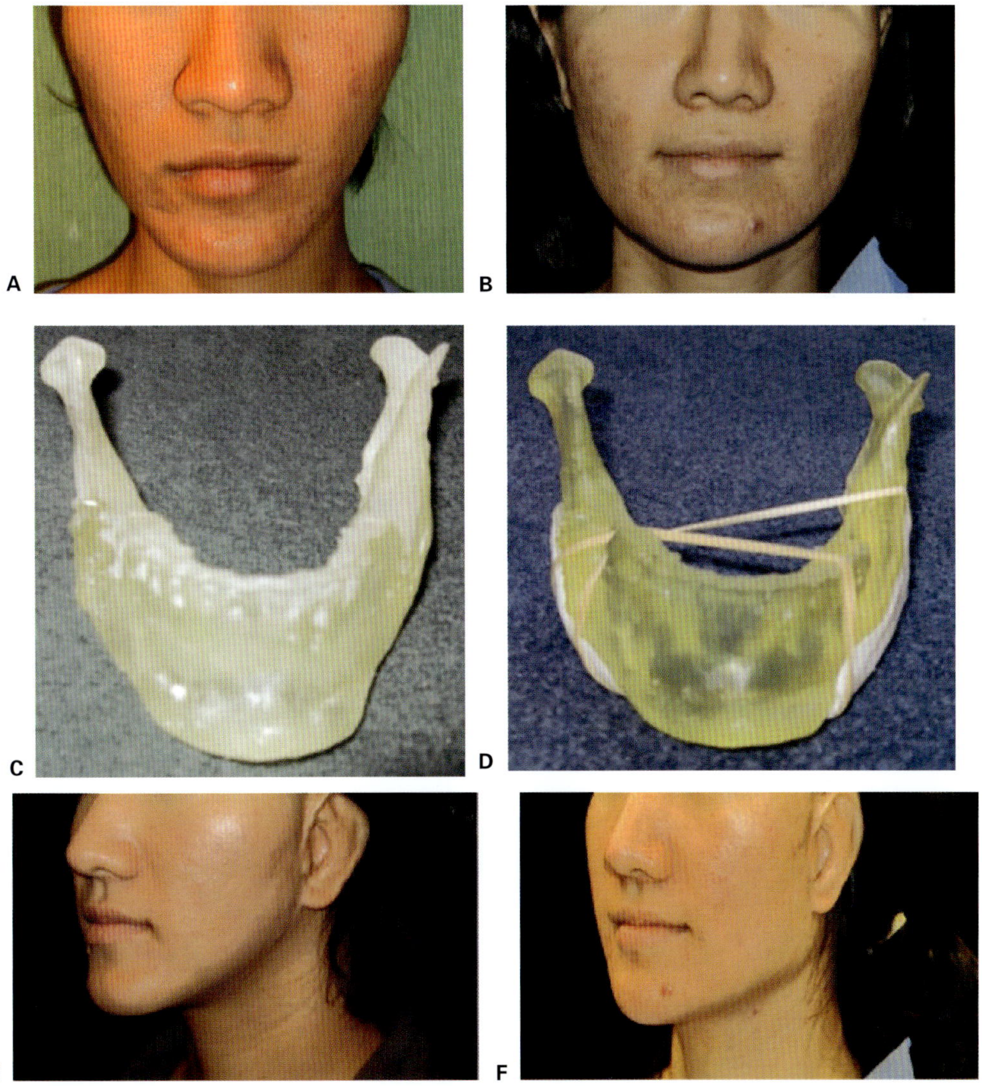

图74-8 女性患者，双侧下颌升支矢状劈开截骨术后出现截骨区两侧不对称畸形，术中应用了个性化假体。**A.** 术前正位观。**B.** 术后1年正位观。**C**、**D.** 预制个性化假体。**E.** 术前斜侧位观。**F.** 术后1年斜侧位观

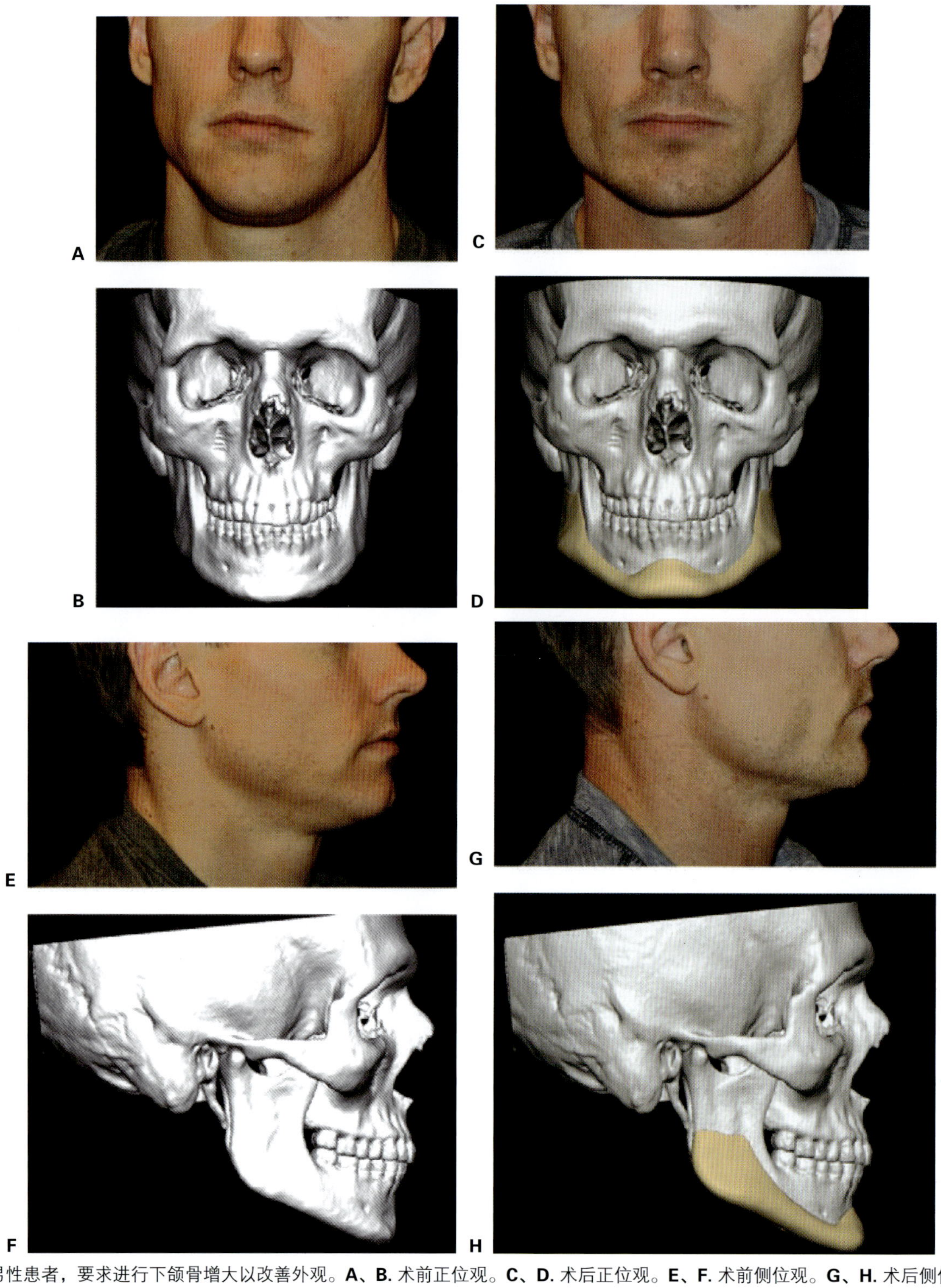

图74-9 男性患者，要求进行下颌骨增大以改善外观。**A**、**B.** 术前正位观。**C**、**D.** 术后正位观。**E**、**F.** 术前侧位观。**G**、**H.** 术后侧位观

参考文献

[1] Selber JC, Rosen HM. Aesthetics of facial skeletal surgery. *Clin Plast Surg*. 2007;34:437-445.

[2] Yaremchuk MJ. Mandibular augmentation. *Plast Reconstr Surg*. 2000;106:697-706.

[3] Yaremchuk MJ, Chen YC. Enlarging the deficient mandible. *Aesthet Surg J*. 2007;27:539-550.

[4] Yaremchuk MJ. Making concave faces convex. *Aesthetic Plast Surg*. 2005;29:141-147.

第13部分　骨组织缩小整形术

75

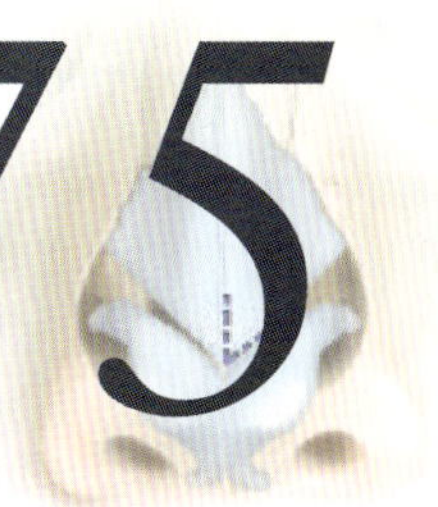

颏部缩小术

Technique for Chin Reduction

Jong-Woo Choi and Woo Shik Jeong

概述

- 面部轮廓对一个人的面部外观影响很大。最近一项研究面部轮廓手术的整形外科医生的专家共识指出，颏部轮廓是整个面部轮廓中最为重要的部分之一。
- 有两种方法可以实现颏部缩小：
  - 第一种方法是下颌骨成形术，可以进行整个下颌骨的体积缩小，包括颏部。
  - 第二种方法是颏成形术，仅缩小颏部体积。
- 在颏部缩小的方向方面，有两种手术方法：
  - 第一种是水平方向上的后缩，可以进行下颌骨后缩操作，或是颏部后缩操作。
  - 第二种是垂直方向上的缩短，称为颏部纵向缩短成形术，通过缩短颏部达到减小颏部体积的目的。
- 本章介绍在以上众多的手术方法中，如何根据患者的需求，采取最适当的方法达到缩小颏部的目的。

相关解剖

- 颏神经是支配下唇和颏部的感觉神经，由位于下颌骨前表面的颏孔穿出。颏孔通常位于下颌第一前磨牙和第二前磨牙根尖之间下方的位置。
- 在临床上颏孔的位置存在解剖变异。在设计截骨线时，需要考虑到下颌神经出颏孔前有一个弧形走行过程，以确保神经的安全。

病史与查体

- 颏部缩小术适用于自觉颏部过于明显、过于宽大或过于前突的患者。
- 通过下颌骨成形术进行下颌骨整体缩小，可以在缩小颏部的同时，改善方型脸外观。

影像学检查

- 通过CT检查可以清晰地观察到颏部的情况。
- 放射影像学检查有助于确定颏孔的准确位置。

外科治疗过程

- 正颌外科手术是治疗三类咬合伴颏部前突的较为理想的方法。与单纯缩小颏部的颏成形术相比，下颌骨后徙手术可以改善下颌骨整体的外形。一般情况下，针对三类咬合患者单纯进行颏成形术无法获得较为满意的效果。
  - 除了咬合关系以外，还要根据面部整体的侧面轮廓情况进行下颌骨或颏部前突的矫正。如果患者有三类咬合的趋势，进行正颌手术优于单纯的颏成形术或下颌骨成形术。如果患者为正常的一类咬合，可以进行顺时针颌骨旋转或下颌骨旋转后徙手术。
- 在亚洲面部轮廓治疗中，以前盛行下颌角缩小术。但是近年来这一操作已演变为下颌骨成形术，因为现代面部轮廓整形涉及整个下颌骨，包括颏部、下颌体部和下颌角。
  - 为了达到缩小下颌骨的目的，可以采用多种手术方式，包括下颌角截除术、长曲线下颌骨截骨术、矢状劈开下颌升支截骨术。
  - 近年来标准的下颌骨成形术为长曲线下颌缘截骨术，可以同期进行颏缩窄成形术。这种对下颌骨进行整块截骨的方法关注下颌骨的外形和下颌缘截除的骨组织量。与传统的下颌角截除术或下颌骨缩小术相比，该方法将改变下颌骨的整体外观。
- 与下颌骨成形术相比，颏成形术仅改变颏部的外观。有多种颏成形手术方式，颏部前徙手术最为常用。但是如果希望缩小颏部，则需要进行颏纵向缩短成形术。

- 颏纵向缩短成形术可以定量缩短颏部垂直向距离。在上颌骨，软组织与骨组织的移动比例不能准确地对应。而在颏部，软组织与骨组织移动的比例接近1∶1。这种定量比例关系使颏成形术可以更有效、更直观地改变颏部外观。
- 颏纵向缩短成形术主要调整颏部垂直向距离，颏缩窄成形术主要调整颏部水平向距离。颏部有多种形态，例如宽大型、方型、长型、短型、梯型等。颏部形态对于面部外观的影响较大。目前颏缩窄成形术已经成为面部轮廓塑形手术中最为常见的术式。

- 颏缩窄成形术可以与下颌骨成形术同期进行，包括颏部、下颌体部和下颌角部的联合整形术。一种常用的方法是进行整块下颌骨成形术。具体如何操作会有一些差别，术者可以根据个人习惯选择相应的术式。

术前设计

- 术前根据患者颏部宽度、颏部前突程度、下齿槽神经走行位置，以及患者喜欢的颏部形态，确定个性化矫正方案。
- 术中需要进行骨段固定，术前需准备微型钛板、钛钉、钢丝等固定用器材。

体位

- 患者取仰卧位，采用经鼻或经口气管插管全麻。
- 使用头部支撑架可以减少术中头部的活动。

入路

- 采用口内前庭沟切口。在切口周围注射含肾上腺素的局部麻醉液后，常规切开黏膜和黏膜下层。
- 行骨膜下剥离，显露颏部骨组织。在颏神经穿出处周围用15号刀片或Bovie电刀切开。

操作步骤

颏部后移术

- 采用口内切口进行颏部水平截骨后，通过颏部后移操作可以实现颏部相对于下颌骨的缩小。一般使用往复锯进行截骨操作。
- 经鼻气管插管全麻生效后，在前庭沟处做长3～4cm的黏膜切口，切开达骨膜表面。
- 用骨膜剥离器剥离下颌骨表面的骨膜，注意保护颏神经。
- 用电钻在颏部骨组织表面钻孔，用往复锯沿骨孔进行水平截骨（**图75-1A**），用骨凿劈开颏部下颌骨。
- 颏部下方骨段后移就位（**图75-1B**），每侧使用一个6mm微型钛板进行骨段固定。
- 用3-0或4-0 Vicryl线缝合骨膜层，防止血肿和感染。
- 以4-0 Vicryl线连续缝合前庭沟切口。

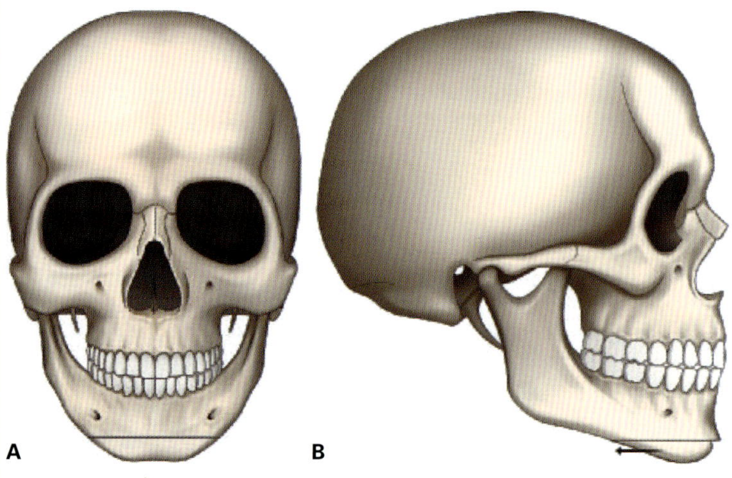

图75-1 **A.** 颏部水平截骨。**B.** 颏部下方骨段后移

下颌骨成形术

- 经鼻气管插管全麻生效后，在前庭沟处做长为3～4cm的黏膜切口，切口位置由咬合平面上方2cm处至第一前磨牙水平。使用圆形弯剥离器行骨膜下剥离，注意保持骨膜的连续性。
  - 除了保留颏神经上方的黏膜附着外，显露整个下颌骨。
- 用骨膜剥离器剥离翼-咬肌悬韧带，注意防止撕裂。
  - 撕裂骨膜有可能引起面部血管或面神经下颌缘支的损伤。
- 医生根据个人的习惯，可以采用两种方式截除下颌骨下缘骨组织，分别是由下颌角至颏部，或者由颏部至下颌角（**图75-2**）。
  - 一般情况下，可以使用摆动锯进行下颌骨截骨，也可以使用改良的往复锯（如弯往复锯）进行截骨。
  - 在使用摆动锯进行升支最后缘截骨时，常无法直视截骨区，因此需要特别谨慎地操作，避免截骨方向错误地指向髁状突。
  - 同时，术者需要牢记下颌骨内下齿槽神经的走行位置。过多截除下颌骨可能损伤下齿槽神经，导致下唇完全性麻木。
- 整块截除部分下颌骨后，用3-0或4-0 Vicryl线严密缝合骨膜，以减轻软组织冗余程度。
- 用4-0 Vicryl线连续严密缝合黏膜切口。

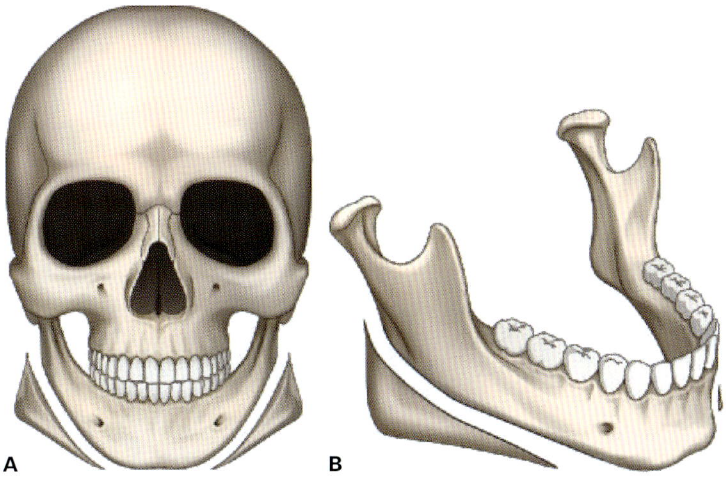

图75-2 A、B. 下颌骨成形术 A B

颏成形术

颏纵向缩短成形术

- 在两侧下颌尖牙之间做长约3cm的倒V形前庭沟切口，行骨膜下分离，注意保护颏神经。
- 使用往复锯进行水平截骨：
  - 下齿槽神经在颏孔附近走行的位置低于颏孔约5mm。因此上截骨线与颏孔水平距离至少需保留宽5mm的骨组织。
- 一般不建议进行颏部后缩操作，因为可能导致颏下软组织冗余过多。
- 截骨完成后，按设计去除一部分骨段，下方骨段上移，用小钛板固定（**图75-3**）。
- 根据下颌中线确定颏部中线。如果下颌中线不正，也可以进行有针对性的调整。
- 用3-0或4-0 Vicryl线严密缝合骨膜，减轻软组织冗余程度。

颏缩窄成形术

- 基本操作过程同颏纵向缩短成形术。
- 使用往复锯进行“Π”形截骨（**图75-4A**）。去除中间骨段，缩窄颏部横向宽度（**图75-4**）。
  - 通过调整去骨量可以控制颏部宽度。
- 骨段移动后在下颌缘处将形成骨台阶，可以使用往复锯进行下颌缘处弧形截骨，使过渡变得自然流畅。
- 用钢丝将两个下方骨段彼此捆扎固定，使用小型钛板与上段下颌骨连接固定。
- 用4-0 Vicryl线缝合骨膜和黏膜，减轻软组织冗余程度。
- 虽然术后可能会出现轻度的颏下软组织冗余，但是通常情况下患者总体满意度较高。

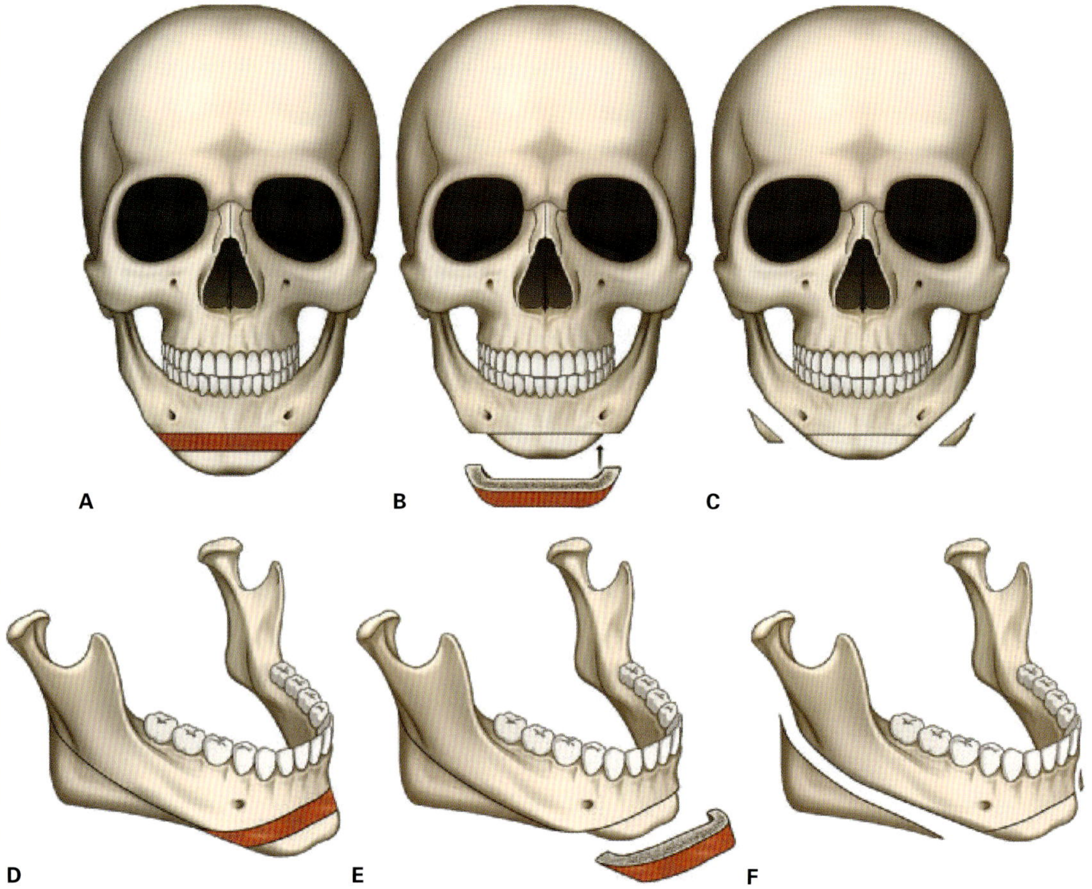

图75-3 A～F. 颏纵向缩短成形术

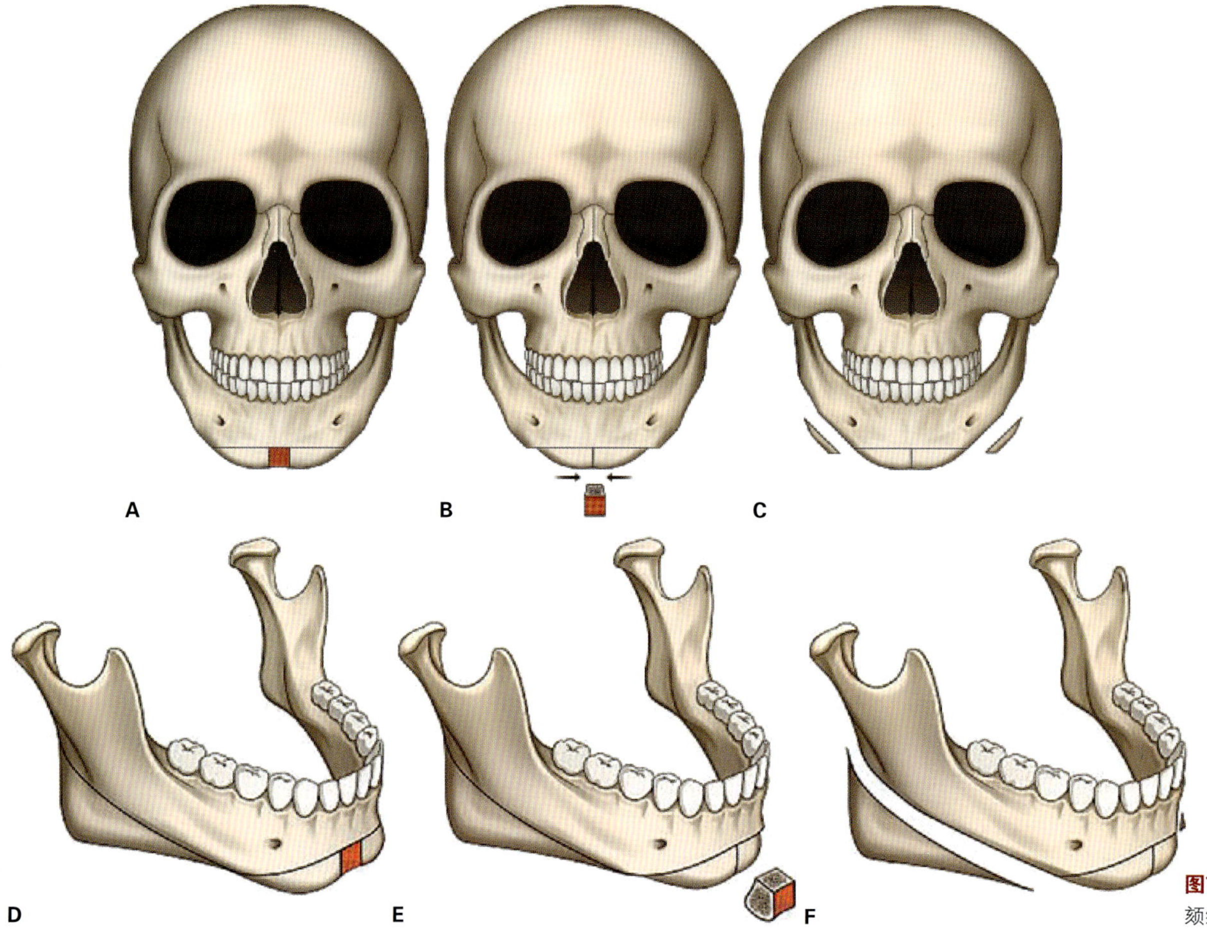

图75-4 A～F. 颏缩窄成形术

要点与难点

手术入路	■ 进行骨膜下剥离时注意保护由颏孔穿出的颏神经。
截骨	■ 在用往复锯行颏部水平截骨时，关键的一点是在截骨线与颏骨水平距离至少保留5mm宽的骨组织，因为上颌神经走行最低位置位于颏孔下方约5mm处。 ■ 为了防止截骨时误伤颏下软组织，继而导致颏下血肿，操作时可以用非操作手指指尖轻轻抵住往复锯的尖端。

术后注意事项

- 为了防止颏下血肿，采用颏部弹力绷带和面部绷带加压包扎，术后2~3天去除绷带。

治疗效果

- Lee和Ahn回顾分析了52例行颏缩窄成形术患者的情况。所有患者术后颏部均呈现流畅的外观，术后满意度较高。
  - 主观评价结果为“明显改善”者占67%，“改善”者占33%。

并发症

- Sykes和Suarez的研究发现，并发症较为少见。
- 颏下血肿。
- 下唇感觉迟钝。
- 颏下组织臃肿和软组织下垂。
- 骨组织错位愈合或骨不连。
- 感染。

参考文献

[1] Cutright B, Quillopa N, Schubert W. An anthropometric analysis of the key foramina for maxillofacial surgery. *J Oral Maxillofac Surg*. 2003;61(3):354-357.

[2] Choi JW, Kim N. Clinical application of three-dimensional print- ing technology in craniofacial plastic surgery. *Arch Plast Surg*. 2015;42(3):267-277.

[3] Jeong WS, Choi JW, Choi SH. Computer simulation surgery for man- dibular reconstruction using a fibular osteotomy guide. *Arch Plast Surg*. 2014;41(5):584-587.

[4] Lee SW, Ahn SH. Angloplasty revision: importance of genioplasty for narrowing of the lower face. *Plast Reconstr Surg*. 2013;132(2):435-442.

[5] Sykes JM, Suárez GA. Chin advancement, augmentation, and reduction as adjuncts to rhinoplasty. *Clin Plast Surg*. 2016;43(1):295-306.

76

第14部分　颏部截骨成形术

颏部畸形截骨成形术

An Osseous Approach to Chin Deformities

S. Anthony Wolfe and Saoussen Salhi

概述

- 1942年Otto Hofer首次提出颏部截骨成形术，在尸体标本上采用口外入路，通过对下颌骨颏联合区进行水平截骨，矫正颏部畸形。1957年Gillies和Millard首先在临床上完成了这一手术，手术采用颏成形骨块上移术，通过口外入路，下颌骨颏联合区下部截骨，上移骨段，并在较高位置上固定骨段。
- 1957年，Richard Trauner和Hugo Obwegester提出了口内入路颏部截骨成形术。1964年，Converse和Wood-Smith介绍了该术式的多种类型。在他们介绍的手术操作步骤中，将下颌颏联合区尾侧骨段在截骨后移动前完全剥离附着的肌肉，形成类似于游离的骨块。采用这种手术方法，在术后常导致明显的骨吸收，从而提醒术者需要注意尾侧骨段的血液供应情况。
- 虽然颏部截骨成形术已有半个世纪的历史，但是其实际应用数量仍少于假体移植手术。1950年，Converse介绍了口内入路应用骨移植物隆颏的方法，但是由于该方法术后存在不同程度的骨吸收，并会引起供区损伤，因此很快在临床上不再应用，被假体移植技术所取代。1953年，Safian首次进行了硅胶假体颏移植术。

相关解剖

- 与颏截骨成形术关系最为密切的解剖结构是颏神经。
- 颏神经是下齿槽神经的终末支，下齿槽神经是三叉神经下颌支的分支之一。
- 颏神经是支配下唇和颏部的感觉神经。
- 颏神经在下颌第二前磨牙水平穿出颏孔。
- 下齿槽神经在向下走行时，先走行至低于颏孔水平，之后转向头侧，并由颏孔穿出。由于存在这一解剖特点，在进行颏正中联合区截骨时，截骨必须在颏孔下5～6mm处进行。

病史与查体

- 在面部通过额部发际线、眉间、鼻底和颏底部位分别做水平线，如果各水平线将面部三等分，说明面部垂直向比例正常。
- 下面部的上部由鼻底构成，下部由颏部构成。根据口裂水平可以将下面部分为上部的1/3（由上唇构成）和下部的2/3（由下唇、颏唇沟和颏部构成）。根据上述比例关系可以评估颏部与面部整体的关系。
- 通过观察与面平面的关系来评估颏顶点的突度。面平面也称为零度面部子午线，是过鼻根点与Frankfurt水平面垂直的平面。在正常情况下，颏顶点位于面部子午线上或其附近。男性突度大于女性。颏顶点位置不应超过下唇缘。
- 颏部畸形通常分为两大类：颏部过大畸形和颏部过小畸形。Guyuron等根据颏部的体积将颏部畸形分为6种不同类型：
- Ⅰ型：巨颏畸形或颏部过大。
- Ⅱ型：小颏畸形或颏部过小。
- Ⅲ型：一侧颏部过大、一侧颏部过小的复合畸形。
- Ⅳ型：颏部不对称畸形。
- Ⅴ型："女巫型"颏部畸形，表现为软组织下垂、颏唇沟加深。
- Ⅵ型：假性巨颏畸形或颏部过大，由于过多的软组织覆盖在正常骨组织上而表现为颏部过大，通过头颅定位X线检查可以发现颏部骨组织正常。

- Guyuron等认为，Ⅱ型小颏畸形最为常见，其次是Ⅰ型巨颏畸形和Ⅲ型复合畸形。需要注意，颏部过大或过小可以在不同平面上表现出来，包括水平面、垂直面或两个平面上均有较明显表现。
- 颏部畸形还可以表现在空间位置上的异常。颏部可能位于理想位置（零度子午线）的后方，称为颏后缩。
- 如果由于下颌后缩（二类咬合异常），或者由于上颌骨垂直向过长，导致下颌骨发生顺时针旋转，继而出现颏后缩的表现，称为假性颏后缩。
- 对于以上情况，单纯进行颏部截骨成形术无法解决畸形问题。需要进行正颌手术才能纠正咬合异常。
- 有时患者自觉颏部过小，是由于下颌骨发育不良伴有颏部过小，但可能实际颏部大小正常。
- 由于以上原因，对于所有患者均须进行口内检查，以评估上颌骨与下颌骨的关系，存在咬合异常情况除外。
- 有经验的外科医生可以根据自己的观察结果和患者的期望值来制定治疗方案。

影像学检查

- 对于大多数患者，根据临床检查和照片分析就可以确定颏部是否存在位置或体积上的异常情况。
- 侧位头影测量片可以定量分析和确定畸形情况。
- 在颏部存在不对称的情况时，正位头影测量片有助于在进行颏截骨成形术时更好地设计截骨方案。
- 曲面断层片可以用来确定颏孔和牙根的位置，以避免在进行截骨和钛板固定操作时损伤相关部位。

治疗过程

- 许多美容整形外科医生更喜欢应用假体进行颏部整形。因为这种方法更简单，手术时间更短，更易于调整，而且颏神经损伤的风险更低，还可以在局部麻醉下完成操作。但是应用假体的方法也存在不足。例如，感染率较高，有假体外露的风险，有可能侵蚀下颌正中联合处的骨组织，有可能发生假体移位、包膜挛缩，并且无法准确预测软组织反应。
- 颏部截骨成形术由于未使用假体，因此避免了感染、假体外露、假体移位和骨组织吸收等风险。采用这种方法后更容易预测手术后的软组织反应。当颏联合处骨段与所附着的肌肉组织共同前移后，颏下区组织被收紧，从而可以改善颏颈部外观。同时，这种术式的适用情况也较假体移植术更为多样，包括纵向巨颏或小颏畸形、颏部不对称、矢状位巨颏畸形等。
- 作者并不排除应用假体移植颏部整形术。但是需要选择正确的适应证，例如矢状位上轻度不足（通常<$5mm^3$）。特别适用于无既往手术史的患者，而且要进行正确的操作。通过颏下切口放置假体，并与深层骨组织可靠固定。文献中报道了许多假体移植颏部整形术的禁忌证，包括全身性疾病（心血管疾病、糖尿病等）、严重的牙周疾病、患者年龄较小等。
- 作者能够应用颏部截骨成形术解决所有类型的颏部畸形，其中包括轻度颏后缩，因此没有采用过假体移植颏部整形术。一旦术者能够熟练地应用骨动力设备进行下颌正中联合区的截骨操作，就可以完成颏部向前移动、垂直向缩短，或延长、纠正两侧歪斜等操作。这种方法不仅可以矫正颏部后缩畸形，而且可能解决所有颏部异常情况。颏部截骨成形术的一大优势在于形成带血管的骨瓣，骨块下方附着颏舌骨肌、颏舌肌和二腹肌前腹。因此，前移骨块不会发生骨吸收，术后前庭沟切口即使出现裂开，也能够逐渐愈合。

体位

- 手术采用全麻下进行。除了消除疼痛的原因之外，重要的原因是在进行手术时，为了防止患者处于镇静状态下口内出血和冲洗液误吸后影响呼吸。
- 如果患者坚持采用局部麻醉完成手术，也可以在颏神经阻滞麻醉和颏下肌肉浸润麻醉后无痛下施行手术。
- 采用全麻时，可以经鼻插管，也可以经口插管，因为口内插管并不影响手术操作。头部呈过伸位，去除头部垫圈。

操作步骤

颏部截骨成形术

- 下颌前庭沟处黏膜下注入含血管收缩剂的局部麻醉液。
- 用针式电刀在左、右侧尖牙区之间切开黏膜，切口位于前庭沟底唇侧3～4mm处，保留部分黏膜和颏肌，并注意保护唇系带。
- 如果切开时离断全部颏肌附着，将使肌肉上部失去神经支配，继而导致下唇闭合不全，下切牙外露。临床上一旦出现这种情况，治疗较为困难。
- 切开骨膜，进行骨膜下剥离。剥离范围要有意地控制在颏联合区前表面设计截骨线的下方，避免过度剥离引起颏部软组织下垂。
- 继续向两侧进行剥离，注意保护颏神经，该神经位于第一前磨牙与第二前磨牙根尖之间的下方（**图76–1A**）。在垂直方向上该神经与下颌下缘的距离变化较大。在神经下方的位置上向外侧剥离，剥离范围超过下颌下缘。
- 最重要的一步是标记截骨线，标记时最好使用软铅笔。此时需要能够看到患者的眼部。首先在颏部标记中线，然后与中线垂直做水平线，要保证水平线与两内眦连线平行，并且水平线距离根尖下方至少5mm，在外侧位于颏孔下方至少6mm（**图76–1B**）。这种设计方法主要是为了避免损伤下齿槽神经，该神经在进入颏孔前先走行至颏孔水平以下，之后转向上走行，然后穿出颏孔。用摆动锯沿截骨线在骨面上钻出印迹。作者习惯使用Aesculap骨锯，Stryker骨锯性能也非常好。
- 术者用左手抓住下唇，向外牵拉，用摆动锯尽可能全层截开颏部骨组织。在颏神经下方截骨时常需要使用往复锯，在操作时注意保护神经。
- 采用骨锯完全截开下颌骨下缘。如果截骨时截骨线呈楔形，则在下方骨段处会残留骨组织，会影响下方骨段移位。
- 截骨完成后下方骨段可以根据需要向各个方向移位：在颏后缩时向前移动；在巨颏畸形时去除一部分骨段后向上移动（注意保护颏神经）；在小颏畸形时向下移动后在骨间隙内植入骨移植物；在颏点偏斜时向侧方移动。在下方骨段前移后，用钢丝或穿骨螺钉固定。在骨段向其他方向移动后，一般需要采用小钛板和钛钉固定。
- 用4–0铬肠线全层缝合口内切口，注意尽可能多地带上颏肌组织一起缝合。如果术中放置了骨移植物，可以在深层进行颏肌缝合，无须放置引流管。

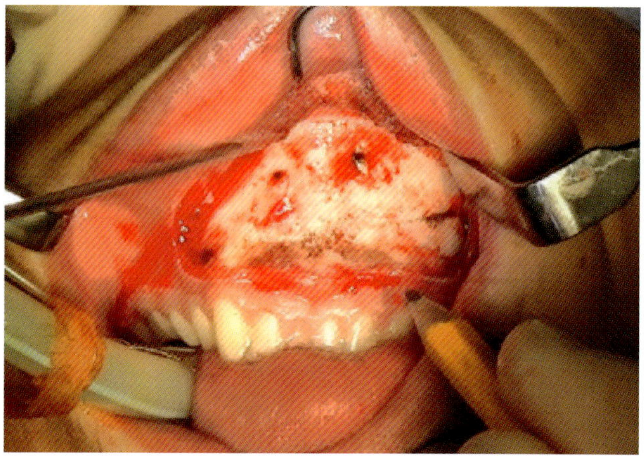
A

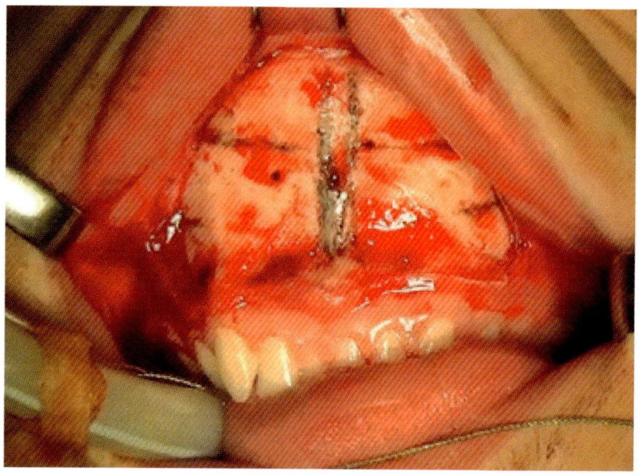
B

图76–1 **A.** 图中可见右侧颏神经由颏孔穿出，位于铅笔标记线的右侧。**B.** 上方水平铅笔标记为两侧的颏孔。下方水平铅笔标记为水平截骨线，位于颏孔下方6mm水平。垂直标记线为下颌正中联合的中线

变化术式

- 为了矫正不同的畸形，有多种颏部截骨成形术的变化术式和名称：
  - 颏部截骨滑行术：指下方骨段向前或向后滑行移位。
  - 颏部截骨前置术：指下方骨段类似于骨移植物，移位至下颌骨前方。操作时注意保持肌肉与骨段的附着，以保持血液供应，减少术后骨吸收。
  - 颏部截骨增高术：指截骨后在截骨间隙内植入骨移植物，增加下面部的高度。Converse等介绍了

采用髂骨移植的方法。作者常用顶骨外板作为骨移植物进行移植手术。

- 颏部楔形截骨成形术：指在颏孔下方做两条截骨线，去除两截骨线之间的骨组织。
- 颏部阶梯截骨成形术：指做两条截骨线后下方形成两个骨段，先前移两骨段，之后将最下方骨段继续前移形成阶梯状。
- 颏部中间截骨成形术：适用于矫正颏部不对称的情况。

要点与难点

咬合评估	■ 术前需评估咬合状况，防止存在假性颏后缩的情况。这种情况常见于下颌骨发育不全时，需要采用正颌手术进行矫正。
口内切口	■ 口内前庭沟切口应位于前庭沟底唇侧3～4mm处，以便于切口缝合。
剥离范围	■ 前部剥离范围要控制在颏联合区前表面设计截骨线的下方，避免过度剥离引起颏部软组织下垂。
显露颏神经	■ 颏神经位于第一前磨牙与第二前磨牙根尖之间的下方。
截骨线位置	■ 首先在颏部标记中线，然后与中线垂直做水平截骨线，该截骨线距离根尖下方至少5mm，在外侧位于颏孔下方至少6mm。
切口缝合	■ 全层缝合口内切口，注意尽可能多地带上颏肌组织一起缝合。

术后注意事项

- 术后使用弹力绷带加压包扎数日。
- 术后当日可进软食。
- 术后保持食用软食3周。

治疗效果

- 3例典型案例手术前后外观见**图76-2～图76-4**。

并发症

- 与颏部假体整形术相比，颏部截骨成形术的缺点有：需要全身麻醉，技术相对复杂，需要应用骨动力设备，有损伤牙根致牙髓神经失活的风险，术后常见颏神经支配区麻木等术后不适。
- Guyuron等针对由同一位术者完成的假体整形术和截骨成形术进行了观察分析。结果发现，两组患者在术后疼痛程度方面无显著性差异。
- 在以上患者中，颏神经支配区暂时性麻木在截骨成形术组发生率明显较高。但是感觉异常随时间延长逐渐好转。经过长时间随访后发现，神经支配区的异常感觉在两组之间无明显差异。

参考文献

[1] Guyuron B, Raszewski RL. A critical comparison of osteoplastic and allo- plastic augmentation genioplasty. *Aesthetic Plast Surg*. 1990;14(3):199-206.

[2] Wolfe SA. Shortening and lengthening the chin. *J Craniomaxillofac Surg*. 1987;15(4):223-230.

[3] Ward JL, Garri JI, Wolfe SA. The osseous genioplasty. *Clin Plast Surg*. 2007;34(3):485-500.

[4] Wolfe SA, Rivas-Torres MT, Marshall D. The genioplasty and beyond: an end-game strategy for the multiply operated chin. *Plast Reconstr Surg*. 2006;117(5):1435-1446.

[5] Kawamoto H. Osseous genioplasty. *Aesthet Surg J*. 2000;20(6):509-516.

[6] Guyuron B, Michelow BJ, Willis L. Practical classification of chin deformities. *Aesthetic Plast Surg*. 1995;19(3):257-264.

[7] Cohen SR, Mardach OL, Kawamoto HK Jr. Chin disfigurement fol-lowing removal of alloplastic chin implants. *Plast Reconstr Surg*. 1991;88(1):62-66.

[8] Wolfe SA. Chin advancement as an aid in correction of deformi- ties of the mental and submental regions. *Plast Reconstr Surg*. 1981;67(5):624-629.

[9] Converse JM, Wood-Smith D. Horizontal Osteotomy of the Mandible. *Plast Reconstr Surg*. 1964;34:464-471.

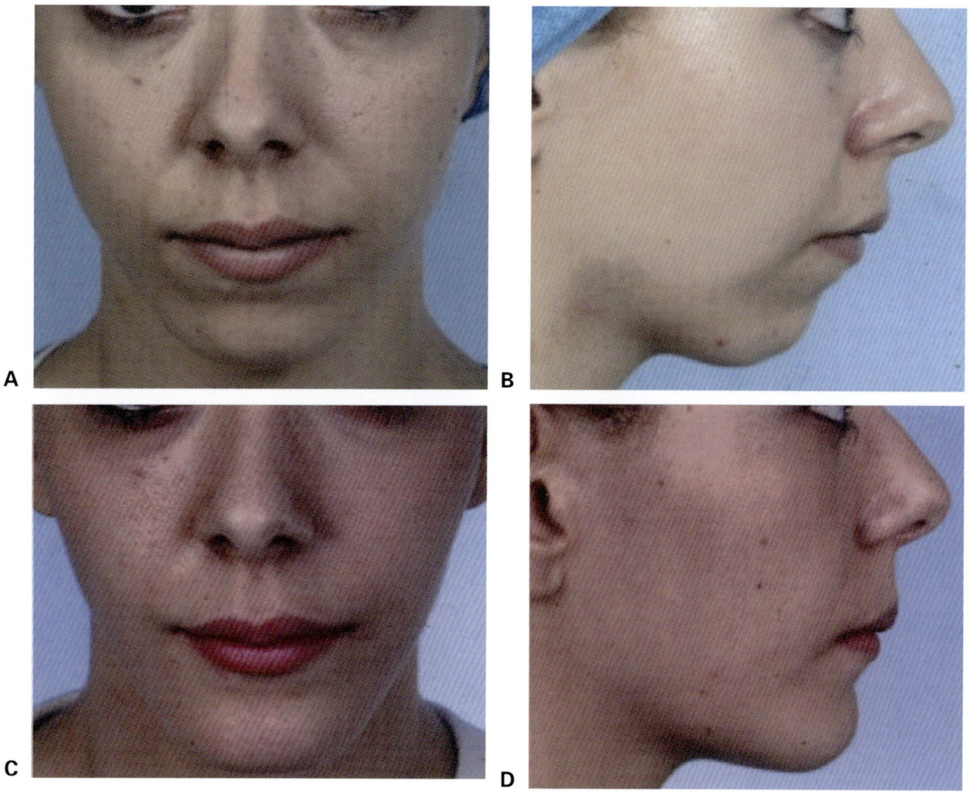

图76-2 颏后缩患者接受颏部截骨前徙术。**A**、**B.** 术前外观。**C**、**D.** 术后外观

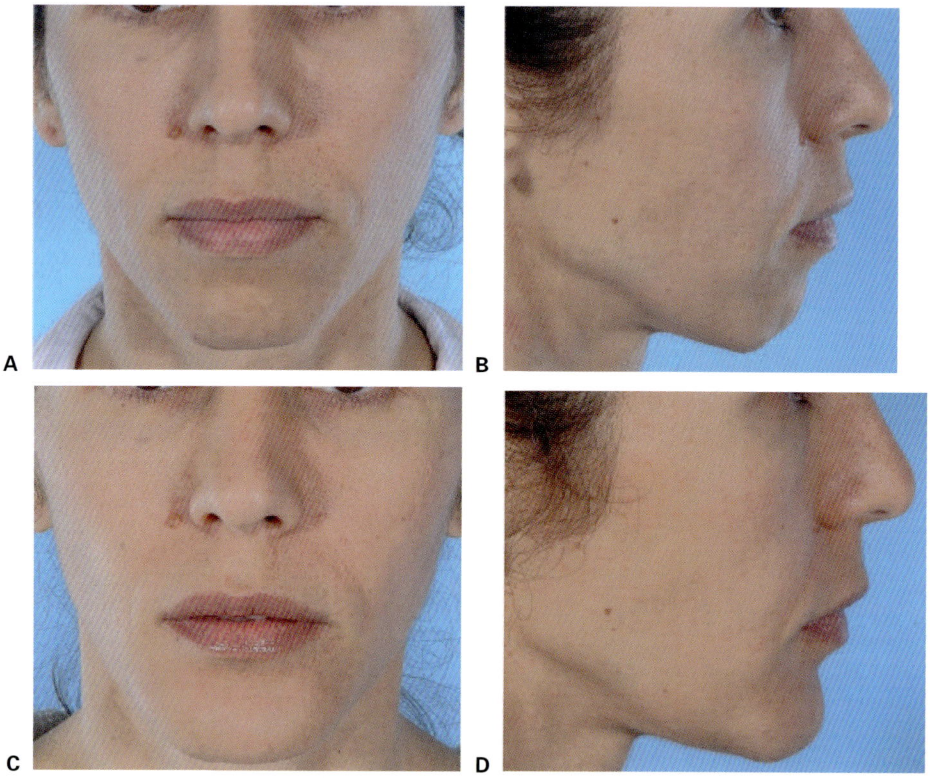

图76-3 颏后缩伴颏部过长患者接受颏部假体取出和颏部截骨前徙术。**A**、**B.** 术前外观。**C**、**D.** 术后外观

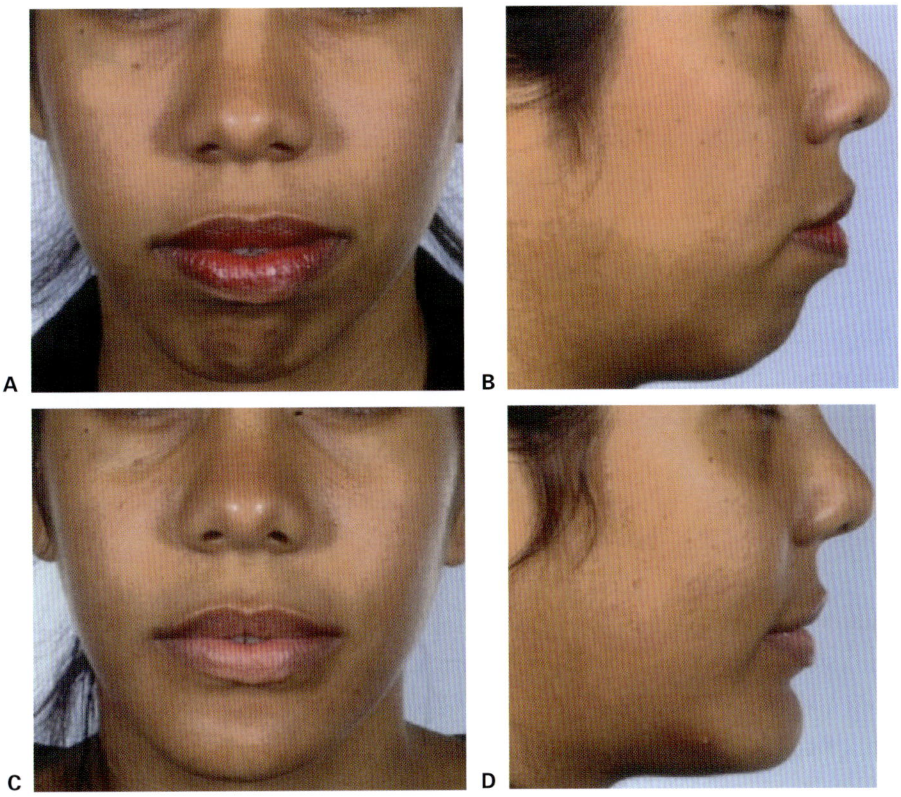

A B C D

图76-4 颏后缩伴颏部过长患者接受颏部楔形截骨和骨块前徙术。**A**、**B**. 术前外观。**C**、**D**. 术后外观

77

第15部分　毛发移植术

毛发移植术

Indications and Techniques for Hair Transplantation

Walter Unger and Robin Unger

概述

- 毛发移植术是将毛发从原终身生长部位移植到脱发或进展性脱发部位。
  - 1959年，Norman Orentreich医生提出该手术供区选择的基本原则。
- 毛发移植术适应证包括男性型脱发（MPB）、女性型脱发（FPHL）、创伤后脱发、术后脱发、瘢痕性脱发。
- 人类头发成束地自然生长，称为毛囊单位（FU），由1～4个毛囊组成，被包绕在胶原纤维鞘内。
  - 正确地进行毛囊单位移植（FUT），可以获得类似自然生长头发的美观效果（**图77–1**）。
- 获取毛发的主要方法有两种，分别是头皮条切取法和毛囊单位提取法（FUE）。
  - 在毛发移植术中，供区与受区的面积比会有所增大。如果采用打孔法提取较大面积的移植物，供区与受区的面积比为1∶1。如果采用头皮条切取法进行FUT，供区与受区面积比范围为1∶2至1∶4。这一特点使毛发移植物可以覆盖面积较大的脱发区域，并获得自然的外观和良好的毛发密度。
    - 从1 cm^2头皮条上获得的FUT一般可以覆盖2～4 cm^2的脱发区域。
    - FUE与头皮条切取联合应用可以进一步扩大毛发移植物所覆盖的面积。
  - 单独使用FUE来获取毛发移植物，会减少患者可用于移植的永久性生长的毛发的数量，因为该技术应用后会形成打孔瘢痕（通常为数千个），均需要以相对永久性生长的毛发来覆盖。
- 进行毛发移植术前需要制定全面的治疗计划，既要考虑当前脱发区的面积，还要考虑未来脱发区的面积。这一点对于年轻患者（长期的供区/受区面积比特殊）和供区长期获取毛发能力有限的患者尤为重要。
- 在术前评估和患者筛选过程中要进行体格检查、相关实验室检查，并询问脱发的家族史。

相关解剖

- 头皮由5个层次构成：皮肤、皮下组织、帽状腱膜、腱膜下间隙（疏松结缔组织）和颅骨骨膜。
  - 头皮血液供应丰富，由颈内动脉和颈外动脉分支之间相互吻合形成的网状动脉系统供血。动脉在皮下组织内向心性走行。丰富的血液供应有助于促进头皮手术后的快速愈合（**图77–2A**）。

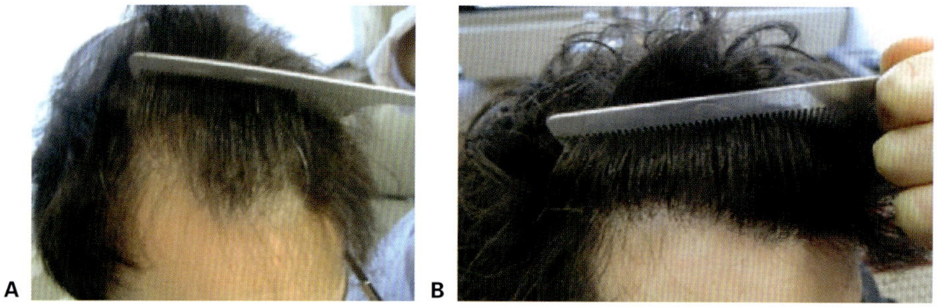

图77–1　**A.** 术前外观。**B.** 术后1年外观

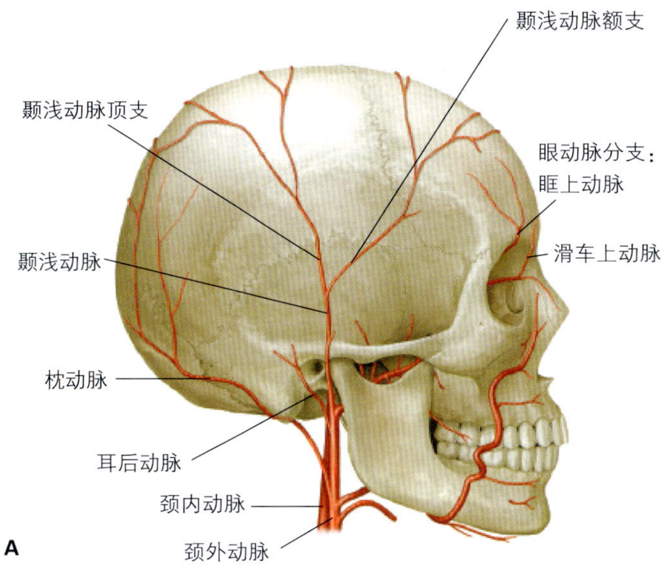

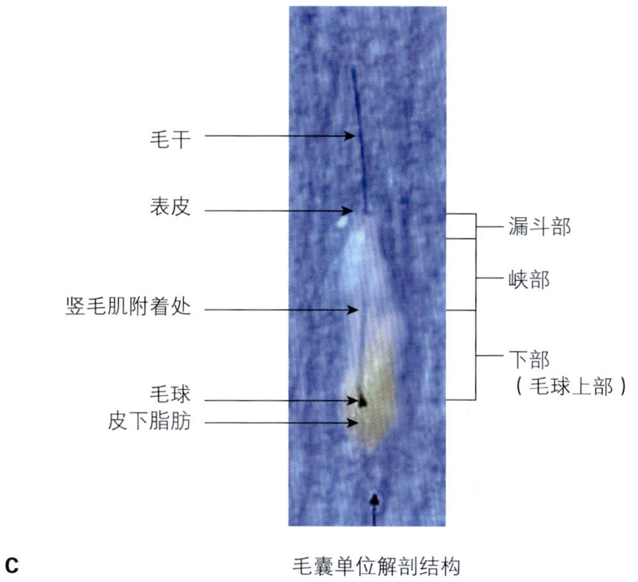

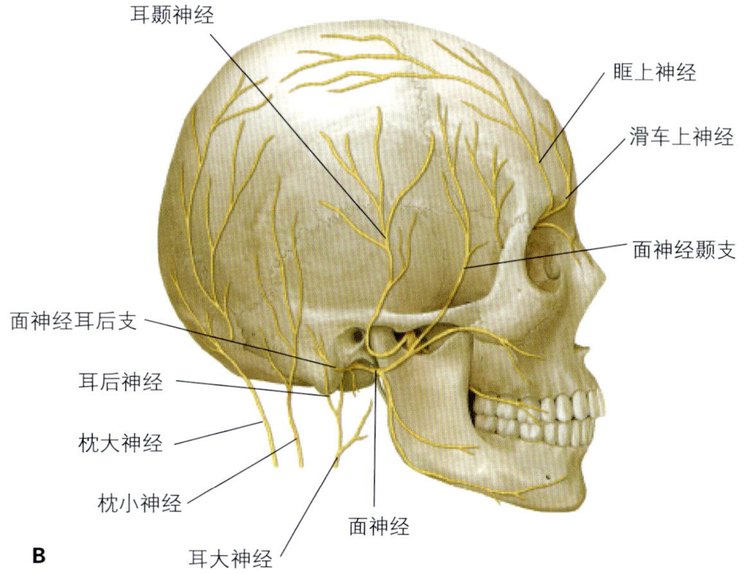

图77-2 **A.** 头皮的动脉分布。**B.** 头皮的神经分布。**C.** 毛囊的解剖结构

- 感觉神经也是在皮下组织内向心性走行。如果术中损伤较大的神经干，则术后可能出现明显的感觉减退（**图77-2B**）。
- 许多文献已详细描述了毛囊的解剖结构。毛囊分为上部（漏斗部）、中部（峡部）和下部。毛发移植时需将毛囊完整取出，并完整地进行移植（**图77-2C**）。

发病机制

- 雄激素性脱发：
  - 雄激素性脱发是男性和女性脱发的最常见病因，也是毛发移植的最常见原因。
    - 在未发生脱发的头皮中，毛发生长期为2～6年，退行期为2～3周，休止期为2～3个月。
    - 在发生脱发的头皮中，毛发生长期明显缩短，导致毛发变短、变细。
  - 女性型脱发（FPHL）病因更加复杂，包括炎症反应、雌激素和其他激素水平变化，以及芳香化酶等多种因素的影响，雄激素在男性型脱发（MPB）和女性型脱发（FPHL）中都起到了重要作用。
  - 遗传因素对于MPB和FPHL的患病可能性影响较大，属于一种多基因遗传模式，具有不完全外显性。
- 瘢痕性脱发：
  - 因瘢痕引起的脱发的发病率逐年增加，其具体原因尚不清楚，需要加以重视。需要与之鉴别的脱发类型有额部纤维化性脱发（FFA）、毛发扁平苔

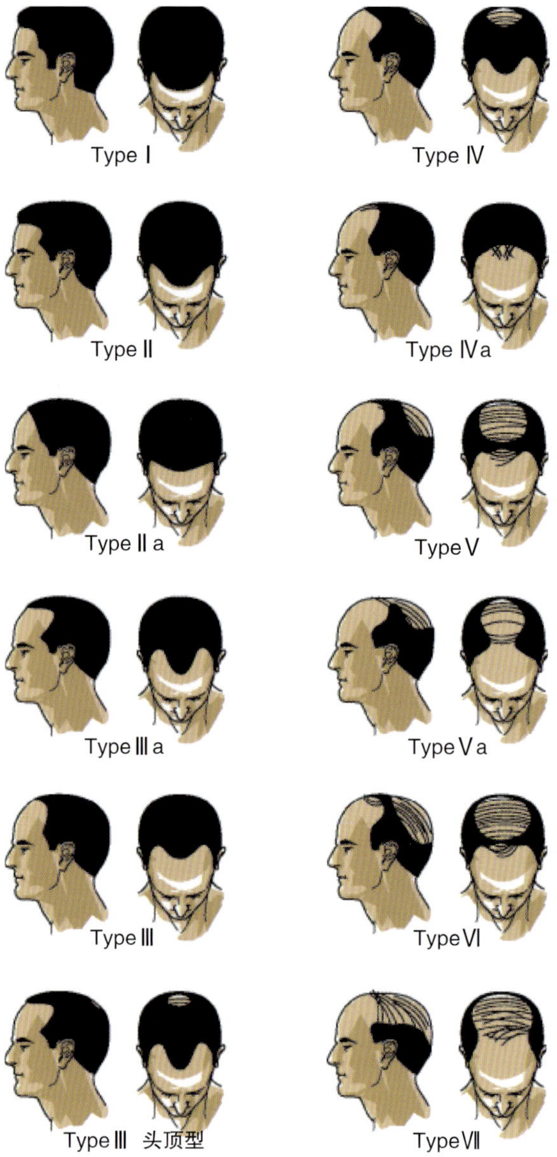

图77-3 头发类型的Norwood分类

藓（LPP）和中央离心性瘢痕性脱发（CCCA）。相关的发病机制在其他文献中已有详细的介绍。

- 皮肤镜检查和活检有助于准确诊断和评估病变的活动性。

- 一般在局部病情处于静止期至少1年后再进行手术治疗。

自然转归

- 男性型脱发和女性型脱发是患者一生中逐渐脱发的一种类型。目前的治疗方法可以延缓脱发的进程，但是不能完全阻止脱发的进展。
- **图77-3**为头发类型的Norwood分类。

病史与查体

- 询问病史应注意可能导致脱发的因素，包括甲减或甲亢的症状、肾上腺功能紊乱、泌乳素瘤、营养不良等，并注意患者自觉的头皮部不适（灼热、瘙痒、触痛、脱屑等）。
- 对于女性患者还应询问与雄激素过多相关的症状，例如多囊卵巢综合征所表现出的症状（多毛症、月经不调、生育困难、胰岛素抵抗等）。
- 应排除导致休止期脱发的情况或状况，常见的情况包括身体或精神压力过大、严重的发热性疾病愈后、术后、怀孕后等。应在脱发状况稳定至少6个月之后进行毛发移植术，以使供区毛发可以再生，并有助于更准确地确定主要脱发区域。
- 病史询问时还要关注脱发的速度和有无脱发异常加快的情况。如果脱发速度突然加快，应高度怀疑存在除雄激素性脱发之外的其他原因。
- 脱发的家族史有助于判断最终脱发的程度，但是在许多患者中预测的准确度不高。

影像学检查

- 皮肤镜检查已成为筛选适用于毛发移植患者的常规方式（**图77-4**）。
  - 采用仔细的皮肤镜检查，可以观察到更适合采用非手术方法治疗的疾病的细微征象，包括FFA、LPP、CCCA和局灶性或弥漫性斑秃。

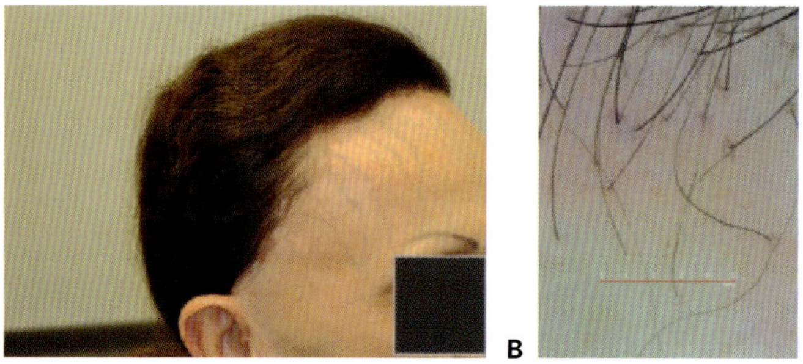
A B

图77-4 **A.** 额部纤维化性脱发（FFA）患者脱发区的分布情况。**B.** FFA脱发区皮肤镜检查的图像。病变特征包括脱发部位毛囊口不明显，呈淡白色；毛囊周围出现管型，毳毛相对缺乏

- 皮肤镜检查还有助于确定毛发边缘的微小化程度，以便外科医生选择相对保守的或是创伤性较大的手术方案。
- 组织活检和皮肤病理学评估有助于确诊导致脱发的基础性疾病。在此过程中，皮肤镜检查可帮助外科医生确定最适合活检的部位。

鉴别诊断

- 脱发可能较难鉴别，尤其是在脱发处于相对不活跃时期的情况下。
- 患有MPB/FPHL的患者可能同时有以下病症：
  - 斑秃和弥漫性斑秃。
  - 休止期脱发。
  - FFA。
  - LPP。
  - 头皮癣。
  - CCCA。
  - 盘状红斑狼疮。
  - 脱发性毛囊炎。
  - 梅毒。

非手术治疗

- 药物治疗：
  - 已证实对MPB有效并已经FDA批准的药物有米诺地尔和非那雄胺（**图77-5A、B**）。
  - 已证实对FPHL有效并已经FDA批准的药物为局部应用2%米诺地尔，每日2次；或局部应用5%米诺地尔，每日1次。抗雄激素类药物属于标外用药（未在药品许可证所列适应证范围内的药物），常用药物有非那雄胺、螺内酯和环丙氯地黄体酮。
  - 针对非那雄胺治疗无效的患者，可以每日口服0.5mg度他雄胺（也属于标外用药）。
- 前列腺素类似物：迄今为止，研究较少，未显示出显著的疗效。
- 有研究发现，低能量激光和光电设备对于脱发有一定的疗效，其作用机制是细胞色素氧化酶吸收光能后氧耗增加，5'-三磷酸腺苷（ATP）合成增加。在部分患者中还有抗炎作用。
- 中胚层疗法：指在头皮表层注射药物和维生素，例如米诺地尔、生物素、pantethol、非那雄胺、度他雄胺、维A酸、其他维生素及微量元素。需要进一步研究以确定其效果及药物的最佳剂量。
- 富血小板血浆（PRP）：针对脱发治疗已完成的对照研究较少，一些患者体会和毛发修复外科医生的经验有较大的参考价值。
  - 毛发修复外科医生采用多种方法应用PRP。有必要对此项技术进行标准化，以便更好地评估其疗效。
  - 作者通常抽取60mL患者自体血液，经离心后制成PRP。然后将其与25mg ACell（取自猪膀胱的细胞外基质）混合后注射到脱发区域。PRP也可以单独使用，还可以在毛发移植术时用于改善移植效果（毛

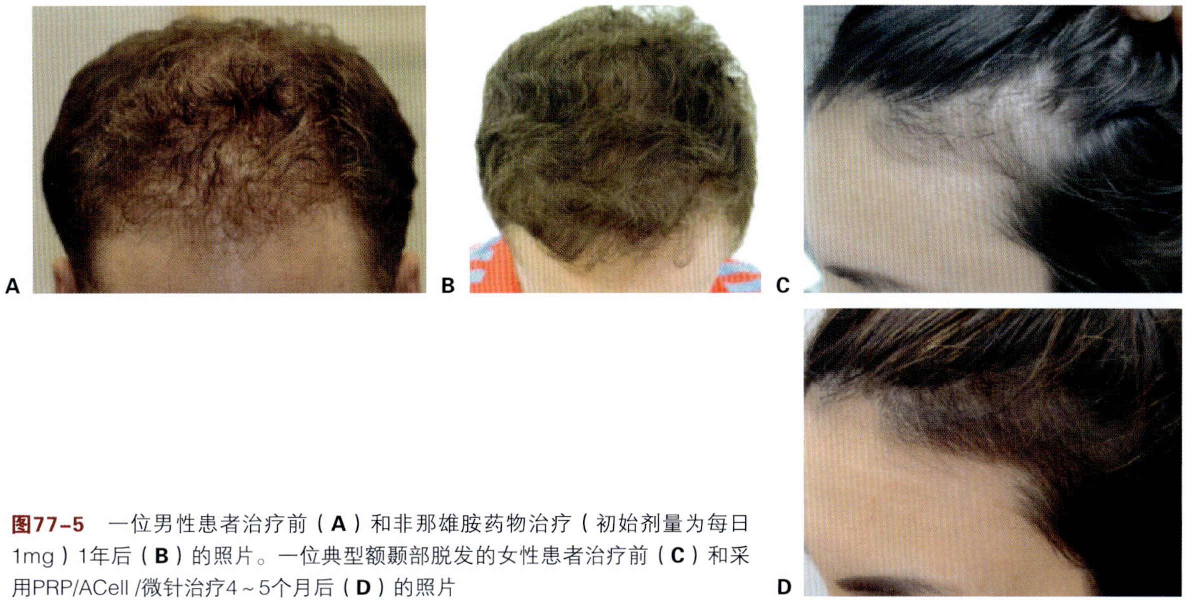

图77-5 一位男性患者治疗前（**A**）和非那雄胺药物治疗（初始剂量为每日1mg）1年后（**B**）的照片。一位典型额颞部脱发的女性患者治疗前（**C**）和采用PRP/ACell /微针治疗4～5个月后（**D**）的照片

发移植物在移植前浸在PRP液中进行预处理）。

  - 当单独使用PRP治疗脱发时，一位作者在注射PRP/ACell之前使用2.5mm微针进行了微针疗法。
  - 已经证实，PRP可以增加毛发总数和毛发直径。PRP治疗部位皮肤镜下检查结果显示，表皮增厚，成纤维细胞增生，胶原纤维合成增加，毛囊周围血管数量增加（**图77-5C、D**）。
  - 未来需要进一步深入研究以确定该治疗的有效性、理想的治疗途径和所需的治疗频率。
- 文绣术是一种利用文刺技术来模拟头皮上短发效果的方法。
  - 该技术可以用来隐藏瘢痕，并形成头发更高密度的视觉效果。染料的类型、选择的颜色和文刺的深度均会影响长期的掩饰效果。
- 其他掩饰性化妆技术包括：
  - 假发。
  - 粉末或毛纤维，可以减轻头发和头皮之间的颜色对比，从而使头发看起来更浓密。
  - 各种头发造型。

手术治疗过程

- 进行供区评估，确定最可能永久性生长的毛发区域，以使移植后毛发能在受区长期生长。
  - 作者对328名年龄为65岁及以上的男性进行了一项研究，测量出每个直径为4mm的圆形范围内至少有8根头发的区域。这项研究确定了大约80%的80岁以下患者的“安全供区”（即毛发可以持续存活）。作者将供区头皮毛发持续存在的区域称为“安全供区”（SDA），之后将之称为“最安全供区”，意思是没有绝对安全的供区（**图77-6A**）。
  - 此后，Cole等针对FUE技术对“安全供区”进行了修改。由于这项技术产生的打孔后瘢痕并不明显，因此SDA的范围有所增加，根据头发密度将安全供区进一步划分为14个区。但是Cole等的研究数据仅来自94位患者，而且几乎都是30多岁或40多岁的患者，因此对希望得到较好长期效果的手术方案的指导性较差（**图77-6C**）。
- 供区毛发获取方法：
  - 如前所述，获取毛发的主要方法有两种，分别是头皮条切取法和毛囊单位提取法（FUE）。
    - 表77-1总结了每种方法的优点和缺点。
    - 在通常情况下，毛发修复外科医生须准备好所有可能使用的器具，并根据每位患者的个性化需求制定相应的治疗方案。
  - 虽然两种获取方法不同，但是在受区基本上都是使用毛囊单位（FU）移植物。
    - 本章的一位作者有时会在采用头皮条切取法后使用双毛囊单位（DFU）移植，并且在待治疗区预先已有永久性毛发。这种方法通常适用于在发际区域后方毛发较为稀疏的女性患者，以及头发与皮肤颜色对比度较小的老年男性患者。
  - 头皮条切取：
    - 目标：
      - 在切取和分离头皮条时，最大限度地减少横切毛囊的数量。
      - 尽可能缩小头皮条的宽度，以减小闭合创口的张力。
      - 无论移植毛发的数量如何，只能形成一条瘢痕。
    - 在术前用卡尺或用手进行头皮松弛度的评估是非常重要的。
    - 应从毛发最浓密区域的边缘切取头皮条。在多次切取头皮条时均应包括之前留下的瘢痕区，保证术后仅留下一条细的线性瘢痕。
  - FUE：
    - 目标：
      - 最大限度地从永久生长毛发区的边缘获取毛发，同时尽可能减少对供区的影响。还要注意，在患者的一生中，边缘区毛发密度会持续降低。
      - 在获取过程中尽量减少横切毛囊数量，尽量保留一些毛囊周围的保护性组织，即使这样做有可能得到的是由多个毛囊组成的移植物，也应该将其作为一个目标。
      - 通过改变打孔的直径来尽量减少供区瘢痕，尽可能缩小打孔的直径（在不增加横切毛囊数量的前提下），并尽量均匀地分散供区。
    - FUE移植物可以从Unger提出的SDA中获取（**图77-6B**）。获取量在上方和下方均逐渐减少，以使密度变化更为自然。使用这种技术可以在颞部获取移植物，供区范围超过头皮条切取法。
    - FUE还可以从颈部和下颌下方的胡须部位获取毛

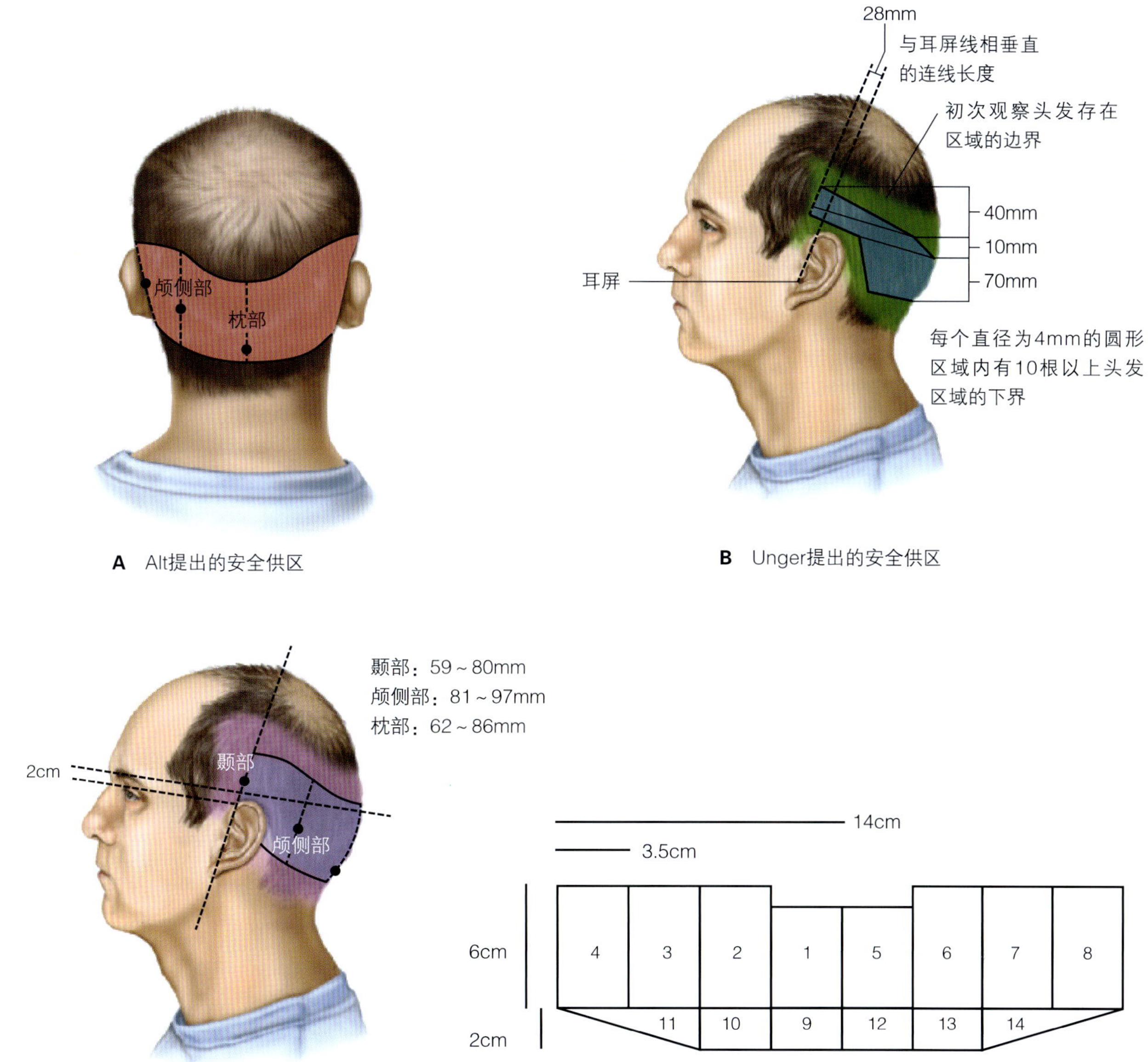

A　Alt提出的安全供区

B　Unger提出的安全供区

C　Cole提出的安全供区

D　Cole提出的FUE安全供区

图77-6　Alt、Unger和Cole提出的安全供区

表77-1　两种毛囊获取方法的优缺点

方法	优点	缺点
头皮条切取法	• FU获取量高 • 所需供区面积小 • 毛囊存活率高 • 毛囊周围有更多保护性组织，可预测移植物的质量 • 可在安全供区范围内获取毛发 • 能够选择移植物的大小 • 从术后第1天开始头部供区即不易被发现	• 当留短发时可能会看到长的线性瘢痕 • 术后较为疼痛 • 术后愈合时间较长，术后有一段时间需要限制运动 • 有休止期毛囊丢失的可能性，多见于未诊断出的休止期脱发病例中
FUE	• 术后愈合时间短 • 术后疼痛期短 • 微小的打孔后瘢痕较为隐蔽，即使留短发瘢痕也不明显，特别是当头发和头皮颜色之间的对比度较低时更不明显 • 当头皮松弛度有限或需要修复时，这是一种很好的补充方法 • 休止期毛囊丢失较少	• FU获取量较小 • 需要的供区面积更大（一些术者将供区延伸到安全供区之外，以获得更多的移植物） • 获取的毛囊周围组织较少，难以预测移植物的质量，毛囊存活率较低 • 通常需要进行较大范围的供区备皮 • 在较大面积获取或多次操作后供区毛发密度明显降低

发移植物。这些移植物可用于掩盖瘢痕和使移植部位毛发更加浓密。其他体毛的存活情况难以预测。

- 受区问题：
  - 作者坚持认为，制定术前计划时应该同时考虑当前脱发的区域和未来可能脱发的区域（包括额部、头皮中间部和头顶部）作为受区。
    - 虽然患者可能希望一次治疗就能获得永久的效果，但是却无法实现这一愿望，因为在人的一生中毛发生长状况在不断地发生变化。设计全面的毛发移植方案可以让患者在一生中头发都看起来非常自然。
    - 平均而言，移植物总量的25%～30%将会被移植到未来可能脱发的区域。这一比例在强烈要求治疗MPB的患者中较高，而在脱发程度非常严重的患者中较低。
  - 一些医生认为，应该将大多数毛发移植物移植到目前明显脱发的区域，而不是移植到未来可能脱发的区域。只要术前向患者充分告知，这种做法肯定是合理的：这样做可以让患者短期内满意度更高，并且在以后有需要时再治疗未来出现的脱发区。
  - 作者在手术前不要求患者改变其发型或修剪头发的长度。因为原有的头发可以作为毛发移植的参考，并在术后起到很好的掩饰作用。
  - 一些外科医生主张在受区进行备皮，以便在合理的时间范围内更容易完成较复杂的手术。

术前设计

- 术前停止使用可能会增加出血的药物或物质。
  - 在术前10天停用阿司匹林或任何影响血小板活性的药物，但该原则不适用于因治疗目的必须服用ASA或抗凝药的患者。患者需要在术前1周戒酒。
  - 理论上由于血流量增加可以暂时降低脱发的可能性或严重性，因此术前1周开始在受区每天2次局部应用米诺地尔。
  - 术前4周开始指导头皮松弛度有限的患者如何按摩头皮，以增加供区头皮松弛度，从而获取更宽的头皮条和更大量的FU。
- 术前1h和术后6h在围手术期预防性应用抗生素。
- 术晨确定手术设计方案，并再次与患者进行沟通（**图77-7A**）。
- 许多照片是在手术当天早上拍摄的，如果受区有较多的头发，则需要拍摄更多的照片。
  - 采用标准化照相，以便获得最佳的照相效果，并且保证较好的可重复性。在天花板或摄影师身后设置灯光，采用均匀且明亮的背景颜色，通过提高对比度增强头皮拍摄后的视觉效果，从而更好地展示出进展性秃发和正常头发的边界。
- 在颈部处于中立位置时仔细评估供区头皮的松弛度。
  - 将要获取的供区毛发修剪成2～3mm长，以便于毛发移植和定向（**图77-7B**）。

发际线设计

- 发际线设计可以说是最重要的一步，对此没有固定的规则。
  - 发际线轮廓应与自然老化的发际线相一致（不同种族会有所不同）。在大多数男性患者中都表现出颞部发际线后缩。
- 对于正常毛发区的主要解剖标志、边界和分区要充分了解，并使之重现（**图77-8**）。
  - MPB早期的年轻人对毛发修复外科医生的要求一般较高，在这种情况下发际线设计的最重要的原则之一是——不要将发际线设计得太低。
- 发际线前正中点的设计原则是在头皮的垂直平面与

A 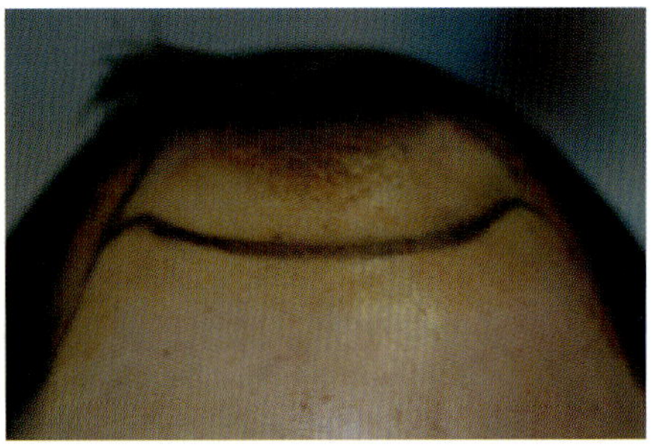

B 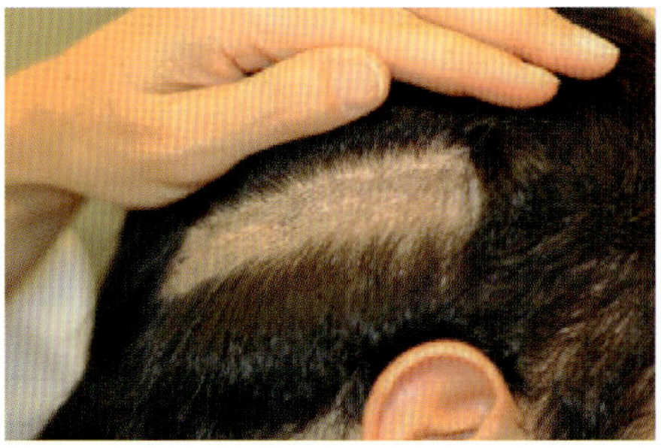

图77-7 **A.** 标记发际线和手术的边界。**B.** 术前修剪供区毛发之后的外观。在修剪区的中央可以见到前一次手术留下的瘢痕

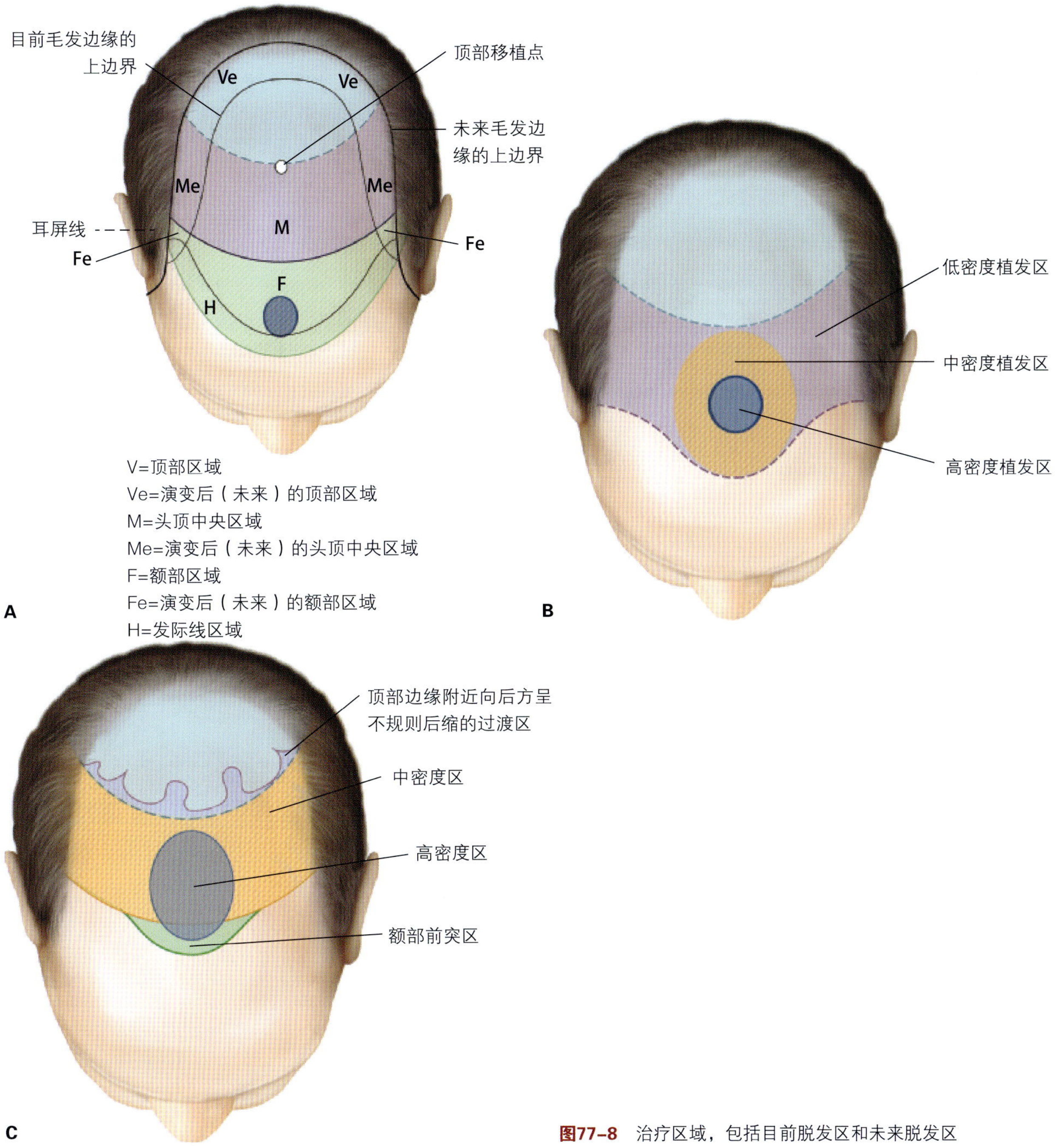

图77-8 治疗区域，包括目前脱发区和未来脱发区

水平平面相交的区域内找到该点。与患者讨论其想法和想要的发型，因为前正中点在某种程度上会影响面部上边界的位置。

- 为了在不使用太多FU的前提下产生“发际线较低”的视觉效果，术者可以通过形成“美人尖”的外形达到这一目的。

- 从前正中点开始，前发际线应该基本平行于地面，或从侧面看略微向上倾斜，直到与颞部发际线相交，相交点通常位于过外眦的水平线与颞部残余毛发的交点处。
- 在整个发际线的过渡区（前方0.5～1cm的区域）应该表现出近看不整齐和远看也不整齐的特点。近看时会有间断的浓密区而显得不整齐，远看时因发际线处有突出的区域而不完全呈直线形。
  - 需要特别注意，为了达到远看不整齐的效果可能会改变发际线的轮廓，因此需要仔细设计。
- 对于年轻男性患者一般不建议过多前移颞部移植标志点，因为患者的鬓角可能逐渐后移，而有限的供区移植物可能无法补充颞部后缩所遗留的脱发区，从而留下一个不自然的移植毛发的“孤岛”。

- 当供区与受区比例允许时，可以前移颞部标志点。但是前移位置不应超过两条线的交叉点。第一条线是过鼻尖、瞳孔、颞部前端的一条线，第二条线是最前缘中点到耳屏的连线。
- 根据脱发程度设计发际线时，还需要考虑种族的因素。
  - 白种人通常有长的或卵圆形的头形，东亚人倾向于有短的或圆形的头形。
  - 东亚人的发际线相对更宽更平，具有曲线形（而不是尖锐形）额颞角。东亚人头发直径相对较粗，多FU毛发簇更为多见。因此，为了掩饰这些毛发较粗的FU，常需要在前面多移植几排单根毛发。
  - 非洲裔人通常具有中等长度和宽度的中等头型，适合比白种人更平的发际线，但不像大多数东亚人那样平。与东亚人不同的是，非洲裔人更容易获得自然的发际线外观。其原因不仅是头发卷曲和头发直径较细，还因为头发与皮肤颜色之间的对比度较小，从而产生一种浓密的视觉效果，并使移植效果很容易被看到。
- 通过对360名女性志愿者调查结果发现，女性患者为了适应面部外形的需要，通常喜欢更为圆滑的发际线设计（**图77–9**）。
  - 在81%的女性发际线中可以观察到美人尖。
  - 前正中点位于眉间上方平均5.5cm处。

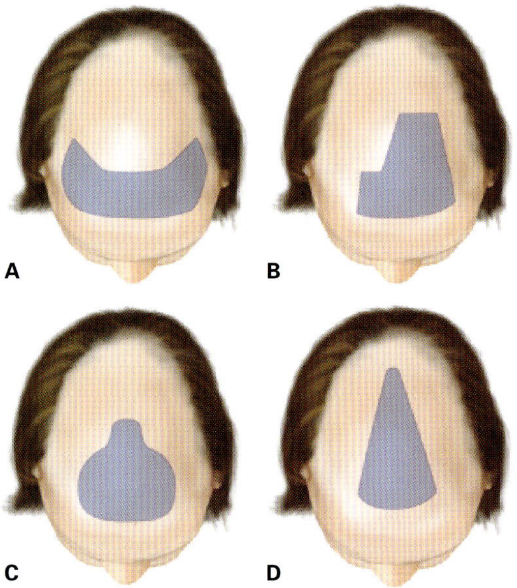

图77–9 女性患者移植物分布的最佳模式

  - 颅穹隆顶点距离前正中点3.75～4cm（98%的女性）。
  - 颞部穹隆点位于颅穹隆顶点外侧3.5～3.75cm。
  - 颞部后缩区呈凹椭圆形，含有较多细毛（87%的女性）。
  - 女性可以残留的自然毳毛为参考设计新发际线（这一点与男性有所区别）。

体位

- 在切取头皮条时，患者取俯卧位，使用俯卧枕以充分显露枕部供区（**图77–10**）。
  - 术中头部可以从一侧转到另一侧以显露两侧供区。
- 在行手术时间更长的FUE手术时，患者需要多次改变体位，包括俯卧位、侧卧位甚至仰卧位，头部需要从一侧转向另一侧。变换体位可以减轻患者在手术过程中的不适感。
  - 不同的外科医生及其团队在进行FUE手术时患者的体位调整会有所不同。FUE移植物非常脆弱，短时间的干燥或长时间的缺血均会影响效果。因此，需要优化体位调整方案，以便使切取、移植操作尽可能同时进行。
- 在大多数情况下，受区和移植过程均是在仰卧位下完成。
  - 如果受区位于顶部，采取俯卧位最适合受区准备和移植物植入。
- 一些毛发修复外科医生嘱患者在整个手术过程中采取坐位，通常需要使用特殊设计的座椅，配有头部支架，可以使头部处于稳定的位置。但是根据作者的经验，长时间采用这种体位患者会非常不舒服。
- 麻醉：

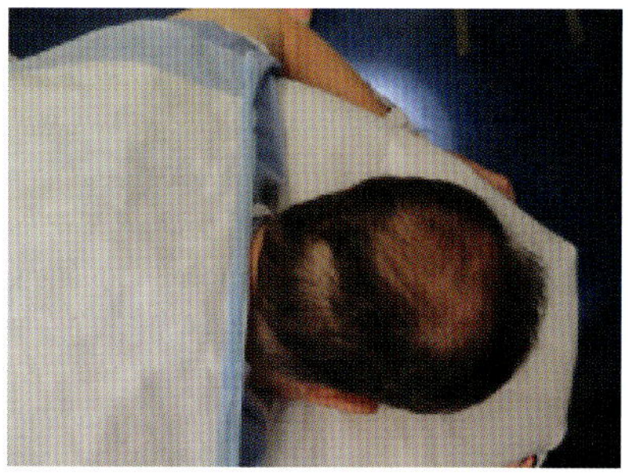

图77–10 切取头皮条时患者取俯卧位，使用俯卧枕以充分显露枕部供区

- 所有患者手术当天均使用长效口服药物，包括抗焦虑药（劳拉西泮2mg）、镇静剂（地西泮10～20mg）和镇痛药（氢可酮/对乙酰氨基酚500mg）。
- 在注射局部麻醉剂之前，静脉注射可以迅速起效的芬太尼和咪达唑仑。
- 通常使用含1：50 000肾上腺素的2%利多卡因进行局部浸润麻醉。注射间距通常为2.5cm左右，最后向术区外侧也注射少量麻醉药。也可以使用效果更强的麻醉剂。

切取头皮条

- 直视下使用手术放大镜辅助切开和剥离。
  - 切取头皮条时毛发切断率取决于外科医生的经验，通常小于1%。
- 在头皮供区皮下层注射生理盐水，达到局部肿胀的目的，将有助于分离毛囊，从而尽可能减少毛囊被切断的情况。局部肿胀处理后浅层组织位置提升，可以远离深层较大的血管和神经。
- 使用15号刀片先切开供区的下缘，之后切开上缘。
  - 头皮条两侧切口逐渐变窄，然后分离头皮条组织。
  - 一些外科医生习惯用刀片切开深达真皮中层，之后使用拉钩扩大显露范围，或使用组织分离器钝性分离组织，目的是进一步降低毛发切断率。
- 在直视下使用刀片切取头皮条，确保刚好在毛囊球深层相对无血管的层次切取头皮条（**图77-11**）。

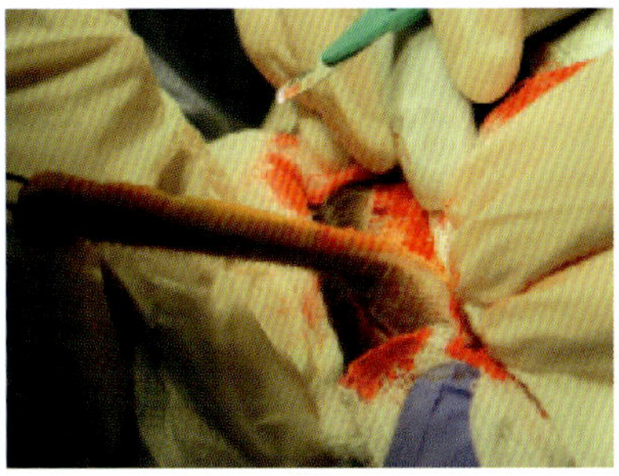

图77-11 开始切取头皮条。注意保证毛囊的完整性和限制切口的深度

- 除了紧邻毛囊球的血管外，针对其他明显的出血点用电凝止血。
- 一个非常实用的方法是首先从枕部切取头皮条，并缝合切口区。然后重新评估相邻的顶部和颞部头皮的松弛度，之后再切取头皮条。由于头皮张力有时很难预测，因此采用这种方法较为可靠。

闭合供区

- 根据头皮条宽度分段关闭供区创口，避免局部形成过大的张力。
  - 头皮的一个区域可以“借用”另一个区域的松弛度，从而导致其张力意外地增加。
- 在乳突区局部张力通常比预计的要高，楔形缝合有助于减少局部张力。
  - 与垂直于创缘的缝合方法相比，楔形缝合可以增加沿创缘分布的力（F），从而更有效地减小了闭合所需的功（W）。做功公式为$W=Fd\cos\theta$，在力（F）和创缘位移（d）恒定的情况下，随着角度（θ）的增加，功减小（**图77-12A**）。
- 根据术者的习惯，供区可以采用单层闭合或双层闭合。
  - 双层闭合有助于减少表皮层的张力，但是也可能由于缝线反应而引起体质特殊者瘢痕加重。
  - 如果患者是接受第二次手术，可以参考第一次手术后的愈合情况。如果第一次手术后遗留的瘢痕平整且没有增生的迹象，则双层闭合优于单层闭合。
- 如果采取双层闭合，作者习惯使用PDS Ⅱ 3-0线或Maxon 3-0线。
  - 根据切口长度，在毛囊水平深层间断缝合4～8针，以对合创口基底（**图77-12B**）。
- 使用3-0 Supramid线或3-0 Prolene线缝合表皮层。通常采用连续缝合，缝合线彼此间隔4～5mm，确保表皮边缘良好对合（**图77-12C**）。
  - 缝合针应穿过真皮并从毛囊球下方水平穿出。
  - 注意避免缝合针距离创缘过近或过远。
- 可以采用促进毛发生长的切口闭合方法，以更好地掩饰切口瘢痕。
  - 在关闭创口之前，在皮脂腺上方水平从创缘上方或下方小心地去除1mm的表皮部分（**图77-12D**）。
  - 然后对合表皮边缘并关闭创口（**图77-12E、F**）。

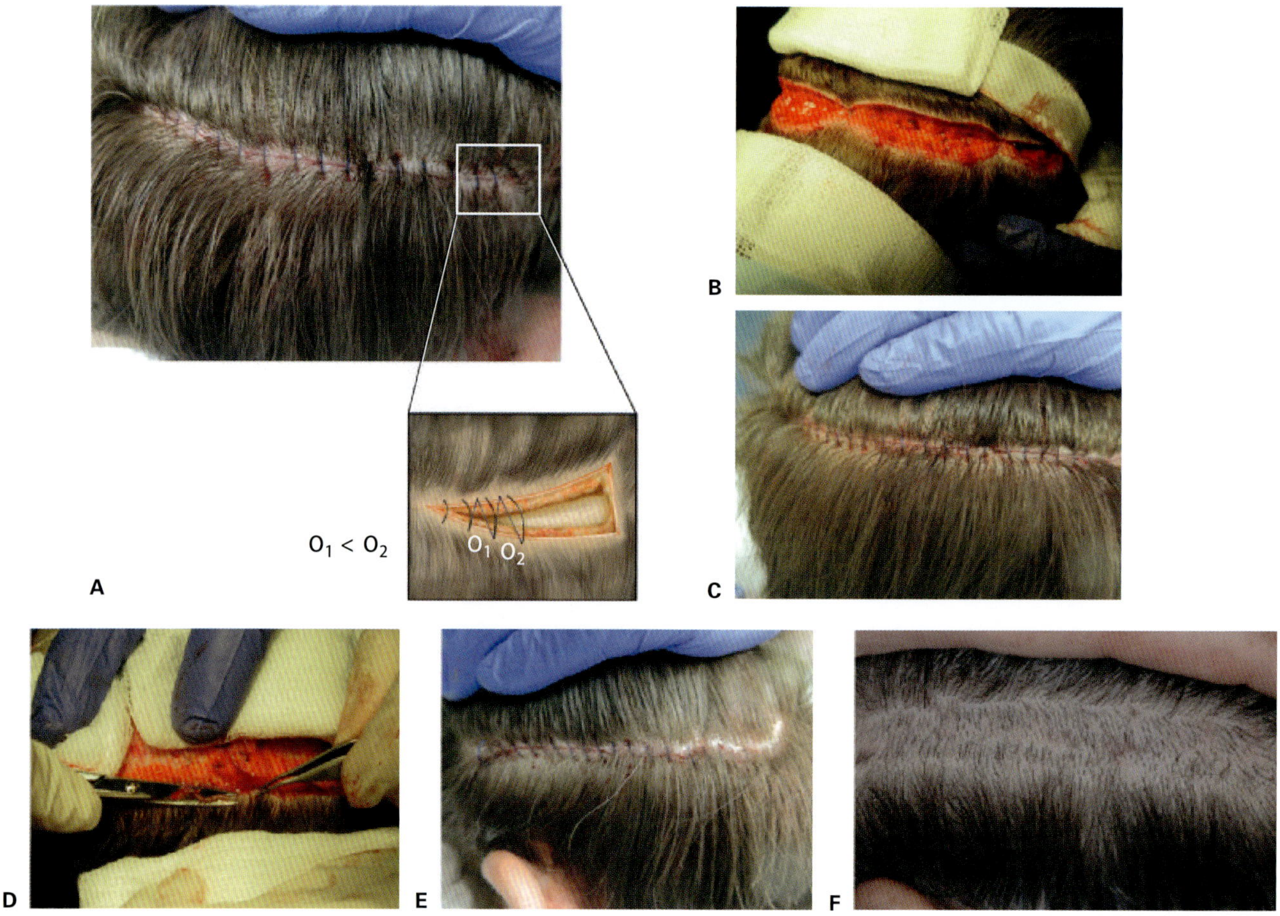

图77-12 **A.** 采用楔形缝合，以减少乳突区创口闭合时的张力。**B.** 采用双层闭合创口，图示深层缝合。**C.** 供区浅层闭合后外观。**D.** 采用促进毛发生长的切口闭合方法，修剪宽约1mm、深约1mm的表皮层。如果毛囊间距离稍远，则可以适当增加修剪的宽度。**E.** 采用促进毛发生长的切口闭合方法后，切口已部分闭合。**F.** 供区术后瘢痕的最终外观

FUE操作

- FUE可以通过几种方法完成操作：手动打孔、振动或旋转电动打孔器（使用钝性打孔器、锐性打孔器或改良锐性打孔器）、抽吸辅助设备或机器人设备。
  - 为了获得理想的效果，每种方法均有其各自的应用细节和要求。
- 最初使用的是非常锋利的1mm打孔器，外形类似于“切割饼干”用的打孔器，毛发修剪至2mm长度，手工提取毛囊单位。提取位置以随机的方式确定，避免在某一个部位过多取材，否则将形成“虫蛀”样外观。
- 之后出现了带动力的FUE设备，可以提高提取速度和效率，在很大程度上取代了手动打孔。但是提高速度后更需要注意操作细节，避免采用不正确的角度使毛囊被切断或发生“断头”的现象。
- 组织和毛发的一些形态变化，例如毛囊弯曲、毛发从皮肤长出的角度特殊、毛发在皮肤表面下方异常走行等，均可能增加毛囊被切断的风险。
- 为了降低毛囊切断率，目前已经开发出非锐性电动打孔器，目的是从皮肤“钝性”分离出FU。钝性打孔器获取毛囊单位时，不会像锐性打孔器那样，在无法预知毛囊弯曲度的情况下盲目地切断深层组织，而是推动含毛囊的圆柱形组织，从而降低毛囊切断率。
  - 可以采用两步法进行手动操作。先在毛发周围做深度为0.3～0.5mm的“刻痕样切口”，然后插入一个钝性圆筒状分离器，深度超过整个毛囊（约4～5mm），使毛囊完整地与周围组织分离，然后用镊子手动提取毛囊单位移植物。
- 一项最新技术采用电动振荡设备和改良的钝性薄壁打孔器。少数的几项研究表明，无论患者的组织特

性如何，采用该技术均能够可靠地降低毛囊切断率（低于3%），凭借小的机械性牵引力可以很容易地取出移植物，并且可以更多地保留FU周围的组织。

- 较大的打孔器会改变供区的结构，而且可能留下更明显的瘢痕。在大多数情况下，打孔器外径应小于0.95mm。
- 根据毛囊从皮肤表面穿出的角度可以正确确定打孔的位置，术者需要辅助使用适当倍数的手术放大镜（一般为5～6.5倍）。
- 以下是适用于大多数技术的操作步骤：
  - 对于较大范围的FUE，术前需要进行供区备皮。
  - 在浅层和深层应用无菌生理盐水注射肿胀技术，可以增加FU之间的距离，使毛囊更为直立，进而可以更好地预测毛囊位于皮肤深层的走行角度，并分离毛囊球与深层的血管和神经丛。
    - 注射肿胀的效果持续时间较短，因此需要术者在进行到后续部位时重复这一操作。
  - 以FU为中心放置打孔器，向深层推进打孔器。
    - 当FU被“松解”后，操作的手部会有所感觉。
  - 在最初阶段，应取出几个移植物进行观察，确定切取深度是否足够，并使取出FU时的损伤最小化。
    - 在确定切取深度后，大多数外科医生会连续切取100个或更多的移植物，然后采用两手操作，一只手取出移植物，另一只手下压周围组织以帮助取出移植物。
    - 根据患者体位和获取移植物的部位，在外科医生连续切取的同时，助手可以跟随进行取出移植物的操作。
- 大多数外科医生目前采用在提取移植物之前准备受区的方法，并在整个手术过程中交替进行移植物提取和移植物植入，目的是避免较为脆弱的移植物长时间地放置在体外。
- 如上所述，为了便于获取移植物，同时保证术者有良好的操作姿势，患者需要在术中多次变换体位。
  - 采取适宜的体位还可以使手术助手在术者获取移植物时，辅助进行移植物移植。
- 需要再次强调，毛囊移植物从取出到移植这段时间内必须保持湿润状态。
- 机器人辅助FUE技术并不能加快操作过程，但是外科医生会有更快的“学习曲线”。同时一些患者会抱怨，坐在椅子上长时间保持不动非常不舒服。
  - 机器人技术使用的最小打孔器内径为0.9mm，但外径为1.1mm，因此打孔瘢痕较为明显。
  - “毛囊簇部分获取技术”已成为一种趋势，其基本方法是仅提取毛囊簇内的一部分毛发，从而保持供区的基本结构，但是这一技术无法通过机器人辅助进行。
- 许多外科医生（包括作者在内）在完成移植物获取后包扎供区时辅助应用PRP和ACell，目的是为了减轻供区瘢痕，促进皮下组织愈合。在理论上，也有助于进行第二次FUE操作。

移植物准备

- 头皮条切取后（**图77–13A**），立即将其转移到具有低温保存液的器皿中。作者使用加入脂质体ATP的HypoThermosol低温保存液（体积比为1：10）。与生理盐水或其他溶液相比，该溶液能够提高移植物在体外期间的存活率。
  - 类似于器官移植，FUE并发症包括缺血导致的低氧血症及伴随的ATP消耗（导致细胞凋亡）和缺血–再灌注损伤。
- 在ClearVue板（由聚氨酯制成的供切割的半透明平板）上进行移植物准备，底部光线能够透过平板和组织。由Meiji灯从上方提供强度可调的照明。
  - 对于手术放大镜的选择因人而异。有些外科医生喜欢使用头戴式放大镜，有些外科医生喜欢使用手术显微镜。
- 将头皮条“切”成含一个FU宽度的“切片”（**图77–13B**）。
  - 在整个过程中需要频繁喷洒冷生理盐水，使头皮条保持湿润。
  - 用20G针头固定头皮条的一端，并用Adson镊提供一定的对抗性张力。使用固定在小刀柄上的单个Personna刀片轻轻向术者自己的方向切开，仔细分离毛囊之间的组织。
- 转动头皮条小切片至其侧面，继续切割成单个移植物。

- 根据毛发的数量和结构对移植物进行分类，并将其再次置于低温保存液中（**图77-13C**）。

- 尽量保持FU簇的完整性：除非发际线处单根毛发移植物数量不足，否则一般无须将其分开。
- 理想的移植物呈“梨形”（**图77-13D**），具有很少的或没有多余的表皮，在毛囊周围有适量的保护性真皮组织和皮下脂肪组织，含有完好的皮脂腺和真皮乳头，这些保护性结构均有利于降低操作时的创伤性、温度变化和移植物干燥的敏感性。这3个方面正是移植物存活率低的主要原因。
  - FUE移植物的提取过程需要做环形切开，然后通过牵拉和毛囊周围压迫才能将FUE移植物取出，因此FUE移植物更为脆弱。使用薄壁打孔器进行钝性分离的新技术可以提高FUE移植物中毛囊周围的组织量。
- FUE移植物一般不需要较多的“准备”，可以根据头发的数量和直径进行分类。

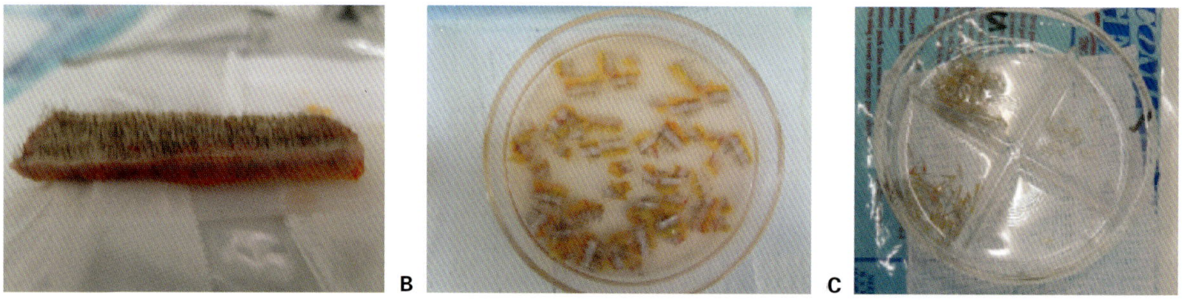

A B C

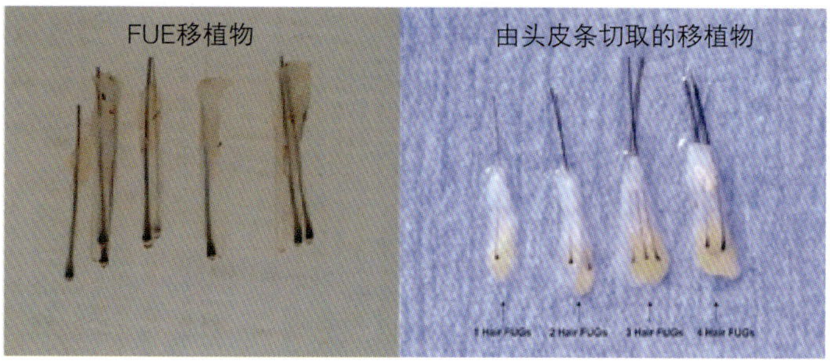

D

图77-13 **A**. 切取下来的头皮条。**B**. 从头皮条上切取的一个头皮“切片”。**C**. FU移植物分类后放置在装有保存液（加入脂质体ATP的HypoThermosol低温保存液）的器皿中冷藏保存。**D**. 左侧为FUE移植物，右侧为从头皮条上切取的FU移植物

制备受区移植点位

- 制备受区移植点位是达到理想美容效果的关键步骤：
  - 术前计划时应该估算需要进行毛发移植区的面积，包括当前脱发区和未来脱发区。
  - 术者需要确定需获取移植物的大致数量，进而确定制备移植点位的密度。
  - 应该通过形成近观和远观非整齐的特点来产生接近自然的外观。发际线处的毛发密度应低于发际线后的密度，以产生羽化的效果。
  - 侧面发际线由位于前方的“颞部毛发突出部”形成，该部位严重后缩的患者需要重新创建（与头皮形成尖锐的角度）。
- 在任何移植部位，切口的角度和方向基本上都应该与现有的头发保持一致。否则会导致这些毛发被切断。已有研究证实，毛囊被切断后会导致毛发数量减少，毛发直径变细。
  - 作者通常采用平行于头发方向制备移植点位（**图77-14**）。
  - 在颞部、眉部或其他需要形成尖锐角度的区域内，垂直于头发方向制备移植点位。
  - 在移植部位内虽然FU可能发生移位，但是不会影响新的毛发生长的方向。

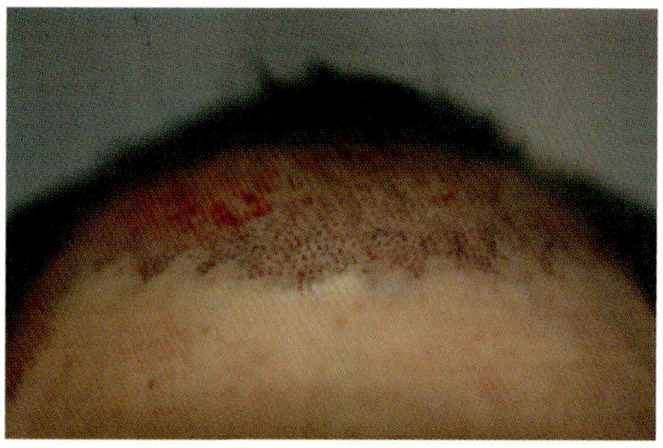

图77-14 制备受区移植点位

- 在发际线区域只使用含单根毛发的FU移植物，并将较细的含单根毛发和两根毛发的FU移植物置于直径较粗的FU移植物的前面。
  - 使用20G针头，根据现有头发的角度和方向制备毛发移植点位。
  - 移植密度为25～35FU/cm^2，具体密度需根据所希望达到的效果而确定。
- 在发际线后方区域，使用19G针头为含2根毛发和3根毛发的FU移植物制备毛发移植点位。在其后方使用18G针头或1.3mm刀片为含3根毛发或4根毛发的FU移植物制备毛发移植点位。使用刀片时采用切割的方式形成移植点位。
  - 移植密度在20～35根毛发之间，取决于各种大小移植物的分布、需要覆盖的面积和可用毛发的总密度。
- 含3根毛发的FU和毛囊簇应该集中移植到需要更高移植密度的区域。
  - 常见部位包括发际线过渡区后面的区域和额部较大的椭圆形区域。
- 关于毛发移植术理想的移植密度尚存在争议。
  - 作者认为，理想的移植密度取决于多种因素，包括毛发特征、最终确诊的脱发模式、供体的条件和患者的目标等。
  - 理想的移植密度对于未来最严重的脱发区将在美观上产生最大的影响，这是一个很难预先确定的数字。
- 根据术前计划在头部中央区和顶部制备移植点位，也都是针对现有脱发区和未来脱发区进行治疗。
  - 同样，移植密度取决于必须治疗区域的面积，以及患者一生中可获取的供区毛发的数量。
- 在一般情况下，在MPB患者额部2/3区域未得到满意地治疗之前，暂时不宜进行顶部治疗。
  - 虽然顶部毛发移植的效果最好，但是对于患者来说美学重要性最低。
- 制备移植点位时要注意保护现有的毛发，并应将一部分移植物移植到未来脱发区，以确保移植区与周边正常的毛发区始终保持连续性。

操作步骤

女性毛发移植

- 女性毛发移植最重要的是术前设计阶段。
  - 图77-9显示了治疗女性患者时最重要的美学区域，以便通过一次手术即可产生最好的效果。
  - 男性患者所关注的区域常表现为完全性脱发。而大多数女性患者则与之不同，她们的头发常表现为越来越稀疏。
  - 女性患者的受区通常较为分散，供区通常较小，并且更靠下方。需要更周密地设计移植密度。
  - 女性发际线区羽化程度通常比男性更高。如果移植耳前毛发，应指导患者更精细地修剪毛发，以获得最佳的术后效果。
- 通常使用20G或19G针头，并根据现有头发的角度和方向制备FU移植点位。针头的具体选择取决于移植物的大小和直径。
  - 女性较粗的毛发更可能是可以持续存在多年的终毛，在准确选择供区时应加以考虑。
- 本章的一位作者习惯使用刀片为DFU（即包含2个FU的移植物）制备移植点位。
  - 在获取几个DFU后，在拟受区制备移植点位，之后观察移植物与移植点位的适合情况。这样的移植点位长度通常为1.2～1.3mm。
  - 这样的移植物在受区具有更大的体积，有可能减少在女性中常见的术后休止期脱发。

毛发移植用于治疗瘢痕性秃发、头皮创伤后瘢痕或除皱术后瘢痕

- 在瘢痕区进行毛发移植的关键是对局部血供状况的评估。在评估前在该区域不能使用肾上腺素，以避免影响术者对整个区域的血供状况的判断。
- 使用20G或19G针头制备移植点位，制备的层次应更深，尽量达到瘢痕组织下方的血管床水平。
- 首次毛发移植密度为10～20FU/cm^2。
  - 如果观察血供状况较好，则可以在瘢痕附近移植。例如，在除皱术后瘢痕的前方进行毛发移植。
- 须充分告知患者，至少需要两次手术才能达到较为理想的效果。通常在第一次手术后会形成新生血管，之后的移植密度可以更高。
- 有时受区组织收缩性较差，移植物容易滑出。在这种情况下，可以使用组织胶水固定移植物。

操作步骤

面部毛发移植

- 头发可以移植到眉毛、胡须和睫毛区域。
  - 操作方法与脱发的治疗相似，但是有一些特殊性。
- 使用20G针头制备移植点位，使用含单根毛发或2根毛发的移植物。
- 应在供区精心挑选质地接近的移植物。
- 面部毛发移植所需的角度常较小，要确定毛发的走向，以避免在错误的方向上发生卷曲。
- 睫毛移植常难以形成较为自然的效果。颈部的毛发非常适合进行睫毛移植。
  - 用弯针在睑缘制备移植点位，按照自然睫毛的方向移植毛发。
  - 一些外科医生将头发穿入到新月形针上，然后将其穿入眼睑。
  - 倒睫（睫毛方向错误）是较为严重的并发症。

植入移植物

- 移植物植入需要由具有较强的手眼协调性并且操作轻柔的熟练的医生施行。
- 在作者所在单位，在植入前将移植物浸泡在含有PRP+ACell的小牙环中。牙环可以使移植物保持湿润，同时避免术者过多地关注已取出的移植物，可以将精力更多地放在获取更多的移植物上。
- 使用显微镊在毛囊近端脂肪处抓取移植物，轻柔地将其移植到受区部位。
- 毛囊移植器越来越受到欢迎，特别是在FUE操作中。使用后可以减少操作移植物时造成的损伤，并减少对熟练技术人员的需求。
  - 首先通过毛发将移植物固定在毛囊移植器上。
  - 然后将毛囊移植器插入到拟移植的部位，最后无创地送出毛发。

要点与难点

术前设计	■ 术前设计应作长远考虑。 ■ 须充分告知和教育患者，使其了解每种技术应用后可能达到的术后效果，以及可能发生的并发症。 ■ 在就诊交流时和手术当天，请患者对长期效果不要抱有不切实际的期望值。
麻醉	■ 通过病史询问、体格检查，以及与患者初级保健医生的交流，全面评估患者的身体健康状况。 ■ 医生应该了解药物的药效、副作用、毒性、药物相互作用及正确的使用方法。 ■ 必要时最好请一位麻醉师对患者的身体健康状况进行评估。
供区	■ 供区面积适当，尽可能减少创口闭合时的张力，避免形成过宽的瘢痕。 ■ 使用单股可吸收线缝合皮下层，有助于消除无效腔，减少张力，并使创口愈合效果更佳。 ■ 进行有效止血，避免在供区形成血凝块。 ■ 可以将含3.33mg/mL曲安奈德（10mg/mL）和0.5%丁哌卡因的溶液注射到供区皮下，以减轻术后肿胀。
移植物	■ 通过制备毛囊宽的头皮条切片的方法可以将移植物自然分组，从而避免毛囊被切断。 ■ 在移植物周围保留足够多的软组织，以便在放置时提供保护。 ■ 在切取移植物时切除表皮，形成泪滴状移植物。 ■ 在切取过程中经常用生理盐水喷洒移植物，取出的移植物保存在生理盐水或添加ATP的HypoThermosol低温保存液中，以始终保持其处于湿润环境中。
受区	■ 在发际线处形成不整齐的外观，以使效果更为自然。 ■ 按照毛发方向进行操作，尽量减少对周围毛囊的损伤。 ■ 术者在制备移植点位时要考虑未来毛发脱失的问题。 ■ 术者应该注意移植物的密度平衡，特别是在发际线和额部，并且在面积较大的受区降低移植物密度，这一点对于供区有限者尤为重要。 ■ 在植入移植物之前，应确定移植点位的角度。

要点与难点（续）

移植物植入

- 对移植物避免过度处理和不必要的操作，以尽量减少损伤。
- 保持移植物湿润，将其保存在生理盐水或含有ATP的HypoThermosol低温保存液中。在植入前也可以使用PRP保存移植物。
- 使用环形容器放置移植物，以避免移植物干燥和坏死。
- 对于有经验的医生来说，使用毛囊移植器是植入移植物安全且快速的方法。
- 在理想状态下，移植物应与原有毛发处于同一水平。在愈合过程中，如果有移植物埋藏，会导致受区毛发向内生长，形成皮肤凹陷。
- 如果移植物植入位置过高，在术后和洗发时容易脱落。
- 在植入移植物时医生应该采取舒适的体位，这样将有助于提高手术的效果，并使处理移植物时的创伤性降到最低。
- 在包扎前需要将受区彻底清洁，并再次检查移植物植入后的状态。

术后注意事项

- 手术结束后立即在受区和供区应用抗生素药膏，并将头部包扎过夜。
  - 作者坚持使用这种做法是因为包扎后提供了有益于愈合的潮湿环境，还能作为阻挡微生物侵入的物理屏障。
- 术后第一天拆除绷带，护士清洗受区和供区。
  - 鼓励患者每天进行术区浸泡和清洁2次，以助于消除结痂，保持术区清洁。
- 在术区涂抹润滑油以保持湿润，并使用3.5%米诺地尔，因其具有血管扩张作用，可以减少休止期脱发。
- 头皮条切取后的术后疼痛感通常较为轻微。
  - 患者会有供区“紧绷”的不适感。
  - 在FUE之后，患者很少有不适感，偶尔会有类似剃刀划伤后的烧灼感（**图77-15**）。
- 除了使用止痛药（对乙酰氨基酚或麻醉剂）之外，可以在颈部冰敷10~15min，减轻局部水肿，降低缝合口张力。
- 作者通常在术后8~10天拆线。
  - 如果伤口裂开的风险较大（如供区有多处瘢痕、关闭供区切口时张力较大）或关闭供区时头皮过度松弛，则应将缝线留置较长时间，通常为10~14天。

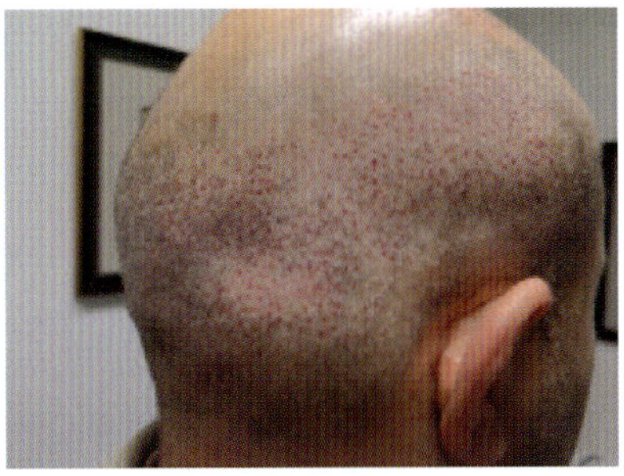

图77-15 FUE应用后的供区

- 术后4~5周复诊。
  - 有时供区会出现过多的红疹或出现感觉过敏的症状，对此可以局部注射曲安奈德（3.33mg/mL）。
- 应提醒患者术后可能出现以下并发症：
  - 在术后3~5天内会出现组织水肿，在前额和颞部最为明显。
    - 鼓励患者在术后72h内对于水肿区进行冰敷，并尽可能保持仰卧位或侧卧位。组织水肿通常症状轻微，但是在大约50位患者中会有1位症状较为严重，甚至出现眼周瘀斑。
  - 在供区和受区操作过程中可能由于切断感觉神经而引起头皮感觉减退。
    - 通常会在3~6个月内恢复正常。但是具体恢复时间长短受神经大小和位置的影响，个别病例需要长达18个月才能完全恢复正常。
  - 大约10%~20%的男性患者和40%~50%的女性患者可能出现休止期脱发或暂时性脱发（有时称为“休克性脱发”）。
    - 休止期脱发有可能影响受区原有头发的10%~25%，对于这一点在术前要充分告知患者。这种现象会在术后2~3个月内好转，但是如果患者没有为这种可能性做好心理准备，将会对治疗产生不满。

治疗效果

- 虽然患者情况会有所差异，但是术后毛发生长的时间表基本一致。

  - 移植后新毛发在术后第3个月或第4个月开始生长。在作者所在医院由于在手术过程中添加了PRP，使一些毛发得以保留，没有经过休止期即开始生长。
  - 之后移植毛发的数量和直径逐渐增加，直到术后18～24个月生长停止。
- 通常经过一次手术即可以在受区的一个区域产生很好的美观效果（**图77-16～图77-18**）。
  - 移植的毛发在新的位置上存在的时间将与原供区相同。
- 随着时间的推移毛发密度会有所降低，因为原有的毛发会逐渐脱落，而且即使在SDA中，一些供区毛发也会发生脱落。
  - 手术联合药物治疗将有助于减缓毛发脱落。
- 关于FUE的一个最重要的问题是FUE移植物存活率是否与头皮条法相似。
  - 到目前为止，几个研究表明，FUE的毛发存活率

A B

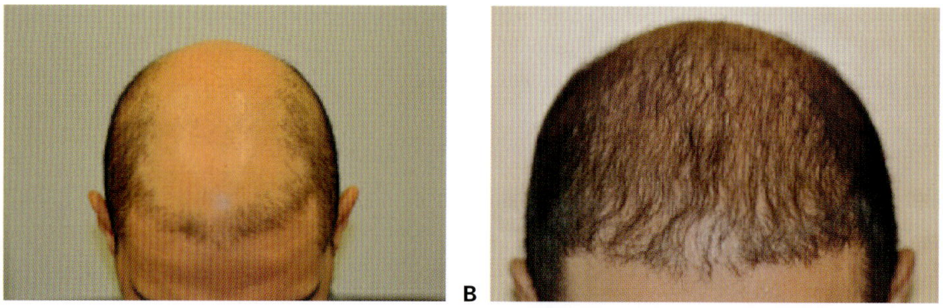

C

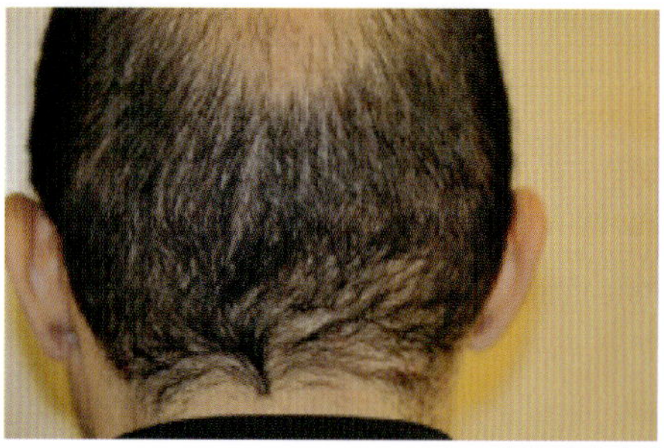

图77-16 A. 患者供区可用毛发数量有限，而脱发区面积较大。B. 患者接受2次低密度毛发移植术，为了获得最佳的美观效果，移植毛发覆盖现有脱发区和未来脱发区。C. 2次头皮条切取手术后供区的外观。供区瘢痕不明显，所有移植物均取自可以终生生长毛发的安全供区

A B C D

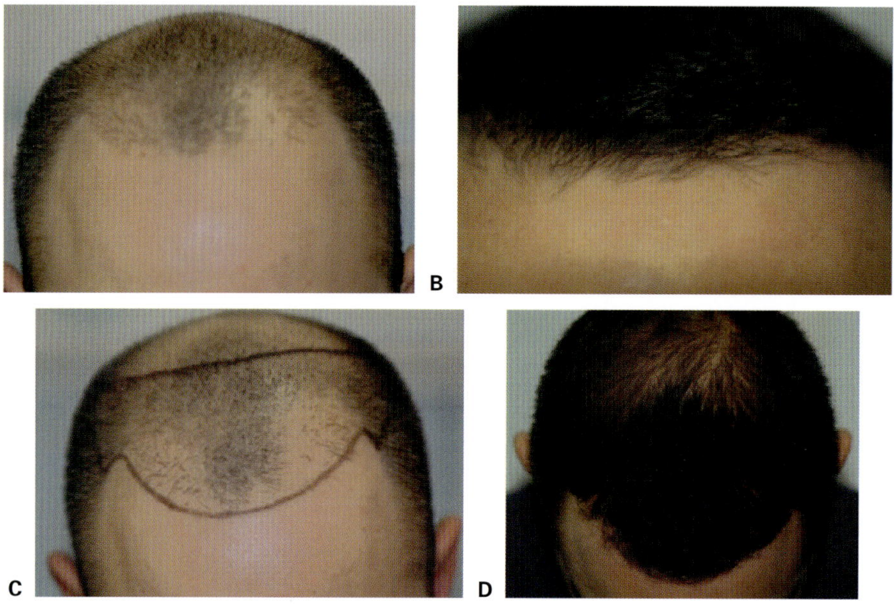

图77-17 A、B. 该患者供区毛发浓密。考虑到他的年龄和治疗目标，进行了高密度移植。C、D. 一次毛发移植术后外观

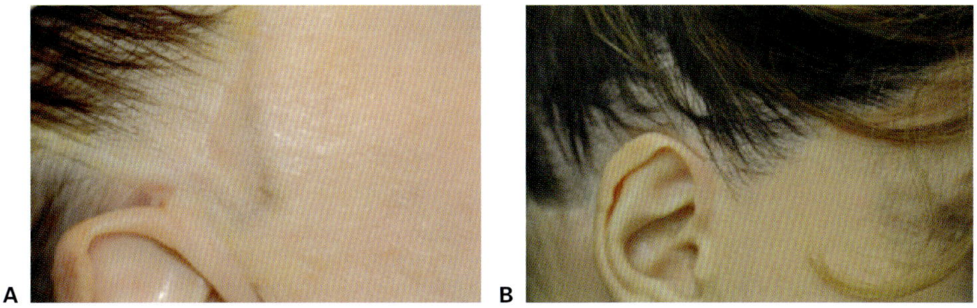

图77-18 **A.** 患者除皱术后外观。**B.** 为了掩盖术后瘢痕，并使发际线更为浓密，采用毛发移植术后外观

较低。

- 2015年ISHRS年会上有一项针对4位患者和3560根毛发/毛囊移植的研究。术后14个月随访结果显示，只有61.4%的FUE移植物重新生长，而头皮条切取的FU有86%的移植物重新生长。对此需要更多的深入研究。

并发症

- 除局灶性神经痛外，不常见的供区并发症有伤口裂开、动静脉瘘，以及明显的瘢痕、瘢痕疙瘩或增生性瘢痕、供区脱发等。
- 受区较为少见但是非常严重的并发症是由于血管损伤引起的受区中央部坏死，好发于吸烟者、糖尿病患者和既往接受过头皮手术的患者。
- 毛囊炎或毛发向内生长这些并发症并不常见，而且一般症状较轻。可在20%的患者中有轻微的表现，表现严重者发生率较低。根据严重程度，可应用热敷或第一代头孢菌素（如头孢氨苄）治疗。

参考文献

[1] Rogers N. Imposters of androgenetic alopecia: diagnostic pearls for the hair restoration surgeon. *Facial Plast Surg Clin North Am*. 2013;21(3):325-335.

[2] Unger R, Wesley C. Technical insights from a former hair restoration surgery technician. *Dermatol Surg*. 2010;36:679-682.

[3] Varothai S, Bergfeld W. Androgenetic alopecia: an evidence-based treatment update. *Am J Clin Dermatol*. 2014;15(3):217-230.

[4] Herskovitz I, Tosti A. Female pattern hair loss. *Int J Endocrinol Metab*. 2013;11(4):1-8.

[5] Rose PT. Hair restoration surgery: challenges and solutions. *Clin Cosmet Investig Dermatol*. 2015;8:361-370.

[6] Alves R, Grimalt R. Randomized placebo-controlled, double-blind, half-head study to assess the efficacy of platelet-rich plasma on the treat- ment of androgenetic alopecia. *Dermatol Surg*. 2016;42(4):491-497.

[7] Uebel CO, da Silva JB, Cantarelli D, Martins P. The role of platelet plasma growth factors in male pattern baldness surgery. *Plast Reconstr Surg*. 2006;118(6):1458-1466.

[8] Cooley J. Bio-enhanced hair restoration. *Hair Transpl Forum Int*. 2014;24(4):128–130.

[9] Speranzini M. FUE graft placement with dull needle implanters into premade sites. *Hair Transplant Forum Int*. 2016;26:2.

[10] Unger R. Female hair restoration. *Facial Plast Surg Clin North Am*. 2013;21(3):407-419.